急性呼吸窘迫综合征临床进展

主　编　罗　亮

副主编　宋元林　章仲恒　吴学玲

编　者（按姓氏笔画排序）

王　苒	方　萍	邓　旺	白翠青	朱晓丹	刘　昀	刘凯雄
许红阳	纪晓霞	李运成	李倩倩	吴学玲	吴冠楠	宋元林
张　静	陆肖娴	陈　琳	陈芳芳	尚　游	罗　亮	季宪飞
宗　媛	胡明冬	柯　路	段开亮	胥武剑	顾晓凌	倪红英
徐志伟	高　伟	郭利涛	章仲恒	葛慧青	董丹江	蒋进军
嵇丹丹	童智慧	鲍　洁				

主　审　宋　勇

审　校（按姓氏笔画排序）

王　雪	王小闯	王关嵩	王导新	王春亭	王祥瑞	文富强
白春学	朱新业	李维勤	李满祥	杨承健	邱海波	何礼贤
宋　勇	宋元林	洪群英	姚尚龙	袁月华	钱桂生	徐　峰
席修明	解立新					

人民卫生出版社

图书在版编目（CIP）数据

急性呼吸窘迫综合征临床进展/罗亮主编. —北京：人民卫生
出版社,2016

ISBN 978-7-117-23901-1

Ⅰ.①急… Ⅱ.①罗… Ⅲ.①急性病-呼吸困难综合征-诊
疗 Ⅳ.①R563.8

中国版本图书馆 CIP 数据核字（2017）第 008312 号

人卫智网	www.ipmph.com	医学教育、学术、考试、健康，
		购书智慧智能综合服务平台
人卫官网	www.pmph.com	人卫官方资讯发布平台

版权所有，侵权必究！

急性呼吸窘迫综合征临床进展

主　　编：罗　亮
出版发行：人民卫生出版社（中继线 010-59780011）
地　　址：北京市朝阳区潘家园南里 19 号
邮　　编：100021
E - mail：pmph @ pmph. com
购书热线：010-59787592　010-59787584　010-65264830
印　　刷：北京铭成印刷有限公司印刷
经　　销：新华书店
开　　本：787×1092　1/16　印张：32　插页：8
字　　数：799 千字
版　　次：2017 年 2 月第 1 版　2017 年 2 月第 1 版第 1 次印刷
标准书号：ISBN 978-7-117-23901-1/R·23902
定　　价：80.00 元
打击盗版举报电话：010-59787491　E-mail：WQ @ pmph. com
（凡属印装质量问题请与本社市场营销中心联系退换）

审校专家

（按姓氏笔画排序）

王 雪　西安交通大学第一附属医院

王小闯　西安交通大学第二附属医院

王关嵩　第三军医大学新桥医院

王导新　重庆医科大学附属第二医院

王春亭　山东大学附属省立医院

王祥瑞　上海交通大学医学院附属仁济
　　　　医院

文富强　四川大学华西医院

白春学　复旦大学附属中山医院

朱新业　西安交通大学第二附属医院

李维勤　南京军区南京总医院

李满祥　西安交通大学第一附属医院

杨承健　南京医科大学附属无锡第二医院

邱海波　东南大学附属中大医院

何礼贤　复旦大学医学院呼吸病研究所

宋 勇　南京军区南京总医院

宋元林　复旦大学附属中山医院

洪群英　复旦大学附属中山医院

姚尚龙　华中科技大学同济医学院附属
　　　　协和医院

袁月华　浙江大学医学院附属邵逸夫医院

钱桂生　第三军医大学新桥医院

徐 峰　浙江大学医学院附属第二医院

席修明　首都医科大学附属复兴医院

解立新　中国人民解放军总医院

编 者

（按姓氏笔画排序）

王 苒　安徽医科大学第一附属医院

方 萍　西安交通大学第二附属医院

邓 旺　重庆医科大学附属第二医院

白翠青　南通大学第三附属医院

朱晓丹　复旦大学附属中山医院

刘 昀　西安交通大学第二附属医院

刘凯雄　福建医科大学附属第一医院

许红阳　南京医科大学附属无锡人民医院

纪晓霞　南京医科大学附属无锡第二医院

李运成　蚌埠市第一人民医院

李倩倩　南京医科大学附属无锡第二医院

吴学玲　上海交通大学医学院附属仁济医院

吴冠楠　南京军区南京总医院

宋元林　复旦大学附属中山医院

张 静　山东大学附属省立医院

陆肖娴　南京医科大学附属无锡第二医院

陈 琳　浙江大学金华医院

陈芳芳　江南大学直属附属医院

尚 游　华中科技大学同济医学院附属
　　　　协和医院

罗 亮　南京军区南京总医院
　　　　南京医科大学附属无锡第二医院

季宪飞　山东大学附属省立医院

宗 媛　陕西省人民医院

胡明冬　第三军医大学新桥医院

柯 路　南京军区南京总医院

段开亮　浙江大学医学院附属邵逸夫医院

胥武剑　南京军区南京总医院

顾晓凌　南京军区南京总医院

倪红英　浙江大学金华医院

徐志伟　深圳市第二人民医院

高 伟　深圳市人民医院

郭利涛　西安交通大学第一附属医院

章仲恒　浙江大学医学院附属邵逸夫医院

葛慧青　浙江大学医学院附属邵逸夫医院

董丹江　南京大学医学院附属鼓楼医院

蒋进军　复旦大学附属中山医院

嵇丹丹　南京医科大学附属无锡第二医院

童智慧　南京军区南京总医院

鲍 洁　南京医科大学附属无锡第二医院

主审简介

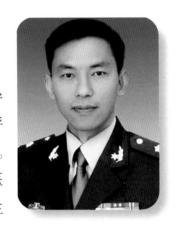

宋勇，医学博士、教授、主任医师、博士生导师、博士后合作导师。现任南京军区南京总医院呼吸与危重症医学科主任、肺癌综合诊治中心主任。南京大学呼吸病学研究所所长。南京大学、南方医科大学、南京医科大学和第二军医大学博士研究生导师，南京军区南京总医院博士后合作导师。

解放军呼吸内科专业委员会副主任委员、南京军区呼吸内科委员会主任委员、江苏省医学会呼吸病学分会副主任委员兼肺癌学组组长、中国抗癌协会肺癌专业委员会全国委员、中国临床肿瘤协会（CSCO）理事、南京医学会结核与呼吸系疾病分会候任主任委员、国际肺癌研究组织（IASLC）会员委员会委员。担任 *Translational Lung Cancer Research* 杂志（PubMed 收录）主编，《医学研究生学报》副主编，*Journal of Thoracic Disease* 杂志（SCI 收录）编委，JTO中文版、《解放军医学杂志》《中国肺癌杂志》《中华肺部疾病杂志》等多本杂志常务编委和编委。曾在美国学习和工作 3 年余。主持国家自然科学基金、国家新药研究基金等多项课题。长期从事呼吸内科临床和科研，尤其在胸部肿瘤多学科诊治方面具有丰富的经验。在国内外学术期刊发表论文 300 余篇，获得省部级二等奖 6 项。

主编简介

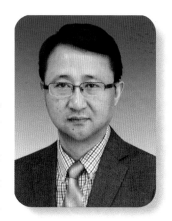

　　罗亮，医学博士，主任医师，硕士生导师。现于南京军区南京总医院博士后工作站工作，并任南京医科大学附属无锡第二医院重症医学科主任。美国胸科协会（ATS）会员、江苏省医学会重症医学分会呼吸学组成员、江苏省医学会重症医学分会青年委员、江苏省免疫学会区域与移植免疫专业委员会委员、江苏省免疫学会科普委员会常务委员、无锡市医学会重症医学专业委员会委员。

　　长期从事重症医学临床与基础研究工作，研究方向：急性呼吸窘迫综合征发病机制与临床研究。2014 年至 2015 年间，曾于美国 Vanderbilt 大学医学中心留学。先后发表专业译文 60 余篇，发表学术论文 20 余篇。主持中国博士后科学基金面上项目 1 项，参与国家自然科学基金项目 3 项，参编著作 3 部。

序

急性呼吸窘迫综合征（ARDS）是严重威胁人类健康的常见呼吸危重症。即使在医学科学飞速发展的今天，ARDS 的发病率及病死率仍居高不下。半个世纪以来，国内外相关领域的研究者一直致力于本病的诊治探索，期望能够进一步改善 ARDS 病人的预后。

经过广大研究者的不懈努力，当前 ARDS 诊治有了较为清晰的脉络，但仍然存在大量有待阐明的问题。我国科学家及医务工作者们在 ARDS 领域的起步相对较晚，但发展极快，为 ARDS 诊治进展贡献了自己的力量。

ARDS 临床诊治的复杂性可能远远超过我们当前的认识水平，进一步降低 ARDS 发病率与病死率是国内外学者们的共同课题。参与编写本书的 38 位中青年学者，对本书编写作了大量的工作，展现了我国从事 ARDS 临床研究一线中青年学者的风貌，更为可贵的是，审校专家团队为本书最终成稿严格把关。这本凝聚两代学者共同心血的著作，向我们准确、及时地展现了 ARDS 基础与临床研究的成果和前景，也体现了中国学者在这方面的探索和努力。

为此，谨向在本书出版过程中给予支持和帮助的各界人士表示诚挚的敬意，希望本书的出版能为 ARDS 临床进展起到积极的推动作用。

主审

二零一七年一月　南京

前　言

近年来，急性呼吸窘迫综合征（ARDS）诊治受到了临床多学科的广泛关注。半个世纪以来，ARDS 的发病机制与诊疗技术研究已经取得了令人瞩目的成就，人们对该疾病的认识正在不断加深。尽管如此，ARDS 的诊治仍有许多难题等待解决，为了更好地推动和加快我国 ARDS 诊治水平，我们组织编写了《急性呼吸窘迫综合征临床进展》一书。

全书包括七篇共三十四章内容，全面论述了 ARDS 的重要诊治进展，既有对 ARDS 诊治历史的追溯与扬弃，又有对 ARDS 诊治新进展的概括与总结；此外，为了更好地将 ARDS 发病机制与诊治技术进展推进到临床一线工作，本书还新增了 ARDS 案例讨论章节，期望内容上更加贴近临床。本书的主旨是将 ARDS 诊治进展全面地向读者们展示，并力求去芜存精，希望能使广大的医务工作者受到有益启发。

本书的主要读者对象是从事呼吸内科学、重症医学、心胸外科学、医学影像学工作的医护及从事相关专业的硕博士研究生，可作为其在 ARDS 诊治与研究过程中的参考书，也可为其他相关专业基础与临床研究人员提供参考。

本书编委来自全国二十多所医科大学或其附属医院的中青年学者，他们力求利用国内外 ARDS 诊治最新进展，与大家一起分享宝贵经验，为本书编写作出了巨大的贡献。全书内容经过审校专家们的审稿，也对各章节内容提出了宝贵的建议，成为本书完稿最为关键的环节。作为本书的主编，感谢无锡市卫生计生委重大项目（Z201601）的支持，感谢为本书编撰及出版给予帮助的所有人士，对主审及审校专家们的鼓励和指导也一并致以衷心的感谢。

由于编写时间有限，以及 ARDS 临床诊治研究的不断进展，本书内容难免有所疏漏或不尽完善之处，祈盼广大读者不吝指正，以共同进步。

主编　罗　亮

二零一七年一月　南京

目 录

第四篇　ARDS 机械通气治疗

第五篇　ARDS 非机械通气治疗

第六篇　ARDS 并发症防治

第七篇　ARDS 临床研究的国际协作与未来挑战

第一篇

概　论

第一章

ARDS 定义

第一节 ARDS 定义的演进史

近年来，急性呼吸窘迫综合征（acute respiratory distress syndrome，ARDS）诊治受到了临床多学科的广泛关注。随着人们对 ARDS 疾病本身的了解不断增进，以及其诊疗方法应用与评价的迫切需要，ARDS 定义在争议中已做过多次修订。

按照 ARDS 定义的产生及修订时序，其演进过程大致经历了四个阶段。

第一阶段：1967 年以前，ARDS 尚缺乏统一命名。这一阶段最早可以追溯至第一次世界大战期间，之后在相当长一段时间里，临床对此类疾病的命名仍显模糊，常以创伤后肺衰竭、肺透明膜病、休克肺等病名指称，因此也就缺少一个统一的定义。这一阶段是 ARDS 统一定义产生之前不可或缺的初始认知阶段。

第二阶段：1967 年 Ashbaugh 提出 ARDS 定义至 1994 年欧美联席会议（American-European Consensus Conference，AECC）定义产生之前。1967 年，*Lancet* 刊载了 Ashbaugh 等人报道的 12 例成人 ARDS 病人，因与新生儿呼吸窘迫综合征存在相似之处，故将此类病症称作 ARDS，Ashbaugh 也因此被公认为 ARDS 的首倡者。

Ashbaugh 提出的 ARDS 定义缺乏定量标准，导致不同医疗机构实际采用的诊断标准并不一致，临床流行病学数据不能保持较好的同质性，临床诊疗手段评价结论的可推广性也就相对较差。截止 1994 年 AECC 定义之前，ARDS 定义仍未达到统一认识。在此期间，国内外对 ARDS 定义不断尝试着修订，如：1976 年 Bone 等、1982 年 Pepe 等及 1988 年 Murray 等人提出过的不同诊断标准等。国内也先后于 1982、1988、1990 年 ARDS 专题会上提出了中国的 ARDS 诊断标准。

第三阶段：1994 年 AECC 定义产生至 2012 年柏林定义产生之前。在这一阶段中，AECC 定义、GOCA（gas exchange，organ failure，cause of acute lung injury，associated disease，GOCA）评分、Delphi 标准等，都对 ARDS 定义、ARDS 临床研究标准化及更为准确地判定 ARDS 危重程度、病情预后都产生了积极作用。我国于 1999 年通过了高海拔地区急性呼吸窘迫综合征诊断标准（试行草案），2000 年通过了急性肺损伤/急性呼吸窘迫综合征的诊断标准（草案），2007 年发布了急性肺损伤/急性呼吸窘迫综合征诊断与治疗指南（2006）。

尽管 AECC 利用国际协作方式为 ARDS 建立了统一标准，却同时也产生了很多新的问题。AECC 定义提出了急性肺损伤（acute lung injury，ALI）概念，以及将氧合指数（PaO_2/FiO_2）作为量化判定肺氧合功能的指标，这在 ARDS 定义演进过程中具有重要意义。但是利用氧合指数区分 ALI 和 ARDS，却容易误导临床利用氧合指数判断 ARDS 危重程度，而实际上氧合指数并不能完全反映 ARDS 的严重程度；肺动脉楔压（pulmonary artery wedge pressure，PAWP）≤18mmHg 也并不能除外心功能不全的诊断；X 线胸片所示双肺浸润影，既难以用来鉴别肺水肿的原因，也不能反映肺组织损伤的程度，将其作为诊断依据的价值受到质疑。诸如此类，疑惑不断产生，催生了临床对 ARDS 定义的进一步探讨。

GOCA 评分，用作客观定量描述 ARDS 进程，是对 ARDS 病情评价的有益补充。Delphi 标准细化了 ARDS 定义，在急性起病时间、危险因素、PEEP 标准、排除诊断方面较 AECC 定义更加具体。

第四阶段：2012 年 *JAMA* 刊登了 ARDS 柏林定义至今。ARDS 柏林定义是对 AECC 定义的进一步完善，是当前临床广泛采用的定义与诊断标准。

柏林定义对 AECC 定义中存在的争议均给出了回应，同时保持与 AECC 定义的兼容。柏林定义对"急性起病"给出一周的明确定义，将 ARDS 危险因素用于鉴别诊断；相比 AECC 提出 ALI 概念的"成功"来说，柏林定义则以剔除 ALI 概念取得了"成功"，采用氧合指数将 ARDS 划分为轻、中、重度，并在轻、中、重度 ARDS 中均规定了一个最小的 PEEP 值，体现呼气末正压对氧合指数的影响；不再采用肺动脉楔压对心功能不全的诊断；建议 X 线胸片可用作 ARDS 中、重度的分层。

柏林定义并不是 ARDS 最终定义。2013 年，Costa 等人经 meta 分析研究后提出，最早 24 小时的氧合指数以及肺顺应性不应该从 ARDS 定义中去掉，可以用作 ARDS 严重程度进一步分层。2014 年，Barbas 等人对柏林定义之后的文献进行了回顾与分析，对柏林定义中 ARDS 严重程度分级给予了肯定，同时针对柏林定义中尚未涉及的一些问题又提出了新的展望。如同历次 ARDS 定义修订一样，柏林定义既为临床诊治与临床研究带来了进步，同时也正在面临下一次修订前的争议。

ARDS 定义产生 40 多年来，虽经历多次修订后仍存争议，但至少可以肯定的是，每一次修订都是对前一定义的完善，也会促进争议焦点的凝练，成为未来 ARDS 修订必须回答的问题。

（罗　亮　吴学玲）

第二节　ARDS 柏林定义及扬弃

在 ARDS 定义不断得到修订的进程中，继 1994 年欧美联席会议发表的 AECC 定义之后的十几年里，针对 AECC 定义的争议日渐增多。2012 年，欧洲重症医学协会、美国胸科协会以及美国重症医学会共同倡议对 ARDS 定义作出修订。

ARDS 定义工作组（ARDS definition task force）的目的，是对 AECC 定义中存在的缺陷进行修订，并决定是否需要在新的 ARDS 定义中增设其他标准。工作组既强调新标准的可行性、可靠性、预测效度及临床执行力，同时也强调与 1994 年 AECC 定义保持兼容；这就要求新的 ARDS 定义要对 AECC 定义内容作出扬弃（表 1-1-1）。

ARDS 定义工作组按照筛选标准纳入 4 个多中心研究和 3 个单中心研究，进行新的定义内容筛选与验证研究。针对 AECC 定义中的争议，均在柏林定义中毫不回避地给出了修订和建议。

表 1-1-1 ARDS 柏林定义

指标	ARDS
起病时间	已知临床病因后 1 周之内新发/原有呼吸症状加重
胸部影像[a]	双侧阴影——不能完全用胸腔积液、肺叶/肺萎陷、结节解释
肺水肿原因	不能通过心衰或水负荷增多来解释的呼吸衰竭 如果没有危险因素，就需要客观评估（比如心脏彩超）排除静水压水肿
氧合[b]	
轻	$200mmHg < PaO_2/FiO_2 \leqslant 300mmHg$，PEEP 或 $CPAP \geqslant 5cmH_2O$[c]
中	$100mmHg < PaO_2/FiO_2 \leqslant 200mmHg$，$PEEP \geqslant 5cmH_2O$
重	$PaO_2/FiO_2 \leqslant 100mmHg$，$PEEP \geqslant 5cmH_2O$

CPAP：持续气道正压（continuous positive airway pressure，CPAP）；FiO_2：吸入氧浓度；PaO_2：动脉氧分压；PEEP：呼气末正压；

[a] 胸片或 CT 扫描；[b] 如果纬度高于 1000m，校正因子按以下计算：$[PaO_2/FiO_2$（气压/760）$]$；

[c] 轻度 ARDS 组中可能采用无创通气

源自：Ranieri VM，Rubenfeld GD，Thompson BT，et al. Acute respiratory distress syndrome：The Berlin definition［J］．*JAMA*，2012，307（23）：2526-2533.

1. AECC 定义没有对"急性起病"给出明确定义；柏林定义给出了 1 周的具体时间规定。

2. AECC 定义中的 ALI 氧合指数标准，易误导临床医生狭义地理解，氧合指数介于 201～300mmHg 即为不严重的 ARDS，误导临床医生简单采用氧合指数来判断 ARDS 危重程度；柏林定义剔除了 ALI 概念，按照氧合指数将 ARDS 分为轻、中、重 3 个不同程度。

3. AECC 定义在要求氧合指数小于 300mmHg 时，没有体现出对 PEEP 可能影响氧合指数的考虑；柏林定义则在轻、中、重度 ARDS 中均规定了一个最小的 PEEP 值。

4. AECC 定义对胸片解读者之间的差异欠缺考虑，可能影响 ARDS 诊断的可靠性；柏林定义则建议保留"双侧肺部阴影"诊断标准，推荐 X 线胸片可用作 ARDS 中、重度的分层，也可以用 CT 诊断来替代 X 线诊断。

5. AECC 定义中对 PAWP 以及左房高压临床评估要求的可靠性较差；柏林定义中则考虑到肺动脉导管使用日渐减少，也考虑到静水压升高性肺水肿及水负荷过重常与 ARDS 并存，所以将 PAWP 标准予以剔除，临床可以证明存在不能完全用心衰或水负荷过重解释的呼吸衰竭即可。

6. AECC 定义中没有纳入 ARDS 的危险因素；柏林定义中则将危险因素纳入诊断，同时也考虑到如果没有危险因素的情况，建议增加排除静水压升高性肺水肿的临床证据。

ARDS 定义工作组在决定是否将一些辅助指标也纳入到诊断标准中时，综合考虑了以下因素：临床是否常规监测，危重病人应用的安全性、敏感性与特异性等，预测效度；因此，包括肺无效腔测定、静态肺顺应性、分钟通气量、CT 扫描、炎症与遗传等指标尚未纳入诊断标准。

　　柏林定义在 AECC 定义的基础上作出了上述改进之后，是否会因定义的调整而影响到诊断为该综合征的病人数量丢失？但在将 AECC 中的 ALI 与柏林定义的轻度 ARDS 比较后，结果显示二者一致性很好，提示柏林定义与 AECC 定义的诊断尺度基本一致，从而一定程度上保证了 AECC 定义产生之前的临床研究数据与结论的可延续性。目前，针对上述观点仍有不同看法，但多数已被接受。

　　虽然 ARDS 定义工作组认为 ARDS 定义并非一个危重程度或预后评测的工具，但该工作组仍然对其死亡预测效度进行了评价：将柏林定义与 AECC 定义比较后，前者对死亡预测效度在统计学方面显著优于后者；ARDS 病死情况也与轻、中、重度诊断基本符合，呈现出逐渐增加的趋势，提示柏林定义死亡预测效度更好。由于这一结论仅来源于临床研究，因此招致一些学者针对柏林定义死亡预测与尸检结果一致性的质疑；但仅在一年之后，*Am J Respir Crit Care Med* 就刊出了 Thille 等人的 365 例 ARDS 病人尸体组织病理学论文，其结果显示柏林定义诊断灵敏度为 89%，特异性为 63%，与尸检结果相关性较好。

　　针对柏林定义的质疑不仅限于此，如柏林定义忽略小儿 ARDS 与成人 ARDS 的差异，没有对小儿 ARDS 病人给出特殊说明；柏林定义对氧合指数在高纬度人群中的应用存在不足等。针对特殊人群 ARDS，ARDS 定义工作组鼓励研究者在具体机制已获阐明的亚组病人中，将新的指标纳入到未来的 ARDS 定义中。

　　柏林定义对 AECC 定义内容的扬弃，反映了这一时间段临床研究的贡献。针对一个异质性很强的临床综合征来说，不断对其定义进行修订，正是疾病认识逐渐深入的挑战和印证。

（罗　亮　吴学玲）

参考文献

1. Phua J, Stewart TE, Ferguson ND. Acute respiratory distress syndrome 40 years later: Time to revisit its definition [J]. Crit Care Med, 2008, 36 (10): 2912-2921.

2. Wilson RF, Kafi A, Asuncion Z, et al. Clinical respiratory failure after shock or trauma. Prognosis and methods of diagnosis [J]. Arch Surg, 1969, 98 (4): 538-550.

3. Obert PM. Hyaline membrane disease pathology, etiology and pathogenesis [J]. J Okla State Med Assoc, 1953, 46 (9): 248-251.

4. Rigby RA, Christy JH. Recovery following prolonged gram-negative shock and "shock lung" [J]. Am J Med, 1968, 45 (6): 959-966.

5. Ashbaugh DG, Bigelow DB, Petty TL, et al. Acute respiratory distress in adults [J]. Lancet, 1967, 2 (7511): 319-323.

6. Bernard GR, Artigas A, Brigham KL, et al. The American-European Consensus Conference on ARDS. Definitions, mechanisms, relevant outcomes, and clinical trial coordination [J]. Am J Respir Crit Care Med, 1994, 149 (3 Pt 1): 818-824.

7. Zaccardelli DS, Pattishall EN. Clinical diagnostic criteria of the adult respiratory distress syndrome in the intensive care unit [J]. Crit Care Med, 1996, 24 (2): 247-251.

8. Petty TL. Acute respiratory distress syndrome: Consensus, definitions, and future directions [J]. Crit Care Med, 1996, 24 (4): 555-556.

9. 杜斌. 急性肺损伤与急性呼吸窘迫综合征的流行病学 [J]. 中华医学杂志, 2001, 4: 253-256.

10. 徐剑铖. ARDS 流行病学现状 [J]. 第三军医大学学报, 2003, 10: 923-924.

11. Angus DC. The acute respiratory distress syndrome: What's in a name? [J]. JAMA, 2012, 307 (23): 2542-2544.

12. Ranieri VM, Rubenfeld GD, Thompson BT, et al. Acute respiratory distress syndrome: The Berlin definition [J]. JAMA, 2012, 307 (23): 2526-2533.

13. Bone RC, Francis PB, Pierce AK. Intravascular coagulation associated with the adult respiratory distress syndrome [J]. Am J Med, 1976, 61 (5): 585-589.

14. Pepe PE, Potkin RT, Reus DH, et al. Clinical predictors of the adult respiratory distress syndrome [J]. Am J Surg, 1982, 144 (1): 124-130.

15. Murray JF, Matthay MA, Luce JM, et al. An expanded definition of the adult respiratory distress syndrome [J]. Am Rev Respir Dis, 1988, 138 (3): 720-723.

16. 金旦年. 成人呼吸窘迫综合征 (ARDS) 专题讨论会纪要 [J]. 北京医学, 1982, (05): 320.

17. 朱元珏, 赵鸣武. 成人呼吸窘迫综合征专题讨论会纪要 [J]. 解放军医学杂志, 1989, 5: 322-326.

18. 成人型呼吸窘迫综合征 (ARDS) 诊断标准 (草案) ——1988 年 11 月广州座谈会修订 [J]. 实用内科杂志, 1990, 2: 68.

19. Jegal Y, Lee SI, Lee KH, et al. The clinical efficacy of goca scoring system in patients with acute respiratory distress syndrome [J]. J Korean Med Sci, 2008, 23 (3): 383-389.

20. Ferguson ND, Davis AM, Slutsky AS, et al. Development of a clinical definition for acute respiratory distress syndrome using the delphi technique [J]. J Crit Care, 2005, 20 (2): 147-154.

21. 高海拔地区急性呼吸窘迫综合征诊断标准 〈试行草案〉 (1999 年 8 月兰州会议通过) [J]. 中华胸心血管外科杂志, 2000, 4: 66-67.

22. 中华医学会呼吸病学分会, 刘又宁. 急性肺损伤/急性呼吸窘迫综合征的诊断标准 (草案) [J]. 中华结核和呼吸杂志, 2000, 4: 203.

23. Villar J, Perez-Mendez L, Kacmarek RM. Current definitions of acute lung injury and the acute respiratory distress syndrome do not reflect their true severity and outcome [J]. Intensive Care Med, 1999, 25 (9): 930-935.

24. Ferguson ND, Meade MO, Hallett DC, et al. High values of the pulmonary artery wedge pressure in patients with acute lung injury and acute respiratory distress syndrome [J]. Intensive Care Med, 2002, 28 (8): 1073-1077.

25. Fioretto JR, Carvalho WB. Temporal evolution of acute respiratory distress syndrome definitions [J]. J Pediatr (Rio J), 2013, 89 (6): 523-530.

26. 邱晓华, 邱海波. 2012 年重症医学回顾与展望 [J]. 中国实用内科杂志, 2013, 1: 1-6.

27. Costa EL, Amato MB. The new definition for acute lung injury and acute respiratory distress syndrome: Is there room for improvement? [J]. Curr Opin Crit Care, 2013, 19 (1): 16-23.

28. Barbas CS, Isola AM, Caser EB. What is the future of acute respiratory distress syndrome after the Berlin definition? [J]. Curr Opin Crit Care, 2014, 20 (1): 10-16.

29. Moss M, Goodman PL, Heinig M, et al. Establishing the relative accuracy of three new definitions of the adult respiratory distress syndrome [J]. Crit Care Med, 1995, 23 (10): 1629-1637.

30. Carmichael LC, Dorinsky PM, Higgins SB, et al. Diagnosis and therapy of acute respiratory distress syndrome in adults: An international survey [J]. J Crit Care, 1996, 11 (1): 9-18.

31. Krafft P, Fridrich P, Pernerstorfer T, et al. The acute respiratory distress syndrome: Definitions, severity and clinical outcome. An analysis of 101 clinical investigations [J]. Intensive Care Med, 1996, 22 (6): 519-529.

32. Kneyber MC, Brouwers AG, Caris JA, et al. Acute respiratory distress syndrome: Is it underrecognized in the pediatric intensive care unit? [J]. Intensive Care Med, 2008, 34 (4): 751-754.

33. Liao KM, Chen CW, Hsiue TR, et al. Timing of acute respiratory distress syndrome onset is related to patient outcome [J]. J Formos Med Assoc, 2009, 108 (9): 694-703.

34. Rubenfeld GD, Caldwell E, Peabody E, et al. Incidence and outcomes of acute lung injury [J]. N Engl J Med, 2005, 353 (16): 1685-1693.

35. Bersten AD, Edibam C, Hunt T, et al. Incidence and mortality of acute lung injury and the acute respiratory distress syndrome in three Australian states [J]. Am J Respir Crit Care Med, 2002, 165 (4): 443-448.

36. Needham DM, Dennison CR, Dowdy DW, et al. Study protocol: The improving care of acute lung injury patients (ICAP) study [J]. Crit Care, 2006, 10 (1): R9.

37. Britos M, Smoot E, Liu KD, et al. The value of positive end-expiratory pressure and FiO_2 criteria in the definition of the acute respiratory distress syndrome [J]. Crit Care Med, 2011, 39 (9): 2025-2030.

38. Bellani G, Guerra L, Musch G, et al. Lung regional metabolic activity and gas volume changes induced by tidal ventilation in patients with acute lung injury [J]. Am J Respir Crit Care Med, 2011, 183 (9): 1193-1199.

39. Terragni PP, Rosboch G, Tealdi A, et al. Tidal hyperinflation during low tidal volume ventilation in acute respiratory distress syndrome [J]. Am J Respir Crit Care Med, 2007, 175 (2): 160-166.

40. Frohlich S, Murphy N, Boylan J. Definition of acute respiratory distress syndrome [J]. JAMA, 2012, 308 (13): 1321-1322; author reply 1322.

41. Namendys-Silva SA, Hernandez-Garay M. Definition of acute respiratory distress syndrome [J]. JAMA, 2012, 308 (13): 1321; author reply 1322.

42. Thille AW, Esteban A, Fernandez-Segoviano P, et al. Comparison of the Berlin definition for acute respiratory distress syndrome with autopsy [J]. Am J Respir Crit Care Med, 2013, 187 (7): 761-767.

第二章

ARDS 流行病学研究

第一节　发病率与病死率

ARDS 是目前重症病人呼吸衰竭的常见原因，在临床医学飞速发展的今天，ARDS 高发病率及高病死率的现状仍未得到明显改善。

一、ARDS 发病率

（一）成人 ARDS 发病率

由于世界各地的医疗资源及研究程度不同，目前对 ARDS 发病情况的研究数据仍较缺乏。西班牙及法国相关研究数据所示的 ARDS 发病率远低于美国、澳大利亚及新西兰数据（表 1-2-1）。对于不同危重程度 ARDS 构成情况，Rubenfel 等人于 2005 年进行了报道：ARDS 病人中 25% 为轻度 ARDS，中度到重度 ARDS 病人约占 75%，其中近 1/3 病人是由轻度 ARDS 进展为中度到重度 ARDS。对于接受机械通气治疗病人的构成情况，Esteban 等人于 2008 年进行了报道：23 个国家的 4958 名重症监护室病人中，ARDS 病人占所有接受机械通气治疗病人的 5%。

表 1-2-1　成人 ARDS 发病率

	Charron 等	Bersten 等	Bersten 等	Li 等	Villar 等
地区	法国	澳大利亚	新西兰	美国	西班牙
单中心/多中心	多中心	多中心	多中心	两个中心	多中心
研究类型	前瞻性	前瞻性	前瞻性	回顾性	前瞻性
研究年份	1997—2009	1999	1999	2001—2008	2008—2009
发病率/（100000·年）	16.7	34	28	33.8	7.2

（二）儿童 ARDS 发病率

截至目前，仅有少数几项研究对儿童 ARDS 发病率进行了报道。1999—2000 年，Zimmerman 等人研究显示美国儿童 ARDS 的发病率为 9.5/（100000·年）。2004—2005 年，Erickson 等人对澳大利亚和新西兰地区进行多中心研究，数据显示小于 16 岁的儿童 ARDS 发病率为 2.95/（100000·年）。2004—2006 年，Kneyber 等人对荷兰儿童 ARDS 发病率进行回顾性研究，发病率为 2.2/（100000·年）。2010—2011 年，López-Fernández 等人根据 AECC 定义，对西班牙地区小于 15 岁的儿童进行为期 1 年的研究，数据显示 ARDS 的发病率为 3.9/（100000·年），见表 1-2-2。

目前，儿童 ARDS 发病率的研究仍相对较少，需要更多的投入；但相对于成人来说，儿童的 ARDS 发病率稍偏低。

表 1-2-2　儿童 ARDS 发病率

	Zimmerman 等	Erickson 等	Kneyber 等	Azagra 等
地区	美国	澳大利亚与新西兰	荷兰	西班牙
单中心/多中心	多中心	多中心	单中心	多中心
研究类型	前瞻性	前瞻性	回顾性	前瞻性
研究年份	1999—2000	2004—2005	2004—2006	2010—2011
发病率/（100000·年）	9.5	2.95	2.2	3.9

（三）ARDS 发病率差异的原因分析

各国（地区）报道的 ARDS 发病率仍有较大的差异，可能与不同研究中研究对象的基础疾病严重程度、年龄、肺部疾病持续时间及机械通气模式等有关，亦可能与各国（地区）人口状况、医疗服务系统及 ICU 资源等有关；此外，ARDS 定义变迁也可能对其产生影响（采用 AECC 定义或柏林定义）。

二、ARDS 病死率

（一）成人 ARDS 病死率

目前，大部分研究数据显示 ARDS 总的病死率为 40%～50%，且 ARDS 的高病死率的确切原因尚不明确。

按文献报道来看，不同时期的数据差异较大。1967—1997 年，研究报道 ARDS 病死率多高于 50%；1994 年，Hickling 等人对 53 例 ARDS 病人使用小潮气量通气（潮气量：4～7ml/kg、峰压限制：30～40cmH$_2$O）以及允许性高碳酸血症治疗方案后，ARDS 病死率降为 26%，远远低于预计值（53%）；1995 年，Amato 等人通过随机对照分析方法发现，高 PEEP 及小潮气量通气治疗 ARDS 病人后，ARDS 病死率为 37.9%，较对照组降低了 33%。Phua 等人对 53 项回顾性研究及 36 项随机对照研究进行了分析，结果显示：1994 年之前，ARDS 病死率随着年份进展有所降低，但 1994—2006 年的观察性研究中，ARDS 平均病死率仍在 44%。2012 年，Ranieri 等人根据 ARDS 柏林定义的研究数据显示，轻度 ARDS 病人的病死率是 27%，中度 ARDS 病人的病死率是 32%，重度 ARDS 病人的病死率是 45%。

（二）儿童 ARDS 病死率

目前对儿童 ARDS 病死率的研究仍相对缺乏。2004—2005 年，Erickson 等人对澳大利亚和新西兰地区进行多中心研究的结果显示：儿童 ARDS 病死率为 35%；2004—2006 年，Kneyber 等对荷兰地区研究数据显示：儿童 ARDS 病死率为 20.4%。2014 年，新加坡有关儿童 ARDS 的流行病学调查研究显示：儿童 ARDS 病人病死率为 44%；2004—2005 年，我国一项共纳入 7269 名病人的大样本儿童 ARDS 的流行病学调查结果显示：儿科重症监护病房中儿童 ARDS 病死率为 61.0%，占整个儿科重症监护病房病死率的 13.2%。

（三）ARDS 病死率的变化趋势及原因分析

从 20 余年前开始，ARDS 病死率已有所下降，得益于小潮气量通气策略降低了远期肺损伤、系统炎症反应以及后续多器官功能衰竭；但是，总体来说 ARDS 病死率仍相当高，识别影响死亡的高危因素对判断预后以及作出相关临床决策显得尤为重要。

临床观察提示 ARDS 病人的主要死亡原因为多器官功能衰竭，仅 13% ~ 19% 的病人死于顽固性呼吸衰竭。年龄、疾病严重程度指数及 ARDS 诱因都是预测 ARDS 预后的良好指标，如创伤后 ARDS 病死率约 10%，较其他原因导致的 ARDS 有更好的预后。

（陈　琳　章仲恒　宋元林）

第二节　ARDS 发病的危险因素

ARDS 发病危险因素与 ARDS 死亡危险因素不能等同，前者有利于预防高危病人发生 ARDS，后者则强调高危病人的危险分层以及影响治疗侧重点的选择。研究者选择不同的研究对象，得到的 ARDS 发病危险因素也不同。比如 Moss 等人研究报道，酗酒、肥胖及入院时疾病严重程度（APACHE Ⅱ > 16）均为 ARDS 发病的危险因素；Cajic 等人研究显示，休克、脓毒血症、肺炎、胰腺炎、严重创伤及高风险手术均为 ARDS 发病的危险因素，其中近 10% 发展为 ARDS，危险因素不同则发病率不同：休克组（18%）、吸入性肺炎（17%）、主动脉瓣手术（17%）、急诊手术（17%）、心脏手术（10%）、急腹症（9%）、颅脑外伤（9%）、肺炎（8%）及胰腺炎（2.7%）。印度一项针对外科重症监护病房的研究显示，脓毒症为肺损伤最常见的致病因素（占 34.6%），高 APACHE Ⅱ 以及动脉血低 pH 病人更容易发生 ARDS。我国 ARDS 危险因素的研究数据显示，既往饮酒史、脓毒血症、肺炎、高 APACHE Ⅱ 均为发生 ARDS 的独立危险因素。

由于 ARDS 是一个存在极大异质性的疾病，针对不同亚型发病的危险因素进行研究，可能会更加有利于 ARDS 发病机制的阐明。在临床实践中，应对病人进行详细的入院评估，关注潜在的高危因素，给予早期干预，可有助于阻止 ARDS 的发生。

（陈　琳　章仲恒　宋元林）

第三节　ARDS 生存情况

（一）ARDS 病人生存质量研究现状

尽管 ARDS 存在高发病率与高病死率，但部分病人经过积极治疗后仍可好转出院，对这部分病人随后的生存质量研究亦有相关报道。

1977 年，Rotman 等人开始报道 ARDS 病人出院后的肺功能情况，此报道中病例数仅有 6 例，随访时间 1 年多，但本项研究开启了对此部分病人预后评估的相关研究；随后 1994 年，McHugh 等人报道了对肺功能、健康相关生活质量（health-related quality of life, HRQoL）等为期 1 年的随访研究结果；2006 年，Cheung 等人报道了为期 2 年的 ARDS 病人生存质量情况的研究结果；2011 年，Herridge 等人报道了目前随访时间最长的研究结果，并对 ARDS 病人的生活质量各方面做了较为详尽的描述。几项研究主要集中在肺功能及 HRQoL 方面，由于随访工作开展的困难性，对此类病人生存状况的认识仍较欠缺。

（二）ARDS 生存病人肺功能相关情况

尽管 Rotman 等人研究中纳入的研究对象偏少，其研究却是 ARDS 病人生存质量研究的开山之作。在为期 16 个月的随访中，发现此类病人刚出院时的肺容积、呼气流量、肺弥散功能、静息及运动时动脉氧分压、肺泡动脉氧压差均有受损，但随访 1 年后发现所有病人的肺功能基本恢复病前状态。1994 年，McHugh 等人研究显示，所有病人刚出院时几乎均存在肺功能、肺容积以及肺弥散功能异常，在随访第 3 个月时肺功能等指标较出院时明显好转，在第 6 个月时较 3 个月时轻微好转，大部分病人的肺活量在出院 12 个月后恢复接近至正常。2011 年，Herridge 等人在 *NEJM* 杂志发表的报道亦支持此项结果。几项研究虽在纳入肺功能参数方面有所差异，但基本一致的结论是：病人刚出院时存在肺功能损害，随着时间的推移，肺功能趋于好转，且基本在出院 1 年后相关肺功能参数恢复至正常范围内。

（三）ARDS 生存病人生活质量相关情况

几项 ARDS 生存情况研究对象基本为当时曾入住过重症监护病房且行机械通气的病人，在随访过程中除了对这部分病人肺功能参数进行测量研究，对病人运动耐量以及 HRQoL 等身心后遗症亦有研究。

Hopkins 等人的研究显示，此部分病人存在认知及情感障碍，在其随访的 55 名病人中，其中有 78% 病人存在认知情感障碍、记忆力下降、注意力不集中、情感迟滞等，随访 1 年后这些认知情感障碍仍存在，并对病人的生活质量产生影响。Dowdy 等人研究发现，发病前病人的抑郁及焦虑情况是认知或情感障碍的独立预测因子，获取病人的既往精神状况对预测 ARDS 病人之后的心理后遗症有重要价值。Schelling 等人对 ARDS 病人随访后发现 HRQoL 损害持续存在，且肺功能损害参数越多，HRQoL 损害越明显。Herridge 等人对幸存的 64 名 ARDS 病人继续进行了为期 5 年的随访，结果显示这部分病人的肺功能在出院后 1 年左右基本正常，但是相关机体功能仍未恢复，仅 39% 的病人完成了 6 分钟步行试验，远低于预期的 80% 病人，运动耐量明显下降；有 51% 病人存在焦虑、抑郁，27% 的病人存在家庭心理健康问题，包括焦虑、抑郁及创伤后精神失调等情况。随访 5 年后，77% 的生存者回到了工作岗位。

以上研究发现，ARDS 生存病人出院后 1 年左右，病人的肺功能基本恢复正常，大部分病人可重回原先的生活状态，参加工作等，但相关认知、情感及 HRQoL 损害仍持续存在，且与肺功能损害程度有关，对生活质量有一定影响。

（陈　琳　章仲恒　宋元林）

参考文献

1. Esteban A，Ferguson ND，Meade MO，et al. Evolution of mechanical ventilation in response to clinical research［J］. Am J Respir Crit Care Med，2008，177（2）：170-177.

2. Ranieri VM，Rubenfeld GD，Thompson BT，et al. Acute respiratory distress syndrome：The Berlin definition［J］. JAMA，2012，307（23）：2526-2533.

3. Rubenfeld GD，Caldwell E，Peabody E，et al. Incidence and outcomes of acute lung injury［J］. N Engl J

Med, 2005, 353 (16): 1685-1693.

4. Linko R, Okkonen M, Pettila V, et al. Acute respiratory failure in intensive care units. Finnali: A prospective cohort study [J]. Intensive Care Med, 2009, 35 (8): 1352-1361.

5. Villar J, Blanco J, Anon JM, et al. The alien study: Incidence and outcome of acute respiratory distress syndrome in the era of lung protective ventilation [J]. Intensive Care Med, 2011, 37 (12): 1932-1941.

6. Sigurdsson MI, Sigvaldason K, Gunnarsson TS, et al. Acute respiratory distress syndrome: Nationwide changes in incidence, treatment and mortality over 23 years [J]. Acta Anaesthesiol Scand, 2013, 57 (1): 37-45.

7. Li G, Malinchoc M, Cartin-Ceba R, et al. Eight-year trend of acute respiratory distress syndrome: A population-based study in olmsted county, minnesota [J]. Am J Respir Crit Care Med, 2011, 183 (1): 59-66.

8. Bersten AD, Edibam C, Hunt T, et al. Incidence and mortality of acute lung injury and the acute respiratory distress syndrome in three Australian states [J]. Am J Respir Crit Care Med, 2002, 165 (4): 443-448.

9. Charron C, Bouferrache K, Caille V, et al. Routine prone positioning in patients with severe ARDS: Feasibility and impact on prognosis [J]. Intensive Care Med, 2011, 37 (5): 785-790.

10. Wunsch H, Angus DC, Harrison DA, et al. Variation in critical care services across north America and Western Europe [J]. Crit Care Med, 2008, 36 (10): 2787-2793, e1-9.

11. Zimmerman JJ, Akhtar SR, Caldwell E, et al. Incidence and outcomes of pediatric acute lung injury [J]. Pediatrics, 2009, 124 (1): 87-95.

12. Erickson S, Schibler A, Numa A, et al. Acute lung injury in pediatric intensive care in Australia and New Zealand: A prospective, multicenter, observational study [J]. Pediatr Crit Care Med, 2007, 8 (4): 317-323.

13. Kneyber MC, Brouwers AG, Caris JA, et al. Acute respiratory distress syndrome: Is it underrecognized in the pediatric intensive care unit? [J]. Intensive Care Med, 2008, 34 (4): 751-754.

14. Lopez-Fernandez Y, Azagra AM, De La Oliva P, et al. Pediatric acute lung injury epidemiology and natural history study: Incidence and outcome of the acute respiratory distress syndrome in children [J]. Crit Care Med, 2012, 40 (12): 3238-3245.

15. Phua J, Badia JR, Adhikari NK, et al. Has mortality from acute respiratory distress syndrome decreased over time?: A systematic review [J]. Am J Respir Crit Care Med, 2009, 179 (3): 220-227.

16. Hickling KG, Walsh J, Henderson S, et al. Low mortality rate in adult respiratory distress syndrome using low-volume, pressure-limited ventilation with permissive hypercapnia: A prospective study [J]. Crit Care Med, 1994, 22 (10): 1568-1578.

17. Amato MB, Barbas CS, Medeiros DM, et al. Effect of a protective-ventilation strategy on mortality in the acute respiratory distress syndrome [J]. N Engl J Med, 1998, 338 (6): 347-354.

18. Singh G, Gladdy G, Chandy TT, et al. Incidence and outcome of acute lung injury and acute respiratory distress syndrome in the surgical intensive care unit [J]. Indian J Crit Care Med, 2014, 18 (10): 659-665.

19. Wong JJ, Loh TF, Testoni D, et al. Epidemiology of pediatric acute respiratory distress syndrome in Singapore: Risk factors and predictive respiratory indices for mortality [J]. Front Pediatr, 2014, 2: 78.

20. Yu WL, Lu ZJ, Wang Y, et al. The epidemiology of acute respiratory distress syndrome in pediatric intensive care units in China [J]. Intensive Care Med, 2009, 35 (1): 136-143.

21. Erickson SE, Martin GS, Davis JL, et al. Recent trends in acute lung injury mortality: 1996-2005 [J]. Crit Care Med, 2009, 37 (5): 1574-1579.

22. Ventilation with lower tidal volumes as compared with traditional tidal volumes for acute lung injury and the

acute respiratory distress syndrome. The acute respiratory distress syndrome network [J]. N Engl J Med, 2000, 342 (18): 1301-1308.

23. Stapleton RD, Wang BM, Hudson LD, et al. Causes and timing of death in patients with ARDS [J]. Chest, 2005, 128 (2): 525-532.

24. Monchi M, Bellenfant F, Cariou A, et al. Early predictive factors of survival in the acute respiratory distress syndrome. A multivariate analysis [J]. Am J Respir Crit Care Med, 1998, 158 (4): 1076-1081.

25. Moss M, Bucher B, Moore FA, et al. The role of chronic alcohol abuse in the development of acute respiratory distress syndrome in adults [J]. JAMA, 1996, 275 (1): 50-54.

26. Ge Q, Yao Z, Wang T, et al. Risk factors of the occurence and death of acute respiratory distress syndrome: A prospective multicenter cohort study [J]. Zhonghua Wei Zhong Bing Ji Jiu Yi Xue, 2014, 26 (11): 773-779.

27. Mchugh LG, Milberg JA, Whitcomb ME, et al. Recovery of function in survivors of the acute respiratory distress syndrome [J]. Am J Respir Crit Care Med, 1994, 150 (1): 90-94.

28. Herridge MS, Cheung AM, Tansey CM, et al. One-year outcomes in survivors of the acute respiratory distress syndrome [J]. N Engl J Med, 2003, 348 (8): 683-693.

29. Herridge MS, Tansey CM, Matte A, et al. Functional disability 5 years after acute respiratory distress syndrome [J]. N Engl J Med, 2011, 364 (14): 1293-1304.

30. Hough CL, Steinberg KP, Taylor Thompson B, et al. Intensive care unit-acquired neuromyopathy and corticosteroids in survivors of persistent ARDS [J]. Intensive Care Med, 2009, 35 (1): 63-68.

31. Hopkins RO, Weaver LK, Pope D, et al. Neuropsychological sequelae and impaired health status in survivors of severe acute respiratory distress syndrome [J]. Am J Respir Crit Care Med, 1999, 160 (1): 50-56.

32. Hopkins RO, Suchyta MR, Snow GL, et al. Blood glucose dysregulation and cognitive outcome in ARDS survivors [J]. Brain Inj, 2010, 24 (12): 1478-1484.

33. Irish Critical Care Trials Group. Acute lung injury and the acute respiratory distress syndrome in Ireland: A prospective audit of epidemiology and management [J]. Crit Care, 2008, 12 (1): R30.

第二篇

ARDS 的发病机制

第三章

ARDS 的病因

第一节　ARDS 的常见病因

ARDS 本身异质性很大，其病因分类方法尚不确定。按照肺损伤发生途径，ARDS 病因常被分为肺内因素（直接）与肺外因素（间接）两类。肺内因素包括：肺部感染、胃内容物误吸、肺挫伤、淹溺和有毒物质吸入；肺外因素包括：脓毒症、严重多发伤（多发骨折、连枷胸、严重脑外伤和烧伤）、休克、高危手术（心脏手术、大动脉手术等）、多次输血、药物中毒、胰腺炎和心肺转流术后等。这种分类方法多被临床采用，也能利用肺损伤预测评分（lung injury prediction score，LIPS）进行量化（1~3.5 分）。然而，这种分类方法对于肺损伤机制的阐明却有不利之处，其中的异质性会阻碍对 ARDS 认识的进一步推进。

从肺损伤发病机制角度来看，ARDS 病因可以分为生物致病原和非生物致病原，其中生物致病原包括多种病原体（细菌、病毒、真菌、非典型病原体等）以及损伤相关分子模式（damage associated molecular patterns，DAMPs）等；非生物致病原主要包括酸性物质、药物、有毒气体、呼吸机机械损伤等。

一、生物致病原

（一）常见的病原体种类

感染是 ARDS 的首位危险因素，引起 ARDS 的感染性疾病主要包括重症肺部感染和全身感染等，后者包括脓毒症等。常见的病原体有细菌、病毒、真菌、非典型病原体等。

1. ARDS 大型研究中病原体分布　脓毒症被认为是 ARDS 的重要病因之一。2009 年，PROGRESS（promoting global research excellence in severe sepsis，PROGRESS）这项前瞻性、观察性研究共连续纳入来自 37 个国家的 14 543 名严重脓毒症病人，其中 12 492 名数据完整的病人被纳入最终的分析中，其结果显示：12 492 名严重脓毒症病人中，5187（57.3%）名病人为革兰氏阳性菌感染，4039（44.5%）名病人为革兰氏阴性菌感染，1089（11.6%）名病人为真菌感染；46.4% 病人的原发感染为肺，其次为腹盆腔感染（23.6%）和尿路感染（7.9%）；值得注意的是，81.6% 的病人出现了呼吸衰竭。

Deen 等人于 2012 年发表的系统评价与上述研究有较大出入。该研究纳入了东南亚发展中国家 1990—2010 年关于社区获得性菌血症的 17 项前瞻性研究，共计 40 644 名病人（14 386 名成年人与 26 258 名未成年人）。3506 名病人外周血中检出了病原体，其中革兰氏阴性菌为 60.6%，革兰氏阳性菌为 17.8%，分枝杆菌为 1.6%，真菌为 1.2%。革兰氏阴性菌中，沙门菌属（32.2%）最为常见，其次为大肠埃希菌（6.8%）、克雷伯菌（4.4%）和嗜血杆菌（4.1%）；革兰阳性菌以金黄色葡萄球菌（8.5%）和肺炎链球菌（6.7%）为主。但是，沙门菌属感染导致 ARDS 鲜有报道，近 10 年来共计仅有 4 例病人的个案报道。这些研究中病原体比例的差异，一方面与疾病的种类及严重程度有关，另一方面也与地区、研究对象相关；同时提示不同病原体感染诱发 ARDS 的能力存在差异，但目前缺乏确切的数据对比。

2012 年，梅奥医学中心一项回顾性研究显示，与病毒、真菌和混合感染所致的肺部感染相比，细菌性肺炎病人 ARDS 的发生率显著降低，革兰阳性细菌感染和革兰氏阴性细菌感染之间无显著差异。与其他病原体相比，肺囊虫病和芽生菌感染诱发 ARDS 的发生率显著升高，可达 50% 左右。这些研究结果提示，随着诊断水平的提高，一些少见病原体诱发的 ARDS 得以识别。

Leligdowicz 等人发表于 2014 年的一项大样本、回顾性研究中关于脓毒症休克的结果与 PROGRESS 有一定的相似。该研究纳入了加拿大、美国和沙特阿拉伯的 29 个 ICU 中 1989—2008 年共计 8670 名脓毒症休克病人，其中 7974 名病人被纳入最后的分析。结果显示，革兰氏阳性菌（34.2%）和革兰氏阴性菌（25.7%）分别占病原体的前两位，肺（40.1%）同样是最主要的原发感染器官。

综上所述，细菌感染仍是导致 ARDS、增加 ARDS 易感性的主要病原体，其他病原体比例相对较低，不同病原体感染导致 ARDS 的概率有所差异。

2. 细菌与 ARDS　细菌感染相关 ARDS 中，多种细菌均可参与其中，部分甚至可以合并多种细菌、多部位的感染，本文仅就代表性和研究相对集中的几种细菌进行介绍。

（1）金黄色葡萄球菌：金黄色葡萄球菌是唯一能产生血浆凝固酶的葡萄球菌，主要致病物质包括：凝固酶、葡萄球菌溶素、杀白细胞素、肠毒素、剥脱毒素和毒性休克综合征毒素-1 等。

金黄色葡萄球菌感染后，其分泌的 PVL、肠毒素等均可诱导肺组织发生炎症反应和肺损伤，其中线粒体功能紊乱和氧化应激损伤可能起到了关键的作用。Genestier 等人研究结果显示，体外实验中 PVL 可与中性粒细胞线粒体外膜结合，形成相应孔道，迅速引起中性粒细胞线粒体损伤和线粒体平衡失调，导致线粒体释放细胞色素 C 和促凋亡因子 Smac/DIABLO（second mitochondria-derived activator of caspases/direct IAP binding protein with low PI），促进 caspase-9 和 caspase-3 活化，导致中性粒细胞凋亡。Athale 等人研究证实，经鼻给予金黄色葡萄球菌可迅速导致肺组织水肿、中性粒细胞浸润和肺泡毛细血管屏障破坏。近年来，该团队研究显示，金黄色葡萄球菌可通过氧化和化学应激相关的关键防御性转录因子之一的 NF-E2 相关因子 2（NF-E2-related factor 2，Nrf_2）促进线粒体的合成。与野生型小鼠相比，Nrf_2 基因敲除型小鼠的肺组织损伤、肺泡毛细血管屏障功能损伤、肺组织氧化应激损伤和促炎症细胞因子转录、释放水平均有显著降低，提示线粒体可能是金黄色葡萄球菌相关 ARDS 的重要靶点。

Chang 等人研究表明，金黄色葡萄球菌腹膜炎导致的脓毒症模型小鼠中，肺泡上皮细胞凋亡显著增加，肺组织白细胞介素（interleukin，IL）-1β 和肿瘤坏死因子（tumor necrosis factor，TNF）- α 的转录显著增加，同时肺组织氧化应激水平也显著升高。金黄色葡萄球菌导致的肺泡细胞线粒体损伤可通过氧化还原途径介导线粒体相关自噬，后者是进一步调节线粒体合成和线粒体数量平衡的重要途径。此外，肺组织还可通过上调超氧化物歧化酶（superoxide dismutase，SOD）、血红素加氧酶（heme oxygenase-1，HO-1）的水平发挥抗氧化作用。

以上这些研究结果表明，在金黄色葡萄球菌介导的肺损伤中，线粒体损伤和氧化应激起到了重要的作用，它们既与早期的过度炎症、肺组织损伤相关，同时也是肺组织重要的自我调节途径。但以上研究中，动物模型肺部感染程度普遍较轻，在严重金黄色葡萄球菌感染的情况下，这种自我调节机制是否仍能起到减轻肺组织损伤的作用还有待进一步研究。

（2）链球菌：链球菌，尤其是化脓性链球菌（又称 A 群链球菌）占链球菌属 90% 以上，是致病力最强的链球菌，与其相关的致病物质主要包括：黏附素、链球菌溶血素、致热外毒素和侵袭性酶（如透明质酸酶、链激酶、链道酶等）等。肺炎链球菌也是导致 ARDS 的常见病原体，其主要致病物质为荚膜和肺炎链球菌溶血素。

链球菌导致 ARDS 的相关机制研究相对较少，除与革兰氏阳性细菌共有的致炎、致损伤机制外，M1 型酿脓链球菌的 M1 蛋白、肺炎链球菌溶血素等也参与了链球菌性 ARDS 的发生。严重情况下，M1 型酿脓链球菌、缓症链球菌或草绿色链球菌等可导致链球菌中毒性休克综合征（streptococcal toxic shock syndrome，STSS），常可发展为 ALI 或 ARDS。Mehta 等人研究显示，入住 ICU 且合并侵袭性 A 型链球菌感染的病人中，ARDS 的发生率可达 34%。

研究发现 M1 蛋白可与纤维蛋白原形成复合物，并与中性粒细胞表面 β_2- 整合素结合，促进中性粒细胞的脱颗粒和在肺组织聚集，小鼠静脉注射 M1 蛋白可出现肺组织中性粒细胞浸润、肺血管通透性增加和肺组织的破坏，这可能与 p38 分裂原激活的蛋白激酶（mitogen activated protein kinases，MAPK）激活、Mac-1 表达增加和 CXC 细胞因子的释放等因素相关，其中肺泡巨噬细胞和中性粒细胞可能在 M1 蛋白介导的肺损伤中起到关键作用。

（3）大肠埃希菌：革兰氏阴性菌诱导的 ALI/ARDS 中，以大肠埃希菌的致病机制研究最为清楚。大肠埃希菌脂多糖（lipopolysaccharide，LPS）是其最主要的导致肺组织过度炎症反应和细胞损伤的物质之一。目前关于 LPS 的研究十分广泛，既包括体外的多种细胞、多种动物模型的研究，也包括采用健康志愿者和离体人肺的相关研究。

LPS 是革兰氏阴性细菌细胞壁的主要成分，也是革兰氏阴性菌内毒素的主要成分。LPS 的受体主要是 Toll 样受体（toll-like receptor，TLR）4，LPS 与 TLR4 的相互作用除了可以激活下游 MAPK 等信号通路，促进活性氧（reactive oxygen species，ROS）产生，诱导多种炎症相关基因转录增加外，还参与促进其他模式识别受体（pattern recognition receptor，PRR）的激活，如 NOD 样受体（NOD-like receptor，NLR）中的 NLRP3 等。NLRP3 激活可形成 NLRP3-ASC-procaspase-1 的复合物，即炎性体（inflammasome），后者可进一步促进 IL-1 家族相关前体水解，形成具有活性的细胞因子释放入细胞外，如 IL-1β、IL-18 等。Grailer 等人研究证实，在 LPS 气管滴注诱导的 ALI 模型中，LPS 可通过 NLRP3 和 caspase-1 途径导致肺组织的通透性升高、中性粒细胞浸润、肺泡上皮细胞损伤和 IL-1β 产生等，LPS 可增加 NLRP3 炎性体相关分子转录和表达。*Nature* 新发表的研究也证实 NLRP3 炎性体的活化不仅发生在细胞内，被释放入细胞外的炎性体相关组件同样可以不依赖原发性刺激而直接诱导其他静息状态下的细胞分泌 IL-1β。可以推测，这种类似于旁分泌的作用可能在肺损伤的失控性炎症反应和局部级联放大反应中起到了重要的作用，但还需进一步研究予以证实。

此外，LPS 介导 ARDS 还可以通过促进相关 DAMP 的释放，间接地加重肺组织损伤，如高迁移组蛋白-1（high mobility group-1 protein，HMGB-1）等。Ueno 等人研究证实，脓毒症 ARDS 病人与脓毒症正常肺功能病人相比，ARDS 病人血浆和肺上皮细胞衬液（epithelial lining fluid，ELF）中 HMGB-1 的浓度均显著高于正常肺功能病人；LPS 气管滴注和 HMGB-1 气管滴注诱导的 ALI 小鼠模型实验也发现了类似结果。

近年来，对于单核细胞在 LPS 介导 ARDS 中的作用是一个新的方向。Dhaliwal 等人研究发现，在 LPS 介导的小鼠肺损伤中，外周血单核细胞中 Gr1[hi]（CCR2[hi]）和 Gr1[lo] 亚群是中性粒细胞向肺组织迁移的重要调控因子。与对照组相比，单核细胞耗竭的小鼠肺血管通透性显著改善、肺组织损伤显著减轻；予以单核细胞耗竭的小鼠补充新的单核细胞后，LPS 气管滴注小鼠肺损伤程度明显加重。但最近的一项纳入 30 名健康志愿者的随机对照试验研究显示，单核细胞耗竭并不能够改善 LPS 吸入介导的肺损伤，与对照组相比，单核细胞耗竭组 LPS 吸入者无论外周血中性粒细胞数量，还是肺组织通透性和炎症反应等指标均无显著差异。由于该研究病例数较少、LPS 剂量较低、时间点设计相对靠前，因此对于单核细胞在 ARDS 中的作用尚需进一步研究。

3. 真菌感染与 ARDS　真菌感染所致 ARDS 的发病率相对较低，多见于使用免疫抑制剂的病人，如器官移植等。肺组织清除真菌的过程可伴随过度炎症反应，其中病原相关分子模式（pathogen associated molecular patterns，PAMPs）与模式识别受体（pattern recognition receptors，PRRs），如多种 TLRs 和 dectin-1 等的相互作用是其中的关键，尤其是多种 PRRs 下游共同的 MyD88（myeloid differentiation primary response gene 88，MyD88）分子，其作用尤为突出。研究发现，MyD88 敲除小鼠的肺组织清除烟曲霉、毛霉菌的能力显著下降，同时肺组织 IL-1β、IL-6、KC、γ-干扰素、TNF-α 和巨噬细胞炎症蛋白（macrophage inflammation protein，MIP）-1α 也显著下降。总体而言，目前关于真菌导致 ARDS 的研究相对较少。

4. 病毒感染与 ARDS　严重呼吸窘迫综合征（severe acute respiratory syndrome，SARS）病毒和 H5N1、H1N1、H7N9 等病毒感染所致 ARDS 的发病率很高，由于具备呼吸道传播的特点，已受到全球广泛关注。

（1）病毒导致 ARDS 的机制研究：高致病性呼吸道病毒可以感染肺泡上皮细胞，导致细胞钠离子泵功能下降、细胞紧密连接损伤、细胞死亡和炎症因子释放。这些病理改变进一步可活化肺泡巨噬细胞和募集中性粒细胞，同时激活未被感染的上皮细胞。活化的巨噬细胞可进一步导致肺泡上皮细胞损伤和中性粒细胞趋化、激活、肺组织浸润和呼吸链爆发导致肺组织过度炎症反应和损伤，并诱导瀑布式级联放大作用。对于严重呼吸道病毒导致的 ARDS，趋化因子 CXCL10 及其受体 CXCR3 轴是肺组织损伤和 ARDS 进行性加重的关键，它通过自分泌的方式促进肺组织浸润的中性粒细胞呼吸链爆发，从而导致肺部炎症的急剧加重。

（2）病毒导致 ARDS 的临床研究或流行病学调查：2008 年，由中国疾病预防控制中心牵头的、全国多个省份疾病预防控制中心参与的一项回顾性研究显示，在 26 名 H5N1 感染病人中，21 人（80.8%）符合 ARDS 的诊断。2009 年暴发的 H1N1 中，由澳大利亚和新西兰完成的多中心、大样本量研究显示，在纳入的 722 名确诊 H1N1 感染病人中，336 人出现病毒性肺炎和（或）ARDS（48.8%）。浙江大学附属第一医院李兰娟院士和广州医科大学附属第一医院钟南山院士发表于 2013 年的一项研究则显示，111 名 H7N9 感染病人中，71.2% 病人达到 ARDS 诊断标准。

5. 非典型病原体与 ARDS　非典型病原体感染也是 ARDS 的病因之一，主要包括肺炎支原体、肺炎衣原体、嗜肺军团菌等。其中对嗜肺军团菌致 ARDS 的研究相对较多，其侵袭肺泡上皮、诱导肺泡上皮细胞凋亡可能是最主要的病理生理学改变。嗜肺军团菌与肺泡上皮细胞黏附和肺泡上皮细胞的凋亡可进一步促进嗜肺军团菌肺内和全身播散，并导致肺泡上皮细胞释放 HMGB-1 等分子，形成级联性放大，最终导致持续性低氧血症。

（二）DAMPs 与 ARDS

除感染外，组织损伤释放的 DAMPs 和其他生物分子也参与了 ARDS 的发生，比较多见于严重多发伤、多次输血等原因导致的 ARDS。目前对 ARDS 相关 DAMPs 研究比较多的包括细胞外基质成分（如纤连蛋白、透明质酸等）、应激反应相关分子（如热休克蛋白、HMGB-1 等）、免疫调节分子（如部分防御素家族分子、表面活性蛋白 A 等）、线粒体相关 DAMPs（mitochondrial DAMPs，MTDs）和尿酸等。

HMGB-1 和 MTDs 是目前研究相对集中的部分。研究显示，HMGB-1 在失血性休克病人外周血中显著增加；HMGB-1 气管滴入可导致 ARDS 发生，该过程主要依赖于 TLR2/TLR4 相关通路，导致 NF-κB（nuclear factor-κB，NF-κB）核转运增加、ROS 产生和多种细胞因子分泌增加。此外，HMGB-1 可能与糖化终末产物受体（receptor for advanced glycation end product，RAGE）存在相互作用，促进肺通透性增加。

MTDs 主要包括线粒体 DNA（mitochondrial DNAs，mtDNAs）、线粒体甲酰肽（formyl peptides，fMLPs）、细胞色素 C 和线粒体转录因子 A（mitochondrial transcription factor A，TFAM）等。Zhang 等人研究证实，MTDs 在创伤病人外周血中显著增加，尾静脉注射 MTDs 可导致肺组织和全身炎症反应以及肺损伤的发生。最近的一项研究则显示，长期保存的血液制品中 mtDNAs 和细胞色素 C 的含量显著增加，这可能是输血相关 ARDS 的发病机制之一。

二、ARDS 生物致病原与机体免疫防御

机体的免疫防御功能包括固有免疫和适应性免疫。固有免疫是非特异性免疫，在微生物感染的早期可以快速、广泛启动；适应性免疫包括以抗体为核心的体液免疫和以 T 细胞为核心的细胞免疫，为特异性免疫，可以识别不同病原体的特异性抗原，具有记忆性。固有免疫是适应性免疫的基础，同时对各种病原体导致的过度炎症反应有一定的相关性。肺组织的固有免疫机制十分健全，支气管杯状细胞分泌的黏液和上皮细胞的纤毛是清除颗粒和致病原的重要物质，其中还含有 β-防御素、溶菌酶等物质。部分到达下呼吸道和肺泡的微生物可以被肺泡巨噬细胞识别和吞噬。在严重的肺部感染中，呼吸道上皮细胞和肺泡上皮细胞的屏障功能可以抑制感染的扩散，肺泡巨噬细胞和中性粒细胞等吞噬细胞、活化的树突状细胞、体液中补体、溶菌酶和防御素等成分、特异性免疫的抗体和 T 细胞免疫等均参与病原体的清除；此外，对于肺炎军团菌等胞内寄生菌，T 细胞免疫是主要的防御机制。其中非特异性免疫开始时间早，并且与肺组织过度炎症反应相关。

PRRs 介导的病原体识别在固有免疫中起到了关键的作用。PRRs 主要包括 3 类，即

TLRs、NLRs 和 RI 革兰氏阴性 I 样受体（RI gram-negative I-like receptors，RLRs），此外还有一类细胞质中识别 DNA 的分子也具有 PRRs 类似的功能。这些 PRRs 在肺泡巨噬细胞、肺内多种上皮细胞、肺间质的树突状细胞、中性粒细胞和内皮细胞等中均有表达，它们是识别生物致病原的第一道防线，同时可进一步募集其他免疫细胞。PRRs 识别的主要是感染相关的 PAMPs 和细胞损伤相关的 DAMPs。在 ARDS 中研究得最为透彻的是 TLRs 及其相关配体，NLRs 和 RLRs 的研究相对较少。

目前在人类中主要发现了 10 种 TLR 亚型，TLR1、TLR2、TLR4、TLR5、TLR6、TLR10 主要定位于细胞膜，TLR3、TLR7、TLR8、TLR9 主要位于细胞质中，其中关于 TLR10 的研究相对匮乏。细胞膜上 TLRs 在细胞外细菌的识别中尤其重要，对细胞内细菌的清除也有一定的作用；定位于细胞质的 TLRs 在病毒感染中起到关键作用，同时对细胞内细菌的清除也有重要作用。

TLRs 主要包括 3 个结构域，分别为细胞外的富含亮氨酸重复序列（leucine-rich repeat，LRR）、跨膜区和细胞内的 Tool/IL-1 受体同源序列（toll/IL-1 receptor homology，TIR），LRR 主要识别相应的配体，可以形成同源或异源二聚体；TIR 主要通过与其他蛋白质分子相互作用，将信号向下传导。TLR3 和部分内涵体上的 TLR4 主要通过 TRIF（TIR-domain-containing adapter-inducing interferon-β，TRIF）向下传导信号，而其他的 TLRs 主要通过 MyD88 向下传导信号，其中部分需要 TIRAP［toll-interleukin I receptor（TIR）domain containing adaptor protein，TIRAP］介导。TLRs 及其下游某些分子在病原体识别、清除和炎症反应中起到重要作用。

NLRs 可识别的配体范围广泛，某些 PAMPs 可通过 NOD 或 TLRs 促进炎性体相关组分的转录增加，促进炎性体的激活和 IL-1 家族的产生。RLRs 主要识别病毒 RNA，进一步促进细胞对病毒的清除。巨噬细胞识别相应 PAMPs 被激活后，细胞内一氧化氮合成酶（nitric oxide synthase，NOS）表达和活性均增加，导致细胞 NO_2^- 和 NO_3^- 产生增加，一方面捕获、吞噬和杀伤细胞外细菌；另一方面产生和释放 TNF、IL-1、IL-6、IL-8 等炎症因子和多种趋化因子，诱导中性粒细胞向肺组织趋化，同时处理相关抗原后呈递给淋巴细胞，促进适应性免疫反应。但是，上述炎症反应失控和过度中性粒细胞趋化又可加重肺组织损伤。

中性粒细胞溶酶体内含有髓过氧化物酶（myeloperoxidase，MPO）、蛋白酶、弹性蛋白酶等，具有极强的吞噬功能，吞噬相应病原体形成的内体与溶酶体结合，形成次级溶酶体消化和清除病原体。在感染导致的 ARDS 中，中性粒细胞还可释放中性粒细胞诱捕网络（neutrophil extracellular traps，NETs），进一步增加对病原体的捕获和杀伤，其主要成分包括网状的 DNA 骨架、多种组蛋白组分、弹性蛋白酶、MPO、组织蛋白酶 G 和杀菌/通透性增强蛋白（bacteriacidal/permeability-increasing protein，BPI）等多肽类物质，在体外仍具有病原体捕获的功能。除此之外，NETs 又可进一步促进中性粒细胞与血小板、内皮细胞相互作用，促进内皮细胞损伤，导致肺损伤和肺组织通透性增加，促进 ARDS 发生。

最近关于肺组织免疫和炎症调控的研究显示，IL-17 在肺组织固有免疫调节中起到关键的作用，是感染转归的关键因素。IL-17 可由多种免疫相关细胞分泌，其中既包括固有免疫细胞（γδ T 细胞、自然杀伤 T 细胞等），也包括适应性免疫细胞（部分 CD4$^+$ T 细胞，即 Th17 细胞）。肺组织细胞识别病原体后，可趋化多种 IL-17 合成细胞，后者聚集到肺组织后合成和释放 IL-17，促进中性粒细胞向肺组织趋化。多项关于哮喘和肺纤维化的研究显示，NLRs 炎性体的活化可以促进 IL-17 合成增加，而甲型流感病毒介导的 RLRs 受体激活可抑制 IL-17 的合成，增加小鼠继发性细菌感染的风险。ARDS 临床研究也显示，与病毒感染诱导的 ARDS 相比，细菌感染导致的 ARDS 病人外周血中 IL-17 浓度更高，这表明 IL-17 在细菌感染的免疫防御和炎症反应中起到重要的调控作用。

对于不同的生物致病原，机体的免疫防御机制不同，目前对于调控肺组织免疫反应和过度炎症反应的机制尚不十分清楚，对其中的关键调控分子仍需进一步的研究。

三、非生物病因

导致 ARDS 的非生物病因主要包括机械通气（不当）、酸或毒性气体吸入、烟雾吸入、过量摄入药物、淹溺损伤等。非生物因素除了直接导致肺损伤外，还可间接通过相关生物因素导致 ARDS 的发生和加重。

呼吸机相关急性肺损伤（ventilator-associated lung injury，VALI）是机械通气的并发症之一，由呼吸机相关物理作用导致的肺组织损伤是 ARDS 的重要原因，部分学者也将 VALI 视为重症病人 ARDS 二次打击模型中的第二次打击。高潮气量和高通气压力导致的肺组织损伤（容量伤和气压伤）与其他原因导致的肺损伤非常类似，对正常肺组织机械通气可以增加其通透性，对于已经存在损伤的肺组织，机械通气可显著增加肺组织损伤的程度。VALI 中，肺泡过度膨胀可导致肺组织损伤，同时机械通气下肺泡反复开放和关闭导致的剪切力也是 VALI 的重要原因之一。

有毒气体一般按照其化学性质分为两大类：高水溶性刺激性气体（如氯气、氨气、二氧化硫等）和低水溶性刺激性气体（氮氧化物、光气、硫酸二甲酯等）。有毒气体吸入导致 ARDS 的病程一般包括刺激期、潜伏期、肺水肿期和恢复期。一般吸入高水溶性气体者起病比较迅速，吸入低水溶性刺激性气体者起病相对较慢。这些有毒气体一般可以直接损伤肺泡组织，使其产生大量分泌物并诱导继发性的过度炎症反应，进而影响氧气的吸入和弥散，造成呼吸功能障碍，出现低氧血症，形成 ARDS。部分气体与水结合后，可形成多种酸性物质和过氧化类物质，这些物质也可导致肺泡表面活性物质破坏、肺泡上皮细胞损伤和进一步的炎症反应。以氯气为例，氯气与水结合后可产生次氯酸和氯酸，次氯酸和氯酸可以导致肺泡表面活性物质的破坏；此外，氯气还可导致肺泡上皮细胞 ROS 产生增加，进一步加重细胞损伤和炎症反应。同时，氯气暴露还可增加肺组织继发性真菌感染的风险。

烟雾吸入相关急性肺损伤（smoke inhalation-associated acute lung injury，SI-ALI）在火灾等情况下比较常见。烟雾吸入导致 ARDS 病人可伴/不伴重度烧伤，我国大约 8% 烧伤病人伴有吸入性肺损伤。吸入烟雾后，受损支气管血流量可增加 20 倍以上，同时由于组织通透性增加，大量血浆渗透入肺组织导致纤维素沉积，与肺组织细胞碎片和黏蛋白等结合，形成纤维性假膜，阻塞部分气道，导致通气/血流比例失调，促进远端气道和肺泡上皮细胞的损伤，而机械通气可能会进一步加重这种损伤。此外，烟雾中毒性气体和直径 < $5\mu m$ 的颗粒也可直接损伤远端气道和肺泡上皮细胞。

过量药物、饮酒、全身麻醉、脑卒中等情况下，误吸胃酸至肺组织形成吸入性肺炎，严重者最终会导致 ARDS 的发生，胃酸误吸可占全部 ALI 病因的 10% 左右。胃酸误吸可迅速导致肺泡上皮的破坏和肺泡上皮-毛细血管屏障通透性的增加，局部可发生凝固性坏死，随后中性粒细胞浸润显著增加，肺泡腔和间质中均可见大量中性粒细胞浸润，肺组织出现出血和透明膜形成，部分病人可发生继发性肺部感染。近年研究显示，血小板在胃酸误吸和脓毒症 ARDS 的中性粒细胞浸润中起到关键作用。Zarbock 在动物模型中观察到，肺组织和外周血中血小板通过 P-选择素依赖途径与中性粒细胞结合，促进内皮细胞合成细胞间黏附分子-1（intercellular cell adhesion molecule-1，ICAM-1），促进中性粒细胞与内皮细胞的黏附和肺组织通透性的增加。这种相互作用还伴随局部血栓素 A_2（thromboxane A_2，TXA_2）合成和释放增加，促进微血栓的形成。同时，研究人员也发现，如果抑制血小板和中性粒细胞的结合，肺损伤几乎可被完全消除。这些结果提示，在脓毒症和胃酸误吸导致 ARDS 中，血小板和中性粒细胞的激活可能是关键的发病机制，具有较大的转化意义。

四、病因模拟的实验室造模

常用动物包括小鼠、大鼠、兔、犬、猪等，由于特性不同，使用范围略有不同。小鼠和大鼠繁殖快、来源容易、便于操作、价格低廉、抗体等试剂来源充足，是在大样本实验、需要进行多样本重复实验和分子机制研究时的常用选择。兔性格温顺、便于操作，但体质较弱。犬和猪属于大型动物，对手术的耐受性好且更接近于人体，可适用于多种 ALI/ARDS 模型，但价格较高、使用药物剂量较大、相关试剂相对匮乏等。

ARDS 病因分为肺内因素（直接）和肺外因素（间接）两大类，为模拟 ARDS 的发病机制，常用的动物模型也可分为原发性 ALI 动物模型（肺内因素）和继发性 ALI 动物模型（肺外因素）。原发性 ALI 动物模型包括：LPS 气管滴入/雾化吸入、病原体气管滴入/雾化吸入、盐酸气管滴入、整肺灌洗、磷脂酶 A_2（phospholipase A_2，PLA_2）气管滴入和 TNF-α/IL-1β 气管滴入等。继发性 ALI 动物模型主要包括：腹腔注射或静脉注射 LPS、盲肠结扎穿孔（cecal ligation and puncture，CLP）、急性胰腺炎模型、缺血再灌注模型（肠、肺等）、油酸/脂肪静脉注射、佛波醇十四酸乙酸盐（phorbol 12-myristate 13-acetate，PMA）静脉注射等。此外根据实验设计不同，常用的 ALI/ARDS 动物模型一般包括"一次打击"和"两次打击"，其中以"一次打击"模型最常见。

（一）动物模型

1. 原发性动物模型

（1）LPS 气管滴入/雾化吸入：常用的动物是大鼠和小鼠。气管滴注由于不需要相应的雾化仪器，相比雾化吸入更为常用，但滴入液体一般难以达到均匀分布。依据是否暴露气管，气管滴注法具体分为非暴露式和暴露式两种。

具体方法：非暴露式气管滴注法是将滴注用的导管通过喉部插入气管内进行滴注；暴露式气管滴注法是指在实验动物的颈腹面切个小口暴露出气管，用针头直接刺入气管进行滴注。气管滴注一般按 3~10mg/kg 滴注，滴注体积不超过 1ml/kg（小鼠）和 3ml/kg（大鼠），按需要配制相应浓度的 LPS 溶液。部分研究可能采用单侧肺组织滴注，可采用 0.4mg/kg LPS。雾化吸入需要相应的雾化器，剂量同前，经气管插管，将雾化的内毒素吸入大鼠肺内。

（2）病原体气管滴入/雾化吸入：常用的细菌为大肠埃希菌，基本操作同前。

具体方法：气管内滴入大肠埃希菌标准菌株悬液或者嗜肺军团菌悬液。

（3）盐酸气管滴入：该模型能够较好地模拟胃内容物反流误吸所致的 ARDS。盐酸吸入后既可直接损伤支气管肺组织、肺泡-毛细血管膜，还可诱发肺内化学性炎症，从而导致肺水肿和中性粒细胞浸润。

具体方法：采用大鼠气管滴入 0.1ml 盐酸（1ml/kg）构建 ARDS 模型。

（4）整肺灌洗：该模型主要用于模拟溺水后 ARDS 的发病，也可作为评估肺表面活性物质替代等治疗方法的 ARDS 动物模型。反复的整肺灌洗可造成肺表面活性物质缺乏，能够有效模拟溺水后由于表面活性物质缺乏所导致的急性肺部损伤。

具体方法：采用 37℃ 生理盐水，按 10～25ml/kg（猪、兔等大型动物）或 1ml/kg（鼠等小型动物）灌洗整肺，约 1 分钟后回收，每间隔 1～10 分钟灌洗一次，一般灌洗 5～8 次后检 PaO_2/FiO_2 可满足 ARDS 诊断标准。

（5）呼吸机相关 ALI：一般采用大潮气量机械通气诱导肺组织损伤。

具体方法：对于小鼠采用 V_T 40～44ml/kg，PEEP 0cmH$_2$O，RR 30～35 次/分，FiO_2 0.21 参数，通气时间 3 小时。

2. 继发性 ARDS 动物模型

（1）静脉/腹腔注射 LPS：可以用于模拟非肺源性脓毒症、腹腔感染导致的 ARDS，也是目前常用的 ARDS 动物模型之一。大鼠、小鼠、兔、犬、羊和猪等动物均可使用。

具体方法：一般注射剂量：大鼠（250g 左右）用内毒素 1.5mg/kg；家兔（2.5kg 左右）用内毒素 0.6～0.8mg/kg；犬（18～23kg）用内毒素 1.5mg/kg。

（2）盲肠结扎穿刺（CLP）动物模型：这是脓毒症的经典动物模型之一和"金标准"，也常用于 ARDS 的建模，可用大鼠或小鼠等实验动物。

具体方法：术前禁食 8～12 小时，腹腔内注射 1% 氯胺酮 10ml/kg，麻醉成功后，取腹部正中 2cm 切口，将盲肠远端与大肠系膜分离，游离盲肠，结扎盲肠游离端 2/3 长度，12 号针头在结扎端贯通穿刺，可挤出少许肠内容物，置回腹腔，逐层缝合腹壁切口，术后立即皮下注射生理盐水 1ml（小鼠）或 10ml（大鼠），补充术中液体丢失；同时肌注青霉素 2 万单位/只，预防切口感染。CLP 动物平均生存时间约为 3 天；术后 24 小时病死率约为 20%，动物术后 24～48 小时为死亡高峰期，至 7 天病死率为 80%～90%。假手术组动物应在 7 天内无死亡。

（3）急性胰腺炎 ARDS：ARDS 是急性胰腺炎的常见并发症之一，胰腺、炎症细胞以及胰腺外其他器官可以产生炎症介质进入血液系统，激活血液中的白细胞，诱发肺内炎症反应，最终导致 ARDS 的发生。

具体方法：给大鼠胰管内注射 4% 的牛磺胆酸钠 0.5ml 或给兔静脉注射 1000U/（kg·h）PLA$_2$ 和 5000U/（kg·h）胰蛋白酶，诱导胰腺炎发生。

（4）其他：如失血性休克（hematogenic shock，HS）ARDS、脂肪栓塞 ARDS 等也是研究中常用的动物模型，失血性休克模型一般采用心脏穿刺方法，脂肪栓塞模型一般采用油酸，在此不做赘述。

除以上介绍的几个动物模型外，还有其他的 ARDS 动物模型分别用于模拟不同的病因，常用的"两次打击模型"为 HS + CLP/LPS、CLP/LPS + 机械通气、LPS + LPS 等，根据不同的实验设计可采用不同的方法，对于采用"两次打击"ARDS 模型的操作不做进一步介绍。此外，目前关于造模方法的细节方面，不同的研究之间可能有部分出入，如给药剂量和方式、动物体重等，研究者还需一定的预实验进行摸索。

（二）细胞模型

ARDS 常用的细胞模型包括肺微血管内皮细胞（pulmonary microvascular endothelial cells，PMVEC）、人脐静脉内皮细胞（human umbilical vein endothelial cells，HUVEC）、人

单核-巨噬细胞（THP-1）、人肺泡Ⅱ型细胞（A549 细胞）、骨髓来源巨噬细胞（bone marrow-derived macrophages，BMDM）、中性粒细胞、小气道上皮细胞（small airway epithelial cells，SAEC）和人支气管上皮细胞（human bronchial epithelial cells，HBE）等。按照不同的实验设计，可以采用相应的处理，如 LPS 刺激、缺氧处理、多种 DAMPs 处理等。

1. 肺微血管内皮细胞（PMVEC） 培养难度较大、研究成本较高，目前使用有一定的限制。常用细胞来源包括人源、鼠源和兔源，用于研究 ARDS 中肺血管内皮细胞在肺组织通透性和损伤、肺部炎症反应、中性粒细胞浸润等病理过程中的作用。在研究内皮细胞通透性时，常要用到不同孔径的 Transwell，然后分别在上室和下室中加入培养基继续培养，待细胞融合成致密单层后再进行下一步实验。

2. 人脐静脉内皮细胞（HUVEC） 常用于模拟脓毒症中内皮细胞和 ARDS 中的肺血管内皮细胞。HUVEC 相对比较难培养，一般推荐在培养基中加内皮细胞生长补充物（endothelial cell growth supplements，ECGS）及肝素，传代一般不超过 10 代，否则细胞容易发生变性。

3. 人单核-巨噬细胞（THP-1） 常将 THP-1 采用 PMA 诱导分化为巨噬细胞，模拟肺泡巨噬细胞进行相关研究。一般采用 PMA 处理方法：将正常培养的 THP-1 细胞离心后，将沉淀以含 100nmol/L PMA 的 1640 培养基重悬，计算细胞浓度为 10^6 cells/ml，将细胞接种于 6 孔板中，每孔 2ml，一般 12~24 小时后细胞可贴壁生长，分化为巨噬细胞，再吸出上清液体，以 1640 培养基轻轻冲洗 2 遍，更换为含 10% 胎牛血清（fetal bovine serum，FBS）的 1640 培养基，置于 37℃ 和 5%CO_2 气体浓度适度的培养箱中培养 24 小时，可用于后续实验。

4. A549 人肺泡Ⅱ型细胞 A549 属于传代细胞系，可稳定地传代培养，一般用于模拟 ARDS 中肺泡上皮细胞。一般实验用细胞密度为 10^5 cells/ml，培养至细胞交汇后（大约铺满 80% 培养皿面积）做进一步处理。

5. 骨髓来源巨噬细胞（BMDM） 一般为鼠源的原代细胞，从小鼠骨髓提取。提取方法：脱颈处死小鼠，将小鼠后肢的皮毛剥至足部，连同褪下的皮毛剪去足部，剪下后腿，放入盛有无菌磷酸缓冲盐溶液（phosphate buffer saline，PBS）的培养皿中，镊子夹住腿骨一端后，用剪刀剔除肌肉，在关节处剪断腿骨，用 2ml 注射器吸取无血清的 1640 培养基，将针头刺入骨髓腔，反复冲洗骨髓至骨髓变白，将骨髓冲洗液加入到 50ml 离心管中，1000r/min 离心 5 分钟，将离心得到的骨髓细胞用 10ml 含巨噬细胞集落刺激因子（macrophage colony-stimulating factor，MCSF）（50ng/ml）和血清的 1640 培养基重悬，然后分装到两个 $25cm^2$ 的细胞培养瓶中，置于 37℃ 和 5%CO_2 气体浓度适度的培养箱中培养 3 天，弃上清，换 5ml 含 MCSF（50ng/ml）和血清的 1640 培养基继续培养 4 天。

6. 中性粒细胞 一般中性粒细胞需要由外周血中提取，目前有商品化中性粒细胞分离试剂盒，也可采用传统的 Percoll 法、Ficoll-Hypaque 法等，其中 Percoll 法最常用，其分离中性粒细胞效率和所得细胞的存活率均较好。需要注意的是，分离所得的中性粒细胞一般保存于 4℃ 冰箱内，2 小时以内进行下一步实验。如果来自不同的动物模型或临床疾病标本，则可置于培养箱中进一步培养。

（吴冠楠 胥武剑）

第二节　ARDS 遗传分析与易感性评价

流行病学研究显示，美国每年有 190 000 例新发 ARDS 病例。既往的流行病学研究还发现，即使是相同生理状态下的病人，其发生 ARDS 的风险、疾病严重程度和预后均存在很大差异。尽管 ARDS 不属于遗传性疾病的范畴，目前主流观点认为基因异质性、多态性是导致上述差异的重要因素。

现有的研究已经对那些可能与 ARDS 发病、预后相关的基因多态性展开筛选，并设计队列研究、病例对照研究等在人群中对其中部分基因多态性的作用进行初步验证。目前研究较多的与 ARDS 相关的多态性基因包括：表面蛋白（surfactant proteins，SPs）、血管紧张素转化酶（angiotensin converting enzyme，ACE）、促炎细胞因子（TNF-α/β）、IL-6、IL-8、前 B 细胞集落增长因子（pre-B cell colony-enhancing factor，PBEF1）、巨噬细胞游走抑制因子（macrophage migration inhibitory factor，MIF）、血管内皮生长因子（vascular endothelial growth factor，VEGF）、抗炎细胞因子（IL-10）。此外，亦有一些少量的研究报道肌球蛋白轻链激酶（myosin light chain kinase gene，MYLK）、固有免疫受体（CD14）、甘露糖结合凝集素（mannose-binding lectin，MBL）、核转录因子、转录抑制因子等相关的编码基因多态性与 ARDS 风险或预后相关。众所周知，ARDS 发病机制与内皮损伤、上皮损伤、细胞因子介导的炎症及损伤、中性粒细胞介导的损伤、氧化性损伤、机械通气相关损伤、凝血与纤溶通路等相关，因此，不难理解目前报道的 ARDS 相关候选基因也大多集中于上述通路。

一、炎症细胞因子基因多态性

细胞因子系由包括免疫细胞、内皮细胞、神经细胞等在内的不同种类细胞产生的肽类物质，可调节多种不同的病理生理过程，如免疫、炎症、不同生理状态下的细胞应答，充当细胞-细胞间相互作用的信使。既往研究显示，包括 TNF、IL-6 等促炎细胞因子以及抑炎细胞因子 IL-10 在内的多种经典的炎症相关细胞因子的基因多态性与 ALI/ARDS 发病风险、预后相关。

TNF 为促炎细胞因子，通过促进其他炎症细胞因子的释放，参与 ALI/ARDS 的病理生理过程。Gong 等人研究报道，TNF-308GA 杂合子的检出率在高加索 ARDS 病人中显著升高，且与年轻病人 60 天死亡风险升高呈正相关；此外，Li 等人报道，在重庆地区汉族人中，ALI 病例组 TNF-α（-308A）等位基因频率显著高于健康对照组。Azevedo 等人在巴西儿童病人中展开的基因多态性研究则显示，TNF-308GA 基因型、TNF-308A 等位基因携带对脓毒症性 ARDS 具有保护性抵抗作用，TNF-863CA 基因型、TNF-863A 携带人群其发生 ARDS 风险升高。

IL-6 可激活 T、B 淋巴细胞，在炎症反应中发挥重要的促炎介质作用。关于 IL-6 基因多态性与 ARDS 风险、预后间相关性的研究结果还存在争议。Martín-Loeches 等人的研究提示，在西班牙白种人 CAP 病人中，IL-6-174GG 基因型携带对 ARDS 具有保护性抵抗作用；而 Marshall 等人在高加索人群中展开的研究则显示，在 ARDS 病人中，IL-6-174C 等位基因、IL-6-174CC 基因型的检出率均较对照组显著降低，P 值分别为 0.023 和 0.035，这似乎又提示 IL-6-174GG 基因型与 ARDS 发病风险升高相关；而另外的两项研究则提示

IL-6-174SNP 与 ARDS 易感性之间无显著相关性。因此，这也表明 IL-6 基因多态性在 ALI/ARDS 的发生、发展中起非常复杂的作用，还需要进一步研究。

IL-10 可抑制多种促炎细胞因子表达，该基因 5' 侧翼区存在多个基因多态性位点，其中-1082GG 基因型与 IL-10 高表达显著相关。进一步的遗传易感性分析显示，中国人群中携带 IL-10-1082GG 基因型亚组人群发生 ARDS 风险、病死率均低于其他基因型病人；而该基因多态性与高加索人群 ARDS 风险之间的相关性目前还存在争议。

此外，新近的研究还发现：炎症刺激固有免疫细胞（特别是中性粒细胞、单核细胞、巨噬细胞），可显著诱导 PBEF1 的表达。PBEF1 通过炎症免疫、氧化应激以及细胞凋亡等多种途径参与 ARDS 的病理生理过程，关于该基因启动子区单核苷酸多态性与 ALI/ARDS 的相关性研究显示，在高加索人群中，携带 GC（SNPs T-1001G、C-1543T）单倍体的个体发生 ALI 风险显著升高，而 TT 单倍体则具有保护性作用；在中国东北部汉族人群中，PBEF-1543T 等位基因、TT 基因型的检出率在 ALI 病人组均显著低于健康对照人群组，提示-1543T 等位基因可能是一个抵抗 ALI/ARDS 的保护性因素。

IL-8 是一个重要的趋化因子，研究显示该基因启动子区-251 位点存在功能性的单核苷酸多态性，即 IL-8 -251A/T 多态性，其中-251AA 基因型与 IL-8 高表达显著相关。而在高加索严重创伤、脓毒症休克以及体外循环手术（cardiopulmonary bypass，CPB）病人遗传易感性分析显示，-251AA 基因型亚组病人其 $PaO_2/FiO_2 < 200$ 的发生率显著高于-251AT、TT 亚组人群；A/A 基因型亚组病人的机械通气持续时间显著高于 T/T 基因型亚组病人。这似乎提示 IL-8-251AA 基因型与 ARDS 严重程度呈正相关。

关于细胞因子受体多态性与 ALI/ARDS 之间的相关性亦受到众多关注。Song 等人在中国汉族人群中展开的研究显示，肿瘤坏死因子受体相关因子 6（TNF receptor-associated factor 6 gene，TRAF6）基因多肽性 TRAF6 rs4755453 中 C 等位基因携带率在脓毒性 ALI 病人组中显著升高，提示 TRAF6 rs4755453C 等位基因与脓毒性 ALI 高发生风险相关。Pino-Yanes 等人在西班牙人群中开展的病例对照研究则显示，IL-1 受体相关激酶 3 基因（interleukin-1 receptor associated kinase3，IRAK3）多态性 rs10506481 与脓毒症病人 ALI 发生相关。此外，有研究者关注 IL-1 受体拮抗因子（IL-1 receptor antagonist，IL-1RA）基因多态性对 ALI/ARDS 易感性的影响。Patwari 等人在社区获得性肺炎（community-acquired pneumonia，CAP）患儿中开展的前瞻性队列研究中，共纳入 850 名 CAP 患儿，其中有 44 名病人被诊断为 ALI/ARDS，统计结果显示，IL-1RA 基因内含子 2 区 A1 等位基因缺失，与 CAP 诱导 ALI/ARDS 的发生相关。Meyer 等人在欧洲高加索人群中的研究显示，IL-1RA 基因 SNPrs315952 与低 ARDS 发病风险相关。

二、内皮细胞、上皮细胞介导 ARDS 相关基因多态性

众多体内、体外研究均证实，肺内皮细胞屏障功能障碍在 ALI/ARDS 的发病机制中发挥重要作用。

由 MYLK 基因编码的非肌内皮细胞肌球蛋白轻链激酶（nonmuscle endothelial cell myosin light chain kinase，ECMLCK）与细胞骨架重排密切相关，参与细胞凋亡、炎症、细胞转移、细胞分布以及血管生成等多种生理、病理过程。而在 ALI/ARDS 时，肺组织微血管内皮的损伤会直接导致肺水肿的形成，该病理过程与 MLCK 依赖的细胞骨架重排相关。Gao 等人通过检测脓毒症病人、脓毒症性 ALI 病人以及健康人群的 MYLK 基因，发现 51

位点具有单核苷酸多态性，并且-rs820336 基因 G/A 多态性与 ALI/ARDS 发生风险显著相关，在欧洲裔病人人群中，-rs820336GG 基因型携带者其发生 ALI/ARDS 的风险较-rs820336AA 型基因携带者高 5 倍；而在非洲裔病人人群中，-rs820336AA 基因型携带者发生 ALI/ARDS 的风险较-rs820336GG 型基因携带者高 18 倍。Christie 等人在创伤病人中发现，MYLK 基因多态性与 ALI/ARDS 的发生显著相关。

VEGF 具有丝裂原作用，可促进血管内皮细胞的增殖；另一方面，又作为内皮祖细胞的趋化因子，在内皮祖细胞的移行过程中发挥重要作用，从而在 ALI/ARDS 的修复期病程中发挥重要作用。关于 VEGF 基因多态性研究显示，VEGF +936C/T SNP 与高 ARDS 易感性相关，VEGF +936TT、+936CT+TT 基因型均与高 ARDS 病死率相关。

肾素-血管紧张素系统激活可影响肺血管紧张度和通透性，影响成纤维细胞、肺泡上皮细胞及血管内皮细胞的生存，故在 ARDS 病理生理过程中发挥重要作用。ACE 是该系统的关键酶，人类 ACE 编码基因位于 17g23 染色体上，包含有一个 287bp 的 alu 重复序列，依据此序列的存在与否将 ACE 基因分为插入型（D）和缺失型（I）。ACE 基因 I/D 多态性与机体外周血液循环中 ACE 表达水平、ACE 酶活性显著相关，对 ALI/ARDS 患病风险、疾病严重程度及预后均有显著影响。HU 等人针对 6 项关于 ACE 基因 I/D 多态性与 ARDS 患病风险之间关系进行 meta 分析（共 514 名 ARDS 病人，2619 名对照人群），合并数据 meta 分析显示，ARDS 病人组 ACE D/D 基因型的检出率显著高于对照人群；根据人群种族进行的亚组分析提示，在高加索 ARDS 病人中，ACE D/D 基因型检出率显著高于对照人群；而在其他人群（亚洲人群）亚组分析中，ACE I/D 基因多态性检出率无显著差异性。ACE I/D 多态性对 ALI/ARDS 发病风险的影响可能与人群种族、遗传背景不同相关。Matsuda 等人针对 ACE I/D 多态性对 ALI/ARDS 病人预后的 meta 分析总共纳入 7 项相关研究，包括 532 名 ALI/ARDS 病人、3032 名健康对照、1432 名非 ALI/ARDS 病人，结果显示，在亚洲人群中 ACE I/D 多态性与 ALI/ARDS 病人死亡风险相关，而在高加索人群中该基因多态性与 ALI/ARDS 预后无显著相关性。

相关研究关注血管紧张素 2 编码基因多态性与 ARDS 风险之间的相关性。Su 等人在一项纳入了 1529 名具有 ARDS 危险因素的美国危重症病人的病例对照研究中显示，Ang-2 编码基因 tSNP（rs2515475）中的 T 等位基因与高 ARDS 发生风险相关；携带 Ang-2 基因 tSNP（rs2515475）TT 单体型的病人其发生 ARDS 风险较对照组显著升高。由此可见，Ang-2 基因多态性与高 ARDS 风险显著相关。

由 Ⅱ 型肺泡上皮细胞合成的肺泡 SP-B，可降低肺泡表面张力，防止肺泡塌陷，在 ALI/ARDS 病程中起到保护性抵抗疾病进展的作用。SP-B 编码基因外显子 4 的第 1580 个核苷酸多态性（C/T）可导致 SP-B 蛋白第 131 个氨基酸从苏氨酸变成异亮氨酸（Thr131Ile）。关于 SP-B 基因多态性与 ALI/ARDS 遗传易感性的研究则提示，在具有 ARDS 危险因素的女性病人中，携带变异性 SP-B 基因亚组病人发生 ARDS 的风险显著高于野生型 SP-B 基因携带亚组人群；此外，Currier 等人在 214 名高加索 ARDS 病人人群中开展的一项前瞻性队列研究亦提示，携带变异性 SP-B 基因亚组 ARDS 病人其 60 天死亡风险显著高于野生型 SP-B 基因携带亚组；而在成人 CAP 病人人群中，SP-B +1580CC、TC、TT 基因型亚组中 ARDS 的发生率分别为 8.5%、3.8%、0.5%，三组之间具有统计学差异，提示 SP-B +1580CC 等位基因与成人 CAP 病人高 ARDS 发病风险相关。

三、Toll 样固有免疫受体及信号分子
基因多态性

Toll 样受体是机体识别病原微生物的重要模式识别受体，其基因多态性将影响个体对感染性疾病的易感性。TLR1 基因多态性与机体应答病原体相关分子时所表现出的全身过度激活的炎症反应相关，并且与脓毒症性多器官功能障碍、ALI/ARDS 发生风险相关。Wurfel 等人在一项纳入 1183 名脓毒症、脓毒症休克病人的研究中发现，TLR1-7202GG 基因型携带者其发生 ALI 风险较 TLR1-7202AA、AG 基因型携带者高 3.4 倍；Pino-Yanes 等人在欧美高加索人群中展开的研究亦显示，TLR1-7202GG 基因型与脓毒症病人 ALI 发病率高相关，还与脓毒症病人病死率高相关。

此外，编码 Toll 样受体通路衔接蛋白基因多态性亦颇受关注。Song 等人研究发现，编码衔接蛋白 Mal 的基因 TIRAP 多态性与中国汉族人群发生 ALI 的风险显著相关，该基因多态性 rs595209 和 rs8177375 在 ALI 病人人群中的检出率显著高于健康对照组及单纯脓毒症者组。单元型 haplotype AG（rs595209A，rs8177375G）在 ALI 病人中的检出率也显著高于健康对照组和单纯脓毒症病人组。与健康对照组和单纯脓毒症病人组对比，单元型 haplotype CA（rs595209C，rs8177375A）携带者其发生 ALI 的风险较低。由此可见，TIRAP 基因多态性可能与中国汉族人群中脓毒症诱导 ALI 的易感性相关。

NF-κB 信号转导通路作为多种模式识别受体下游的共同通路，介导多种促炎细胞因子基因转录，在 ARDS 的发病机制中发挥重要作用。Bajwa 等人在高加索 ICU 病人中进行的病例对照研究显示，在年龄小于 65 岁的 ICU 病人组中，NF-κB 启动子区-94 位点的 ATGG 碱基对缺失与高 ARDS 发病风险相关。Adamzik 等人的研究亦证实，NF-κB 缺失与德国白种人 ARDS 病人疾病严重程度相关。然而值得关注的是，Wang 等人在一项纳入了 284 名接受体外循环手术（CPB）的中国汉族病人的研究结果提示，NF-κB-94 位点基因多态性与 CPB 术后病人发生 ALI/ARDS 风险之间无显著相关性。由此可见，NF-κB 启动子区-94 位点基因多态性对 ALI/ARDS 发病风险的影响可能还与病人种族相关。

四、氧化因子介导损伤相关基因多态性

转录因子 Nrf_2 是机体应答氧化性损伤病理生理过程中极为重要的调节因子。Marzec 等人研究显示，在 Nrf_2 基因启动子区-617 A/C 单核苷酸多态性与严重创伤后 ALI 发生风险显著相关，其中携带 Nrf_2-617A 等位基因的严重创伤病人其发生 ALI 风险显著升高。NAD（P）H：苯醌氧化还原酶 1（NAD（P）H：quinone oxidoreductase 1，NQO1）具有抗氧化酶活性，通过催化多种苯醌类物质的还原反应，抑制氧自由基和 ROS 的产生，从而保护细胞避免氧化损伤。Reddy 等人在 264 名严重创伤病人中进行的前瞻性队列研究显示，NQO1-1221CA 杂合子基因型亚组人群其发生创伤后 ALI 风险显著低于 NQO1-1221CC 纯合子基因型人群，提示 NQO1-1221C 单核苷酸多态性与创伤性 ALI 高风险相关。

细胞外超氧化物歧化酶（extracellular superoxide dismutase，EC-SOD）亦是一种强有力的抗氧化物质，在调控氧化应激、炎症等病理生理过程中发挥重要作用。Arcaroli 等人的研究显示，携带 EC-SOD3 基因多 GCCT 单倍体的感染性 ALI 病人，其需要呼吸机辅助通气以及死亡的风险较低。

五、凝血通路基因多态性

编码凝血通路相关蛋白［比如蛋白 C、纤溶酶原激活物抑制剂-1（plasminogen activator inhibitor-1，PAI-1）等］的基因多态性与凝血功能紊乱失调相关。Tsangaris 等人的研究总共纳入 52 名 ALI/ARDS 病人，其中 17 名病人为 PAI-1 4G/4G 纯合子，PAI-1 4G-4G 纯合子基因型病人 28 天死亡风险显著高于不携带 PAI-1 4G/4G 纯合子基因型病人，提示 PAI-1 基因多态性与 ALI/ARDS 病人预后相关。

尿激酶基因编码丝氨酸蛋白水解酶 PLAU（plasminogen activator urokinase，PLAU），其可使纤维蛋白溶酶原水解产生纤溶酶，从而在凝血-纤溶平衡中发挥重要作用。Arcaroli 等人的研究显示，PLAU 基因 CGCCCC 单倍体与 ALI 病人 60 天病死率、无机械通气时间显著相关。

目前关于 ARDS 遗传分析与易感性评价的候选基因除涉及上述罗列的相关基因之外，亦有少量文献报道，Fas 基因、ICAM-1、MIF、控制中性粒细胞弹性蛋白酶活性的肽酶抑制剂 3、与肺炎症反应和血管屏障调节相关的鞘氨醇-1-磷酸受体 3（sphingosine 1-phosphate receptor 3，S1PR3）等基因多态性与 ALI/ARDS 疾病易感性、严重程度及预后相关。

虽然目前关于 ALI/ARDS 基因多态性的研究仍处于前临床阶段，已有的研究结果并不完全一致，我们在分析这些基因多态性与 ALI/ARDS 之间关系时需特别关注研究对象的筛选标准、种族、对照组的设置及样本量大小等细节。基因信息技术的不断发展将有助于科研工作者不断拓宽 ALI/ARDS 遗传易感性相关候选基因网络，这将在探讨新的病因学、病理生理机制和优化治疗措施等方面发挥重要作用。

（顾晓凌　胡明冬）

第三节　"不明原因"所致 ARDS 的病因学研究方法

肺内外感染引起 ARDS 时，由于涉及病原体种类多，机体对病原体反应多样，不同病原体作用的靶器官不同，临床表现多样，病原体尤其是病毒的分离、培养及鉴定困难等，使得 ARDS 有时在病因确定上比较困难，甚至有些病人不能明确病因，进而无法对原发病进行针对而有效的治疗，极大影响了 ARDS 病人的预后。因此，对此类不明原因所致 ARDS，找到可靠的病因学研究方法显得十分重要，下述将主要以 SARS 为例进行阐述。

SARS 病人在发病开始时病因不明确，因此治疗也存在极大困难。对其病因，研究之初，全球各地的研究组曾存在过多种推断。最初我国科研人员应用电子显微镜在 SARS 死亡病人体内发现了衣原体样颗粒，宣布为 SARS 的病原体。尽管当时国内著名专家钟南山院士并不同意典型衣原体是其病因的观点，但在一段时间内，衣原体观点仍被国内大多数研究者普遍接受。之后，钟南山院士与香港大学微生物系积极合作，从一个感染者的肺组织中分离到一种未知病毒，推测其很可能即为致病原，并于 3 月 25 日宣布 SARS 是来自猪的"冠状病毒"。WHO 的研究网络随即集中对该病毒进行了分析，提到 SARS 病原体可能是变异的冠状病毒。此后，该研究网络的多个实验室对 SARS 进行了临床标本、影像学、病理组织、病毒分离培养、血清免疫学诊断、分子生物学与遗传同源性等多方面的深入研究与鉴定；加拿大基因组科学研究中心也完成了该病毒的全基因组测序。最终，WHO 在综合分析各个研究成果的基础上，正式宣布一种以前未知的冠状病毒为导致 SARS 的病原体，并命名为 SARS 冠状病毒（SARS coronavirus，SARS-CoV）。自此 SARS-CoV 作为 SARS 的病原体已经确证无疑，但仍历经几个月的过程，且在最初因忽视临床特征与病因之间的联系，加上采集样本量少，重复率低，对病因发生误判，造成疾病治疗的延误。因此，从 SARS 病原体的发现过程，可以总结经验，推导出一种病因研究模式。

依据当地流行病学、病人可能的暴露史和临床表现，提出相应的病因假设，并通过以下方面进行取证。

一、临床表现

从临床病史询问、检查和基本化验检查中总结出 ARDS 病人表现特征，分析确定累及的组织器官及引起的病理改变类型及严重程度。这方面的证据能够明确发生及起始时间、暴露病因种类和方式，为病因调查提供线索。

在病史询问中需进行：①流行病学史的询问：有无聚集性发病；发病前有无与相似病人的接触史；有无动物接触史；发病前所到地域是否有相关的传染性疾病；发病后与之接触的病人是否有类似发病。应注意是否存在特殊职业暴露，如厨师及从事动物饲养、屠宰、销售或加工等工作者；是否在进行病原学检测或研究的单位工作等。②临床特征的询问：应注意起病快慢、病程的长短、热型、病情严重程度、进展速度以及药物疗效。应特别关注呼吸系统的症状，如咳嗽、咳痰、胸痛、咯血、呼吸困难等；注意痰量以及痰液的性状、相关的伴随症状。如果卡他症状明显，则提示为流感等病毒感染；如果出现明显的呼吸系统外症状，如腹泻、腹痛、肌肉酸痛、关节痛、头痛等，则以非典型病原体及病毒可能性大。

体格检查：注意肺内啰音的多少和性质；是否有皮疹、淋巴结肿大及其他脏器受累的表现。

实验室检查方面注意白细胞计数和分类，外周血白细胞对鉴别诊断有一定帮助。一般而言，细菌性肺炎，白细胞多增高，且以中性粒细胞增高为主；无继发细菌感染的病毒性肺炎多数白细胞不高，分类以淋巴细胞增高为主，但少数病毒感染可有白细胞轻度增高，严重的病毒感染、SARS 及人禽流感则可出现白细胞降低及淋巴细胞减少。此外，还应注意肝肾功能、降钙素原、C-反应蛋白等，细菌性感染时血清降钙素原水平可明显升高。

影像学检查：了解 ARDS 时胸片或胸部 CT 变化及特点，对病因寻找具有重要意义。初始呈现大叶或肺段分布特征可能为肺炎链球菌、肺炎克雷伯杆菌肺炎；双肺弥漫性毛玻璃影可为病毒性肺炎。

二、现场调查

通过到现场调查取证，收集事件发生时现场情况，调查和随访可能暴露人群的健康状况，为确定病因类型，尤其是某些毒物的确定提供进一步诊治方向。

三、实验室研究

可用各种实验室方法对特定的某些病原体进行鉴定，确定可能病因。常用标本有痰液、咽拭子经纤维支气管镜或人工气道吸引的下呼吸道标本、防污染样本毛刷标本、支气管肺泡灌洗液（bronchoalveolar lavage fluid，BALF）、肺活检标本、血液、胸腔积液、尿液等。

采用的方法有：①血清免疫学诊断：方便且迅速，主要用于非典型病原体或呼吸道病毒抗体的测定。曲霉半乳甘露聚糖抗原试验（GM 试验）、1，3-β-D-葡聚糖抗原试验（G 试验）、乳胶凝集试验（隐球菌）的检测可用于真菌的诊断。②涂片观察形态学：苏木素-伊红（H-E）法、革兰染色法、Gridly 染色法、吉姆萨染色法、Grocott 六胺银（GMS）法和过碘酸锡夫（PAS）染色法等。病毒多采用电镜观察。③培养：细菌、真菌、抗酸杆菌、病毒等培养。病毒多采用动物接种、组织培养等方法。④蛋白及核酸检测：多用于病毒。对于某些病因，还可通过实验室方法进行模拟验证，如培养的病毒能够使相同的或相近的宿主产生类似症状；能够从实验感染的宿主体内重新分离到病毒。

根据上述方法初步确定的病因，还需在后续的治疗过程中不断进行评价及验证。随着时间的推移，当另一种诊断能够完全解释病因时，在经过仔细考虑排除可能共同致病的情况下，应当排除原来的病因。对于某些疗效不佳或恢复不彻底的病例应当重新进行评估。对于那些完全恢复的疑似病例，另一种诊断也不能充分解释时，则依旧归类为此病因。

一般是在寻找病因的过程中进行治疗，有些情况下可能始终不能找到确切的病因，但支持治疗的措施是相似的，机械通气的原则也是类似的。

（蒋进军　朱晓丹　宋元林）

第四节　不同病因所致 ARDS 的转归差异分析

尽管随着危重病诊疗技术的提高，ARDS 病死率有不同程度的下降，但总体来说，目前 ARDS 的病死率仍较高。对 1967—1994 年国际正式发表的 ARDS 临床研究进行 meta 分析，3264 例 ARDS 病人病死率在 50% 左右。中国上海市 15 家成人 ICU 在 2001 年 3 月至 2002 年 3 月间 ARDS 病死率高达 68.5%。不同研究中 ARDS 的病因构成、疾病状态和治疗条件的不同可能是导致 ARDS 病死率不同的主要原因。下面就不同病因所致 ARDS 转归差异进行分析。

ARDS 病因总的可分为肺内因素和肺外因素。①肺内因素：严重肺部感染，胃内容物吸入，肺挫伤，吸入有毒气体，淹溺、氧中毒等；②肺外因素：脓毒症，严重的非胸部创伤，急性重症胰腺炎，大量输血，体外循环，弥散性血管内凝血等。其中前者以重症肺炎最多见，后者以脓毒症最多见，其次为急性胰腺炎。脓毒症和吸入性肺炎所致 ARDS 的病死率较外伤高，而脓毒症所致 ARDS 病死率高于吸入性肺炎所致 ARDS。但对于肺内外两组所致 ARDS 病死率，文献报道不一。国外研究发现严重肺部感染等引起的 ARDS 病死率增高；国内上海市 ARDS 协作组报道，肺内因素所致 ARDS（ARDSp）与肺外因素所致 ARDS（ARDSexp）住院期间病死率分别为 78% 及 62.7%；另外国内外多项研究也表明，肺内因素引起 ARDS 病死率较肺外组高。尽管也有研究报道两组间病死率无明显差异，但国内研究更多倾向于 ARDSp 病死率高于 ARDSexp。当然，肺外 ARDS 组如果合并感染时，病死率明显升高。两组间以及不同研究之间病死率的差异，可能由于肺内、外因素所致 ARDS 在肺病理学、影像学、呼吸力学、机械通气策略等方面均有不同所致。

一、病理学差异

ARDSp 动物模型研究发现，致病因素激活了肺泡巨噬细胞、中性粒细胞及炎症因子网络，导致了肺内过度放大的炎症反应，造成肺损伤。组织学观察到肺泡上皮细胞结构受损，而毛细血管内皮细胞结构近于正常。ARDSp 模型支气管肺泡灌洗（bronchoalveolar lavage，BAL）液中的凋亡中性粒细胞，损伤的Ⅰ型和Ⅱ型肺泡上皮细胞，IL-6、IL-8、IL-10 等细胞因子的数量均高于 ARDSexp 模型。这说明 ARDSp 主要病理改变在肺泡内，即肺泡内充血性水肿、纤维蛋白渗出、中性粒细胞聚集、成纤维细胞增生，而间质改变较轻，这种病理改变通常称为肺实变。相比较而言，ARDSexp 动物研究表明：ARDSexp 最先受到损害的是肺毛细血管内皮细胞，造成血管通透性增加及肺间质水肿。因此，病理改变主要为肺微血管充血、肺间质水肿、肺泡萎陷和压迫性不张，肺泡腔的结构相对正常。

综上所述，ARDSp 的发病主要是肺泡中炎症细胞及炎症因子明显增加，肺泡上皮细胞受损及纤维素渗出，导致肺实变；ARDSexp 主要为血中的炎性物质显著增加，毛细血管内皮细胞受累及间质水肿，导致肺泡萎陷和压迫性不张。两者病理学上的差异造成呼吸力学改变差异，对药物治疗及机械通气的治疗反应也有所不同。

二、胸部影像学差异

ARDS 病人胸部 X 线发现，ARDSp 肺部阴影密度较 ARDSexp 高，即 ARDSp 肺部实变影较多；而 ARDSexp 肺部多以渗出和毛玻璃样改变为表现。总体上，ARDSp 病人肺损伤严重度评分高于 ARDSexp。Goodman 等人分析了 33 例 ARDS 病人的胸部 CT，结果发现 ARDSexp 的"磨玻璃样改变"比 ARDSp 多，而 ARDSp 的"肺实变"较ARDSexp 多。

这些都说明 ARDSp 肺泡炎症及纤维渗出明显，主要表现以肺实变为主，或实变与毛玻璃样变相当，肺组织密度比较均匀，伴有部分毛玻璃样改变。实变多分布在肺的背侧。ARDSexp 以毛玻璃样变为主，少量实变。肺部毛玻璃样改变多分布在近肺门的肺中央区，肺腹侧毛玻璃样改变和实变分布无显著性差异。

三、呼吸力学差异

研究发现 ARDSp 主要是肺弹性阻力增高，而 ARDSexp 为肺和胸壁弹性阻力均增高，以后者增加为主。ARDSp 因肺实变，导致肺弹性阻力增高明显，肺跨壁压升高，肺气压伤发生率增高。ARDSexp 由于腹腔内的病理状态（胃肠道黏膜充血、积液、积气、肠蠕动减慢等有关）导致 ARDS 发生，腹腔内压力影响胸壁弹性阻力，并且影响膈肌运动、静脉回流、心脏充盈和射血分数等。此外，有研究认为 ARDSp 肺内分流明显高于 ARDSexp；ARDSp 氧合指数明显低于 ARDSexp。

四、机械通气策略差异

ARDSp 与 ARDSexp 不同的呼吸力学和病理生理特点决定了其不同的机械通气策略，

并导致了不同的临床结局。事实上，肺泡萎陷具有较高的再开放机会，而肺泡实变则较困难。所以对以肺泡实变为主的 ARDSp，PEEP 增加主要导致肺过度膨胀。而对以肺泡萎陷为主的 ARDSexp，PEEP 增加有利于肺泡复张。

研究发现 PEEP 增加对 ARDSp 与 ARDSexp 弹性阻力的作用不同。在 ARDSp，PEEP 增加使整个呼吸系统的弹性阻力增加，主要是肺弹性阻力增加，而胸壁弹性阻力并无变化；相反的，在 ARDSexp 时，PEEP 增加使整个呼吸系统的弹性阻力下降，主要是因为肺和胸壁弹性阻力的下降。尽管在 ARDSp 和 ARDSexp 时，PEEP 增加导致呼气末肺容积增加，但是只在 ARDSexp 有利于肺泡复张和氧合改善。研究发现，ARDSp 病人应用 PEEP 治疗后，氧合并没有改善，反而出现严重肺组织损害，导致肺泡出血，纤维素渗出。对 ARDSexp 病人应用 PEEP 治疗后氧合有改善。此外，动物研究也比较了不同类型的急性肺损伤使用肺泡复张通气，发现静脉注射油酸所致肺损伤（与 ARDSexp 改变相近）效果好，而气管内滴注细菌所致肺损伤（与 ARDSp 改变相近）效果不理想。上述研究说明，完全肺实变时应用肺泡复张手法和高水平 PEEP 效果不一定理想。

在俯卧位通气方面，研究发现 ARDSexp 组氧合改善明显好于 ARDSp，且改善速度较快，尽管两组间总病死率没有区别。其主要机制是，当病人由仰卧转为俯卧位时，坠积性水肿区域的胸膜压力减弱使跨肺压增加，导致 ARDSexp 病人的压迫性肺不张得到改善，肺的通气血流重新分布，或者使局部跨肺压改变导致氧合的迅速改善。但是对于 ARDSp 病人，则不会使实变的肺组织立刻得到改善。

综上所述，研究表明 ARDSp 因广泛肺泡实变，对肺泡复张通气、高 PEEP 治疗及俯卧位通气的反应欠佳；而 ARDSexp 病理主要表现为肺泡萎陷及压力性不张、间质水肿，影像学以毛玻璃影及渗出为主，故对上述通气策略反应较 ARDSp 为佳，但这是否直接影响两组间病死率，不同研究还存在着差异。除病死率之外，其他预后指标，如恢复期肺功能的改变、生活质量等，在肺内型及肺外型之间也存在差别。一般说来，肺外型 ARDS 病人恢复期，其肺功能的损害要小于肺内型，长期生活质量也较高。

由于之前的研究为非前瞻性随机对照试验，且不同研究 ARDS 病人临床特征（如性别、年龄等）、疾病严重程度、对 ARDS 的治疗上都存在差异，造成病死率及预后也不同，故也影响了肺内外组预后的差异，将来亟需设计高质量的随机对照试验，以确定不同病因所致 ARDS 的转归是否存在差异。

（蒋进军　朱晓丹　宋元林）

参考文献

1. Leligdowicz A, Dodek PM, Norena M, et al. Association between source of infection and hospital mortality in patients who have septic shock [J]. Am J Respir Crit Care Med, 2014, 189 (10)：1204-1213.

2. Deen J, Von Seidlein L, Andersen F, et al. Community-acquired bacterial bloodstream infections in developing countries in south and southeast Asia：A systematic review [J]. Lancet Infect Dis, 2012, 12 (6)：480-487.

3. Kojicic M, Li G, Hanson AC, et al. Risk factors for the development of acute lung injury in patients with infectious pneumonia [J]. Crit Care, 2012, 16 (2)：R46.

4. Genestier AL, Michallet MC, Prevost G, et al. Staphylococcus aureus panton-valentine leukocidin directly

targets mitochondria and induces bax-independent apoptosis of human neutrophils [J]. J Clin Invest, 2005, 115 (11): 3117-3127.

5. Athale J, Ulrich A, Macgarvey NC, et al. Nrf2 promotes alveolar mitochondrial biogenesis and resolution of lung injury in staphylococcus aureus pneumonia in mice [J]. Free Radic Biol Med, 2012, 53 (8): 1584-1594.

6. Chang AL, Ulrich A, Suliman HB, et al. Redox regulation of mitophagy in the lung during murine staphylococcus aureus sepsis [J]. Free Radic Biol Med, 2015, 78: 179-189.

7. Mehta S, Mcgeer A, Low DE, et al. Morbidity and mortality of patients with invasive group a streptococcal infections admitted to the ICU [J]. Chest, 2006, 130 (6): 1679-1686.

8. Zhang S, Rahman M, Zhang S, et al. Streptococcal m1 protein triggers farnesyltransferase-dependent formation of CXC chemokines in alveolar macrophages and neutrophil infiltration of the lungs [J]. Infect Immun, 2012, 80 (11): 3952-3959.

9. Zhang S, Rahman M, Zhang S, et al. P38 mitogen-activated protein kinase signaling regulates streptococcal m1 protein-induced neutrophil activation and lung injury [J]. J Leukoc Biol, 2012, 91 (1): 137-145.

10. Grailer JJ, Canning BA, Kalbitz M, et al. Critical role for the nlrp3 inflammasome during acute lung injury [J]. J Immunol, 2014, 192 (12): 5974-5983.

11. Ueno H, Matsuda T, Hashimoto S, et al. Contributions of high mobility group box protein in experimental and clinical acute lung injury [J]. Am J Respir Crit Care Med, 2004, 170 (12): 1310-1316.

12. Dhaliwal K, Scholefield E, Ferenbach D, et al. Monocytes control second-phase neutrophil emigration in established lipopolysaccharide-induced murine lung injury [J]. Am J Respir Crit Care Med, 2012, 186 (6): 514-524.

13. Barr LC, Brittan M, Morris AC, et al. A randomized controlled trial of peripheral blood mononuclear cell depletion in experimental human lung inflammation [J]. Am J Respir Crit Care Med, 2013, 188 (4): 449-455.

14. Bretz C, Gersuk G, Knoblaugh S, et al. Myd88 signaling contributes to early pulmonary responses to aspergillus fumigatus [J]. Infect Immun, 2008, 76 (3): 952-958.

15. Yu H, Gao Z, Feng Z, et al. Clinical characteristics of 26 human cases of highly pathogenic avian influenza a (h5n1) virus infection in china [J]. PLoS One, 2008, 3 (8): e2985.

16. Investigators AI, Webb SA, Pettila V, et al. Critical care services and 2009 h1n1 influenza in Australia and New Zealand [J]. N Engl J Med, 2009, 361 (20): 1925-1934.

17. Gao HN, Lu HZ, Cao B, et al. Clinical findings in 111 cases of influenza a (H7N9) virus infection [J]. N Engl J Med, 2013, 368 (24): 2277-2285.

18. Ichikawa A, Kuba K, Morita M, et al. CXCl10-CXCR3 enhances the development of neutrophil-mediated fulminant lung injury of viral and nonviral origin [J]. Am J Respir Crit Care Med, 2013, 187 (1): 65-77.

19. Tolle LB, Standiford TJ. Danger-associated molecular patterns (DAMPs) in acute lung injury [J]. J Pathol, 2013, 229 (2): 145-156.

20. Park JS, Svetkauskaite D, He Q, et al. Involvement of toll-like receptors 2 and 4 in cellular activation by high mobility group box 1 protein [J]. J Biol Chem, 2004, 279 (9): 7370-7377.

21. Weber DJ, Gracon AS, Ripsch MS, et al. The HMGB1-RAGE axis mediates traumatic brain injury-induced pulmonary dysfunction in lung transplantation [J]. Sci Transl Med, 2014, 6 (252): 5140-5144.

22. Zhang Q, Raoof M, Chen Y, et al. Circulating mitochondrial DAMPs cause inflammatory responses to injury [J]. Nature, 2010, 464 (7285): 104-107.

23. Lee YL, King MB, Gonzalez RP, et al. Blood transfusion products contain mitochondrial DNA damage-as-

sociated molecular patterns： A potential effector of transfusion-related acute lung injury ［J］. J Surg Res, 2014, 191 （2）： 286-289.

24. Mcaleer JP, Kolls JK. Directing traffic： IL-17 and IL-22 coordinate pulmonary immune defense ［J］. Immunol Rev, 2014, 260 （1）： 129-144.

25. Gasse P, Riteau N, Vacher R, et al. IL-1 and IL-23 mediate early IL-17a production in pulmonary inflammation leading to late fibrosis ［J］. PLoS One, 2011, 6 （8）： e23185.

26. Ather JL, Ckless K, Martin R, et al. Serum amyloid a activates the NLRP3 inflammasome and promotes Th17 allergic asthma in mice ［J］. J Immunol, 2011, 187 （1）： 64-73.

27. Kudva A, Scheller EV, Robinson KM, et al. Influenza a inhibits Th17-mediated host defense against bacterial pneumonia in mice ［J］. J Immunol, 2011, 186 （3）： 1666-1674.

28. Hagau N, Slavcovici A, Gonganau DN, et al. Clinical aspects and cytokine response in severe H1N1 influenza a virus infection ［J］. Crit Care, 2010, 14 （6）： R203.

29. Zarbock A, Singbartl K, Ley K. Complete reversal of acid-induced acute lung injury by blocking of platelet-neutrophil aggregation ［J］. J Clin Invest, 2006, 116 （12）： 3211-3219.

30. Rubenfeld GD, Caldwell E, Peabody E, et al. Incidence and outcomes of acute lung injury ［J］. N Engl J Med, 2005, 353 （16）： 1685-1693.

31. Ware LB, Matthay MA. The acute respiratory distress syndrome ［J］. N Engl J Med, 2000, 342 （18）： 1334-1349.

32. Ware LB. Pathophysiology of acute lung injury and the acute respiratory distress syndrome ［J］. Semin Respir Crit Care Med, 2006, 27 （4）： 337-349.

33. Steinke JW, Borish L. 3. Cytokines and chemokines ［J］. J Allergy Clin Immunol, 2006, 117 （2 Suppl Mini-Primer）： S441-445.

34. Gong MN, Zhou W, Williams PL, et al. -308GA and TNFB polymorphisms in acute respiratory distress syndrome ［J］. Eur Respir J, 2005, 26 （3）： 382-389.

35. Azevedo ZM, Moore DB, Lima FC, et al. Tumor necrosis factor （TNF） and lymphotoxin-alpha （LTA） single nucleotide polymorphisms： Importance in ARDS in septic pediatric critically ill patients ［J］. Hum Immunol, 2012, 73 （6）： 661-667.

36. Martin-Loeches I, Sole-Violan J, Rodriguez DCF, et al. Variants at the promoter of the interleukin-6 gene are associated with severity and outcome of pneumococcal community-acquired pneumonia ［J］. Intensive Care Med, 2012, 38 （2）： 256-262.

37. Marshall RP, Webb S, Hill MR, et al. Genetic polymorphisms associated with susceptibility and outcome in ARDS ［J］. Chest, 2002, 121 （3 Suppl）： 68S-69S.

38. Schroeder O, Schulte KM, Schroeder J, et al. The -1082 interleukin-10 polymorphism is associated with acute respiratory failure after major trauma： A prospective cohort study ［J］. Surgery, 2008, 143 （2）： 233-242.

39. Flores C, Ma SF, Maresso K, et al. IL6 gene-wide haplotype is associated with susceptibility to acute lung injury ［J］. Transl Res, 2008, 152 （1）： 11-17.

40. Gong MN, Thompson BT, Williams PL, et al. Interleukin-10 polymorphism in position -1082 and acute respiratory distress syndrome ［J］. Eur Respir J, 2006, 27 （4）： 674-681.

41. Jin X, Hu Z, Kang Y, et al. Association of IL-10-1082 G/G genotype with lower mortality of acute respiratory distress syndrome in a Chinese population ［J］. Mol Biol Rep, 2012, 39 （1）： 1-4.

42. Jin X, Hu Z, Kang Y, et al. Association of interleukin-10-1082 G/G genotype with lower mortality of acute respiratory distress syndrome in a Chinese population ［J］. Genet Test Mol Biomarkers, 2011, 15 （4）： 203-206.

43. Luk T, Malam Z, Marshall JC. Pre-B cell colony-enhancing factor (PBEF) /visfatin: A novel mediator of innate immunity [J]. J Leukoc Biol, 2008, 83 (4): 804-816.

44. Ye SQ, Simon BA, Maloney JP, et al. Pre-B-cell colony-enhancing factor as a potential novel biomarker in acute lung injury [J]. Am J Respir Crit Care Med, 2005, 171 (4): 361-370.

45. Garcia JG. Searching for candidate genes in acute lung injury: SNPS, CHIPS and PBEF [J]. Trans Am Clin Climatol Assoc, 2005, 116: 205-219; discussion 220.

46. Bajwa EK, Yu CL, Gong MN, et al. Pre-B-cell colony-enhancing factor gene polymorphisms and risk of acute respiratory distress syndrome [J]. Crit Care Med, 2007, 35 (5): 1290-1295.

47. Liu Y, Shao Y, Yu B, et al. Association of PBEF gene polymorphisms with acute lung injury, sepsis, and pneumonia in a northeastern Chinese population [J]. Clin Chem Lab Med, 2012, 50 (11): 1917-1922.

48. Wacharasint P, Nakada TA, Boyd JH, et al. AA genotype of IL-8 -251A/T is associated with low PaO_2/FiO_2 in critically ill patients and with increased IL-8 expression [J]. Respiratory, 2012, 17 (8): 1253-1260.

49. Hildebrand F, Stuhrmann M, Van Griensven M, et al. Association of IL-8 -251A/T polymorphism with incidence of acute respiratory distress syndrome (ARDS) and IL-8 synthesis after multiple trauma [J]. Cytokine, 2007, 37 (3): 192-199.

50. Song Z, Yao C, Yin J, et al. Genetic variation in the TNF receptor-associated factor 6 gene is associated with susceptibility to sepsis-induced acute lung injury [J]. J Transl Med, 2012, 10: 166.

51. Pino-Yanes M, Ma SF, Sun X, et al. Interleukin-1 receptor-associated kinase 3 gene associates with susceptibility to acute lung injury [J]. Am J Respir Cell Mol Biol, 2011, 45 (4): 740-745.

52. Patwari PP, O'cain P, Goodman DM, et al. Interleukin-1 receptor antagonist intron 2 variable number of tandem repeats polymorphism and respiratory failure in children with community-acquired pneumonia [J]. Pediatr Crit Care Med, 2008, 9 (6): 553-559.

53. Meyer NJ, Feng R, Li M, et al. IL1RN coding variant is associated with lower risk of acute respiratory distress syndrome and increased plasma IL-1 receptor antagonist [J]. Am J Respir Crit Care Med, 2013, 187 (9): 950-959.

54. Dudek SM, Garcia JG. Cytoskeletal regulation of pulmonary vascular permeability [J]. J Appl Physiol, 2001, 91 (4): 1487-1500.

55. Gao L, Grant A, Halder I, et al. Novel polymorphisms in the myosin light chain kinase gene confer risk for acute lung injury [J]. Am J Respir Cell Mol Biol, 2006, 34 (4): 487-495.

56. Christie JD, Ma SF, Aplenc R, et al. Variation in the myosin light chain kinase gene is associated with development of acute lung injury after major trauma [J]. Crit Care Med, 2008, 36 (10): 2794-2800.

57. Medford AR, Keen LJ, Bidwell JL, et al. Vascular endothelial growth factor gene polymorphism and acute respiratory distress syndrome [J]. Thorax, 2005, 60 (3): 244-248.

58. Yang S, Cao S, Li J, et al. Association between vascular endothelial growth factor +936 genotype and acute respiratory distress syndrome in a Chinese population [J]. Genet Test Mol Biomarkers, 2011, 15 (10): 737-740.

59. Zhai R, Gong MN, Zhou W, et al. Genotypes and haplotypes of the VEGF gene are associated with higher mortality and lower VEGF plasma levels in patients with ARDS [J]. Thorax, 2007, 62 (8): 718-722.

60. Lu XM, Chen GJ, Yang Y, et al. Angiotensin-converting enzyme polymorphism affects outcome of local Chinese with acute lung injury [J]. Respir Med, 2011, 105 (10): 1485-1490.

61. Marshall RP, Webb S, Bellingan GJ, et al. Angiotensin converting enzyme insertion/deletion polymorphism is associated with susceptibility and outcome in acute respiratory distress syndrome [J]. Am J Respir Crit Care Med, 2002, 166 (5): 646-650.

62. Adamzik M, Frey U, Sixt S, et al. ACE I/D but not AGT (-6) A/G polymorphism is a risk factor for mortality in ARDS [J]. Eur Respir J, 2007, 29 (3): 482-488.

63. Cruces P, Diaz F, Puga A, et al. Angiotensin-converting enzyme insertion/deletion polymorphism is associated with severe hypoxemia in pediatric ARDS [J]. Intensive Care Med, 2012, 38 (1): 113-119.

64. Cardinal-Fernandez P, Ferruelo A, El-Assar M, et al. Genetic predisposition to acute respiratory distress syndrome in patients with severe sepsis [J]. Shock, 2013, 39 (3): 255-260.

65. Tsantes AE, Kopterides P, Bonovas S, et al. Effect of angiotensin converting enzyme gene I/D polymorphism and its expression on clinical outcome in acute respiratory distress syndrome [J]. Minerva Anestesiol, 2013, 79 (8): 861-870.

66. Yimenicioglu S, Oztuzcu S, Sivasli E, et al. ACE gene polymorphism in premature neonates with respiratory distress syndrome [J]. Genet Test Mol Biomarkers, 2011, 15 (12): 867-870.

67. Hu Z, Jin X, Kang Y, et al. Angiotensin-converting enzyme insertion/deletion polymorphism associated with acute respiratory distress syndrome among Caucasians [J]. J Int Med Res, 2010, 38 (2): 415-422.

68. Matsuda A, Kishi T, Jacob A, et al. Association between insertion/deletion polymorphism in angiotensin-converting enzyme gene and acute lung injury/acute respiratory distress syndrome: A meta-analysis [J]. BMC Med Genet, 2012, 13 (9): 890-897.

69. Su L, Zhai R, Sheu CC, et al. Genetic variants in the angiopoietin-2 gene are associated with increased risk of ARDS [J]. Intensive Care Med, 2009, 35 (6): 1024-1030.

70. Gong MN, Wei Z, Xu LL, et al. Polymorphism in the surfactant protein-B gene, gender, and the risk of direct pulmonary injury and ARDS [J]. Chest, 2004, 125 (1): 203-211.

71. Currier PF, Gong MN, Zhai R, et al. Surfactant protein-B polymorphisms and mortality in the acute respiratory distress syndrome [J]. Crit Care Med, 2008, 36 (9): 2511-2516.

72. Quasney MW, Waterer GW, Dahmer MK, et al. Association between surfactant protein B +1580 polymorphism and the risk of respiratory failure in adults with community-acquired pneumonia [J]. Crit Care Med, 2004, 32 (5): 1115-1119.

73. Wurfel MM, Gordon AC, Holden TD, et al. Toll-like receptor 1 polymorphisms affect innate immune responses and outcomes in sepsis [J]. Am J Respir Crit Care Med, 2008, 178 (7): 710-720.

74. Pino-Yanes M, Corrales A, Casula M, et al. Common variants of TLR1 associate with organ dysfunction and sustained pro-inflammatory responses during sepsis [J]. PLoS One, 2010, 5 (10): e13759.

75. Song Z, Tong C, Sun Z, et al. Genetic variants in the TIRAP gene are associated with increased risk of sepsis-associated acute lung injury [J]. BMC Med Genet, 2010, 11 (1): 168.

76. Bajwa EK, Cremer PC, Gong MN, et al. An NFκB1 promoter insertion/deletion polymorphism influences risk and outcome in acute respiratory distress syndrome among Caucasians [J]. PLoS One, 2011, 6 (5): e19469.

77. Adamzik M, Frey UH, Rieman K, et al. Insertion/deletion polymorphism in the promoter of NFκB1 influences severity but not mortality of acute respiratory distress syndrome [J]. Intensive Care Med, 2007, 33 (7): 1199-1203.

78. Wang JF, Bian JJ, Wan XJ, et al. NFκB1-94ins/del polymorphism is not associated with lung injury after cardiopulmonary bypass [J]. Anaesthesia, 2010, 65 (2): 158-162.

79. Cho HY, Jedlicka AE, Reddy SP, et al. Role of NRF$_2$ in protection against hyperoxic lung injury in mice [J]. Am J Respir Cell Mol Biol, 2002, 26 (2): 175-182.

80. Cho HY, Jedlicka AE, Reddy SP, et al. Linkage analysis of susceptibility to hyperoxia. Nrf$_2$ is a candidate gene [J]. Am J Respir Cell Mol Biol, 2002, 26 (1): 42-51.

81. Cho HY, Reddy SP, Debiase A, et al. Gene expression profiling of NRF$_2$-mediated protection against oxi-

dative injury [J]. Free Radic Biol Med, 2005, 38 (3): 325-343.

82. Marzec JM, Christie JD, Reddy SP, et al. Functional polymorphisms in the transcription factor NRF_2 in humans increase the risk of acute lung injury [J]. FASEB J, 2007, 21 (9): 2237-2246.

83. Reddy AJ, Christie JD, Aplenc R, et al. Association of human NAD (P) H: quinone oxidoreductase 1 (NQO1) polymorphism with development of acute lung injury [J]. J Cell Mol Med, 2009, 13 (8B): 1784-1791.

84. Arcaroli JJ, Hokanson JE, Abraham E, et al. Extracellular superoxide dismutase haplotypes are associated with acute lung injury and mortality [J]. Am J Respir Crit Care Med, 2009, 179 (2): 105-112.

85. Sapru A, Wiemels JL, Witte JS, et al. Acute lung injury and the coagulation pathway: Potential role of gene polymorphisms in the protein c and fibrinolytic pathways [J]. Intensive Care Med, 2006, 32 (9): 1293-1303.

86. Tsangaris I, Tsantes A, Bonovas S, et al. The impact of the PAI-1 4G/5G polymorphism on the outcome of patients with ALI/ARDS [J]. Thromb Res, 2009, 123 (6): 832-836.

87. Arcaroli J, Sankoff J, Liu N, et al. Association between urokinase haplotypes and outcome from infection-associated acute lung injury [J]. Intensive Care Med, 2008, 34 (2): 300-307.

88. Glavan BJ, Holden TD, Goss CH, et al. Genetic variation in the Fas gene and associations with acute lung injury [J]. Am J Respir Crit Care Med, 2011, 183 (3): 356-363.

89. Quasney MW, Waterer GW, Dahmer MK, et al. Intracellular adhesion molecule Gly241Arg polymorphism has no impact on ARDS or septic shock in community-acquired pneumonia [J]. Chest, 2002, 121 (3 Suppl): 85S-86S.

90. Gao L, Flores C, Fan-Ma S, et al. Macrophage migration inhibitory factor in acute lung injury: Expression, biomarker, and associations [J]. Transl Res, 2007, 150 (1): 18-29.

91. Tejera P, Wang Z, Zhai R, et al. Genetic polymorphisms of peptidase inhibitor 3 (elafin) are associated with acute respiratory distress syndrome [J]. Am J Respir Cell Mol Biol, 2009, 41 (6): 696-704.

92. Sun X, Ma SF, Wade MS, et al. Functional promoter variants in sphingosine 1-phosphate receptor 3 associate with susceptibility to sepsis-associated acute respiratory distress syndrome [J]. Am J Physiol Lung Cell Mol Physiol, 2013, 305 (7): L467-477.

93. 马晓春, 王辰, 方强, 等. 急性肺损伤/急性呼吸窘迫综合征诊断和治疗指南 (2006) [J]. 中国危重病急救医学, 2006, (12): 706-710.

94. 白春学, 刘春涛. SARS 的病原学研究 [J]. 中国呼吸与危重监护杂志, 2003, 2 (3): 137-140.

95. Ksiazek TG, Erdman D, Goldsmith CS, et al. A novel coronavirus associated with severe acute respiratory syndrome [J]. N Engl J Med, 2003, 348 (20): 1953-1966.

96. Tsui SK, Chim SS, Lo YM, et al. Coronavirus genomic-sequence variations and the epidemiology of the severe acute respiratory syndrome [J]. N Engl J Med, 2003, 349 (2): 187-188.

97. Poutanen SM, Low DE, Henry B, et al. Identification of severe acute respiratory syndrome in Canada [J]. N Engl J Med, 2003, 348 (20): 1995-2005.

98. Krafft P, Fridrich P, Pernerstorfer T, et al. The acute respiratory distress syndrome: Definitions, severity and clinical outcome. An analysis of 101 clinical investigations [J]. Intensive Care Med, 1996, 22 (6): 519-529.

99. Lu Y, Song Z, Zhou X, et al. A 12-month clinical survey of incidence and outcome of acute respiratory distress syndrome in shanghai intensive care units [J]. Intensive Care Med, 2004, 30 (12): 2197-2203.

100. Zilberberg MD, Epstein SK. Acute lung injury in the medical ICU: Comorbid conditions, age, etiology, and hospital outcome [J]. Am J Respir Crit Care Med, 1998, 157 (4 Pt 1): 1159-1164.

101. 上海市 ARDS 协作组. 108 例急性呼吸窘迫综合征患者肺内和肺外源性因素分析 [J]. 中华急诊医

学杂志，2007，25（5）：521-524.

102. Suntharalingam G，Regan K，Keogh BF，et al. Influence of direct and indirect etiology on acute outcome and 6-month functional recovery in acute respiratory distress syndrome［J］. Crit Care Med，2001，29（3）：562-566.

103. 赵晋荣. 急性呼吸窘迫综合征的预后指标分析［J］. 实用心脑肺血管杂志，2010，3（18）：314-315.

104. Agarwal R，Aggarwal AN，Gupta D，et al. Etiology and outcomes of pulmonary and extrapulmonary acute lung injury/ARDS in a respiratory ICU in north India［J］. Chest，2006，130（3）：724-729.

105. Morisawa K，Fujitani S，Taira Y，et al. Difference in pulmonary permeability between indirect and direct acute respiratory distress syndrome assessed by the transpulmonary thermodilution technique：A prospective，observational，multi-institutional study［J］. J Intensive Care，2014，2（1）：24.

106. Lim CM，Kim EK，Lee JS，et al. Comparison of the response to the prone position between pulmonary and extrapulmonary acute respiratory distress syndrome［J］. Intensive Care Med，2001，27（3）：477-485.

107. Puybasset L，Gusman P，Muller JC，et al. Regional distribution of gas and tissue in acute respiratory distress syndrome. Iii. Consequences for the effects of positive end-expiratory pressure. CT scan ARDS study group. Adult respiratory distress syndrome［J］. Intensive Care Med，2000，26（9）：1215-1227.

108. Agarwal R，Srinivas R，Nath A，et al. Is the mortality higher in the pulmonary vs the extrapulmonary ARDS? A meta analysis［J］. Chest，2008，133（6）：1463-1473.

109. Goodman LR，Fumagalli R，Tagliabue P，et al. Adult respiratory distress syndrome due to pulmonary and extrapulmonary causes：CT，clinical，and functional correlations［J］. Radiology，1999，213（2）：545-552.

110. Thille AW，Richard JC，Maggiore SM，et al. Alveolar recruitment in pulmonary and extrapulmonary acute respiratory distress syndrome：Comparison using pressure-volume curve or static compliance［J］. Anesthesiology，2007，106（2）：212-217.

111. Estenssoro E，Dubin A，Laffaire E，et al. Impact of positive end-expiratory pressure on the definition of acute respiratory distress syndrome［J］. Intensive Care Med，2003，29（11）：1936-1942.

112. Pelosi P，Brazzi L，Gattinoni L. Prone position in acute respiratory distress syndrome［J］. Eur Respir J，2002，20（4）：1017-1028.

第四章

ARDS 发病机制研究

第一节　ARDS 肺泡上皮损伤机制

肺泡-毛细血管屏障通透性增高及由此导致的肺泡渗出增加是 ARDS 急性期的特征性病理生理表现。作为构成该屏障的主要成分，肺泡上皮细胞的损伤，是 ARDS 肺水肿形成过程中的关键环节。

一、肺泡上皮细胞的损伤机制

（一）肺泡上皮细胞的生物学特征

肺泡上皮细胞包括 Ⅰ 型肺泡上皮细胞（AT Ⅰ）和 Ⅱ 型肺泡上皮细胞（AT Ⅱ）两种类型。AT Ⅰ 细胞呈扁平状，覆盖肺泡约 95% 的表面，其与下方的基膜是构成气血屏障的主要成分。AT Ⅰ 胞质内含有较多的吞饮小泡，细胞可通过这些小泡将肺泡内物质转运至肺泡外的肺间质中，以利于下一步清除。AT Ⅱ 又称为颗粒肺泡细胞，呈立方形，表面突向肺泡腔，其数量占肺泡上皮细胞总数的 14%~16%，但因体积较小，仅覆盖不足 5% 的肺泡表面。AT Ⅱ 不仅能合成分泌表面活性物质、参与离子转运，而且具有分裂、增殖并分化为 AT Ⅰ 的潜能。

ARDS 时，肺泡上皮的损伤不仅促进了肺泡间隔内的渗出液进入肺泡腔的过程，而且削弱了渗出液从肺泡腔的清除，从而造成肺水肿和不同程度的低氧血症。此外，肺泡上皮的损伤还会导致其他一系列的后果，包括 AT Ⅱ 细胞损伤后的肺泡表面活性物质分泌减少及相应的肺泡塌陷，肺泡上皮屏障破坏后的细菌移位增加，以及严重肺泡损伤后的成纤维细胞无序修复而形成肺纤维化等。依据疾病发展的时期及程度，ARDS 疾病过程中的肺泡上皮细胞可出现从功能到形态学的一系列变化，详述如下。

（二）肺泡上皮细胞功能损伤

1. 肺泡液体平衡与肺泡上皮　富含蛋白质的渗出液填充肺泡是 ARDS 的特征性病理改变。在 ARDS 肺水肿形成的病理过程中，水、电解质的定向转运是决定肺泡液体平衡的主要因素。定位于 AT Ⅰ 及 AT Ⅱ 细胞不同位置的众多离子通道蛋白及水通道蛋白均参与了这一调节过程。两种类型的肺泡上皮均可从肺泡腔主动重吸收 Na^+，并将其从基膜侧泵入间质。在此过程中建立的 Na^+ 化学浓度梯度，是驱使 H_2O 进入肺间质的主要驱动力。其中，上皮钠通道（epithelial sodium channel，ENaC）、Na^+-K^+-ATPase（Na^+ 泵）、囊性纤维化跨膜转导调节因子（cystic fibrosis transmembrane conductance regulator，CFTR）、水通道蛋白（aquaporin channel，AQP）以及细胞间紧密连接的作用尤为关键。

2. Na^+ 转运　多数 ARDS 病人均存在肺泡液体清除障碍。非心源性肺水肿的消退速度与肺泡上皮细胞主动转运 Na^+ 的能力呈正相关。肺泡腔中的 Na^+ 主要通过顶端的 ENaC 和基膜端的 Na^+-K^+-ATPase 进行转运。ENaC 最早于 1994 年由 Canessa 等人克隆鉴定。该通道蛋白在两种肺泡上皮细胞中均有表达，定位于细胞的顶膜，由 α、β、γ、δ 四个亚单位组成，α 亚单位就足以形成具有功能的 Na^+ 非选择性通道，但 β、γ 亚单位的加入可显著增强通道的活性，并使得通道具备 Na^+ 高选择性特性。而新近鉴定的 δ 亚单位则具有 α 亚单位类似的功能，可单独与 β、γ 形成具有功能的 ENaC。ENaC 是一种对 Na^+ 具有高度选择性的阳离子通道，生理情况下其持续开放，是上皮细胞从肺泡腔内重吸收 Na^+ 过程的主要限速环节，其功能可被阿米洛利阻断。

Na^+-K^+-ATPase 由具有 ATPase 活性的两个大亚基（α1、α2 亚基）和两个具有调节功能的小亚基（β 亚基）组成。在肺泡上皮细胞中，α1 亚基在两种细胞均有表达，而 α2 亚基局限表达于 AT I 细胞。Na^+-K^+-ATPase 定位于细胞基膜侧，主要负责将从 ENaC 进入的 Na^+ 从胞质泵出至肺间质中。

ENaC 的通道功能可在多个环节被调节，包括各个亚单位的 mRNA 及蛋白表达水平、蛋白活性以及蛋白的膜定位等。在 ARDS 病程中，病原体及其感染后机体大量释放的嘌呤核苷酸、氧自由基、炎症因子等均参与了 ENaC 的活性及表达的调节。例如，流感病毒 A 感染上皮细胞后，短时间内即可直接抑制 ENaC 的功能。肺泡上皮受呼吸道合胞病毒感染后，释放大量的尿苷三磷酸（uridine triphosphate，UTP）至肺泡中，并转而与肺泡上皮细胞顶端的 P2Y 受体相结合。P2YR 为 G 蛋白偶联蛋白，受 UTP 激活后，主要通过活化蛋白激酶 C（protein kinase C，PKC）进而抑制 ENaC 的活性，并通过抑制 β、γ 亚单位的表达而改变 ENaC 的组成方式。在 ARDS 病人严重氧供需失衡情况下，活性氮、氧产物如 NO 及 NO_2 自由基、$ONOO^-$ 等均可通过 cGMP 依赖或非依赖的途径抑制 ENaC 的活性。此外，在 ARDS 病程中急剧升高的 TNF-α、IL-1β、转化生长因子（transforming growth factor，TGF）-β 等不仅可通过 MAPK 信号通路抑制 ENaC 的活性，而且可干扰糖皮质激素相关基因的激活，从而影响类固醇激素在肺水肿中的治疗效果。

类似的，导致 ARDS 的各种病因包括低氧或高浓度氧、机械通气、内毒素等，也可调节 Na^+-K^+-ATPase 活性或表达降低。例如，低氧时释放的活性氧自由基可促进 α1 亚基的磷酸化，后者可被泛素化酶识别并泛素化修饰，其后可进一步被网格蛋白包被并经胞吞作用而进入细胞内，从而被溶酶体及蛋白酶体降解，最终表现 Na^+-K^+-ATPase 功能障碍。此外，在炎症反应过程中释放的 IL-1β、IL-8、TGF-β 等也可抑制 Na^+-K^+-ATPase 的表达及功能。

近年来，β 肾上腺素能受体激动剂在调控 ARDS 肺泡上皮细胞 Na^+ 转运中的作用尤为引人关注。在新生动物中，内源性释放的儿茶酚胺类物质如肾上腺素等，可促进胎肺中水分的重吸收。在人体肺组织中，沙美特罗、特布他林等 $β_2$ 受体激动剂也可促进肺泡液体清除。$β_2$ 受体激动剂结合受体后，活化腺苷环化酶，产生环腺苷酸单磷酸（cAMP）并激活 cAMP 依赖的蛋白激酶如 PKA 等，后者促进 ENaC 的膜定位及 β、γ 亚单位磷酸化，以及提高 α 亚单位的表达水平，从而在体内外 ALI 动物研究中促进肺泡液体的清除。然而，令人遗憾的是，在采用 $β_2$ 受体激动剂经气道雾化吸入或静脉注射治疗 ARDS 肺水肿的临床研究中，β_2 受体激动剂不仅未能显示出显著的治疗肺水肿效果，而且由于其严重的心血管系统副作用，增加了病人的病死率。推测可能与广泛的肺泡上皮死亡后上皮完整性缺失减弱了 β_2 受体激动剂的作用，或是经气道雾化给药时，最终到达肺泡的有效药物浓度过低有关。

3. H_2O 的转运　肺泡中 H_2O 的重吸收有赖于 ENaC 及 Na^+-K^+-ATPase 建立的渗透压差。1988 年，AQP1 的发现为 H_2O 跨细胞转运研究打开了视野。AQPs 是一组小分子疏水性膜蛋白，定位于细胞膜上，以四聚体形式存在。其蛋白一级结构含有 6 个跨膜 α 螺旋，靠近四聚体中心的四个 α 螺旋组成水通道。一个 AQP 每秒可完成约 30 亿个 H_2O 分子转运，AQPs 的存在使 H_2O 的跨膜转运比单纯的渗透性转运方式效率增加了 5~50 倍。在目前已发现的 13 种 AQP 中，已探明 AQP1、AQP3、AQP4、AQP5、AQP8、AQP9 表达于支气管和肺结构细胞中。其中，AQP1 主要分布在肺血管内皮细胞，而 AQP5 特异性表达于 AT I 细胞的顶膜，故而 AT I 细胞对 H_2O 呈高通透性。

AQP5 基因敲除的小鼠，其肺泡-毛细血管屏障对水的通透性较野生型小鼠降低约 10 倍。在低氧、内毒素或其他系统性炎症或创伤引起的 ALI/ARDS 中，均发现 AQP5 表达水平显著降低，且其降低早于肺水肿出现。经积极抗 ALI 治疗后，AQP5 表达水平逐渐恢复。在高原性肺水肿小鼠模型中，AQP5 基因敲除小鼠肺水肿程度重于野生型小鼠。这些研究均提示 AQP5 参与了生理及 ALI 疾病状态下 H_2O 的跨肺泡转运过程。但值得注意的是，也有研究发现，尽管 AQP5 基因敲除小鼠肺泡-毛细血管屏障对水的通透性降低，但肺泡主动重吸收 H_2O 的能力较野生型并无明显差异，提示在 ALI/ARDS 的病程中还存在其他的途径，如经细胞旁路等参与了 H_2O 重吸收过程。

4. Cl^- 转运　在 Na^+ 经 ENaC 通道内流的同时，为达到电荷平衡，往往伴有 Cl^- 的内流。目前所知，CFTR 作为 Cl^- 通道参与了该生理过程。CFTR 是 ATP 结合转运体超家族的成员。其蛋白含有 2 个核苷酸结合域和 2 个跨膜域用以构成一个介导 Cl^- 跨膜转运的通道，其还有一个可被蛋白激酶磷酸化修饰的调节区。当 cAMP 介导的磷酸激酶磷酸化调节区后，促进了 ATP 与 CFTR 的核苷酸结合域 1 结合，CFTR 立体构象改变，通道打开，Cl^- 流入。之后，当核苷酸结合域 2 被 ATP 水解时，通道关闭。CFTR 在 AT I 和 AT II 细胞顶端均有表达。在体研究显示，CFTR 功能上调时，肺组织对肺泡中液体的清除速度明显加快，而 CFTR 缺失或活性被抑制后，cAMP 介导的肺泡液体清除能力显著受抑制。但在 ARDS 过程中，CFTR 本身的表达及活性如何调节，目前尚不十分清楚。

5. 上皮紧密连接　肺泡上皮之间的相邻侧膜面间隙受紧密连接的调节。紧密连接是由膜周蛋白（ZO 蛋白）家族和跨膜蛋白（claudin、occludin）等组成的复合物。其中，ZO 蛋白作为桥梁连接 claudin 和细胞骨架蛋白 actin 等，有利于 claudin 的调节。occludin 可与 claudin 结合以稳定紧密连接，同时其还作为一种信号传递分子，参与细胞凋亡等信号通路的传导过程。claudin 突向上皮间隙，为直接构成紧密连接的主要蛋白。在目前已发现的 claudin 中，14 种 claudin 基因在肺泡上皮中有表达，其中又以 claudin-3、claudin-4、claudin-18 表达尤为丰富。claudin 蛋白分子量 22~27kDa，包含四个跨膜域及两个细胞外环，N 端及 C 端均朝向胞内。相邻细胞间各自的 claudin 可以同型或异型的方式与对方细胞的 claudin 结合而封闭细胞间隙。各型 claudin 在两种肺泡上皮细胞中的表达水平有所差异。如 AT II 的 claudin-3 较 AT I 高出近 17 倍，而两者 claudin-18 的表达水平相当。功能正常的紧密连接，不仅可有效防止蛋白质等大分子物质漫入肺泡腔，同时又可保持对

H_2O、Cl^- 等的通透性，有利于机体将两者从肺泡腔泵入肺间质。

作为构成肺泡上皮间紧密连接的主要成分，claudin 在 ARDS 肺水肿形成中的作用备受关注。在 ALI 小鼠的 BALF 中，可在蛋白浓度升高之前检测到 claudin-3、-4、-18 显著升高，且其和肺泡上皮的损伤程度成正比。claudin-4 敲除的小鼠更易发生肺损伤。在通气诱发的肺损伤急性期，肺泡上皮细胞的 claudin-4 特异性的表达升高，采用特异性抗体封闭 claudin 的作用后，小鼠更易发生通气相关肺损伤，提示 claudin-4 在 ARDS 中发挥了保护性作用。人体肺泡上皮细胞也在损伤后出现 claudin-4 的表达上调，且其表达水平与肺泡液体清除能力增强呈正相关。在呼吸道病毒感染中，病毒可直接抑制宿主细胞下调 claudin-4 的表达，减弱肺泡上皮紧密连接，从而促进 ARDS 肺水肿的形成。类似的，claudin-18 是唯一一种肺特异性表达的紧密连接蛋白。claudin-18 基因敲除小鼠的肺泡上皮通透性增加，其 AT I 细胞对损伤刺激也更为敏感。

（三）肺泡上皮细胞死亡

1. 细胞凋亡和坏死　细胞死亡导致的肺泡上皮完整性的破坏是富含蛋白的渗出液进入肺泡的另一个重要原因。肺泡上皮完整性的破坏既可能是如前所述各种因素作用下的紧密连接破坏，也可是肺泡上皮细胞的死亡所致。细胞死亡包括坏死和凋亡。前者发生于病理情况下，在致病因素作用下，细胞出现以酶溶性变化为特点的细胞变化，表现为大片细胞细胞膜破裂，细胞器肿胀、崩解、核浓缩、碎裂甚至崩解，细胞内容物释放至微环境中并激发机体的炎症反应。与之不同的是，凋亡是程序性细胞死亡的一种，可同时见于生理和病理情况下，其发生受基因的调控。凋亡的细胞可单个散在存在，其细胞膜保持完整，有凋亡小体形成，凋亡细胞不释放细胞内容物，因而也不会激发机体炎症反应。细胞的坏死和凋亡均参与了 ALI/ARDS 肺泡上皮细胞破坏的过程。

2. 肺泡上皮细胞的坏死　细胞的坏死多见于组织急性严重缺血缺氧如肺梗死或直接受病原体攻击。肺组织由于受双重血供供血，故较少出现严重缺血，但严重的持续低氧或医源性高浓度氧疗可直接导致肺泡上皮细胞的坏死。但对肺泡上皮细胞而言，细菌、病毒等病原体及其释放的毒素是导致细胞坏死的更常见原因。铜绿假单胞菌、大肠埃希菌、金黄色葡萄球菌等释放的外毒素可进入细胞后被活化，使细胞的蛋白合成受阻而引起细胞、组织坏死。

临床上，肺部感染诱发的 ARDS 还可见于呼吸道病毒感染，如近年来流行的 SARS 病毒、H7N9 病毒等。与细菌内毒素对血管内皮细胞高亲和力不同，这些呼吸道病毒侵入呼吸道后，对肺泡上皮细胞具有更高的亲和力，故而更早出现肺泡上皮细胞的损伤。病毒通过血凝素与肺泡上皮细胞的涎糖结合而感染并侵入细胞。病毒的聚合酶复合物可移除宿主细胞的 mRNA 帽结构（抢帽机制），从而减少了宿主细胞的功能蛋白的合成，导致细胞坏死。

不适当的机械通气治疗也是造成肺泡上皮细胞坏死的一个常见原因。ARDS 病人肺组织非均质性肺实变改变了肺组织的顺应性，此时若采用高潮气量或低 PEEP 的机械通气模式，局部肺泡的过度扩张及反复开闭产生的剪切力均可直接导致细胞坏死及肺泡-毛细血管屏障的破坏。

3. 肺泡上皮细胞的凋亡

（1）上皮细胞凋亡的意义："apoptosis（凋亡）"一词来源于希腊语，意即像秋天的落叶一样死亡消失。细胞凋亡是受一系列基因调控的主动死亡过程，其启动受细胞膜上死亡受体激活或细胞内细胞色素 C 释放等影响，在机体正常发育中发挥了关键作用。病理情况下，病原体、激活的免疫细胞、释放的炎症因子等均可作用于靶细胞而诱发细胞凋亡，参与疾病的发生、发展。

早在 1977 年，Bachofen 等人报道死于 ARDS 病人的肺组织中，AT Ⅰ 细胞出现形态缩小、核浓缩等凋亡超微形态学改变。随后研究发现 ARDS 病人肺泡上皮细胞存在 DNA 断裂、促凋亡蛋白 Bax 升高，细胞凋亡标志物 TUNEL、caspase-3、cytokeratin-18 阳性等，提示发生了肺泡上皮细胞凋亡。气道不同部位的上皮细胞对凋亡诱导剂的敏感性不一致，在 FasL 等凋亡诱导剂的作用下，肺泡上皮细胞较近端气道上皮细胞更易发生凋亡。正常的细胞分裂、增殖及凋亡每天都在机体内进行，但在 ARDS 疾病过程中，致病因素如 LPS、活性氧等可直接作用于肺泡上皮细胞，加速其凋亡的发生。

不同细胞的凋亡在 ALI/ARDS 的发展过程中有着不同意义。如中性粒细胞的凋亡有利于炎症的消退；而肺泡上皮细胞的凋亡会导致肺泡-毛细血管屏障的破坏并参与了肺水肿的发生。电镜检查证实，ARDS 病人的病变肺泡出现肺泡完整性中断，局部上皮下基膜直接裸露在肺泡腔下。这不仅有利于渗出液从肺间质进入肺泡腔，也削弱了 H_2O、Na^+ 通道清除肺泡内液体的效果。由于目前尚无特异性针对肺泡上皮细胞凋亡进行调控的药物，有限的动物研究发现，对 LPS 诱导的 ALI 小鼠予以 caspase 抑制剂治疗后，ALI 小鼠肺组织的凋亡细胞减少，生存时间显著延长，提示抑制肺泡上皮细胞凋亡可能在 ALI/ARDS 的治疗中具有积极意义。积极探索肺泡上皮细胞凋亡发生的机制及其调控因素，寻找特异性的调控靶点，将具有潜在的临床应用前景。

（2）死亡受体介导的凋亡：死亡受体介导的细胞凋亡，经线粒体途径的细胞凋亡和内质网应激诱导的凋亡是目前已知的主要细胞凋亡信号传导通路。已知的死亡受体包括：Fas（CD95 或 Apol）、TNFR-1（CD120a 或 P55）、DR3（死亡受体，Apo3 或 TRAMP）、DR4 和 DR5（Apo2 或 TRAIL-R2）。前三种受体的配体分别为 FasL、TNF、TRAIL，后两种均为 Apo-2L（TRAIL）。经典的死亡受体通路如 Fas/FasL 通路在肺泡上皮损伤中发挥了重要作用。Fas 是一种 Ⅰ 型跨膜糖蛋白，分子量约 36kDa，主要表达于淋巴细胞、中性粒细胞、巨噬细胞等免疫细胞。近年来，研究发现其在肺泡上皮细胞上亦有表达。其配体 FasL 为 Ⅱ 型跨膜糖蛋白，可表达于细胞毒性 T 淋巴细胞、活化的中性粒细胞、单核细胞、嗜酸性粒细胞、血细胞及肺泡上皮细胞。在 ARDS 病人的 BALF 中，还可检测到可溶性 Fas（sFas）及可溶性 FasL（sFasL）。sFas 由 mRNA 的可变性剪切翻译而成，而 sFasL 则由胞膜上的 FasL 被金属蛋白酶裂解而来。体外研究显示 FasL 诱导凋亡的效果高于 sFasL。当 FasL 或 sFasL 结合到靶细胞的 Fas 后，可诱导靶细胞的凋亡；相反，当 sFas 结合到 FasL 或 sFasL 后，可抑制后两者诱导凋亡的效果。Fas 与 FasL 结合后，诱导形成死亡诱导信号复合体，募集并激活 procaspase-8，并进一步活化 caspase-3，激活凋亡相关蛋白酶，造成磷脂酰丝氨酸外翻、核固缩、DNA 断裂等，最终导致细胞凋亡。

体内外试验均证实，Fas/FasL 系统可诱导肺泡上皮细胞发生凋亡。在 LPS 诱导的 ARDS 急性期病人的肺组织中，可观察到肺泡上皮细胞 Fas 的表达及募集到肺部炎症细胞上的 FasL 表达显著高于非 ARDS 的脓毒症病人以及 ARDS 恢复期病人。动物研究证实，Fas 及 FasL 基因突变的小鼠在内毒素诱导后，其肺泡上皮细胞的凋亡显著减少，提示 Fas/FasL 诱导的凋亡参与了上皮细胞损伤的过程。此外，ARDS 病人的 BALF 中 sFasL 显著升高，将源自 ARDS 的 BALF 处理正常的肺上皮细胞，可诱导细胞的凋亡。采用抗 FasL 单克隆抗体封闭 BALF 中的 sFasL 作用后，BALF 凋亡诱导作用显著减弱，提示 sFasL 也参与了 ARDS 肺泡上皮细胞凋亡的发生过程。

TNF-α 及其受体信号通路是参与 ARDS 肺泡上皮细胞凋亡的另一条重要的凋亡诱导通路。TNF 与 TNFR1 结合可诱导受体死亡结构域的聚集，而后肿瘤坏死因子受体 1 相关死亡结构域蛋白（TNFR1 associated death domain protein，TRADD）通过自身的死亡结构域与聚集的 TNFR1 结合，进一步募集 TRAF2、RIP、Fas 相关死亡结构域（Fas-associated death domain，FADD）而启动下游凋亡通路。ARDS 病人早期即可在 BALF 中检测出 TNF-α 升高。采用中和抗体拮抗 TNF-α 作用后可抑制其诱导的肺泡上皮细胞凋亡。但在体外研究显示，抗 TNF-α 治疗或 TNF-α 基因敲除并不能显著减少内毒素诱导的细胞死亡。事实上，TNF-α 的作用不仅跟其浓度有关，而且也与其他信号通路的交互作用有关。TNFR1 除了活化凋亡信号通路，还可以通过 NF-κB 炎症信号通路激活细胞生存信号。体外研究发现 TNF-α 可部分通过激活 NF-κB 信号通路而减弱 Fas 诱导的肺泡上皮细胞凋亡。

TNF 相关的凋亡诱导配体（TNF-related apoptosis-inducing ligand，TRAIL）是一种与死亡受体 DR4、DR5（TRAILR1、TRAILR2）结合的 TNF 超家族成员蛋白，也通过 FADD-caspase-8 信号通路传递凋亡信号。在 ARDS 发生过程中，肺泡巨噬细胞激活后，通过 JAK-STAT 依赖的信号通路上调了自身 TRAIL 的表达。同时，BALF 中可溶性 TRAIL（sTRAIL）也相应增高。这些升高的 TRAIL 可识别肺泡上皮细胞的 DR4、DR5 受体，从而诱导肺泡上皮细胞凋亡。然而另一方面，TRAIL 也可诱导中性粒细胞的凋亡。TRAIL 基因敲除小鼠在博来霉素诱导后，肺部炎症及损伤程度均较野生型小鼠加重，提示在整体水平，TRAIL 可能在 ALI/ARDS 的病程中发挥了保护性作用。

（3）线粒体诱导的凋亡：经线粒体途径是重要的内源性凋亡诱导通路，它可被氧化应激、放射性、细胞因子等激活。线粒体外膜通透性增强，细胞色素 C 外流是该通路的核心步骤。Bcl-2 家族蛋白在经线粒体途径的凋亡中发挥了核心的调控作用。根据 Bcl-2 同源结构域的不同，该家族蛋白可分为 3 组：具有抗凋亡作用的 Bcl-2、Bcl-X_L、A1、Mcl-1；具有促凋亡作用的多 BH 域的 Bax、Bak、Bok 等以及同样具有促凋亡作用的仅含 BH3 域的 Bid、Bad、Bim 等。这些蛋白间相互作用调控细胞的凋亡。当其中抗凋亡的成分如 Bcl-2 表达量或活性下调时，线粒体通透性增强，细胞色素 C 及其他线粒体蛋白被释放至胞质，与凋亡蛋白酶活化因子形成多聚复合体并募集胞质中的 caspase-9 前体，使其自我剪切活化并启动 caspase 级联反应，激活下游的 caspase-7、caspase-3 等，最终引起细胞凋亡。

在高浓度氧诱导的肺损伤小鼠模型中，高浓度氧通过生成大量 ROS，活化 BAX 而促进肺泡上皮细胞的凋亡。过表达具有抗氧化作用的 SOD2 基因，或是沉默 BAX、BAK 均可减轻高浓度氧诱导的肺泡上皮细胞凋亡，提示经线粒体凋亡通路在 ROS 诱导的肺泡上皮损伤中发挥了关键作用。活化的中性粒细胞、肺泡巨噬细胞产生的 ROS、NO，以及 LPS 作用下内源性 ROS 生成，均是 ROS 的重要来源。

（4）内质网应激诱导的凋亡：内质网是细胞内蛋白质合成的主要场所，其在维持细胞内钙离子的稳定，以及膜蛋白的合成、修饰、折叠等过程中发挥了关键作用。当细胞受外界炎症因子或 ROS 等损伤因子作用时，应激状态下的细胞可出现大量蛋白未折叠或错误折叠，触发未折叠蛋白反应。这一内质网应激状态最终可导致细胞凋亡，即内质网途径诱导的凋亡。与死亡受体及线粒体途径诱导的细胞凋亡不同，内质网途径的凋亡通过活化 caspase-12，进一步活化 caspase-3 而发挥作用。目前关于内质网应激诱导的凋亡在 ARDS

肺泡上皮凋亡中作用的研究仍十分有限。初步研究发现，流感病毒 A 感染可上调气道上皮细胞内质网应激蛋白的表达水平，诱导细胞凋亡。并且，这种凋亡不依赖 Fas 及 caspase-8，而经由 caspase-12 介导，抑制该通路可有效减少上皮细胞凋亡。在石棉诱导的肺泡上皮细胞损伤中，也可观察到内质网应激相关蛋白表达的显著升高及凋亡增加，提示内质网途径的凋亡同样参与了肺泡上皮凋亡的调控，但其在 ARDS 中的作用尚不明确。

二、展　望

肺水肿的形成是 ARDS 的核心病理生理过程，既往研究着重于血管内皮细胞损伤在肺泡-毛细血管屏障损伤中的作用，但近年来，肺泡上皮细胞逐渐成为新热点。肺泡上皮细胞最终决定从血管渗出的液体是否能进入肺泡，并最终表现出呼吸窘迫和难治性低氧。肺泡上皮防御液体渗入、及时排除渗入肺泡腔的液体，受到肺泡上皮完整性、上皮间紧密连接及上皮主动离子转运能力的影响。这些功能在 ARDS 的发生、发展过程中均受到不同程度的破坏，各种因素交织作用，最终导致了肺水肿的发生。当前，特异性改善肺泡上皮的主动离子转运能力，例如采用 β_2 受体激动剂治疗 ARDS 肺水肿等，可能是一种有益的临床尝试。

近年来小潮气量联合肺开放通气策略，避免长时间高浓度供氧等临床治疗，也有效避免了医源性因素导致的肺泡上皮死亡。对于肺泡上皮细胞的凋亡，由于其机制错综复杂，与炎症细胞凋亡截然相反的病理生理意义，以及目前尚未找到特异性针对上皮细胞凋亡的拮抗剂，故当今的研究仍着力于了解不同病因下肺泡上皮细胞的凋亡机制及探索其可能的特异性调控靶点和调控时机，这些都有待将来的研究进一步拓展。

（胥武剑　高　伟）

第二节　ARDS 肺血管内皮损伤机制研究

目前关于 ALI/ARDS 发生的基础机制还未完全明确，既往研究显示肺血管内皮系统代谢活跃，具 ALI/ARDS 病理生理状态下的效应细胞和众多细胞及细胞因子作用靶点的双重角色，与 ALI/ARDS 的发病机制密切相关。Carvalho 等人研究发现由血管内皮细胞合成的 vWF 水平在 ALI 病人早期即已显著升高，间接提示 ALI 早期即伴发了血管内皮细胞损伤或激活；随后发表的脓毒症 ARDS 病人尸检结果亦提示 ARDS 疾病过程中伴发肺血管内皮细胞的肿胀和损伤。本节将重点描述与肺血管内皮损伤相关的介导 ALI/ARDS 发生、发展的机制。

一、肺血管内皮生物学特征及基本功能

在人体内，肺血管内皮为连续性的单细胞层，表面积可达 $130m^2$。既往研究显示，肺血管内皮是代谢活跃、具有高度特异性的生物学器官，表达多种具有生物学活性的酶、受体、信号转导因子，其主要的生理学特征及基本功能概括如下。

（一）抗凝、维持血液循环系统的流动性

肺血管内皮细胞能够分泌包括一氧化氮、前列环素、肝素、活化蛋白 C 等在内的多种抗凝血细胞因子，防止血小板聚集和血液凝固；另外，即使是在局部内皮细胞损伤、血管

内皮基质膜组分暴露，始动凝血级联反应过程的同时，血管内皮细胞亦会及时合成、分泌抗血栓形成因子（肝素硫酸盐、血栓调节蛋白、NO、前列环素、组织因子通路抑制物）和纤溶因子（纤维蛋白溶酶原激活因子），从而限制血栓形成，有效维持外周血液的流动性。此外，蛋白聚糖类物质在肺血管内皮形成的内皮糖萼结构具有强大的抗血小板聚集黏附的作用；肺血管内皮单细胞层屏障本身也能有效地阻隔外周血液循环中具有促凝血的细胞因子（如凝血因子）、细胞组分（如血小板）等与具有促血栓形成的内皮基质膜组分间的相互作用。

（二）屏障功能

连续性的内皮单细胞层屏障中包含有多种细胞间连接（紧密连接、黏附连接），能够有效地限制由血管内外静水压差所驱动的循环血液中水分以及可溶性物质向血管外的渗出。而蛋白质及其他大分子物质主要由囊泡转运系统经跨细胞通路主动运输来实现其在血管内、外的交换，肺血管内皮屏障具有选择性蛋白分子筛样作用，能够有效限制大分子蛋白（如白蛋白、分子量大于白蛋白的其他血浆蛋白）的跨血管转运，从而保证血浆蛋白浓度高于组织间液蛋白浓度，形成血浆蛋白渗透压，抵抗循环血液中水分向血管外的渗出，维持血容量稳定。

（三）合成、代谢/摄取血管活性物质

肺血管内皮细胞具有活跃的代谢功能，介导外周循环血液中多种生物活性物质（比如缓激肽、内皮所血管素、血管紧张素Ⅰ等）的清除；而其本身在不同的病理生理状态下亦可合成分泌包括血管紧张素Ⅱ、一氧化氮、前列环素等在内的多种血管活性物质。

上述肺血管内皮细胞的基本生物学功能大多为组成性的，亦有一些功能是其受到促炎刺激，诱导激活肺血管内皮细胞之后所特有的。活化的肺血管内皮细胞可表达淋巴细胞黏附分子，产生细胞因子，诱导血管完整性和通透性改变，促进局部凝血，上调 HLA 分子等。既往研究显示，由各种致伤因素（如创伤与感染）导致的全身炎症反应综合征（systemic inflammatory response syndrome，SIRS）是公认的导致 ALI/ARDS 的核心环节和共同通路。由此可见，ALI/ARDS 发生、发展与机体过度激活的炎症反应密切相关，伴有大量的促炎细胞因子和抗炎介质的堆积，其中促炎细胞因子又可诱导激活肺血管内皮细胞，甚至导致肺血管内皮结构性损伤、生物学代谢功能紊乱，从而促进 ALI/ARDS 的发生、发展。

二、肺血管内皮屏障损伤机制

肺血管内皮系统是限制外周血液循环中的众多炎症细胞、相关细胞因子等向肺泡、肺间质渗出的第一道屏障，该屏障系统损伤将会导致富含蛋白的水肿液在肺间质和肺泡腔中堆积，是导致 ALI/ARDS 病人高通透性肺水肿的主要原因。

目前发表的文献普遍认为，内皮细胞与内皮细胞间的紧密连接和黏附连接（AJs）是肺血管内皮屏障功能的结构基础。跨细胞膜钙黏糖蛋白稳定表达及其细胞外结构域之间的相互作用，介导细胞间黏附连接的形成。将体外培养的单层内皮细胞暴露于抗钙黏蛋白细胞外结构域抗体，会诱导内皮单细胞层通透性的显著升高；而肿瘤坏死因子-α 转换酶（TNF-α converting enzyme，TACE）激活、降解钙黏蛋白从而诱导内皮高通透性。这些研究均提示：细胞黏附连接中钙黏蛋白间相互作用的减弱或消失、钙黏蛋白的缺失，是导致肺血管内皮屏障功能失调的重要分子基础。

此外，形成细胞间缝隙连接通道（gap junction channels，GJCs）的连接蛋白（connexin，Cx）家族可能也与肺血管内皮屏障功能密切相关。最近的研究显示，非收缩性的肺血管内皮细胞表达 Cx43，其参与形成的 GJCs 能促进肺毛细血管网络中钙离子的弥散，使在 ALI/ARDS 病理状态下单个内皮细胞中钙离子的增加迅速波及整个肺毛细血管网，诱导活化的内皮细胞表达淋巴细胞黏附受体 P-选择素，介导 ALI/ARDS 状态下播散性的肺微血管损伤。

既往在脓毒症、肺炎、酸误吸、缺血-再灌注损伤、创伤和休克以及输血相关的肺损伤模型中开展的研究显示，不同的致伤因素均可通过包括中性粒细胞介导肺损伤在内的多种机制，诱导 ALI/ARDS 的发生、发展。无论是感染还是非感染性因素导致的急性肺损伤中，在肺组织微循环中均可观察到大量激活的中性粒细胞堆积浸润，其经脱颗粒效应可释放多种生物活性物质，如 ROS、蛋白酶、促炎细胞因子、凝血因子等。而这些浸润激活的中性粒细胞及其产生的多种生物学活性介质可直接作用于肺血管内皮细胞，诱导内皮细胞中跨膜整合素、细胞骨架蛋白等表达改变，破坏细胞间黏附连接、细胞骨架，甚至诱导内皮细胞凋亡，从而导致肺血管内皮屏障通透性的显著升高。

此外，多种炎症细胞因子也可直接激活作用于肺毛细血管内皮细胞，诱导趋化因子、与淋巴细胞黏附相关的细胞表面黏附分子表达的显著升高，使循环血液中淋巴细胞与肺血管壁内皮细胞间的黏附增加，促进了包括中性粒细胞在内的众多淋巴细胞在肺毛细血管局部微循环中的堆积，进一步破坏肺血管内皮屏障功能，介导 ALI/ARDS 病程的发展。另外，最近基于流感病毒致急性肺损伤动物模型的研究结果还提示，细菌或病毒等病原微生物可直接破坏肺血管内皮屏障，导致 ALI/ARDS 的发生、发展。

三、内皮细胞代谢功能与 ALI/ARDS

除了肺血管内皮屏障功能与 ALI/ARDS 疾病发生、发展显著相关，肺血管内皮细胞活跃的代谢功能，特别是合成、表达、分泌的包括黏附分子、血管活性物质、血管相关生长因子、细胞因子、活性氮氧物质等在内的生物活性物质，亦在 ALI/ARDS 疾病病程中扮演重要角色。

（一）黏附分子

肺血管内皮细胞表达 E-选择素、P-选择素、ICAM-1、血管细胞黏附分子-1（vascular cell adhesion molecule-1，VCAM-1）等多种黏附分子，这与淋巴细胞向肺组织渗出、浸润密切相关。其中，p-选择素在静息状态下储存于血管内皮细胞胞质的魏贝尔-帕拉德小体中，一旦有外源性刺激因素（如细菌组份、机械性牵张力、酸性物质误吸、低氧、血管紧张素 II、血凝酶等）作用激活内皮细胞，导致内皮细胞酪氨酸激酶的激活、细胞内钙离子浓度的显著升高，则会促发 P-选择素向内皮细胞膜表面易位，介导外周血液循环中淋巴细胞与肺血管内皮细胞间的可逆性黏附，促使淋巴细胞沿血管壁内皮细胞层滚动移行。而中性粒细胞表面整合素与内皮细胞所表达的黏附分子（ICAM-1、VCAM-1）间的结合以及形成稳固黏附，是决定中性粒细胞能否向血管外渗出的关键步骤。多种炎症介质如 TNF-α、IL-1、γ-干扰素、内毒素等均可显著上调内皮细胞中 ICAM-1 的表达。中性粒细胞一旦与内皮细胞黏附分子结合，便会激活内皮细胞信号转导通路，一方面诱导细胞骨架收缩、开放细胞间连接结构，使得中性粒细胞得以迁移、向血管外渗出；同时还可诱导转录因子 NF-κB 向细胞核异位，显著上调黏附分子及炎症细胞因子等相关基因产物的产生。而穿透肺血管内皮屏障渗出浸润在肺组织中的中性粒细胞又可释放包括中性粒细胞弹性蛋白酶在内的多种蛋白水解酶、大量活性氧自由基产物，诱导细胞损伤和坏死，介导 ALI/ARDS 病理状态下肺组织损伤效应。

以往基于动物模型的体内试验证实，内皮细胞 E-选择素、ICAM-1 介导中性粒细胞向肺微循环系统的募集，在博来霉素导致的 ALI、肺纤维化病理过程中扮演重要角色；肺血管内皮细胞 P-选择素表达的显著上调，则介导了胰腺炎相关 ALI 模型大鼠中外周血液循环淋巴细胞向肺组织聚集和浸润，内皮细胞 ICAM-1 则促进了该病理状态下 ALI/ARDS 的进展。

（二）血管活性物质

1. NO 和前列环素　既往研究已经证实，肺组织内皮细胞广泛表达一氧化氮合酶，其促使合成 NO，具有抑制低氧诱导的肺血管收缩，抑制血小板聚集、淋巴细胞黏附、细胞增殖等。既往一些基于 ALI/ARDS 模型动物和临床病人的研究均显示，雾化吸入 NO、前列环素可显著增强肺血管内皮屏障功能，具有肺保护作用，可显著改善氧合水平（详见气道内用药章节）。

2. ACE 和血管紧张素 Ⅱ　肺微血管内皮细胞表面大量表达 ACE，催化 ACE Ⅰ 向 ACE Ⅱ 转化，同时还具有降解缓激肽作用。缓激肽可作用于内皮细胞 B2 激肽受体，诱导合成和释放多种血管活性物质如 NO、PGI_2 等，具有舒张血管、抗炎和抗血栓形成等生物活性。ACE Ⅱ 一方面可诱导血管平滑肌细胞收缩、增殖和生长，另一方面还可激活血管紧张素受体 1（angiotensin receptor 1，AT1），诱导 IL-1、IL-6、IL-8 及 ICAM-1、VCAM-1 的表达，具有多种促炎作用；此外，其还可直接激活 NADH/NADPH 氧化酶，介导超氧阴离子 O_2^- 的产生，以及后续的 $ONOO^-$ 的生成，形成氧化应激的局部微环境，导致局部组织细胞损伤。

在 ALI 动物模型中，ACE Ⅱ 能够显著诱导肺水肿的发生，ACE 抑制剂、AT1 拮抗剂则均能有效减轻由盐酸吸入或机械通气所致的肺损伤。另研究发现，ACE Ⅱ 还与肺损伤病程后期肺组织纤维化相关，ACEI、AT1 拮抗剂可有效改善 ALI 修复期肺组织纤维化改变。由此可见，有效阻止 ACE Ⅱ 在肺组织中的生物学作用，可保护 ALI/ARDS 疾病的进展。

（三）血管相关生长因子

肺血管内皮细胞可表达血管发育相关生长因子，如 VEGF、血管生成素（angiopoietin，Ang）等。既往研究显示，VEGF 可影响肺血管内皮细胞中 NO、前列环素的合成与释放，抑制细胞凋亡，促进细胞生存与分化，诱导血管生成和发生，亦可增加肺微血管内皮屏障的通透性，故可能与 ALI/ARDS 的疾病进展相关。

2001 年有文献报道，ARDS 高危人群的外周血浆 VEGF 水平显著高于对照组，且在 ARDS 病人中，死亡病人组血浆 VEGF 水平显著高于幸存组，提示血浆 VEGF 高水平与 ARDS 发病风险高、预后差密切相关，其可能是介导 ARDS 疾病非心源性肺水肿发生、发展的重要因子。随后的研究则显示，肺组织 VEGF 水平的降低与 ARDS 疾病早期肺血管内皮细胞凋亡相关，在高氧诱导肺损伤的大鼠模型中，予以经气管插管内转染 VEGF 过表达质粒，可促进肺毛细血管生成，显著改善模型动物的生存。

Ang 是一类相对较新的血管发生、生长因子家族蛋白，目前研究较多的是 Ang-1、Ang-2，与脓毒症和 ALI 的发病机制密切相关。Ang-1 通过作用于 Tie2 受体，诱导内皮细胞迁移、毛细血管样结构形成，抑制内皮细胞凋亡、炎症反应，降低肺血管内皮通透性，促进血管内皮屏障的完整性。体外试验中，Ang-1 可抑制内皮素-1 基因转录和翻译；体内试验进一步证实，Ang-1 基因转染可改善 ARDS 动物模型中肺组织炎症改变，具有保护性抵抗肺损伤的作用。后续研究显示，转染过表达人 Ang-1 基因的间充质干细胞可能通过与内皮细胞相关的机制，有效逆转内毒素所诱导的肺损伤；过表达 Ang-1 的腺病毒也似乎可抵抗 ALI 小鼠模型中肺组织毛细血管外蛋白的渗出、改善生存预后。

Ang-2 因其所处局部微环境的不同，具有 Tie2 激动剂和拮抗剂的双重作用。例如，在继发于脓毒症、外科危重症的 ALI 病人以及高氧诱导的肺损伤中，Ang-2 主要发挥调节肺血管内皮屏障破坏、促进血管通透性升高的作用；Daly 等人的研究则显示，Ang-2 可激活内皮细胞的自分泌保护效应，可有效抑制肺血管通透性增加。临床标本检测也发现，ALI/ARDS 病人外周血 Ang-2 水平与病人病死率相关，提示 Ang-2 可能在 ALI/ARDS 疾病的发生、发展过程中扮演重要角色。

（四）细胞因子

细胞因子作为一类可溶性的多肽，充当细胞间化学信使的重要作用，与细胞生长分化、组织修复重塑、免疫反应调节等过程相关。既往研究显示，肺血管内皮细胞的氧化还原状态可调节由 TNF-α 激活 p38 MAPK 通路所诱导的 IL-8 的合成、分泌过程；另外，肺血管内皮细胞本身亦表达分泌 TNF-α、IL-1 等促炎细胞因子，进一步诱导含趋化因子、克隆刺激因子、IL-6、IL-1 等在内的多种炎症相关细胞因子的产生，上调相关黏附分子的表达，增强其与肺血管内皮细胞的黏附、向肺组织的浸润，从而促进炎症反应的级联放大，上述过程在 ALI/ARDS 疾病早期即发挥重要作用。从 ARDS 病人中分离得到的肺微血管内皮细胞，其 TNF-R2 受体、IL-6、IL-8 等炎症相关蛋白的表达水平高于对照组，上述研究结果显示，内皮细胞中细胞因子的表达水平与 ARDS 患病风险显著相关。

（五）活性氧、氮物质

在 ALI/ARDS 的病理生理状态下，多种炎症细胞因子刺激包括肺血管内皮细胞、上皮细胞及肺泡巨噬细胞在内的肺组织细胞，产生活性氮（reactive nitrogen species，RNS）、ROS，其中 RNS 包括 NO、二氧化氮（NO_2）、过氧亚硝酸盐（$ONOO^-$）；ROS 包括超氧阴离子（O_2^-）、过氧化氢（H_2O_2）以及羟自由基（OH）。上述氧化应激产物可激活蛋白酶C、肌球蛋白轻链激酶，增加血管内皮通透性，导致肺血管内皮屏障功能破坏。

既往研究显示，在 ARDS 病人肺组织中，RNS 修饰蛋白呈阳性表达，提示 ARDS 疾病过程中机体抗氧化保护系统受到严重损害；ARDS 死亡病人组的氧化应激水平及肺损伤严重程度显著高于 ARDS 幸存病人组，提示机体氧化应激水平，活性氮、氧物质与 ALI/ARDS 疾病的发生与发展密切相关。

总之，肺血管内皮细胞的功能障碍是 ALI/ARDS 发病机制的关键部分。对 ALI/ARDS 肺血管内皮损伤机制的研究需进一步开拓，将有助于更深刻理解 ALI/ARDS 的病理生理机制，探索可用于临床预测 ALI/ARDS 疾病发展、预后的生物标志物，为开发靶向肺血管内皮系统的治疗新方法提供理论基础。

（顾晓凌　刘凯雄）

第三节　ARDS 肺内炎症快速播散机制研究

尽管 ARDS 病因各异，但发病机制基本相似，并不依赖特定病因。感染、急性胰腺炎、淹溺、严重创伤等致病因素可直接损伤肺血管内皮细胞和肺泡上皮细胞，诱发炎症反应，并可激活全身炎症反应系统，通过释放细胞因子、蛋白酶、活性氧等炎症介质间接损伤肺血管内皮细胞和肺泡上皮细胞，最终导致肺微血管通透性升高，大量富含蛋白和纤维蛋白的液体渗出至肺间质和肺泡，渗出物通过活化凝血系统，促进炎症介质的释放和肺损伤。炎症细胞的激活是 ARDS 的启动因素。ARDS 时，肺实质上是一个"炎症因子工厂"，其既是炎症反应的受害者，也是全身炎症反应的发动者。ARDS 肺内炎症快速播散是多细胞和多因子共同参与的病理生理过程。

一、炎症细胞与 ARDS

研究认为，ARDS 发病是由多种细胞因子、炎症介质、趋化因子及黏附分子趋化以多形核白细胞（polymorphonuclear leukocytes，PMNs）为主的多种炎症细胞、迁移和释放大量促炎介质形成的炎症反应，其中以 PMN 为核心作用，肺泡巨噬细胞，肺间质巨噬细胞等发挥重要作用，内皮细胞和上皮细胞活化也参与其中。

（一）多形核白细胞（PMNs）

PMNs 介导的肺损伤在 ARDS 发生发展中起着极其重要的作用。正常情况下，PMNs 在肺内仅占 1.6%，其包括中性粒细胞、嗜酸性细胞和嗜碱性细胞。PMNs 是机体先天免疫反应的重要效应细胞，活化的 PMNs 能释放多种细胞活性物质，如花生四烯酸代谢产物、活性氧、阳离子肽和蛋白酶，并可释放细胞因子和化学因子，从而增强免疫反应。

炎症介质刺激后 PMNs 的变形性下降，不能通过狭窄的毛细血管段，造成 PMNs 在肺部的滞留和扣押。由于肺血流量较大，毛细血管面积广，而肺动脉压力较低，联合某些病因直接损伤肺及炎症介质作用下的 PMNs 变形能力下降，因此在其肺内扣留严重。PMNs 在肺部扣押的时间取决于 PMNs 与内皮细胞间的相互作用。L-选择素可诱导 PMNs 肌动蛋白聚集，降低 PMNs 的变形能力，增加 PMNs 在肺内的滞留时间。另有学者研究发现，黏附分子 CD11/CD18（β_2-整合素）也与 PMNs 在肺部的扣押有关。

PMNs 在肺部的扣押和滞留是 ARDS 发生的第一步，还需要 PMNs 的黏附、迁移和激活。只有当 PMNs 与内皮细胞、上皮细胞或细胞外基质蛋白发生黏附时才能释放细胞毒性物质。PMNs 与内皮细胞的黏附是由白细胞表面的 β_2-整合素和位于内皮细胞表面的 ICAM-1 介导的。β_1-整合素可能也参与 PMNs 与内皮细胞间的黏附。

PMNs 的黏附刺激与整合素的变构激活密切相关，而不是简单的数量增加。当在内皮单层两侧存在趋化物质浓度梯度时，中性粒细胞就在趋化因子作用下，穿越内皮细胞和上皮细胞移行至肺泡腔。在跨上皮移行时，PMNs 与上皮基底侧的黏附通过 CD11b/CD18 介导。而跨内皮细胞可由 CD11a/b/c 介导。研究发现，抗 CD11/CD18 单克隆抗体能够阻断 PMNs 移行通过肠上皮细胞，说明 CD11/CD18 在跨上皮移行中起着关键作用。在此移行过程中，当刺激因素为大肠埃希菌、铜绿假单胞菌、免疫复合物等，可依赖 CD11/CD18。CD11/CD18 的激活及数量的上调与感染炎症密切相关，其表达增加，被认为是中性粒细胞激活的标志。而当刺激因素为链球菌、金黄色葡萄球菌、盐酸、高氧等，则为 CD11/CD18 非依赖性。另，IL-8、fMet-Leu-Phe 和补体因子 C5α 与 PMNs 表面的受体结合，诱发整合素变构激活，从而使 PMNs 表面整合素的数量与亲和力增加。整合素活化有两条途径：一条与细胞内信号有关（如细胞因子与 PMNs 受体相互作用的信号），称为"由内到外的信号转导"；另一条途径为整合素与其配基表位结合后发生的信号转导，称为"由外到内的信号传导"。配基和整合素的紧密结合就能启动细胞内途径活化 PMNs 的功能。

PMNs 在肺部滞留和扣押，进一步黏附、活化后能释放多种细胞活性物质，具体详述如下。

1. 活性氧自由基 活性氧自由基是诱发 ARDS 的重要介质。PMNs、肺泡巨噬细胞等被激活后，细胞膜上还原型辅酶Ⅱ氧化酶活性增加，释放大量氧自由基（oxygen free radicals，OFR）。OR 包括超氧阴离子、羟自由基、单线态氧合过氧化氢。其损伤机制包括：作用于生物膜磷脂的多不饱和脂肪酸，形成脂过氧化物，产生大量丙二醛和新生 OR，导致细胞膜和线粒体严重损伤，导致三羧酸循环障碍和细胞呼吸功能异常，从而影响细胞代谢。

2. 蛋白水解酶 蛋白水解酶包括中性粒细胞弹性蛋白酶、胶原酶和组织蛋白酶等。中性粒细胞蛋白水解酶（neutropil elastase，NE）是中性粒细胞分泌的溶酶体中最主要的蛋白酶成分。动物实验和临床试验都证实，ARDS 时 NE 水平会显著升高。体内外试验研究表明，应用 NE 会引起典型的 ARDS 症状，用 NE 阻滞剂可减轻 ARDS 动物模型的症状。其最适底物弹性蛋白是构成气血屏障细胞外基质的主要成分。正常情况下，NE 主要存在于 PMNs 的嗜天青颗粒中，当 PMNs 被过度激活时，大量 NE 被释放到细胞外，当弹性蛋白被分解时，上皮细胞之间的紧密连接被破坏，血管通透性增加，大量蛋白和活性物质渗透至肺间质，启动并加重 ALI。胞外 NE 可结合整合素 C3R，裂解 ICAM-1，解除 PMNs 与内皮细胞的牢固粘连，使 PMNs 更易溢出血管外。

3. 脂类介质 激活的 PMNs 产生的脂类介质主要包括白三烯 B_4（leukotriene，LTB_4）和血小板活化因子（platelet activating factor，PAF）。LTB_4 对中性粒细胞具有强烈的趋化作用和较弱的激活作用；可促进 PMNs 进一步释放 ROS、NE 和整联蛋白。PAF 可激活血小板、单核-巨噬细胞和中性粒细胞，诱导 PMNs 的黏附并激活；可直接作用于肺血管内皮细胞膜受体，通过第二信使-磷酸肌醇的介导，使内皮细胞内钙离子浓度升高，导致内皮通透性增加。

此外，研究表明 ARDS 时 PMNs 的凋亡受到抑制。Fialkow 等人研究显示，脓毒症诱发的 ARDS 病人，外周血 PMNs 的线粒体膜稳定性增强及 caspase-9 活性降低，PMN 凋亡抑制程度与疾病程度呈正相关。另有研究表明，肺炎症部位血管外的 PMNs 凋亡速度较外周血明显要慢，提示炎症部位存在延缓凋亡的因子。许多细胞因子（IL-1、IL-6、IL-8、IL-2）、内毒素、C5a 和粒细胞集落刺激因子能抑制凋亡，延长组织培养基内 PMNs 的寿命和功能持续时间。

（二）肺巨噬细胞

肺内巨噬细胞主要来源于骨髓内的单核细胞，包括肺泡巨噬细胞（alveolar macrophage，AM）、肺间质巨噬细胞（pulmonary intestinal macrophage，IM）、树突状细胞（dendritic cell，DC）、肺血管内巨噬细胞（pulmonary intravascular macrophage，PIM）。

1. AM AM 存在于肺泡腔内，具有吞噬异物、抗感染和肿瘤，增强和调节炎症反应与免疫应答的功能。近年来诸多研究发现，AM 是 ARDS 病理生理过程中重要的效应细胞。AM 存在多种信号传导途径，机体内一些受体和转录因子通过参与多种细胞因子基因的转录而对炎症网络产生复杂的影响。AM 表面存在介导调理吞噬作用的受体，又存在激活性受体。CD14 是 LPS 激活巨噬细胞的主要受体，识别结合 LPS 或脂多糖-脂多糖结合蛋白（LPS-LPS-binding protein，LPS-LBP）复合物，介导 LPS 引起的炎症反应。机体受到 LPS 侵袭时，AM 上表达的 mCD14 增高，导致 LPS 与 mCD14 结合，加强 LPS 诱导 AM 的激活，吞噬 LPS，同时分泌细胞因子如 TNF-α、IL-1β 等引起肺损伤。而释放的炎症介质对 CD14 自身表达起正调控作用，促使 AM 由防御细胞逐步转化为肺损伤效应细胞。LPS 刺激巨噬细胞存在多种胞内信号传导途径，MAPK/ERK 信号通路激活及 NF-κB 活化参与了 AM 的激活，MAPK 及 NF-κB 抑制剂可显著减轻 AM 的活化。在流感病毒所致 ARDS 研究模型中，AM 可通过自分泌凋亡前体肿瘤坏死因子相关凋亡诱导配体，进而增加 IL-1β 的表达，导致肺泡上皮损伤。Hu 等人研究发现，C5a 可增强 AM 自噬的发生，从而加重急性肺损伤。

2. PIM　PIM 紧密着附于肺毛细血管内皮，可产生溶酶体酶、前列腺素（prostaglandin，PG）和 LTs，在 ARDS 发生时起重要作用。PIM 是肺血管内表面的巨噬细胞，含有大量吞噬性溶酶体以及使它们黏附于毛细血管内皮的黏附结构，并与血流存在广泛接触面积；微生物进入肺循环后，PIM 首先对其执行识别吞噬与分泌功能，受内毒素刺激后 PIM 吞噬功能更加活跃。删除 PIM 可减轻肺部炎症反应，并伴随 TLR4 和 TLR9 的表达下降，降低脓毒血症小鼠的病死率。

3. IM　IM 占肺组织巨噬细胞的 40%。IM 与间质内其他细胞及细胞外基质的密切接触，形成肺脏防御的第二道防线。IM 分泌的 IL-1 和 IL-6 发挥免疫调节作用。IM 具有吞噬病原微生物和释放炎症介质的功能，但弱于 AM。

二、细胞因子与 ARDS

ARDS 是由炎症细胞释放的多种细胞因子和炎症介质介导的机体过度炎症反应。细胞因子是指一些低分子量（<30kDa）的可溶性蛋白，可在不同的细胞间进行信号转导，与器官和组织的炎症反应密切相关。根据其在炎症反应中的作用，可将细胞因子分为致炎症细胞因子和抗炎症细胞因子。细胞因子介导的信号传导机制包括 Ras-Raf-MAPK、JAK、PI3K、NF-κB、AP-1、GATA 等。细胞因子相互诱导生成和调节分泌、相互调控受体表达，其生物学效应也相互影响，形成复杂细胞因子网络。

（一）前炎症细胞因子

1. TNF-α　TNF-α 主要由单核-巨噬细胞产生，可引起肿瘤组织坏死出血，具有多种生物学功能。TNF-α 是炎症反应中最早、短暂且大量释放的前炎症细胞因子，因此也有早期反应细胞因子之称。兔 ALI 模型中，TNF-α 首先增高，并于 0.5 小时达到高峰，随后 IL-1β 和 IL-8 增高，并于 2 小时达到高峰，故认为 TNF-α 是炎症启动因子。TNF-α 作用于内皮细胞，使 ICAM-1、E-选择素、P-选择素表达增加，增强 PMNs 和内皮细胞黏附作用，并诱导 PMNs 释放 OR、脂质代谢产物、溶酶体等介质，逐渐放大出现瀑布级连锁反应，诱发肺组织损伤。TNF-α 受体阻断剂可减轻肺损伤。

2. IL-1β　与 TNF-α 有类似作用，但其无直接细胞毒作用；可刺激多种具有趋化作用的细胞因子如 IL-8、上皮细胞中性粒细胞激活剂、单核细胞趋化肽和巨噬细胞炎性肽；能促进骨髓释放 PMNs。

3. 巨噬细胞移动抑制因子（MIF）　MIF 是由活化 T 细胞产生的一种多效淋巴细胞和巨噬细胞因子，是参与内毒素血症应答反应的主要促炎细胞因子，在固有免疫中也具有重要作用，其分泌受基因调控。MIF 能够促进肺上皮细胞分泌和释放 MIF 和 TNF-α，放大炎症反应；可促进水孔蛋白-1 合成，这种作用能被 MIF 抗体或 TNF-α 抗体所阻断。ARDS 病人肺泡灌洗液和肺泡巨噬细胞均检测出 MIF。在胰腺炎诱导的 ALI 小鼠模型中，血清

MIF 和 TLR4 表达均增加，敲除 MIF 表达的小鼠 ALI 病理改变变轻，并且伴随着 TLR4 表达下降。

4. 高迁移组蛋白-1（HMGB-1）　HMGB-1 是一组含量丰富的核蛋白，同时具有细胞内和细胞外活性，在细胞内可连接 DNA 和转录因子，从而调控转录；在细胞外具有细胞因子样作用，是重要的促炎因子。HMGB-1 可以通过主动分泌和被动释放到细胞核外，细胞坏死时在 TNF 作用下，HMGB-1 被动释放到细胞外，与膜受体 RAGE 结合活化 NF-κB 和 MAPK 信号通路，成为促炎因子，从而介导 IL-1β、TNF-α、HMGB-1 和 RAGE 等一系列促炎介质释放，这种正反馈对炎症的扩大起重要作用。研究发现，向小鼠气道内滴入一定剂量的重组 HMGB-1 可导致小鼠急性肺损伤，伴有 IL-1β、TNF-α 水平明显升高，且其水平与 HMGB-1 浓度相关。所以，HMGB-1 既是炎症早期启动者（从坏死细胞释放），更是炎症晚期促进者（巨噬细胞分泌），并特异性引起该类细胞迟发性释放促炎物质，也可由坏死或损伤的体细胞或免疫细胞被动释放，引发坏死诱导的炎症。

（二）趋化因子

趋化因子是指具有趋化作用的细胞因子。细胞沿着趋化因子浓度梯度迁徙，能吸引免疫细胞到免疫应答局部，是唯一与 G 蛋白偶联受体相结合的细胞因子家族，分子量为 8~10kDa。根据分子中 N 端 2 个半胱氨酸所处的位置不同，可将趋化因子分为 C、CC、CXC 和 CX3C 共 4 个亚家族。肺内多种细胞如肺泡巨噬细胞、单核细胞、血小板、嗜酸性粒细胞、肥大细胞、上皮细胞、内皮细胞等均可产生趋化因子。趋化因子通过靶细胞表面的特异受体相互作用，发挥其生物学效应。

趋化因子及其受体作为不可或缺的物质，直接或间接地参与 ARDS 发生和发展的过程。ALI 时白细胞向肺内浸润、迁移、募集很大程度上依赖趋化因子。迁移的方向一般是顺趋化因子浓度梯度，而这一浓度梯度又是由胞外基质（ECM）和内皮细胞表面能结合趋化因子的黏蛋白含量所决定的。趋化因子使低亲和力、选择素介导的作用过程转变为高亲和力、整合素介导的白细胞穿透过程。ARDS 时肺内或血液中多种趋化因子增加，如 IL-8、生长相关基因（growth-related gene，GRO）、上皮中性粒细胞活化因子-78（epithelial cell-derived neutrophil-activating factor，ENA-78）和单核细胞趋化蛋白-1（monocyte chemoattractant protein-1，MCP-1）。CXCLI 中和抗体及 MIP-1α、RANTES 受体缺失均能减轻鼠急性胰腺炎相关肺损伤。因此，干预和调控趋化因子及其相应受体的表达水平，为 ARDS 的治疗提供了新的思路和途径。下面详述几种常见的趋化因子。

1. IL-8　ARDS 早期阶段趋化因子中 IL-8 产生最多，并且早于中性粒细胞聚集及活化，是人趋化 PMNs 聚集的主要因子，主要由肺泡巨噬细胞产生。IL-8 与 PMNs 细胞表面的 CXCRI、CXCR2 结合，利用一种六肽抑制剂阻断趋化因子 CXC 受体，可以减少败血症后肺 PMNs 的聚集，减轻肺炎症反应及蛋白质的渗漏。IL-8 的水平与中性粒细胞在 ARDS 肺内浸润程度有明显的相关性。IL-8 能诱导中性粒细胞所有由甲酰肽诱发的反应：激活中性粒细胞运动装置，使其定向游走；促使其表达黏附分子；刺激中性粒细胞脱颗粒及呼吸爆发；促进溶酶体酶的释放。IL-8 还可通过延长 PMNs 的寿命，抑制 PMNs 的凋亡，从而使 PMNs 不能被巨噬细胞识别及清除，这可能是 IL-8 使炎症持续以及组织损伤加重的重要机制。

2. 单核细胞趋化蛋白-1（MCP-1）　MCP-1 是外周血单核细胞的趋化因子，招募外周血单核细胞进入组织，向炎症部位聚集。在炎症状态下，MCP-1 主要由单核-巨噬细胞分泌，上皮细胞在 TNF-α 刺激后也可分泌少量；其 CC 趋化因子受体 2（CC chemokine receptor 2，CCR2）主要表达于巨噬细胞以及淋巴细胞。ALI 早期，MCP-1 分泌增加，基因表达上调。MCP-1 被认为是参与急性重症胰腺炎相关肺损伤中细胞间信号传导的物质。MCP-1 单克隆抗体通过加重肺泡上皮细胞损伤和凋亡，阻遏其修复，加重流感病毒所致的肺炎，但不影响 AM 的吞噬功能。

3. 巨噬细胞炎症蛋白（MIP）　MIP 属于趋化因子 CXC 亚家族，是 PMNs 的强有力趋化因子，主要由巨噬细胞分泌产生。在炎症诱导下，肺组织中的 MIP 蛋白水平增高，同时 CXCR2 的表达也会明显增高。MIP-2α 可通过与中性粒细胞膜上相应的 CXCR2 结合，激活胞膜上的钙泵，使细胞向前方伸出伪足，使细胞向产生趋化因子的部位定向迁移，进入肺泡间隙，在细胞因子及某些因素作用下活化，释放胞质内的颗粒，对局部肺组织造成破坏。

4. 其他　在 ARDS 病人 BAL 中增加的趋化因子还包括 LTB_4、PAF_2。细胞损伤后组成细胞膜的磷脂在 PLA_2 的作用下分解为 LTB_4 和 PAF_2。体内试验研究表明，LPS 诱发急性肺损伤后巨噬细胞产生 PLA_2，且其合成依赖于 TNF-α 的产生。

（三）黏附分子

黏附分子是指介导细胞与细胞、细胞与细胞外基质间相互结合的活性物质，影响细胞对周围环境的应答，并对细胞的周围环境具有一定的调节作用。包括整联素、免疫球蛋白超家族、选择蛋白等。其在 ARDS 病理生理过程中 PMNs 的募集、迁移和肺泡上皮细胞的调节功能过程中起重要作用。PMNs 最初的黏附反应是独立于黏附分子存在的，但黏附的持久性却依赖于黏附分子的调节。PMNs 迁移过程有赖于 PMNs 持续性的表达 β_2-整合素、周围的非免疫细胞持续性表达 ICAM-1 以及维持适当的 CXC 特异性对中性粒细胞的趋化活性。下面详述几种常见的黏附分子。

1. 整合素　整合素是由跨膜糖蛋白 α 和 β 亚单位通过非共价键连接而成的异二聚体跨膜结构。β_1-整合素最主要的受体是基质蛋白、成纤维细胞，对 PMNs 迁移、通过细胞外基质、成纤维细胞非常重要。β_2-整合素与其受体（ICAM-1、ICAM-2、ICAM-3）结合后，可增强 PMNs 与血管内皮细胞的结合力，促进中性粒细胞跨内皮进入肺组织。

2. 细胞间黏附分子　ICAM 是内皮细胞表面诱导产生的蛋白。在脓毒血症、创伤引起的肺损伤中 ICAM-1 表达增高，肺组织的表达是其他组织的 30 倍，体外试验证实使用其中和剂或靶基因缺失干预可减轻肺损伤。通过与 PMNs 上的整合素相互作用而促进 PMNs 与内皮细胞的相互黏着，参与白细胞的游出。

总之，ARDS 炎症反应的发生机制非常复杂，众多炎症细胞与细胞因子参与局部炎症的放大和失控，相互诱生、相互调控。ARDS 的发生是肺部局部炎症反应不断放大和失控的结果。如何"狙击"这一病理生理过程将成为 ARDS 治疗的新思路和策略。

（刘凯雄　顾晓凌　陆肖娴）

第四节　ARDS 器官间信号传递的研究

一、肺外因素所致 ARDS 的机制研究

尽管 ARDS 病理生理变化基本形成共识，但各种危险因素所致 ARDS 的具体机制仍不

明确。2006 年欧洲重症病学会对全欧 ICU 的一项调研表明：在 ARDS 的发病因素中，肺部因素占 55%，肺外因素占 20%，混合型因素占 21%，剩下的 4% 为特发性。肺外 ARDS 诱因包括：脓毒血症、创伤、药物过量、急性胰腺炎、体外循环等，其中脓毒血症是最主要的因素，约占 1/3。各种因素导致 SIRS 时，炎症效应细胞和介质数量、功能和表达失调在 ARDS 发病中起着关键性的作用。当代偿性抗炎应答强烈时，机体免疫系统处于"无反应"状态，对感染的易感性增加，这种状态称为代偿性抗炎应答综合征（compensatory anti-inflammatory response syndrome，CARS）。当两者失衡时，无论 SIRS 还是 CARS 反应过强，均会引起机体自稳态失衡。在肺外源性的 ARDS 中，PMN 的激活异常和凋亡异常是导致炎症反应失调的重要原因之一。

（一）PMN 的异常激活

在肺外局部发生炎症/感染时，内毒素及类似物与 TLR4 结合，激活炎症细胞内的多条信号转导通道，其中最重要的通路为激活转录因子 NF-κB，促进促炎细胞因子（如 TNF、IL-1β、IL-6）、趋化因子（如 IL-8）及黏附分子的释放和表达，诱导大量 PMN 活化并募集至病灶，并释放活性氧簇、氮簇及裂解酶，进一步激活和放大炎症，通过正反馈调节引起炎症瀑布反应。全身炎症反应产生的炎症介质和活化的 PMN 破坏并越过肺泡-毛细血管屏障，是造成肺外源性 ARDS 的主要原因。

1986 年，Warshawski 等人将病人肺泡灌洗液中的 PMN 提取并标记后经静脉再次输注，观察到病人新的肺泡灌洗液中出现大量标记的 PMN。随后的一系列细胞学及分子学研究表明，PMN 通过自身表面的 L-选择素与血管内皮细胞上的受体结合，完成最初的黏附，并介导其在内皮细胞表面的滚动，随后 PMN 表面的 CD11b/CD18 复合体使得两者之间连接更紧密，CD31、PECAM-1 诱导 PMN 改变自身形态，穿越肺毛细血管的内皮细胞屏障，到达肺间质。最新的研究表明，在完全阻断 CD11b 和 CD18 复合体介导的紧密连接后，仍有 20%~40% 的 PMN 完成了移位，这可能与 PMN 释放的细胞因子损伤内皮细胞相关。因此，PMN 与血管内皮细胞结合不是其移位至肺内的必要条件，但是完成结合的 PMN 可以在肺部毛细血管内停留更长时间，进而加重 ARDS 的病情严重程度。Kodama 等人在临床研究中发现，在脓毒症导致的 ARDS 病人中，抑制 PMN 酶的活性，能改善病人呼吸功能并改善预后；但在肺内源性 ARDS 病人中，该方法不能改善病人呼吸功能及预后。动物实验中发现该种治疗方法可能会导致肺部真菌感染的风险增加。

在创伤、体外循环等诱因引起的 ARDS 中，除上述机制外，缺血再灌注后产生大量氧自由基，增加胞质内钙离子浓度，减少 NO 的生成，使血管舒张作用减弱；同时，钙离子内流消耗 ATP，NO 和 ATP 共同减少导致血管内皮受损。

除了破坏内皮细胞的连接外，激活的 PMN 可产生多种氧自由基，释放弹性蛋白酶、基质金属蛋白酶和髓过氧化物酶等多种蛋白酶和血管活性物质，损伤肺血管内皮和肺泡上皮。另外，活化的 PMN 可以参与分泌多种促炎细胞因子及抗炎细胞因子，导致炎症瀑布的进一步失控。促炎因子能激活血管内皮细胞，产生花生四烯酸代谢产物，TXA$_2$、PGs 及 LTs 增高，使肺血管收缩，肺小动静脉痉挛，诱导肺动脉高压，使富含蛋白质的水肿液向肺间质及肺泡渗漏；血管内皮细胞损伤后，释放 von Willebrand 因子，使内皮细胞下胶原纤维暴露，激活肺毛细血管内的凝血系统，产生微小血栓，增加肺微循环阻力；同时，未栓塞区灌流增加导致通气/血流比例失调。微血栓释放的纤维蛋白降解产物、PAF 等使血管通透性增加，更多的 PMN 向肺内移位。

生理条件下，血管内皮-肺泡屏障中肺泡上皮层细胞连接较内皮细胞更紧密，能有效防止 PMN 向肺泡内移位。肺间质中的 PMN、炎症因子、穿孔素及颗粒酶 A 可激活肺泡上皮的 Fas-FasL 系统，诱导大量肺泡细胞，尤其是 AT Ⅱ 的凋亡，破坏肺泡结构；亦可增加 PMN 释放 TNF-α、MIP-1α、IL-6 等细胞因子，进一步加重肺泡毛细血管屏障的损伤。体外试验中，加入 Fas 的单克隆抗体后，肺泡细胞的生存时间明显延长。Wortinger 等人亦发现 Fas 受体缺乏小鼠的 ARDS 严重程度明显减轻。

(二) PMN 的调控与凋亡

PMN 和细胞因子经肺外移位至肺内后，由于炎症部位的 PMN 无法再回到循环中，由 PMN 介导的炎症反应无法终止和解决，因此只能通过抑制新的 PMN 移位和启动已存在于肺内 PMN 的凋亡程序，从而恢复正常免疫自稳态。持续的炎症病变会引起淋巴细胞和树突状细胞的移位。最新的研究表明，LPS 诱导 T 细胞上的跨膜受体 Foxp3 和 CTLA4 激活，调节 T 细胞，$CD4^+T$ 细胞进入肺泡后，大量释放 IL-10，抑制 PMN 进一步向肺泡内移位。但在 ARDS 动物模型中，还缺乏相关的基础研究。

成熟 PMN 的生存周期为 6～12 小时，PMN 的凋亡和清除是机体炎症反应减弱的主要原因。ARDS 病人体内，大量的炎症介质 [如 LPS、TNF、IL-8、IL-6、IL-1、粒细胞-巨噬细胞集落刺激因子 (granulocyte-macrophage colony stimulating factor，GM-CSF)] 会抑制 PMN 的凋亡，使其在炎症部位持续聚集，并释放活性氧、自由基等，导致肺部持续过度炎症反应。肺泡巨噬细胞在 LPS 和 TNF-α 的作用下凋亡率增加，功能异常，缺乏形成识别凋亡 PMN 受体的能力，使之对凋亡的 PMN 及异常组织细胞的吞噬处理能力下降，使细胞继发坏死，溶酶体及毒性产物外泄，进一步加重组织损伤。

二、ARDS 继发肺外器官功能紊乱的机制研究

ARDS 持续的炎症反应使肺泡-毛细血管屏障进一步损伤，通透性增强，部分炎症介质经循环至其他器官，造成肺外器官功能障碍的发生和加重。此外，随着机械通气的广泛普及，错误的 MV 设置及 VALI 也可能造成肺外器官功能的紊乱。近年来，对 ARDS 继发肺外器官功能紊乱的研究主要集中在肾损伤和脑损伤两方面。

(一) ARDS 与肾损伤

由于肺泡-毛细血管屏障的损伤，ARDS 肺内大量的炎症介质可经循环至肾脏，大量的炎症细胞因子 (如 TNF-α、IL-6 和 IL-8) 诱导肾小管上皮细胞凋亡，肾小管上皮细胞进一步变性、坏死，肾小管基底膜断裂，从而导致肾小管内液反漏入间质造成肾脏间质水肿。另一方面，变性坏死的肾小管上皮细胞脱落入管腔内，与肾小管内其他蛋白质或纤毛共同形成管型，阻塞肾小管，导致急性肾损伤 (acute kidney injury，AKI)。除了炎症反应外，NO 途径也是诱导肾脏损伤的因素。ARDS 时，肺毛细血管内皮细胞大量损伤，产生氧自由基、NO 等产物。NO 的代谢产物能通过氧化应激产生肾细胞毒性作用，增加肾小管上皮细胞通透性，促进细胞凋亡。

高碳酸血症一方面可直接促进去甲肾上腺素释放、激活交感神经系统、非渗透性释放血管加压素，从而降低肾脏血流灌注和肾小球滤过率 (glomerular filtration rate，GFR)；另一方面又可间接通过降低血管顺应性而导致血管扩张，反射性促进去甲肾上腺素的释放和肾素-血管紧张素-醛固酮系统激活，从而降低了肾脏血流灌注。另外，严重低氧血症 ($PaO_2 < 40mmHg$) 也可引起肾脏血管收缩，同时增加血管收缩顺应性，进一步导致肾脏

血流的低灌注和 GFR 下降。这些原因均导致了肾脏血流低灌注和缺血性损伤的发生。

临床研究发现，缺血再灌注性损伤往往比单纯的缺血性损伤更严重。缺血再灌注过程进一步通过活化缓激肽系统，促进氧化应激产物的产生，破坏 DNA、氧化细胞膜脂质和（或）直接促进凋亡基因和蛋白的表达，从而导致肾小管上皮细胞凋亡。此外，缺血再灌注时，细胞内钙通道开放，钙离子大量内流造成细胞内钙超负荷，局部产生大量氧自由基，对膜磷脂、蛋白质、核酸以及细胞外基质产生破坏，并使细胞功能紊乱，甚至细胞死亡，最终导致 AKI 的发生。

正压通气（positive pressure ventilation，PPV）是一种常用的呼吸机模式，早在 20 世纪 40 年代就有 PPV 影响肾脏灌注的假说。健康志愿者给予持续 PPV 时，可发现心输出量（cardiac output，CO）改变，进而引起肾脏灌注的改变。目前认为：PPV 通过物理和神经体液因素影响肾脏功能。PPV 增加了胸膜腔内压，导致前负荷降低，CO 降低，引起低血压和液体反应性休克；同时 PPV 压缩纵隔组织和肺脉管系统，增加右心室负荷，进一步导致 CO 下降和肾灌注减少，从而导致 AKI。1983 年，Annat 等人发现 PPV 可改变神经体液系统，影响交感神经、肾素-血管紧张素轴（renin-angiotensin axis，RAS）、抗利尿激素（antidiuretic hormone，ADH）的释放及心房利钠肽（atrial natriuretic peptide，ANP）的产生。经过这种神经体液系统调节，最终导致肾血流量减少、GFR 降低、水钠潴留和少尿。此外，损伤性机械通气还可通过改变细胞凋亡途径中 FasL 的水溶性，加剧肾小管上皮细胞凋亡进程。Douillet 等人亦发现，机械通气本身可改变肾性细胞核苷酸和嘌呤受体的表达，造成肾脏细胞的功能严重受损而引发 AKI。

（二）ARDS 与脑损伤

ARDS 导致的脑损伤主要来自长期的 MV。研究发现，在长期 MV 的病人中，存在不同程度的记忆损伤和认知障碍。2005 年，Hopkins 等研究表明，约 20% 重度 ARDS 幸存病人存在抑郁和焦虑等意识状态。

正常条件下，由于血脑屏障的保护作用，炎症介质无法进入脑部。但在严重 ARDS 并发全身炎症反应时，LPS 和促炎细胞因子都能激活炎症细胞 CD40 表达，促进其通过 CAM-1、E 选择素与血管内皮细胞的黏附；并同时激活 NF-κB 通路。尽管脑血管内皮细胞表面没有 LPS 受体，LPS 与血浆游离 CD14 结合，引起 MAPK 级联反应，刺激血管内皮细胞上调 IL-1、TNF-α 受体，促进产生 IL-1β、TNF-α、IL-6 等炎症因子，并释放 NOS。这些炎症介质可改变血脑屏障的结构，在脓毒性休克动物实验中，部分研究发现血脑屏障的通透性明显升高，这可能与神经胶质细胞的衰弱及 NOS 抑制作用的减弱相关。但亦有试验表明，全身炎症反应时脑血管内皮细胞功能没有受到明显损伤。

ARDS 导致的高血糖、低血压及低氧血症等可能会导致病人神经系统的预后极差。神经系统的正常功能维持需要正常的血糖、血压和氧供。低氧血症尤其对脑细胞损伤、脑能量代谢有不可逆的损伤作用，这与低氧血症抑制氧化磷酸化、产生大量自由基及造成无氧酵解相关；同时，低氧血症亦可诱导转录因子 HIF-1α 及 HIF-2α 的表达。这两种因子的作用主要包括：①诱导糖酵解基因的表达，促进无氧代谢；②诱导血管内皮细胞生长因子的表达，促进血管生成；③诱导一氧化氮合酶、血红素氧化酶的表达，发挥扩血管作用；④激活促红细胞生存素基因的表达，使红细胞生成增加，提高携氧能力。这些代偿使得缺氧的脑组织细胞能保持氧稳态并耐受低氧状态。

呼吸机的不当设定亦可能导致脑损伤的出现或加重。2011 年，Quilez 等人发现，在

ARDS 时，与早期神经系统激活相关的 c-fos 蛋白过度表达，尤其是不正确的呼吸机设定（高潮气量通气），这种表达更为明显。

（柯路　高伟　鲍洁）

第五节　ARDS 与凝血纤溶功能紊乱

ARDS 存在着凝血纤溶功能紊乱。尽管医学界对 ARDS 凝血纤溶功能紊乱已有所了解，但尚未形成统一标准与认识。目前关于 ARDS 凝血纤溶功能紊乱的研究主要分为以下几方面。

一、肺泡内高凝状态的形成机制

通过对 ARDS 病人的 BAL 分析发现，ARDS 时肺泡内高凝状态的形成主要源于促凝活性显著增加，而纤溶及抗凝活性明显受抑，且这与炎症反应明显相关。

（一）肺泡内凝血途径

肺泡中凝血酶的形成主要因炎症反应诱导的外源性凝血途径—组织因子（tissue factor，TF）- Ⅶa 途径活化所致。当致病因子作用于肺时，激活机体多种炎症细胞，导致 TNF-α、IL-1β、IL-6 等炎症介质产生，使肺内驻留及浸润的巨噬细胞、肺泡上皮细胞、其他炎症细胞及肺构成细胞分泌大量 TF，并释放组织因子阳性微颗粒，启动外源性凝血途径：TF 激活Ⅶ因子，并与之构成复合物，进而激活 F X，F X a 和 F V a，使凝血酶原（F Ⅱ）转化为凝血酶（F Ⅱ a），最终使纤维蛋白原形成纤维蛋白。此外，巨噬细胞还能产生多种促凝因子及纤维蛋白原，加强凝血酶及纤维蛋白的形成。在正常情况下，适当的促凝反应往往有助于将炎症反应或感染控制在肺内局部，然而 ARDS 时，炎症反应往往过度放大，使得上述炎症介质介导的肺内凝血反应失控，导致高凝状态形成。肺泡内不存在血小板，不存在形成血栓的问题，但肺泡内高凝血症或倾向最终导致纤维蛋白沉积，肺泡内透明膜的形成。

（二）肺泡内抗凝及纤溶系统

ARDS 时过度放大的炎症反应造成肺内抗凝及纤溶系统受抑制。已知肺内有 3 种抗凝途径调节凝血系统的活化，即组织因子途径抑制剂（tissue factor pathway inhibitor，TFPI）、抗凝血酶（antithrombin，AT）、蛋白 C 系统包括活化蛋白 C（activated protein C，APC）和血栓调节蛋白（thrombomodulin，TM）。ARDS 时，TFPI 的表达降低，且大部分处于失活状态，不足以阻断 TP 依赖的促凝活性；肺泡中，AT 迅速被消耗，浓度明显降低。与此同时，肺内的蛋白 C 水平降低，APC 的生成受损，消耗及被中性粒细胞弹性蛋白酶降解增多，造成 APC 不足。TM 是细胞表面的凝血酶受体，其与凝血酶结合，形成凝血酶血栓调节蛋白复合物，一方面降低凝血酶的凝血活性；另一方面裂解蛋白 C，形成 APC，后者能灭活 F V a 及Ⅷa、阻碍凝血因子与血小板磷脂结合、刺激纤溶酶原激活物释放，进而起到抗凝作用。肺损伤时，细胞表面的 TM 脱落及氧化也是 APC 及抗凝不足的重要原因。

纤溶酶原激活物抑制剂-1（plasminogen activator inhibitor-1，PAI-1）是纤溶系统的主要抑制剂，可以使尿激酶型纤溶酶原激活物（urokinase plasminogen activator，uPA）和组织型纤溶酶原激活物（tissue plasminogen activator，tPA）失活，抑制纤溶酶生成以及随后的纤维蛋白的降解。ARDS 病人肺泡内纤维蛋白生成增多和纤溶活性下降，与肺泡内高浓度的 PAI-1 密切相关。炎症反应激活肺泡上皮细胞、成纤维细胞、内皮细胞分泌 PAI-1，使其浓度显著升高。此外，肺泡巨噬细胞分泌的 PAI-2 也是纤溶活性下降的另一原因。ARDS 时，纤溶抑制是抗纤溶物质上调的主要后果，在早期限制病原体播散有一定作用，但持续的纤溶抑制会与高凝一样对机体带来明显的病理生理紊乱，甚至影响器官功能。

总的说来，ARDS 时，肺内炎症反应启动外源性凝血途径，增强促凝活动，同时抑制肺内抗凝系统及纤溶活性，造成促凝及抗凝失衡，形成肺泡高凝状态。

二、血管内高凝状态与微血栓形成

炎症过程中，炎症介质网络介导了炎症发展，同时也通过刺激内皮细胞激活机体凝血系统，造成血管内以高凝状态为主的凝血功能紊乱，引起微血栓形成。

（一）炎症反应与内源性凝血途径

ARDS 时，巨噬细胞及中性粒细胞等产生 TNF-α、IL-8、IL-1、IL-6 等各种炎症因子、蛋白酶、自由基等，使内皮细胞发生活化及损伤，暴露内皮下胶原，启动内源性凝血途径：因子Ⅻ与带负电荷的胶原接触激活，转变为因子Ⅻa，激活因子Ⅺ，与钙离子协同激活因子Ⅸ，继而与 Ca^{2+}、因子Ⅷa、PF_3 共同形成复合物，使 FX 激活为 FXa，激活凝血酶原，发挥凝血作用。

（二）炎症反应与外源性凝血途径

白细胞合成和释放的细胞因子 TNF-α、IL-1 可诱导内皮细胞大量表达 TF，使血管外 TF 进入血管内，启动外源性凝血系统，且以该途径为主导作用，促进纤维蛋白多聚体的沉积。正常内皮细胞未受损时，其胞膜表面和胞质内均表达有 TFPI，它能与Ⅹa、TF-Ⅶa 形成四元复合物，抑制 TF 的促凝功能。在炎症过程中，内皮受损，TFPI 生成减少，对 TF 的抑制作用减弱，使机体处于一种凝血前状态，一旦 TF 与Ⅶ因子结合，就诱发了上述凝血级联反应，加速了凝血的形成。

（三）炎症反应与抗凝纤溶系统

受损内皮细胞表达的 TM 被蛋白水解酶酶解，形成可溶性 TM（sTM），无法结合凝血酶，进而使抗凝作用降低。蛋白 S 是胞内蛋白 C 的辅因子，它与 C4b 结合蛋白（C4b binding protein，C4bBp）结合形成复合物，可增强蛋白 C 的抗凝血功能。严重炎症反应时，C4bBp 水平上升导致蛋白 S 相对缺乏，蛋白 C 系统随之下调，凝血反应增强。另外，炎症反应活化内皮细胞，引起糖胺聚糖从内皮脱落，限制了 AT 结合到内皮细胞发挥抗凝效应。最后，炎症细胞因子 TNF-α、IL-1 可诱导内皮细胞合成 PAI-1，并减少 tPA 的合成，减慢纤维蛋白多聚体的溶解，促进血栓形成。

在炎症反应使内皮活化损伤的同时，也使循环中的血小板活化。活化的血小板黏附至内皮细胞，并产生各种促凝物质、血管收缩物质等，促使微血栓形成。

因此，ARDS TF 的表达引起血管内促凝通路上调，抗凝机制（抗凝血酶、蛋白 C 和 TFPI）受损，PAI-1 拮抗纤溶酶原激活，引起血管内凝血/纤溶系统紊乱，纤维蛋白沉积，随着凝血功能进一步紊乱，微循环广泛纤维蛋白沉积，引起血管阻塞、组织低灌注，最终导致肾、肺、肠道和肝等器官功能障碍，甚至死亡。

三、蛋白酶激活受体与凝血纤溶系统

由上述可知，ARDS 时，肺内炎症反应通过促进凝血活动，抑制抗凝物质及纤溶活性，造成促凝及抗凝失衡，导致肺泡及血管内高凝状态及微血栓形成。而凝血纤溶变化又能反馈促进炎症，进一步加重高凝状态形成。凝血纤溶系统主要通过细胞表面的蛋白酶激活受体（protease activated receptors，PARs）调节炎症反应。PARs 系统是连接炎症和凝血的关键桥梁。

PARs 属于 G-蛋白偶联受体家族，共有四个亚型——PAR-1、PAR-2、PAR-3 和 PAR-4，具有独特的激活形式，其中 PAR-1、PAR-3 和 PAR-4 是凝血酶受体，而 PAR-2 是胰蛋白酶的细胞表面受体。

PAR1 与凝血酶亲和力较高，后者可通过内皮细胞上的 PAR1 促进 NO 产生，增加黏附分子的表达，使血管通透性增加，并促进 NF-κB 的表达，通过 T 淋巴细胞、巨噬细胞、NK 细胞等细胞上的 PAR1 受体促进炎症细胞的趋化和细胞因子的产生。APC 通过内皮细胞上的 PAR1 可上调 MCP-1 的表达，后者可诱导 T 辅助细胞产生 IL-10、IL-13 等抗炎介质，发挥抗炎效应。PAR2 与胰蛋白酶、类糜蛋白酶亲和力较强，亦可介导白细胞的滚动、黏附及渗出，促进炎症因子的表达。PAR3 不能启动下游的信号转导过程，可辅助 PAR4 的激活，PAR4 亦存在于人血小板上，凝血酶浓度高时可激活 PAR4，PAR3 和 PAR4 在炎症的信号转导过程中可能发挥重要作用，但具体机制尚不清楚。

在 ARDS 时，凝血激活产生的凝血相关蛋白酶通过 PARs 介导的信号转导作用，对炎症反应产生重要影响。已明确与 PARs 激活相关的凝血蛋白酶有凝血酶，TF/Ⅶa/Ⅹa，TF/Ⅶa，APC 等。凝血酶可单独激活 PARs，其他多数凝血相关蛋白酶需在辅因子的参与下激活 PAR1 或 PAR2。APC 在内皮细胞蛋白 C 受体的辅助下激活内皮细胞上的 PAR1，发挥抗炎效应。游离的Ⅹa 几乎不能激活 PAR，Ⅹa 可短暂地与 TF/Ⅶa 结合形成 TF/Ⅶa/Ⅹa 复合物，后者可激活 PAR1 及 PAR2。TF-Ⅶa 亦能激活 PAR2，但活性低于 TF/Ⅶa/Ⅹa。凝血酶、TF/Ⅶa/Ⅹa、TF/Ⅶa 与 PARs 相互作用后主要起促炎作用，而 APC 起抗炎作用。在 ARDS 时，凝血活性增强，凝血酶、TF/Ⅶa/Ⅹa、TF/Ⅶa 显著增多，而 APC 等明显降低，故最终结果加剧了肺内炎症反应。

此外，uPA 与尿激酶型纤溶酶原激活物受体（urokinase plasminogen activator receptor，uPAR）通过影响肺内炎症细胞的迁移、募集，调节炎症反应。uPAR 缺陷，能减少中性粒细胞等募集至肺及肺泡，减轻炎症；而 uPA 减少，肺内中性粒细胞浸润增多，促进炎症反应。血小板与中性粒细胞相互作用，募集更多的中性粒细胞浸润至肺内。过量纤维蛋白沉积在肺内，具有直接的促炎效应。纤维蛋白与单核细胞结合，活化 NF-κB 及活化蛋白 1（activated protein-1，AP-1），促进各种细胞因子的产生。纤维降解产物有炎性趋化作用，吸引中性粒细胞聚集并分泌弹性蛋白酶，弹性蛋白酶把纤维蛋白分解为多肽片段，多肽片段又有炎性趋化作用，进一步吸引中性粒细胞到肺中聚集。

四、肺内凝血纤溶与临床研究

目前已有多项临床试验研究 APC、AT、TFPI、TM、肝素等抗凝剂及纤溶酶原激活物在治疗 ARDS、严重脓毒症、脓毒症休克中的作用。

（一）APC

多项动物研究发现，气道内或全身性给予 APC 能够降低肺损伤炎症反应，改善肺功能。然而，一项对 75 例 ARDS 病人进行的随机临床对照研究发现，APC 治疗并不改善病人机械通气时间及 60 天病死率。重组人活化蛋白 C 治疗严重脓毒症的全球评估（recombinant human activated protein C worldwide evaluation in severe sepsis, PROWESS) 研究组进行重组人活化蛋白 C (recombinant human activated protein C, rhAPC) 的Ⅲ期临床试验，发现重度脓毒症病人使用 rhAPC 后生存率提高。后续 PROWESS-SHOCK 研究组研究 rhAPC 对脓毒症休克病人的疗效，证明 rhAPC 对脓毒症病人 28 天和 90 天病死率无改善，亚组分析结果相同，出血风险增高且无治疗疗效，在指南中不推荐使用。2012 年，美国礼来公司从全球市场撤回 rhAPC。因此，并不是所有重度脓毒症病人均能从 rhAPC 治疗中获益，成人严重脓毒症休克时，rhAPC 治疗无明显受益，而 CAP 病人是最大的获益者。

（二）AT

Fourrier 等人研究发现，严重脓毒血症时 AT 水平降低，而且其水平与 DIC、ARDS 的进展有关。在多项针对 AT 进行评估的严重脓毒血症试验中，ARDS 病人病死率降低并不显著，AT 对 ARDS 临床病理过程的影响尚不清楚。Warren 等人在 AT 治疗败血症病人有效性的Ⅲ期临床试验中发现，早期使用 AT（起病 6 小时内）不改善败血症病人的病死率，故不推荐在临床上使用，且高剂量出现出血倾向。KyberSept 等人对 40 例严重脓毒症病人进行小规模随机对照试验，结果显示 AT 可显著改善病人凝血指标（ⅡB 级），但不改善病死率；AT 组器官衰竭持续时间不短于对照组，尤其是肺脏。Eisele 等人研究报道，AT 能够明显降低呼吸衰竭的发生率，由于样本量的限制，其结论仍有待进一步证实。

总之，尽管在动物实验中 AT 能改善肺损伤，但目前尚未在人类中得到证实；在脓毒血症中，虽然 AT 治疗可以改善凝血的实验室指标，却未能改善生存结局，因此 AT 疗效尚需进一步讨论，比如确定最佳剂量和给药时间等。

（三）TFPI

与对照组相比，ALI/ARDS 肺泡水肿液中的 TPFI 明显升高，但是升高的 TPFI 大多为失活或被降解状态，并不能抑制 TF 介导的促凝反应。2001 年，OPTIMIST Ⅱ期临床试验评价了重组人组织因子途径抑制剂（recombinant tissue factor pathway inhibitor, rTFPI）治疗重度脓毒症病人的疗效和安全性。OPTIMIST Ⅲ期临床试验显示，rTFPI 治疗未降低严重脓毒症病人 28 天总病死率，这其中约 50% 为呼吸道感染或 ARDS 病人。临床评估委员会回顾性分析了 rTFPI 在Ⅲ期临床试验中对脓毒症 CAP 亚群病人的治疗作用，发现接受 rTFPI 治疗的脓毒症 CAP 病人的总病死率无改善，然而未合并使用肝素治疗的病原学确诊的 SCAP 亚群病人在治疗中获益。Wunderink 等人进行前瞻性随机对照试验，发现 rTFPI 治疗 SCAP 病人没有改善病死率。

总而言之，rTFPI 未能改善脓毒症及 SCAP 病人的生存率，目前尚无足够证据支持在 CAP 及脓毒症病人中使用 rTFPI。

（四）血栓调节蛋白（TM）

2007 年，ART-123 Ⅲ期临床试验评价了人重组可溶性血栓调节蛋白（recombinant human soluble thrombomodulin, rhTM；ART-123）在 DIC 病人中的疗效和安全性。该研究发现，DIC 或感染病人使用 rhTM 治疗 6 天，病死率显著降低。另外，日本在 2008 年已批准在具有弥散性血管内凝血（disseminated intravascular coagulation, DIC）的脓毒症病人中临床应用 ART-123，但必须在主治医生指导下使用。意大利指南也推荐了 rhTM 的使用量，但由于缺乏高质量的临床试验证明 rhTM 可降低病死率，目前不建议 rhTM 用于治疗 DIC。最近一项评价可溶性 rhTM 治疗脓毒血症引起 DIC 的有效性的回顾性队列研究发现，rhTM 可能改善脓毒症诱发的 DIC，并降低病死率，且不增加出血风险。另一回顾性队列研究发现，rhTM 治疗可能降低需机械通气脓毒症诱发的 DIC 病人的病死率。

上述结果表明，rhTM 治疗能够改善脓毒症诱发的 DIC 病人的病死率，但仍需高质量的临床试验以支持该结论。rhTM 用于肺损伤目前仅限于实验性研究，并发现其能改善肺损伤大鼠的病死率及炎症反应，但仍需临床研究以证实。

（五）肝素

迄今为止，在 ALI/ARDS 中单独应用肝素的疗效评价尚缺乏随机对照研究结论，多数研究结论来源于脓毒血症研究。Bernard 等人对临床试验进行回顾性亚组分析发现，与单独使用 APC 相比，低剂量肝素联合 APC 并未改变病人疗效及安全性。Levi 等人进行的一项大型临床试验表明，中低剂量肝素联合 rhAPC 治疗不改善重症脓毒症病人的 28 天病死率，且 DIC 和凝血指标异常的病人应仔细衡量并停止肝素治疗。HETRASE 研究采用普通肝素治疗脓毒症的随机对照临床试验表明，持续滴注低剂量普通肝素（500 U/h，持续 7 天）不改善脓毒症病人的 D- 二聚体水平，也无法改变脓毒症肺炎亚组病人的病死率。不建议 DIC 病人使用普通肝素和低分子量肝素，但可用于无活动性出血的高危病人以预防血栓栓塞（证据级别 D）。低分子量肝素可每天皮下注射 1～2 次，无需监测凝血功能。

（六）纤溶酶原激活物及 PAI-1

目前较少临床研究纤溶酶原激活物及 PAI-1 抑制剂的应用。一项小样本 I 期临床试验发现纤溶酶原激活物（u-PA 及 tPA）能够改善 ARDS 病人动脉血氧含量。但仍需更多及更大样本的临床研究以证实其疗效及安全性。PAI 抑制剂目前仅限于实验动物研究，尚无临床应用。

综上所述，ARDS 中，炎症反应和凝血纤溶异常相互作用和影响，目前临床上对是否应用抗凝剂或纤溶制剂治疗 ARDS 仍存在争议。将来的研究将着重于 ARDS 凝血纤溶异常的具体机制及相关因子，并针对相关发病过程设计高质量临床试验，进而有利于临床改善 ARDS 病死率。

（蒋进军　朱晓丹　高　伟）

第六节　ARDS 的肺组织修复与再生

一、肺组织损伤后修复机制

ARDS 炎症反应介导的组织损伤启动之后，其修复机制也相继被启动。肺泡间隔的间质细胞和成纤维细胞增殖、新生血管生成，肺泡腔内 I、III 型胶原纤维沉积以及纤维连接蛋白显著增加，是 ARDS 炎症修复阶段的主要特征。关于 ARDS 损伤后修复的信号转导机制较为复杂，可能与以下机制有关：在受体水平，受体数量在配体长时间大量作用后出现可逆性下调；在胞质水平，细胞转录生成信号转导调节子，作用于信号通路的关键酶，导致信号转导通路终止；在转录水平，核转录基因的共抑制因子被激活以抑制靶基因转录。

ARDS 损伤后修复机制主要分为内源性和外源性两方面。

（一）ARDS 损伤后修复的内源性机制

损伤后修复的内源性机制广义上讲主要包括水肿液的清除、炎症细胞的消散以及肺泡上皮细胞和血管内皮细胞结构与功能的恢复。

1. 肺组织炎症损伤后修复的经典机制　　炎症反应初期，由 CD4$^+$T 细胞、巨噬细胞、树突状细胞分泌的 IL-10 作用于巨噬细胞，抑制炎症介质的分泌和抗原的提呈，增强清道夫功能并产生抗炎因子如 IL-1 受体拮抗剂以及 TGF-β 等。此外，一类复杂、高效的脂肪酸衍生物如脂氧素、消散素与保护素等也参与了 ARDS 损伤后修复过程。它们能与特定的免疫细胞和组织细胞受体结合，抑制炎症细胞的募集与活化，诱导炎症细胞凋亡。此时巨噬细胞吞噬功能也相继增强，被吞噬的凋亡细胞又将促进巨噬细胞产生抗炎细胞因子。

2. 肺泡上皮细胞的自我修复　　肺泡上皮细胞（alveolar epithelial cells，AECs）和血管内皮细胞损伤是 ARDS 发生、发展的关键环节。在损伤修复期，缺失的 I 型 AECs 被移行的 II 型 AECs 补充，并逐渐分化成为 I 型 AECs，细胞间的紧密连接也逐渐恢复。新近研究表明，AECs 的增殖和修复过程早在损伤初期就已启动，在损伤发生的最初 24 小时就已有肺间质胶原纤维沉积的增加和肺顺应性的下降。在大气道，基质细胞在气道上皮细胞破坏后，开始自我更新并产生纤毛细胞和杯状细胞；在小气道，一种表达分泌性球蛋白 1a1 的克氏细胞（secretory cells that express secretoglobin 1a1，CCSP）也在 AECs 损伤后启动了自我修复以及产生纤毛细胞的功能。2005 年和 2009 年，Kim 和 Rawlins 等人先后在樟脑球以及博来霉素诱导的肺损伤模型中，发现位于支气管肺泡连接处的 CCSP 细胞作为支气管肺泡干细胞（bronchioalveolor stem cells，BASCs），最终能够转化为 II 型 AECs。2013 年和 2014 年，Barkauskas 和 Desai 等人在白喉毒素和高氧诱导的肺损伤模型中也证实，分泌表面活性物质 C（surfactant protein C，SPC）的 II 型 AECs 能够自我补充并产生 I 型 AECs。然而上述修复过程在肺部严重损伤时并未被观察到，提示 AECs 的自我补充机制的启动与 ARDS 的修复程度有关。

3. 细胞因子及生长因子在肺组织损伤后修复中的作用　　肺组织损伤后修复过程受到多种细胞因子和生长因子的调控。已有研究表明 ARDS 肺泡上皮损伤后修复过程主要是由 IL-1β 介导。2001 年和 2003 年，Geiser 等人先后证实 IL-1β 介导的表皮生长因子（epidermal growth factor，EGF）/ TGF-α 信号通路参与了 ARDS 病人 AECs 的修复过程。此外，人的肺组织成纤维细胞、巨噬细胞和上皮细胞还能通过分泌包括角质细胞生长因子（keratinocyte growth factor，KGF），肝细胞生长因子（hepatocyte growth factor，HGF）和粒细胞-巨噬细胞集落刺激因子（granulocyte-macrophage colony stimulating factor，GM-CSF）在内的表皮生长因子，促进 AECs 损伤后修复过程。2011 年，Ding 等人验证 VEGF 介导的基质金属蛋白酶 14（matrix metalloproteinase，MMP-14）能够通过释放表皮生长因子受体配体，促进上皮细胞祖细胞增殖和肺泡再生，提示肺血管内皮在促进 BACSs 的增殖和分化过程中发挥重要作用。2014 年，Lee 等人也得到相同的结论，并且证实血小板反应蛋白（thrombospondin 1，TSP 1）是该信号通路的关键信号分子。

4. 基质金属蛋白酶在肺组织损伤后修复中的作用　　近年研究还表明，炎症细胞、间充质细胞、肺泡上皮细胞在肺泡毛细血管膜损伤时能够产生 MMP，后者通过水解细胞-细胞间和细胞-基质间蛋白发挥降解细胞外基质以及非基质调质如化学因子和细胞表面受体的作用，同时它也参与了组织损伤修复过程。MMP-7 对蛋白多糖-1 和内皮细胞源性钙黏素的降解有助于易化上皮细胞的移行和 MMP-9 的产生，后者可促进肺泡上皮细胞修复。而基质金属蛋白酶的组织抑制剂-1（tissue inhibitor of metalloproteinases 1，TIMP-1）可以调控 MMP-7 的活性。

5. 肺泡上皮细胞和血管内皮细胞屏障功能的恢复　　肺泡上皮细胞屏障包括钙黏素介

导的连接束和紧密连接，其中上皮细胞钙黏素取代了血管内皮细胞钙黏素。肺泡上皮细胞屏障较肺血管内皮细胞屏障更为紧密，两者存在功能上的相互作用。有人采用血管内皮细胞稳定配体激活相应的信号通路，调控细胞骨架蛋白的重排和连接蛋白-血管内皮细胞钙黏素的相互作用，以加强血管内皮细胞与钙黏素的结合。其中，磷酸化鞘氨醇-1（phosphorylation of sphingosine，S1P-1）是能够被内皮细胞表面 G 蛋白偶联受体识别的脂质，它与相应的受体结合能够导致肌动蛋白及骨架蛋白的重新排列，改善全身以及肺脏血管内皮细胞的完整性。内皮细胞磷酸化鞘氨醇受体 1（phosphorylation of sphingosine receptor 1，S1PR1）的小分子激动剂还能够抑制细胞因子风暴和肺组织白细胞的募集。但由于 S1PR1 的时间依赖性脱敏现象以及 S1PR2 和 S1PR3 的不稳定性，S1P 或其受体激动剂的作用取决于应用的时机和疗程。

此外，Ang1 可作用于内皮细胞的 Tie2 受体，促进屏障功能的完整性；肾上腺髓质素则能够与肺血管内皮细胞降钙素受体样受体结合，促进细胞间黏附；Robo4/Slit 信号通路可能通过促进血管内皮细胞钙黏素表达，参与内皮细胞稳定性的维持；凝血酶或其他 G 蛋白偶联蛋白激酶受体激动剂识别的信号通路在激活内皮细胞屏障受损的同时，也激活了内皮细胞稳定系统。以上机制均不同程度参与了肺组织损伤后修复过程中肺上皮和血管内皮细胞的屏障功能恢复。

6. 细胞凋亡在肺组织损伤后修复中发挥的作用　已有研究表明，细胞凋亡可以发生在 ARDS 的各个阶段，同样它也参与了肺组织损伤后的重塑。在 ARDS 恢复期，增生的肺泡 II 型细胞和间质细胞凋亡增加，有助于减轻肺组织纤维化，改善肺功能，同时细胞凋亡也是调节 SIRS 和 CARS 之间平衡的重要因素之一。细胞凋亡在清除过量的炎症细胞如中性粒细胞、过度增殖的肺泡 II 型上皮细胞发挥重要作用，同时过度的增殖反应和间质细胞也必须被及时终止。因此恢复期调节靶细胞的凋亡速率，有助于肺组织的修复和重塑；在不同环节和不同时期，调节免疫细胞的凋亡，有助于维持机体的自稳状态。

（二）ARDS 损伤后修复的外源性机制

肺泡上皮细胞通透性增加以及液体清除能力下降和气体交换功能受损是 ARDS 的重要发病机制。在 ARDS 肺组织损伤后的修复过程中，肺泡上皮细胞和血管内皮细胞结构与功能的恢复是关键环节，如何能够及时有效地清除炎症介质、细胞因子，避免过度的细胞增殖、胶原沉积尤为重要。在过去几十年中，研究者探讨了很多能够促进 ARDS 肺组织损伤修复的方法，包括抗氧化剂、β 受体激动剂、表面活性物质和 IL-10 等；但由于 ARDS 的发病机制复杂，因此直至目前，仍未找到单一有效的治疗手段。目前相关领域研究主要集中于如何抑制炎症反应过程、恢复肺血管内皮细胞和上皮细胞结构与功能的完整性、抑制黏附分子的表达以及肺泡及间质的胶原沉着，并增加表面活性物质表达、促进 II 型 AECs 向 I 型 AECs 的转化等，但它们中的绝大多数研究仍处于动物实验阶段。

1. 抑制 ARDS 炎症反应过程

（1）HMG-CoA 还原酶抑制剂（他汀类药物）：他汀类药物能够保护肺血管内皮细胞、减轻肺血管的渗出、减轻中性粒细胞的浸润和自由基的产生，时间和剂量依赖性上调人内皮细胞整合素-β_4 的表达，抑制 MAPK 信号通路，并上调内皮源性一氧化氮合成酶，抑制炎症反应。

（2）血红素加氧酶（HO-1）：HO-1 是催化血红素降解为胆绿素、Fe^{2+} 和 CO 的关键酶，具有抗炎、抗氧化和抗增殖的作用，它还能增加 SP-B 的表达，进一步改善肺功能。

（3）噻唑烷二酮类药物（罗格列酮等）：过氧化物酶体增殖物激活受体（peroxisome proliferator-activated receptor，PPAR）激动剂能够抑制前炎症因子的基因表达，发挥抗炎作用。它能够抑制肺泡上皮细胞、中性粒细胞、巨噬细胞、淋巴细胞分泌和释放 TNF-α 等细胞因子，减轻炎症因子的趋化作用，并促进炎症细胞的凋亡，减轻肺正常细胞损伤、凋亡，增加表面活性物质相关蛋白的表达，从而从多方面对急性肺损伤起保护作用。上述作用的发挥主要与抑制 NF-κB 的激活有关。

（4）腺苷酸活化蛋白激酶（adenosine 5′-monophosphate-activated protein kinase，AMPK）：AMPK 是一种丝氨酸/苏氨酸蛋白激酶，它能够促进腺苷三磷酸（adenosine triphosphate，ATP）的产生，抑制分解。激活 AMPK 信号通路可减轻急性肺损伤动物模型中以中性粒细胞、巨噬细胞为主的炎症细胞浸润，抑制 TNF-α 和 IL-6 等促炎细胞因子的分泌，抑制促炎基因诱导型一氧化氮合酶（inducible nitric oxide synthase，iNOS）的表达，促进微血管修复，抑制凋亡，改善肺内皮屏障。上述保护作用可能是通过抑制 NF-κB 信号通路来实现的。

（5）咪唑类（酮康唑）：酮康唑属咪唑类抗真菌药，其预防 ARDS 发生的机制可能为抑制 LTs 合成相关酶、血栓素合成酶和 5-脂氧酶，从而抑制花生四烯酸的代谢，减少 LTs、PGs 和血栓素的产生。但也有研究证实它并不能降低 ARDS 病人的病死率，它对 ARDS 的预防作用仍需进一步验证。

（6）血管紧张素转化酶抑制剂（angiotensin converting enzyme inhibitors，ACEI）与血管紧张素 II 受体拮抗剂（angiotensin II receptor antagonist，ARB）：ACE 在肺组织内生成，将血管紧张素 I 转变为血管紧张素 II，在血管收缩和钠水平衡方面发挥重要作用。血管紧张素转化酶抑制剂卡托普利治疗油酸诱导的大鼠急性肺损伤模型，可通过抑制 NF-κB 信号通路，减少肺组织内黏附分子 ICAM-1 的表达，并降低组织型纤溶酶原激活物的活性，对 ARDS 起到保护作用。氯沙坦也可通过抑制 NF-κB 信号通路，从而减轻 ARDS 炎症反应。

（7）化学修饰的四环素衍生物：化学修饰的四环素化合物是四环素的一类，除了作为抗生素外，还具有抗炎、免疫调节、抑制血管生成、促进细胞凋亡的非抗生素特性。其可能机制为：有效抑制中性粒细胞释放的弹性蛋白酶、MMP-2、MMP-9 的活性，对 ARDS 发挥保护作用。

（8）抗氧化剂：ARDS 是氧化与抗氧化反应失衡的结果，氧化应激的增强和抗氧化反应的减弱导致了肺组织的损伤。常见的抗氧化物质有乙酰半胱氨酸、多不饱和脂肪酸、维生素 C 和维生素 E 等。临床研究发现乙酰半胱氨酸能够显著改善 ARDS 治疗组的氧合指数、减少病死率。但有关随机对照试验的 meta 分析并未提示抗氧化剂能减少治疗组的住院时间和降低病死率，故抗氧化剂对 ARDS 的治疗作用尚需大规模的临床研究进一步验证。

（9）肝 X 受体激动剂：肝 X 受体（liver X receptor，LXR）是核受体超家族成员之一，包含 2 个亚型：LXRα 和 LXRβ。它们的组织分布不同，前者在气道中高表达。LXRs 的激动剂 T0901317 可能是通过抑制 NF-κB，进而抑制 TNF-α、IL-1β 和 IL-6 的产生；还可抑制 iNOS 和 ICAM-1 的表达，促进抗炎细胞因子 IL-10 的产生。但相关研究不多，仍需深入探讨。

2. 恢复肺血管内皮细胞和上皮细胞结构与功能的完整性　已有研究表明，锌螯合剂能减弱氧化应激对肺血管内皮的损伤；ARDS 炎症过程中产生的细胞外 ATP 能够快速地、剂量依赖性地增加跨内皮细胞电阻抗，从而发挥抗炎作用；TNF 的整合素样片段有助于减轻肺水肿；热休克蛋白 90 阻断剂有助于减轻肺上皮细胞和血管内皮细胞通透性增加所导致的肺水肿；激活骨髓间充质干细胞（bone marrow mesenchymal stem cells，MSCs）经典的 Wnt/β-catenin 信号通路能够使 β-catenin 表达上调，保护 MSCs 免受肺上皮细胞损伤；吸入性一氧化氮（nitroxide，NO）能够通过增加循环内皮细胞祖细胞，促进肺组织损伤后修复。

（三）干细胞治疗

近年来，肺间充质干细胞（pulmonary mesenchymal stem cells，PMSCs）在 ARDS 肺组织损伤修复中的作用吸引了众多学者的关注。研究表明，它们能够通过分泌多种旁分泌因子如生长因子及抗菌肽等，来调节内皮细胞和上皮细胞的通透性、抑制炎症反应、恢复肺泡液体清除功能、加强组织修复并且抑制细菌生长。它们还可分泌白介素 1 受体拮抗剂（interleukin 1 receptor antagonist，IL-1ra）、Ang-1、TGF-β、肿瘤坏死因子刺激的基因/蛋白 6、PGE_2、IL-10 等来抑制急性肺损伤。

此外，PMSCs 还能够上调细胞表面 MHC-Ⅱ类分子的表达，分泌 IL-6 并诱导 B 淋巴细胞产生 IgG，抑制中性粒细胞的凋亡和降解。

综上所述，随着 ARDS 治疗研究的不断发展，治疗 ARDS 的新兴靶向药物逐渐出现多元化趋势，且不同药物作用的靶点各异。随着更多的临床实践，相信这些新的治疗措施必将给 ARDS 病人带来福音。

二、ARDS 所致肺间质纤维化

有关 ARDS 后肺间质纤维化的相关研究已开展了二十多年，肺血管内皮细胞完整性的缺失和肺泡上皮细胞的损伤影响了正常肺泡腔内的液体转运以及表面活性物质的生成，进一步加重了肺不张和气体交换障碍，最终可能演变为肺间质纤维化，肺组织纤维增殖性改变是 ARDS 的常见病理改变，并严重影响存活病人的生存质量。

2003 年，Bulpa 等人对 11 例机械通气 10 天的 ARDS 病人进行经支气管壁肺活检，病理标本均可见肺组织纤维增殖性改变。2004 年，Patel 等人观察 57 例进行开胸肺活检的 ARDS 病人在住院第 7 天、机械通气第 3 天的肺组织病理改变，23 例出现了弥漫性肺泡损伤。其中 18 例（78%）已经出现了纤维增殖性改变。2007 年，Papazian 等人前瞻性观察 1996—2003 年间 100 例 ARDS 住院病人外科肺切除标本，其中 53 例出现了肺纤维化改变，其中 29 例（55%）合并了肺部感染。ARDS 病人肺部纤维化程度与病人生活质量、机械通气时间及病死率均具有相关性，存活病人的 HRQoL 也明显下降。

在经历短暂弥漫性肺泡损害之后，ARDS 肺组织即启动肺间质纤维化进程。具体机制如下。

（一）肺组织持续炎症损伤导致的促纤维化和抗纤维化机制失衡

ARDS 修复期是以肺泡Ⅱ型上皮细胞和纤维细胞的增殖为特征。大量自分泌或旁分泌的细胞因子以及前炎症介质触发和放大炎症反应过程。细胞反应主要包括内皮细胞黏附分子的表达、外周血单个核细胞的附壁和迁移；同时也有依赖和独立于上述细胞的体液免疫因素参与发病，包括细胞因子、脂调素、蛋白酶、氧化剂、生长因子、NO、神经肽以及 NF-κB 等。目前研究表明，造成 ARDS 后期肺纤维化的主要原因是胶原沉积，以及前炎症因子和化学因子分泌所趋化的中性粒细胞、单核-巨噬细胞和淋巴细胞募集。这些细胞在急性期能够释放细胞毒性介质包括活性氧、活性氮、蛋白水解酶以及基质金属蛋白酶，导致肺血管内皮和肺泡上皮细胞损伤，进而导致肺组织结构破坏。

持续的损伤及修复功能减退导致病理性的纤维增殖反应。部分病人肺部出现巨噬细胞、纤维细胞、成纤维细胞和肌成纤维细胞聚集，过度释放纤维素、Ⅰ型、Ⅲ型胶原和细胞外基质的其他成分。还出现促纤维化（TGF-α 和 TGF-β、IL-1β、血小板源性生长因子和溶血磷脂酸）和抗纤维化介质（PGE$_2$、KGF 和 HGF、γ-干扰素）失衡。TGF-β 能够影响细胞外基质分子的表达，诱导纤维增殖反应，促使结构细胞以自分泌形式促进细胞增殖。前炎症因子 IL-1 能够促进成纤维细胞的有丝分裂活动，继之促进纤维化形成。PGE$_2$作为花生四烯酸的代谢产物，能够抗炎，促进上皮细胞修复，阻止成纤维细胞移行、增殖、合成胶原以及肌成纤维细胞分化。γ-干扰素能够下调 TGF-β 表达，阻断成纤维细胞增殖和胶原合成功能。但在其他原因导致的肺纤维化疾病中发挥作用的成纤维细胞，其在 ARDS 所致肺纤维化中的作用尚不明确。肺部固有的成纤维细胞、肺上皮细胞和周细胞分化的多能干细胞以及源自骨髓的纤维细胞，可能是导致 ARDS 肺纤维化的主要细胞来源。

（二）肺血管损伤在 ARDS 所致肺纤维化中的作用

ARDS 的病理生理机制中，肺血管损伤是关键环节，包括血管内皮细胞损伤、微循环血管通透性增加、微血栓形成、纤维增殖和血管闭塞，上述改变共同导致气血屏障功能受损。后期肺循环系统损伤后修复功能的受损，可能会导致更为严重、持久的损伤和病理性修复。已有研究表明，ARDS 后期受血管生成细胞因子和生长因子刺激，导致过度无序的血管增殖，如巨噬细胞炎症蛋白-2、Ang-2、血管内皮细胞生长因子等。中性粒细胞也参与了 ARDS 病人肺部持续炎症过程。

（三）ARDS 所致肺间质纤维化中细胞外基质过度沉积

细胞外基质沉积是肺纤维化的主要病理改变，主要是纤维蛋白（胶原和弹性蛋白）和黏附蛋白（纤连蛋白和层粘连蛋白）以及周围含有丰富葡糖氨基葡聚糖的水合多糖凝胶以及透明质酸的过度沉积。正常情况下，Ⅰ、Ⅲ、Ⅳ型胶原可以相互转变，维持细胞外基质的正常结构，其合成或降解功能紊乱将会导致胶原的过度沉积。弹性蛋白主要由成软骨细胞、肌成纤维细胞和平滑肌细胞合成。ARDS 时，弹性蛋白被过度降解，导致肺泡壁结构破坏，过量的蛋白多糖形成凝胶和含水化合物沉积在肺间质纤维状蛋白周围与血管基底膜，过度的炎症反应导致结缔组织增生和基质沉着，最终肺泡纤维化导致肺泡闭塞、毛细血管床丧失功能。而黏附分子表达缺失则能够抑制 ARDS 的肺纤维化过程。

（四）凝血和纤溶功能紊乱在 ARDS 所致肺纤维化中的作用

此外，病理性修复过程还包括纤维蛋白溶解功能受损，纤维细胞增殖，血管生成功能受损和肺实质的变形。细胞外部分大分子物质起到细胞外调节肽作用，能够调节细胞-细胞之间、细胞-细胞外基质之间的相互作用。ARDS 所致肺纤维化过程中，凝血和纤溶系统功能紊乱，纤维蛋白、凝血酶、Ⅹa 因子增加，依赖组织因子的外源性凝血系统激活，在 ARDS 肺纤维化过程中发挥重要作用。高亲和力的凝血酶信号受体通过激活促炎、促纤维化因子，调控凝血、炎症和纤维增殖过程。局部过度激活的凝血酶原与外渗的血浆蛋白结合进入肺泡腔，导致肺间质和肺泡内过量的纤维蛋白沉积。肺泡上皮细胞能够表达血栓合成蛋白和内皮细胞蛋白 C 受体，并将后者激活，从而在调节凝血和纤溶系统功能中起作用；ARDS 病人上述功能受损，血清抗凝血酶减少而组织因子增加，血浆和肺泡中蛋白 C 下降，最终形成肺纤维化。

三、ARDS 后肺血管重塑与肺动脉高压

肺动脉高压是 ARDS 晚期合并症之一，其病理特征是肺血管的收缩、广泛毛细血管的阻塞和闭塞、肺动脉血管的重塑，临床表现主要为持续而难以纠正的低氧血症和右心功能失代偿，与 ARDS 病人肺损伤的严重程度相关，是影响 ARDS 病人预后的独立危险因素。目前 ARDS 后的肺动脉高压发生机制及临床意义不完全清楚，因此 ARDS 的诊治指南中没有专门指出 ARDS 继发肺动脉高压或右心功能不全的治疗。

1977 年，Zapol 和 Snider 首次发现，ARDS 病人大多会出现肺动脉高压表现，研究发现 ARDS 病人肺部大小血管出现弥漫血栓形成，伴随肺血管重塑，是导致肺动脉高压的主要原因。ARDS 后肺动脉高压的发生率各家报道并不一致。2009 年，Bull 等人研究进一步证实，73 % ALI 病人存在肺动脉压力升高，且 ALI 合并肺动脉高压病人的 60 天病死率、呼吸机带机时间和 ICU 住院时间均较无肺动脉高压的 ALI 病人高。所以，研究肺动脉高压的发生病因和机制并给予有效的治疗，是改善 ALI/ARDS 预后的重要手段。

ARDS 后发生肺动脉高压的主要原因包括如下几方面。

（一）低氧

缺氧是 ARDS 病人最显著的临床表现，缺氧通过多种机制引发肺血管收缩，而早期的肺血管收缩对缺氧是保护性机制，能使缺氧的肺泡区域匹配通气血流比例，使静脉血流向更好的通气区域，保证氧气的供应；而持续的肺血管收缩，不可避免地引起肺循环阻力增加，后期发生肺血管重塑，继发肺动脉高压的发生。具体过程描述如下。

1. 缺氧可以直接引起肺血管收缩。其机制在于抑制血管平滑肌上电压门控钾离子通道的功能，并使细胞膜上钙离子通道开放，导致细胞膜去极化，增加胞质内钙离子浓度，进而促使血管收缩。

2. 机体在受到低氧刺激后，可促进血管内皮细胞释放多种缩血管因子如 ET-1、5-HT、Ang II 等，与血管平滑肌上的受体结合，使细胞内的 Ca^{2+} 浓度增加，引起 VSMC 收缩，血管阻力增大，动脉压升高。

3. 长期的慢性缺氧，引起血管平滑肌增殖和迁移，以及血管基质沉积，引起血管结构性的改变，从而使 ARDS 晚期肺动脉高压不可逆转。

（二）肺血管的异常

ALI/ARDS 病人肺血管功能异常导致肺动脉高压的原因包括：肺血管的压迫、肺血管的阻塞、肺血管的重塑。具体描述如下。

1. 肺血管的压迫 ALI/ARDS 由于间质水肿、纤维化形成和机械通气等原因，都可以压迫肺血管而导致肺动脉高压的产生。

（1）间质性肺水肿和纤维化：ALI/ARDS 的典型病理改变就是内皮通透性增高，大分子溶质漏出到血管外，形成间质性肺水肿，造成肺血管的压迫，从而引起肺动脉高压；而肺动脉高压又会加重远端血管的间质性肺水肿；ARDS 后期，继发性肺纤维化的形成对肺血管压迫和新生血管迁曲生长，从而引起不可逆转的肺动脉高压。

（2）机械通气：ALI/ARDS 病人大量肺泡塌陷，不适当的机械通气易致肺泡过度膨胀

和气道平台压力过高，导致肺泡跨壁压降低，使肺泡微血管床关闭，肺动脉压升高。

2. 肺血管的阻塞 ALI/ARDS 病人的炎症反应引起凝血途径的激活和纤溶功能的抑制；其次，肺血管内皮的损伤导致血小板的异常激活，在肺小动脉血管内形成血栓；而坏死的内皮细胞、纤维蛋白和小血栓阻塞肺血管和淋巴管，进一步加重肺动脉高压。ARDS病人尸检证明，在病人肺部大小血管均存在弥漫性纤维蛋白性血栓，是造成肺动脉高压的主要原因。

3. 肺血管的重塑 在各种炎症因子、炎症介质的刺激下，ARDS 肺泡内的肺动脉壁由无平滑肌变成单层平滑肌，而使远端正常的非肌性动脉肌化；而近心端的肌性肺动脉因远端血管的持续收缩及外周小动脉的重塑，造成管腔内压力升高，使血管中层平滑肌细胞增殖、肥大，导致血管腔内径缩小；严重的肺血管内皮细胞损伤，导致血管内皮下细胞外基质增生，在血管内皮细胞与内弹力层之间形成新生内膜，显著增加血管阻力，造成肺动脉高压；内皮严重损伤可产生内皮细胞的无序增殖，进一步增加肺循环阻力，造成肺动脉高压。

4. 肺血管内皮介导的收缩-舒张功能异常 在正常肺血管内皮中，内皮细胞表达 eNOS 和 COX-1，可以合成 NO 和前列环素，维持血管的舒缩平衡。在 ARDS 病理情况下，炎症、缺氧、机械牵拉等刺激，使内皮细胞受损，合成的舒血管物质减少，内皮素-1 等缩血管物质分泌增多，引起肺血管收缩、肺内分流增加，加重 ALI/ARDS 病人的低氧合及肺动脉高压。

（三）炎症机制

在 ARDS 的发病过程中，炎症细胞及炎症介质发挥重要作用，且可能是影响肺血管重塑的重要因素。

肺动脉血管内皮细胞通过分泌炎症细胞因子、趋化因子、黏附分子等，促进白细胞游走和黏附，调控整个炎症过程，是肺血管重塑的主要调节者。早期的研究发现，在肺动脉高压病人体内，ICAM-1 和内皮细胞黏附因子-1（endothelial leukocyte adhesion molecule，ELAM-1）上调，提示炎症及相关细胞因子在肺动脉高压的形成和发展中起到重要作用。IL-1 可增加内皮黏附分子的表达，促进其他炎症细胞附着在激活的内皮上，并通过刺激内皮细胞和平滑肌细胞释放 PDGF 等生长因子，进而促进平滑肌细胞的增殖。近期研究显示，IL-6 高表达的转基因小鼠表现出肺动脉压力升高、肺血管重塑以及对低氧的过度反应，其中 IL-6 诱导的肺血管重塑与促增殖性生长因子及抗凋亡因子（Bcl-2 和 survivin）的活化有关。此外，IL-1 和 TNF-α 等细胞因子可以促进平滑肌细胞产生 IL-6，进而促进平滑肌细胞增殖，引起血管重塑。

ARDS 病人晚期都会继发肺血管重塑及肺动脉高压，但肺动脉高压的发生对 ARDS 病人预后及病死率有无影响，目前各种研究并无统一结果。肺动脉高压的发生至少提示病人出现肺循环及体循环血管功能障碍，因此针对上述发病机制预防肺动脉高压也成为 ARDS 的潜在治疗方向。近几年研究发现，吸入 NO、PG，磷酸二酯酶抑制剂——西地那非以及抗凝治疗等，有可能成为改善病人预后、预防肺动脉高压的重要靶点。

总之，ARDS 时，肺动脉高压的产生是由多种损伤机制引起，目前能通过一些治疗措施缓解肺动脉高压的症状，但 ARDS 肺动脉高压机制和治疗措施仍需要进一步的阐明和探索。

四、ARDS 干细胞研究与前景

ARDS 传统治疗对临床结局的影响尚未取得实质性突破，其病死率仍高达 40%，因此寻找新的有效治疗方法成为亟待研究的重要课题。

近年来，干细胞移植技术一直是各国学者研究的热点。干细胞作为一类具备自我增殖和分化潜能的细胞，其最大优势在于可定向归巢及可定向分化潜能，并可能因产生多种细胞因子与生长因子而对损伤组织具备修复的能力。越来越多的学者已经着手在 ARDS 领域开展干细胞治疗研究，并取得了一定进展，为 ARDS 提供了新的治疗手段。

（一）干细胞的类型

干细胞根据其来源器官或组织的不同而分为以下几类。

1. 胚胎干细胞（embryonic stem cells，ESCs）　胚胎干细胞来源于胚泡内层细胞，可以自我更新，可以生成全部 3 个胚层的细胞。

2. 胎儿干细胞（fetal stem cells）　胎儿干细胞来源于胚外组织，包括羊水、胎盘、脐带血和脐带胶质，它是介于胚胎干细胞和成人干细胞之间的一类新的具有生长动力学及可塑性的细胞。

3. 成人组织来源的干细胞　包括骨髓间充质干细胞（mesenchymal stem cell，MSCs）、内皮祖细胞（endothelial progenitor，EPCs）和内源性肺干细胞。MSCs 是间质来源的具有自我更新能力并能分化为中胚层来源的细胞，如软骨细胞、骨细胞和脂肪细胞。EPCs 是循环中存在的具有增殖和分化为成熟内皮细胞的一类细胞。成人肺组织本身就存在内源性干细胞，这些细胞可能是最理想的用于修复肺损伤的细胞。成人干细胞具有多种潜力，可以分化为多种成熟细胞类型。

（二）ARDS 干细胞治疗的基础

干细胞可以用于 ARDS 的治疗与其本身特点有关，具体描述如下。

1. 干细胞，特别是多能干细胞，如 EPCs，具有分化为肺部各种细胞的功能，可以直接替代受损的细胞和组织。

2. ALI 是以一过性的强大的炎症反应为特征，而之前单纯抑制炎症反应的治疗都被证明是失败的，成人干细胞如 MSCs 具有免疫调节的功能，能够减轻炎症反应造成的损伤，同时保护宿主对病原的抵抗作用。

3. 干细胞可以促进肺组织损伤的修复。干细胞可以通过旁分泌作用或分化为内皮细胞和上皮细胞而修复其功能。

4. ALI/ARDS 通常会发展为多脏器功能衰竭，MSCs 被证明具有减轻肝、肾、心脏等脏器损伤或修复脏器功能的作用。

5. 细菌性败血症是 ALI/ARDS 最常见的病因，干细胞可以通过增强吞噬作用、增加细菌清除和抗微生物肽的分泌来有效抑制败血症的发展。

6. 因为干细胞经静脉注射后具有定植于炎症局部的特点，因此它们有望作为基因治疗的载体，直接作用于损伤部位。

7. 无论是肺泡上皮细胞还是肺动脉内皮细胞都可以选择性接受干细胞治疗，或是通过气管内给药，或是静脉给药，所有的新输出血液都需要进入肺血管。

8. 目前干细胞在很多疾病治疗方面都进入临床研究阶段，而最近很多关于 MSCs 治疗 ALI/ARDS 的研究证明，人 MSCs 可以抑制内毒素诱导的肺损伤。

　　总之，综合上述因素，干细胞为 ALI/ARDS 的治疗提供了一个光明的前景。但是其潜在的作用机制、治疗效果、移植方式等，因干细胞种类不同而有很大的区别。目前实验研究发现 MSCs 具有较好的治疗效果。

（三）干细胞的治疗作用

　　1. 诱导分化、再生、修复功能　干细胞在组织损伤时可迁徙至损伤部位，分化为损伤组织细胞，参与损伤组织的再生修复。

　　2. 抗炎与免疫调节功能　越来越多的研究表明，干细胞不仅具有多分化潜能特征，还能作为一种免疫调节细胞，分泌各种细胞因子、趋化因子、免疫递质等细胞活性因子，抑制 T 细胞、B 细胞和自然杀伤细胞（NK 细胞）等免疫细胞的增殖、表型及分化。

　　3. 抗氧化应激与抗凋亡作用　细胞凋亡与氧化应激状态在炎症损伤的发生发展中起着重要作用，其特点主要是活性氧、活性氮簇水平增高，如 H_2O_2、O^{2-}、NO 等的增高及凋亡相关蛋白表达增加。已有较多研究表明，MSCs 具有抗氧化应激、抗凋亡的能力，对机体氧化还原状态的平衡有一定的作用。

　　4. 旁分泌作用　干细胞还具有旁分泌作用，目前研究最清楚的就是 MSCs，它可能旁分泌的物质主要有以下几种。

　　（1）生长因子及其受体，包括 Ang-1/2、VEGF、成纤维细胞生长因子、肝细胞生长因子、转化生长因子-β、胎盘生长因子、血小板源生长因子、表皮生长因子、转化生长因子等在内的多种生长因子等。

　　（2）细胞因子和趋化因子，包括 IL-1、IL-6、IL-10 以及单核细胞集落刺激因子、单核细胞趋化蛋白-1 等。

　　（3）调节肽以及其他一些相关分子，包括钠尿肽、降钙素基因相关肽、局部肾素-血管紧张素系统、内皮素和肾上腺髓质素等在内的多种调节肽以及一些特异性活性因子，包括干细胞因子、干细胞衍生因子、干细胞衍生的神经干/祖细胞支持因子等。这些干细胞旁分泌的物质在 ALI/ARDS 的治疗中发挥着十分重要的作用。

（四）干细胞在 ARDS 的应用

　　1. MSCs　MSCs 是目前应用最多的一种干细胞类型，在多项动物实验研究中，MSCs 被证明能减轻败血症或肺败血症导致的肺损伤程度。此外，MSCs 也能减轻缺氧诱导的肺部炎症，减轻肺组织损伤。最近的研究还证实 MSCs 能改善机械通气诱导模型的肺损伤程度。

　　目前还没有 MSCs 用于 ARDS 临床研究，但 MSCs 已被用于治疗其他疾病的临床试验。实际上，目前在官方机构登记注册的有关 MSCs 的临床研究就有 100 多项，研究领域涉及糖尿病、心肌梗死、克罗恩病、移植物抗宿主病、成骨性疾病及多发性骨髓瘤等疾病。2009 年，Lee 等人在一个纳入 11 例淋巴瘤或乳腺癌病人经过化疗联合放疗的临床研究中发现，MSCs 可有效减轻放射引起的肺损伤。2009 年，Hare 主持的关于心肌梗死的随机、双盲、安慰剂对照的 I 期临床研究发现，MSCs 可以改善病人的 $FEV_{1.0}$ 和 FVC。

　　目前 MSCs 仍不能广泛应用于临床，主要原因在于以下几方面：①使用的最佳途径不确定，有静脉使用、气管内滴入、腹腔内注射等；②使用的最佳剂量不明确；③使用的最佳时机没有明确；④缺乏一套标准化的分离、鉴定 MSCs 的程序。上述这些缺陷限制了 MSCs 在临床的推广应用。

2. EPCs　尽管目前没有一组细胞标记物来确定 EPCs，但至少知道 2 种具有定向分化能力的 EPC：早期 EPCs，具有旁分泌作用，但分化能力较弱；晚期 EPCs，因其在培养 2 周后才出现而得名，不具有分泌作用，体外研究提示它可以形成内皮样管，可以修复损伤的内皮。

Lam 等人应用兔制备 ALI 模型，输注自体 EPCs 后研究发现，EPCs 可再生肺泡内皮细胞。输注自体早期 EPCs 可以改善肺泡-毛细血管膜的完整性。EPCs 同时具有抗炎和再生能力。2010 年，Mao 等人应用大鼠实验证明，移植自体 EPCs 可以提高抗炎因子 IL-10 的水平，减少 iNOS 及 ET-1 的合成。

临床研究显示，循环中 EPCs 水平与 ALI 病人、细菌性肺炎病人的预后相关，提示 EPCs 在肺损伤的修复中发挥作用。在 2 个有关 EPCs 治疗肺动脉高压的临床试验中发现，EPCs 可改善治疗组病人的运动能力和血流动力学，且输注后没有发现免疫学反应和副作用。虽然输注 EPCs 可以取得较好疗效及较低的副作用，但其临床应用还受很多限制，通常情况下循环 EPCs 水平非常低，这使自体收集 EPCs 存在较多困难，这方面的缺陷严重限制了 EPCs 在 ARDS 的临床应用。

3. ESCs　ESCs 是来源于内胚层的多能干细胞，并具有多向分化能力，可分化为肺祖细胞，从而具有治疗 ALI/ARDS 的作用。但是来源于胚胎干细胞的肺祖细胞难以分化为内皮祖细胞，而且使用这些细胞存在显著的伦理学问题。

体外研究发现，ESCs 可以分化为 II 型肺泡上皮细胞，提示其具有潜在的治疗作用。在动物实验研究中发现，ESCs 作为潜在的替代肺泡上皮细胞，可用于 ALI 的治疗，但其疗效有限。ESCs 分化、移植治疗肺损伤的疗效还需进一步实验验证。此外，因受伦理学限制，ESCs 的临床研究尚未开展。

4. 胎儿干细胞　胎儿干细胞来源于胚外组织，包括羊水，胎盘，脐带血和脐带胶质，它是介于胚胎干细胞和成人干细胞之间的一类新的具有生长动力学及可塑性的细胞。2009 年，Moodley 等人研究表明，从人脐带血分离的胎儿干细胞可抑制博来霉素诱导的肺损伤和肺纤维化的发生。因其分离、采集、鉴定技术尚未完善，目前还需更多的临床前研究证明其在 ALI/ARDS 中的潜在价值。

5. 诱导多能干细胞（induced pluripotent stem cells，iPSCs）　iPSCs 是利用病毒载体将 4 个转录因子（Oct4、Sox2、Klf4 和 c-Myc）的组合转入分化的体细胞中，使其重编程为类似胚胎干细胞的一种细胞类型。它是由一些多能遗传基因导入皮肤等受体细胞中制造而成，然后进一步进行体外诱导分化，得到理想的细胞模型。因自体来源，故可避免移植中的免疫排斥问题，也可绕开人类胚胎干细胞研究所带来的伦理问题，其在 ALI/ARDS 中具有巨大的潜在应用价值。但因其供体细胞局限，处理时间较长，变异风险大等因素，目前尚无 ALI/ARDS 相关方面的实验及临床研究。

目前干细胞治疗 ALI/ARDS 的研究证明，干细胞在 ARDS 的治疗中发挥重要作用。然而，鉴于这些研究结果主要集中在动物实验，无临床应用数据，具体作用机制不详等原因，深入的研究尚需进一步开展。总之，作为一项新兴技术，干细胞移植治疗 ALI/ARDS 仍有着广阔前景。

（方　萍　刘　昀　刘凯雄）

参考文献

1. Ware LB, Matthay MA. The acute respiratory distress syndrome [J]. N Engl J Med, 2000, 342 (18): 1334-1349.

2. Matthay MA. Resolution of pulmonary edema. Thirty years of progress [J]. Am J Respir Crit Care Med, 2014, 189 (11): 1301-1308.

3. Lecuona E, Trejo HE, Sznajder JI. Regulation of na, k-atpase during acute lung injury [J]. J Bioenerg Biomembr, 2007, 39 (5-6): 391-395.

4. Frank JA, Matthay MA. TGF-beta and lung fluid balance in ARDS [J]. Proc Natl Acad Sci U S A, 2014, 111 (3): 885-886.

5. Short KR, Kroeze EJ, Fouchier RA, et al. Pathogenesis of influenza-induced acute respiratory distress syndrome [J]. Lancet Infect Dis, 2014, 14 (1): 57-69.

6. Zhou G, Dada LA, Sznajder JI. Regulation of alveolar epithelial function by hypoxia [J]. Eur Respir J, 2008, 31 (5): 1107-1113.

7. National Heart L, Blood Institute Acute Respiratory Distress Syndrome Clinical Trials N, Matthay MA, et al. Randomized, placebo-controlled clinical trial of an aerosolized beta (2)-agonist for treatment of acute lung injury [J]. Am J Respir Crit Care Med, 2011, 184 (5): 561-568.

8. Gates S, Perkins GD, Lamb SE, et al. Beta-agonist lung injury trial-2 (BALTI-2): A multicentre, randomised, double-blind, placebo-controlled trial and economic evaluation of intravenous infusion of salbutamol versus placebo in patients with acute respiratory distress syndrome [J]. Health Technol Assess, 2013, 17 (38): v-vi, 1-87.

9. She J, Bi J, Tong L, et al. New insights of aquaporin 5 in the pathogenesis of high altitude pulmonary edema [J]. Diagn Pathol, 2013, 8 (1): 969-985.

10. Fang X, Fukuda N, Barbry P, et al. Novel role for CFTR in fluid absorption from the distal airspaces of the lung [J]. J Gen Physiol, 2002, 119 (2): 199-207.

11. Jin W, Rong L, Liu Y, et al. Increased claudin-3, -4 and -18 levels in bronchoalveolar lavage fluid reflect severity of acute lung injury [J]. Respirology, 2013, 18 (4): 643-651.

12. Kage H, Flodby P, Gao D, et al. Claudin 4 knockout mice: Normal physiological phenotype with increased susceptibility to lung injury [J]. Am J Physiol Lung Cell Mol Physiol, 2014, 307 (7): L524-536.

13. Li G, Flodby P, Luo J, et al. Knockout mice reveal key roles for claudin 18 in alveolar barrier properties and fluid homeostasis [J]. Am J Respir Cell Mol Biol, 2014, 51 (2): 210-222.

14. Bhandari V, Choo-Wing R, Lee CG, et al. Hyperoxia causes angiopoietin 2-mediated acute lung injury and necrotic cell death [J]. Nat Med, 2006, 12 (11): 1286-1293.

15. Sato H, Frank DW, Hillard CJ, et al. The mechanism of action of the pseudomonas aeruginosa-encoded type iii cytotoxin, exou [J]. EMBO J, 2003, 22 (12): 2959-2969.

16. Gu J, Korteweg C. Pathology and pathogenesis of severe acute respiratory syndrome [J]. Am J Pathol, 2007, 170 (4): 1136-1147.

17. Dos Santos CC, Slutsky AS. Invited review: Mechanisms of ventilator-induced lung injury: A perspective [J]. J Appl Physiol, 2000, 89 (4): 1645-1655.

18. Bachofen M, Weibel ER. Structural alterations of lung parenchyma in the adult respiratory distress syndrome [J]. Clin Chest Med, 1982, 3 (1): 35-56.

19. Galani V, Tatsaki E, Bai M, et al. The role of apoptosis in the pathophysiology of acute respiratory distress syndrome (ARDS): An up-to-date cell-specific review [J]. Pathol Res Pract, 2010, 206 (3):

145-150.

20. Kawasaki M, Kuwano K, Hagimoto N, et al. Protection from lethal apoptosis in lipopolysaccharide-induced acute lung injury in mice by a caspase inhibitor [J]. Am J Pathol, 2000, 157 (2): 597-603.

21. Nakamura M, Matute-Bello G, Liles WC, et al. Differential response of human lung epithelial cells to fas-induced apoptosis [J]. Am J Pathol, 2004, 164 (6): 1949-1958.

22. Albertine KH, Soulier MF, Wang Z, et al. Fas and fas ligand are up-regulated in pulmonary edema fluid and lung tissue of patients with acute lung injury and the acute respiratory distress syndrome [J]. Am J Pathol, 2002, 161 (5): 1783-1796.

23. Hogner K, Wolff T, Pleschka S, et al. Macrophage-expressed IFN-beta contributes to apoptotic alveolar epithelial cell injury in severe influenza virus pneumonia [J]. PLoS Pathog, 2013, 9 (2): e1003188.

24. Mcgrath EE, Lawrie A, Marriott HM, et al. Deficiency of tumour necrosis factor-related apoptosis-inducing ligand exacerbates lung injury and fibrosis [J]. Thorax, 2012, 67 (9): 796-803.

25. Tang PS, Mura M, Seth R, et al. Acute lung injury and cell death: How many ways can cells die? [J]. Am J Physiol Lung Cell Mol Physiol, 2008, 294 (4): L632-641.

26. Mantell LL, Lee PJ. Signal transduction pathways in hyperoxia-induced lung cell death [J]. Mol Genet Metab, 2000, 71 (1-2): 359-370.

27. Roberson EC, Tully JE, Guala AS, et al. Influenza induces endoplasmic reticulum stress, caspase-12-dependent apoptosis, and c-jun n-terminal kinase-mediated transforming growth factor-beta release in lung epithelial cells [J]. Am J Respir Cell Mol Biol, 2012, 46 (5): 573-581.

28. Kamp DW, Liu G, Cheresh P, et al. Asbestos-induced alveolar epithelial cell apoptosis. The role of endoplasmic reticulum stress response [J]. Am J Respir Cell Mol Biol, 2013, 49 (6): 892-901.

29. Koshika T, Masunaga T, Hirayama Y. Fk506 (tacrolimus) improves lung injury through inhibition of fas-mediated inflammation [J]. Inflamm Res, 2006, 55 (6): 228-235.

30. Preuss S, Scheiermann J, Stadelmann S, et al. 18: 1/18: 1-dioleoyl-phosphatidylglycerol prevents alveolar epithelial apoptosis and profibrotic stimulus in a neonatal piglet model of acute respiratory distress syndrome [J]. Pulm Pharmacol Ther, 2014, 28 (1): 25-34.

31. Terasaki Y, Terasaki M, Urushiyama H, et al. Role of survivin in acute lung injury: Epithelial cells of mice and humans [J]. Lab Invest, 2013, 93 (10): 1147-1163.

32. Sturrock A, Seedahmed E, Mir-Kasimov M, et al. Gm-csf provides autocrine protection for murine alveolar epithelial cells from oxidant-induced mitochondrial injury [J]. Am J Physiol Lung Cell Mol Physiol, 2012, 302 (3): L343-351.

33. Farivar AS, Merry HE, Fica-Delgado MJ, et al. Interleukin-6 regulation of direct lung ischemia reperfusion injury [J]. Ann Thorac Surg, 2006, 82 (2): 472-478.

34. Mura M, Binnie M, Han B, et al. Functions of type II pneumocyte-derived vascular endothelial growth factor in alveolar structure, acute inflammation, and vascular permeability [J]. Am J Pathol, 2010, 176 (4): 1725-1734.

35. Matthay MA, Ware LB, Zimmerman GA. The acute respiratory distress syndrome [J]. J Clin Invest, 2012, 122 (8): 2731-2740.

36. The acute respiratory distress syndrome network. Ventilation with lower tidal volumes as compared with traditional tidal volumes for acute lung injury and the acute respiratory distress syndrome [J]. N Engl J Med, 2000, 342 (18): 1301-1308.

37. National Heart L, Blood Institute Acute Respiratory Distress Syndrome Clinical Trials N, Wiedemann HP, et al. Comparison of two fluid-management strategies in acute lung injury [J]. N Engl J Med, 2006, 354 (24): 2564-2575.

38. Carvalho AC, Bellman SM, Saullo VJ, et al. Altered factor Ⅷ in acute respiratory failure [J]. N Engl J Med, 1982, 307 (18): 1113-1119.

39. Meyrick B. Pathology of the adult respiratory distress syndrome [J]. Crit Care Clin, 1986, 2 (3): 405-428.

40. Michiels C. Endothelial cell functions [J]. J Cell Physiol, 2003, 196 (3): 430-443.

41. Weinbaum S, Tarbell JM, Damiano ER. The structure and function of the endothelial glycocalyx layer [J]. Annu Rev Biomed Eng, 2007, 9 (1): 121-167.

42. Edelberg JM, Christie PD, Rosenberg RD. Regulation of vascular bed-specific prothrombotic potential [J]. Circ Res, 2001, 89 (2): 117-124.

43. Bazzoni G, Dejana E. Endothelial cell-to-cell junctions: Molecular organization and role in vascular homeostasis [J]. Physiol Rev, 2004, 84 (3): 869-901.

44. Mehta D, Malik AB. Signaling mechanisms regulating endothelial permeability [J]. Physiol Rev, 2006, 86 (1): 279-367.

45. Minshall RD, Malik AB. Transport across the endothelium: Regulation of endothelial permeability [J]. Handb Exp Pharmacol, 2006, (176 Pt 1): 107-144.

46. Minshall RD, Sessa WC, Stan RV, et al. Caveolin regulation of endothelial function [J]. Am J Physiol Lung Cell Mol Physiol, 2003, 285 (6): L1179-1183.

47. Predescu SA, Predescu DN, Malik AB. Molecular determinants of endothelial transcytosis and their role in endothelial permeability [J]. Am J Physiol Lung Cell Mol Physiol, 2007, 293 (4): L823-842.

48. Barnes PJ, Liu SF. Regulation of pulmonary vascular tone [J]. Pharmacol Rev, 1995, 47 (1): 87-131.

49. Xiang M, Fan J, Fan J. Association of Toll-like receptor signaling and reactive oxygen species: A potential therapeutic target for posttrauma acute lung injury [J]. Mediators Inflamm, 2010, 916425: 1-8.

50. Park WY, Goodman RB, Steinberg KP, et al. Cytokine balance in the lungs of patients with acute respiratory distress syndrome [J]. Am J Respir Crit Care Med, 2001, 164 (10 Pt 1): 1896-1903.

51. Harrison OJ, Bahna F, Katsamba PS, et al. Two-step adhesive binding by classical cadherins [J]. Nat Struct Mol Biol, 2010, 17 (3): 348-357.

52. Calfee CS, Matthay MA. Nonventilatory treatments for acute lung injury and ARDS [J]. Chest, 2007, 131 (3): 913-920.

53. Harris TJ, Tepass U. Adherens junctions: From molecules to morphogenesis [J]. Nat Rev Mol Cell Biol, 2010, 11 (7): 502-514.

54. Harrison OJ, Jin X, Hong S, et al. The extracellular architecture of adherens junctions revealed by crystal structures of type Ⅰ cadherins [J]. Structure, 2011, 19 (2): 244-256.

55. Corada M, Liao F, Lindgren M, et al. Monoclonal antibodies directed to different regions of vascular endothelial cadherin extracellular domain affect adhesion and clustering of the protein and modulate endothelial permeability [J]. Blood, 2001, 97 (6): 1679-1684.

56. Schulz B, Pruessmeyer J, Maretzky T, et al. Adam10 regulates endothelial permeability and t-cell transmigration by proteolysis of vascular endothelial cadherin [J]. Circ Res, 2008, 102 (10): 1192-1201.

57. Parthasarathi K, Ichimura H, Monma E, et al. Connexin 43 mediates spread of Ca^{2+}-dependent proinflammatory responses in lung capillaries [J]. J Clin Invest, 2006, 116 (8): 2193-2200.

58. Parthasarathi K. Endothelial connexin43 mediates acid-induced increases in pulmonary microvascular permeability [J]. Am J Physiol Lung Cell Mol Physiol, 2012, 303 (1): L33-42.

59. Matthay MA, Zimmerman GA. Acute lung injury and the acute respiratory distress syndrome: Four decades of inquiry into pathogenesis and rational management [J]. Am J Respir Cell Mol Biol, 2005, 33 (4):

319-327.

60. London NR, Zhu W, Bozza FA, et al. Targeting Robo4-dependent slit signaling to survive the cytokine storm in sepsis and influenza [J]. Sci Transl Med, 2010, 2 (23): 1149-1161.

61. Camerer E, Regard JB, Cornelissen I, et al. Sphingosine-1-phosphate in the plasma compartment regulates basal and inflammation-induced vascular leak in mice [J]. J Clin Invest, 2009, 119 (7): 1871-1879.

62. Rittirsch D, Flierl MA, Ward PA. Harmful molecular mechanisms in sepsis [J]. Nat Rev Immunol, 2008, 8 (10): 776-787.

63. Imai Y, Kuba K, Neely GG, et al. Identification of oxidative stress and toll-like receptor 4 signaling as a key pathway of acute lung injury [J]. Cell, 2008, 133 (2): 235-249.

64. Wiener-Kronish JP, Pittet JF. Therapies against virulence products of staphylococcus aureus and pseudomonas aeruginosa [J]. Semin Respir Crit Care Med, 2011, 32 (2): 228-235.

65. Diep BA, Chan L, Tattevin P, et al. Polymorphonuclear leukocytes mediate staphylococcus aureus panton-valentine leukocidin-induced lung inflammation and injury [J]. Proc Natl Acad Sci U S A, 2010, 107 (12): 5587-5592.

66. Burns AR, Smith CW, Walker DC. Unique structural features that influence neutrophil emigration into the lung [J]. Physiol Rev, 2003, 83 (2): 309-336.

67. Bhattacharya S, Sen N, Yiming MT, et al. High tidal volume ventilation induces proinflammatory signaling in rat lung endothelium [J]. Am J Respir Cell Mol Biol, 2003, 28 (2): 218-224.

68. Cleator JH, Zhu WQ, Vaughan DE, et al. Differential regulation of endothelial exocytosis of P-selectin and von Willebrand factor by protease-activated receptors and camp [J]. Blood, 2006, 107 (7): 2736-2744.

69. Ge X, Low B, Liang M, et al. Angiotensin II directly triggers endothelial exocytosis via protein kinase C-dependent protein kinase D_2 activation [J]. J Pharmacol Sci, 2007, 105 (2): 168-176.

70. Into T, Kanno Y, Dohkan J, et al. Pathogen recognition by Toll-like receptor 2 activates weibel-palade body exocytosis in human aortic endothelial cells [J]. J Biol Chem, 2007, 282 (11): 8134-8141.

71. Pinsky DJ, Naka Y, Liao H, et al. Hypoxia-induced exocytosis of endothelial cell weibel-palade bodies. A mechanism for rapid neutrophil recruitment after cardiac preservation [J]. J Clin Invest, 1996, 97 (2): 493-500.

72. Yiming MT, Parthasarathi K, Issekutz AC, et al. Sequence of endothelial signaling during lung expansion [J]. Am J Respir Cell Mol Biol, 2005, 33 (6): 549-554.

73. Zarbock A, Singbartl K, Ley K. Complete reversal of acid-induced acute lung injury by blocking of platelet-neutrophil aggregation [J]. J Clin Invest, 2006, 116 (12): 3211-3219.

74. Carlos TM, Harlan JM. Leukocyte-endothelial adhesion molecules [J]. Blood, 1994, 84 (7): 2068-2101.

75. Hordijk PL. Endothelial signalling events during leukocyte transmigration [J]. FEBS J, 2006, 273 (19): 4408-4415.

76. Azuma A, Takahashi S, Nose M, et al. Role of E-selectin in bleomycin induced lung fibrosis in mice [J]. Thorax, 2000, 55 (2): 147-152.

77. Sato N, Suzuki Y, Nishio K, et al. Roles of ICAM-1 for abnormal leukocyte recruitment in the microcirculation of bleomycin-induced fibrotic lung injury [J]. Am J Respir Crit Care Med, 2000, 161 (5): 1681-1688.

78. Folch E, Salas A, Panes J, et al. Role of P-selectin and ICAM-1 in pancreatitis-induced lung inflammation in rats: Significance of oxidative stress [J]. Ann Surg, 1999, 230 (6): 792-798; discussion 798-799.

79. Dudzinski DM, Igarashi J, Greif D, et al. The regulation and pharmacology of endothelial nitric oxide syn-

thase [J]. Annu Rev Pharmacol Toxicol, 2006, 46 (46): 235-276.

80. Mawji IA, Marsden PA. Perturbations in paracrine control of the circulation: Role of the endothelial-derived vasomediators, endothelin-1 and nitric oxide [J]. Microsc Res Tech, 2003, 60 (1): 46-58.

81. Hart CM. Nitric oxide in adult lung disease [J]. Chest, 1999, 115 (5): 1407-1417.

82. Dahlem P, Van Aalderen WM, De Neef M, et al. Randomized controlled trial of aerosolized prostacyclin therapy in children with acute lung injury [J]. Crit Care Med, 2004, 32 (4): 1055-1060.

83. Van Heerden PV, Barden A, Michalopoulos N, et al. Dose-response to inhaled aerosolized prostacyclin for hypoxemia due to ARDS [J]. Chest, 2000, 117 (3): 819-827.

84. Birukova AA, Zagranichnaya T, Fu P, et al. Prostaglandins PGE (2) and PGI (2) promote endothelial barrier enhancement via PKA-and Epac1/Rap1-dependent Rac activation [J]. Exp Cell Res, 2007, 313 (11): 2504-2520.

85. Aird WC. Phenotypic heterogeneity of the endothelium: II. Representative vascular beds [J]. Circ Res, 2007, 100 (2): 174-190.

86. Orfanos SE, Mavrommati I, Korovesi I, et al. Pulmonary endothelium in acute lung injury: From basic science to the critically ill [J]. Intensive Care Med, 2004, 30 (9): 1702-1714.

87. Linz W, Wohlfart P, Scholkens BA, et al. Interactions among ACE, kinins and NO [J]. Cardiovasc Res, 1999, 43 (3): 549-561.

88. Yamamoto T, Wang L, Shimakura K, et al. Angiotensin II-induced pulmonary edema in a rabbit model [J]. Jpn J Pharmacol, 1997, 73 (1): 33-40.

89. He X, Han B, Mura M, et al. Angiotensin-converting enzyme inhibitor captopril prevents oleic acid-induced severe acute lung injury in rats [J]. Shock, 2007, 28 (1): 106-111.

90. Jerng JS, Hsu YC, Wu HD, et al. Role of the renin-angiotensin system in ventilator-induced lung injury: An in vivo study in a rat model [J]. Thorax, 2007, 62 (6): 527-535.

91. Yao S, Feng D, Wu Q, et al. Losartan attenuates ventilator-induced lung injury [J]. J Surg Res, 2008, 145 (1): 25-32.

92. Marshall RP, Gohlke P, Chambers RC, et al. Angiotensin II and the fibroproliferative response to acute lung injury [J]. Am J Physiol Lung Cell Mol Physiol, 2004, 286 (1): L156-164.

93. Lahm T, Crisostomo PR, Markel TA, et al. The critical role of vascular endothelial growth factor in pulmonary vascular remodeling after lung injury [J]. Shock, 2007, 28 (1): 4-14.

94. Thickett DR, Armstrong L, Christie SJ, et al. Vascular endothelial growth factor may contribute to increased vascular permeability in acute respiratory distress syndrome [J]. Am J Respir Crit Care Med, 2001, 164 (9): 1601-1605.

95. Abadie Y, Bregeon F, Papazian L, et al. Decreased VEGF concentration in lung tissue and vascular injury during ARDS [J]. Eur Respir J, 2005, 25 (1): 139-146.

96. Thebaud B, Ladha F, Michelakis ED, et al. Vascular endothelial growth factor gene therapy increases survival, promotes lung angiogenesis, and prevents alveolar damage in hyperoxia-induced lung injury: Evidence that angiogenesis participates in alveolarization [J]. Circulation, 2005, 112 (16): 2477-2486.

97. Mccarter SD, Lai PF, Suen RS, et al. Regulation of endothelin-1 by angiopoietin-1: Implications for inflammation [J]. Exp Biol Med (Maywood), 2006, 231 (6): 985-991.

98. Mccarter SD, Mei SH, Lai PF, et al. Cell-based angiopoietin-1 gene therapy for acute lung injury [J]. Am J Respir Crit Care Med, 2007, 175 (10): 1014-1026.

99. Mei SH, Mccarter SD, Deng Y, et al. Prevention of LPS-induced acute lung injury in mice by mesenchymal stem cells overexpressing angiopoietin 1 [J]. PLoS Med, 2007, 4 (9): e269.

100. Huang YQ, Sauthoff H, Herscovici P, et al. Angiopoietin-1 increases survival and reduces the develop-

ment of lung edema induced by endotoxin administration in a murine model of acute lung injury ［J］. Crit Care Med, 2008, 36 (1): 262-267.

101. Tsigkos S, Koutsilieris M, Papapetropoulos A. Angiopoietins in angiogenesis and beyond ［J］. Expert Opin Investig Drugs, 2003, 12 (6): 933-941.

102. Gallagher DC, Parikh SM, Balonov K, et al. Circulating angiopoietin 2 correlates with mortality in a surgical population with acute lung injury/adult respiratory distress syndrome ［J］. Shock, 2008, 29 (6): 656-661.

103. Parikh SM, Mammoto T, Schultz A, et al. Excess circulating angiopoietin-2 may contribute to pulmonary vascular leak in sepsis in humans ［J］. PLoS Med, 2006, 3 (3): e46.

104. Bhandari V, Choo-Wing R, Lee CG, et al. Hyperoxia causes angiopoietin 2-mediated acute lung injury and necrotic cell death ［J］. Nat Med, 2006, 12 (11): 1286-1293.

105. Daly C, Pasnikowski E, Burova E, et al. Angiopoietin-2 functions as an autocrine protective factor in stressed endothelial cells ［J］. Proc Natl Acad Sci U S A, 2006, 103 (42): 15491-15496.

106. Oberholzer A, Oberholzer C, Moldawer LL. Cytokine signaling--regulation of the immune response in normal and critically ill states ［J］. Crit Care Med, 2000, 28 (4 Suppl): N3-12.

107. Hashimoto S, Gon Y, Matsumoto K, et al. N-acetylcysteine attenuates TNF-alpha-induced p38 map kinase activation and p38 map kinase-mediated IL-8 production by human pulmonary vascular endothelial cells ［J］. Br J Pharmacol, 2001, 132 (1): 270-276.

108. Mantovani A, Bussolino F, Introna M. Cytokine regulation of endothelial cell function: From molecular level to the bedside ［J］. Immunol Today, 1997, 18 (5): 231-240.

109. Grau GE, Mili N, Lou JN, et al. Phenotypic and functional analysis of pulmonary microvascular endothelial cells from patients with acute respiratory distress syndrome ［J］. Lab Invest, 1996, 74 (4): 761-770.

110. Lum H, Roebuck KA. Oxidant stress and endothelial cell dysfunction ［J］. Am J Physiol Cell Physiol, 2001, 280 (4): C719-741.

111. Bhatia M, Moochhala S. Role of inflammatory mediators in the pathophysiology of acute respiratory distress syndrome ［J］. J Pathol, 2004, 202 (2): 145-156.

112. Grommes J, Soehnlein O. Contribution of neutrophils to acute lung injury ［J］. Mol Med, 2011, 17 (3-4): 293-307.

113. Abraham E. Neutrophils and acute lung injury ［J］. Crit Care Med, 2003, 31 (4 Suppl): S195-199.

114. Zemans RL, Colgan SP, Downey GP. Transepithelial migration of neutrophils: Mechanisms and implications for acute lung injury ［J］. Am J Respir Cell Mol Biol, 2009, 40 (5): 519-535.

115. Hashimoto S, Okayama Y, Shime N, et al. Neutrophil elastase activity in acute lung injury and respiratory distress syndrome ［J］. Respirology, 2008, 13 (4): 581-584.

116. El Kebir D, Filep JG. Targeting neutrophil apoptosis for enhancing the resolution of inflammation ［J］. Cells, 2013, 2 (2): 330-348.

117. Fialkow L, Fochesatto Filho L, Bozzetti MC, et al. Neutrophil apoptosis: A marker of disease severity in sepsis and sepsis-induced acute respiratory distress syndrome ［J］. Crit Care, 2006, 10 (6): R155.

118. Beck-Schimmer B, Schwendener R, Pasch T, et al. Alveolar macrophages regulate neutrophil recruitment in endotoxin-induced lung injury ［J］. Respir Res, 2004, 6 (1): 1-14.

119. Hogner K, Wolff T, Pleschka S, et al. Macrophage-expressed IFN-beta contributes to apoptotic alveolar epithelial cell injury in severe influenza virus pneumonia ［J］. PLoS Pathog, 2013, 9 (2): e1003188.

120. Hu R, Chen ZF, Yan J, et al. Complement C5a exacerbates acute lung injury induced through autophagy-mediated alveolar macrophage apoptosis ［J］. Cell Death Dis, 2014, 5 (7): e1330-e1330.

121. Gill SS, Suri SS, Janardhan KS, et al. Role of pulmonary intravascular macrophages in endotoxin-induced

lung inflammation and mortality in a rat model［J］. Respir Res, 2008, 9（1）: 1-11.

122. Schneberger D, Aharonson-Raz K, Singh B. Pulmonary intravascular macrophages and lung health: What are we missing?［J］. Am J Physiol Lung Cell Mol Physiol, 2012, 302（6）: L498-503.

123. Dolinay T, Kim YS, Howrylak J, et al. Inflammasome-regulated cytokines are critical mediators of acute lung injury［J］. Am J Respir Crit Care Med, 2012, 185（11）: 1225-1234.

124. Abraham E, Carmody A, Shenkar R, et al. Neutrophils as early immunologic effectors in hemorrhage- or endotoxemia-induced acute lung injury［J］. Am J Physiol Lung Cell Mol Physiol, 2000, 279（6）: L1137-1145.

125. Patel BV, Wilson MR, O'dea KP, et al. TNF-induced death signaling triggers alveolar epithelial dysfunction in acute lung injury［J］. J Immunol, 2013, 190（8）: 4274-4282.

126. Ganter MT, Roux J, Miyazawa B, et al. Interleukin-1 beta causes acute lung injury via alpha v beta 5 and alpha v beta 6 integrin-dependent mechanisms［J］. Circ Res, 2008, 102（7）: 804-812.

127. Lai KN, Leung JC, Metz CN, et al. Role for macrophage migration inhibitory factor in acute respiratory distress syndrome［J］. J Pathol, 2003, 199（4）: 496-508.

128. Rittirsch D, Flierl MA, Day DE, et al. Acute lung injury induced by lipopolysaccharide is independent of complement activation［J］. J Immunol, 2008, 180（11）: 7664-7672.

129. Matsuda N, Nishihira J, Takahashi Y, et al. Role of macrophage migration inhibitory factor in acute lung injury in mice with acute pancreatitis complicated by endotoxemia［J］. Am J Respir Cell Mol Biol, 2006, 35（2）: 198-205.

130. Ueno H, Matsuda T, Hashimoto S, et al. Contributions of high mobility group box protein in experimental and clinical acute lung injury［J］. Am J Respir Crit Care Med, 2004, 170（12）: 1310-1316.

131. Kim JY, Park JS, Strassheim D, et al. NMGB1 contributes to the development of acute lung injury after hemorrhage［J］. Am J Physiol Lung Cell Mol Physiol, 2005, 288（5）: L958-965.

132. Bhatia M, Zemans RL, Jeyaseelan S. Role of chemokines in the pathogenesis of acute lung injury［J］. Am J Respir Cell Mol Biol, 2012, 46（5）: 566-572.

133. Shokuhi S, Bhatia M, Christmas S, et al. Levels of the chemokines growth-related oncogene alpha and epithelial neutrophil-activating protein 78 are raised in patients with severe acute pancreatitis［J］. Br J Surg, 2002, 89（5）: 566-572.

134. Groeneveld AB, Raijmakers PG, Hack CE, et al. Interleukin 8-related neutrophil elastase and the severity of the adult respiratory distress syndrome［J］. Cytokine, 1995, 7（7）: 746-752.

135. Shen Y, Wang D, Wang X. Role of CCR2 and IL-8 in acute lung injury: A new mechanism and therapeutic target［J］. Expert Rev Respir Med, 2011, 5（1）: 107-114.

136. Narasaraju T, Ng HH, Phoon MC, et al. MCP-1 antibody treatment enhances damage and impedes repair of the alveolar epithelium in influenza pneumonitis［J］. Am J Respir Cell Mol Biol, 2010, 42（6）: 732-743.

137. Basit A, Reutershan J, Morris MA, et al. ICAM-1 and IFA-1 play critical roles in LPS-induced neutrophil recruitment into the alveolar space［J］. Am J Physiol Lung Cell Mol Physiol, 2006, 291（2）: L200-207.

138. Heider ER, Oliver DC. The structure of color space in naming and memory of two languages［J］. Foreign Language Teaching and Research, 1999, 12（3）: 62-67.

139. Brun-Buisson C, Minelli C, Bertolini G, et al. Epidemiology and outcome of acute lung injury in European intensive care units. Results from the alive study［J］. Intensive Care Med, 2004, 30（1）: 51-61.

140. Rocco PR, Zin WA. Pulmonary and extrapulmonary acute respiratory distress syndrome: Are they different?［J］. Curr Opin Crit Care, 2005, 11（1）: 10-17.

141. Warshawski FJ, Sibbald WJ, Driedger AA, et al. Abnormal neutrophil-pulmonary interaction in the adult respiratory distress syndrome. Qualitative and quantitative assessment of pulmonary neutrophil kinetics in humans with in vivo 111indium neutrophil scintigraphy [J]. Am Rev Respir Dis, 1986, 133 (5): 797-804.

142. Lawrence MB, Springer TA. Neutrophils roll on E-selectin [J]. Journal of immunology, 1993, 151: 6338-6346.

143. Hayakawa M, Katabami K, Wada T, et al. Sivelestat (selective neutrophil elastase inhibitor) improves the mortality rate of sepsis associated with both acute respiratory distress syndrome and disseminated intravascular coagulation patients [J]. Shock, 2010, 33 (1): 14-18.

144. Kodama T, Yukioka H, Kato T, et al. Neutrophil elastase as a predicting factor for development of acute lung injury [J]. Intern Med, 2007, 46 (11): 699-704.

145. Ayala A, Chung CS, Lomas JL, et al. Shock-induced neutrophil mediated priming for acute lung injury in mice: Divergent effects of TLR-4 and TLR-4/Fasl deficiency [J]. Am J Pathol, 2002, 161 (6): 2283-2294.

146. Wortinger MA, Foley JW, Larocque P, et al. Fas ligand-induced murine pulmonary inflammation is reduced by a stable decoy receptor 3 analogue [J]. Immunology, 2003, 110 (2): 225-233.

147. D'alessio FR, Tsushima K, Aggarwal NR, et al. CD4$^+$CD25$^+$Foxp3$^+$ tregs resolve experimental lung injury in mice and are present in humans with acute lung injury [J]. J Clin Invest, 2009, 119 (10): 2898-2913.

148. Fialkow L, Fochesatto Filho L, Bozzetti MC, et al. Neutrophil apoptosis: A marker of disease severity in sepsis and sepsis-induced acute respiratory distress syndrome [J]. Crit Care, 2006, 10 (6): R155.

149. Pannu N, Mehta RL. Effect of mechanical ventilation on the kidney [J]. Best Pract Res Clin Anaesthesiol, 2004, 18 (1): 189-203.

150. Annat G, Viale JP, Bui Xuan B, et al. Effect of peep ventilation on renal function, plasma renin, aldosterone, neurophysins and urinary ADH, and prostaglandins [J]. Anesthesiology, 1983, 58 (2): 136-141.

151. Bark H, Le Roith D, Nyska M, et al. Elevations in plasma ADH levels during peep ventilation in the dog: Mechanisms involved [J]. Am J Physiol, 1980, 239 (6): E474-481.

152. Sharshar T, Annane D, De La Grandmaison GL, et al. The neuropathology of septic shock [J]. Brain Pathol, 2004, 14 (1): 21-33.

153. Bal-Price A, Brown GC. Inflammatory neurodegeneration mediated by nitric oxide from activated glia-inhibiting neuronal respiration, causing glutamate release and excitotoxicity [J]. J Neurosci, 2001, 21 (17): 6480-6491.

154. Kim WG, Mohney RP, Wilson B, et al. Regional difference in susceptibility to lipopolysaccharide-induced neurotoxicity in the rat brain: Role of microglia [J]. J Neurosci, 2000, 20 (16): 6309-6316.

155. Goehler LE, Gaykema RP, Hansen MK, et al. Vagal immune-to-brain communication: A visceral chemosensory pathway [J]. Auton Neurosci, 2000, 85 (1-3): 49-59.

156. Quilez ME, Fuster G, Villar J, et al. Injurious mechanical ventilation affects neuronal activation in ventilated rats [J]. Crit Care, 2011, 15 (3): R124.

157. Gunther A, Mosavi P, Heinemann S, et al. Alveolar fibrin formation caused by enhanced procoagulant and depressed fibrinolytic capacities in severe pneumonia. Comparison with the acute respiratory distress syndrome [J]. Am J Respir Crit Care Med, 2000, 161 (2 Pt 1): 454-462.

158. Schultz MJ, Millo J, Levi M, et al. Local activation of coagulation and inhibition of fibrinolysis in the lung during ventilator associated pneumonia [J]. Thorax, 2004, 59 (2): 130-135.

159. Haitsma JJ, Schultz MJ, Hofstra JJ, et al. Ventilator-induced coagulopathy in experimental streptococcus pneumoniae pneumonia [J]. Eur Respir J, 2008, 32 (6): 1599-1606.

160. Bastarache JA, Fremont RD, Kropski JA, et al. Procoagulant alveolar microparticles in the lungs of patients with acute respiratory distress syndrome [J]. Am J Physiol Lung Cell Mol Physiol, 2009, 297 (6): L1035-1041.

161. Chapman HA, Stahl M, Allen CL, et al. Regulation of the procoagulant activity within the bronchoalveolar compartment of normal human lung [J]. Am Rev Respir Dis, 1988, 137 (6): 1417-1425.

162. Van Der Poll T, Levi M, Nick JA, et al. Activated protein C inhibits local coagulation after intrapulmonary delivery of endotoxin in humans [J]. Am J Respir Crit Care Med, 2005, 171 (10): 1125-1128.

163. Eckle I, Seitz R, Egbring R, et al. Protein C degradation in vitro by neutrophil elastase [J]. Biol Chem Hoppe Seyler, 1991, 372 (11): 1007-1013.

164. Choi G, Schultz MJ, Levi M, et al. Protein C in pneumonia [J]. Thorax, 2005, 60 (8): 705-706.

165. Hoogerwerf JJ, De Vos AF, Levi M, et al. Activation of coagulation and inhibition of fibrinolysis in the human lung on bronchial instillation of lipoteichoic acid and lipopolysaccharide [J]. Crit Care Med, 2009, 37 (2): 619-625.

166. Steppich BA, Seitz I, Busch G, et al. Modulation of tissue factor and tissue factor pathway inhibitor-1 by neutrophil proteases [J]. Thromb Haemost, 2008, 100 (6): 1068-1075.

167. Lopes-Bezerrra LM, Filler SG. Endothelial cell, tissue factor and infectious disease [J]. Braz J Med Biol Res, 2003, 36 (8): 987-991.

168. Price GC, Thompson SA, Kam PC. Tissue factor and tissue factor pathway inhibitor [J]. Anaesthesia, 2004, 59 (5): 483-492.

169. Gando S, Kameue T, Matsuda N, et al. Serial changes in neutrophil-endothelial activation markers during the course of sepsis associated with disseminated intravascular coagulation [J]. Thromb Res, 2005, 116 (2): 91-100.

170. Chung MC, Jorgensen SC, Popova TG, et al. Neutrophil elastase and syndecan shedding contribute to antithrombin depletion in murine anthrax [J]. FEMS Immunol Med Microbiol, 2008, 54 (3): 309-318.

171. Coughlin SR. Thrombin signalling and protease-activated receptors [J]. Nature, 2000, 407 (6801): 258-264.

172. Takahashi H, Shibuya M. The vascular endothelial growth factor (VEGF) /VEGF receptor system and its role under physiological and pathological conditions [J]. Clin Sci (Lond), 2005, 109 (3): 227-241.

173. Glas GJ, Van Der Sluijs KF, Schultz MJ, et al. Bronchoalveolar hemostasis in lung injury and acute respiratory distress syndrome [J]. J Thromb Haemost, 2013, 11 (1): 17-25.

174. Liu KD, Levitt J, Zhuo H, et al. Randomized clinical trial of activated protein C for the treatment of acute lung injury [J]. Am J Respir Crit Care Med, 2008, 178 (6): 618-623.

175. Poole D, Bertolini G, Garattini S. Errors in the approval process and post-marketing evaluation of drotrecogin alfa (activated) for the treatment of severe sepsis [J]. Lancet Infect Dis, 2009, 9 (1): 67-72.

176. Laterre PF, Garber G, Levy H, et al. Severe community-acquired pneumonia as a cause of severe sepsis: Data from the prowess study [J]. Crit Care Med, 2005, 33 (5): 952-961.

177. Angus DC. Drotrecogin alfa (activated)... A sad final fizzle to a roller-coaster party [J]. Crit Care, 2012, 16 (1): 107.

178. Ranieri VM, Thompson BT, Barie PS, et al. Drotrecogin alfa (activated) in adults with septic shock [J]. N Engl J Med, 2012, 366 (22): 2055-2064.

179. Warren BL, Eid A, Singer P, et al. Caring for the critically ill patient. High-dose antithrombin III in severe sepsis: A randomized controlled trial [J]. JAMA, 2001, 286 (15): 1869-1878.

180. Hoffmann JN, Muhlbayer D, Jochum M, et al. Effect of long-term and high-dose antithrombin supplementation on coagulation and fibrinolysis in patients with severe sepsis［J］. Crit Care Med, 2004, 32（9）: 1851-1859.

181. Abraham E, Reinhart K, Svoboda P, et al. Assessment of the safety of recombinant tissue factor pathway inhibitor in patients with severe sepsis: A multicenter, randomized, placebo-controlled, single-blind, dose escalation study［J］. Crit Care Med, 2001, 29（11）: 2081-2089.

182. Abraham E, Reinhart K, Opal S, et al. Efficacy and safety of tifacogin（recombinant tissue factor pathway inhibitor）in severe sepsis: A randomized controlled trial［J］. JAMA, 2003, 290（2）: 238-247.

183. Laterre PF, Opal SM, Abraham E, et al. A clinical evaluation committee assessment of recombinant human tissue factor pathway inhibitor（tifacogin）in patients with severe community-acquired pneumonia［J］. Crit Care, 2009, 13（2）: R36.

184. Wunderink RG, Laterre PF, Francois B, et al. Recombinant tissue factor pathway inhibitor in severe community-acquired pneumonia: A randomized trial［J］. Am J Respir Crit Care Med, 2011, 183（11）: 1561-1568.

185. Saito H, Maruyama I, Shimazaki S, et al. Efficacy and safety of recombinant human soluble thrombomodulin（ART-123）in disseminated intravascular coagulation: Results of a phase Ⅲ, randomized, double-blind clinical trial［J］. J Thromb Haemost, 2007, 5（1）: 31-41.

186. Levi M, Toh CH, Thachil J, et al. Guidelines for the diagnosis and management of disseminated intravascular coagulation. British committee for standards in haematology［J］. Br J Haematol, 2009, 145（1）: 24-33.

187. Di Nisio M, Baudo F, Cosmi B, et al. Diagnosis and treatment of disseminated intravascular coagulation: Guidelines of the italian society for haemostasis and thrombosis（SISET）［J］. Thromb Res, 2012, 129（5）: e177-184.

188. Martin FA, Murphy RP, Cummins PM. Thrombomodulin and the vascular endothelium: Insights into functional, regulatory, and therapeutic aspects［J］. Am J Physiol Heart Circ Physiol, 2013, 304（12）: H1585-1597.

189. Yamakawa K, Ogura H, Fujimi S, et al. Recombinant human soluble thrombomodulin in sepsis-induced disseminated intravascular coagulation: A multicenter propensity score analysis［J］. Intensive Care Med, 2013, 39（4）: 644-652.

190. Bernard GR, Vincent JL, Laterre PF, et al. Efficacy and safety of recombinant human activated protein C for severe sepsis［J］. N Engl J Med, 2001, 344（10）: 699-709.

191. Levi M, Levy M, Williams MD, et al. Prophylactic heparin in patients with severe sepsis treated with drotrecogin alfa（activated）［J］. Am J Respir Crit Care Med, 2007, 176（5）: 483-490.

192. Jaimes F, De La Rosa G, Morales C, et al. Unfractioned heparin for treatment of sepsis: A randomized clinical trial（the HETRASE study）［J］. Crit Care Med, 2009, 37（4）: 1185-1196.

193. Garcia DA, Baglin TP, Weitz JI, et al. Parenteral anticoagulants: Antithrombotic therapy and prevention of thrombosis, 9th ed: American college of chest physicians evidence-based clinical practice guidelines［J］. Chest, 2012, 141（2 Suppl）: e24S-43S.

194. Sebag SC, Bastarache JA, Ware LB. Therapeutic modulation of coagulation and fibrinolysis in acute lung injury and the acute respiratory distress syndrome［J］. Curr Pharm Biotechnol, 2011, 12（9）: 1481-1496.

195. 姜毅, 韩志海, 段蕴铀. 急性肺损伤/急性呼吸窘迫综合征与细胞信号转导［J］. 转化医学杂志, 2013, 2（4）: 236-240.

196. Iyer SS, Cheng G. Role of interleukin 10 transcriptional regulation in inflammation and autoimmune disease

　　　　［J］. Crit Rev Immunol, 2012, 32 (1): 23-63.

197. Janssen WJ, Henson PM. Cellular regulation of the inflammatory response ［J］. Toxicol Pathol, 2012, 40 (2): 166-173.

198. Fadok VA, Bratton DL, Konowal A, et al. Macrophages that have ingested apoptotic cells in vitro inhibit proinflammatory cytokine production through autocrine/paracrine mechanisms involving TGF-beta, PGE$_2$, and PAF ［J］. J Clin Invest, 1998, 101 (4): 890-898.

199. Levy BD, Serhan CN. Resolution of acute inflammation in the lung ［J］. Annu Rev Physiol, 2013, 76 (1): 467-492.

200. Rocco PR, Negri EM, Kurtz PM, et al. Lung tissue mechanics and extracellular matrix remodeling in acute lung injury ［J］. Am J Respir Crit Care Med, 2001, 164 (6): 1067-1071.

201. Santos FB, Nagato LK, Boechem NM, et al. Time course of lung parenchyma remodeling in pulmonary and extrapulmonary acute lung injury ［J］. J Appl Physiol (1985), 2006, 100 (1): 98-106.

202. Negri EM, Hoelz C, Barbas CS, et al. Acute remodeling of parenchyma in pulmonary and extrapulmonary ARDS. An autopsy study of collagen-elastic system fibers ［J］. Pathol Res Pract, 2002, 198 (5): 355-361.

203. Kim CF, Jackson EL, Woolfenden AE, et al. Identification of bronchioalveolar stem cells in normal lung and lung cancer ［J］. Cell, 2005, 121 (6): 823-835.

204. Rawlins EL, Okubo T, Xue Y, et al. The role of Scgb1a1$^+$ clara cells in the long-term maintenance and repair of lung airway, but not alveolar, epithelium ［J］. Cell Stem Cell, 2009, 4 (6): 525-534.

205. Tropea KA, Leder E, Aslam M, et al. Bronchioalveolar stem cells increase after mesenchymal stromal cell treatment in a mouse model of bronchopulmonary dysplasia ［J］. Am J Physiol Lung Cell Mol Physiol, 2012, 302 (9): L829-837.

206. Rock JR, Barkauskas CE, Cronce MJ, et al. Multiple stromal populations contribute to pulmonary fibrosis without evidence for epithelial to mesenchymal transition ［J］. Proc Natl Acad Sci USA, 2011, 108 (52): E1475-1483.

207. Barkauskas CE, Cronce MJ, Rackley CR, et al. Type 2 alveolar cells are stem cells in adult lung ［J］. J Clin Invest, 2013, 123 (7): 3025-3036.

208. Desai TJ, Brownfield DG, Krasnow MA. Alveolar progenitor and stem cells in lung development, renewal and cancer ［J］. Nature, 2014, 507 (7491): 190-194.

209. Ding BS, Nolan DJ, Guo P, et al. Endothelial-derived angiocrine signals induce and sustain regenerative lung alveolarization ［J］. Cell, 2011, 147 (3): 539-553.

210. Cowan MJ, Crystal RG. Lung growth after unilateral pneumonectomy: Quantitation of collagen synthesis and content ［J］. Am Rev Respir Dis, 1975, 111 (3): 267-277.

211. Lee JH, Bhang DH, Beede A, et al. Lung stem cell differentiation in mice directed by endothelial cells via a BMP4-NFATc1-thrombospondin-1 axis ［J］. Cell, 2014, 156 (3): 440-455.

212. Geiser T. Mechanisms of alveolar epithelial repair in acute lung injury--a translational approach ［J］. Swiss Med Wkly, 2003, 133 (43-44): 586-590.

213. Mcguire JK, Li Q, Parks WC. Matrilysin (matrix metalloproteinase-7) mediates E-cadherin ectodomain shedding in injured lung epithelium ［J］. Am J Pathol, 2003, 162 (6): 1831-1843.

214. Chen P, Abacherli LE, Nadler ST, et al. MMP7 shedding of syndecan-1 facilitates re-epithelialization by affecting alpha (2) beta (1) integrin activation ［J］. PLoS One, 2009, 4 (8): e6565.

215. Chen P, Mcguire JK, Hackman RC, et al. Tissue inhibitor of metalloproteinase-1 moderates airway re-epithelialization by regulating matrilysin activity ［J］. Am J Pathol, 2008, 172 (5): 1256-1270.

216. Buckley S, Driscoll B, Shi W, et al. Migration and gelatinases in cultured fetal, adult, and hyperoxic

alveolar epithelial cells［J］. Am J Physiol Lung Cell Mol Physiol, 2001, 281（2）: L427-434.

217. Abbasi T, Garcia JG. Sphingolipids in lung endothelial biology and regulation of vascular integrity［J］. Handb Exp Pharmacol, 2013, 216）: 201-226.

218. Eklund L, Saharinen P. Angiopoietin signaling in the vasculature［J］. Exp Cell Res, 2013, 319（9）: 1271-1280.

219. Hocke AC, Temmesfeld-Wollbrueck B, Schmeck B, et al. Perturbation of endothelial junction proteins by staphylococcus aureus alpha-toxin: Inhibition of endothelial gap formation by adrenomedullin［J］. Histochem Cell Biol, 2006, 126（3）: 305-316.

220. London NR, Zhu W, Bozza FA, et al. Targeting Robo4-dependent slit signaling to survive the cytokine storm in sepsis and influenza［J］. Sci Transl Med, 2011 2（23）: 1149-1161.

221. Chambers RC. Procoagulant signalling mechanisms in lung inflammation and fibrosis: Novel opportunities for pharmacological intervention?［J］. Br J Pharmacol, 2008, 153 Suppl 1（S1）: S367-S378.

222. Lee JW, Fang X, Krasnodembskaya A, et al. Concise review: Mesenchymal stem cells for acute lung injury: Role of paracrine soluble factors［J］. Stem Cells, 2011, 29（6）: 913-919.

223. Bulpa PA, Dive AM, Mertens L, et al. Combined bronchoalveolar lavage and transbronchial lung biopsy: Safety and yield in ventilated patients［J］. Eur Respir J, 2003, 21（3）: 489-494.

224. Patel SR, Karmpaliotis D, Ayas NT, et al. The role of open-lung biopsy in ARDS［J］. Chest, 2004, 125（1）: 197-202.

225. Papazian L, Doddoli C, Chetaille B, et al. A contributive result of open-lung biopsy improves survival in acute respiratory distress syndrome patients［J］. Crit Care Med, 2007, 35（3）: 755-762.

226. Tsushima K, King LS, Aggarwal NR, et al. Acute lung injury review［J］. Intern Med, 2009, 48（9）: 621-630.

227. Burnham EL, Janssen WJ, Riches DW, et al. The fibroproliferative response in acute respiratory distress syndrome: Mechanisms and clinical significance［J］. Eur Respir J, 2014, 43（1）: 276-285.

228. Rocco PR, Dos Santos C, Pelosi P. Lung parenchyma remodeling in acute respiratory distress syndrome［J］. Minerva Anestesiol, 2009, 75（12）: 730-740.

229. Tomashefski JF Jr. Pulmonary pathology of acute respiratory distress syndrome［J］. Clin Chest Med, 2000, 21（3）: 435-466.

230. Davey A, Mcauley DF, O'kane CM. Matrix metalloproteinases in acute lung injury: Mediators of injury and drivers of repair［J］. Eur Respir J, 2011, 38（4）: 959-970.

231. Bellingan GJ. The pulmonary physician in critical care * 6: The pathogenesis of ALI/ARDS［J］. Thorax, 2002, 57（6）: 540-546.

232. 钱桂生, 陈旭昕. 急性肺损伤/急性呼吸窘迫综合征发病机制的研究进展［J］. 内科理论与实践, 2010, 5（6）: 460-463.

233. Bull TM, M cFann K, Moss M, et al. Pulmonary hypertension is independently associated with poor outcome in patients with acute lung injury［J］. Am J Respir Crit Care Med, 2009, 179: A5098.

234. Jardin F, Vieillard-Baron A. Is there a safe plateau pressure in ARDS? The right heart only knows［J］. Intensive Care Med, 2007, 33（3）: 444-447.

235. Beiderlinden M, Kuehl H, Boes T, et al. Prevalence of pulmonary hypertension associated with severe acute respiratory distress syndrome: Predictive value of computed tomography［J］. Intensive Care Med, 2006, 32（6）: 852-857.

236. Price LC, Wort SJ, Perros F, et al. Inflammation in pulmonary arterial hypertension［J］. Chest, 2012, 141（1）: 210-221.

237. Steiner MK, Syrkina OL, Kolliputi N, et al. Interleukin-6 overexpression induces pulmonary hypertension

［J］. Circ Res, 2009, 104 (2)：236-244, 28p following 244.

238. Lee JW, Gupta N, Serikov V, et al. Potential application of mesenchymal stem cells in acute lung injury ［J］. Expert Opin Biol Ther, 2009, 9 (10)：1259-1270.

239. Cribbs SK, Matthay MA, Martin GS. Stem cells in sepsis and acute lung injury ［J］. Crit Care Med, 2010, 38 (12)：2379-2385.

240. Mei SH, Haitsma JJ, Dos Santos CC, et al. Mesenchymal stem cells reduce inflammation while enhancing bacterial clearance and improving survival in sepsis ［J］. Am J Respir Crit Care Med, 2010, 182 (8)：1047-1057.

241. Krasnodembskaya A, Song Y, Fang X, et al. Antibacterial effect of human mesenchymal stem cells is mediated in part from secretion of the antimicrobial peptide LL-37 ［J］. Stem Cells, 2010, 28 (12)：2229-2238.

242. Burnham EL, Taylor WR, Quyyumi AA, et al. Increased circulating endothelial progenitor cells are associated with survival in acute lung injury ［J］. Am J Respir Crit Care Med, 2005, 172 (7)：854-860.

243. Zhu JH, Wang XX, Zhang FR, et al. Safety and efficacy of autologous endothelial progenitor cells transplantation in children with idiopathic pulmonary arterial hypertension：Open-label pilot study ［J］. Pediatr Transplant, 2008, 12 (6)：650-655.

244. Wang XX, Zhang FR, Shang YP, et al. Transplantation of autologous endothelial progenitor cells may be beneficial in patients with idiopathic pulmonary arterial hypertension：A pilot randomized controlled trial ［J］. J Am Coll Cardiol, 2007, 49 (14)：1566-1571.

245. Wang D, Morales JE, Calame DG, et al. Transplantation of human embryonic stem cell-derived alveolar epithelial type II cells abrogates acute lung injury in mice ［J］. Mol Ther, 2010, 18 (3)：625-634.

第五章

ARDS 病理与病理生理学

第一节　ARDS 的病理改变

一、经典病理分期

ARDS 典型的病理改变大致可以分为渗出期、增生期和纤维化期，各期相互关联、部分重叠。

（一）渗出期

见于发病后第一周，此时两肺体积增大，重量明显增加，重量通常在 2000g 以上，外观呈暗红或暗紫色肝样变，胸膜面呈暗红色伴有灶性出血，切开时可有粉红色液体渗出，切面肺组织湿润，暗红色，可见弥漫性肺泡不张。ARDS 渗出期光镜下病理改变：肺间质及肺泡水肿、出血，肺血管血栓形成并弥漫性微栓塞，透明膜形成，肺内炎症细胞浸润，肺泡上皮细胞及毛细血管内皮细胞变性，如图 2-5-1 所示（见文末彩图）。

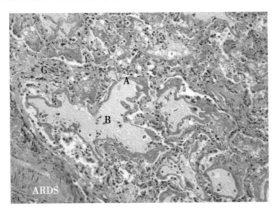

图 2-5-1　ARDS 渗出期典型病理改变

A. 肺泡壁表面覆盖一薄层嗜伊红样物质，提示透明膜形成；B. 肺泡腔内充填大量的蛋白样物质、多形性及嗜伊红样物质，提示肺水肿；C. 间质肿胀，可见出血及炎症细胞浸润

肺间质水肿是 ARDS 最初出现的主要病理改变。光镜下见肺泡间隔及小叶间隔增宽，支气管和血管周围结缔组织纤维肿胀、疏松，管周结缔组织间隙加大，形成支气管或血管

周围的"袖套样水肿";进一步发展,则出现水肿液"泛滥",大片肺泡被富含蛋白的水肿液充填。电镜对早期较轻的肺间质水肿即可发现,是 ARDS 早期病理诊断的重要方法。电镜下可见间质胶原纤维之间,基底膜外或间质细胞周围有电子密度低的液状物质聚集。肺泡上皮及肺泡毛细血管内皮基底膜肿胀、加宽,电子密度降低。肺泡间隔水肿呈不对称表现。部分开胸肺活检证实,ARDS 病人同时存在肺泡内出血,可见肺泡腔内充满红细胞,轻度的间质出血难以检出,偶可在电镜下发现个别红细胞渗出于毛细血管外。

肺血管内栓子一般在发病后 12 小时即可发现。光镜下可见肺内较大的动、静脉血管内血栓形成或血栓栓塞。透射电镜下则多见毛细血管瘀血和微血栓形成。前者表现为毛细血管扩张,细胞瘀滞,呈线团样,表示微循环严重障碍;微血栓形成可以为血小板及白细胞或红细胞在肺毛细血管内微小团块状聚集;也可以是纤维蛋白血栓形成。扫描电镜可见扩张的毛细血管内有红细胞及中性粒细胞阻塞,红细胞表面不光滑,可有纤维素附着;中性粒细胞表面结构不清,可见有颗粒状蛋白物质附着;也可见单纯血小板或纤维素凝集形成的微小血栓。

透明膜形成是 ARDS 的典型病理改变。在肺泡上皮及小血管损伤严重时,血浆蛋白渗入肺泡腔,形成一层紧贴于肺泡、肺泡管及呼吸性细支气管壁,染色深红、均一的蛋白性膜状物,即为透明膜。透明膜的主要成分是血浆蛋白,免疫组化证明透明膜中有免疫球蛋白、纤维蛋白及少量补体等,透明膜表面常覆盖一薄层纤连蛋白。光镜下可见肺泡壁内层覆盖一层嗜伊红样膜状物(图 2-5-1A)。透明膜在明显肺泡渗出基础上发生,出现时间各家报道不一,临床尸检发现最早见于发病后 22 小时,一般在 72 小时以后出现,而发病后 5~7 天最常见。

肺内炎症细胞聚集、浸润在 ARDS 的早期即可出现。肺泡内可见中性粒细胞、嗜酸性粒细胞、巨噬细胞等炎症细胞聚集和颗粒排空现象,与之黏附的肺泡上皮细胞和毛细血管内皮细胞常呈不同程度的变形。典型的变化可见:炎症细胞向血管外游走,在肺泡间隔和肺泡腔内浸润。扫描电镜观察可见大量中性粒细胞渗入肺泡腔,大片肺泡表面完全被白细胞、纤维素等炎性渗出物覆盖,白细胞表面可见伸出许多棘状突起,呈功能激活状态,颗粒有明显排空现象,提示 ARDS 病人的肺部发生严重的炎症反应。

段或叶性肺不张在 ARDS 渗出期并不常见,但也可能会在病人使用气管插管、不恰当地使用机械通气时出现。肺不张区域的小血管明显扩张充盈,称为充血性肺不张。而大面积肺不张偶见于重症烧伤患儿合并胸廓活动受限。

渗出期一般光镜很难发现肺泡上皮和毛细血管内皮的变化。透射电镜观察发现:Ⅰ型肺泡上皮细胞胞质呈不规则突起,有的呈"鹿角样"伸入肺泡腔。胞质内可见大小不等的空泡,有的相邻而呈"串珠样",可能为饮泡增大以及线粒体等细胞器空泡化所致。上皮下的基底膜显著肿胀、加宽,部分区域上皮细胞脱落,基底膜暴露。Ⅱ型肺泡上皮细胞表面微绒毛变短、倒伏,脱落,稀少,内质网扩张,核周间隙增大,线粒体肿胀,部分空泡化。板层小体排空现象多见。扫描电镜观察,Ⅰ型细胞表面粗糙,或出现缺损,Ⅱ型细胞表面微绒毛结构紊乱,或显示不清,有的表面还可见不规则小坑,细胞内板层体多丧失正常的清晰层次结构,而呈不规则的花絮状,有的还可见其附着于Ⅱ型细胞的表面或正排出细胞外。

(二)增生期

肺损伤后 1~3 周,大体观可见肺实质坚硬,呈弥漫性淡灰色,而且由于大量新生结缔组织的形成，使肺表面更光滑，并带有光泽。

从微观及超微结构观察，可见上皮细胞再生，提示进入增生期。渗出期因间质水肿而使肺间质成分体积增大，肺泡上皮细胞密度下降，而进入此阶段。因Ⅱ型肺泡上皮增生，上皮细胞密度迅速增加 2～3 倍。增生的上皮细胞沿肺泡间隔分布，细胞核大，呈空泡状，核仁明显。免疫组化标记角蛋白阳性。电镜下可见增生细胞胞质中的板层小体和细胞表面的微绒毛。增生的上皮细胞可以鳞化，这时角蛋白表达增强，而活性物质表达下降，胞质中出现玻璃样物质。因细胞毒性物质（博来霉素、白消安、放射损伤）或病毒感染造成的肺损伤时，增生上皮细胞可出现核异型，严重者可能在肺活检或 BAL 涂片时误认为是肺癌。病毒感染引起的 ARDS 中可以看到细支气管附近的肺泡腔被覆柱状上皮细胞。

ARDS 时的增生主要位于肺泡腔内，可见成纤维细胞和肌纤维细胞增生，随后通过肺泡基底膜的断裂处，迁移至肺泡管、肺泡囊，成为肺泡内的纤维素性渗出物；成纤维细胞将肺泡内的渗出液转化为颗粒样组织，逐渐机化；最终，随着胶原沉积，逐渐演变为致密纤维组织，最后发展至纤维化。纤连蛋白覆盖在纤维素性渗出物表面，在增生期比渗出期更为明显。免疫组化阿辛蓝染色可见，肺泡腔内有大量肉芽组织增生，上皮细胞迁移至这些肉芽组织表面，将肺泡内渗出物转变为间质组织。这种肺泡内纤维化过程在肺泡细支气管更为明显，尤其是在肺泡管最为突出。

肺泡壁内的成纤维细胞原位沉积于结缔组织，使肺泡间隔扩大，也参与了肺纤维化重构的过程。

肺泡管内的肉芽组织表现多样，可以阻塞整个管腔，也可在肺泡管周围形成纤维状环。后者若伴有中性粒细胞或嗜酸性粒细胞浸润时，可能被误认为是微脓肿或血管畸形。肺泡内的纤维化则可呈肺泡芽状表现。由毒气吸入引发的 ARDS 则可因呼吸性细支气管和终末性细支气管渗出物机化而导致阻塞性细支气管炎。由于肺泡间隔间质细胞增生和肺泡腔内渗出物机化，导致肺泡间隔塌陷，肺泡腔明显变形。电镜观察可见，肺泡基底膜出现深的横向皱褶，内充有Ⅱ型肺泡细胞，在增厚的肺泡壁中可以看到杂乱的基底膜样物质。

（三）纤维化期

生存超过 3～4 周的 ARDS 病人，其肺泡隔和气腔壁广泛增厚，散在分隔的胶原结缔组织增生致弥漫性不规则纤维化。

由于纤维组织的增生，肺的脏层胸膜呈粗结节状，切面肺实质呈苍白的海绵状改变，弥漫性纤维化或不规则瘢痕，其中可见 1mm 大小的微囊。终末期 ARDS 还可见脓肿愈合或慢性间质性肺气肿后留下的较大囊状病灶，周围支气管扩张，并异常地伸达脏层胸膜。肉眼上常表现为"蜂窝肺"。

显微镜下可见增生的胶原呈束状或星状瘢痕位于扭曲、扩张的肺泡管壁上，肺泡间隔增宽，纤维组织增生，气体空腔不规则增大。在纤维化的终末期，肺组织广泛纤维性改建，最终不能再区分肺泡内纤维化和间质纤维化。肺血管床发生广泛管壁纤维增厚，动脉变形扭曲，肺血管扩张。

二、存活个体的慢性肺脏病理变化

ARDS 病人整个组织病理学变化过程目前不完全清楚。Arnaud 等人分析 159 例 ARDS 病人尸检结果提示，既往 ARDS 的病理学分为三期：早期渗出期以肺泡内水肿和肺泡毛细血管充血为特征；增生期以Ⅱ型肺泡上皮细胞增生、成纤维细胞增生、间质纤维化为特点；纤维化期则以胶原沉积和蜂窝肺为特征。在这些病人中，52%的病人在发病一周内去世，最主要的病理改变就是渗出，但是很多病人增生和渗出大多同时出现，说明渗出和增生可以在同一病人同时发生，不能根据病程的长短简单分为渗出期和增生期。而19%的病人表现为纤维化，提示纤维化并不是 ARDS 大多数病人最突出的改变。在长期存活的 ARDS 病人中，影像学或生理学表现为显著肺纤维化仍是罕见的。

在一个前瞻性研究中，纳入生存期 5 天以上的 ARDS 病人开胸肺活检，虽然结果提示 53% 的病人发生纤维化，但是这个结果可能高估了纤维化的发生率，因为这些病人都是未治愈的 ARDS 病人。最近一项研究发现，小潮气量通气的 ARDS 病人发生纤维化的可能性更小。一项观察重症 ARDS 病人应用 ECMO 后存活病例的生活质量和肺功能的研究发现，大多数病人残余肺实质变化在 HRCT 提示肺纤维化，但形态学异常的范围是有限的，而且位于不典型的前方位置，可以推测为呼吸机相关性肺损伤。肺功能检查显示，这部分病人可以良好恢复达正常范围低限状态，大多数病人仍可以正常工作。

Sousse 等人研究烧伤患儿随病程进展中肺损伤的病理变化特点，研究发现患儿的肺部间质纤维化与烧伤后存活时间呈正比，Ⅱ型肺泡上皮细胞增生程度与烧伤后到就诊的时间呈正比，肺泡腔扩大与烧伤后存活时间及是否存在吸入损伤成正比，蛋白渗出程度与烧伤后存活时间呈正比。结果提示，烧伤患儿发生肺损伤，随时间的延长，会进展至肺纤维化。

（刘　昀　胡明冬）

第二节　ARDS 的病理生理改变

一、ARDS 呼吸功能变化

ARDS 呼吸功能变化主要表现在肺容积减少、肺顺应性降低、通气/血流比例失调、肺弥散功能减低、肺循环继发改变等几方面。

（一）肺容积减少

ARDS 病人早期就有肺容积减少，表现为肺总量、肺活量、潮气量和功能残气量明显低于正常，其中以功能残气量减少最为明显。严重 ARDS 病人实际参与通气的肺泡可能仅占正常肺泡的 1/3。因此，ARDS 肺被形象地称作"小肺"或"婴儿肺"。

（二）肺顺应性降低

肺顺应性降低是 ARDS 的特征之一，主要与肺泡表面活性物质减少引起的表面张力增高和肺不张、肺水肿导致的肺容积减少有关。肺顺应性又可分为静态肺顺应性（static compliance，Cst）和动态肺顺应性（dynamic compliance，Cdyn）。静态顺应性是受试者在屏气状态下所测的肺顺应性，主要反映肺弹性阻力（肺组织本身的弹性阻力 + 肺表面活性物质所形成的表面张力），可约等于 1/肺弹性阻力；动态顺应性是指受试者在正常呼吸情况下测的顺应性，反映肺弹性阻力 + 气道阻力。ARDS 病人由于肺泡大量萎陷，肺动态、静态顺应性均降低，需要较高气道压力才能达到所需的潮气量。

（三）通气/血流比例失调

通气/血流比例失调是导致低氧血症的主要原因。ARDS 由于肺部病变的不均一性，通气/血流比例升高和通气/血流比例降低可能同时存在于不同的肺部病变区域内。

1. 通气/血流比例降低及真性分流　间质性肺水肿压迫小气道、小气道痉挛收缩和表面活性物质减少均导致肺泡部分萎陷，使相应肺单位通气减少、通气/血流比例降低，产生生理性分流。另外，广泛肺泡不张和肺泡水肿引起局部肺单位只有血流而没有通气，即出现真性分流或解剖样分流。ARDS 早期肺内分流率（Qs/Qt）可达 10%～20%，甚至更高，后期可高达 30% 以上。

2. 通气/血流比例升高　肺微血管痉挛或狭窄、广泛肺栓塞和血栓形成使部分肺单位周围的毛细血管血流量明显减少或中断，导致无效腔样通气。ARDS 后期无效腔率可高达 60%。

（四）对 CO_2 清除的影响

ARDS 早期，由于低氧血症致肺泡通气量增加，且 CO_2 弥散能力为 O_2 的 20 倍，故 CO_2 排出量增加，引起低碳酸血症；但 ARDS 后期，随着肺间质纤维化，毛细血管闭塞，通气/血流比例升高的气体交换单位数量增加，通气/血流比例降低的单位数量减少，无效腔通气量增多，导致 CO_2 排出障碍，动脉血 CO_2 分压升高，出现高碳酸血症。更重要的可能是呼吸衰竭，呼吸肌疲劳，肺泡通气量的下降等。

（五）肺循环改变

1. 肺毛细血管通透性明显增加　由于大量炎症介质释放及肺泡内皮细胞、上皮细胞受损，肺毛细血管通透性明显增加。通透性增高性肺水肿是主要的 ARDS 肺循环改变，也是 ARDS 病理生理改变的特征。

2. 肺动脉高压　值得注意的是，尽管肺 ARDS 病人肺动脉压力明显增高，但 ARDS 肺动脉嵌顿压一般正常，这是与心源性肺水肿的重要区别。

（六）通气及换气功能改变

ARDS 病人肺容积减少、肺顺应性降低，从而造成病人肺有效通气量锐减，其通气功能较正常人相比明显降低，严重 ARDS 病人实际参与通气的肺泡可能仅占正常肺泡的 1/3。

此外，ARDS 病人解剖分流和真性分流的形成、肺间质纤维化及毛细血管闭塞等病理生理改变将导致病人换气功能下降，这也是导致病人顽固性低氧血症的主要原因之一。这部分情况已在 ARDS 病理生理部分详述，这里不再赘述。

二、ARDS 缺氧的机制

ARDS 以进行性呼吸困难和顽固性低氧血症为特征。其缺氧机制，目前认为是肺泡毛细血管膜损伤，血管通透性增加，形成非心源性肺水肿，以及肺内分流量增加、肺顺应性降低。缺氧不仅是 ARDS 最重要的特征，而且也是 ARDS 继发多器官功能障碍综合征（multiple organ dysfunction syndrome，MODS）的主要原因之一。因此，了解 ARDS 缺氧机制，对 ARDS 的理解及防治有重要的意义。本节主要从肺血流动力学、肺气体交换以及氧供和氧耗四方面，阐述 ARDS 的缺氧机制。

（一）肺血流动力学

肺循环血流动力学改变包括肺循环压力、阻力和血容量等参数的改变。主要原因为肺血管阻力增高，严重者其上升幅度大且持久。引起肺血管阻力增高的主要原因目前认为：缺氧导致肺毛细血管收缩、炎症细胞及纤维蛋白栓子阻塞肺毛细血管、内皮细胞受损导致缩血管因子释放等。

肺血管阻力增高引起肺动脉压力升高，右心室后负荷加重，引起右心室肥厚和扩张，右心室射血分数降低，最终导致右心功能不全。ARDS 病人缺氧与肺血流动力学改变互相影响。肺血管阻力增高、肺动脉压力增高、右心功能不全，必将加重组织缺氧，成为 ARDS 顽固性低氧血症的一个重要原因。

另外，ARDS 缺氧可使血流加快，一方面因血流经肺泡周围毛细血管的时间较正常（0.7 秒）缩短；另一方面由于肺泡毛细血管膜受损和增厚，必使气体交换达到平衡的时间较正常（0.3 秒）延长。Weibel 等人发现，ARDS 病人单位肺组织内毛细血管容量明显减少。据此推测，如 CO 不变，毛细血管流量必然增加，流经肺弥散膜的时间加快，缩短了血液气体与肺弥散膜的接触时间，必引起气体交换减少，导致低氧血症。

（二）肺气体交换

ARDS 时，肺功能变化主要涉及 $\dot{V}/\dot{Q}$ 比例失调，肺内分流增加，弥散功能障碍以及肺顺应性下降，这是引起 ARDS 严重低氧血症的重要原因。下面分别加以阐述。

1. 通气/血流灌注比例（$\dot{V}/\dot{Q}$）　肺有效的气体交换不仅要求有足够的通气量与血流量，而且要求二者的比例恰当。在静息状态下，健康人肺泡通气约为 4L/min，肺血流量约为 5L/min，全肺平均 $\dot{V}/\dot{Q}$ 大约 0.8。

（1）通气/血流灌注比例（$\dot{V}/\dot{Q}$）的三种状态

1）$\dot{V}/\dot{Q}$ 等于 0.8：在理想状态下，$\dot{V}/\dot{Q}$ 大约等于 0.8，正常肺泡中静脉血可得到充分动脉化。但 $\dot{V}/\dot{Q}$ 等于 0.8 时并不一定是理想状态。例如，气胸时肺因压迫而萎缩，通气与血流量比例减少，$\dot{V}/\dot{Q}$ 仍保持在 0.8。

2）$\dot{V}/\dot{Q}$ 大于 0.8：当通气量大于肺血流量，$\dot{V}/\dot{Q}$ 大于 0.8，此时进入肺泡的气体不能充分与肺泡毛细血管内的血流接触，从而得不到充分气体交换，即为肺泡内过多的气体没有足够的血液交换，造成无效腔通气。临床上常见为肺气肿时，因肺泡壁破坏，肺毛细血管床减少和肺泡过度充气，使通气量增加同时血流量减少。

3）$\dot{V}/\dot{Q}$ 小于 0.8：当肺泡血流量较通气量增加时，$\dot{V}/\dot{Q}$ 小于 0.8，静脉血流经通气不良的肺泡时不能动脉化，形成在动脉血内静脉血参杂，即动-静血分流。例如，肺不张时肺内气体减少或无气体，$\dot{V}/\dot{Q}<0.8$，甚至等于 0。

（2）$\dot{V}/\dot{Q}$ 的区域性差异：健康人肺脏各部位的通气量、血流量和 $\dot{V}/\dot{Q}$ 有较大的差别。其主要原因如下。

1）重力：直立体位时，通气量和血流量都有自肺尖部向肺底部增加的规律，但肺血流量增加比例大于肺通气量，因此 $\dot{V}/\dot{Q}$ 自肺尖部向肺底部逐渐降低。临床上所指健康成人 $\dot{V}/\dot{Q}$ 比值约为 0.8，是全肺的均值，即每分钟平均肺通气量与平均肺血流量之比。

2）体位：侧卧位时，$\dot{V}/\dot{Q}$ 以高位肺区最大，向下递减，距离肺底部 20cm 开始逐渐增加。仰卧位时，$\dot{V}/\dot{Q}$ 自背面向腹面递增，但若以单位肺泡计算则基本无变化。

3）肺容积改变：小肺容积时，血流分布相对均匀，而通气分布也很少受到肺容积变化的影响。因此 $\dot{V}/\dot{Q}$ 的区域性差异相对减少。但低于功能残气量时，则又急剧增加。

（3）影响 $\dot{V}/\dot{Q}$ 的生理因素：年龄是影响 $\dot{V}/\dot{Q}$ 的重要生理因素。V 和 Q 均随年龄增长而发生变化。老年人自肺尖部至肺底部 Q 逐渐增加程度较青年人小；而老年人肺下部通气较青年人差，致使肺下部 V 减少。由上可见，老年人由于 Q 值肺尖与肺底分布更为均匀，因此正常青年人肺尖部高$\dot{V}/\dot{Q}$值在老年人已不复存在，而由于老年人肺底部 V 的减少，$\dot{V}/\dot{Q}$亦减低。

（4）ARDS 时$\dot{V}/\dot{Q}$失调：ARDS 时$\dot{V}/\dot{Q}$严重失调，通常是$\dot{V}/\dot{Q} > 0.8$和$\dot{V}/\dot{Q} < 0.8$两种失调，且可同时存在。

1）$\dot{V}/\dot{Q}$下降：ARDS 时，由于肺泡水肿和肺泡表面活性物质的减少，造成肺泡群陷闭，即肺不张，必引起$\dot{V}/\dot{Q}$下降；同时由于 ARDS 低氧血症存在，可使循环血流增快，血液流经肺泡周围毛细血管的时间较正常（0.7 秒）缩短；而由于同时存在的肺泡毛细血管膜的受损和增厚，致使肺弥散功能降低，使气体交换时间延长。其结果使$\dot{V}/\dot{Q}$下降，引起动-静分流。正常人动-静脉分流量一般小于 3%，而 ARDS 时可高达 30%。动-静脉的结果往往出现以缺氧为主的呼吸功能障碍，只有当严重通气不足时，才伴有二氧化碳潴留。其原因在于动、静脉二氧化碳差值仅为 6mmHg 左右，而动、静脉氧分压差值为 60mmHg，当$\dot{V}/\dot{Q}$降低时，混合静脉血加入动脉后，对动脉血二氧化碳的影响不会太大，而对动脉血氧分压影响较大。此外，$\dot{V}/\dot{Q}$下降将引起正常肺泡和$\dot{V}/\dot{Q}$增加的肺泡通气量增加，而二氧化碳的弥散率比氧大 20 倍，而且二氧化碳的解离曲线呈线性，因此可以排出更多的二氧化碳。总之，动-静脉分流的结果造成严重缺氧血症而无明显动脉血二氧化碳潴留。

2）$\dot{V}/\dot{Q}$升高：ARDS 时，常常为肺不张同时存在大量肺小血管微血栓，使部分肺脏出现$\dot{V}/\dot{Q} > 0.8$，引起无效腔通气。ARDS 在机械通气治疗时，机械通气所产生的高吸气压及（或）呼气末正压呼吸可使肺顺应性大的肺泡易于过度充气，后者又可压迫肺泡毛细血管使肺血流量减少，因而$\dot{V}/\dot{Q}$增加。当$\dot{V}/\dot{Q}$升高时，因肺泡无效腔不能进行气体交换，$\dot{V}/\dot{Q}$正常的肺泡在正常通气的情况下，又不能使因肺泡无效腔而增加的混合血、静脉血动脉化，从而使动脉血氧分压降低，出现低氧血症。但一般不会出现二氧化碳潴留，这是由于当$\dot{V}/\dot{Q}$升高时，正常$\dot{V}/\dot{Q}$的肺泡通气量代偿性增加，这可排出更多的二氧化碳。因此，$\dot{V}/\dot{Q}$升高时，仍以缺氧为主，很少造成二氧化碳潴留。

由上可见，ARDS 时$\dot{V}/\dot{Q}$比例失调可引起严重缺氧，而无明显二氧化碳潴留；ARDS 终末期，存在严重肺泡通气量不足时，可出现严重低氧血症同时伴二氧化碳潴留。

2. 肺弥散功能　气体弥散指气体分子从高浓度区向低浓度区移动的过程。弥散是一被动移过的过程，因而不需要消耗能量。弥散的机制是气体分子的随意运动，弥散的结果使不同浓度的分子最终达到平衡。肺泡内气体与肺泡壁毛细血管血液中的气体（主要是氧与二氧化碳）交换是通过弥散进行的。

（1）弥散途径：肺内氧与二氧化碳弥散过程可分为以下 3 个步骤。

1）肺泡内气体交换：肺泡内气体交换为气相弥散。其中氧弥散比二氧化碳弥散稍快，没有太大差别。正常吸气过程中，吸入的空气和在吸气的空气与在吸气前已经存在于肺泡中的肺泡气体之间发生弥散，由于肺泡非常小，直径仅为 100μm，所以在正常情况下，80% 的气体将在 0.012 秒内完成弥散过程。

2）气体通过肺泡毛细血管膜的弥散：气体通过含有水分的肺毛细血管膜的弥散，决定于气体分子量与该气体在液体中的溶解度。二氧化碳通过肺泡毛细血管膜的速率为氧的

20.6 倍，临床上应用时常约为 21 倍。影响肺泡毛细血管膜弥散有：弥散面积、弥散过程（或弥散厚度）及肺泡与毛细血管血液的氧分压差。

3）气体与血红蛋白的结合：气体如氧、二氧化碳、一氧化碳等进入血液后能与血红蛋白结合，并与其中的某些成分进行化学反应。气体与红细胞内血红蛋白结合需要一定时间，因此肺内气体在弥散过程中，肺泡毛细血管血容积以及气体在红细胞内与血红蛋白反应速率也是一个影响因素。

由上可见，肺弥散能力不仅受肺泡毛细血管膜影响，也受肺毛细血管血流的影响。健康成人肺弥散量（diffusing capacity of the lung，DL）约为 263ml $O_2/(kPa \cdot min)$。

（2）弥散功能对气体交换的影响：正常情况下，肺泡毛细血管内血液有足够充分的时间与肺泡内气体接触，以完成氧与二氧化碳的交换。由于二氧化碳弥散速率快，因此肺毛细血管血液中大部分二氧化碳在血液通过肺泡时间的最初 20% 内即已完成弥散过程。即使是弥散速率稍慢的氧，在血流通过肺泡时，91% 氧在通过时间的最初 30% 内完成。当血液通过肺泡时间缩短并少于气体平均所需时间时，如剧烈运动或肺血管床减少时，则可引起低氧血症。在高原地区，由于肺毛细血管血液通过肺泡时间缩短，再加上动、静脉血氧分压差的减少，弥散功能障碍可能是导致低氧血症的一个重要因素。

凡能影响肺泡毛细血管膜面积、弥散膜厚度、肺泡毛细血管床容积以及气体与血红蛋白结合的因素，均能影响弥散功能。疾病过程中，弥散功能障碍往往总是与 $\dot{V}/\dot{Q}$ 比例失调同时存在，因为肺泡膜增厚或面积减少常导致 $\dot{V}/\dot{Q}$ 比例失调。由于二氧化碳通过肺泡毛细血管膜的弥散速率约为氧的 21 倍，所以弥散功能障碍主要是影响氧的交换。

（3）ARDS 时肺弥散功能障碍：ARDS 时，引起顽固性低氧血症的主要原因是 $\dot{V}/\dot{Q}$ 失调，其中最主要的原因是 $\dot{V}/\dot{Q}$ 下降所致动-静脉血分流。但是肺弥散功能障碍在 ARDS 顽固性低氧血症发生机制中也起一定作用。ARDS 时，由于多种原因引起肺泡毛细血管膜对液体和溶质的通透性增加，出现渗透性肺水肿，再加上肺泡内肺表面活性物质减少，透明膜形成，肺弥散功能严重障碍，使肺毛细血管内血液与肺泡内气体交换严重障碍。因此弥散功能障碍往往只引起动脉血氧分压下降，而不会引起动脉血二氧化碳分压升高。

（三）氧供与氧耗

氧是维持人生命必需的物质，但人体氧储备极少，有人测定健康成人，体内存氧量仅 1.0 ~ 1.5L，仅够 3 ~ 4 分钟消耗。机体代谢所需的氧全靠呼吸器官不断从空气中摄取，并通过血液循环输送到全身各脏器和组织，再将代谢产物二氧化碳排出体外。

在海平面，空气中的氧被机体吸入呼吸道、肺泡，再进入动脉血、混合静脉血和组织细胞，氧分压呈阶梯降低。动脉血氧分压反映肺泡气与肺循环交换功能。由于人体各器官或组织的代谢率不一，血流量亦不等，则氧耗量和供氧量亦不相同，如平静时健康人各主要器官心脏、脑、肠、肾、皮肤的氧耗量，即动、静脉含氧量是不同的，这说明各组织静脉血的氧分压不一致。

Power 等人首先在 ARDS 病人中观察到，在氧输送（oxygen delivery，DO_2）高于临界 DO_2c（critical oxygen delivery，DO_2c）时，氧消耗（oxygen consumption，VO_2）则随 DO_2 增加呈线性依赖关系，后又在败血症、慢性出血性心力衰竭、慢性阻塞性肺疾病（chronic obstructive pulmonary disease，COPD）、急性肝衰竭、心肺引流术等其他危重症的实验与临床中也发现此类现象，称之为病理性氧供依赖性。目前认为病理性氧供依赖关系的存在是组织灌注不足、缺氧的表现，是细胞对氧需求的增加而氧摄取和利用功能障碍，产生氧债的结果。

顽固性缺氧是 ARDS 最重要的病理生理特征，其病理性氧供依赖关系的存在是全身组织氧合不足、缺氧的重要标志。因此，应用 DO_2 和 VO_2 关系是准确评价组织氧合状态较为有效的指标。

ARDS 病人存在氧耗的病理性氧供依赖的主要因素如下。

1. 微血管控制功能的失调　凡能破坏交感神经介导的血管收缩和局部代谢性血管扩张之间生理平衡的因素，都可能损害组织调整氧摄取率（oxygen extraction ratio，O_2ER）以适应 DO_2 变化的能力。ARDS 病人存在着广泛的肺微血管栓塞，肺内的动、静脉短路以及肺血流异常重分布，最终都会导致组织缺氧的发生。

2. 组织氧弥散功能下降　ARDS 病人因组织炎症，使氧从微血管到组织之间的距离加大，弥散时间延长，降低了组织对氧的摄取率。

3. 组织线粒体功能障碍　细胞摄取的氧能否被利用，最终取决于线粒体的功能。ARDS 病人细胞线粒体功能受到损害，因此必定存在氧利用的障碍。当 ARDS 病人发生高代谢状态时，VO_2 随着 DO_2 的升高而升高，DO_2 不能满足氧需求增加，全身组织出现氧合不足，缺氧存在，即细胞对氧需求增加，而氧摄取和功能障碍，产生了氧债。利用 DO_2 和 VO_2 的关系评价组织的氧合状态，不仅对于阐明 ARDS 病人缺氧机制有重要意义，而且对临床评价 ARDS 病人病情，判断预后具有重要意义。

三、ARDS 对全身的影响

ARDS 是 MODS 的肺部表现，可以理解为肺源性 ARDS 影响全身其他脏器，比如重症肺炎、误吸等；也可由其他脏器的损伤导致非肺源性 ARDS，比如重症胰腺炎、严重创伤所致 ARDS。因此不能局限、孤立地理解 ARDS，而应认识到 ARDS 是 MODS 的重要组成部分。在损伤、炎症反应启动、放大 SIRS、MODS 这一病理演进过程中，ARDS 既是 SIRS 的结果，又反过来促进 SIRS 的发展和 MODS 的发生。目前 ARDS 病人合并肺外器官障碍的机制并未明确，其中 MODS 肺启动机制假说可以解释部分问题。

MODS 的肺启动机制是指原发肺损伤诱发或启动肺外其他器官功能障碍或衰竭。该启动机制尚处于学说或假说阶段，尚未得到完全证实。该学说表述如下：某些专一作用于肺的病因导致原发性肺损伤（达到 ARDS 诊断标准），若治疗不及时或失败，由于持续严重的低氧血症、炎症细胞激活、炎症因子释放及其他尚不明确的机制，导致肺外器官继发功能障碍或衰竭。ARDS 最严重的病理生理变化是顽固的低氧血症，大量炎症细胞激活和炎症因子释放是其另一特征。因此，从缺氧和 SIRS 这两方面评价 ARDS 在MODS 肺启动机制中的地位和作用，有助于理解 ARDS 在肺外器官的病理生理改变中的作用。

（一）缺氧在 ARDS 发展为 MODS 进程中的病理机制

临床观察表明，低氧血症的严重程度与 ARDS 病人 MODS 发生率和病死率有一定的相关性，ARDS 时严重的低氧血症可能通过以下机制损伤其他器官。

1. 缺氧诱导 SIRS/CARS 激活与失衡　目前认为，SIRS/CARS 激活与失衡是 MODS 的重要诱因。ARDS 病人，缺氧一方面会激活炎症细胞、诱导炎症因子释放；另一方面，缺氧可能抑制 T 淋巴细胞对抗原的识别及细胞毒性作用，从而降低机体对感染的防御能力。

因此，ARDS 缺氧状态对 SIRS/CARS 具有双重诱导作用，更易导致 SIRS/CARS 失衡，从而加速 MODS 的病理生理进程。

2. 缺氧与肠细菌易位、肠源性内毒素血症　多数 MODS 病人都伴有内毒素血症或脓毒血症，但通常找不到确切的感染灶。目前认为，脓毒血症与肠细菌易位和肠源性内毒素血症密切相关。其可能机制是，创伤、烧伤、感染时的缺血-再灌注损伤破坏了小肠屏障功能的完整性。一些研究表明，缺氧可以破坏小肠屏障功能，从而导致肠细菌易位，最后可导致肠源性脓毒血症。脓毒血症即为感染引起的 SIRS，当脓毒血症进一步进展，发展到严重脓毒症甚至脓毒症休克时，将导致 MODS，体现在肺部即为非肺源性 ARDS。因此，缺氧诱导的肠源性脓毒血症，可能是 ARDS 导致 MODS 的病理生理机制之一。

3. 缺氧与能量代谢障碍及细胞损伤　研究表明，缺氧条件下，肺泡 II 型上皮细胞 ATP 含量下降约 30%。缺氧时 ATP 合成减少，继而改变细胞器和细胞膜的完整性，可造成不可逆的细胞损害。缺氧除影响能量代谢导致细胞损伤外，还可通过 NO 合成、氧自由基生成等机制，直接导致细胞结构的破坏。

(二) SIRS 在 ARDS 发展为 MODS 过程中的病理机制

SIRS 是 ARDS 与 MODS 共同的发病基础，ARDS 是 SIRS 在肺部的失控。本节将从 ARDS 时肺内参与炎症反应的效应细胞和炎症介质两方面进行初步探讨。

1. 参与 ARDS 炎症反应的肺内效应细胞　肺内多种细胞均参与 ARDS 时的炎症反应，如 PMVEC、肺巨噬细胞、PMN。虽然 PMVEC 并不能直接产生炎症因子，但其在 PMN 滞留、激活过程中起着重要的作用。在缺氧、炎症因子刺激、内毒素损伤时，PMVEC 可表达 E 选择素、ICAM-1、VCAM-1，后三者可介导 PMN、单核-巨噬细胞与肺微血管内皮的黏附、激活。

PMN 在肺内大量聚集和激活是 ARDS 的发生机制之一。临床观察发现，ARDS 病人的 BAL 中含有大量的 PMN。ARDS 动物模型肺组织病理切片也证实，肺间质中大量 PMN 浸润。PMN 在肺内滞留、聚集，被激活的 PMN 生存时间长，其释放的炎症介质可持续进入体循环。

肺巨噬细胞包括肺血管内巨噬细胞、肺间质巨噬细胞、肺泡巨噬细胞。研究表明，内毒素、烧伤、感染等因素均可激活肺巨噬细胞，后者在 ARDS 的发病机制中起着重要的作用。肺巨噬细胞活化后还可生成巨噬细胞炎症蛋白 1、2（MIP-1、2），后两者具有趋化炎症细胞、诱导中性粒细胞呼吸爆发、释放活性氧及脱颗粒作用。Jarrar 等人研究表明，在创伤/失血性休克/脓毒血症复合损伤早期，大鼠肺泡巨噬细胞活性显著增强，表现为 TNF-α、IL-1β 表达明显增加，髓过氧化物酶活性显著增强。巨噬细胞是 TNF-α、IL-1β 等促炎症因子的主要细胞来源，ARDS 时巨噬细胞激活后释放大量促炎症因子，既导致肺组织损伤，又可进入体循环而成为 SIRS 的组成部分。

2. ARDS 病人肺部产生的炎症介质与炎症反应及器官损伤　ARDS 病人体内肺巨噬细胞等被激活，将会释放大量炎症因子，如由 PMVEC 释放的 MIF，PMN 分泌的弹性蛋白酶、自由基、H_2O_2、脂质代谢产物（如 LTs、PGs、血小板激活因子），以及巨噬细胞产生的 TNF-α、IL-1β、IL-6、IL-12、IL-18、MLP、氧自由基等。这些炎症因子在诱发 SIRS 中起到重要作用。因此，ARDS 病人肺部炎症因子的释放，一方面直接损伤肺泡-毛细血管；另一方面进入体循环，激活、诱导其他脏器的内皮细胞、巨噬细胞等，导致炎症进一步扩大，最终产生多器官功能衰竭。总之，ARDS 不仅造成肺部的损伤，更是影响其他器官，造成 MODS 的导火索。

综上所述，ARDS 在肺部的病理生理改变主要包括：肺容积减少、肺顺应性降低、通气/血流比例失调、CO_2 清除改变、肺循环改变。由于其肺部的改变造成顽固性低氧血症和全身炎症反应，最终导致肺外器官功能障碍及 MODS 的产生。

（吴学玲　宋元林）

参考文献

1. Tomashefski JF Jr. Pulmonary pathology of acute respiratory distress syndrome［J］. Clin Chest Med, 2000, 21（3）：435-466.

2. Penuelas O, Aramburu JA, Frutos- Vivar F, et al. Pathology of acute lung injury and acute respiratory distress syndrome：A clinical- pathological correlation［J］. Clin Chest Med, 2006, 27（4）：571-578.

3. Ware LB. Autopsy in ARDS：Insights into natural history［J］. Lancet Respir Med, 2013, 1（5）：352-354.

4. Sousse LE, Herndon DN, Andersen CR, et al. Pulmonary histopathologic abnormalities and predictor variables in autopsies of burned pediatric patients［J］. Burns, 2015, 41（3）：519-527.

5. 钱桂生. 全身炎症反应综合征、急性肺损伤与急性呼吸窘迫综合征［J］. 医师进修杂志, 2005, 28（2）：9-11.

6. 钟南山, 刘又宁. 呼吸病学. 第2版. 北京：人民卫生出版社, 2012, 857-874.

7. 俞森洋. 呼吸危重病学. 北京：中国协和医科大学出版社, 2008, 1186-1221.

8. Duggal A, Mireles- Cabodevila E, Krishnan S, et al. Acute respiratory distress syndrome：Implications of recent studies［J］. Cleve Clin J Med, 2014, 81（11）：683-690.

9. 俞敏, 田兆方. 急性肺损伤时损伤标志物的研究进展［J］. 中国当代儿科杂志, 2014, 16（1）：94-98.

10. Ranieri VM, Rubenfeld GD, Thompson BT, et al. Acute respiratory distress syndrome：The Berlin definition［J］. JAMA, 2012, 307（23）：2526-2533.

11. Briel M, Meade M, Mercat A, et al. Higher vs. lower positive end- expiratory pressure in patients with acute lung injury and acute respiratory distress syndrome：Systematic review and meta- analysis［J］. JAMA, 2010, 303（9）：865-873.

12. Barbas CS, Isola AM, Caser EB. What is the future of acute respiratory distress syndrome after the Berlin definition?［J］. Curr Opin Crit Care, 2014, 20（1）：10-16.

13. Monahan LJ. Acute respiratory distress syndrome［J］. Curr Probl Pediatr Adolesc Health Care, 2013, 43（10）：278-284.

14. Braune S, Kluge S. ARDS-- an update［J］. Dtsch Med Wochenschr, 2013, 138（19）：1019-1022.

15. Repesse X, Charron C, Vieillard- Baron A. Right ventricular failure in acute lung injury and acute respiratory distress syndrome［J］. Minerva Anestesiol, 2012, 78（8）：941-948.

16. Tasaka S. acute lung injury/acute respiratory distress syndrome：Progress in diagnosis and treatment. Topics：I. Pathogenesis and pathophysiology；3. Pathogenesis and pathophysiology of ALI/ARDS［J］. Nihon Naika Gakkai Zasshi, 2011, 100（6）：1529-1535.

17. Matthay MA, Zemans RL. The acute respiratory distress syndrome：Pathogenesis and treatment［J］. Annu Rev Pathol, 2011, 6（1）：147-163.

18. Jarrar D, Chaudry IH, Wang P. Organ dysfunction following hemorrhage and sepsis：Mechanisms and therapeutic approaches（review）［J］. Int J Mol Med, 1999, 4（6）：575-583.

第三篇

ARDS 诊断与鉴别诊断

第六章

ARDS 的诊断思路与鉴别诊断

第一节 ARDS 的诊断思路

从定义上看，ARDS 的诊断经历了早期的临床特征描述，1994 年的欧美共识，以及 2012 年发表的柏林定义。ARDS 各种名称如"成人呼吸窘迫综合征""白肺""创伤性湿肺""婴儿肺""休克肺"等，随着对 ARDS 病理生理认识的深入，定义也在发生着变化。ARDS 的诊断是随其定义变迁而变化的。

最早期的 ARDS 诊断是临床特征的描述，包括呼吸急促、缺氧、肺部影像提示肺水肿等。考虑影像没有具体参数，读片结果也存在差别，所以 1994 年以前的 ARDS 诊断存在很多问题，临床验证结果可信度也不高，临床研究结果也鲜有阳性发现，这与缺乏严格和合理的定义及疾病本身有关。1994 年的欧美共识把缺氧程度进行了量化，提出氧合指数的概念，但该共识仍然具有机械性和片面性。缺少呼气末正压、起病时间等要求，考虑心力衰竭病人可以并发 ARDS，所以 1994 年的定义不是很理想，但已较前面无统一定义状态有显著改善，也指导后期多项临床研究的开展。

柏林定义较欧美共识更加严谨和规范，是专家共识结合临床研究数据的结晶，也是 1994 年共识的延续和改良。柏林定义给出了发病时间，参考呼气末正压对氧合指数的影响，并按照基线氧合指数分为轻、中、重 3 种类型，其病死率分别为 27%、32% 和 45%，故具有临床预后价值，当然这些数据仍需后期临床实践进一步验证。鉴于柏林定义的受试者工作曲线（receiver operating curve，ROC）下面积为 0.577，作为一个疾病的诊断标准，其敏感性和特异性仍然有待提高。

目前 ARDS 的诊断标准是临床标准，其黄金标准是肺病理改变。由于临床 ARDS 病人肺脏病理诊断基本不可行，临床标准仍是目前指导诊治的原则和规范。未来，如果 BAL 和血液标本生物标记物检测得以普及，纳入与肺脏病理更为接近的生物学指标，ARDS 诊断标准的有效性和可靠性将可能大大提高。

ARDS 的诊断包括早期预警及诊断。已经发生典型 ARDS 时诊断往往不难，关键难题在于早期诊断和鉴别诊断。对具有这些危险因素的病人需注意心肺功能的变化，出现呼吸频率加快，氧分压下降时，需考虑出现 ARDS 的可能性，这将有助于 ARDS 的早期诊断。

一、ARDS 诊断的线索

(一) 临床表现

除原发病表现外，ARDS 起病较急，一般 24 ～ 48 小时，有的也有 5 ～ 7 天，取决于危险因素的性质和程度。一般感染性疾病 3 ～ 5 天，但重症肺炎尤其是禽流感导致的肺炎，从出现肺炎到发展成 ARDS 可在 1 ～ 2 天内。创伤早期无呼吸窘迫表现，1 ～ 2 天后可逐渐出现，主要表现为呼吸急促 (一般 > 25 次/分) 伴或不伴口唇、指趾甲发绀，面罩或鼻导管吸氧后呼吸急促仍然存在，可伴有咳嗽，血性痰或血水样痰。呼吸急促的原因主要是缺氧、肺水肿以及原发诱因如感染、创伤等。病人可同时伴有烦躁、恐惧、心慌等症状。不同类型危险因素诱发 ARDS 后，虽然生存率有差别，但一般临床表现基本一致，病理表现类似，且启动后即进入 ARDS 的发展演变过程。一直处于气管插管的病人，可表现为自主呼吸增强，人机对抗，血氧分压和氧饱和度下降，病情危重后期可出现意识障碍，昏迷甚至死亡等。

体格检查：可见呼吸急促、鼻翼扇动、三凹征。听诊双肺早期可无啰音，偶闻及哮鸣音，后期可闻及细湿啰音，卧位时背部明显。叩诊可出现浊音，尤其肺水肿严重时。

(二) 实验室检查

1. 血气分析　血气分析提示氧分压下降，$PaO_2 < 50mmHg$。氧合指数 $PaO_2/FiO_2 < 300$。由于柏林定义将过去的急性肺损伤纳入 ARDS 的轻度形式，只要氧合指数 < 300 即可满足 ARDS 的诊断条件之一。ARDS 早期由于呼吸急促，存在过度换气，常合并呼吸性碱中毒，pH 基本正常。后期病情加重时出现严重呼吸衰竭，可存在代谢性酸中毒，缺氧，乃至 CO_2 潴留。

2. 血常规　视不同诱因而有所不同，中性粒细胞计数可出现增高或下降。肺内渗出增加，在没有合理补液的情况下，可出现血细胞比容增高。

3. 白蛋白　往往出现迅速下降，主要原因是代谢消耗增加，营养不能满足代谢需要，以及肺内及全身毛细血管渗漏，导致血浆和白蛋白丢失。低蛋白血症会加重肺水肿程度。

4. 肺的无效腔 (V_D/V_T)　正常肺的无效腔比 < 0.33，ARDS 的无效腔比显著增加，可超过 0.60，且病人病死率随无效腔比升高而升高。无效腔增加常提示肺泡无效腔增加，如肺泡萎陷，肺泡水肿等。

5. 肺内分流　$$\dot{Q_s}/\dot{Q_t} = \frac{0.0031 \times P\ (A-a)\ O_2}{0.0031 \times P\ (A-a)\ O_2 + 5}$$，正常肺内分流不超过 5%，随年龄增长而增加。ARDS 时，由于肺陷闭、肺泡水肿、肺内毛细血管内小血栓形成等，均造成肺内分流的增加。测定时，先检查不吸氧的血气，后测吸纯氧 15 分钟的血气，将动脉氧分压带入上述公式即可。一般分流超过 30%，单纯吸纯氧难以纠正低氧血症，需要机械通气，包括呼气末正压。

(三) 影像学检查

ARDS 肺水肿的影像学表现与左心衰导致的肺水肿有所不同。ARDS 肺水肿是毛细血管通透性增高导致渗出增加，且受重力影响。卧位时肺的背段和下叶的水肿程度较重。一般情况下水肿分布于肺周边部位，与压力性肺水肿形成的以肺门为主的蝶形阴影有所不同。严重时可出现全肺渗出，影像学上表现为"白肺"样改变。

CT 在诊断肺水肿上有一定优势，不足之处是许多病人因病情危重不能接受 CT 检查。早期肺水肿以间质病变为主，小叶间隔增厚；当间质水肿液超过 500ml，水肿液可突破基底膜进入肺泡，出现肺泡水肿，表现为弥漫性毛玻璃样渗出性改变或实变（肺内因素导致的 ARDS 实变较多，肺外因素导致的 ARDS 毛玻璃改变较多），可有支气管充气征。后期水肿液吸收，修复期可出现纤维条索样改变。无论是 X 线还是 CT，其影像学特征与肺病理改变相伴随，在不同时期和不同危重程度时的变化不一样。值得注意的是，ARDS 的影像学变化较为迅速，可在较短时间内由单一肺叶进展为 2 ~ 3 个肺叶甚至全肺的改变。柏林定义把累及 3 ~ 4 个象限的 ARDS 归为重型。

（四）其他检查

1. 肺功能检查　往往显示肺总量减少，FVC 及 FVC% 下降，肺顺应性下降，弥散功能减退。FEV_1 及 FEV_1% 影响不大。由于病人呼吸急促，往往不能耐受常规肺功能检查。

2. 经胸壁超声波检查　近年来用于临床评价肺水肿的一个新检测方法。ARDS 病人肺内出现充血、水肿、局部陷闭，肺组织中含气含水量发生变化并分布不均，超声在气体和液体界面上出现反复反射，形成 ARDS 比较有特征性的"彗星尾征"。由于超声简单、方便床旁操作，可随访病人肺内水肿程度和范围变化；但实际临床价值仍有待积累更多的经验。

3. 肺血管外肺水含量　比较准确地反映肺水肿的指标，包括肺间质和肺泡内水含量。动物实验中一般应用同位素标记方法准确测定肺血管外水的含量及肺泡上皮和血管内皮的通透性，人体中则可通过 PiCCO 监测方便获取。

4. ARDS 的血清学、肺泡灌洗液、肺泡水肿液及血浆中生物标志物　近 20 年来这方面有一些突破，肺泡水肿液与血浆蛋白比值可 >0.7；肺泡灌洗液和血浆中 vWF、ICAM-1、KL-6、PAI-1 等内皮、上皮标志物和纤溶因子增高。由于标志物测定一般不具良好的特异性，故大多用于病情的预后评估。

5. 右心导管检查测定　PCWP 本身的测定受 PEEP 的影响，容易出现假阳性，且具有一定的创伤，ARDS 病人本身也可合并存在补液量过多及左心功能不全。故 PCWP < $18mmHg$ 已不作为 ARDS 诊断的必要条件。

二、ARDS 诊断

有 ARDS 诱因，一周内出现呼吸急促，或原有呼吸急促加重，出现严重低氧血症，X 线提示肺内渗出改变，不能用肺炎、小叶萎陷或结节解释，排除心源性或非心源性肺水肿，氧合指数 <300（PEEP >$5cmH_2O$），即可诊断 ARDS。需要注意的是，如果病人未行机械通气，不存在 PEEP，按照 1994 年欧美共识，符合其他条件，也可诊断为 ARDS。柏林定义是 1994 年共识的补充和完善，而不是抛弃欧美共识的全部内容。

三、ARDS 早期诊断

对任何有危险因素的病人，都要注意继发 ARDS 的可能。结合国内外研究结果，将常见危险因素进行评分（表3-6-1），每个病人若积分超过 7.5 分，有 20% ~ 25% 的病人会发展成 ARDS。因此每日评分有助于 ARDS 的早期预警和诊断。

表 3-6-1 ARDS 常见危险因素评分表

ARDS 相关危险因素	评分	ARDS 相关危险因素	评分	ARDS 相关危险因素	评分
主动脉手术	3.5	$FiO_2 > 35\%$	2	骨科手术	1
心脏手术	2.5	BAL PAI-1 > 1.5μg/ml	2	酗酒	1
大脑创伤	2	肺挫裂伤	1.5	肥胖（BMI > 30）	1
烟雾吸入	2	呼吸急促（>30 次/分）	1.5	低白蛋白血症	1
溺水	2	多发性骨折	1.5	化疗	1
休克	2	肺炎	1.5	$SpO_2 < 95\%$	1
肺内误吸	2	酸中毒 pH < 7.35	1.5	胰腺炎	1
急性腹部手术	2	脓毒症	1	糖尿病	-1

（宋元林　吴学玲）

第二节 ARDS 的鉴别诊断

ARDS 的鉴别诊断有时比较困难，如重症肺炎，特发性肺纤维化（idiopathic pulmonary fibrosis，IPF）急性加重或左心衰、右心衰，肺动脉栓塞，补液过量等。任何出现呼吸窘迫和低氧血症的情况都需要考虑到 ARDS 的可能。鉴别诊断包括病史、体格检查、实验室检查和影像学检查。

一、重症肺炎

可出现呼吸急促、低氧血症表现，临床表现有时与 ARDS 难以鉴别，而且重症肺炎往往诱发 ARDS。一般有发热、咳嗽、咳痰等呼吸道症状，白细胞总数及中性粒细胞增高（细菌性肺炎），降钙素原（procalcitonin，PCT）增高 >0.5ng/ml（细菌性肺炎）。病毒感染导致的重症肺炎可表现为发热，肺部影像出现弥漫性间质改变或肺叶的实变，而 PCT 可以不升高，流感病毒导致的重症肺炎可伴随血液三系细胞减少。X 线提示一侧肺叶，或超过两个肺叶实变（肺炎球菌）或弥漫分布（卡氏肺孢子虫、病毒）。与 ARDS 不同的是，这些病人吸氧后往往低氧血症可以得到一定程度的缓解。按照 ATS/IDSA 的诊断标准，需机械通气或血管活性药物维持血压稳定为重症肺炎或次要标准符合两条及以上。弥漫分布的重症肺炎有时难以与 ARDS 鉴别，需密切观察，随访危重病评分和氧合指数，以早期、及时发现和诊断 ARDS。

二、IPF 急性加重

特发性肺纤维化病人多为中老年人，起病较缓慢，临床上以活动后气急为主要表现；典型 CT 表现为肺周边部位为主的网格状纤维化；肺功能检查提示限制性通气功能障碍，弥散功能减退；体检双肺可闻及细湿啰音，以吸气末明显。IPF 急性发作时临床表现类似 ARDS，表现为呼吸困难加重、低氧血症显著、氧合指数 <300 及双肺渗出性改变。IPF 急性发作的原因尚未完全明确，部分与感染有关（病毒），一般经过激素冲击治疗后可缓解。

部分 IPF 急性加重符合 ARDS，应该按照 ARDS 的治疗原则。

三、心源性肺水肿（左心衰）

有高血压和（或）冠心病、风湿性心脏病病史，既往曾出现过心衰发作。起病较急，不能平卧，咳有粉红色泡沫痰。听诊两肺满布哮鸣音和湿啰音。X 线提示以肺门为主的蝶形阴影。血气分析可见低氧血症，但程度较轻，吸氧后症状及血氧分压可显著改善。右心导管检查肺毛细血管楔压（PCWP）往往 >18mmHg。心脏超声可见左心收缩及舒张功能减退。血清 BNP 水平升高。

四、右 心 衰

往往有慢性阻塞性肺疾病、哮喘或肺源性心脏病病史。可出现呼吸急促、口唇发绀等，但一般有右心肥大的临床表现和右心衰的特殊体征，表现为颈静脉充盈，静脉压升高，双下肢水肿，肝大，肝下界下移，胃肠道瘀血致肠胀气。心电图提示电轴右偏，X 线或 CT 提示右心肥大，X 线示右下肺动脉与右下支气管横径比值 >1.05，肺动脉段突出等（同时存在肺动脉高压时）。

五、非心源性肺水肿

补液过量或短时间内过快，常见于外科术后补液，由于麻醉药物未完全消散，全身血管处于扩张状态，一般补液量不能使病人血压明显升高，故补液量过快过大易诱发急性肺水肿。一些限制性补液病人，如肾衰竭病人，正在进行血透和血滤的病人，如果液体出入量掌握不好，也容易出现肺水肿。气胸抽气过快，或胸腔积液一次性放出过多，导致复张性肺水肿。病人颅脑损伤后会出现神经性肺水肿。上述这些非心源性肺水肿出现往往时间较短，有明确诱因。可有呼吸急促、低氧表现，部分伴有肢体水肿。X 线显示肺血管纹理粗乱，肺内渗出改变呈蝶形阴影。血气分析示氧分压稍偏低，吸氧后可明显改善。祛除诱因，如适当利尿后肺水肿可有明显改善。

六、肺动脉栓塞

病人有胸痛、呼吸困难和咯血，可伴有低氧血症，往往具有三联征的病人不到 30%，可伴惊恐、咳嗽或晕厥。如有肺梗死，影像学提示楔形三角，一般 X 线或 CT 可见局部乏血管区，诊断主要依靠肺动脉 CT 造影。若有禁忌证或无条件做，可行同位素通气/血流扫描。实验室检查主要是 D-二聚体升高，其特异性较高，阴性可基本排除肺动脉栓塞。

七、高原肺水肿

在高原地区突发呼吸困难、咳嗽，伴有低氧血症，往往感冒诱发。影像学提示双肺弥漫性肺水肿表现。吸氧或转移至低海拔地区后，症状迅速好转。

八、气　　胸

自发性气胸常见于瘦长体型男性，有基础疾病或机械通气的病人，可突发胸痛，呼吸困难，伴烦躁不安、窒息感、休克、出汗等。根据气胸种类不同，临床表现有所差别。张力性气胸因其影响血流动力学，需紧急处理。检查可见一侧胸腔饱满，叩诊呈鼓音，听诊呼吸音减弱或消失。影像学检查往往可协助明确诊断。

九、心 肌 梗 死

有冠心病、动脉粥样硬化病史，突发胸前区压榨性疼痛，持续 1 小时不能缓解，可有出冷汗、休克表现。心电图特征性改变，包括 ST 段抬高、T 波高尖、最后出现宽大 Q 波。心肌酶谱增高，具有较好的特异性和敏感性。

十、慢性阻塞性肺疾病急性发作

有慢性阻塞性肺疾病病史，往往上呼吸道感染或环境污染诱发，出现咳嗽咳痰加重，呼吸困难，以活动后气急为主，口唇发绀，有或无发热。X 线或 CT 显示双肺肺气肿样改变，横膈下移。肺功能示阻塞性通气功能障碍。血气分析示低氧伴或不伴二氧化碳潴留，低氧在吸氧后可迅速改善。

（宋元林　吴学玲）

参 考 文 献

1. Ashbaugh DG, Bigelow DB, Petty TL, et al. Acute respiratory distress in adults [J]. Lancet, 1967, 2 (7511): 319-323.

2. Bernard GR, Artigas A, Brigham KL, et al. The American-European consensus conference on ARDS. Definitions, mechanisms, relevant outcomes, and clinical trial coordination [J]. Am J Respir Crit Care Med, 1994, 149 (3 Pt 1): 818-824.

3. Ranieri VM, Rubenfeld GD, Thompson BT, et al. Acute respiratory distress syndrome: The Berlin definition [J]. JAMA, 2012, 307 (23): 2526-2533.

4. Nuckton TJ, Alonso JA, Kallet RH, et al. Pulmonary dead-space fraction as a risk factor for death in the acute respiratory distress syndrome [J]. N Engl J Med, 2002, 346 (17): 1281-1286.

5. Cressoni M, Cadringher P, Chiurazzi C, et al. Lung inhomogeneity in patients with acute respiratory distress syndrome [J]. Am J Respir Crit Care Med, 2014, 189 (2): 149-158.

6. Leblanc D, Bouvet C, Degiovanni F, et al. Early lung ultrasonography predicts the occurrence of acute respiratory distress syndrome in blunt trauma patients [J]. Intensive Care Med, 2014, 40 (10): 1468-1474.

7. Corradi F, Brusasco C, Pelosi P. Chest ultrasound in acute respiratory distress syndrome [J]. Curr Opin Crit Care, 2014, 20 (1): 98-103.

8. Janz DR, Ware LB. Biomarkers of ALI/ARDS: Pathogenesis, discovery, and relevance to clinical trials [J]. Semin Respir Crit Care Med, 2013, 34 (4): 537-548.

9. Gajic O, Dabbagh O, Park PK, et al. Early identification of patients at risk of acute lung injury: Evaluation of lung injury prediction score in a multicenter cohort study [J]. Am J Respir Crit Care Med, 2011, 183 (4): 462-470.

10. Schmickl CN, Pannu S, Al-Qadi MO, et al. Decision support tool for differential diagnosis of acute respiratory distress syndrome (ARDS) vs cardiogenic pulmonary edema (CPE): A prospective validation and meta-analysis [J]. Crit Care, 2014, 18 (6): 659.

11. Pepe PE, Thomas RG, Stager MA, et al. Early prediction of the adult respiratory distress syndrome by a simple scoring method [J]. Ann Emerg Med, 1983, 12 (12): 749-755.

12. Matthay MA, Song Y, Bai CX, et al. The ARDS in 2013. Translational Respiratory Medicine, 2013, 1: 1-6.

13. 白春学, 蔡柏蔷, 宋元林. 现代呼吸病学 [M]. 上海: 复旦大学出版社, 2014: 960-973.

14. Mandell LA, Wunderink RG, Anzueto A, et al. Infectious diseases society of America/American Thoracic Society consensus guidelines on the management of community-acquired pneumonia in adults [J]. Clin Infect Dis, 2007, 44 (Suppl 2): S27-72.

15. Luppi F, Cerri S, Taddei S, et al. Acute exacerbation of idiopathic pulmonary fibrosis: A clinical review [J]. Intern Emerg Med, 2015, 10 (4): 401-411.

16. Roberts E, Ludman AJ, Dworzynski K, et al. The diagnostic accuracy of the natriuretic peptides in heart failure: Systematic review and diagnostic meta-analysis in the acute care setting [J]. BMJ, 2015, 350: h910.

17. Hannink JD, Van Helvoort HA, Dekhuijzen PN, et al. Heart failure and copd: Partners in crime? [J]. Respirology, 2010, 15 (6): 895-901.

18. Eikelboom JW, Karthikeyan G, Fagel N, et al. American association of orthopedic surgeons and American college of chest physicians guidelines for venous thromboembolism prevention in hip and knee arthroplasty differ: What are the implications for clinicians and patients? [J]. Chest, 2009, 135 (2): 513-520.

19. Pennardt A. High-altitude pulmonary edema: Diagnosis, prevention, and treatment [J]. Curr Sports Med Rep, 2013, 12 (2): 115-119.

20. Hagberg SM, Woitalla F, Crawford P, et al. 2002 ACC/AHA guideline versus clinician judgment as diagnostic tests for chest pain [J]. J Am Board Fam Med, 2008, 21 (2): 101-107.

21. Cai BQ, Cai SX, Chen RC, et al. Expert consensus on acute exacerbation of chronic obstructive pulmonary disease in the people's republic of china [J]. Int J Chron Obstruct Pulmon Dis, 2014, 9: 381-395.

第七章

ARDS 危重程度评价

ARDS 病人病情的危重程度评价，是 ARDS 研究领域的重要内容之一，其不完全等同于急危重病人的初始评价，更加强调按照 ARDS 病人病情特征（临床表型）差异进行分层，为最终改善预后结果提供精准的诊疗思路。

第一节 ARDS 危重程度评价的意义

一、预判 ARDS 预后

利用 ARDS 病人各种临床表型进行不良预后风险预测，是 ARDS 危重程度评价的主要内容。近年来，许多研究试图将病人各种临床表型用于判断 ARDS 预后，其中包括人口学特征、临床特征（包括既往健康状况、急性生理学参数等）及各种生物标记物测定等。重度 ARDS 常常意味着并发症发生率增加、死亡风险增加以及幸存后生存质量的下降。

二、指导治疗策略

ARDS 作为一项临床综合征，异质性是其最为重要的特征；ARDS 本身的异质性决定了相同治疗策略给不同病人带来的收益可能存在差异。此外，尽管 ARDS 病死率较前已有所下降，但对传统治疗以及新的治疗手段无反应病人仍然占一定比例。危重程度评价为临床医生提供了相对便捷、直观、明确的分层手段，使现有治疗手段的适用范围趋于优化，不仅有利于针对具体病人给予恰当的治疗，而且有利于临床筛选出解决传统治疗无反应病例的新疗法。

三、提高临床研究效能

随着 ARDS 临床前研究的推进，很多可能为病人带来收益的基础研究成果，都需要经过临床研究来得到证实。临床研究设计往往需要更加严谨，以便提高研究结果的适用效能。ARDS 危重程度评价在临床研究中的应用涉及：①为临床研究提供分层分析手段，利用亚组结论确定干预手段的最适人群；②评价干预手段可能为受试病人带来的潜在收益或损伤，尤其是重度 ARDS 病人；③为临床研究组间对照提供适合的匹配变量，将具有强烈异质性特征的疾病尽可能做到同质化，确保临床研究结论的可靠性。

（纪晓霞　罗　亮）

第二节　ARDS 危重程度评价的方法

ARDS 危重程度评价依赖于可以获得的病人临床表型。这些临床表型所提供的生物信息，也各自反映其不同的评测价值。

一、常用的非器官特异性危重程度评测方法

人口学特征及急性生理学参数为数众多，后者多为临床实验室的常规监测项目，容易获取，易于推广。然而，这些单个指标的评价效能通常较低，综合利用人口学特征及临床特征的危重程度评分系统，受到了临床医生及临床研究者的青睐。下述评分系统（不限于此）虽适合于所有危重病人，但也可对 ARDS 危重程度评估提供依据。

（一）急性生理和慢性健康状况评估（acute physiology and chronic health evaluation，APACHE）

APACHE 评分是危重病人严重程度评估重要的评分系统。在 APACHE 评分系统不断更新过程中，以 APACHE Ⅱ 最为常用。

在 APACHE Ⅰ 的基础上，APACHE Ⅱ 评分新增了年龄评分，并对急性生理学评分（acute physiology score，APS）内容做了部分调整，形成了包括 APS、慢性健康评分（chronic health score，CHS）、年龄三部分内容在内的综合评分系统。APACHE Ⅱ 评分系统中，APS 指标取值选择为进入 ICU 前后 24 小时中 12 项指标的最差数值，CHS 侧重于对 45 种疾病是否接受手术来给予赋分：分值越高，预后越差。

APACHE Ⅰ 评分仅适用于群体死亡风险评价，而不适合给出个体预后以及治疗水平的评价。APACHE Ⅱ 及 Ⅲ 评分则适合对个体及群体死亡风险作出评估。

APACHE Ⅱ 用于个体死亡风险预测的计算公式：

Ln（1/R – R）= – 3.517 +（APACHE Ⅱ 总分 × 0.146）+ 病种风险系数 + 0.603（仅用于急诊手术者），其中 Ln 为自然对数。利用 Ln（1/R – R）结果计算 R 值即为个体死亡风险。

APACHE Ⅱ 用于群体死亡风险预测的计算公式：

群体死亡风险 = $\sum$R/N，R 为个体死亡风险，N 为病人总数。

（二）简化急性生理学评分（simplified acute physiology score，SAPS）

SAPS 评分与 APACHE 评分的内容有相似之处，同样广泛适合于危重病人。SAPS 不断更新过程中，以 SAPS Ⅱ 最为常用。SAPS Ⅱ 评分由 17 项变量（12 项生理学变量、年龄、住院类型及 3 种慢性疾病—获得性免疫缺陷综合征、转移癌和血液恶性肿瘤）构成。生理学变量指标取值选择为病人入住 ICU 后第 1 个 24 小时内的最差值。总分越高，表示病情越重，预后越差。

值得关注的是：①SAPS 评分并没有因 APACHE 评分的广泛应用而废弃，SAPS 仍然是许多危重病人临床研究重要的分析变量之一。②急性生理学指标在 ARDS 病人应用的再评估中，结果甚至与传统认识完全相悖，比如：2015 年，ARDS 协作组在对体温与 ARDS 病死率关系的报道中，结果显示体温越高，ARDS 的 90 天病死率就越低。

（三）序贯器官衰竭评价（sequential organ failure assessment，SOFA）

SOFA 采用了一种客观而简单的方法，连续测评单个器官的功能障碍状态，通过反复测评单个或全部器官功能障碍，客观评价 MODS 的发生与发展。SOFA 纳入指标包括：呼吸（氧合指数、是否呼吸支持）、凝血系统（血小板计数）、肝脏代谢（胆红素）、循环功能（平均动脉压、多巴胺剂量、肾上腺素剂量、去甲肾上腺素剂量及是否使用多巴酚丁胺）、神经系统（GCS 评分）、肾脏（肌酐、24 小时尿量）。

（四）LODS（logistic organ dysfunction system，LODS）评分

LODS 评分纳入 6 个器官功能指标，每日记录单个器官的最差分值，总分数与病情严重程度密切相关。LODS 评分纳入了呼吸系统（氧合指数）、血液系统（血小板计数、白细胞计数）、肝脏（胆红素、PT 超过标准值或百分比）、心血管系统（收缩压、心率）、中枢神经系统（GCS 评分）及肾脏（肌酐、尿素氮、尿量）等指标。

（五）MODS（multiple organ dysfunction score，MODS）评分

MODS 评分的目的主要是对 MODS 病人的病情严重程度进行针对性的量化评估。MODS 评分标准在能够反映每一个器官功能状态的众多生理变量中，选出一个最能反映该器官功能状态的最佳变量。MODS 评分标准中，纳入了呼吸系统（氧合指数）、肾脏（肌酐）、肝脏（胆红素）、血压调整性心律（pressure-adjusted heart rate，PAHR）、血液系统（血小板计数）、神经系统（GCS 评分）等指标。

（六）GOCA 评分

AECC 提出了 GOCA 评分系统，包括气体交换、脏器衰竭、病因及合并症，该评分系统最初目的并非用于预后评估，而是用于疾病分层。GOCA 的预后评估价值并不一定优于APACHE Ⅱ和 SAPS Ⅱ。

二、肺损伤严重程度特异性评价

（一）LIS 评分

1988 年，John 等人提出了以 LIS 作为 ARDS 严重程度评价指标。LIS 纳入指标包括：胸部 X 线改变、PEEP、顺应性、低氧血症评分（氧合指数）四项，其中呼吸系统静态顺应性 $= V_T/(P_{plat} - PEEP)$。LIS 评分 = 各参数项目之和/所采用的参数数目之和，可以直接用于定量评价肺损伤的严重程度：0 分提示无肺损伤，0.1~2.5 分提示轻到中度肺损伤，>2.5 分提示严重肺损伤。此外，LIS 评分对死亡风险的预测价值研究也显示：LIS 评分越高，ARDS 病人死亡的风险越高。因此，LIS 是目前国际上对 ALI 评估较为权威的方法。

然而，针对 LIS 的危重程度评估价值，也并非都是完全一致的赞同声音，主要原因包括：①肺损伤评分的临床应用受限：除胸部影像学和氧合指数指标容易获得外，呼吸系统静态顺应性指标以及 PEEP 值都需要在机械通气下才能获得，所以限制了 LIS 的应用；实际上 ARDS 严重程度评分（ARDS severity score，ARDS-SS）也同样存在这样的问题。②肺损伤评分的预测效应研究结果并不完全一致。

LIPS 从病人易感因素、高风险手术、创伤和风险修正等方面进行评分，这些评分数据在入院早期即可获得，与病人是否机械通气无关。LIPS 和 LIS 有较好的相关性，但主要用于提示 LIPS 评分越高，病人发生 ALI/ARDS 的风险越大；LIPS 与氧合指数存在负相关关系，提示 LIPS 越高，病人氧合越差；对于 LIPS 与死亡风险之间的关系研究尚不充分。值得强调的是，LIPS 的评测目的侧重于早期预测 ALI/ARDS 的发生，有利于早期判断病情变

化，尽早预防性治疗。

（二）柏林定义对 ARDS 危重程度的价值

尽管柏林定义剔除了 ALI 的概念，以期避免人们将 ALI 认为是 ARDS 的"轻型"，但又提出了以氧合指数进行危重分度的标准。此外，在轻、中、重度 ARDS 中均规定了一个最小的 PEEP 值，以体现 PEEP 对氧合指数的影响；同时也建议 X 线胸片可用作 ARDS 中至重度的分层；柏林定义为 ARDS 严重程度给出了明确的分度标准，是对氧合指数、X 线胸片、PEEP 用于 ARDS 危重程度评测价值的继承。柏林定义提出增加肺顺应性指标不能提高对病死率的预测效能，故而没有将肺顺应性纳入到危重程度评价中，这的确引起了部分学者的争议，但却很好地解决了肺顺应性在许多 ICU 病人中没有进行常规监测的问题。

虽然 ARDS 定义工作组认为 ARDS 定义并非一个危重程度或预后评测的工具，但该工作组仍然对其死亡预测效度进行了评价：将柏林定义与 AECC 定义比较后，前者对死亡预测效度在统计学方面显著优于后者；ARDS 病死情况也与轻、中、重度诊断基本符合，呈现出逐渐增加的趋势［病死率：轻度 27%（95% CI：24% ~ 30%）、中度 32%（95% CI：29% ~ 34%）、重度 45%（95% CI：42% ~ 48%）］。

（三）其他

利用人口学特征以及临床特征指标，已经产生了很多 ARDS 预后独立危险因子与评分方法。除了氧合指数作为呼吸功能损伤代表，以及 LIS 作为肺损伤特异性评分工具以外，研究者们仍在努力发掘更具有器官特异性的评测指标。

ARDS 是以肺毛细血管弥漫性损伤、通透性增加为基础的疾病，通过监测肺毛细血管通透性指标可评估 ARDS 肺损伤的严重程度；血管外肺水指数（extravascular lung water index，EVLWI）及肺血管通透性指数（pulmonary vascular permeability index，PVPI）与柏林定义中 ARDS 严重程度分级有明确相关性，随着 ARDS 严重程度增加，EVLWI 和 PVPI 与 PaO_2/FiO_2 呈负相关，与 28 天病死率呈正相关。高分辨率 CT（high resolution CT，HRCT）发现 ARDS 早期纤维增生样改变，预示病人病死率增加。

此外，ARDS 生物标记物的发现可能成为新的 ARDS 危重程度评价工具，单一或联合使用这些生物标记物有望提高 ARDS 危重程度评价的效能。近年来，许多与死亡相关的 ARDS 生物标记物已在临床研究中得以确认，包括：von Willebrand 因子（von Willebrand factor，vWF）、表面蛋白、蛋白 C、凝血酶原激活物抑制剂、IL-6、IL-8 及 TNF 受体、可溶性晚期糖基化终产物受体（soluble receptor for advanced glycation end products，sRAGE）、HMGB1、KL-6、可溶性细胞间黏附分子-1（soluble intercellular adhesion mole-cule-1，sICAM-1）、IL-2 与 IL-15、血浆 N 末端脑利钠肽、Ⅲ型胶原肽（type Ⅲ procol-lagen peptide，PⅢP）、血浆-C 反应蛋白、尿一氧化氮、尿链激酶（urine desmosine）。生物标记物用于临床结果的评估是一个很好的思路，但需要进一步得到验证。

（纪晓霞　罗　亮）

参考文献

1. Knaus WA, Draper EA, Wagner DP, et al. APACHE Ⅱ: A severity of disease classification system ［J］. Crit Care Med, 1985, 13 (10): 818-829.

2. Knaus WA, Wagner DP, Draper EA, et al. The APACHE Ⅲ prognostic system. Risk prediction of hospital

mortality for critically ill hospitalized adults [J]. Chest, 1991, 100 (6): 1619-1636.

3. Le Gall JR, Lemeshow S, Saulnier F. A new simplified acute physiology score SAPS Ⅱ) based on a European/North American multicenter study [J]. JAMA, 1993, 270 (24): 2957-2963.

4. Le Gall JR, Loirat P, Alperovitch A, et al. A simplified acute physiology score for icu patients [J]. Crit Care Med, 1984, 12 (11): 975-977.

5. Zimmerman JE, Wagner DP, Draper EA, et al. Evaluation of acute physiology and chronic health evaluation Ⅲ predictions of hospital mortality in an independent database [J]. Crit Care Med, 1998, 26 (8): 1317-1326.

6. Schell-Chaple HM, Puntillo KA, Matthay MA, et al. Body temperature and mortality in patients with acute respiratory distress syndrome [J]. Am J Crit Care, 2015, 24 (1): 15-23.

7. Nakamura T, Sato E, Fujiwara N, et al. Increased levels of soluble receptor for advanced glycation end products (sRAGE) and high mobility group box 1 (HMGB1) are associated with death in patients with acute respiratory distress syndrome [J]. Clin Biochem, 2011, 44 (8-9): 601-604.

8. Ishizaka A, Matsuda T, Albertine KH, et al. Elevation of KL-6, a lung epithelial cell marker, in plasma and epithelial lining fluid in acute respiratory distress syndrome [J]. Am J Physiol Lung Cell Mol Physiol, 2004, 286 (6): L1088-1094.

9. Calfee CS, Ware LB, Eisner MD, et al. Plasma receptor for advanced glycation end products and clinical outcomes in acute lung injury [J]. Thorax, 2008, 63 (12): 1083-1089.

10. Calfee CS, Eisner MD, Parsons PE, et al. Soluble intercellular adhesion molecule-1 and clinical outcomes in patients with acute lung injury [J]. Intensive Care Med, 2009, 35 (2): 248-257.

11. Eisner MD, Parsons P, Matthay MA, et al. Plasma surfactant protein levels and clinical outcomes in patients with acute lung injury [J]. Thorax, 2003, 58 (11): 983-988.

12. Parsons PE, Matthay MA, Ware LB, et al. Elevated plasma levels of soluble TNF receptors are associated with morbidity and mortality in patients with acute lung injury [J]. Am J Physiol Lung Cell Mol Physiol, 2005, 288 (3): L426-431.

13. Ware LB, Conner ER, Matthay MA. von Willebrand factor antigen is an independent marker of poor outcome in patients with early acute lung injury [J]. Crit Care Med, 2001, 29 (12): 2325-2331.

14. Ware LB, Eisner MD, Thompson BT, et al. Significance of von Willebrand factor in septic and nonseptic patients with acute lung injury [J]. Am J Respir Crit Care Med, 2004, 170 (7): 766-772.

15. Mcclintock DE, Starcher B, Eisner MD, et al. Higher urine desmosine levels are associated with mortality in patients with acute lung injury [J]. Am J Physiol Lung Cell Mol Physiol, 2006, 291 (4): L566-571.

16. Ware LB, Matthay MA. The acute respiratory distress syndrome [J]. N Engl J Med, 2000, 342 (18): 1334-1349.

17. Flori HR, Ware LB, Glidden D, et al. Early elevation of plasma soluble intercellular adhesion molecule-1 in pediatric acute lung injury identifies patients at increased risk of death and prolonged mechanical ventilation [J]. Pediatr Crit Care Med, 2003, 4 (3): 315-321.

18. Calfee CS, Ware LB, Glidden DV, et al. Use of risk reclassification with multiple biomarkers improves mortality prediction in acute lung injury [J]. Crit Care Med, 2011, 39 (4): 711-717.

19. Ware LB. Prognostic determinants of acute respiratory distress syndrome in adults: Impact on clinical trial design [J]. Crit Care Med, 2005, 33 (3 Suppl): S217-222.

20. Ware LB, Matthay MA, Parsons PE, et al. Pathogenetic and prognostic significance of altered coagulation and fibrinolysis in acute lung injury/acute respiratory distress syndrome [J]. Crit Care Med, 2007, 35 (8): 1821-1828.

21. Doyle RL, Szaflarski N, Modin GW, et al. Identification of patients with acute lung injury. Predictors of

mortality ［J］. Am J Respir Crit Care Med, 1995, 152 （6 Pt 1）: 1818-1824.

22. Rubenfeld GD, Caldwell E, Peabody E, et al. Incidence and outcomes of acute lung injury ［J］. N Engl J Med, 2005, 353 （16）: 1685-1693.

23. Spragg RG, Bernard GR, Checkley W, et al. Beyond mortality: Future clinical research in acute lung injury ［J］. Am J Respir Crit Care Med, 2010, 181 （10）: 1121-1127.

24. Mcclintock DE, Ware LB, Eisner MD, et al. Higher urine nitric oxide is associated with improved outcomes in patients with acute lung injury ［J］. Am J Respir Crit Care Med, 2007, 175 （3）: 256-262.

25. Bajwa EK, Boyce PD, Januzzi JL, et al. Biomarker evidence of myocardial cell injury is associated with mortality in acute respiratory distress syndrome ［J］. Crit Care Med, 2007, 35 （11）: 2484-2490.

26. Knaus W, Wagner D, Draper E. Apache iii study design: Analytic plan for evaluation of severity and outcome in intensive care unit patients. Development of apache ［J］. Crit Care Med, 1989, 17 （12 Pt 2）: S181-185.

27. Lee J, Turner JS, Morgan CJ, et al. Adult respiratory distress syndrome: Has there been a change in outcome predictive measures? ［J］. Thorax, 1994, 49 （6）: 596-597.

28. Villar J, Perez-Mendez L, Kacmarek RM. Current definitions of acute lung injury and the acute respiratory distress syndrome do not reflect their true severity and outcome ［J］. Intensive Care Med, 1999, 25 （9）: 930-935.

29. Chesnutt AN, Matthay MA, Tibayan FA, et al. Early detection of type Ⅲ procollagen peptide in acute lung injury. Pathogenetic and prognostic significance ［J］. Am J Respir Crit Care Med, 1997, 156 （3 Pt 1）: 840-845.

30. Clark JG, Milberg JA, Steinberg KP, et al. Type Ⅲ procollagen peptide in the adult respiratory distress syndrome. Association of increased peptide levels in bronchoalveolar lavage fluid with increased risk for death ［J］. Ann Intern Med, 1995, 122 （1）: 17-23.

31. Miller EJ, Cohen AB, Nagao S, et al. Elevated levels of NAP-1/Interleukin-8 are present in the airspaces of patients with the adult respiratory distress syndrome and are associated with increased mortality ［J］. Am Rev Respir Dis, 1992, 146 （2）: 427-432.

32. Monchi M, Bellenfant F, Cariou A, et al. Early predictive factors of survival in the acute respiratory distress syndrome. A multivariate analysis ［J］. Am J Respir Crit Care Med, 1998, 158 （4）: 1076-1081.

33. Bone RC, Maunder R, Slotman G, et al. An early test of survival in patients with the adult respiratory distress syndrome. The PaO_2/FiO_2 ratio and its differential response to conventional therapy. Prostaglandin e1 study group ［J］. Chest, 1989, 96 （4）: 849-951.

34. Craig TR, Duffy MJ, Shyamsundar M, et al. Extravascular lung water indexed to predicted body weight is a novel predictor of intensive care unit mortality in patients with acute lung injury ［J］. Crit Care Med, 2010, 38 （1）: 114-120.

35. Kangelaris KN, Calfee CS, May AK, et al. Is there still a role for the lung injury score in the era of the Berlin definition ARDS ［J］. Ann Intensive Care, 2014, 4 （1）: 4.

36. Ranieri VM, Rubenfeld GD, Thompson BT, et al. Acute respiratory distress syndrome: The Berlin definition ［J］. JAMA, 2012, 307 （23）: 2526-2533.

37. Nuckton TJ, Alonso JA, Kallet RH, et al. Pulmonary dead-space fraction as a risk factor for death in the acute respiratory distress syndrome ［J］. N Engl J Med, 2002, 346 （17）: 1281-1286.

38. Zilberberg MD, Epstein SK. Acute lung injury in the medical ICU: Comorbid conditions, age, etiology, and hospital outcome ［J］. Am J Respir Crit Care Med, 1998, 157 （4 Pt 1）: 1159-1164.

39. Cooke CR, Shah CV, Gallop R, et al. A simple clinical predictive index for objective estimates of mortality in acute lung injury ［J］. Crit Care Med, 2009, 37 （6）: 1913-1920.

40. Cooke CR, Kahn JM, Caldwell E, et al. Predictors of hospital mortality in a population-based cohort of patients with acute lung injury [J]. Crit Care Med, 2008, 36 (5): 1412-1420.

41. Cepkova M, Kapur V, Ren X, et al. Pulmonary dead space fraction and pulmonary artery systolic pressure as early predictors of clinical outcome in acute lung injury [J]. Chest, 2007, 132 (3): 836-842.

42. Britos M, Smoot E, Liu KD, et al. The value of positive end-expiratory pressure and FiO_2 criteria in the definition of the acute respiratory distress syndrome [J]. Crit Care Med, 2011, 39 (9): 2025-2030.

43. Thille AW, Esteban A, Fernandez-Segoviano P, et al. Comparison of the Berlin definition for acute respiratory distress syndrome with autopsy [J]. Am J Respir Crit Care Med, 2013, 187 (7): 761-767.

44. Thompson BT, Matthay MA. The Berlin definition of ARDS versus pathological evidence of diffuse alveolar damage [J]. Am J Respir Crit Care Med, 2013, 187 (7): 675-677.

45. Bajwa EK, Khan UA, Januzzi JL, et al. Plasma C-reactive protein levels are associated with improved outcome in ARDS [J]. Chest, 2009, 136 (2): 471-480.

46. Castelli GP, Pognani C, Cita M, et al. Procalcitonin, C-reactive protein, white blood cells and SOFA score in ICU: Diagnosis and monitoring of sepsis [J]. Minerva Anestesiol, 2006, 72 (1-2): 69-80.

47. Liu KD, Glidden DV, Eisner MD, et al. Predictive and pathogenetic value of plasma biomarkers for acute kidney injury in patients with acute lung injury [J]. Crit Care Med, 2007, 35 (12): 2755-2761.

48. Bajwa EK, Januzzi JL, Gong MN, et al. Prognostic value of plasma N-terminal probrain natriuretic peptide levels in the acute respiratory distress syndrome [J]. Crit Care Med, 2008, 36 (8): 2322-2327.

49. Cheng IW, Ware LB, Greene KE, et al. Prognostic value of surfactant proteins a and d in patients with acute lung injury [J]. Crit Care Med, 2003, 31 (1): 20-27.

50. Agouridakis P, Kyriakou D, Alexandrakis MG, et al. Association between increased levels of IL-2 and IL-15 and outcome in patients with early acute respiratory distress syndrome [J]. Eur J Clin Invest, 2002, 32 (11): 862-867.

51. Raurich JM, Vilar M, Colomar A, et al. Prognostic value of the pulmonary dead-space fraction during the early and intermediate phases of acute respiratory distress syndrome [J]. Respir Care, 2010, 55 (3): 282-287.

52. Vincent JL, Moreno R, Takala J, et al. The SOFA (sepsis-related organ failure assessment) score to describe organ dysfunction/failure. On behalf of the working group on sepsis-related problems of the European society of intensive care medicine [J]. Intensive Care Med, 1996, 22 (7): 707-710.

53. Murray JF, Matthay MA, Luce JM, et al. An expanded definition of the adult respiratory distress syndrome [J]. Am Rev Respir Dis, 1988, 138 (3): 720-723.

54. Heffner JE, Brown LK, Barbieri CA, et al. Prospective validation of an acute respiratory distress syndrome predictive score [J]. Am J Respir Crit Care Med, 1995, 152 (5 Pt 1): 1518-1526.

第八章

ARDS 诊断技术

第一节　致病原的检测

感染性疾病是 ARDS 的常见病因，针对 ARDS 感染原的检测对于明确 ARDS 诊断及确定治疗方案意义重大。用于致病原检测的标本主要来源于血液、痰液、BAL 等。

血培养是确诊血流感染必需的诊断手段。一般是将血液标本分别注入需氧瓶和厌氧瓶中，35℃孵育，每日观察是否有细菌生长。若 7 天后仍无细菌生长则可报告为阴性；若培养液中有细菌生长，则无菌抽取培养瓶内液体，分别进行涂片、染色镜检，并进一步接种于不同的固体培养基上进行菌种分离培养、鉴定和后续药敏学检测等。如果感染原发灶明确，则应同时检测该病灶相关体液、组织中的病原体。若二者为同一病原体，则提示该病原体极有可能是最主要的致病原。

血培养标本采集应在使用抗生素之前进行。若病人已经使用抗生素，则应在下次用药前进行。对于有间歇性寒战、高热的病人，应在有寒战、高热前或后 1 小时左右采集。一般经肘静脉无菌采血，采血量成人为 5～10ml，儿童为 1～2ml，后置于盛有抗凝剂-聚茴香脑磺酸钠的无菌瓶中送检。可在 24 小时内采集 2～3 次分别送检，以提高检出率。

常用的留取痰标本的方法有自然咳痰和负压吸引法。留取自然咳痰标本时，应先用清水漱口数次，然后用力咳出气管深部的痰，并将其留置于玻璃、塑料小杯或涂蜡的纸盒内。对于无痰或少痰的病人，可雾化吸入氯化钠溶液，稀释痰液后便于咳出。部分昏迷的 ARDS 病人需要采用负压吸引吸取痰液。不合格的痰标本为白细胞≤10 个/低倍镜视野、扁平上皮细胞≥25 个/低倍镜视野。

需行 BAL 检查者，其沉淀物可进行微生物学检查。在机械通气支持下（吸氧浓度≥50%，PEEP 5cmH$_2$O）对 ARDS 病人进行 BAL 是安全可行的。首先经活检孔往拟灌洗肺段注入 2% 利多卡因 1～2ml，以充分麻醉局部气道黏膜，然后将支气管镜顶端楔入段或亚段支气管开口处，再从活检孔匀速注入 37℃灭菌生理盐水，稍后以 50～100mmHg（6.66～13.3kPa）负压吸引回收液体。每次注入液体量 30～50ml，总量 100～250ml，一般不超 300ml，通常回收率可达 40%～60%。将负压吸引所得液体保存于硅油处理过的容器中，完成后立即将回收液用双层无菌纱布过滤以除去黏液。

病原体的检测方法主要包括直接镜检、富集培养、培养和分离，以及病原体特异性抗原、抗体和核酸等。此外，还可对多种细菌外毒素和内毒素直接进行检测。病原体分离培养后，可对病原体进行进一步的鉴定和药敏检测。对细菌的检测中，血液、痰液标本均可用于培养和药敏，痰标本还可用于直接镜检、PCR 核酸检测等。真菌的检测主要包括直接镜检、抗原检测和分离培养，血清学检测和 rDNA 探针也有助于提高真菌感染的检出率。随着扩增多态性 DNA 技术的发展，目前已经可以检测烟曲霉、组织胞浆菌等多种真菌。DNA 探针杂交技术在临床上已用于假丝酵母菌、烟曲霉、组织胞浆菌等的检测；rDNA 探针试剂盒可用于球孢子菌、新型隐球菌等的检测。对于高致病性的 SARS 病毒和多种甲型流感病毒等呼吸道病毒的检测，病毒的分离鉴定是诊断的"金标准"。但因为其要求较高、耗时长、检出率较低，因此临床使用受限。而病毒的特异性抗体检测一般用于追溯性诊断。目前，核酸杂交技术和 PCR 技术检测标本中病毒核酸，以及采用免疫标记技术检测标本和组织细胞内病毒抗原与细胞外游离病毒抗原是病毒快速、早期诊断的主要方法。

（吴冠楠　胥武剑）

第二节　动脉血气分析

一、酸碱平衡调节与代偿

在正常生理状态下，保证人体组织细胞赖以生存及维持正常代谢功能的内环境稳定，是由于体内有一系列复杂而精密的酸碱平衡调节机制的作用，维持血液的酸碱度在一定的范围内，即动脉血 pH 稳定在 7.35~7.45，此种稳定状态称为酸碱平衡。如果体内酸与碱产出过多或不足，引起血液 pH 改变，此状态称为酸碱平衡紊乱。凡是由原发性 HCO_3^- 下降或 $PaCO_2$ 升高，引起 $[H^+]$ 升高的病理生理过程称为酸中毒；凡是由原发性 HCO_3^- 升高或 $PaCO_2$ 下降，引起 $[H^+]$ 下降的病理生理过程称为碱中毒。临床上常以测定 H_2CO_3/HCO_3^- 比值作为衡量体液酸碱平衡的主要指标。pH、HCO_3^- 和 H_2CO_3 三者之间的关系可用 Henderson-Hasselbalch 公式（H-H 公式）来表示：

$$pH = pK + \log \frac{HCO_3^-}{H_2CO_3}$$

人体具有十分完善的酸碱平衡调节机制，主要由缓冲系统、肺和肾调节三部分组成。

（一）体液缓冲系统

人体体液缓冲系统主要由以下 4 对缓冲对组成：碳酸/碳酸氢盐缓冲系（H_2CO_3/HCO_3^-）、磷酸二氢钠/磷酸氢二钠缓冲系（NaH_2PO_4/Na_2HPO_4）、血浆蛋白缓冲系（HPr/Pr^-）、血红蛋白缓冲系（$HHbO_2/HbO_2^-$ 和 HHb/Hb^-）。其中最重要的是碳酸/碳酸氢盐缓冲系，是人体缓冲容量最大的缓冲对，在细胞内、外液中均起作用，占全血缓冲能力的53%，其中血浆占35%，红细胞内占18%。$[H^+] + HCO_3^- \leftrightarrow H_2CO_3 \leftrightarrow CO_2 \uparrow + H_2O$，$CO_2$ 可通过呼吸排出体外，从而使得 H_2CO_3/HCO_3^- 的比值趋于正常。当体液酸碱度发生改变时，上述缓冲对系统立即发生反应，使 pH 尽量保持原来水平或变化减轻。

磷酸二氢钠/磷酸氢二钠缓冲系（NaH_2PO_4/Na_2HPO_4）在细胞外液中含量不多，缓冲作用小，仅占全血缓冲能力的3%，主要在肾脏排 $[H^+]$ 过程中起较大作用。血浆蛋白缓冲系（HPr/Pr^-）主要在血液中起缓冲作用，占全血缓冲能力的7%，血浆蛋白作为阴离子而存在。因此，血浆蛋白可以释放或者接受 $[H^+]$ 而起缓冲作用。血红蛋白缓冲系

（HHbO$_2$/HbO$_2^-$ 和 HHb/Hb$^-$）占全血缓冲能力的 35%。细胞代谢产生的 CO$_2$ 少量溶于血浆，大部分弥散进入红细胞，在碳酸酐酶的作用下形成 H$_2$CO$_3$，并进一步解离成 H$^+$ 和 HCO$_3^-$，其 H$^+$ 与释氧后的还原型 Hb 形成 HHb，HCO$_3^-$ 则弥撒入血浆以补充其不足。

体液缓冲系统是人体对酸碱平衡紊乱的第一道防线，但由于体液缓冲系统的容量有限，因此，它对人体酸碱平衡紊乱的调节作用也是十分有限。

（二）肺脏的调节

1. 调节方式　肺在酸碱平衡调节中的作用是通过增加或减少肺泡通气量，控制 CO$_2$ 的排出量来维持血浆中 H$_2$CO$_3$/HCO$_3^-$ 的比值。正常情况下，若体内酸产生增多，［H$^+$］升高，肺则代偿性过度通气，CO$_2$ 排出增多，致 pH 仍在正常范围；若体内碱产生增多，［H$^+$］降低，则呼吸浅慢，减少 CO$_2$ 排出，维持 pH 在正常范围。

肺泡通气量是受呼吸中枢控制的，延髓呼吸中枢接受来自中枢性化学感受器和外周化学感受器的信息。中枢性化学感受器位于延髓腹外侧浅表部位，接受脑脊液（cerebrospinal fluid，CSF）中［H$^+$］的刺激而兴奋呼吸，使肺泡通气量增加。PaCO$_2$ 升高时，血浆 CO$_2$ 扩散入脑脊液，CO$_2$ + H$_2$O→H$_2$CO$_3$→［H$^+$］+ HCO$_3^-$，升高［H$^+$］刺激中枢性化学感受器，使呼吸中枢兴奋引起肺泡通气量增加。由此可见，它不是 CO$_2$ 本身的直接作用。但是，呼吸中枢不可能因为 CO$_2$ 的潴留而无止境地增加通气量，当 PaCO$_2$ > 80mmHg（10.67kPa）时，不但不起呼吸兴奋作用，反而抑制呼吸中枢，甚至使病人处于所谓"CO$_2$ 麻醉"状态。外周化学感受器是指主动脉体和颈动脉体，HCO$_3^-$ 降低、PaCO$_2$ 升高和［H$^+$］升高均可使其受到刺激而增加肺泡通气量。

2. 调节特点　肺脏调节作用发生快，但调节范围有限。当机体出现代谢性酸碱平衡紊乱时，肺脏在数分钟内即可代偿性增快或者减慢呼吸频率或幅度，以增加或减少 CO$_2$ 的排出，此种代偿可在数小时内达到高峰。但肺脏只能通过增加或减少 CO$_2$ 的排出量来改变血浆中的 H$_2$CO$_3$，故调节范围有限。

（三）肾脏的调节

1. 调节方式　肾脏调节酸解平衡的方式是排出［H$^+$］和重吸收肾小球滤出液中的 HCO$_3^-$。具体是通过 HCO$_3^-$ 重吸收、尿液的酸化和远端肾小管泌氨与 NH$_4^+$ 生成 3 种途径实现排出［H$^+$］和保 HCO$_3^-$ 的。

（1）HCO$_3^-$ 重吸收：肾小球滤出的 HCO$_3^-$ 约 90% 在肾脏近曲小管内被重吸收，其余 10% 的回收主要在外髓集合管。HCO$_3^-$ 重吸收是通过［H$^+$］/Na$^+$ 交换机制，将肾小球滤过液中的 Na$^+$ 重吸收，并与肾小管细胞中的 HCO$_3^-$ 结合生成 NaHCO$_3$，重吸收回血液循环。肾小管细胞中的 HCO$_3^-$ 并不来自肾小球滤液，而是来自肾小管细胞中 CO$_2$ 和 H$_2$O 结合生成的 H$_2$CO$_3$，后者分解成［H$^+$］和 HCO$_3^-$，其中［H$^+$］被排出肾小管细胞入肾小球滤液，［H$^+$］又可与肾小管滤液中 NaHCO$_3$ 的 HCO$_3^-$ 相结合生成 H$_2$CO$_3$，并转变为 CO$_2$ 和 H$_2$O，CO$_2$ 可扩散回到血液循环，H$_2$O 则成为终尿中的主要成分，由尿排出体外。

（2）尿液的酸化：泌 H$^+$ 排酸，在远曲小管进行，肾小管尿中 Na$_2$HPO$_4$ 解离成 Na$^+$ 和 NaHPO$_4^-$，其中 Na$^+$ 与肾小管细胞分泌的 H$^+$ 交换，转变为 Na$_2$HPO$_4$ 排出，使尿液可滴定酸增加，进入细胞的 Na$^+$ 与 HCO$_3^-$ 形成 NaHCO$_3$ 回收入血，该过程可使原尿的 pH 7.40 降为终尿的 pH 4.40～6.00，故称为尿液的酸化。该过程是机体排泄可滴定酸的过程。但是通过磷酸缓冲系增加酸分泌的作用是有限的，一旦尿液 pH 低于 5.00，实际上尿液中所有磷酸盐都已经转变为 H_2PO_4，进一步发挥缓冲作用已不再可能。

（3）远端肾小管泌氨与 NH_4^+ 生成：远端肾小管泌氨与 NH_4^+ 生成、排出是远端小管细胞的重要功能之一。此过程是 pH 依赖的，酸中毒越重，尿排出 NH_4^+ 量越多。实际上是一强酸排泄的过程。因为远端肾小管泌氨率可能与尿的 $[H^+]$ 成正比，尿越呈酸性，氨的分泌越快；尿越呈碱性，氨的分泌越慢。由此可见，正常远端肾小管泌氨作用，也是排酸或尿液酸化的过程，借助于 $[H^+]$/Na^+ 交换和 $[H^+]$-ATP 酶泵不断地泌 $[H^+]$，将来自肾小管细胞内谷氨酰胺及其他氨基酸的 NH_3 与来自肾小管滤液中 Cl^- 和来自肾小管细胞内的 $[H^+]$ 结合生成 NH_4Cl，并由终尿排出体外。

2. 调节特点　体内的固定酸和过多的碱性物质须从肾脏排出，肾脏调节酸的能力大于调节碱的能力。肾脏的调节比肺脏慢，常需要 72 小时才能逐步完善。

二、动脉血气分析常用指标及意义

血气分析仪测定的基本指标是 pH、PaO_2、$PaCO_2$、HCO_3^-，并根据这四项指标推衍出其他指标。本节主要就动脉血气分析的常用指标及意义做一简单阐述。

（一）动脉血氧分压（PaO_2）

1. 基本概念　动脉血氧分压是指动脉血中物理溶解的氧分子所产生的压力。正常成人在海平面静息状态下动脉血中氧分压为 80~100mmHg（10.67~13.33kPa）。主要受吸入气体的氧分压和外呼吸功能所调节。此外，PaO_2 与年龄密切相关，随着年龄增长而逐渐减低。常用的公式为：$PaO_2 = 109 - 0.43 \times$ 年龄 ±4。

2. 临床意义　PaO_2 反映外呼吸状况及肺毛细血管的摄取情况。临床根据 PaO_2 高低将低氧血症分为 3 级：①轻度：低于 80mmHg 或者 10.60kPa，但高于 60mmHg 或者 8.00kPa；②中度：低于 60mmHg 或者 8.00kPa，但高于 40mmHg 或者 5.30kPa；③重度：低于 40mmHg 或者 5.30kPa。

（二）动脉血二氧化碳分压（$PaCO_2$）

1. 基本概念　动脉血二氧化碳分压（$PaCO_2$）是指物理溶解在动脉血浆中的 CO_2 分子所产生的压力，是反映呼吸性成分的重要指标。成人动脉血 $PaCO_2$ 的正常值为 35~45mmHg（4.67~6.00kPa），平均为 40mmHg（5.33kPa）。正常情况下肺泡气二氧化碳分压与 $PaCO_2$ 相等。$PaCO_2$ 受肺泡通气量和 CO_2 产量所调节，即：$PaCO_2 =$（CO_2 产量/肺泡通气量）×0.863。

2. 临床意义

（1）$PaCO_2$ 反映肺泡通气情况，通气不足时，$PaCO_2$ 升高；通气过度时，$PaCO_2$ 降低。

（2）$PaCO_2$ 反映呼吸性酸碱平衡紊乱：$PaCO_2 > 45mmHg$（6.00kPa）提示肺泡通气不足，机体内 CO_2 蓄积；$PaCO_2 < 35mmHg$（4.67kPa）提示肺泡通气过度，CO_2 排出过多。

（3）$PaCO_2$ 也可能受代偿因素的影响：也可能是由于代谢性酸碱改变引起的继发性变化。结合 PaO_2 和 $PaCO_2$ 可判断呼吸功能，是判断呼吸衰竭最客观的指标，将呼吸衰竭分为Ⅰ型和Ⅱ型：①Ⅰ型呼吸衰竭：在海平面、平静呼吸空气的条件下，$PaCO_2$ 正常或下降，$PaO_2 < 60mmHg$（8.00kPa）。②Ⅱ型呼吸衰竭：海平面、平静呼吸空气的条件下，$PaCO_2 > 50mmHg$（6.67kPa），$PaO_2 < 60mmHg$（8.00kPa）。

（三）动脉血氧含量（CaO_2）

1. 基本概念　动脉血氧含量是指动脉血液中实际含有的氧量，包括血液中物理溶解的和与血红蛋白结合的氧量两者。CaO_2直接反映在动脉血中实际携带的氧分子总数。主要取决于血红蛋白含量和血氧饱和度及溶解氧量，但由于溶解氧影响较小，因此CaO_2几乎是由血氧容量和血氧饱和度决定。正常CaO_2为190~210ml/L（19~21ml/dl）。

2. 临床意义

（1）反映Hb的情况。Hb量减少常见于各种贫血；Hb变多可见于一氧化碳中毒等。

（2）利用CaO_2与静脉血氧含量之差来估计周围组织的循环及组织代谢情况。当局部血液循环障碍时，由于局部血流减慢，血液流经毛细血管的时间延长，组织细胞从血液中摄取氧增多，因此动、静脉血氧含量差增多，但静脉血氧含量正常。

（四）动脉血氧容量

1. 基本概念　血氧容量是指PaO_2为100mmHg（13.33kPa）、$PaCO_2$为40mmHg，38℃条件下，100ml血液中血红蛋白（Hb）所能结合的最大氧量。在上述条件下，正常每克Hb能结合氧1.34~1.36ml。

2. 临床意义

（1）血氧容量高低取决于Hb质和量的影响，反映血液携氧的能力。

（2）影响动脉血氧饱和度。

（五）动脉血氧饱和度（SaO_2）

1. 基本概念　SaO_2是指动脉血中Hb实际结合的氧含量与Hb能够结合的最大氧量之比，也就是血氧含量占血氧容量的百分数。公式为：SaO_2（%）=（氧含量－物理溶解的氧量）/血氧容量×100%。成人正常SaO_2为93%~98%。出生时和出生后4天内SaO_2正常为85%~90%。大于4天的小儿为93%~98%。

2. 临床意义

（1）间接反映人体缺氧的程度。

（2）评价组织摄氧的能力。

（3）提供氧疗和纠正酸碱失衡的依据。

（4）血氧饱和度的高低主要取决于氧分压和Hb的氧解离曲线。PaO_2与SaO_2两者的关系呈"S"形曲线关系，氧离曲线分为3段：①氧离曲线上段：在$PaO_2$60~100mmHg水平，被认为是Hb与O_2结合的部分。此段曲线平坦，PaO_2在此区间即使有大幅度波动，但对SaO_2影响不大，有利于Hb与O_2结合，不发生明显的低氧血症。②氧离曲线中段：$PaO_2$40~60mmHg，较陡，反映HbO_2释放O_2的部分。组织中PO_2稍有下降可显著加强Hb与O_2的解离，以释放较多的O_2供组织利用。③氧离曲线下段：是曲线最陡的部分，相当于20~40mmHg。在此段中，PaO_2稍有下降，HbO_2就明显下降，释放更多的O_2，反映O_2的储备。氧离曲线受pH、$PaCO_2$、体温及红细胞代谢物（2，3-二磷酸甘油酸）所影响。pH升高，氧离曲线左移，pH下降，氧离曲线右移；$PaCO_2$升高，氧离曲线右移，$PaCO_2$下降，氧离曲线左移；体温及2，3-二磷酸甘油酸升高，氧离曲线右移。

（六）酸碱度pH

1. 基本概念　pH是血液中氢离子浓度的负对数值，正常值为7.35~7.45。

2. 临床意义

（1）反映体内总的酸碱度，是机体酸碱调节的结果。pH<7.35为酸血症，即失代偿

性酸中毒；pH > 7.45 为碱血症，即失代偿性碱中毒；当 pH 为 7.35 ~ 7.45 时，可存在 3 种情况：无酸碱失衡、代偿性酸碱失衡及复合型酸碱失衡。

（2）计算酸碱失衡公式，反映代谢性因素对 pH 的影响。

（七）碳酸氢盐

1. 基本概念　碳酸氢盐为血液中碱储备的指标，是 CO_2 在血浆中的结合形式，包括标准碳酸氢盐（standard bicarbonate，SB）和实际碳酸氢盐（actual bicarbonate，AB）。SB 是指动脉血在 38℃、$PaCO_2$ 40mmHg、SaO_2 100% 条件下所测得的血浆碳酸氢盐的含量，正常值为 22 ~ 27mmoL/L。AB 是实际条件下测得的碳酸氢盐含量。正常人 SB 与 AB 两者无差异。

2. 临床意义　SB 能够准确反映代谢性酸碱平衡。而 AB 受呼吸性和代谢性因素的双重影响。AB 升高，既可能是代谢性碱中毒，也可能是呼吸性酸中毒时肾的代偿调节反应。代谢性酸中毒时，HCO_3^- 减少，AB = SB < 正常值；代谢性碱中毒时，HCO_3^- 增加，AB = SB > 正常值。AB 与 SB 的差值反映呼吸因素对血浆 HCO_3^- 影响的程度。呼吸性酸中毒时，受肾代偿调节作用的影响，HCO_3^- 增加，AB > SB；呼吸性碱中毒时，AB < SB。

（八）潜在碳酸氢根

1. 基本概念　潜在 HCO_3^- 是 20 世纪 80 年代提出的新概念，是指排除并存高 AG 型代谢性酸中毒对 HCO_3^- 掩盖作用之后的 HCO_3^-，公式为：潜在 HCO_3^- = 实测 HCO_3^- + ΔAG。

2. 临床意义　揭示代谢性碱中毒 + 高 AG 型代谢性酸中毒和三重酸碱平衡紊乱中的代谢性碱中毒存在。高氯性代谢性酸中毒：$\Delta HCO_3^- \downarrow = \Delta Cl^- \uparrow$，ΔAG 不变。高 AG 型代谢性酸中毒：$\Delta HCO_3^- \downarrow = \Delta AG \uparrow$，$Cl^-$ 不变。

（九）缓冲碱（buffer base，BB）

1. 基本概念　BB 是血液中具有缓冲作用的所有碱的总和。血浆中缓冲碱主要是 HCO_3^- 和血浆蛋白。全血缓冲液包括 HCO_3^-、血浆蛋白、血红蛋白和少量的 HPO_4^-。

2. 临床意义　缓冲碱能够反映机体对酸碱平衡的总缓冲能力，代谢性酸中毒时，BB 减少；代谢性碱中毒时，BB 增加。

（十）碱剩余（base excess，BE）

1. 基本概念　碱剩余是在 38℃、$PaCO_2$ 5.33kPa、SaO_2 100% 条件下，血液标本滴定至 pH 7.40 时所需的酸或碱的量，反映缓冲碱的增加或减少。需加酸者为正值，说明 BE 增加，固定酸减少；需加碱者为负值，说明 BE 少，固定酸增加。正常值为 -3 ~ +3。平均为 0。

2. 临床意义　BE 是反映代谢性酸碱平衡的指标之一。

（十一）阴离子间隙（anion gap，AG）

1. 基本概念　阴离子间隙是指血清中所测定的阳离子总数和阴离子总数之差。其公式为：$AG = (Na^+ + K^+) - (Cl^- + HCO_3^-)$。AG 正常值为 8 ~ 16mmol/L。

2. 临床意义

（1）AG 升高主要见于：代谢性酸中毒、脱水、用含有"未测定阴离子"的钠盐治疗、某些抗生素治疗、碱中毒、实验性误差、低钾血症、低钙血症、低镁血症。

（2）AG 降低主要见于：未测定阴离子浓度的降低、未测定阳离子浓度的增加、实验性误差。

（3）AG 测定的主要用途：可了解病人的酸碱平衡状况，特别对代谢性酸中毒和包含代谢性酸中毒的混合型酸碱平衡紊乱的鉴别，有较为重要的作用。①AG 对代谢性酸中毒的诊断意义；②AG 对混合型酸碱平衡紊乱的诊断意义；③AG 可作为血清电解质的质控工具。

三、ARDS 常见酸碱失衡的类型

ARDS 时常因严重缺氧伴或不伴 CO_2 潴留，可并发酸碱平衡紊乱。CO_2 潴留可引起呼吸性酸中毒，严重缺氧除可致 CO_2 排出过多，致呼吸性碱中毒外，尚可导致代谢障碍，加上随之而来的肾功能障碍或多器官功能损害而引起的一系列代谢障碍，可引起各种酸碱平衡紊乱。ARDS 常见的异常动脉血气及酸碱平衡紊乱类型简述如下。

（一）严重缺氧伴有呼吸性酸中毒

Ⅱ型呼吸衰竭病人因缺氧和 CO_2 潴留同时存在，常可表现为严重缺氧伴有呼吸性酸中毒。呼吸性酸中毒主要靠肾脏代偿，因肾脏代偿作用发挥完全较缓慢，因此临床上按呼吸性酸中毒发生时间分为急、慢性两型。3 天以内为急性呼吸性酸中毒，3 天以上为慢性呼吸性酸中毒。中国人慢性呼吸性酸中毒代偿公式为：$\Delta HCO_3^- = 0.35 \times \Delta PaCO_2 \pm 5.58$，其代偿极限为 $HCO_3^- < 45mmol/L$；急性呼吸性酸中毒时最大代偿程度为 HCO_3^- 升高 4mmol/L，即 HCO_3^- 代偿极限为 30mmol/L。

1. 动脉血气和血清电解质变化特点

（1）$PaCO_2$ 原发性升高。

（2）HCO_3^- 代偿性升高，慢性呼吸性酸中毒必须符合 $HCO_3^- = 24 + 0.35 \times \Delta PaCO_2 \pm 5.58$ 范围内；急性呼吸性酸中毒 $HCO_3^- < 30mmol/L$。

（3）pH 下降。

（4）血 K^+ 升高或正常。

（5）血 Cl^- 下降。

（6）血 Na^+ 下降或正常。

（7）AG 正常。

（8）PaO_2 下降，低于 60mmHg（8.00kPa），严重时 $PaO_2 < 40mmHg$（5.33kPa）。

2. 临床注意点

（1）对呼吸性酸中毒的处理原则：通畅气道，尽快解除 CO_2 潴留，但应严防 CO_2 排出后碱中毒，特别是使用机械通气治疗时通气量不宜过大。

（2）补碱药物原则：原则上不需要补充碱性药物，但当 pH < 7.20 时，为了减轻酸血症对机体的损害，可适当补充 5% $NaHCO_3$，一次量为 40~60ml，再根据动脉血气分析结果酌情处理。

（3）纠正低氧血症：应尽快纠正低氧血症，最好将 PaO_2 升至 60mmHg（8.00kPa）以上。

（二）严重缺氧伴呼吸性酸中毒合并代谢性酸中毒

严重Ⅱ型呼吸衰竭病人，若伴有休克、肾衰竭或呼吸衰竭病人伴有糖尿病时，可出现严重缺氧伴呼吸性酸中毒合并代谢性酸中毒，一旦出现，预示病情危重，预后极差。

1. 动脉血气和血清电解质变化特点

（1）$PaCO_2$ 原发性升高。

（2）HCO_3^- 升高、下降、正常均可，以下降或正常多见，但必须符合实测 HCO_3^- < 24 + 0.35 × $\Delta PaCO_2$ ± 5.58。

（3）pH 极度下降。

（4）血 K^+ 升高。

（5）血 Cl^- 下降、正常或升高均可，但以正常或升高多见。

（6）血 Na^+ 下降或正常。

（7）AG 升高。

（8）PaO_2 下降，常低于 60mmHg（8.00kPa）。

2. 临床注意点　应积极治疗原发病，及时解除 CO_2 潴留和纠正缺氧，补充碱性药物可适当加大剂量，当 pH < 7.20 时，一次补充 5% $NaHCO_3$ 的量可控制在 80～100ml，再根据动脉血气分析结果酌情处理，要尽快消除严重酸血症对心脏、支气管、外周血管的损害作用。

（三）严重缺氧伴呼吸性酸中毒合并代谢性碱中毒

常见于 II 型呼吸衰竭呼吸性酸中毒病人治疗后，其并发的代谢性碱中毒多见于不适当治疗时引起的医源性代谢性碱中毒，主要是不适当使用碱性药物、糖皮质激素和排钾利尿药等造成。

1. 动脉血气和血清电解质变化特点

（1）$PaCO_2$ 原发性升高。

（2）HCO_3^- 升高，且必须符合实测 HCO_3^- > 24 + 0.35 × $\Delta PaCO_2$ ± 5.58，但必须牢记，慢性呼吸性酸中毒最大代偿能力是 HCO_3^- < 45mmol/L，因此当 HCO_3^- > 45mmol/L 时，无论 pH 正常与否，均可诊断为慢性呼吸性酸中毒合并代谢性碱中毒。

（3）pH 升高、正常、下降均可。

（4）血 K^+ 下降或正常。

（5）血 Cl^- 严重下降。

（6）血 Na^+ 下降或正常。

（7）AG 正常或轻度升高。

（8）PaO_2 下降。

2. 临床注意点　此型酸碱平衡紊乱中并发的代谢性碱中毒主要为医源性所致，因此，在处理呼吸性酸中毒时应注意 CO_2 排出不宜过快，补充碱性药物不宜过多，合理使用肾上腺糖皮质激素、排钾利尿药等。

（四）缺氧伴有呼吸性碱中毒

I 型呼吸衰竭病人常因缺氧导致 CO_2 排出过度而引起呼吸性碱中毒。一旦发生呼吸性碱中毒，机体会通过一系列代偿机制，使血 HCO_3^- 下降，中国人慢性呼吸性碱中毒的预计代偿公式为：ΔHCO_3^- = 0.49 × $\Delta PaCO_2$ ± 1.72，其代偿极限为 HCO_3^- 17mmol/L。

1. 动脉血气和血清电解质变化特点

（1）$PaCO_2$ 原发性下降。

（2）HCO_3^- 代偿性下降，但必须符合 HCO_3^- 在 24 + 0.49 × $\Delta PaCO_2$ ± 1.72 范围内。

（3）pH 升高。

（4）血 K^+ 下降或正常。

（5）血 Cl^- 升高。

（6）血 Na^+ 下降或正常。

（7）AG 正常或轻度升高。

（8）PaO_2 下降，常低于 60mmHg（8.00kPa）。

2. 临床注意点　对于此型酸碱失衡紊乱的处理原则是治疗原发病，注意纠正缺氧，对于呼吸性碱中毒不需要特殊处理。值得注意的是，呼吸性碱中毒并伴有代偿性 HCO_3^- 下降，此时若将 HCO_3^- 代偿性下降误认为是代谢性酸中毒，而不适当补充碱性药物，势必造成在原有呼吸性碱中毒的基础上再合并代谢性碱中毒。因此，笔者认为，ARDS 病人救治过程中，切忌单凭 HCO_3^- 或二氧化碳结合力下降作为补充碱性药物的依据。

（五）缺氧伴有呼吸性碱中毒合并代谢性碱中毒

Ⅰ型呼吸衰竭病人在原有呼吸性碱中毒的基础上，不适当使用碱性药物、排钾利尿药、糖皮质激素和脱水药等，常可在缺氧伴有呼吸性碱中毒基础上合并代谢性碱中毒。但少数也可见于Ⅱ型呼吸衰竭呼吸性酸中毒病人，由于使用机械通气治疗排出 CO_2 过多、过快，或呼吸衰竭病人经有效治疗后 CO_2 排出而未及时注意补钾，而引起呼吸性碱中毒或呼吸性碱中毒合并代谢性碱中毒，即所谓"二氧化碳排出后碱中毒"。

1. 动脉血气和血清电解质变化特点

（1）$PaCO_2$ 下降、正常和升高均可，但多见于下降或正常。

（2）HCO_3^- 升高、正常和下降均可，但多见于升高或正常。

（3）pH 极度升高。

（4）血 K^+ 下降。

（5）血 Cl^- 下降或正常。

（6）血 Na^+ 下降或正常。

（7）AG 正常或轻度升高。

（8）PaO_2 下降，常低于 60mmHg（8.00kPa）。

2. 临床注意点　此型酸碱平衡紊乱因可导致严重碱血症，血 pH 极度升高，可引起氧离曲线左移，使组织缺氧更加明显，出现严重的心律失常，危及生命，这常是病人致死的直接原因。严重碱血症病人，当 pH > 7.65 时，病死率在 85% 以上。一般情况下，对于呼吸性碱中毒不需特殊处理，只要积极纠正原发病，呼吸性碱中毒自然好转；对于代谢性碱中毒，应以预防为主，避免医源性因素；对于严重碱血症病人，应尽快将 pH 降下来，可适当补充盐酸精氨酸，一次以 10 ~ 20g 加入 5% ~ 10% 葡萄糖溶液中静滴，每天 1 ~ 2 次，连用 2 天即可。

（六）缺氧伴有三重酸碱平衡紊乱（triple acid-base balance disorders，TABD）

此种变化多见于呼吸衰竭病人终末期。三重酸碱平衡紊乱是近期提出的新型混合型酸碱平衡紊乱，是指一种呼吸性酸碱平衡紊乱 + 代谢性碱中毒 + 高 AG 型代谢性酸中毒。它可因呼吸性酸碱平衡紊乱不同，分为呼吸性酸中毒型 TABD 和呼吸性碱中毒型 TABD，其中代谢性酸中毒一定是高 AG 型代谢性酸中毒。理论上，高 Cl^- 型代谢性酸中毒的 TABD 是存在的，但目前对此尚缺乏有效的诊断方法。

1. TABD 的判断

（1）首先要确定呼吸性酸碱平衡紊乱类型，选用相应代偿公式，计算 HCO_3^- 代偿范围。

（2）计算 AG，判断是否并发高 AG 型代谢性酸中毒。

（3）应用潜在 HCO_3^- 判断代谢性碱中毒。

2. 呼吸性酸中毒型 TABD 的动脉血气和血清电解质变化特点

（1）$PaCO_2$ 原发升高。

（2）HCO_3^- 升高或正常，且潜在 HCO_3^- = 实测 HCO_3^- + ΔAG > 24 + 0. 35 × $\Delta PaCO_2$ ±5. 58。

（3）pH 下降或正常。

（4）血 K^+ 正常或升高。

（5）血 Cl^- 下降或正常。

（6）血 Na^+ 下降或正常。

（7）AG 升高。

（8）PaO_2 下降，常低于 60mmHg（8. 00kPa）。

3. 呼吸性碱中毒型 TABD 的动脉血气和血清电解质变化特点

（1）$PaCO_2$ 原发下降。

（2）HCO_3^- 下降、正常或升高均可，取决于 3 种酸碱平衡紊乱的严重程度，但潜在 HCO_3^- 必须 > 24 + 0. 49 × $\Delta PaCO_2$ ±1. 79。

（3）pH 升高或正常。

（4）血 K^+ 正常或下降。

（5）血 Cl^- 下降、正常或升高均可。

（6）血 Na^+ 下降或正常。

（7）AG 升高。

（8）PaO_2 下降，常低于 60mmHg（8. 00kPa）。

4. 临床注意点　此型呼吸衰竭病人发生率不太高，但其病死率极高。治疗原则是：治疗原发病，特别需要注意维护肺、肾等重要酸碱平衡调节脏器的功能，纠正原发性酸碱失衡，维持 pH 相对稳定，不宜补过多碱性和酸性药物，注意纠正低氧血症。

（吴学玲　章仲恒）

第三节　ARDS 血液特异性生物标志物

　　ARDS 是一种常见的呼吸危重症，临床上表现为顽固性低氧血症。在各种直接或间接致病因素作用下，肺泡-毛细血管屏障功能损害，大量炎症因子、红细胞、白细胞及富含蛋白质的渗出液在肺泡内积聚，造成肺组织实变、氧弥散障碍及通气/血流比例失调等，从而导致病人出现低氧血症。在这些病理生理过程中，大量的蛋白质或核酸分子被合成并释放到外周血中形成 ARDS 特异性的生物标志物。通过病人外周血中这些标志物的测定，可有效协助 ARDS 的诊断、病情评估及预后分析。本章将按 ARDS 病程中涉及的不同病理生理环节，从血管内皮损伤、肺泡上皮损伤、炎症反应、凝血与纤溶系统、纤维化与凋亡等方面，阐述常见的血液生物标志物在 ARDS 诊疗中的应用。

一、血管内皮损伤标志物

（一）血管生成素 2（Angiopoietin-2，Ang-2）

　　在 ARDS 发生过程中，血管内皮细胞不仅是炎症反应的受害者，而且可被炎症因子激活而释放一系列内皮细胞特异性的蛋白，从而积极参与炎症反应播散的过程。Ang-2是活化的血管内皮细胞释放的一种蛋白，是Ang-1的天然拮抗剂。Ang-1可与血管内皮细胞酪氨酸激酶受体Tie-2结合而起到保护内皮细胞的作用。ARDS病人外周血显著升高的Ang-2可中和Ang-1的作用，促进炎症反应对内皮细胞的损伤。

一项纳入230名入住ICU的ARDS高风险病人的前瞻性研究发现，Ang-2基线水平及Ang-2/Ang-1值与最终ARDS的发生率显著正相关。而在接受机械通气的ARDS病人，Ang-2/Ang-1比值高预示着病人有较高的死亡率。另一项纳入931例ARDS病人的研究发现，对于非感染诱导的ARDS，血浆Ang-2的基线水平与病人90天ARDS死亡率相关；而在由感染诱导的ARDS中，起病后Ang-2动态升高的病人，其死亡风险较非感染ARDS病人高出2倍以上。国内研究资料发现，血浆Ang-2含量与IL-6、CRP、APACHE Ⅱ评分呈正相关，以1.79μg/L为界，Ang-2诊断ARDS的ROC值为0.964，特异性为90%，敏感性达92.5%。上述研究提示Ang-2对ARDS的诊断及预后有着临床应用价值。

（二）血浆血管性血友病因子（von Willebrand factor，vWF）

vWF是一种由血管内皮细胞和巨核细胞合成与分泌的，主要存在于血浆、内皮细胞表面和血小板上的糖蛋白。ARDS时，活化的内皮细胞上表达的vWF有利于血小板的黏附及维持内环境稳态。在具有ARDS高风险的病人中，vWF的升高可预示ARDS的发生。Ware等人测量了559名病人自起病后3天内的vWF值，发现vWF基线水平高的病人，有更高的死亡率、机械通气时间及存在器官衰竭的时间也更长。2012年，由ARDS协作网开展的液体及导管治疗研究也发现，血浆vWF基线水平也与ARDS病人的死亡率呈正相关，提示vWF升高可作为评价ARDS预后的有效指标。

（三）细胞间黏附分子1（intercellular adhesion molecular-1，ICAM-1）

白细胞黏附至血管壁是其跨越肺泡-毛细血管屏障的关键步骤，需一系列黏附分子，如ICAM-1的参与。ICAM-1是黏附分子免疫球蛋白超家族中的成员，正常情况下其在血管内皮细胞上呈低水平表达。当内皮细胞活化后，其表达升高。ICAM-1可与白细胞上的淋巴细胞功能相关抗原-1结合，促进白细胞与血管内皮细胞的黏附，同时这种结合还可进一步活化内皮细胞，有利于白细胞的跨内皮迁移。

早期研究发现，血浆ICAM-1水平可作为ARDS高风险病人血管内皮活化的标志。血浆ICAM-1水平高的ARDS病人有着更高的死亡率。2009年，Calfee等人比较16名心源性肺水肿和51例ARDS病人的外周血及BALF中sICAM-1水平，发现ARDS病人的sICAM-1基线水平显著高于心源性肺水肿病人。ARDS协作网ARMA研究也证实，sICAM-1升高的病人预后较差，并且起病后3天内sICAM-1动态升高的病人有更高的死亡率。这些均提示血浆sICAM-1可作为诊断及预后指标，指导鉴别诊断及预后分析。

（四）血管内皮生长因子（vascular endothelial growth factor，VEGF）

VEGF是一类具有刺激血管及淋巴管生成的生长因子，可由血管内皮细胞、肺泡上皮细胞、炎症细胞等合成并分泌。临床密切相关的是VEGF-A，其可促进血管内皮细胞增殖，增加血管内皮通透性，从而参与了ARDS的发生过程。与正常人及非ARDS机械通气的病人相比，ARDS病人血浆VEGF-A水平显著升高，且ARDS病人起病后第4天的血浆浓度与死亡率相关。

（五）选择素（selectins）

选择素也是一类介导白细胞与血管内壁黏附的糖蛋白。按表达细胞的不同，表达于血管内皮细胞的为 E-selectin，表达于血小板的 P-selectin，以及表达于白细胞的 L-selectin 等。ARDS 病人的血浆 E-selectin 显著升高。Okajima 等人测量了 50 例合并 SIRS 的高危病人，发现 E-selectin 显著升高的病人 ARDS 发生率高，并且 E-selectin 的表达水平与病人 28 天死亡率呈正相关。提示血浆 E-selectin 水平可用于预测高危病人 ARDS 的发生情况。

二、肺泡上皮细胞损伤标志物

（一）晚期糖基化终末产物受体（receptor for advanced glycation end products，RAGE）

RAGE 是一种多配体膜蛋白，属于免疫球蛋白超家族。其作为信号转导受体与晚期糖基化终末产物、钙粒蛋白、Aβ 肽等配体结合，激活细胞内多种信号转导机制，在凋亡、稳定微管结构、血管平滑肌增殖及迁移等生物过程中发挥作用。RAGE 在体内表达广泛，高表达于 I 型肺泡上皮细胞，但在血管内皮细胞也有表达。离体灌注肺试验证实，BALF 中 RAGE 含量与肺泡液体清除能力成反比，与肺泡损伤程度成正比，提示 RAGE 可反映肺泡上皮细胞损伤情况。ARDS 时，凋亡或坏死的肺泡上皮细胞可将 RAGE 释放于外周血，形成约 48kDa 的可溶性 RAGE（sRAGE）。Uchida 等人发现，ARDS 病人的血浆 sRAGE 水平显著高于流体静力性肺水肿病人及健康对照者。Jaboudon 等人发现，64 例接受机械通气的病人中，ARDS 病人外周血中的 sRAGE 水平较非 ARDS 病人及正常对照人群显著升高，且其升高程度与疾病严重程度正相关。ARDS 协作网 ARMA 研究发现，RAGE 水平高的 ARDS 病人接受高潮气量通气后，更易发生机械通气诱导的肺损伤。但是，ARDS 协作网 ALVEOLI 研究发现，在 APACHE II <25 分的病人中，血浆 RAGE 水平与疾病严重程度及转归无明显相关性，提示 RAGE 是否能作为指导病情判断及预后分析的特异性指标，目前尚存在争议。

（二）肺泡表面活性物质相关蛋白（surfactant protein，SP）

SP 是由 II 型肺泡上皮细胞及 Clara 细胞合成并分泌的蛋白复合物，由90%脂质和10%蛋白组成，目前已知的有 SP-A、SP-B、SP-C、SP-D 四种。其中，SP-A、SP-D 具有先天的局部免疫功能，具有激活肺泡巨噬细胞和协助清除细菌毒素的作用。SP-B 和 SP-C 作为表面活性物质，可有效降低肺泡表面张力，防止呼气末的肺泡塌陷。血浆 SP-A、SP-B 的升高均可预测高危病人中 ARDS 的发生。ARDS 协作网 AMRA 研究发现，因 ARDS 而死亡的病人中，血浆 SP-D 含量显著升高。VALID 研究证实，在对纳入 200 例严重脓毒症病人的研究中，SP-D 可和 RAGE、CC16、IL-8、IL-6 等一起作为最有诊断价值的生物指标。此外，通过对 SP-D 的动态监测发现，低潮气量治疗可有效降低血浆 SP-D 浓度，提示 SP-D 还可作为一项机械通气疗效监测指标。然而，ARDS 协作网 ALVEOLI 研究发现，血浆 SP-D 水平与 ARDS 病人 28 天死亡率、无机械通气时间以及氧合指数无关，提示其在指导预后方面价值有限。

（三）肺上皮细胞膜糖蛋白（Krebs von den lungen-6，KL-6）

KL-6 是由 MUC1 基因编码的一种糖蛋白。肺脏 KL-6 主要在 II 型肺泡上皮细胞细胞膜上表达，其在肺泡上皮细胞的损伤、增殖或修复过程中均显著增高。血浆 KL-6 既往被用作间质性肺疾病的一个指标。与健康对照者及 ARDS 高危病人相比，确诊的 ARDS 病人血浆 KL-6 的含量显著升高，且其与 Murray 肺损伤指数密切相关，提示 KL-6 可反映肺泡上皮屏障损伤程度。因 ARDS 死亡病人的血浆 KL-6 水平显著高于存活者。meta 分析证实，血浆 KL-6 水平与 ARDS 的诊断及死亡率高度相关，提示其可能作为 ARDS 特异性的标志物，值得进一步研究。

（四）Clara 细胞分泌蛋白（Club cell protein 16，CC16）

Clara 细胞是分布于终末细支气管和呼吸细支气管上的一种非纤毛立方形上皮细胞，可分泌一种由两条肽链组成的分子量约16kDa的蛋白，称为 CC16。CC16 在肺泡上皮衬液中的浓度约是其在外周血中的 10 000 倍。当 ARDS 中肺泡-毛细血管屏障受损伤后，CC16 可进入外周血引起血浆 CC16 升高。多中心观察研究显示，因 ARDS 死亡病人中，其血浆 CC16 在起病前 2 天内显著高于存活组病人。CC16 高水平与 ARDS 病死率呈正相关。Determann 等人比较了 22 例机械通气相关肺炎组（10 例发生 ARDS）和 15 例对照组的血浆 CC16 水平，发现血浆 CC16 诊断 ARDS 的 AUC 达到了 0.92，其敏感度和特异性分别为 90% 和 92%。然而也有研究发现，ARDS 病人存在血浆 CC16 含量下降，且与预后无关。这可能与 ARDS 过程中 Clara 细胞受损伤有关。无论如何，CC16 作为 ARDS 诊断及预后的指标尚需更大规模临床数据支持。

三、炎症反应标志物

炎症反应是 ARDS 发生、发展的核心。参与 ARDS 炎症过程的因子或介质，既可能作为应对致病因素的反应而参与 ARDS 的发病，也可能是作为机体系统性炎症反应的一部分，参与 ARDS 炎症的放大与持续过程。按照其在炎症反应过程中的作用，可将这些炎症介质分为促炎症介质，如 IL-1β、TNF-α、IL-6、IL-8 等；以及抗炎症介质，如 IL-1ra、IL-10、IL-13、Ang-1 等。

（一）促炎症介质

1. 肿瘤坏死因子-α（TNF-α）　　TNF-α 是 ARDS 发生、发展中的重要细胞因子，其可由肺泡巨噬细胞及肺泡上皮细胞等多种细胞所分泌，在 ARDS 炎症早期即急剧升高，参与了炎症的放大、细胞凋亡等病理生理过程。meta 分析显示，血浆 TNF-α 的升高用于 ARDS 的诊断和死亡预测的 OR 值分别为 2.45 和 3.9，提示 TNF-α 具有较好的诊断及预后指导价值。此外，TNF 的受体 TNFR1、TNFR2 均可在血浆中被检测出来。Parsons 等人报道，ARDS 病人中 TNFR1、TNFR2 显著升高且与病人的病死率直接相关。

2. 白介素 1β（IL-1β）　　IL-1β 是另一个 ARDS 发病早期显著升高的细胞因子。其由活化的肺泡巨噬细胞、淋巴细胞分泌，具有诱导环氧化酶 2、IL-6、iNOS、MCP-1 分泌以促进炎症反应；诱导多种细胞产生淋巴因子；诱导急性时相蛋白分泌及纤维化等功能。ARDS 病人早期血浆 IL-1β 显著升高。meta 分析显示，血浆 IL-1β 升高预测 ARDS 病人病死率的 OR 值为 4.3。

3. 白介素-6（IL-6）和白介素-8（IL-8）　　IL-6 主要由巨噬细胞、淋巴细胞等分泌，具有调节细胞的增殖与分化、调节免疫应答、急性期反应等功能。IL-8 又称嗜中性粒细胞因子，对中性粒细胞具有强烈的趋化作用，在感染、免疫反应调节等病理过程中发挥重要作用。ARDS 病人血浆 IL-6、IL-8 水平升高，且在死亡病人中更加显著。血浆 IL-6 升高水平与氧合指数升高、无机械通气时间以及病死率相关。ARDS 协作网 ARMA 研究发现，机械通气治疗后，高水平的血浆 IL-6、IL-8 与病人死亡率呈正相关。而 meta 分析证实，IL-6 诊断 ARDS 的 OR 值为 2.4；而 IL-8、IL-6 预测 ARDS 病死率的 OR 值分别为 3.4 和 3.4，提示两者升高的 ARDS 病人预后较差。

（二）抗炎症介质

在 ARDS 炎症发展过程中，机体自身存在着拮抗炎症瀑布发展的机制。其中 IL-1ra 可结合 IL-1β 并拮抗后者作用。ARDS 病人血浆中两种因子均显著升高，最终的效果有赖于 IL-1β/IL-1ra 的比例。IL-13 主要由 Th2 细胞所分泌，在 ARDS 病程中，其具有抑制 IL-1β、TNF-α、IL-8 的合成，抑制 NF-κB 活性及增强 IL-1ra 抗炎活性的作用。IL-10 具有抑制 Th1 细胞分化和中性粒细胞活性，下调趋化因子、抑制 NF-κB 活性等抗炎作用。ARDS 协作网 ARMA 研究中发现，ARDS 病人的血浆 IL-10 水平明显升高，且在死亡病人中更为显著。

四、凝血纤溶系统标志物

（一）纤溶酶原活化抑制物 1（plasminogenactivator inhibitor-1，PAI-1）

ARDS 时，剧烈的炎症反应激活了机体的凝血纤溶系统，可导致肺动脉内明显的纤维蛋白沉积，肺泡腔内纤维蛋白的形成和降解加速，伴有纤维蛋白原衍生纤维蛋白肽 A 和 D- 二聚体升高。PAI-1 是纤溶系统的主要调节因子，由血管内皮细胞、上皮细胞、巨噬细胞、成纤维细胞等分泌，通过结合组织型或尿激酶型纤溶酶原激活物而抑制后者的作用，从而在纤溶过程中发挥拮抗作用。ARDS 病人血浆及 BALF 中的 PAI-1 较心源性肺水肿病人显著升高，可用于两者的鉴别诊断。ARDS 协作网 ARMA 研究中发现，ARDS 病人血浆 PAI-1 显著升高，且可独立预测病人的死亡率、无机械通气时间及无器官衰竭时间。然而，ARDS 协作网 ALVEOLI 研究及其他小样本临床研究却发现，在 APACHE Ⅱ <25 分的病人中，血浆 PAI-1 水平与 ARDS 的发生及预后并无明显相关性，提示其指导预后的价值尚待进一步考察。

（二）蛋白 C（protein C，PC）

PC 是由肝脏合成的一种维生素 K 依赖的抗凝物质。其在磷脂和钙离子存在的情况下，具有抑制凝血酶原激活，刺激纤溶酶原激活物释放，从而促进纤溶过程的作用。Matthay 等人研究报道，ARDS 病人血浆中 PC 含量较健康对照组降低，并且预示着病人在死亡率、无机械通气时间等方面有较差的表现。最新的 meta 分析显示，PC 降低诊断 ARDS 的 *OR* 值为 0.49，提示其有较佳的诊断应用价值。Ware 等人在 ARDS 协作网 ARMA 的亚组分析中进一步证实，PC 的降低是 ARDS 病人死亡率的独立预测因子。但是，ALVEOLI 研究却发现，在病情较轻的 ARDS 病人中，血浆 PC 水平降低与病人的转归无关。

（三）血栓调节蛋白（thrombomodulin，TM）

TM 为一单链跨膜糖蛋白，存在固定型和溶解型两种形式。TM 可由巨核细胞、中性粒细胞等分泌，在血管内皮细胞高表达。在凝血过程中，TM 可与凝血酶结合而降低后者的凝血活性，并增强 PC 的活性，从而发挥重要的抗凝作用。ARDS 病人的血浆 TM 显著升高，且其水平与病人的死亡率、SAPS Ⅱ 评分呈正相关，但与 ARDS 病人其他的临床转归指标间无明显关联。

五、纤维化与凋亡标志物

（一）纤维化标志物

机体在度过 ARDS 最初的渗出期并存活下来后，随即进入增殖期及纤维化期。成纤维细胞增生作为机体纤维化修复的主要手段，其过程中也会释放特定的标志物如前胶原肽Ⅲ

（PCPⅢ）等进入外周血。PCPⅢ是胶原蛋白合成的标志物，可由成纤维细胞释放至细胞外基质，以形成一个尽可能保持肺结构完整的环境。Chesnutt 等人研究报道，ARDS 病人血浆PCPⅢ水平较流体静水压性肺水肿病人高 5 倍以上，在 33 例 ARDS 病人中，死亡者又较存活者的 PCPⅢ显著升高。这提示 PCPⅢ在肺水肿的鉴别诊断及预后判断中具有积极意义。

（二）凋亡标志物

凋亡在 ARDS 的发生、发展过程中具有重要意义。肺泡上皮细胞、内皮细胞的凋亡是肺泡-毛细血管屏障破坏的关键环节。Fas/FasL 是死亡受体诱导的细胞凋亡的主要方式之一。外周血或肺泡渗出液中的 FasL 通过与肺组织结构细胞上表达的 Fas 结合而诱导细胞凋亡。大量研究证实，ARDS 病人血浆中可溶性 Fas、可溶性 FasL 均显著增高。但由于 sFas/sFasL 来源复杂，且其诱导不同细胞凋亡在 ARDS 过程中具有截然相反的意义，如肺泡上皮细胞的凋亡是肺泡屏障损伤的基础，而中性粒细胞的凋亡是炎症消退的主要手段。因此，目前关于血浆 sFas、sFasL 在 ARDS 诊断及预后中的价值尚不十分明确。

在众多 ARDS 相关血清特异性生物标记物中，Matty 等人系统分析了其与 ARDS 的临床相关性。在高风险的病人中，部分标志物如 KL-6、LDH、sRAGE、vWF 等，其升高与ARDS 的发生密切相关；而另一些标志物如 IL-4、IL-2、Ang-2、Krebs von den lungen-6 的升高则与高死亡率相关。这一结果提示，由于 ARDS 发生过程中肺部多组织累及的特点，综合多个指标分析可能具有更好的临床应用价值。事实上，单独的某个标志物的变化可能不足以用于 ARDS 的诊疗，而结合临床指标，如年龄、病因、APACHEⅡ评分、肺泡-动脉血氧差、气道平台压、器官衰竭等，可更好地对 ARDS 进行诊断及预后分析。

（胥武剑　徐志伟）

第四节　肺组织病理检查

众所周知，ARDS 是一种常见的急性呼吸衰竭类型，往往由于病人出现显著的缺氧与呼吸窘迫，从而使得肺组织标本的获取非常难以实施。我们对经典 ARDS 病理分期的认识，大部分信息是来源于尸检，仅有极少部分来源于临床肺组织标本。尽管如此，这并不意味着肺组织病理学检查对于 ARDS 就失去了其临床应用价值。

理论来说，临床可以利用经皮肺穿刺或经纤维支气管镜下肺组织活检，而获取肺组织标本进行组织病理检查；而临床实践中，为避免医源性损伤，上述操作则极少进行；尽管如此，临床仍然可以利用组织来源最"近"的 BAL 进行病理学检测，以间接反映 ARDS肺组织病理改变。

现代分子病理学检测的发展，对发现特定疾病的分子标志物尤为重要。近年来，针对肺血管内皮损伤、肺泡上皮损伤、炎症反应、凝血与纤溶系统、纤维化与凋亡的分子标志物，已经开始在临床研究中得到应用，遗憾的是这些分子标志物均未能针对 ARDS 异质性建立特殊亚型，并用于指导机械通气或非机械通气治疗手段的选择。作为众多疾病诊断"金标准"的病理学检查手段，利用 BAL 进行的分子病理学诊断仍然具有极大的发展空间，以改变我们对 ARDS 异质性仍然知之甚少的现状。

（胡明冬　宋元林　罗　亮）

第五节　影像学检查

一、放射影像学检查

柏林定义修订了 ARDS 定义。从影像学的角度看，双肺阴影仍然是诊断标准之一，在影像诊断和随访中发挥着重要作用，并可提供预后信息。

（一）ARDS 诊断常用的影像学技术

1. 胸片　柏林定义强调了胸片对于诊断的重要性，ARDS 胸片检查中典型改变被认为是：肺部阴影是双侧的、弥漫性的、或斑片状的，且无法用胸腔积液、肺不张或结节病变解释清楚。胸片也同样可以用来对 ARDS 并发症进行诊断与鉴别诊断。

2. 计算机断层扫描（computed tomography，CT）　虽然 ICU 病人进出病房存在困难和风险，但是随着转运能力的提高，CT 检查手段的运用越来越多。在发现 ARDS 发生的病因和并发症方面，与胸片比较，胸部 CT 的准确度更高。此外，CT 还能了解 ARDS 的病理生理及肺脏与机械通气之间复杂的相互作用规律，有助于提高治疗效果。

CT 证实了 ARDS 急性渗出性病变并不是随机分布的（胸片影像学改变恰恰可能认为渗出病变是随机分布的），渗出性病变往往呈重力依赖，在后基底部区域肺泡萎陷更加明显。肺萎陷区域/正常充气区域的 CT 定量评估，更有助于识别 ARDS 肺实变区域和肺充气弹性接近正常的区域。

利用 CT 肺脏影像的视觉分析，可将不同通气状况的肺区划分为：过度充气、正常充气、不良充气及未充气。借此，CT 可被用来评估 ARDS 肺复张效果，以及确定适当的 PEEP 和 V_T。肺复张策略不是使 ARDS 病人肺过度充气，而是使萎陷肺泡复张来改善氧合。在 CT 扫描指导下的肺复张策略所提供的形态与功能信息可用于机械通气参数的设置。

（二）ARDS 的影像学改变

ARDS 不同病理期有不同的胸片和 CT 表现，甚至可以反映出不同病理期交替重叠的影像学表现。

1. 急性渗出期（第一周）　在初始损伤后的前 24～48 小时，胸片仍可能正常（潜伏期）。在接下来的 2～3 天，迅速恶化，双侧肺出现片状影、弥漫斑片状肺泡阴影，在更严重的情况下出现"白肺"（图 3-8-1）。通常，肺容积减少、空气支气管征是可见的。少量胸腔积液是常见的，并可记录到弥漫渗出改变。而 CT 显示的影像学改变往往表现为比心源性水肿沿肺门分布的渗出改变更向外周，还表现出一定的重力梯度。这一观察表明，肺泡萎陷是 ARDS 影像改变不均一分布的重要因素。此外，因肺泡萎陷在无肺炎的 ARDS 病人早期较为常见，这有助于排除合并肺部感染。

在 ARDS 急性期，CT 扫描影像学通常会表现出肺内病灶的不均一分布，重力依赖区域 CT 值更高；在非重力依赖区，广泛的毛玻璃阴影和相对正常或过度充气部位 CT 值逐渐降低（图 3-8-2）。

可能是由于通气的区域差异，约 5% 的病人可出现 ARDS 的不典型影像学改变，主要表现为肺部渗出改变在非重力依赖区。CT 发现的肺部阴影不均匀一般解释为重力依赖的缘故，位置越低肺泡萎陷越严重。事实上，当病人从仰卧位改变到俯卧位时氧合往往改善，重力依赖会按照位置的改变而变化，背侧区肺复张，腹侧区肺萎陷。典型的 CT 表现

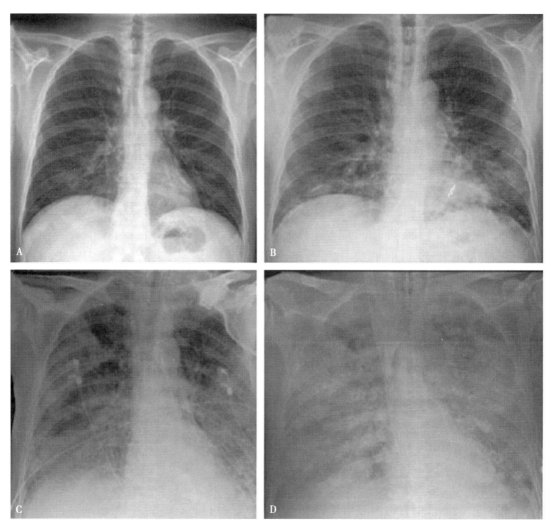

图 3-8-1　ARDS 急性渗出期胸片（后前位）

A. 入院胸片检查没有显示出任何病理发现；B. 下肺出现少量渗出影；

C. 发展为弥漫性肺泡损伤，可见双肺弥漫渗出影；D. 进一步发展为"白肺"

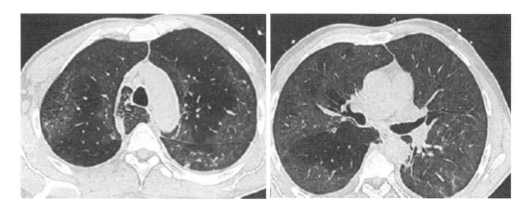

图 3-8-2　ARDS 急性渗出期的 CT 特征表现

在肺外源性 ARDS 中更常见，而在肺内源性 ARDS 中阴影往往是不对称的、非重力依赖的肺实变或毛玻璃影。

必须注意，在非重力依赖区域出现肺实变或在新区域出现实变，可能是已经存在的肺炎或新的呼吸相关性肺炎的一个标志。因此在日常实践中，试图仅利用影像表现区分肺内源性 ARDS 和肺外源性 ARDS，结果往往可能是不可靠的。

2. 增生期（第二周）　X 线显示以肺实质病变为主要特征，为不均匀分布的肺内模糊影相互融合的实变影，两肺广泛分布、上下肺野均可受累，左右肺分布可不对称。病变进一步发展，常融合成大片的均匀致密阴影，有时可见支气管充气征，而心缘仍清楚。

对于无并发症的 ARDS，这一阶段的胸部 X 线表现变化不大。但是，如果出现任何肺部阴影的局部加重，应注意是否合并感染，而大范围的阴影加重则应注意是否存在液体负荷过重，肺渗出增加。此期可因机械通气而出现皮下气肿、纵隔气肿、间质气肿、气胸等。在这个阶段，CT 肺部阴影的范围（＞肺容积的 80％），存在蜂窝肺及肺动脉高压的体征（肺动脉、右心室扩张）（图 3-8-3）。

3. 晚期或纤维化阶段（超过 2 周）　在存活病人中，因病情不同，肺实变阴影的吸收各不相同，可以表现为形似正常的肺、部分或广泛纤维化的肺，肺内源性 ARDS 和高 PEEP 机械通气时间长的病人有更严重的纤维化。目前，在 6 个月随访时，超过 70％ 的病人 CT 有异常表现。在后期，CT 通常比胸片更常显示纤维化、网格、气囊、肺大疱，主要分布在肺的非重力依赖区域。非重力依赖区纤维化严重可能与呼吸机相关性肺损伤或氧中毒肺损伤有关（图 3-8-4）。

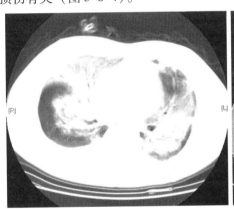
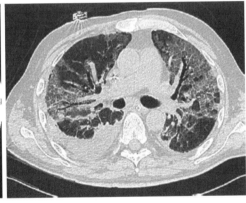

图 3-8-3　ARDS 增生期的 CT 特征表现

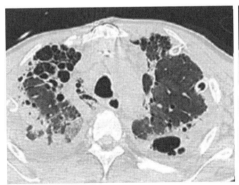
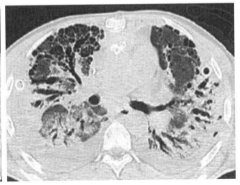

图 3-8-4　晚期或纤维化阶段 ARDS 的 CT 特征表现

尽管随着时间推移、科学技术的进步，ARDS 的诊断标准在变化；然而，在过去的 45 年中，影像学诊断的核心表现仍然是非常相似的，始终强调 ARDS 早期阶段为双肺多叶的渗出改变。

（胡明冬　李运成　尚游）

二、超声医学在 ARDS 肺部改变中的应用

一直以来，对 ARDS 的诊断和肺部情况的评估都依赖胸部影像学检查。近年来，随着重症超声技术的快速发展与推广，肺部超声床旁操作简单、方便、迅速，已成为发现与评估肺部和胸腔病变的有力手段。

（一）超声指导 ARDS 的诊断

最初人们认为，ARDS 的肺部病变是弥漫而均匀的。随着 CT 的出现与广泛应用，学者们进一步发现，急性肺损伤的肺部病变是不均匀一致的，有些区域严重损伤，有些区域轻度损伤，而有些区域甚至完全未受影响；肺泡浸润、实变、不张等常发生在肺重力依赖区。ARDS 的肺部病变复杂，有弥漫、双侧和局灶等分布不同，又有渗出、实变、不张等，此外还有胸腔积液和气胸等特殊病变。

根据 ARDS 肺部失气化初始分布不同分为：局灶的肺组织失气化（病变多位于肺重力依赖区）和弥漫的肺组织失气化（所有肺组织均匀分布）。有研究显示，符合 ARDS 诊断标准的病人中，70% 是局灶的肺组织失气化，仅有 25% 为弥漫的肺组织失气化。床旁肺部超声检查可见，弥漫的肺组织失气化超声表现为双肺多发 B3 线，同时发现肺实变可以存在于肺的前侧后（背）部等所有区域；而局灶的肺组织失气化，前上区域和侧肺区域具有正常的肺滑动征和水平 A 线；低位背部和侧部区域存在实变和多条垂直 B 线。根据 B 线的间隔不同分为 B7 线（B 线间隔大约 7mm，主要是肺小叶间隔增厚）和 B3 线（B 线间隔大约 3mm）。ARDS 超声所见与 CT 所示基本一致。

需要强调的是，ARDS 肺水含量的评估极其重要，ARDS 时的部分典型表现就是随着双肺血管通透性增加，由肺间质水肿到肺泡水肿。肺部超声可以在血气分析改变前早期发现肺损伤，表现为肺间质肺泡综合征，并与肺水含量相关。有研究显示，肺部超声可以提供简单、半定量、无创的"肺水指数"，但在临床工作中，ARDS 的病变只有一部分是弥漫的双肺损伤表现，而大部分是局灶或双肺不均匀改变，故不能评估所有 ARDS 的血管外肺水情况。

在临床工作中，ARDS 肺水肿与急性心源性（血流动力学性）肺水肿的鉴别较为困难，而肺部超声检查有助于床旁即时鉴别诊断。心源性肺水肿时，超声中肺彗星尾征的绝对数量与血管外肺水相关，甚至肺部表现随着含水量的不同从黑肺、黑白肺直至发展为白肺；ARDS 时，早期 CT 能发现的所有特点包括肺部及胸腔改变，肺部超声检查均可发现：不均匀的含有未受损伤区域的肺部间质综合征、胸膜线异常改变及常见肺实变和胸腔积液等。最新的国际肺部超声推荐意见进一步建议，与心源性肺水肿相比，下述超声征象提示了 ARDS 的诊断：前壁的胸膜下实变；肺滑动征减弱或消失；存在正常的肺实质（病变未侵及部位）；胸膜线异常征象（不规则的胸膜线节段增厚）；非匀齐的 B 线分布。

总之，肺部超声检查对 ARDS 的诊断与鉴别诊断具有较为重要的作用。

（二）超声评估 ARDS 肺复张效果以指导呼气末正压（PEEP）通气的选择

肺部超声可评估肺实变后肺复张（图 3-8-5A）及肺水肿后肺复张（图 3-8-5B）。其优缺点如下。

1. 优点　①即时操作，且不要求病人深度镇静和肌松。②可用于重力依赖区和非重力依赖区肺复张效果的评估。

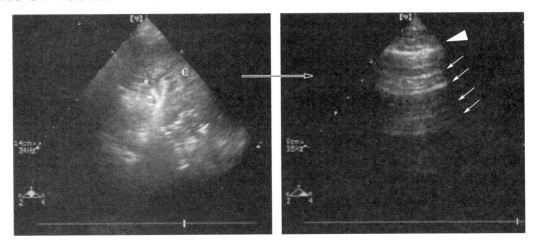

图 3-8-5A　超声引导下肺实变 PEEP 肺复张图解

左图：肺实变。C：肺实变组织；＊：空气支气管征。右图：PEEP 15cmH$_2$O 后，
同一肺区出现正常通气。白色实心三角：胸膜线；白色箭头：水平 A 线

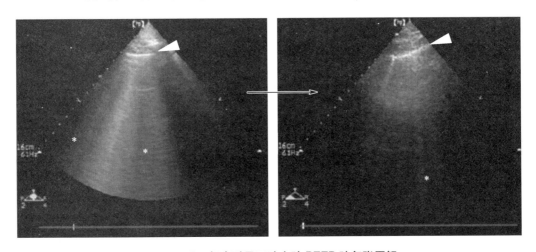

图 3-8-5B　超声引导下肺水肿 PEEP 肺复张图解

左图：肺水肿。白色实心三角：胸膜线；＊：B 线。右图：PEEP 15cmH$_2$O 后，
同一肺区出现正常通气。白色实心三角：胸膜线；＊：孤立 B 线

2. 缺点　①压力容积（PV）曲线法评估肺复张为静态评价，而肺部超声检查时肺处于动态。与 PV 曲线法比，肺部超声检查可能低估肺复张的状况。②病人相关因素（如胸壁皮下脂肪的厚度、胸壁皮下气肿等）可能影响肺部超声检查的准确性。③肺部超声操作者的技术也是决定因素。④肺部超声不能区分正常通气或过度通气，因而不能作为肺复张评价的唯一方法。

（三）超声指导 ARDS 右心保护与机械通气策略

不恰当的机械通气与大面积肺栓塞是导致急性肺源性心脏病（acute pulmonary heart disease，ACP）的常见原因，在右心室过负荷时更易发生。实施肺保护性通气策略的

ARDS 病人，当平台压为 28cmH$_2$O（1cmH$_2$O = 0.098kPa）时，ACP 的发生率达到 25%，而合并 ACP 病人的病死率高达 60%，可见 ACP 对 ARDS 的预后有显著影响。通过心脏超声对 ACP 实施右心保护策略，即降低平台压、限制 PEEP 水平、适度控制高碳酸血症，以达到降低右室负荷、调整机械通气参数逐步适应右心功能的目的。目前推荐 ARDS 病人机械通气前 3 天每天至少一次超声检查以评估右心功能、调整机械通气参数，减少 ACP 的发生，降低 ARDS 病死率。因此，心脏超声对 ACP 的诊断与评估具有不可替代的重要作用。

（四）超声指导 ARDS 脱机

ARDS 机械通气病人撤离呼吸机（脱机）是一个较为棘手的问题，脱机失败导致机械通气时间延长和再插管，并可能增加病死率。脱机失败的常见原因包括心源性、肺源性及其他因素如膈肌功能不全等，超声检查能发挥重要作用。

1. 心源性因素　有研究发现，尽管 ICU 有 25% 的病人符合脱机标准，但仍然出现脱机失败。脱机时，由于未支持吸气做功，使得左心前后负荷同时增加；有左心疾病或 COPD 病人，脱机失败的关键是左心功能不全，由于不能适应脱机后做功增加，可导致左心房压力增加和肺水肿。心脏超声检查可在脱机试验过程中发现脱机困难的心脏原因（左心房压力改变；新发的或原有的室壁节段运动异常；左心室整体功能下降；新出现或恶化的二尖瓣反流）。因此有共识推荐，在开始脱机试验前应用心脏超声进行心脏的基础评估，以预测脱机失败可能的风险结果。有研究显示，抑制的左心室射血分数、缩短的左心室舒张早期减速时间、增加的二尖瓣早期流速/左室心肌早期舒张速度有助于医师辨别具有高危脱机失败风险的病人，但需进一步研究超声对病人脱机过程及预后的影响。

总之，尽管在脱机前需要常规进行经胸心脏超声检查以预测脱机结果，但超声在自主呼吸试验过程中还不能准确发现和监测血流动力学改变以指导心力衰竭的治疗。因此，对心源性因素致脱机失败的病人，在第二次自主呼吸试验过程中有必要应用超声进行心功能的严密监测。

2. 肺源性因素　肺水肿加重、肺部感染加重、COPD 急性加重、气胸、肺栓塞及大量胸腔积液等，是重症病人脱机过程中突发低氧血症的常见原因。通过实时评估与监测，以指导治疗和抢救，有助于提高脱机失败原因的诊断率及成功率。最新研究表明，利用肺部超声评分可以预测脱机试验后呼吸困难的发生，并指导病人成功脱机。

3. 膈肌功能不全　与 ARDS 相关的低氧血症、严重感染等及机械通气本身易导致膈肌功能障碍，而膈肌功能障碍可能导致脱机困难。超声检查可发现膈肌功能障碍，可作为鉴别可能存在脱机困难或需要长期机械通气的手段，但仍需结合其他参数共同指导脱机。

（五）超声及时发现 ARDS 机械通气并发症气胸

气胸是 ARDS 机械通气治疗尤其是肺复张的并发症之一，在正压通气和转运时明显加重，并导致病情恶化。胸部 CT 不易便携应用及放射线暴露限制了其使用。有研究显示，超声检测气胸的敏感性为 90.9%，特异性为 98.2%；胸部 X 线检测气胸的敏感性为 50.2%，特异性为 99.4%；且超声诊断气胸只需 2~7 分钟，可早期发现气胸。

超声不仅有助于临床获得更多有价值的信息，同时拥有床旁可重复操作性强、无创、即时等优点，因而更适用于危重病人。肺部超声在 ARDS 肺水肿与血流动力学性肺水肿的鉴别及弥漫性肺损伤病变肺水的定量评估中具有明确优势。超声可连续追踪心肺功能的实时改变，进行诊断与鉴别诊断，指导目标治疗，及时调整治疗方案，连续与动态评估疗效，有助于提高诊断与治疗的效率。

附：胸部超声的具体操作步骤和使用方法

（1）在肋间隙水平放置探头，探头发射频率在 4 ~ 15MHz。

（2）高频探头有助于观察肺外周状况，尤其能观察到可视化的"肺滑动"。

（3）低频探头适合检查深部肺状况，如胸腔积液、肺实变。

（4）根据超声影像检查分区和表现，建立床旁超声评分，即根据前、侧、后胸壁的上部和下部肺通气状况确立评分，即可对全肺进行评分。评分根据每个超声检查区域彗星尾的变化及有无实变来确定。

（5）胸部超声操作流程（图 3-8-6，见文末彩图）。

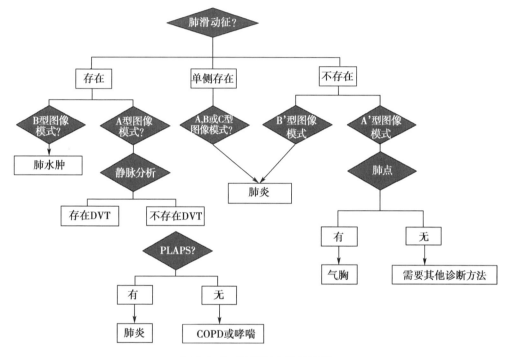

图 3-8-6　胸部超声操作流程

急诊床旁肺超声方案（bedside lung ultrasound in emergency，BLUE）对图像模式的定义：A 型图像模式定义为正常的肺超声图像，可见 A 线和胸滑动征。A' 型为仅可见 A 线，未见胸膜滑动征。B 型图像模式定义为可见较多 B 线形成的火箭征和胸膜滑动征，类似的 B' 型为仅见火箭征，未见胸膜滑动征。C 型图像模式定义为可见碎片征，有时还可见支气管气影，即肺实变的征象。对于急性呼吸衰竭的病人，当双侧均存在胸膜滑动征时，若见 B 型图像模式，则强烈提示肺水肿。若见 A 型图像模式，则应检查深静脉血栓，若伴有深静脉血栓形成（deep vein thrombosis，DVT），则提示肺栓塞（pulmonary embolism，PE）。当缺乏 DVT 征象，同时伴有后侧面的肺泡和（或）者胸膜综合征（称之为 PLAPS），高度建议诊断为肺炎。如果病人既没有 DVT，也没有 PLAPS，这种切面图像称为裸图像模式，该图像与严重哮喘或慢性阻塞性肺病相关。当病人单侧存在胸膜滑动征，则不论为 A、B 或 C 型图像，则均考虑为肺炎。而双侧均无胸膜滑动征，且为 B' 型图像时，也考虑为肺炎。双侧均无胸膜滑动征，且为 A' 型图像时，则需注意观察有无肺点，如存在肺点，则可诊断为气胸，如无肺点，则不能明确诊断，需行进一步的检查

（许红阳　胡明冬　李运成　尚游）

第六节 血流动力学监测与评价

一、脉搏指示连续心输出量（PiCCO）监测技术

（一）PiCCO 监测技术概述

脉搏指示连续心输出量（pulse-indicated continuous cardiac output，PiCCO）监测技术，即脉搏轮廓温度稀释连续心输出量监测技术，是新一代微创血流动力学监测技术。其基本原理是将经肺热稀释法与动脉压力波形曲线分析技术相结合，用成熟的温度稀释法测量单次心输出量（CO），并通过分析动脉压力波形曲线下面积与 CO 存在的相关关系，获取连续心输出量（continous cardiac output，CCO）。

与传统的 Swan-Ganz 导管监测相比，PiCCO 监测技术导管放置过程更简便，只需利用一条中心静脉导管和一条动脉通路，无需置管经过心脏到肺动脉、肺小动脉，创伤较小，使用更简便，避免了 Swan-Ganz 导管的相关并发症，且留置时间可延长至 10 天。同时，PiCCO 监测技术还可计算胸内血容量（intrathoracic blood volume，ITBV）、血管外肺水（extravascular lung water，EVLW）及每搏输出量变异度（stroke volume variation，SVV）等容量指标，可反映机体容量状态，指导临床容量管理。大量研究证实，ITBV、EVLW、SVV 等指标可以更准确地反映心脏前负荷和肺水肿情况，优于传统的中心静脉压和肺动脉嵌顿压。

任何原因引起的血流动力学不稳定，或存在可能引起这些改变的危险因素，并且任何原因引起的血管外肺水增加，或存在可能引起血管外肺水增加的危险因素，均为 PiCCO 监测的适应证，尤其适用于 Swan-Ganz 导管部分禁忌病人，如完全左束支传导阻滞、心脏附壁血栓、严重心律失常和血管外肺水增加的病人，如 ARDS、心力衰竭、严重感染、重症胰腺炎、严重烧伤及围术期大手术病人等。

（二）PiCCO 监测技术的基本原理

CO 的测定方法与 Swan-Ganz 肺动脉导管法相似。中心静脉内注射指示剂后，动脉导管尖端的热敏电阻测量温度下降的变化曲线，通过分析经肺热稀释曲线，利用 Stewart-Hamilton 方程式计算得出 CO。与肺动脉导管温度稀释曲线相比，经肺温度稀释曲线更长、更平坦。因此，对温度基线的飘移更敏感，但曲线不受注射时呼吸周期的影响。文献证实，PiCCO 利用经肺温度稀释法测得的 CO 与同时利用肺动脉导管测得的 CO 相关性良好。

温度稀释技术测定的容量是基于温度曲线，利用平均传送时间（mean transit time，MTT）和指数下斜时间（DSt）乘以 CO 计算出来的，指示剂稀释曲线和时间取值图见图 3-8-7。

1. 平均传送时间（MTT）　如果将一种指示剂快速注入一个流体系统，并不是

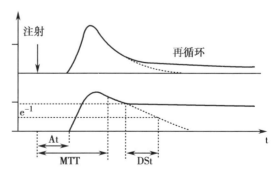

图 3-8-7　指示剂稀释曲线和时间取值图
At 为显示时间，MTT 为平均
传送时间，DSt 指为指数下斜时间

所有指示剂均能同时在探测点出现。对于每一个指示剂微粒来说，从注射点传送至探测点都有一个时间，这个时间称为传送时间。MTT 即是指所有这些传送时间的平均值。MTT 的长短代表了指示剂通过系统需要的时间。指示剂稀释曲线下面积代表单位时间内流经系统的液体，即 CO。如果将 CO 与 MTT 相乘，得到的结果就是从注入点和探测点之间指示剂分布的容量。

当为温度指示剂时，该容量即胸腔内温度容量（intrathoracic temperature volume，ITTV）。它包括 ITBV 和 EVLW。ITBV 包括 4 个腔室舒张末期容量的总和，即全心舒张末期容量（global end diastolic volume，GEDV）和肺血容量（pulmonary blood volume，PBV）。用以下公式表示：

$$ITTV = MTT_{TDa} \times CO_{TDa} = ITBV + EVLW$$
$$ITBV = GEDV + PBV$$
$$GEDV = RAEDV + RVEDV + LAEDV + LVEDV$$

2. 指数下斜时间（DSt）　如果将指示剂稀释曲线绘制在自然对数图纸上，浓度的指数下斜时间即可计算出来。PiCCO 将开始点定在最大温度反应的 75% 处，终点定在最大温度反应的 45% 处，两点之间的时间差被标为下斜时间。DSt 代表了将指示剂清洗出肺部所需时间，即热稀释曲线的指数下降时间。当为温度指示剂时，如果将它与流经系统的流量相乘，得到的结果就是肺温度容量（pulmonary temperature volume，PTV），包括 PBV 和 EVLW。用以下公式表示：

$$PTV = DSt_{TDa} \times CO_{TDa} = PBV + EVLW$$

用测得的 ITTV 减去 PTV 即可得到 GEDV，即 GEDV = ITTV − PTV。

而 ITBV 是利用 GEDV 估算而来。实验和临床研究都已证明 GEDV 与 ITBV 相关良好。通过回归分析已得到利用 GEDV 估算 ITBV 的回归方程：ITBV = 1.25 × GEDV。利用估算的 ITBV，一个估算的 EVLW 可计算出来：EVLW = ITTV − ITBV。

已有文献证实，温度单指示剂稀释法测定的 ITBV、EVLW 与双指示剂稀释法相比，结果是准确可靠的。

（三）PiCCO 监测技术的操作方法

PiCCO 的测定需要一根特殊的动脉导管。该导管通常置于股动脉或腋动脉，小儿一般置于股动脉。动脉导管除了连续监测动脉压力外，尖端带有特殊的热敏电阻，用于测定注射冰或常温盐水后大动脉内的血温变化，利用经肺热稀释法测量单次的 CO，通常需要测定 3 次 CO，求其平均值。再通过分析动脉压力波型曲线下面积来获得 CCO，测量单次的 CO 可用于校正 CCO。

除动脉导管外，还需一条深静脉导管用于注射冰或常温盐水。通常深静脉导管置于上腔静脉或右心房。如仅为校正 CCO，经外周静脉注射冰或常温盐水也可，只要动脉导管得到可靠的温度反应曲线，但这时反映循环容量的静态容积指标，如 ITBV、GEDV 等测定是不准确的，较实际值偏大。冰或常温盐水的注射容量取决于病人的体重以及 EVLW 的多少。如果 EVLW 增多，注射容量必须增加。

（四）PiCCO 监测技术的监测参数

PiCCO 监测的参数分为热稀释法得到的非连续参数和脉搏轮廓分析法得到的连续参数（表 3-8-1，表 3-8-2）。

表 3-8-1　热稀释法得到的非连续参数

参数	参考范围	单位
心脏指数（CI）	3.5~5.0	L/(min·m²)
胸内血容量（ITBV）	850~1000	ml/m²
全心舒张末期容积指数（GEDI）	680~800	ml/m²
全心射血分数（GEF）	25~35	%
血管外肺水指数（EVLWI）	3.0~7.0	ml/kg
肺血管通透性指数（PVPI）	1.0~3.0	-

源自：PiCCO2（PC8500）Version 3.1 Operator's Manual and Product Information. PULSION Medical Systems，PULSION EN 01/2012 Art. No.：PC856EN_R10

表 3-8-2　脉搏轮廓分析法得到的连续参数

参数	参考范围	单位
连续心脏指数（CCI）	3.5~5.0	L/(min·m²)
心率（HR）	60~100	次/分
每搏输出量指数（SVI）	40~60	ml/m²
每搏输出量变异率（SVV）	≤10	%
脉压变异率（PPV）	≤10	%
动脉收缩压（AP_{sys}）	90~130	mmHg
动脉舒张压（AP_{dia}）	60~90	mmHg
平均动脉压（MAP）	70~90	mmHg
最大压力增加速度（dP_{max}）	1200~2000	mmHg
体循环阻力指数（SVRI）	1200~2000	dyn·s/(cm⁵·m²)

源自：PiCCO2（PC8500）Version 3.1 Operator's Manual and Product Information. PULSION Medical Systems，PULSION EN 01/2012 Art. No.：PC856EN_R10

（五）PiCCO 监测技术的注意事项

该方法受操作者的影响很大，指示剂注入量、注入位置不恰当均会影响其监测结果。另外，病情稳定的病人需要每 8 小时进行一次校准；若病情有变化，则需要及时重新标定，这样才能得到可靠的 CO 数值。

PiCCO 技术在临床应用中也存在一些问题，禁用于股动脉移植和穿刺部位严重烧伤的病人，对存在心内分流、主动脉瘤、主动脉狭窄、肺叶切除、体外循环及明显体温变化者等，测量易出现误差。另外，脉搏压力波形的好坏、病人心律失常等因素也可影响其测量的准确性。接受主动脉内球囊反搏（intra-aortic balloon pump，IABP）治疗的病人，不能使用本设备的脉搏轮廓分析方式进行监测。

（六）ARDS 中 PiCCO 监测的特殊表现

EVLW 是肺组织内分布于肺血管外的液体，包含肺泡细胞内液、间质液体及肺泡内液体。由于细胞内液一般变化不大，EVLW 的增加多是因为肺间质、肺泡液体增加而导致，和肺水肿的程度具有相关性。

临床上传统用肺部影像学作为间接判断肺水肿的辅助检查，但其影响因素多、准确性差。PiCCO 技术经肺热稀释法可以直接监测 EVLW，能够及时发现血管外肺水的变化。Katzenelson 等人在动物实验中将 PiCCO 所测得的 EVLW 与测定肺水肿"金标准"的重量分析法进行比较，证实两者有良好的相关性，提示 PiCCO 所测得的 EVLW 可以作为肺水肿的定量监测指标，可早期、灵敏地对肺水肿程度进行动态监测。同时，有助于肺水肿和肺不张的鉴别。

根据水分从毛细血管转移到间质的 Starling 机制，可以把肺水肿分为静水压性肺水肿（毛细血管内外的静水压和胶体渗透压的改变引起）和通透性肺水肿（毛细血管通透系数的改变引起）。ARDS 的病理生理学特征为弥漫性肺泡损伤（diffuse alveolar damage，DAD），肺血管内皮屏障受损、通透性增加是 ARDS 时肺泡液体增多的重要原因。但对于血管通透性的判断一直缺乏准确的指标。通过 PiCCO 技术能监测 EVLW 与肺血流量的比值（EVLW/PBV），来反映肺血管通透性指数（PVPI）。

有研究表明，通透性肺水肿中 EVLW/PBV 明显增高，提示 EVLW/PBV 可作为通透性肺水肿和静水压性肺水肿的一个鉴别指标。PVPI 鉴别诊断肺水肿示意图，可见图 3-8-8。

EVLW 和 PVPI 概念的提出可以显示肺血管通透性程度，用于判断肺水肿的性质及程度，有利于 ARDS 病人的早期、定量诊断，为及时治疗提供依据，进而改善预后。2012 年，日本的一项前瞻性多中心观察研究中，以 EVLWI > 10ml/kg 作为是否诊断肺水肿的标准，结果显示 EVLWI 能区分 ARDS、心源性肺水肿与合并

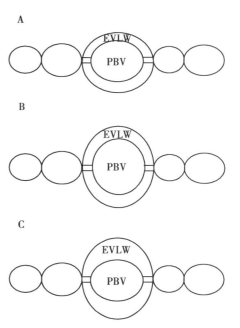

图 3-8-8　PVPI 鉴别诊断肺水肿示意图
EVLW 为血管外肺水，PBV 为肺血流量。A. EVLW、PBV 正常，无肺水肿；B. EVLW、PBV 均升高，为静水压性肺水肿；C. EVLW 升高，PBV 正常，为通透性肺水肿

肺不张的胸腔积液，PVPI 则可以鉴别 ARDS 与心源性肺水肿。随着 ARDS 疾病进展，EVLWI 和 PVPI 均呈逐渐上升趋势，且两者之间存在密切联系。PVPI 为 2.6 ~ 2.85 时，能够基本诊断为 ARDS（特异性 0.9 ~ 0.95）；而 PVPI < 1.7 时可排除 ARDS（特异性 0.95）。提示 PVPI 作为量化指标，可成为准确反映 ARDS 高通透性肺水肿的特征性指标。

另外，EVLW 可反映 ARDS 病人肺损伤的程度，与肺顺应性、氧合指数变化、肺损伤累及象限、肺损伤评分均相关。因此，动态观察 EVLW，有助于 ARDS 病人危险度分层，能否作为 ARDS 分层诊断的标准之一也将有待进一步临床研究证实。同样，EVLW 在 ARDS 治疗过程中具有较高的临床应用价值，包括滴定式调节呼气末正压（PEEP）、预测机械通气病人治疗反应性、指导液体复苏及容量管理等，帮助临床医生了解病人对治疗的反应。

同时，EVLW 作为弥漫性肺泡损害（DAD）的定量诊断指标被得到证实。2013 年发

表的一项对 1688 例 ARDS 尸检病理结果的回顾性研究中发现，以理想体重计算的 EVLWIp 截断值 9.8ml/kg 为标准，DAD 定量诊断指标的敏感性为 81.3%，特异性为 81.2%；如果设定在 14.6ml/kg，则阳性诊断率达到 99%，结果表明 EVLWI 可作为床旁诊断 DAD 的指标。

EVLW 还可以作为判断脓毒症相关 ARDS 的疾病严重程度及预后的指标。Sakka 等人在 2002 年即证实，EVLW 是 ICU 危重病人的独立预后指标，但该研究中 ARDS 病人为 49 人，样本量较小。随后陆续在脓毒症相关 ALI/ARDS 的研究中发现，死亡组病人 EVLW 较存活组显著升高，提示 EVLW 可以作为判断 ARDS 病人预后的指标，但样本量也较小。最近，一项回顾性分析 200 例行 PiCCO 监测的 ARDS 病人中，死亡组的 $EVLWI_{max}$ 和 $PVPI_{max}$ 显著高于存活组；Logistic 多元回归分析显示，EVLWI 和 PVPI 是 ARDS 病人 28 天病死率的独立预测因素，证实了 EVLWI 和 PVPI 对 ARDS 预后判断的价值，以及 ARDS 病人采取保守的液体管理策略的重要意义，有助于解决临床上 ARDS 病人如何选择进一步液体管理的困惑。

经肺热稀释法监测 EVLW 受到诸多因素的影响，EVLW 指标选择理想体重计算（EVLWp）和实际体重计算（EVLWa）一直存在较大争议。2010 年一篇有关 EVLWI 和 ARDS 死亡预测价值的前瞻性观察队列研究中认为，肺组织的体积与身高有关，而与体重无关，结果显示 ARDS 病人发病早期，EVLWp 是更好的死亡预测指标。然而近年来有研究证实，在休克病人中 EVLWa 更能准确反映 ARDS 病人的肺损伤程度，与 ARDS 的预后相关性更强。

EVLW 及 PVPI 对 ARDS 病人的早期、定量诊断有重要价值，同时也是判断疾病严重程度及预后的指标，为及时治疗提供依据，进而改善预后。在未来的 ARDS 的分层诊断标准中，EVLW 能否作为一个指标，需要更多的相关研究进一步证实。

（董丹江　尚　游）

二、中心静脉压测定

ARDS 发病早期（1~4 天），肺脏病理改变以肺毛细血管渗出为主，加强液体管理十分重要。在维持有效循环血量的前提下，保持液体负平衡，可明显改善氧合。适当的血流动力学监测评价病人液体负荷状态，对于 ARDS 病人的治疗有重要指导意义。中心静脉压（central venous pressure，CVP）可作为 ARDS 病人容量管理的监测指标。

CVP 是通过中心静脉置管测得的胸腔内大血管或右心房内的压力，是反映有效循环血容量的压力指标。当病人无三尖瓣病变时，中心静脉压可以反映右心室舒张末压力，间接评价右心室前负荷。

1962 年，Wilson 首先开展的床旁 CVP 监测，是床旁有创血流动力学监测的开端。目前多采用经皮穿刺的方法放置导管至中心静脉。常用的穿刺部位有颈内静脉、锁骨下静脉。

［中心静脉穿刺时的注意事项］

1. 应掌握多种径路的穿刺技术，不可强调因某一径路的穿刺成功率高，而进行反复多次的穿刺，避免局部组织的严重创伤和血肿。

2. 严重的低血容量状态时，由于静脉血管容量不足，静脉壁塌瘪，有时穿透静脉也未能抽得回血，这时需缓慢退针，边退针边抽吸，往往在退针过程中抽得静脉回血。

3. 在严重的低血容量状态时，由于穿刺用粗针头相对较钝，易将静脉壁向前推移甚至压瘪，所以进针深度往往较试穿时要深。

4. 穿刺过程中，穿刺针要直进和直退，若需改变穿刺方向时必须将针尖退至皮下，否则加重对血管的损伤。

5. 穿刺成功后，应迅速将导管内气体抽出注入肝素生理盐水，以防在固定导管时血液在管内凝固。

6. 在固定导管时，缝针的方向一定与导管的走向平行，切不可横跨导管，以免在皮下穿破导管。

CVP 是反映病人血容量状态的指标之一。正常值为 $5 \sim 10cmH_2O$（$1cmH_2O = 0.098kPa$）。$CVP < 5cmH_2O$ 提示血容量不足；$CVP > 15cmH_2O$ 提示输液过多或心功能不全。

随着医疗技术的进步，目前多采用中心静脉导管外接压力传感器的方法连续测定 CVP。在窦性心律时，心房压力波的特征为两个大的正向波（a 波和 v 波）和两个负向波（X 和 Y 降波）和另外一个小的正向波 c 波（图 3-8-9）。a 波由心房收缩产生。随后为心房舒张和心室收缩带动三尖瓣环关闭，房室连接处向下运动产生的负向 X 波。三尖瓣关闭时，瓣叶轻度向右房突出引起右房压轻微增加形成 c 波，可呈明显的波形或作为 a 波的挫折，有时不出现。X 降波后的正向波为 v 波，为心室收缩时心房被动充盈产生。最后的一个波为 Y 降波，标志着三尖瓣开放，右房快速排空血液进入右心室。CVP 读取应取 a 波与 c 波之间的数值，此时能准确反映右心室的舒张末期压力。

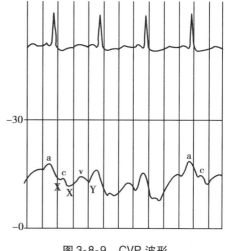

图 3-8-9　CVP 波形

连续、动态监测 CVP 的改变具有重要临床意义。通过容量负荷试验观察 CVP 的改变，可判断病人的容量情况，对治疗具有重要价值。容量负荷试验的具体步骤包括：①测定并记录 CVP 基础水平；②根据病人情况，10 分钟内快速静脉滴注生理盐水 $50 \sim 200ml$；③观察病人症状、体征的改变；④观察 CVP 改变的幅度（$2 \sim 5cmH_2O$ 原则）（表 3-8-3）。

表 3-8-3　中心静脉压（CVP）导向的容量负荷试验

CVP 改变幅度	意义
$< 2cmH_2O$	可重复补液实验或有指征大量补液
$> 5cmH_2O$	不能继续补液
$2 \sim 5cmH_2O$	等待 10 分钟，再次测定 CVP，再与基础值比较 增加幅度 $< 2cmH_2O$，可重复液体负荷实验 增加幅度 $2 \sim 5cmH_2O$，可输液，但应减慢输液速度

源自：邱海波. ICU 主治医师手册［M］. 南京：江苏科学技术出版社，2007：85-91

CVP 反映右心室舒张末压，是反映前负荷的压力指标。但 CVP 的临床价值目前存在争议。有研究表明 CVP 不能反映心脏前负荷情况，即使在健康志愿者中，CVP 也与心室的充盈程度没有必然的关联。此外，除去医务人员的技术原因，还有其他因素影响 CVP 的测定，如心率、心室顺应性、肺静脉压、胸膜腔内压等。动物实验表明，腹腔高压或腹腔室间隔综合征可提高 CVP，腹内压达到 20mmHg 以上时尤其显著。因此，CVP 在一定程度上反映心脏前负荷，但绝对测量值往往不能准确反映心脏前负荷，在参考基线水平基础上观察其动态变化有一定的临床意义。

（许红阳　董丹江）

三、肺动脉压测定

（一）Swan-Ganz 肺动脉漂浮导管检测

1. 概述　1970 年，美国加利福尼亚大学洛杉矶分校的 Swan 和 Ganz 医师将带气囊的肺动脉导管（pulmonary artery catheter，PAC）这一技术应用于临床。此后，用于血流动力学监测的 PAC 也常被称为漂浮导管或 Swan-Ganz 肺动脉漂浮导管。通过 PAC 可以获得大量血流动力学和氧输送的相关信息，对危重病人的滴定式循环支持提供监测依据。由于 PAC 的临床可操作性较强，监测指标对临床处理的反应性好，使得这一技术在临床中迅速推广，成为血流动力学监测的"金标准"。但 20 世纪 80 年代后期开始，一些研究显示 PAC 并不改善病人预后，同时新的血流动力学监测手段不断出现。因此，临床应用 PAC 有了争议，但 PAC 目前仍然是血流动力学监测的重要手段。

2. Swan-Ganz 肺动脉漂浮导管临床应用　应用 Swan-Ganz 肺动脉漂浮导管进行血流动力学监测，是临床上最常用的有创性血流动力学监测手段之一。肺动脉漂浮导管适用于对血流动力学、肺脏和机体组织氧合功能的监测，所以，任何原因引起的血流动力学不稳定及氧合功能改变，或存在可能引起这些改变的危险因素，均为血流动力学监测的适应证。概括起来主要有两方面（表3-8-4）：第一，明确诊断；第二，指导治疗、判断疗效。

表3-8-4　血流动力学监测的临床应用

诊断应用	指导治疗
肺水肿的鉴别诊断	指导液体量的管理
休克的鉴别诊断	调节肺水肿时的液体平衡
肺动脉高压	降低充血性心衰病人的前负荷
心脏压塞	维持少尿型肾衰竭病人液体平衡
急性二尖瓣关闭不全	指导休克治疗
右室梗死	指导血容量的调整和液体复苏
	调节正性肌力药和血管扩张药的剂量
	增加组织的氧输送
	机械通气时调节容量和正性肌力药

源自：邱海波. ICU 监测与治疗技术［M］. 上海：上海科学技术出版社，2009：180

Swan-Ganz 肺动脉漂浮导管血流动力学监测无绝对禁忌证，但对于下列情况应谨慎使用：

（1）肝素过敏。

（2）穿刺局部疑有感染或已有感染。

（3）严重出血性疾病或溶栓和应用大剂量肝素抗凝。

（4）完全性左束支传导阻滞（置入肺动脉漂浮导管的过程中可能伤及右束支，引起完全性房室传导阻滞、心搏骤停）。

（5）心脏及大血管内有附壁血栓。

3. Swan-Ganz 肺动脉漂浮导管的置管过程　接受血流动力学监测的病人大多数病情危重，不宜搬动。放置 Swan-Ganz 肺动脉漂浮导管只能在床旁进行，根据压力波形来指导放置。

常用的 Swan-Ganz 肺动脉漂浮导管的置管途径有颈内静脉及锁骨下静脉。临床应根据术者的经验和习惯、病人的解剖特点及特殊临床情况，综合考虑来选择穿刺部位。右侧颈内静脉常作为肺动脉漂浮导管首选置管途径。应用 Seldinger 导丝法穿刺置管，将导管的自然曲度朝向右心室流出道，便于导管顺利进入右心室和肺动脉。其过程如下。

（1）导管进入右心房：导管顶端进入右心房后，显示典型的心房压力波形，表现为 a、c、v 波，压力波动的幅度很小。此时气囊应充气 1~1.5ml，锁住三通，继续向前送入导管。

（2）导管进入右心室：一旦导管顶端通过三尖瓣，压力波形突然改变，收缩压明显升高至 25mmHg 左右，舒张压不变或略有下降，脉压明显增大，压力曲线的上升支带有顿挫。这种波形提示导管尖端进入右心室。

（3）导管进入肺动脉：导管尖端进入右心室后，应迅速而轻柔地送入导管，当收缩压基本保持不变，舒张压明显升高，平均压升高，压力曲线的下降支出现重搏波切迹时，表明导管已进入肺动脉。

（4）肺动脉嵌顿：继续送入导管，导管气囊嵌顿时，收缩压舒张压下降，脉压明显减小，平均压力低于肺动脉平均压。如无波形干扰，可分辨出 a 波、c 波、v 波。这时，应停止移动导管，立即排空气囊，可见压力波形马上转为肺动脉压力波形。再次充盈和排空气囊，压力波形重复出现肺动脉嵌顿压力波形和肺动脉压力波形，说明导管位置良好。

若气囊充气量 <1.0ml 时即出现嵌顿波，说明导管置入过深，应退出。每次充盈时都应注意嵌顿所需的最小气囊容量。导管向远端移位、气囊过分充盈、气囊偏心及导管嵌顿时冲洗导管易引起肺动脉破裂。

20 世纪 60 年代，West 根据人体站立位时肺泡内压力和肺血管压力的关系，将肺组织分为 3 区。正常人 I 区指肺泡内压高于肺动脉、肺静脉压，肺毛细血管通常处于关闭状态，肺血管内几乎无血流；Ⅱ区是肺泡内压力吸气相低于肺动脉压和肺静脉压，呼气相高于肺静脉压但低于肺动脉压，血流取决于肺动脉和肺泡间的平衡，一旦 Swan-Ganz 肺动脉导管气囊充盈阻断血流，即可由Ⅱ区变为 I 区；Ⅲ区肺泡内压始终低于肺血管内压力，肺毛细血管始终保持开放，形成肺动脉与左心房之间的自由通道。因 I 区、Ⅱ区肺血管内持续或间断无血流，所测定的肺动脉嵌顿压只能反映肺泡内压力，并不反映左房压。因此，只有Ⅲ区肺血管内有持续血流，测定的肺动脉嵌顿压（PAWP）可反映左房压及左室舒张末压。

确定导管顶端位于Ⅲ区，有以下几项指标：①具有典型肺动脉压和肺动脉嵌顿压波形；②肺动脉舒张压大于肺动脉嵌顿压；③呼气末正压（PEEP）试验：突然撤离 PEEP，肺动脉嵌顿压的改变小于 PEEP 改变的一半。

4. Swan-Ganz 肺动脉漂浮导管相关并发症　肺动脉漂浮导管相关并发症与插管过程及

导管留置有关（表3-8-5），但致命性的严重并发症发生率并不高。遵循操作常规，严守无菌原则，可最大限度地避免并发症的发生。

表3-8-5 肺动脉漂浮导管相关的并发症

插管并发症	留管并发症
气胸/血胸	导管或穿刺局部感染
血肿形成	肺栓塞或梗死
一过性心律失常	心律失常
肺动脉破裂	瓣膜损伤/心内膜炎
导管打结	肺动脉破裂
瓣膜损伤	血小板减少

源自：邱海波．ICU 主治医师手册［M］南京：江苏科学技术出版社，2007：85-91

（1）心律失常：插管和导管留置过程中均可发生心律失常。室性期前收缩和一过性室性心动过速最为常见，主要由导管顶端刺激心室壁所致。室性心律失常的发生率在11% ~ 68%。导管通过右心室时发生的室性心动过速，通常只要导管顶端通过肺动脉瓣即自动终止，因此无需处理。仅1.3% ~1.5%的导管相关室性心动过速需抗心律失常药物、心前区捶击或电复律治疗。持续而不能自行转复的室性心动过速和室颤的发生率极低，不推荐预防性应用利多卡因。在急性心肌梗死或其他心律失常高危的病人，在插入肺动脉漂浮导管时，应预先准备好相应的治疗和抢救设备。

右束支传导阻滞的发生率为0.05% ~5%，而且多为一过性的。但如果病人已存在完全性左束支传导阻滞，即使一过性的右束支传导阻滞也可导致心搏骤停的严重后果。左束支传导阻滞的病人放置肺动脉漂浮导管前，虽不必常规放置临时起搏器，可选用带有起搏功能的改良型肺动脉漂浮导管，或在床旁备一体外起搏器，以备发生完全性房室传导阻滞或心搏骤停。

导管相关的心律失常多与导管的机械刺激有关，在插管和导管留置时采取以下措施，可有效预防或减少心律失常的发生：①心肌缺血、休克、低氧血症、电解质紊乱、酸中毒和（或）高内源性儿茶酚胺水平的病人发生室性心律失常的概率高，术前应尽量纠正；②导管到达右心房后，应立即充盈气囊，以减少导管顶端对心内膜的刺激；③导管通过三尖瓣进入右心室后，应快速、轻柔地送入导管，使导管向上反折经右心室流出道进入肺动脉，尽量缩短导管在右心室内停留时间；④将病人头抬高5°，右侧倾斜卧位，可减少导管对心脏的刺激。

（2）血栓形成及栓塞：大多数经颈内静脉放置过肺动脉漂浮导管的病人，静脉造影或尸检发现在穿刺部位有血栓形成，通常没有临床表现。血栓也可发生在心脏内或肺动脉中，但发生率极低。导管本身可阻塞血管而引起肺梗死，通常与导管放置过深有关，使得肺动脉在气囊排空时仍处于部分嵌顿状态。梗死范围较小时通常无临床表现，仅在导管顶端外侧有新的肺部阴影。

预防措施：①使用肝素生理盐水持续冲洗导管或选用肝素包被的导管；②测肺动脉嵌顿压的时间不宜过长，一般不超过2 ~3 个呼吸周期；③气囊放气排空后的压力波形应为肺动脉压力波形，如持续为嵌压波形，提示导管过深，应缓慢向外退导管，直至出现肺动脉压力波形；④放置导管后，应常规做 X 线胸部检查，确定导管位置。

（3）肺动脉破裂：肺动脉破裂是 Swan-Ganz 肺动脉漂浮导管血流动力学监测中最严重的并发症。典型表现为突然大咯血，病死率接近 50%，但发生率仅 0.06% ~ 0.2%，多见于高龄、肺动脉高压、低温体外循环心脏手术以及其他抗凝治疗的病人。最主要的原因是导管位置过深或气囊偏心等，若此时充盈气囊或快速注射液体，易造成肺动脉破裂。因此，避免导管向远端移位和气囊过度充盈，可以降低肺动脉破裂的危险性。

肺动脉破裂的防治：①气囊未充盈时，禁止向前推送导管；②测肺动脉嵌顿压时，应缓慢充盈气囊，当肺动脉压波形变为肺动脉嵌顿压波形时，应立即停止继续充气；③禁止用液体充盈气囊；④尽量减少气囊充盈、导管嵌顿时间，减少气囊充盈次数，如果肺动脉舒张压与肺动脉嵌顿压有良好的相关性，则可用肺动脉舒张压估计肺动脉嵌顿压；⑤导管不可置入过深；⑥一旦发生大咯血，应保持气道通畅，立即建立人工气道、气管插管，首选双腔气管插管，必要时进行手术治疗。

（4）导管打结：常见原因是导管在右心室或右心房内缠绕，易发生在扩大的右心房或右心室。如果自心房或心室向前推送导管 15cm 以上仍无压力改变，需考虑导管打结或缠绕，应放掉气囊、缓慢撤回导管。导管退回后，可用冰生理盐水冲洗导管，增加导管硬度后再送入。插管过程中，应避免一次将导管送入过长。调整导管位置时遇到阻力，应首先考虑到导管打结，切勿用强力将导管退出。如高度怀疑导管打结，应立即在 X 线下证实，并置入导引钢丝，松解导管结后将其退出体外。如果导管结无法松解或其中含有腱索、乳头肌等心内结构，则需采取外科手术取出导管。

（5）感染：导管留置期间，穿刺局部出现红、肿、痛、皮温升高，或出现发热、寒战，应考虑肺动脉漂浮导管相关感染，立即将导管拔出。同时取穿刺局部分泌物、导管血和外周静脉血、导管远端送培养，并做抗菌药物敏感试验。必要时给予抗感染治疗。

预防措施：①在所有与导管相关的操作中，严格遵循无菌原则；②插管局部每天常规消毒，更换敷料，敷料被浸湿或污染时随时更换；③尽量减少测定 CO 及抽取混合静脉血的次数；④尽量缩短肺动脉漂浮导管的留置时间。研究表明，导管留置时间超过 72 小时，导管相关感染的发生率明显增加。

5. 压力监测系统　目前无论是通过中心静脉或者 PAC 导管监测压力，均使用压力监测系统。压力监测系统包括：导管和测压连接管；压力传感器；冲洗装置；压力监测仪。

（1）压力传感器的连接：压力传感器一端与压力监测仪连接，另一端直接或经测压连接管连于肺动脉漂浮导管的顶端开口，以保证在插管过程中持续监测导管顶端的压力。根据压力波形及数值的变化确定导管位置。另一个压力传感器连接于肺动脉漂浮导管的近端开口，监测右房压。

（2）监护仪的设置：监护仪应置于操作者可见处。压力尺度根据病人的具体情况设定，一般病人设为 0 ~ 50mmHg。

（3）参照点的选择及调零：所有测量的压力都是相对于大气压的，传感器应以右心房水平作为参照点调零。临床通常将腋中线第 4 肋间水平作为仰卧位病人参照点的标志。将压力传感器置于参照点水平，通向大气调零。在压力监测过程中，若改变压力传感器放置水平，将使所测压力值高于或低于实际压力。

（4）测压系统的阻尼检测：导管插入前应先做快速冲洗试验，以证实整个测压系统阻尼正常。挤压传感器的冲洗装置快速冲洗 1 秒，然后松开。阻尼正常时，压力迅速上升呈一方波，然后陡直下降超过基线，称为过射（overshoot），又迅速回复至基线水平。阻尼过大时压力下降缓慢，逐渐回至基线水平，而无过射现象。阻尼不足时有过射波出现，但过射的压力波不能迅速回复至基线水平。

阻尼过大多与测压系统内存在气泡有关，气泡的顺应性远大于液体的顺应性，可造成很强的压力返折。阻尼不足主要由于连接处松开或连接管不正确引起。插管后阻尼过度的原因还包括管腔内有回血，导管顶端有血块，导管顶端贴壁及三通未完全打开等。

6. 肺动脉嵌顿压（PAWP）　通过Swan-Ganz肺动脉漂浮导管可以直接获得部分血流动力学指标，并通过计算间接获得其他指标（表3-8-6）。血流动力学监测的目的是通过分析心血管系统不同部位的压力、流量及阻力之间的相互关系，对心脏的前负荷、后负荷及心脏的收缩舒张功能作出判断，指导临床诊断与治疗。

表3-8-6　血流动力学监测指标及参考正常范围

指标	英文缩写	计算方法	参考正常值
右房压	RAP	直接测量	$6 \sim 12\text{mmHg}$
平均肺动脉压	MPAP	直接测量	$11 \sim 16\text{mmHg}$
肺动脉嵌顿压	PAWP	直接测量	$5 \sim 15\text{mmHg}$
心输出量	CO	直接测量	$4 \sim 6\text{L/min}$
心脏指数	CI	CO/BSA	$2.5 \sim 4.2\text{L/}（\text{min} \cdot \text{m}^2）$
每搏输出量	SV	$1000 \times \text{CO/HR}$	$60 \sim 90\text{ml}$
每搏指数	SVI	SV/BSA	$30 \sim 50\text{ml/m}^2$
体循环阻力	SVR	$80 \times（\text{MAP} - \text{CVP}）/\text{CO}$	$900 \sim 1500\text{dyn} \times \text{s} \times \text{cm}^{-5}$
体循环阻力指数	SVRI	$80 \times（\text{MAP} - \text{CVP}）/\text{CI}$	$1760 \sim 2600\text{dyn} \times \text{s} \times \text{m}^2 \times \text{cm}^{-5}$
肺循环阻力	PVR	$80 \times（\text{PAP} - \text{PAWP}）/\text{CO}$	$20 \sim 130\text{dyn} \times \text{s} \times \text{cm}^{-5}$
肺循环阻力指数	PVRI	$80 \times（\text{PAP} - \text{PAWP}）/\text{CI}$	$45 \sim 225\text{dyn} \times \text{s} \times \text{m}^2 \times \text{cm}^{-5}$
左室每搏功指数	LVSWI	$\text{SVI} \times（\text{MAP} - \text{PAWP}）\times 0.0136$	$45 \sim 60\text{g} \cdot \text{m/m}^2$
右室每搏功指数	RVSWI	$\text{SVI} \times（\text{PAP} - \text{CVP}）\times 0.0136$	$5 \sim 10\text{g} \cdot \text{m/m}^2$

PAWP是通过向Swan-Ganz肺动脉漂浮导管气囊注射$1.0 \sim 1.5\text{ml}$空气，使导管顶端在肺动脉分支内前行直至阻塞前向血流而测得的。由于肺循环是低压系统，而且没有静脉瓣，因此，理论上PAWP与左心室舒张末期压力有相关性。要保持这种相关性，必须保证压力传导通路通畅，导管确实嵌顿以及足够的平衡时间。平衡时间指心脏搏动的舒张期。研究显示，心率在130次/分以上时，由于舒张期明显缩短，可以导致PAWP的测定值升高。

临床上把PAWP作为评估肺毛细血管静水压和左心室前负荷的一项重要指标。但PAWP并不等同于肺毛细血管压，也不是反映左心前负荷的直接指标。与CVP相比，能够更准确地反映机体容量状态。正常值为$8 \sim 15\text{mmHg}$。PAWP $< 6\text{mmHg}$提示容量严重不足；PAWP $< 12\text{mmHg}$仍提示容量不足；PAWP $12 \sim 15\text{mmHg}$提示容量正常或容量不足伴左心功能不全；PAWP $> 15\text{mmHg}$提示容量过多或伴左心功能不全，有发生肺水肿的危险。

通过容量负荷试验，观察 PAWP 的改变，可判断病人的容量情况，对治疗具有重要价值。容量负荷试验的具体步骤包括：①观察病人症状、体征（心率、血压、尿量、四肢温度、意识状态、肺部湿啰音及哮鸣音），测定并记录 PAWP 的基础水平；②根据病人情况，10 分钟内快速静脉滴注生理盐水 50 ~ 200ml；③观察病人症状、生命体征的改变；④观察 PAWP 改变的幅度（3 ~ 7mmHg 原则）（表 3-8-7）。

表 3-8-7　肺动脉嵌顿压（PAWP）导向的容量负荷试验

PAWP 改变幅度	意义
<3mmHg	可重复补液试验或有指征大量补液，直到出现肺部阳性体征
>7mmHg	不能继续补液
3 ~ 7mmHg	等待 10 分钟，再次测定 PAWP，再与基础值比较 增加幅度 <3mmHg，可重复液体负荷试验 增加幅度 3 ~ 7mmHg，可输液，但应减慢输液速度

PAC 监测影响循环支持策略。几项 meta 分析显示，当组织氧合障碍发生之前即实施血流动力学监测，以血流动力学目标指导性治疗能够改善病人预后。而当已经出现组织氧合障碍，或已经导致多器官功能障碍综合征之后，血流动力学目标指导性治疗对病人预后的影响小。2012 年发布的重症感染和感染性休克治疗指南已不推荐将超高血流动力学目标无选择地应用于重症病人，仍然强调早期目标导向性治疗（early goal-directed therapy，EGDT），在休克发生的初期（6 小时内）将血流动力学调整至理想水平，有利于防止组织灌注不足和器官衰竭。

监测手段的准确应用和正确解读 PAC 监测数据是其合理指导临床治疗的前提。美国食品和药品管理局与美国心肺血液研究所的联合报告指出，只有在临床人员 PAC 应用水平得到长足提高后，才可能对 PAC 是否影响转归作出评估。美国食品和药品管理局在其针对 PAC 的备忘录中鼓励国际性多中心随机对照研究，并强烈建议进行严格的 PAC 临床培训，减少人员因素对研究结果的影响。另外有研究显示，即使得到了反映真实情况的 PAC 数据，仍然存在数据解读和临床处理失误的可能。欧美调查表明，有超过 50% 的临床医护人员不能正确理解 PAC 数据。

PAC 是一项有创监测手段，在中心静脉穿刺、PAC 的放置和持续监测过程中均可产生并发症。并发症对 PAC 血流动力学的监测也有明显影响。如穿刺部位血肿、气胸、血气胸、室上性心动过速、导管相关性感染等，多数情况下这些并发症并不严重，未直接导致病人病死率增高。严重并发症如室性心律失常、张力性气胸、急性心内膜炎和肺动脉栓塞破裂等的发生率极低（<0.5%），也不可能明显改变 PAC 监测人群的总体病死率。但是，应该强调对操作者进行严格培训，并尽量缩短监测时限，以减少并发症的发生。

总之，PAC 目前仍然是危重病人血流动力学监测的重要手段，在应用过程中，必须选择合适的病人和合适的时机，同时不断提高医务人员 PAC 操作能力和应用能力，正确获取监测数据并正确解读，根据监测结果指导临床治疗，才有可能改善病人预后。

（二）超声医学在 ARDS 血流动力学监测中的应用与评价

1. 概述　早期心脏超声检查大多由通过资质认证的心脏专科医生来进行，主要目的是快速、准确地获得图像，帮助诊断心血管疾病，如心脏压塞、急性心肌梗死的并发症、自发的主动脉夹层和创伤性主动脉损伤等。而对于血流动力学的无创评估仅是应用二维技术联合多普勒模式来测量每搏输出量和每分心脏输出量。直到 20 世纪 80 年代中期，一些 ICU 医生的先行者开始拓展应用心脏超声对血流动力学进行全面而详尽的评估。首先推荐用于感染性休克和 ARDS 病人，应用心脏超声替代右心漂浮导管进行血流动力学评估，并且率先开始自己进行心脏超声检查，尤其是可以 24 小时随时床旁进行重复检查和评估，并且指导治疗。随后由于在循环衰竭诊断与评估应用的扩展、随着监测和测量经验的积累，尤其经食管超声（transesophageal echocardiography，TEE）准确度的增加，重症病人床旁超声的应用价值逐步得到认识和肯定，有研究表明其对治疗支持的影响和预测病死率有重要作用。

直到 20 世纪 90 年代，心脏超声用于重症病人的血流动力学监测才真正开始明显增加，主要原因如下。

（1）心脏漂浮导管研究出现大量阴性甚至负面结果。

（2）与传统有创血流动力学评估手段相比，心脏超声无创、实用。

（3）大量相关研究文献发表和大量相关非专科医生心脏超声培训课程的出现，使得重症专业医生的超声应用技能得以明显提高。

在此时期，一些官方开始推荐 TEE 作为急性循环衰竭的一线评估手段。近年来，功能血流动力学评估概念的提出，再次间接推动了心脏超声在 ICU 循环衰竭病人中的应用。越来越多的证据显示，超声检查参数可准确评估 ICU 机械通气的感染性休克病人的心功能和液体反应性，而其中 ARDS 的病人占据绝大多数。这些参数丰富了 ARDS 病人时刻存在的心功能和液体反应性评估指标，同时大大促进了重症医生对心脏超声的兴趣。

2. 心脏超声的临床应用　众所周知，在管理血流动力学不稳定的病人时，最常见的临床行为就是以提高 CO 和组织灌注为目的的血管内容量和心脏前负荷的最佳化调节。在此调节过程中，无论是让病人处于容量不足还是容量过负荷状态，均会产生严重的后果，评估病人的容量状态极为重要。所以在有指征给病人输液时，进行容量反应性的评估尤为重要，而心脏超声给我们提供了更多、更准确便捷的选择。

目前对容量治疗有反应定义为给予液体治疗后，心输出量指数（cardiac output index，CI）或每搏输出量指数（stroke volume index，SVI）较前增加≥15%。心脏对容量治疗有反应的生理机制是基于 Frank-Starling 机制，当心功能处于心功能曲线上升支时，增加前负荷，则可以显著增加 CO，改善血流动力学，提高氧输送，从而改善组织灌注；而心功能处于平台期时，提高前负荷的潜能有限，扩容则难以进一步增加 CO，反而可能带来肺水肿等容量过多的危害。

心脏超声能够评估病人的容量状态，是传统有创血流动力学监测评估的有益补充，更有可能比之更加可信、可靠。一般情况下，经胸心脏超声已经可以提供足够可用的信息。当经胸超声图像欠理想时，经食管超声检查可以提供理想图像，用于比经胸心脏超声更准确的评估心内流量、心肺相互作用、上腔静脉的扩张变异度等。

心脏超声对容量状态的评估可采用静态或动态指标，静态指标即单一的测量心脏内径大小和流量快慢；动态指标用来判断液体反应性，包括自主或机械通气时呼吸负荷的变化、被动抬腿试验和容量负荷试验等。其中，动态指标临床使用更多。心肺相互作用的指标如上腔静脉塌陷率、下腔静脉扩张指数、左室射血的呼吸变化率等，用于预测窦性心律、无自主呼吸机械通气病人的容量反应性；被动抬腿试验（passive leg-rising test，PLR）

相当于内源性容量负荷试验，通过超声观察抬腿前后左室射血流速增加情况来预测容量反应性，无论病人自主呼吸或机械通气、任何心律情况下，均可应用。临床治疗中，可动态和静态指标联合应用进行评估。如严重低血容量时评估的超声征象：功能增强但容积很小的左心室；自主呼吸时下腔静脉吸气塌陷非常小；机械通气病人呼气末下腔静脉呼吸变化非常小。

评估容量反应性时，必须考虑以下因素：

（1）容量反应性的评估需要测量多个参数，综合分析。

（2）左室右室内径大小的变化对容量反应性的预测不可靠。

（3）评估容量反应性时，必须考虑自主呼吸与正压通气对采用指标的不同影响，当病人存在心律失常或自主呼吸时，应用心肺相互作用的指标评估容量反应性并不准确，可选择 PLR。

（4）非心脏超声获得的心肺相互作用评估容量反应性（如脉压呼吸变化率 PPV）的假阳性原因（尤其严重右心衰）易于通过心脏超声检查明确。

严重感染导致的 ARDS 和感染性休克是常见病、多发病，与急性心肌梗死（acute myocardial infarction，AMI）发病率相当，高于许多肿瘤的发病率，是住院病人最常见的死亡原因之一，且病死率随着年龄增长而增加，甚至大于急性心肌梗死，达到 30% ~60%。其中早期出现心功能异常的病人若表现为低心排，病死率大于 80%。另有研究提示合并出现心血管损害的脓毒症病人，病死率由 20% 升至 70% ~90%。

临床上常见严重感染和感染性休克时，CO 并不降低或反而增加，但合并心肌功能不全，这种心功能不全多出现于感染性休克早期，往往难以早期发现及早期处理，造成的危害极大。随着心脏超声在评估左心室心脏功能应用的进展，目前已被应用于感染性休克相关心肌抑制的早期发现与指导支持治疗。目前常用指标有射血分数（ejection fraction，EF）、周径纤维缩短速度（velocity of circumferential fiber shortening，VCF）、心肌收缩速度等，而应用应变和应变率以及与应力的关系等，对于早期发现感染相关的心肌抑制及指导正性肌力药物应用具有更好的前景。

对于 ARDS 等肺水肿病人，肺水含量的评估非常重要，肺部超声获得 B 线可以早期发现在血气分析改变之前的肺水肿，且超声具有简单、无创、无放射性和实时性等特点。超声监测导向诊断的难点在于急性心源性肺水肿与 ARDS 肺水肿的鉴别，最新有研究表明，循环支持过程中，肺超的 A-优势型表现提示 PAWP <13mmHg 的可能性大；而在 B-优势型时，提示 PAWP >18mmHg 的可能性大。

总之，心脏超声在评估 ARDS 心脏前负荷及容量反应性方面可用、有效且极具前景，在指导 ARDS 病人液体复苏管理方面有重要意义。

（许红阳　胡明冬　李运成　董丹江）

第七节　机械通气监测与评价

一、呼吸驱动监测与评价

（一）膈肌电位测定

膈肌是最主要的吸气肌，大约 70% 的呼吸功由膈肌承担。在危重病和慢性阻塞性肺疾病等慢性疾病病人中，常发生膈肌功能障碍，从而导致呼吸窘迫、呼吸衰竭、机械通气时间延长、呼吸机依赖及撤机失败等。监测膈肌电活动可用于评价膈肌功能及神经肌肉疾病的诊断与治疗。因此，了解膈肌电活动的监测及应用具有重要意义。

1. 膈肌电活动的监测　膈肌电活动被电极感知，然后经过放大、滤过及数字化处理后得到的图形即膈肌肌电图（diaphragm electromyogram，EMGdi）。根据电极所放置的位置不同，可将监测方法分为：肌内电极监测、表面电极监测及食管电极监测。

（1）肌内电极监测：肌内电极监测法是一种准确的监测 EMGdi，通过将电极针或金属传感器植入肌肉内来监测肌电图的方法，能够避免邻近肌肉的干扰，因而具有较高的选择性。该法对于诊断局部膈肌功能及需求选择性较高 EMGdi 的试验具有较大的使用价值，例如明确单一膈肌运动单位的电活动。

肌内电极监测法的缺点主要有三个方面。

1）电极针置入过程中易致出血及软组织损伤。穿刺过程中所带来的邻近组织、器官损伤是该法最主要的缺点。

2）电极针置入可能并发气胸。膈胸膜贴于膈肌，当电极针置入膈肌时，易损伤膈胸膜，从而导致气胸。但如果操作熟练，气胸发生率一般低于 0.2%。

3）电极针准确置入较困难。由于膈肌在呼吸过程中一直处于运动状态，因此难以将电极针准确置入目标肌肉。为解决这一问题，有学者提出在超声辅助下行电极针置入具有较好的安全性及准确性。

由于肌内电极法主要用于监测局部膈肌电活动，对于评价整个膈肌电活动价值不大，且具有较多的风险，在临床推广值不大。

（2）表面电极监测：胸壁表面电极法是将电极贴附于胸壁表面来记录膈肌电活动的方法，是一种无创的记录 EMGdi 的技术，但准确性较差。与肌内电极监测法相比，其对病人无创伤，安全性高，并且能够获得较多运动单位的 EMGdi。

胸壁表面电极监测法的准确性较差，其影响因素包括以下几点。

1）EMGdi 易受其他肌肉电信号的影响。一方面，EMGdi 易受肋间肌及腹肌等肌电信号的影响；另一方面，采用电刺激或磁刺激诱发膈肌复合动作电位，由于刺激面积大，易引起邻近的臂丛神经共刺激，干扰 EMGdi。

2）EMGdi 易受皮下组织影响。该方法的电极并未直接与所监测的肌肉接触，易受皮下组织如脂肪等因素影响，从而使得 EMGdi 减弱；此外，由于胸壁体表电极距离膈肌电活动区域中心较远，因而 EMGdi 也相对较弱。

3）表面电极放置位置尚未统一，其所监测到的数值缺乏可比性。目前表面电极放置主要依据操作者的解剖知识及触诊而定，尚无统一确定的位置，从而使个体之间及各研究之间缺乏可比性。

可见，表面电极监测法缺乏准确性，使其应用受到一定的限制。

（3）食管电极监测：食管电极法是将周围附有金属导丝的导管经鼻腔或口腔插入食管，使金属导丝位于食管裂孔水平处记录膈肌电活动的方法。与前两种方法相比，食管电极法具有较高的准确性，且相对安全。首先，食管电极直接靠近膈脚，位于膈肌电活动区域中心附近，减少了肋间肌及腹肌等肌肉电信号的干扰，同时也避免了脂肪等皮下组织等对电信号的衰减作用。其次，与肌内电极法相比，食管电极法不会引起邻近组织器官损伤。此外，食管电极管可行鼻饲及胃肠减压，因此对于需要行鼻胃管进食或胃肠减压的病人尤为适用。但对于食管梗阻、食管穿孔、严重食管静脉曲张出血、上消化道手术、胸廓畸形、膈疝的病人则需慎用。由于该法具有较高的安全性及准确性，因此是目前较常用的方法。

单电极食管电极所监测的 EMGdi 易受肺容量影响。早在 20 世纪 60 年代，人们就开始使用食管电极记录 EMGdi，此时食管电极导管只有一个金属电极位于其远端。由于膈肌随着肺容量的改变而运动，使得食管电极与膈肌之间的距离一直处于变化状态，导致所监测的 EMGdi 不稳定，阻碍其在临床上的进一步使用。为了获得稳定的 EMGdi，有学者提出使用具有固定球囊的食管电极。然而，Sminth 等人研究发现，具有固定球囊的食管电极仍随着肺容量的改变而改变。Gandevia 等人在导管近心端增加额外重量，而在远端用球囊固定，以期稳定食管电极与膈肌脚之间的距离。但研究表明，在最大肺容量时所监测到的膈肌信号幅度即膈肌电位（electrical activity of diaphragm，Edi）较功能残气量时高 3.4 倍。因此，单电极食管电极监测法在临床应用有较大的局限性。

多排电极食管导管能减小肺容量对 EMGdi 的影响。Daubenspeck 等人研究发现，使用具有连续 7 个电极对的食管导管可以准确监测 EMGdi，不受肺容量的影响。双减信号处理技术进一步减少了肺容量对膈肌电信号的影响。Beck 等人研究发现，膈肌脚肌纤维是以垂直方式排列在食管周围，因此与膈脚等距离的电极对的电信号具有相同的振幅，但方向相反。双减信号技术是将靠近膈脚中心并且等距离的两个电极对所监测到的信号进行相减，能够得到较高振幅的电信号，减少膈脚与电极发生相对移动时所导致的膈肌信号变化，提高了信噪比，并且增加了用于分析的膈肌电信号样本。可见，多排电极导管增加了信号的稳定性，减少了肺容积等因素对膈肌信号的影响。电极间距离可能影响 EMGdi 的准确性。Mckenzie 等人研究表明，膈肌电活动随着电极间距离的改变而改变，从而使得各研究结果间缺乏可比性。目前关于如何设置电极间距离尚无统一标准。

正确放置食管电极是获得精确电信号的前提。目前放置食管电极的方法主要有以下 3 种。①根据体标志放置食管电极导管。该种方法是通过测量耳垂至鼻尖再至剑突的距离（NEX），然后再根据以下公式计算应置入导管的长度：插管深度（16Fr/125cm）= NEX cm × 0.9 + 18。②根据心电信号确认导管位置。在 Edi 监测界面中，四道心电图波形从上到下，P 波或 QRS 波振幅依次减小，高亮蓝色标记的信号出现在第二、三道波形中；然后再阻断气流，可见气道负压与 EMGdi 同时出现，则提示导管位置放置正确。③根据 EMGdi 幅度及极性留置食管电极。

2. EMGdi 的影响因素　　准确地获得 EMGdi 是将其应用于临床的前提，因此在监测 EMGdi 时应尽量减少其他因素的影响。不同监测方法的影响因素并不完全一致。目前认为 EMGdi 易受心电活动、其他肌肉电信号及肺容量等因素影响。

（1）心脏收缩时的电活动：心脏收缩产生的电活动是影响 EMGdi 的重要因素之一，在食管电极监测法中表现明显。EMGdi 的频谱集中在带宽为 25 ~ 250Hz，而心电图在 0 ~ 100Hz，存在一定的重叠。目前有多种方法可减少心电信号对 EMGdi 的影响。使用带通滤波器可以减少但不能完全消除心电信号引起的伪差。随后有学者提出通过删除 QRS 复合波及附近的肌电图或通过仅选取 QRS 复合波间的肌电图进行分析，但均不能达到满意效果。

（2）其他肌肉的串音信号：肋间肌或腹部肌肉的串音信号均会影响 EMGdi。Sinderby 等人研究发现，无论如何改变电极位置、电极间的距离及表面电极放置区域，都不能消除串音信号。但由于其他肌肉纤维与膈肌纤维排列不同，从而使得串音信号和 EMGdi 有着不同的特征，因此串音信号对 EMGdi 的影响程度是可以估计的。

（3）肺容量改变的影响：肺容量的改变也能影响 EMGdi。肺容量发生改变时，膈脚与电极之间的相对位置发生改变，使得 EMGdi 亦发生变化。多排电极及双减信号技术的应用，使得肺容量对 EMGdi 的影响得到明显控制。随后的研究发现，膈脚 EMG 的均方根（root mean square，RMS）不受肺容量的影响，是一个可以反映膈肌活动的可靠指标。

此外，食管蠕动、肌肉温度及胸廓形态等均可对 EMGdi 产生影响，但由于影响较小或难以摒除，因此目前研究相对较少。

3. EMGdi 的应用

（1）评价呼吸中枢驱动：Edi 能够反映呼吸中枢驱动。膈肌的每个肌细胞都受到来自膈神经轴突分支的支配，当支配膈肌的神经纤维发生兴奋时，动作电位经神经-肌接头传递给肌肉，引起膈肌兴奋产生 Edi。由于 Edi 和膈神经冲动直接相关，监测 Edi 可以了解呼吸中枢驱动。跨膈压（diaphragmatic pressure，Pdi）是指膈肌收缩时膈肌胸、腹侧的压力差，能够反映呼吸中枢驱动。

（2）膈肌电位导向的机械通气

1）触发呼吸机送气：神经调节辅助通气（neutrally adjusted ventilator assist，NAVA）是通过膈肌电信号监测来感知病人呼吸中枢的驱动，触发呼吸机，并根据膈肌电信号的强度，呼吸机按一定比例提供通气支持。NAVA 能够改善人机同步性。与压力支持通气相比，NAVA 能够避免过度通气，缩短触发延迟时间及吸呼切换延迟时间，减少无效触发次数。进一步研究表明，与小潮气量通气一样，NAVA 能够减少呼吸机相关性肺损伤、全身炎症反应及心肾功能受损。由于 NAVA 整个呼吸周期的启动、维持及切换均由 Edi 来完成，因此膈肌电信号监测在实现 NAVA 中具有重要意义。

2）指导 PEEP 的选择：在婴幼儿及动物的研究中发现，可以利用 Edi 指导 PEEP 选择。吸气时 Edi 增高，称为位相性 Edi（phasic Edi）；呼气时 Edi 消失，若在呼气时 Edi 仍然存在，则称为紧张性 Edi（tonic Edi）。紧张性 Edi 的产生通常与 ARDS 时肺泡塌陷、肺水肿引起的迷走神经反射激活有关，PEEP 水平会影响紧张性 Edi 的幅度。

3）指导机械通气病人撤机：撤机失败的病人常因呼吸负荷增加或膈肌收缩功能下降，引起呼吸中枢驱动增加，导致撤机失败。由于 Edi 能够较好地反映呼吸中枢驱动，因此可根据 Edi 变化指导撤机。此外，通过计算单位膈肌电位所产生的平均吸气压神经机械耦联指数（neuro-mechanical coupling，NMC）可用于间接反映膈肌收缩效能，计算单位膈肌电位所产生的潮气量神经通气耦联指数（neuro-ventilatory coupling，NVC）可用于反映膈肌的通气效能。联合潮气量及气道压，膈肌电活动有可能用于指导撤机。

（3）评价膈肌功能：Edi 可用于评价膈肌功能。颤搐性跨膈压（twitch transdiaphragmatic pressure，TwPdi）是经皮单次颤搐性超强电刺激双侧膈神经诱发膈肌收缩所产生的跨膈压，是评价膈肌力量和诊断膈肌疲劳最有效的方法。研究表明 Edi 随着 Pdi 的改变而改变。因此，若膈神经传导正常，Edi 可用于评价膈肌功能。

（4）膈肌电信号的频谱亦可用于诊断膈肌疲劳。膈肌肌电频谱范围为 20～350Hz，其中 20～40Hz 为低频范围，150～350Hz 为高频范围。膈肌疲劳时 EMG 频谱的低频成分（L）增加，高频成分（H）降低，当 H/L 比基础值下降即表示频谱有显著性改变，提示发生膈肌疲劳。但在危重病人实施机械通气期间行膈肌电生理检查的干扰因素较多，可重复性及准确性均较差。

总之，膈肌电活动的监测方法较多，可根据不同的目的选择恰当的监测方法。食管电极监测法是目前最常用的一种，可用于评价呼吸中枢驱动、触发呼吸机送气及疾病的鉴别诊断。但目前的监测方法仍存在诸多不足，有待进一步完善，其应用有待进一步拓展。

（二）$P_{0.1}$的检测

1. 概述　呼吸驱动是指吸气时呼吸中枢发出的激发吸气肌收缩的神经冲动，它是可以量化的，如果将一个双极电极放入食管内横膈水平处，测得的横膈肌肌电大小，就可反映呼吸驱动的大小。但测定横膈肌肌电图操作比较复杂，1975 年 Whitelaw 等人研究发现，受试者平静呼吸时，在事先不知情的情况下于呼气末（功能残气位）阻断气道，吸气努力开始后 0.1 秒时口腔内产生的压力具有极高的可重复性，意识对气道阻断的反应至少有 0.15 秒的延迟。由此他们将吸气努力开始后 0.1 秒时口腔内产生的压力称为口腔阻断压（mouth occlusion pressure，$P_{0.1}$）。

目前，$P_{0.1}$是用得最为普遍的反映呼吸驱动的指标，即在平静呼吸时，吸气 0.1 秒时的口腔吸气压，因在 0.1 秒时的吸气不受主观因素的影响，可以代表呼吸中枢驱动的大小，测定 $P_{0.1}$时因吸气阀是关闭的，气道内无气流通过，不产生流速阻力，且肺容量无变化，可避免流速阻力及肺容量变化对吸气压的影响，可较准确地反映吸气驱动。吸气阀关闭时，平静呼气末肺容量处在功能残气量（functional residual capacity，FRC）位置，此时横膈肌的收缩力最大，可较准确地测定 $P_{0.1}$。

2. $P_{0.1}$临床应用

（1）$P_{0.1}$与膈肌肌电图有很好的相关，可基本反映平静呼吸时吸气驱动的大小。但某些情况下其值会出现误差，例如肺气肿病人，由于膈肌低平，膈肌的收缩力比较小，就会使测得的 $P_{0.1}$偏小，低估了吸气驱动；病人气道狭窄时，肺内呼吸单位吸气时间常数长，口腔压会比胸腔内压延迟出现，使口腔压比胸腔内压小，测得的 $P_{0.1}$偏低。正常人 $P_{0.1}$ = 1.68 ± 0.48cmH_2O。而 ARDS 病人由于大量肺泡塌陷，肺牵张反射增加，呼吸驱动往往明显升高，$P_{0.1}$明显增高。

（2）$P_{0.1}$可作为预测脱机成功的指标。Capdevila 等人及 Fernandez 等人研究报道，在撤机失败组和成功组之间 $P_{0.1}$有显著性差异，而气道阻力和平均吸气流速无差异，$P_{0.1}$与气道阻力和平均吸气流速无关。在急性呼吸衰竭和慢性阻塞性肺疾病的研究中，撤机失败组和成功组一样满足了常规参数，而 $P_{0.1}$在两组间差异有显著性，失败组 $P_{0.1}$增高明显。高 $P_{0.1}$值提示呼吸运动处于高负荷状态下，为维持足够的肺泡通气量，脑干呼吸中枢的兴奋性被异常提高以加强呼吸驱动；而呼吸肌持续高强度运动很难持久，最终必然产生疲劳而发生呼吸衰竭。Murciano 等人研究发现，$P_{0.1}$增高和膈肌疲劳程度有很好的相关性，在膈肌肌电图上显示高频/低频比值降低。撤机时单独使用 $P_{0.1}$判断的准确性为 90%，比常规参数均有明显提高。$P_{0.1}$动态监测可以反映呼吸功能的变化趋势，对撤机时机的把握意义更大。目前 EVITA 等呼吸机有内置程序测定 $P_{0.1}$，测定简便快速，每次测定仅 1 分钟，无创伤性，无需病人配合，重复性好，可动态监测，故存在很高的临床实际应用价值。但文献中 $P_{0.1}$的阈值水平不统一，有 3.8cmH_2O 和 6cmH_2O 不等，存在较大争议。

（三）呼吸驱动监测的综合评价

1. 概述　呼吸中枢驱动水平的客观评价是应用呼吸生理学检测的重要指标之一，将有助于探索呼吸系统疾病发病机制，评估疾病的严重程度与治疗反应，指导机械通气病人的通气模式选择与参数调节等。近年来，已经有一些基于呼吸中枢驱动检测的通气模式和策略应用于临床，如 NAVA 模式等。因此，准确评估呼吸中枢驱动具有重要的生理学和临床意义。目前评价呼吸中枢驱动水平的主要指标是：$P_{0.1}$、平均吸气流速和膈肌肌电图。

2. 呼吸驱动调节因素　呼吸中枢驱动水平受到众多因素的调节，包括呼吸中枢、外周神经、肌肉张力，以及血二氧化碳分压、血氧分压和 pH 等因素。当出现急性的血二氧化碳提高和（或）血氧降低时，呼吸中枢驱动增高，呼吸频率和潮气量增加，提高分钟肺泡通气量，降低血二氧化碳分压和提高血氧分压。

呼吸中枢驱动水平增高后，呼吸力学的变化（或称应答）是多方面的，但又是相互关联的。随着呼吸中枢驱动的逐渐增加，膈肌肌电图的强度逐渐增加，相应的外周呼吸肌肉的收缩力量和收缩速度也随之增加，跨膈压、通气量和呼吸频率等也随之增加。呼吸中枢驱动的增加伴随着一系列相互关联的呼吸力学变化。

3. 呼吸驱动监测　作为呼吸机触发信号的参数，需要能够敏感反映吸气的开始。在正常情况下，呼吸的生理过程是：呼吸中枢兴奋，经膈神经等外周神经传递至膈肌等吸气肌肉，通过电机械耦联（产生肌电图），吸气肌肉收缩，随之胸腔内压下降，肺泡压与气道开口压存在压力差，出现吸气气流，形成呼吸活动。理论上，以上指标均可以作为呼吸机的触发信号。从临床可行性的角度来说，膈肌肌电图是最上游的吸气信号，而 $P_{0.1}$ 和流量是下游的信号。目前临床上常用的触发信号为气道压力和流量，主要是因为容易检测。随着膈肌肌电图检测技术的进步，近年来有不少研究采用膈肌肌电图作为人机同步的指标，并已经有商业化的呼吸机采用膈肌肌电图作为同步辅助的通气模式用于临床（如 NAVA 模式等）。

（1）胃内压：从理论上，与 $P_{0.1}$ 和流量比较，膈肌收缩产生的胃内压、食管内压和跨膈肌压的变化没有受到气道阻力和弹性阻力的影响，其作为吸气的触发信号应该比 $P_{0.1}$ 和流量更敏感。但有研究结果显示，当中枢驱动在低水平时，吸气开始后，胃内压增高的变化比流量稍早，而随着中枢驱动的增加，胃内压变化反而比流量晚；当中枢驱动继续增高时，出现主动呼气，腹部肌肉参与呼气活动，呼气相的胃内压明显升高，吸气相的开始表现为胃内压的快速下降，其下降的拐点与吸气流量开始相吻合。以上现象提示，吸气开始时，胃内压的变化方向与中枢驱动的水平有关，当低中枢驱动时，胃内压表现为压力增高；而当中枢驱动很高时，表现为压力降低。因此，胃内压的变化作为触发信号是没有意义的。

（2）食管内压：与胃内压不同，吸气时食管内压的变化比流量早，且随着中枢驱动的提高，食管内压的变化时间逐渐提前；仅从时间出现前后的角度看，食管内压可以作为吸气的触发信号。然而，食管内压作为触发信号存在两个问题：首先是心脏搏动产生的胸膜腔内压变化的干扰。在麻醉状态下，心脏的活动可引起食管内压的变化。在中枢驱动提高的病人中，其心搏量增加，心脏引起的食管内压的变化范围也会随之增高。其次是呼气相呼气肌肉的收缩影响。随着中枢驱动水平的提高，腹部肌肉主动参与呼气活动。增强的腹肌（呼气肌肉）收缩可以使呼气相食管内压的基线抬高。在此条件下，腹肌的松弛也可引起食管内压的下降，就有可能出现误触发。由于上述两种因素的干扰，食管内压变化也并非理想的吸气触发信号。

（3）跨膈肌压：跨膈肌压是膈肌收缩产生的膈肌上下的压力差，通过"胃内压-食管内压"的差值而计算出的。因此，跨膈肌压也受到影响食管内压和胃内压的相关因素影响。当中枢驱动水平低时，跨膈肌压的变化比流量晚；当中枢驱动增高时，跨膈肌压的变化提前，早于流量信号变化。多项研究结果提示，跨膈肌压也不是理想的吸气触发信号。理论上说，膈神经兴奋冲动有可能作为触发信号，但临床检测属于有创操作，且比较困难，不适合于临床使用，只能在实验室动物实验中采用。膈肌肌电图能够反映呼吸中枢的驱动水平，生理学过程先于压力和流量的变化，有可能作为吸气触发信号。有早期研究显示，基于食管膈肌肌电图的模拟触发信号比吸气流量变化早 20～50 毫秒。林健濂等人研究探讨了不同呼吸中枢驱动下，流量信号与膈肌肌电图信号的关系。结果显示，随着呼吸中枢驱动水平的提高，膈肌肌电信号比吸气流量信号提前出现的时间差值增大，尤其是此时间差值与呼吸周期时间的百分比增大更为显著。这提示，当病人呼吸中枢驱动较高的情况下，以流量为触发信号容易出现触发延迟，导致触发的人机同步性下降。

此外，从 3 个吸气信号出现的时间顺序来看，膈肌肌电的吸气信号最早，$P_{0.1}$ 次之，流量最晚。而当存在气道阻塞和呼气流量受限时，膈肌肌电图作为吸气信号，在改善人机同步性方面有可能显得尤为突出。

尽管目前常用吸气流量和（或）吸气气道内压变化作为吸气同步触发信号，可以满足多数病人机械通气的需求。然而，中枢驱动水平提高时，流量触发的时间滞后增加，而膈肌肌电信号能够更早检测到吸气信号，可作为呼吸机同步触发的信号，可能有助于改善中枢驱动增高状态下的人机同步性。

（许红阳　葛慧青）

二、气道阻力与顺应性的监测与评价

（一）吸气阻力与呼气阻力的测定

呼吸系统是参与外界环境和机体内部气体交换器官的总称。呼吸功能可分为 3 个连续的环节：外呼吸，包括肺通气和肺换气；气体在血液中的运输；内呼吸，指血液与组织细胞间的气体交换。机械通气的作用主要是部分或完全地替代肺通气。但不论自主呼吸还是机械通气，气体流经传导气道均需要克服一定的阻力，为区别于呼吸系统的弹性阻力，我们把这部分阻力定义为非弹性阻力。非弹性阻力主要分为惯性阻力、黏性阻力和气道阻力。气体分子具有保持原来运动方式的能力，而惯性阻力指的是改变其运动速度及运动方向时需要克服的阻力；黏性阻力是指呼吸运动时组织之间相互摩擦产生的阻力；气道阻力是指气体分子之间或气体分子与传导气道间相互摩擦产生的阻力。由于气道阻力占非弹性阻力的 80%～90%，因此常使用气道阻力来代替非弹性阻力。

在对流体进行研究的过程中，常使用压力来代替阻力，即气道阻力的大小是根据克服气道阻力所需要的压力进行衡量。

1. 气道阻力的影响因素　气道阻力受气体流速、气体性质及传导气道的阻力特性等因素影响。

（1）气体流速：流速反映的是气体运动的快慢程度。从微观而言，流速越快时，气体分子和气道壁、气体分子之间的相互碰撞及摩擦也越剧烈，运动过程中产生的阻力增加；反之，流速越慢，阻力越小。此外，气流的速度快慢还会对其运动方式产生影响。根据流体力学，当流体运动过程中雷诺数（雷诺数 = 流体的平均流速 × 管路直径/流体运动黏滞系数）小于 2000 时，此时流体多以层流形式运动，由 Poiseuille 定律（$\Delta P = 8\mu LQ/\pi r^4$，$\Delta P$ 为维持气流需要克服的阻力，μ 为气体黏滞度，L 为管路长度，Q 为流量，r 为半径）可知，此时用于克服传导阻力的压力与流量成正比。而当雷诺数大于 2000 时，流体多以湍流的形式运动，此时 Poiseuille 定律不再适用，用于克服传导阻力的压力（$\Delta P = fLQ^2/4\pi^2 r^5$，$f$ 由气体密度、黏滞度及管道壁的光滑程度决定）与流量的平方成正比。由此可见，当气体以湍流方式运动时气道阻力明显增加。

（2）气体性质：根据上述流体力学理论，在改变吸入气体性质，比如使用低密度、低黏滞度的气体进行通气时，一方面可直接降低通气阻力；另一方面也可通过减少发生湍流机会而降低阻力，最终减少呼吸做功和气压伤风险。临床运用最多的是氦气和氧气的混合气体，1934 年 Barach 率先将其用于治疗支气管哮喘，目前常被用于治疗各种气道阻力明显增高疾病的病人。

（3）传导气道的阻力特性：传导气道的阻力特性受气道的光滑程度、长度及内径等因素影响。无论气体是层流还是湍流，气道阻力与气道半径的 4 次方或 5 次方成反比，因此气道内径成为影响气道阻力最为重要的因素。根据人体支气管树的特点，直径小于 2mm的小气道其总的横切面积远远大于大气道，高速气流进入大气道多以湍流方式运动，而到达小气道后流速将逐渐降低并以层流方式运动。总体而言，小气道内产生的气道阻力仅为总气道阻力的 20% 左右。

许多病理改变导致气道阻力增加，如支气管黏膜充血水肿、炎症、分泌物蓄积和气道痉挛等，都是通过直接或间接改变气道内径而产生的。某些生理特征也会影响气道阻力大小。吸气过程中，胸腔负压通过肺间质可对各级气管产生牵拉作用，导致气道内径变大，故阻力减小；呼气过程则刚好相反。此外，肺内气体容积也可能对气道阻力产生影响，当肺处于较高的容积位时，肺内气体可对容易塌陷或陷闭的肺组织产生支撑作用，具有降低气道阻力的作用。

2. 气道阻力测量　气道阻力测定方法可大致分为：体积描记法、脉冲振荡法、气道阻断法、食管内压测量法、气道压力检测法和吸气末暂停法。但基于可执行性、准确性及可重复性考虑，对于机械通气病人而言，多数情况下使用的是吸气末暂停法。

临床工作中，我们习惯把气道阻力定义为传导气道两端压力变化值与气体流量的商，即：

$$气道阻力（R）=压力变化值（\Delta P）/流量（V）$$

因此吸气阻力和呼气阻力为：

$$吸气阻力（R_I）=（气道开口处压力 - 肺泡压）/吸气流量$$

$$呼气阻力（R_E）=（肺泡压 - 气道开口处压力）/呼气流量$$

由此可见，计算气道阻力时需要测定的参数主要为气道开口处压力、肺泡压及流量。相对而言，气道开口处压力及流量较易获得，计算气道阻力的关键在于肺泡压的获取。

在使用吸气末暂停法测量气道阻力时，应先排除自主呼吸对测量准确性的影响，选择容量控制通气并使用方形流量波，通过设置足够长的平台时间或使用吸气末暂停功能键，用于确保吸气末气流速度最终降为 0，此时气道压力也从气道峰压力同步降低至平台压力（即肺泡压）（图 3-8-10，见文末彩图），降低的压力值为克服气道阻力所需的压力。因此吸气阻力可通过下列公式计算：

$$吸气阻力（R_I）=（气道峰压 - 平台压）/吸气流量$$

呼气过程通常情况下是胸肺弹性势能的释放过程，气流速度并不恒定，而是呈现先快后慢的特点，呼吸机描记的流量-时间曲线通常呈指数递减样变化。因此在机械通气过程中，通常是结合气道阻断法计算呼气开始瞬间的气道阻力，此时肺泡内压力为平台压，气道开口处压力为 PEEP，气体流量为呼气相峰流量：

$$呼气阻力（R_E）=（平台压 - PEEP）/呼气峰流量$$

但目前临床上多数呼吸机流量传感器位于呼吸机回路远端，呼气开始时流量受回路顺应性及阻力影响较大，因此测定的呼气阻力准确性较低，仅具参考意义。

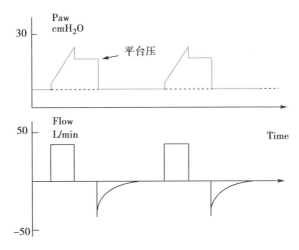

图 3-8-10 气道阻力及顺应性的测量

在选择容量控制模式并使用方形流量波通气的情况下，通过设置足够长的平台时间或使用吸气末暂停功能用于确保流速最终降为 0，此时的气道内压力即为平台压。气道峰压与平台压的差值反映了克服气道阻力的压力大小，而平台压与呼气末正压的差值反映的是克服弹性阻力的压力大小

需要指出的是，上诉检测方法得到的阻力并不是力或压力，其单位为 $cmH_2O/(L \cdot s)$，可视为排除流速快慢影响后的气道阻力，一定程度上反映了传导气道的阻力特性。健康成人平静呼吸时气道阻力为 $1 \sim 3cmH_2O/(L \cdot s)$，吸气阻力和呼气阻力约为 $1.23cmH_2O/(L \cdot s)$ 和 $1.27cmH_2O/(L \cdot s)$。

（二）静态顺应性和动态顺应性的测定

弹性组织具有在外力作用下发生形变，并表现出对抗形变、恢复原本自然形态的特点，这种特点被称为弹性（elasticity，E）。在研究呼吸力学的过程中，常使用顺应性（compliance，C）来衡量肺脏及胸廓的弹性。顺应性是指单位压力引起的容量改变，即：

$$顺应性（C）= 容量改变（\Delta V）/ 压力改变（\Delta P）$$

由此可看出，顺应性反映了弹性组织在外力作用下发生形变的难易程度。顺应性与弹性之间呈倒数关系，即：

$$C = 1/E$$

呼吸系统顺应性（C_{RS}）通常可分为静态顺应性（C_{st}）和动态顺应性（C_{dyn}）两种。静态顺应性是在呼吸周期中，气流被阻断后所测得的顺应性，它反映的是呼吸系统的弹性；动态顺应性是呼吸周期中，气流未被阻断时所测得的顺应性，除反映呼吸系统的弹性外，还受气道阻力大小的影响。

1. 呼吸系统顺应性的组成 呼吸系统顺应性主要包括胸廓顺应性（C_W）和肺顺应性（C_L）两部分。胸廓是胸腔壁的骨性基础和支架，由胸骨、12 个胸椎和 12 对肋骨借关节和软骨连接组成。通常情况下，在肺内容积处于肺总量的 67% 左右时，此时胸廓处于其自然形态位置。因此，当肺内容积大于 67% 肺总量时，胸廓的弹性回缩力向内，成为吸气的阻力，呼气的动力；而当肺内容积小于 67% 肺总量时，此时胸廓的弹性回缩力向外，成为吸气的动力，呼气的阻力。在排除胸廓对肺脏的牵拉作用后，肺组织在自身弹性的作用下将萎缩至几乎不含气状态，此即为肺组织的自然位置。肺组织的弹性回缩力主要来自两部分：肺实质及肺泡壁上的结缔组织富含胶原纤维和弹性纤维，形成肺组织的弹性结构，使得正常肺组织具有良好的弹性；肺泡上皮内表面上覆盖的极薄液体层与肺泡内气体形成液-气界面，由于液体的密度更高，液体分子之间的相互作用力大于液体与气体之间的相互作用力，因此肺泡内存在一个驱使肺泡萎陷的力，即表面张力。根据 Laplace 公式，用于维持肺泡膨胀的压力（P）与表面张力（T）和肺泡半径之间（r）的关系为：

$$P = 2T/r$$

对于正常机体而言，胸廓和肺脏通过胸膜连接起来，在整个呼吸运动过程中保持相同的运动趋势。呼吸系统总的弹性阻力等于胸廓和肺脏弹性阻力之和。就顺应性而言，其计算方法类似并联电路总的电阻计算，即：

$$1/C_{RS} = 1/C_W + 1/C_L$$
$$C_{RS} = C_W \times C_L / (C_W + C_L)$$

2. 呼吸系统顺应性的影响因素

（1）胸廓弹性：对于正常机体而言，胸廓弹性的变化幅度不大。但若存在胸廓畸形、肥胖、胸壁水肿、气胸、胸腔积液及腹胀等因素时，可导致胸廓活动明显受限，顺应性显著降低。

（2）肺组织弹性：肺组织弹性主要和肺内胶原纤维与弹性纤维相关。当肺扩张时，上述纤维被牵拉并使肺组织趋向于回缩。正常机体肺组织弹性产生的阻力占肺总体弹性阻力的 1/3 左右。

（3）肺泡表面活性物质：肺泡表面活性物质是由肺泡Ⅱ型细胞分泌的一种脂蛋白，主要成分为二棕榈酰卵磷脂（或二软脂酰卵磷脂）。其主要分布于肺泡液体分子层的表面，即在液-气界面之间，具有降低肺泡表面张力的作用（正常机体表面张力产生的阻力占肺总体弹性阻力的 2/3 左右）。在表面活性物质数量不变的情况下，随着肺泡膨胀，其密度逐渐降低，表面张力增加，肺泡内缩力增加；而当肺泡内体积减小时，表面活性物质密度增加，表面张力降低，肺泡内缩力降低。因此，肺泡表面活性物质具有稳定肺泡的作用，避免肺泡在吸气时过度扩张，在呼气时过度陷闭。

对于 ARDS 病人而言，在肺损伤过程中，肺泡Ⅱ型上皮细胞内和肺泡内表面活性物质代谢改变，导致表面活性物质数量和质量的降低，此外肺泡中的一些特殊因子对表面活性物质的活性产生抑制作用，因此表面张力和肺弹性阻力明显增加，肺顺应性明显降低。

（4）肺容量：在不同肺容量时，胸、肺顺应性并不相同。通常情况下，在肺内容积处于功能残气量时，肺的顺应性最高；而当肺内容积接近肺总量或残气量时，肺的顺应性最低。

（5）呼吸相：在研究肺内容量与压力关系的时候发现，相同压力的情况下，呼气相肺内容量较吸气相大（图 3-8-11），这与弹性物体上存在滞后现象相关。

3. 呼吸系统顺应性的测量方法　顺应性

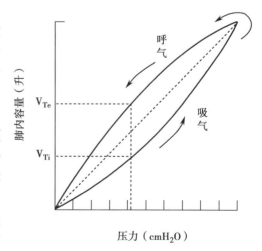

图 3-8-11　呼吸系统的滞后现象
相同压力对应的呼气容积 V_{Te} 大于
吸气容积 V_{Ti}

的测量方法与阻力大致相似，不同之处在于计算过程使用的压力不同。

（1）呼吸系统静态顺应性：由于胸腔外的压力为大气压，呼吸系统静态顺应性等于肺内容积的变化值除以肺泡压变化值。因此在排除自主呼吸影响时，只需测定潮气量、吸气末平台压力，呼气末总的 PEEP。

呼吸系统静态顺应性 = 潮气量/（吸气末平台压力 – 呼气末总的 PEEP）

（2）呼吸系统动态顺应性：检测方法与呼吸系统静态顺应性类似，只是将吸气末平台压力更换为气道压力即可。

呼吸系统动态顺应性 = 潮气量/（气道压 – 呼气末总的 PEEP）

（3）肺静态顺应性：计算肺静态顺应性时，需要用到的压力是跨肺压（即肺泡压减去胸腔内压）的变化值，因此在测量的时候还需要放置食管测压管。

肺静态顺应性 = 潮气量/跨肺压的变化值

（4）肺动态顺应性：计算肺动态顺应性时，需要用到的压力是气道压与胸膜腔内压差值的变化值。

肺动态顺应性 = 潮气量/气道压与胸腔内压差值的变化值

（三）气道阻力及顺应性监测的综合评价

气道阻力及顺应性的改变提示病情变化，为疾病的诊断与治疗提供依据。

1. 提示病情变化　半径是影响气道阻力的关键因素，也是最容易发生改变的因素。气道阻力升高时往往意味着传导气道半径减小。因此机械通气的过程中，可根据气道阻力的改变来判断疾病的进展及各种异常状况的发生：当气道阻力迅速上升时，往往提示可能存在气道痉挛、分泌物蓄积、人工气道扭曲或移位等情况；而气道阻力逐渐上升可能是由于气道充血、水肿或人工气道痰痂形成等原因。

胸壁顺应性改变常不明显。肺静态顺应性降低通常提示肺实质改变，如各种纤维化病变、肺气肿、ARDS、限制性肺病等；而动态顺应性/静态顺应性比值降低常提示气道阻塞性病变或吸气流量过大。机械通气过程中胸肺静态顺应性迅速降低最为常见的原因是出现气胸与肺过度充气；而逐渐降低可见于肺不张、胸腔积液或渗出增加。

气道阻力及呼吸系统顺应性反映了通气过程中需要克服的非弹性阻力及弹性阻力。因此当气道阻力降低、呼吸系统顺应性增加，可在一定程度上反映病人呼吸负荷降低，指导呼吸机撤离。但以呼吸系统静态顺应性大于 $33ml/cmH_2O$ 作为撤机指标时，其预测价值并不高。这可能是因为单独使用气道阻力或顺应性指导撤机时，忽略了对病人呼吸肌力的评估，因此有学者提出可结合呼吸肌力及氧合等指标计算 CROP 指数及 CORE 指数，并用于指导撤机。

$$CROP\ 指数 = [C_{dyn} \times MIP \times (PaO_2/P_AO_2)]/R$$
$$CORE\ 指数 = [C_{dyn} \times (MIP/P_{0.1}) \times (PaO_2/P_AO_2)]/R$$

（此处，C_{dyn} 表示呼吸系统动态顺应性，MIP 为最大吸气负压，PaO_2 为动脉血氧分压，P_AO_2 为肺泡氧分压，R 为气道阻力，$P_{0.1}$ 为 0.1 秒气道闭合压）。

Delisle 等人通过对 RSBI、$P_{0.1}$、CROP 指数及 CORE 指数进行研究对比，最后发现 CORE 预测自主呼吸试验结果的准确性最高。但 CROP 指数及 CORE 指数计算较为复杂，且目前还需要更多的研究进一步证实其有效性。

2. 时间常数　时间常数能够反映气体充盈及排空的速度，也可视为肺泡对压力改变的反应快慢，它等于气道阻力与顺应性的乘积。时间常数可用于指导呼吸机呼气时间设置：假定压力改变后重新达到平衡时肺泡内的容积改变为 ΔV，则呼气开始第一个呼气时间常数内，肺泡内呼出的气体容积为 $0.63 \times \Delta V$；呼气开始第二个呼气时间常数内，肺泡内呼出的气体容积为 $0.865 \times \Delta V$；呼气开始第三个呼气时间常数内，肺泡内呼出的气体容积为 $0.95 \times \Delta V$，此时可认为基本呼气完全。

对于正常机体而言，各部分肺泡的时间常数总体差异不大。许多病理改变可明显加剧这种差异，此时根据充盈速度，肺泡可分为快速肺泡及慢速肺泡。快速肺泡为低阻力低顺应性，慢速肺泡为高阻力高顺应性。在平静呼吸时，由于吸气及呼气时间足够长，肺泡最终都能够完全充盈及排空，时间常数的改变对肺通气影响不大。但在快速呼吸时，由于吸气及呼气时间不足，肺泡充盈及排空不完全，此时测得的肺动态顺应性随着呼吸频率增加而降低，因此动态顺应性又被称为频率依赖性顺应性。

3. 压力-容积曲线（P-V 曲线）　P-V 曲线是以肺内静态压力为横轴、容积为纵轴描记出的曲线，曲线的斜率即为顺应性。通常情况下，正常人肺内容积从残气量至肺总量之间的 P-V 曲线呈 S 形，但在功能残气量上做平静呼吸的容积范围大致呈直线。

P-V 曲线对于疾病的治疗具有显著的意义。从准确角度出发，绘制 P-V 曲线时应该逐一测量各个肺内容积所对应的静态压力，但操作困难，不易实现。临床工作中多采用大注射器法、多次阻塞技术或低流速法。相对而言，大注射器法测量过程中需要脱开呼吸机，风险较高，且测量过程中重复性较差；多次阻塞技术虽不需要断开呼吸机，但耗时较长、精度欠佳。采用低流速法测试前，应对病人充分镇静，必要时可考虑肌松，以避免自主呼吸对测试结果的影响。通过延长吸气时间、降低吸气流速达到降低气道阻力的作用，此时呼吸机描记的压力-容积环与病人 P-V 曲线近似。

典型的 ARDS 病人 P-V 曲线呈三段两点（图3-8-12）。传统观点认为，第一段曲线为低位平坦段，此时存在大量陷闭肺泡，增加的压力难以开放陷闭组织，因此顺应性较低；当压力超过低位拐点时，此时大量陷闭肺泡打开，肺顺应性明显增加；而当肺内压力超过高位拐点进入高位平坦段时，此时肺内多数肺泡处于过度扩张状态，肺顺应性再次降低，增加压力难以引起肺内容积的改变，反而显著增加呼吸机相关性肺损伤的概率。

基于以上理论，在对 ARDS 病人进行机械通气的过程中，推荐使用小潮气量通气，避免肺内容积超过高位拐点产生肺容积伤；另一方面，可根据低位拐点或最佳顺应性等方法设置呼气末正压以减少肺泡陷闭，避免肺剪切伤。

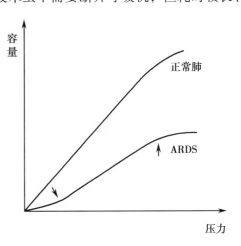

图 3-8-12　正常人及 ARDS 病人的 P-V 曲线

由于顺应性降低，ARDS 的 P-V 曲线明显较正常肺低平。图中两箭头分别代表低位拐点和高位拐点

（段开亮　许红阳）

三、气道压力监测与评价

正常呼吸时，肺对胸膜有倾向于向内的拉力，而胸廓是向外扩展，在两层胸膜之间形成负压（低于大气压）。如果胸骨分裂和胸膜分离，肺和胸廓将各自呈静息位，则出现肺萎缩或胸廓扩张（图3-8-13）。

如将胸肺系统简单看作胸膜连接着两个"弹簧"的模型（图3-8-14）。胸廓为向外伸展的弹簧，而肺是向内牵拉的弹簧。呼吸运动过程必须克服压力的变化。

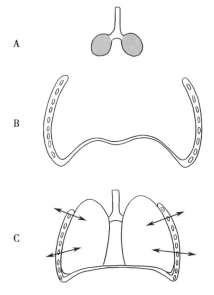

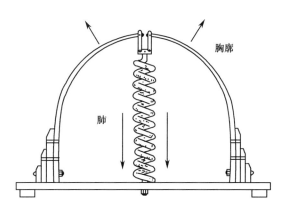

图3-8-13 胸腔压力变化与肺脏关系

A. 脱离胸腔后静息状态的肺（产生弹性的原因消失）；B. 胸廓顶端离断之后静息状态的胸廓及膈肌；C. 正常呼气末完整的胸腔，肺和胸壁所承受的力是相反的，而胸膜分别承受来自两个相反方向的力

图3-8-14 胸廓变化与肺脏关系

胸肺系统可以看成是两个作用力相反的弹簧，胸廓向外拉伸，肺向内收缩

总的呼吸系统压力称为经呼吸系统压（P_{rs}），包括经肺压（P_L）和经胸壁压（P_W）。在静态（流量为零时），压力和肺容量之间的变化规律可通过压力-容积曲线观察。

（一）呼吸系统压力及压力梯度概念

1. 常用的呼吸系统压力

（1）气道开放压（airway opening pressure，P_{awo}）：又称为口腔压，即为上气道压力或近气道压，通常为零或大气压；与之相似的是体表压（body surface pressure，P_{bs}），通常P_{bs}处于大气压时为零，除非病人被置于正压（如高压氧舱）或负压舱（如铁肺）内。

（2）肺泡压（alveolar pressure，P_{alv}）：即肺泡内压力，也可称为跨肺压。当吸气气流为零、声门开放时，与口腔压相等；当胸膜腔内压改变时，肺泡压改变。容量控制型通气期间，吸气过程中任何时间的P_{alv}取决于容量的输送，$P_{alv} = V/C_{RS} + PEEP$，$V$为潮气量，$C_{RS}$为呼吸系统顺应性；压力控制通气，吸气后任何时间的$P_{alv} = \Delta P \times (1 - e^{-t/\tau}) + PEEP$，$\Delta P$为送气过程中高于PEEP的压力，e为自然对数的基数，t为时间吸气相开始的运行时间，τ为时间常数。自主呼吸时，P_{alv}约为$-1cmH_2O$，呼气时大约$+1cmH_2O$。

（3）胸腔内压（P_{pl}）：为壁层胸膜和脏层胸膜之间间隙内的压力。自主呼吸时P_{pl}呼气末为$-5cmH_2O$，吸气末为$-10cmH_2O$。由于直接测定P_{pl}困难，通常通过食管内压（esophagealpressure，P_{es}）测定计算获得，即$P_{pl} = P_{ao} - P_{es}$。

（4）食管内压（P_{es}）：食管内测定的压力，当压力稳定时，食管内压改变反映胸膜腔内压的改变。

（5）P_{bs}：等于大气压（P_{ATM}）。

（6）腹内压（abdominal pressure，P_{ab}）：即腹腔内的压力。

2. 常用的压力梯度 基础压力梯度包括跨肺压、跨气道压、跨胸腔压、经呼吸系统压等。

（1）跨肺压（P_{tp}），或跨肺泡压，是指肺泡压（P_{ao}）与胸腔内压（P_{pl}）之间的差值或口腔压和食管内压之差，即 $P_L = P_{ao} - P_{pl}$。静态下，当吸气暂停或呼气暂停时，P_L 为肺泡扩张压。反映在相应的肺容量时需要克服的阻力，也是产生相应的肺容量变化消耗于肺的驱动压力维持肺泡扩张，也称为肺泡膨胀压。静态下 P_L 反映肺的弹性回缩力，动态同时包括气道阻力（R_{AW}）。机械通气即在吸气相增加 P_L 实现有效通气，包括负压通气（通过降低 P_{pl}）和正压通气（通过增加 P_{alv}）。P_L 在平静自主呼吸时为 $3\sim4cmH_2O$；用力自主呼吸时最大可超过 $25cmH_2O$；辅助通气时，通常 $1\sim20cmH_2O$，大小取决于病人努力；控制通气时，P_L 正常情况下接近 $5cmH_2O$，肺泡压和胸膜腔内压与吸气压力水平相当；肺顺应性越差，无论自主呼吸、辅助呼吸或控制呼吸，肺泡内压和胸膜腔内压的压力差越大；胸壁顺应性越差，则肺泡内压与胸膜腔内压的压力差越小。呼吸机参数设置需要避免呼气时 P_L 为负值（由于肺泡开放和关闭导致的损伤）以及吸气末 P_L 过度（膨胀过度）（图 3-8-15）。

（2）跨气道压（transairway pressure，P_{ta}）为气道开放压和肺泡的压差：$P_{ta} = P_{aw} - P_{alv}$。$P_{ta}$ 通过压力梯度将气体通过气道送入肺内，克服气道阻力。

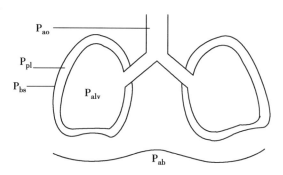

图 3-8-15 正常情况或正压通气时的胸腔压力梯度

P_{ao}：气道开放压；P_{alv}：跨肺压或肺泡压；P_{pl}：胸腔内压；P_{bs}：体表压；P_L（跨肺压）$= P_{ao} - P_{pl}$；P_w（跨胸腔压）$= P_{pl} - P_{bs}$；P_{rs}（经呼吸系统压）$= P_{alv} - P_{bs}$；P_{di}（跨膈压）$= P_{ab} - P_{pl}$

（3）跨胸腔压（transthoracic pressure，P_w）肺泡内压或肺和体表压力（P_b）的差，$P_W = P_{alv} - P_{bs}$，为扩张肺和胸廓的压力。反映相应的容量时胸廓的阻力，也是产生相应胸廓容量变化所消耗的驱动压力。P_b 为大气压（参照零点），因此 $P_W = P_{PL}$。准确测量 P_{pl}，只有在呼吸肌完全放松、气道阻断条件下，P_{pl} 才能反映 P_W。自主呼吸、辅助通气及控制通气时，跨胸腔压大于跨肺压 $3\sim5cmH_2O$，与肺和胸廓顺应性有关，也与气道阻力有关。呼吸系统顺应性下降或气道阻力增高，跨胸腔压增高。

（4）经呼吸系统压（P_{rs}）是指呼吸运动过程中需要克服的整个呼吸系统的总压力，为经肺压（P_L）和经胸壁压（P_W）的总和：

$$P_{rs} = P_L + P_W \tag{1}$$

在呼吸运动过程中，这些压力是动态变化的，随着肺容量和呼吸流量的改变而变化。引起肺膨胀的动力（P_{inf}）来源于呼吸肌的外在压力（P_{ext}）和（或）病人肌肉收缩产生的压力（P_{mus}）。这些压力间的关系为：

$$P_{inf} = P_{rs} = P_{mus} + P_{ext} \tag{2}$$

当病人完全放松时（$P_{mus} = 0$），$P_{rs} = P_{ext}$，呼吸机克服全部经呼吸系统的阻力；相反，完全自主呼吸时，$P_{rs} = P_{mus}$，呼吸肌克服所有经呼吸系统的阻力。由于经肺压（P_L）为气道开口压（P_{ao}）与胸腔内压（P_{pl}）的差值，而经胸壁压（P_w）为P_{pl}与体表压（P_b）的差值，公式（1）可改写为：

$$P_{rs} = P_L + P_w = （P_{ao} - P_{pl}）+ （P_{pl} - P_b）= P_{ao} - P_b \qquad (3)$$

在呼吸肌完全放松时，$P_{rs} = P_{ao} - P_b$。在正压通气或自主呼吸时，P_b = 大气压（参考零点），$P_{rs} = P_{ao}$。在呼吸放松和呼吸流量为零的条件下，测定P_{ao}可以简单测出P_{rs}。在不同肺容量位测定P_{rs}可建立P_{rs}与肺容量的关系曲线。呼吸肌产生的压力对P_{ao}有显著影响；吸气肌收缩使P_{ao}降低，呼气肌收缩使P_{ao}增加。

（5）跨膈压（diaphragmatic pressure，Pdi）：跨越膈肌的压力差。为腹内压和胸膜腔内压的压差。$P_{di} = P_{ab} - P_{pl}$。自主呼吸时，由于胸膜腔内压下降、腹内压增加，跨膈压略大于跨肺压。辅助通气时，跨膈压初始略大于跨肺压，当正压通气时，胸腔内压和腹内压增高，使跨膈压接近为零。控制通气时由于膈肌无收缩活动，胸腔内压和腹内压增加，跨膈压接近为零。

（二）压力监测方法

通气过程气流的产生与压力降相关，气流从压力高的一端流向压力低的一端。正常平静呼吸时，气道压与肺泡压差使气流进出气道，引起肺容积的改变。自主吸气时，气道压高于肺泡压，气流进入肺；相反，呼气时肺泡内压高于气道压。当气道开放压和肺泡内压相同时，则无气流产生（图3-8-16）。

呼吸机的压力监测位于呼吸机回路（通常位于病人 Y 形接口）、气管导管远端和食管，其准确性为 ±10%。理想的压力测量应该在近气道端，但为防止气道分泌物污染传感器及其他技术问题，大多数压力传感器位于远离病人端。呼吸机或呼吸回路的压力测定通常被认为

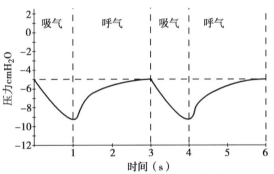

图3-8-16　正常自主呼吸通气时胸膜内（胸廓内）压力曲线

正常静息呼气压力在 $-5cmH_2O$，
吸气时降到 $-9cmH_2O$

是气道压（P_{AW}）或气道开放压（P_{AO}）。气管导管末端的压力通常视为气道压（P_{TR}），食管中段气囊测得的压力（P_{ES}）反映胸腔内压。不同类型呼吸机的压力传感器位置不同，例如 Hamilton 将压力传感器放在送气通道或气道近端（Y 形管中）。PB840 在进气、出气通道均有压力传感器。压力传感器的位置对检测结果有一定影响。当传感器位于气道近端，结果会受湿化器和吸气通道阻力的影响。机械肺模型的研究发现，压力传感器位于呼气回路和 Y 形管中，结果并无明显差异。

气道压力随时间的改变通过波形和数字显示在呼吸机显示屏。常用的压力监测包括：气道峰压（吸气相最高的压力，P_{peak}）、吸气平台压（吸气末流速为零状态下的压力，P_{plat}）、平均吸气气道压（吸气相的平均压力，$inspP_{mean}$）、呼气末正压（下一次吸气前环路内的压力，PEEP）、平均气道压（整个呼吸周期的平均压，P_{mean}）。当呼气末流速为零或呼气末屏气时测得的压力为总呼气末肺泡压（$PEEP_{total}$）。

气道压力曲线的形成与流速、容量、肺力学和呼吸运动相关。气道压力的组成可以用运动方程式表示：

$$P_{vent} + P_{mus} = V_T/C_{RS} + R_{AW} \times \dot{V}_1 + PEEP + PEEP_i + inertance$$

P_{vent} 呼吸机提供的近端气道压，P_{mus} 病人吸气肌产生的压力，V_T 为潮气量，C_{RS} 为呼吸系统顺应性，R_{AW} 为气道阻力，$\dot{V}_1$ 吸气流速，PEEP 为呼吸机设置的呼气末正压，$PEEP_i$ 为内源性 PEEP（auto-PEEP）。inertance 由惯性产生，由于很小，可以忽略不计。

R_{AW} 和 C_{RS} 可以通过运动方程计算中已知的 P、V 和 $\dot{V}_1$ 多元线性回归计算得到，称为线性回归模型。一些呼吸机将其整合到软件中，无需吸气和呼气相暂停的操作就将 R_{AW}、C_{RS} 和 auto-PEEP 显示于屏幕。P、V 在 100Hz 数字显示，计算每次呼吸从 100 至更多方程式计算 R_{AW} 和 C_{RS}。此计算方法可以在整个呼吸周期，或仅在吸气相或呼气相。虽然吸气相分析限制，但更适于对存在气流受限的 COPD 病人进行分析。最小二乘拟合法假设 P_{mus} 为零，当病人主动呼吸时则结果受影响。最小二乘拟合技术使用的简单线性模型，未考虑肺容积对 R_{AW} 和 C_{RS} 的改变，同时忽略了湍流的产生和惯性力。

1. 气道压（P_{aw}）测定

（1）气道峰压（peak airway pressure，P_{peak}）：P_{peak}（或 PIP）为机械通气过程中呼吸机回路开放时气道压最大值。气道峰压如果高于 $50 \sim 60cmH_2O$，通常易增加气压伤和低血压的风险。气道峰压包括克服气道阻力和胸肺弹性回缩力的压力。可用于动态顺应性测定。当 V_T 恒定时，P_{peak} 增加，提示肺顺应性下降或气道阻力增高。相反，P_{peak} 下降可能提示漏气或顺应性、气道阻力改善。

（2）气道平均压（mean airway pressure，P_{mean}）：P_{mean} 为总的呼吸回路平均气道压力。其计算值需要呼吸机持续监测气道开口压，通常现代呼吸机均能自动计算。P_{mean} 与平均肺泡容积相关，因此如果灌注稳定的情况下与氧合相关。当 P_{mean} 增加时，通常改善动脉氧分压，同时可能影响静脉回流继而影响血压。P_{mean} 除了影响动脉血压，还需关注对 V_T、呼吸频率、吸呼比和 PEEP 的影响。因此，调整 P_{mean} 改善氧合与静脉回流平衡。正常情况下，呼气阻力高于吸气阻力（约两倍），平均肺泡压高于 P_{mean}。COPD 病人呼气阻力增高，机械通气过程平均气道容积大。而 ARDS 病人，气道阻力通常较低，P_{mean} 与平均肺泡压相近。当区域肺灌注正常时，平均肺泡容积与气体交换特别是氧合相关。因此对于 ARDS 病人，通过增加 P_{mean}，可增加平均肺泡压或平均肺泡容积，改善氧合。临床选择高频振荡通气和气道压力释放通气模式对 ARDS 病人进行呼吸支持，采用的即为增加 P_{mean} 的原理。

P_{mean} 取决于 PIP 和吸气期时间的长短（T_i/T_{tot}）。对于恒定流速的通气，气道压力-时间曲线呈三角，$P_{mean} = 0.5 \times (PIP - PEEP) \times (Y_i/T_{tot}) + PEEP$。压力通气气道压力-时间曲线呈矩形，$P_{mean} = (PIP - PEEP) \times (T_i/T_{tot}) + PEEP$。当吸气气道阻力（$R_I$）与呼气气道阻力（$R_E$）不同，平均肺泡压和 P_{mean} 可能不同，常见于一些肺部疾病病人：平均肺泡压 $= P_{mean} + (V_E/60) \times (R_E - R_I)$，$V_E$ 为呼气流速。当前呼吸机通过微处理器可以直接算得 P_{mean} 值。

（3）平台压（P_{plat}）：P_{plat} 为吸气末平衡压，测定平均肺泡峰压，是床旁有效反映跨肺压的方法。虽然 P_{plat} 不能准确测定跨肺压，但静态情况下跨肺压通常不超过 P_{plat}。由于气道阻力的因素，吸气相如果存在气流，近端气道压通常高于 P_{alv}。P_{alv} 可通过吸气末屏气时测得。平台压（P_{plat}）通过吸气末屏气 $0.5 \sim 2$ 秒测得，因此压力测定的近端气道压力接近于 P_{alv}。习惯上，当病人存在主动呼吸做功、呼吸频率过高、吸气抵抗时，无法测得 P_{plat}。P_{plat} 测定通常用于静态顺应性的计算，可以反映肺泡壁和胸廓的弹性回缩力。目前的循证医学建议控制 $P_{plat} < 30cmH_2O$。需要注意的是，不管是压力通气还是容量控制型通气，如符合吸气末无气流状态（流速-时间曲线显示吸气相流速到零），压力-时间曲线显示的压

力即为 P_{plat}（图 3-8-17）。

随吸气末快速气道关闭，流速下降至零，近端气道快速降低至低水平（流速为零的压力 P_Z）。R_{aw} 和吸气末流速取决于气道峰压和 P_Z 的差值。气道关闭期间压力进一步下降至一平台（P_{plat}）。P_Z 与 P_{plat} 的差取决于肺内时间常数的不均一性（如钟摆样呼吸）和肺组织的弹性回缩力。P_{plat} 监测只有在肺被动扩张（而非主动呼吸）时有效。压力控制型通气时，监测 P_{plat}，流速在吸气相降低至零时，P_{peak} 和 P_{plat} 相等。

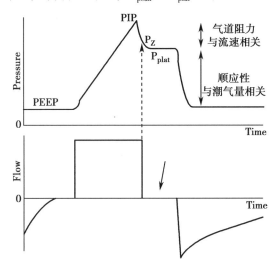

图 3-8-17　气道压力-时间曲线与流速-时间曲线

上图为气道压力-时间曲线，下图为流速-时间曲线。图示为恒定流速容量控制型通气时，吸气末屏气的结果。PIP 为气道峰压，吸气气流为零期间（如箭头所指处），气道压力为平台压（P_{plat}）。P_{plat} 代表肺泡峰压。P_Z 和 P_{plat} 的差值是由于肺内时间常数的不均一性导致。PIP 和 P_{plat} 的差值取决于气道阻力和气流的大小。P_{plat} 和 PEEP 的差值取决于潮气量和呼吸系统顺应性

P_{plat} 与完全呼吸机支持时潮气量和 C_{RS} 有关：$P_{plat} = V_T/C_{RS}$。P_{plat} 理想情况下维持 ≤ $30cmH_2O$，临床研究建议 ARDS 病人目标 $P_{plat} < 25cmH_2O$。当然此假设是基于胸廓顺应性（C_{CW}）正常的病人。对于 C_{CW} 下降的病人，可增加 P_{plat} 以保证通气，同时也是相对安全的。

应用呼气时间常数（τ_E）可以实时测定 P_{plat}，而无需吸气末暂停。使用此方法，τ_E 通过被动呼气流速曲线 0.1 秒至 0.5 秒斜率估计。P_{plat} 计算如下：

$$P_{plat} = \frac{(V_T \times PIP) - (V_T \times PEEP)}{V_T + (\tau_E \times \dot{V}_1)}$$

此方法利于在自主呼吸模式，如压力支持模式时测定，但是需要通过计算机运算方式进行计算。

2. 胸膜腔内压测定　胸腔内压（P_{pl}）无法直接测得，传统方法是应用食管气囊估计。食管测压管由末端 5~7cm 含很多小孔的细导管组成。为避免导管小孔被食管组织和分泌物阻塞，导管末端有 10cm 长的气囊，通常气囊充气 0.5ml。近导管末端附有压力传感器。导管经口或经鼻放入离气道开口 35~40cm 处，约食管中下 1/3 交界处附近。食管气囊的正确位置通过食管内压（P_{es}）监测确定。当气囊充气同时监测压力，比较 P_{es} 波形和气道

压波形。如果波形相似，导管可能置入了气道，需要重置。当导管放入食管时，P_{es} 波形可见心脏振动波，表明气囊位置位于食管下 1/3 处，位于心脏后方（图 3-8-18）。

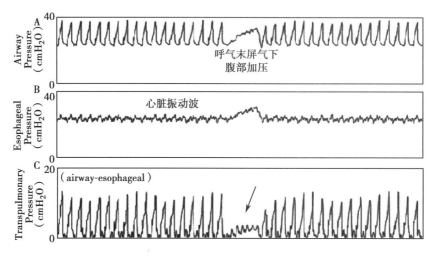

图 3-8-18　利用食管测压波形确定测压管位置

A. 气道压力时间曲线；B. 食管压力-时间曲线；C. 跨肺压曲线（气道压-食管内压）。食管内压波形中重叠心脏振动波表明食管测压管气囊位于食管下 1/3 处心脏后方。当腹部加压且呼气保持时，跨肺压没有变化（箭头所指处）

临床通常将囊管放入胃内，然后充气囊，逐渐拉出导管直到观察到 P_{es} 波形直至出现心脏振动波。传统技术需要病人配合，确认气囊位置时需病人开放声门，做 Valsalva 和 Müller 动作。如果病人无法配合，调整气囊位置时，P_{es} 和气道压力会改变。通过呼吸机呼气末暂停控制来闭合气道。当 P_{es} 与气道压改变相等时，表明 P_{pl} 至 P_{es} 传导畅通，P_{es} 可以正确反映 P_{pl}。必要时可以选择胸片确认导管位置（图 3-8-19）。P_{es} 监测评估 P_{pl} 存在潜在误差。鉴别 P_{es} 估计的 P_{pl} 是否位于胸腔中间非常重要。如位于胸腔非重力依赖区 P_{pl} 呈负压，位于重力依赖区 P_{pl} 则显示正压。心脏的重量导致 P_{es} 偏差约 $5cmH_2O$。

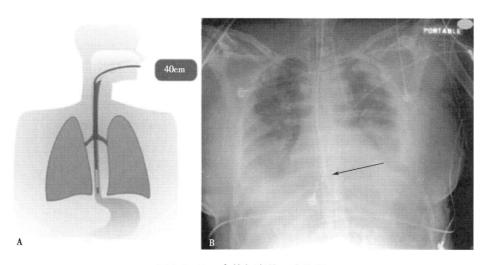

图 3-8-19　食管气囊的正确位置

A. 食管气囊位于食管下 1/3 处，大约距门齿 40cm；B. 胸片显示箭头所指球囊位置正确

3. 肺应力和应变 肺应力（stress）和应变（strain）可以直接反映肺组织的力学变化。肺应力是扩张肺组织的直接作用力，其值与跨肺压相等，即气道压与胸膜压之差。应变是在应力作用下肺组织发生的线性形变，即呼吸过程中肺容积的改变量与参照肺容积的比值。对于 ARDS 病人，设置 PEEP 可能会影响肺容积，PEEP 可促进肺复张而增加呼气末容积的同时，可能也会造成部分肺泡过度膨胀。由于不同病人肺的可复张性不同，PEEP 引起的参照肺容积不同，目前无法准确估计 PEEP 产生的应变。因此，应变有两种计算方法，如果 PEEP 产生的容积作为过度膨胀肺容积的一部分，则应变 =（潮气量 + PEEP 容量）。临床应用氮气原理测定功能残气量和呼气末肺容积。肺应力和应变去除了胸壁弹性阻力等因素，直接反映肺组织的力学变化。

应力指数（stress index）又称肺牵张指数，是通过恒定流速下评估压力-时间曲线吸气支，评估肺泡膨胀情况。压力随着时间线性递增（肺泡顺应性稳定，应力指数 =1），提示肺泡充盈好而未过度膨胀。如果顺应性差的肺泡膨胀（顺应性进行性下降，压力上升支向上凹陷，应力指数 >1），提示肺过度膨胀，推荐降低 PEEP 和（或）V_T。如果顺应性改善，肺膨胀时（顺应性进行性增加，压力上升支向下凹陷，应力指数 <1）提示肺复张过程或肺泡具可复张性，建议增加 PEEP（图 3-8-20，见文末彩图）。

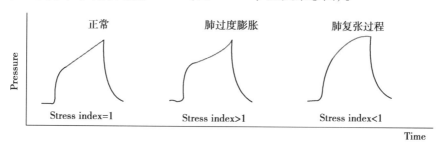

图 3-8-20　应力指数

通过恒定流速下评估压力-时间曲线吸气支，评估肺泡膨胀情况。

正常应力指数（SI）=1，过度膨胀时 SI >1，肺复张过程时 SI <1

应力指数系数公式：$P = a \times T_I^b + c$，系数 b（应力指数）表示曲线的形状。当被动方波流速通气时，应力指数可以通过曲线拟合确定。如果呼吸机带有计算软件，则可直接获得 SI 结果；否则可根据呼吸机显示的压力-时间曲线的形状判断。Grrasso 等人研究通过 CT 法证明，显示当 $P_{plat} > 25cmH_2O$，并且 SI >1.05 时，出现肺过度膨胀，与呼吸机相关肺损伤发生相关；当 SI <1 时，在吸气过程中肺泡不断复张；SI =1 时，未出现肺泡的复张和过度膨胀；Perrot 等人研究，移植肺 SI =1 进行机械通气，结果肺损伤程度、炎症反应最轻。

4. 内源性 PEEP 的测定（Auto-PEEP）

（1）内源性呼气末正压（$PEEP_i$）：在正常情况下，呼气末肺容量处于功能残气位时，肺脏和胸壁的弹性回缩力大小相等、方向相反，呼吸系统的静态弹性回缩力为零，肺泡压为零；在病理情况下，呼气末肺容量高于功能残气容量位，此时呼吸系统的静态弹性回缩压升高，肺泡压也升高，升高的肺泡压称为 $PEEP_i$。由于肺内病变的不均一性，不同区域的 $PEEP_i$ 是不一致的。PEEP 根据测定的方法分为静态内源性呼气末正压（$PEEP_{istat}$）和动态内源性呼气末正压（$PEEP_{idyn}$）。$PEEP_{istat}$ 通常在充分镇静麻醉的前提下采用呼气末气道阻断法测定；$PEEP_{idyn}$ 检测采用食管囊管法测定吸气流量开始前吸气肌产生的食管负压的变化值。从理论上讲，$PEEP_{idyn}$ 比 $PEEP_{istat}$ 低，$PEEP_{istat}$ 代表 $PEEP_i$ 的平均水平，$PEEP_{idyn}$ 代表气体进入肺泡前所需克服的最低值 $PEEP_{istat}$。

呼气相肺内气体呼出未完成即过早结束呼气时，肺内残留气体增加，呼气末肺内为正压，即内源性 PEEP（auto-PEEP 或 $PEEP_i$）。Auto-PEEP 通常由于气体陷闭产生，导致呼气末肺内容积增加，因此易导致动态肺过度膨胀。多种原因，包括病人因素和外界因素，导致 auto-PEEP 的增加。潮气量过大或（和）呼吸频率过快，呼气时间不足；气道狭窄、痉挛、炎症或气道重建时，呼气流速受限；人工气道、分泌物、呼气阀、人机不协调等原因导致的呼气阻力增加，均易导致 auto-PEEP 的增加。当病人用力呼气时，auto-PEEP 与呼吸机设置 [V_T 和呼气时间（T_E）] 和肺功能 [R_{AW} 和肺顺应性（C_L）] 相关：auto-PEEP = V_T/ [C_{RS} × ($e^{K_X \times T_E^{-1}}$)]，K_x 为 τ_E (1/τ) 的倒数。当阻力和顺应性增加时、呼吸频率增快或吸气时间延长（T_i；降低 τ_E）、V_T 增加时 PEEP 增加。对于阻塞性疾病机械通气病人，由于气道阻力增高或合并弹性阻力下降，不同肺泡的排空时间极不一致，即使在分钟通气量很低的情况下，auto-PEEP 仍会增加（图 3-8-21）。对于 ARDS 机械通气病人，则由于呼吸频率过快、分钟通气量增加，呼气时间缩短导致 auto-PEEP 的产生。$PEEP_i$ 的存在，增加了 MAP，从而影响血流动力学；易致肺泡过度膨胀，增加气压伤的风险，压迫临近肺血管导致 V̇/Q̇ 失衡引起的低氧血症；增加病人的吸气触发做功。临床上，可通过降低分钟通气量（R_r 或 V_T）、增加 T_E（降低呼吸频率或 T_i）、或降低 R_{AW}（如吸入支气管扩张剂等）来降低 auto-PEEP。

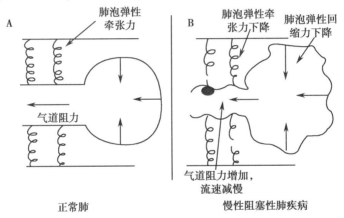

图 3-8-21　呼吸运动简图

A. 正常肺和气道所受的力；B. 慢性阻塞性肺疾病时气流受限简图。对于慢性阻塞性肺疾病病人，由于气道阻力增高或合并弹性阻力下降，不同肺泡的排空时间不一致，即使在分钟通气量很低的情况下，auto-PEEP 仍会增加

对于 COPD 病人，评估 $PEEP_i$ 的存在及监测其大小，可以指导临床呼吸机参数的设置。$PEEP_i$ 增加胸腔内压。增加胸腔内压幅度的因素决定于 $PEEP_i$ 的大小。病人肺顺应性越大，$PEEP_i$ 引起胸腔内压的改变越大；如果病人胸肺顺应性正常，约 50% 的 $PEEP_i$ 传导到胸腔，引起胸腔内压增加。因此对于 COPD 病人，$PEEP_i$ 对病人胸腔内压的影响最大；而 ARDS 病人，约 25% 的 $PEEP_i$ 传导到胸腔。局部肺部病变如肺炎、肺不张时，胸腔内压往往显示其改变与正常顺应性时相同，但传导到病变区域则减小。对于 ARDS 病人，通过设置 PEEP 增加呼气末压力即呼气末肺容量。PEEP 的应用增加传导性气道直径 1~2mm；

因肺泡表面活性物质不稳定引起肺泡陷闭而导致功能残气量（FRC）减少，PEEP 维持复张的肺泡呈开放状态，因此增加 FRC，从而增加肺顺应性（图 3-8-22）。

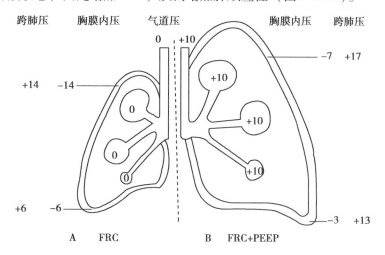

图 3-8-22 PEEP 对 ARDS 病人呼吸功能的影响

ARDS 病人，通过设置 PEEP 增加呼气末压力即呼气末肺容量。A. 肺泡表面活性物质不稳定引起肺泡陷闭导致 FRC 减少。B. PEEP 维持复张的肺泡呈开放状态，因此增加 FRC，从而增加肺顺应性。跨肺压的大小从肺尖到肺底呈梯度改变。ARDS 病人因为传导性的增加，这种梯度变化尤为明显，应用 PEEP 会增加跨肺压，从而增加 FRC

呼吸系统正常顺应性时，曲线在大于 FRC 时呈线性。对于正常肺，FRC 可以因为使用过度 PEEP 而增加，顺应性曲线由陡坡变平坦，顺应性反而下降。对于 ARDS 病人，进展时顺应性曲线向右下移位；应用 PEEP 后顺应性曲线向左向上移动（图 3-8-23）。

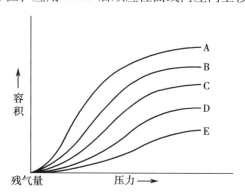

图 3-8-23 ARDS 病人压力-容积曲线

ARDS 病人疾病进展时顺应性曲线向右下移位；应用 PEEP 后顺应性曲线向左向上移动。曲线 A. 正常总顺应性曲线；曲线 B-E. 由轻到重 ARDS 病人顺应性曲线。应用 PEEP 维持复张肺泡开放状态，增加跨肺压，可以使顺应性曲线由 E 向 D 或者由 D 至 B 改变，理想状态是向 A 靠拢

（2）Auto-PEEP 的测定：1981 年，Pepe 和 Marini 在美国胸科协会年会上首先介绍测定 auto-PEEP 的方法：呼气末气道闭合法（end-expiratory airway occlusion，EEO）。此后有

关 auto-PEEP 的研究也随之增多，新的测定方法不断出现，经典的方法也得到进一步完善。本节介绍最常用的两种测定方法。

1）呼气末气道闭合法（EEO）：对于机械通气病人，在呼气末阻断气道，肺泡将与气道的压力达到平衡，此时气道压等于肺泡压，即 $PEEP_{istat}$。在测定过程中病人的呼吸肌必须松弛。为了保证测定的准确性，可借助自动化技术将呼气流速降低至零时作为阻断阀关闭的触发信号。详细介绍如下：呼吸机通过自动或手控，于呼气末关闭呼气阀，呼气末保持直到呼气末压力稳定。通常 auto-PEEP 通过呼气末屏气 0.5~2 秒测得（图3-8-24）。建议每次测定 auto-PEEP 不少于 4 次，测量时避免气管导管的气囊充气不足或呼吸机环路漏气对结果的影响。通过此法测得的压力如超过呼吸机设置的 PEEP，为auto-PEEP。auto-PEEP 的测量应在病人放松、呼吸机同步呼吸时进行，如果存在主动呼吸，则结果不可靠。床旁测得的 PEEP 值为总 PEEP，包括外源性 PEEP（设置的 PEEP）和auto-PEEP。

需注意，呼气末气道闭合法测定 PEEP 时，呼气过程中如部分气道关闭，易导致测得的 auto-PEEP 低估，此现象通常发生在严重哮喘病人（图3-8-25）。

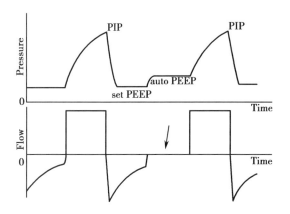

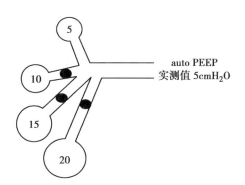

图 3-8-24　呼气末闭合法（EEO）测定呼气
末肺泡内压（PEEP）

上图为压力-时间曲线，下图为流速-时间曲线。
呼吸机通过自动或手控，于呼气末关闭呼气阀，
呼气末保持直到呼气末压力稳定，箭头所指处
示流速为零。通常 auto-PEEP 通过呼气末屏气
（0.5~2 秒）测得。设定的 PEEP 和所测压力的
差为总 auto-PEEP。PIP = 吸气峰压

图 3-8-25　气道陷闭影响
auto-PEEP 的测定

呼气末气道闭合法测定 PEEP 时，呼气
过程中如部分气道关闭，易导致测得的
auto-PEEP 低估，此现象通常发生在严
重哮喘病人

2）食管气囊法：1988 年，Beydon 和 Marini 等人分别提出了食管气囊法，用于对自主呼吸、辅助机械通气或撤机时的病人测定 auto-PEEP。自主呼吸病人在开始吸气时，食管内压下降，气流出现时，食管内压下降的幅度就是 $PEEP_{idyn}$。此法要求呼气末病人的呼吸肌必须松弛。具体方法如下：插入食管囊管检测食管内压（P_{es}）变化，以食管内压变化反映胸腔内压的变化（图3-8-26，见文末彩图）。假定在呼气末驱动吸气流速所需的胸腔内压的负向变化值（食管内压的下降值）接近于呼气末呼吸系统的弹性回缩力，即$PEEP_i$。此方法要求在呼气末吸气肌和呼气肌处于放松状态。当病人无法满足这个要求时，如呼气末存在呼气肌活动时，由于吸气开始时胸腔内压的负向变化值部分由于呼气肌的放松，实测值将高于真实

值。由于呼气末胃内压上升、吸气开始时胃内压下降可以反映呼气肌活动程度，而胃内压变化以水平向胸膜腔传递，因此可根据胃内压变化对实测 auto-PEEP 进行校正。

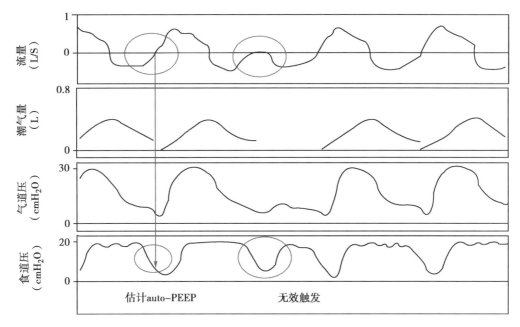

图 3-8-26 病人存在 auto-PEEP 时气道压、流速、容量和食管内压波形

注意：P_{es} 触发呼吸机需要克服存在的 auto-PEEP。

而流速在呼气末无法回到零，吸气努力没有触发呼吸机

将呼气末阻断法与食管气囊测定技术相结合，可以将 auto-PEEP 的组成分为肺内 auto-PEEP 和胸壁的 auto-PEEP 进行测定。对于完全自主呼吸的病人，EEO 法易受呼气末气道闭合时机、闭合时间以及呼吸肌活动的影响，从而影响 auto-PEEP 测定的准确性。当呼吸肌活动时，呼气肌收缩和吸气肌收缩可分别引起闭合后气道压力的正向和负向波动，从而难以观察到一个理想的压力平台。通过对波形处理的办法，将反映呼吸肌活动的胃压波动图形从闭合后气道压力图形中同步减除，去除了呼气肌活动对 auto-PEEP 的影响，得到可反映 auto-PEEP 大小的稳定的气道压力平台。这种对 EEO 法的改良，使之能在完全自主呼吸的病人中的应用成为可能。

3）其他：间接判断是否存在 $PEEP_i$ 方法：呼吸机送气前气道压的变化，即机械通气病人开始送气至出现吸气气流时气道压的变化值（前提是病人无法触发呼吸机）；呼气末肺容积和延长呼气末肺容积的差值；增加外源性 PEEP 后呼气末肺容积的增加。

（三）气道压力监测的综合评价

1. 气道压力监测是机械通气病人呼吸力学评估的常用方法，但单纯通过 P_{peak} 和 P_{plat} 对病人行呼吸力学评估远远不够。气道压力监测在机械通气中，可以对气道阻力、肺顺应性和内源性 PEEP 进行评估，是呼吸力学监测的基本参数。临床最常用的气道压力为气道峰压、气道平台压、跨气道压和 $PEEP_i$，进而评估病人肺顺应性、呼吸道阻力及 $PEEP_i$。评估中，准确的监测前提是病人需要镇静甚至肌松，可得到静态下的 P_{plat} 和 $PEEP_i$。用运动方程来描述气道压力的组成：$P_T = P_E + P_R$。P_T 为向肺内输送一定容量气体所需的总压力，包括呼吸机支持的压力和病人呼吸肌收缩产生的压力。当完全自主呼吸时，所用的力来自

病人呼吸肌；辅助通气时所需的力来自呼吸肌和呼吸机；当病人无自主呼吸或呼吸机控制通气时，完成一次呼吸所需的力全部来自呼吸机。P_E 为克服弹性阻力所需要的力，即 P_{plat}，与潮气量及肺顺应性有关。P_R 为克服非弹性阻力所需要的力，与气流流速和气道阻力有关。临床上，当病人存在自主呼吸时，我们从呼吸机上读到的 P_{peak}、P_{plat} 均为呼吸机与呼吸肌共同作用的结果。当容量通气时，由于呼吸机提供的流速和容量固定，病人的呼吸努力使气道压下降；当压力通气时，气道压力是固定的，病人的自主努力使潮气量增加。

P_{plat} 的床旁评估有效反映通气压力是否具有潜在风险。限制 P_{plat} 减少了呼吸机相关性肺损伤（VILI）的可能性。通常越低的 P_{plat} 病人预后越好。理想状态下，P_{plat} 应小于 $30cmH_2O$。但是，当病人胸廓顺应性下降时，如肥胖、过度液体复苏、腹内压增高、膀胱内压增高，胸腔内压增加而跨肺压下降，此时 $P_{plat} > 30cmH_2O$ 时并不会导致病人肺过度膨胀。通常，最低可能的 P_{plat} 维持理想体重（ideal body weight，IBW）V_T 4～8ml/kg。当 P_{plat} 越高，目标 V_T 则越低。对于危重症病人，不建议 $V_T > 10ml/kg$ IBW。因此，单纯通过 P_{peak} 和 P_{plat} 对病人行呼吸力学评估容易导致 P_{pl} 的低估或高估。

2. 利用肺应力和应变概念实施肺保护通气。自 1967 年人们认识到 ARDS 时起，气管插管和有创机械通气为临床最重要的对症支持治疗手段。如何实施最佳的机械通气策略至今仍为研究的热点问题。广为接受的肺保护通气策略包括给予理想千克体重的小潮气量通气、限制气道平台压小于 30～35cmH_2O，肺复张手法开放肺及高 PEEP 维持肺泡开放。治疗目标为改善氧合、促进塌陷肺泡复张，尽可能减少进一步肺损伤的发生，以提高病人的生存率。呼吸力学监测在 ARDS 病人肺保护通气中起着重要的作用。临床最常用的限制 P_{plat} 和小潮气量通气仍能导致 VILI。

肺应力和应变与 ARDS 病人 VILI 的关系。肺组织的结构特性决定肺应力和应变与 VILI 相关。肺组织中承受应力和应变的结构为细胞外基质，细胞外基质由蛋白质和多糖组成，机械性能和弹性蛋白及胶原蛋白有关。弹性蛋白相对于原长度可伸长 1.5 倍，与肺的弹性特征有关。而胶原蛋白不能伸长，在静息时处于折叠状态，随吸气过程打开到最大限度，能防止肺过度膨胀，影响肺总量。肺应变为呼吸过程中肺容积的改变量与静息肺容量（FRC）的比值（$\Delta V/FRC$），ΔV 目前认为在使用 PEEP 时包括 V_T 及 PEEP 引起的肺复张容积（V_{peep}）。而肺应力定义为肺组织结构在牵张力的作用下产生的对抗牵张作用单位面积肺组织内压力的大小，此牵张作用与跨肺压相等。过大的应力和应变引起 VALI。ARDS 病人机械通气时，实变和塌陷区域边缘正常通气肺组织承受的应力明显增加。理论模型显示，若两个区域的肺容积比值由 10:10 变为 10:1，则保持开放区域的应力从 $30cmH_2O$ 升高至 $140cmH_2O$，即应力集中，应力集中将产生危害性应力，加重肺损伤。肺应力是真正克服肺弹性阻力、促进肺泡开放的作用力，临床上腹内高压、胸腔积液等导致胸壁顺应性降低时，一部分 PEEP 需要克服增高的胸壁弹性阻力。此时，应力导向的 PEEP 设置则更有指导意义。研究发现对于腹内高压病人，呼气末应力导向的 PEEP 滴定，与 ARDS 协作网研究推荐的 PEEP 滴定法相比，呼气末应力导向的 PEEP 水平增高，并且氧合指数升高，呼吸系统顺应性、无效腔分数均明显改善。

在临床上，多采用控制 V_T 和 P_{plat} 来实现肺保护通气策略和减少 VALI。研究证实，由于不同 ARDS 病人的病理特点和病变范围不同，肺保护通气策略采用同一标准并不适合所有病人。当 P_{plat} 为 $30cmH_2O$ 时，肺应力可能为 8～16cmH_2O，肺应变为 0.66～2.17，因此安全的平台压限值并不是统一的标准。同样，对于 ARDS 病人根据理想千克体重实施小潮气量通气，由于发病原因及病变范围不同，其 FRC 不同，即使产生相同的潮气量通气，产生的应变是不同的。对于重度 ARDS，6ml/kg 可能已造成进一步的肺损伤；而对于轻度 ARDS，6ml/kg 潮气量通气没有进一步减轻肺损伤，却增加了镇静肌松带来的风险。因此一律采用小潮气量通气（潮气量 6ml/kg PBW）可能忽视了病人个体间的差异，在设置 V_T 前须考虑病人实际的 FRC，而不是病人 PBW 及患病前肺容积大小。在正压通气前，应变能够反映 ΔV 与 FRC 的相对关系，对每一位病人实际 FRC 进行测定，用 ΔV 与 FRC 的比例作为设置呼吸机参数的依据，可能可以实现个体化的肺保护通气策略。

ARDS 病人是否保留自主呼吸一直是临床争议的问题，讨论焦点包括疾病的严重程度及发病时间。研究显示，对于重度 ARDS 病人早期，短时间的肌松有利于减少肺过度膨胀导致的进一步肺损伤。ARDS 病人由于在自主呼吸过程中膈肌主动收缩，降低胸腔内压，增加重力依赖区肺组织的应力。研究显示，轻度 ARDS 保留自主呼吸时，肺应力的增加在安全范围，增加的应力可以促进重力依赖区塌陷肺泡的开放，改善通气/血流比，从而改善氧合减轻肺损伤；重度 ARDS 病人自主呼吸强烈，尽管 P_{plat} 没有明显增高甚至降低，但肺应力明显增高，甚至超过安全限值从而加重 VILI。因此，临床上可以根据病人肺应力决定抑制自主呼吸或者保留自主呼吸以减轻肺损伤，促进肺泡开放。

3. 呼吸力学临床测定问题。测定肺应力时，由于食管内压的测定需要放置胃食管囊管，目前尚无法在临床广泛应用。同时影响食管内压测定的因素很多，因此计算的肺应力存在误差。ARDS 肺组织表现不均一性，导致胸腔压力在不同肺区域的压力梯度，食管内压测定的是中部肺组织对应的胸腔内压。测量食管内压时需要镇痛镇静，甚至肌松，否则易导致误差。对于留置胃管的病人，食管内压测量的准确性会受影响。测定肺应变需测量呼气末肺容积和功能残气量，需要特殊的肺内容积分布测定的专用呼吸机或仪器设备，因此未能在临床广泛开展。尽管总体的应变可以估计，但目前还无法实现区域性肺应变的测量。

（葛慧青　郭利涛）

四、呼吸功的测定与评价

（一）呼吸功的测定

呼吸功（work of breathing，WOB）系指空气进出呼吸道时，用于克服肺、胸壁和腹腔内脏器的阻力而消耗的能量。在平静呼吸时，呼吸肌收缩所做的功基本均用于吸气时，而肺的弹性回缩力足以克服呼气时空气与组织的非弹性阻力。根据物理定律：功 = 力 × 距离，而应用于呼吸力学上，可以表达为：WOB = 胸腔压力差 × 肺容量的改变。

（二）呼吸功监测的评价

WOB 通常与吸气力量有关，但是在急性呼吸衰竭的病人中，呼吸过程为主动过程，并需要足够的做功。随着 WOB 的增加，施加于呼吸肌的负荷也增加。急性呼吸窘迫病人心输出量（CO）会增加。随着负荷增加，呼吸肌最终会衰竭。Bellemare 首次提出了吸气时间和吸气时跨膈肌压力导致的膈肌疲劳阈值。当膈肌疲劳阈值超过 0.15 时，机械通气时间不会超过 45 分钟。随着膈肌疲劳加剧，呼吸频率增加，最终血中二氧化碳水平增加。通常情况下，随着 WOB 的减少，机械通气的目的在于给重要器官提供足够的氧合。当原发病得到解决后，呼吸机做功减少，病人 WOB 增加直到达到拔管的需要。因此在临床中，正确判断病人自主呼吸的 WOB 非常重要。

在有自主呼吸的病人中，可以通过放置食管气囊测定跨肺压力来评估 WOB。在没有自主呼吸的病人中，可以通过测定平均吸气压力乘以容量来评估 WOB。在多数情况下，机械通气病人会表现出部分 WOB，同时呼吸机会提供余下部分。因此，在机械通气过程中病人在自主呼吸或者无自主呼吸（镇静情况下）都应该测定 WOB。在容量控制模式的机械通气中，可以运用 P-V 曲线来评估 WOB。在压力控制模式的机械通气中，评估 WOB 要更复杂。特别是采用压力支持通气（pressure support ventilation，PSV）时，病人有自主呼吸最先会产生胸腔负压。当呼吸机触发时，胸腔负压增加。因此，P-V 曲线就不能很好地评估压力的变化。来自呼吸机的气道压力可以用来评估呼吸肌力量和计算 WOB，但很困难。或者可以选择放置食管气囊来计算 WOB。

WOB 与呼吸频率和潮气量有一定关系。在某一特定肺泡通气量之下，人体能不自觉地自动选择合适的 RR，以便付出最低的 WOB。ARDS 病人肺弹性阻力增加，静态顺应性降低，呼吸频率加快，使得用于克服阻力增加而消耗的功得以减少，这是人体的自我保护和调节能力。ARDS 病人在机械通气过程中，WOB 会随着所给 PEEP 的增加而增加，这是由于 PEEP 的增加使平均气道压力增加，呼吸机需要克服更大的阻力送气，因此需要更多的 WOB。研究表明，由肺源性和非肺源性因素引起 ARDS 的 WOB 也有所不同。在 PEEP = 0cmH$_2$O，肺源性因素引起的 ARDS 比非肺源性因素引起的 ARDS 有着更高的 WOB，这可能由于肺源性因素的肺组织直接受到损害，导致气道分泌物较多，气道黏性阻力更大有关。肺顺应性越高，弹性阻力就越低，需要克服阻力的 WOB 也相应降低。通过测定 WOB 的变化，有助于临床上合理应用机械通气和加用合适水平的 PEEP，进而减少呼吸机相关并发症的发生和 ICU 住院时间，降低死亡率。

吸气流速与呼吸肌的氧耗相关。ARDS 时，吸气肌肉的张力需要克服肺和胸腔顺应性的降低，WOB 由此增加。在机械通气治疗过程中，给予较高的吸气流速，能够降低在高弹性负荷下吸气肌肉的张力，从而使 WOB 减少。Kallet 等人研究认为，为减少 WOB，ARDS 病人采取压力控制通气比容量控制通气更好。因为 ARDS 病人呼吸节律是不稳定的，对吸气流速的需求会随着呼吸节律而改变，相对于容量控制通气，压力控制通气合并了可变化的递减流速波和较高的吸气流速，维持气道峰压，使气道压力维持在一个相对稳定的水平，减少了 WOB。

在目前主张小潮气量的肺保护性通气策略中，ARDS 病人出现的呼吸困难和机械通气过程中出现的人机对抗会增加 WOB。ARDS 肺顺应性和胸腔顺应性降低，为了完成目标的肺泡通气，就需要增加呼吸肌用力，然而呼吸肌效率降低，导致呼吸频率加快，病人出现呼吸困难甚至呼吸窘迫，WOB 增加。有研究认为，ARDS 病人出现的浅快呼吸表现与显著的肺顺应性降低和 WOB 增加相关。

当然，影响呼吸功的因素还包括气道峰压、平台压、肺容积、体位、气道分泌物等。临床上监测 WOB，可以了解病人的病理生理状况，根据情况采取合适的处理措施，使治疗更具科学性。

（邓　旺　章仲恒）

第八节　氧代谢动力学监测方法及评价

氧代谢动力学指氧输送到组织细胞并被其摄取利用的动态过程，包括氧供与氧需。氧障碍是指氧水平降低至不能维持正常线粒体呼吸的组织氧合不足情况，是氧供与氧需求失衡的结果。氧代谢动力学监测是脓毒症病人治疗过程中的重要内容，而 ARDS 的肺外原因中主要是脓毒症，因此组织氧代谢障碍也是 ARDS 病人病理生理的重要特点，是 ARDS 病人发生器官功能障碍的重要因素。因此，对于 ARDS 病人，同样强调进行氧代谢动力学监测。

一、氧代谢动力学监测方法

ARDS 时常用的氧代谢动力学监测方法有 2 种：①PiCCO 及 Swan-Ganz 导管等血流动力学监测结合血气分析。②代谢监测仪对呼吸气体进行气体分析，同时结合血气分析。如果以氧代谢动力学中心指标——氧消耗作为区分方法的标准，第一种方法称为"计算法"（calculated method，C 法）；第二种方法称为"测量法"（measured method，M 法）。

（一）计算法

1. 氧输送（oxygen delivery，DO_2） 计算公式：$DO_2 = CI \times CaO_2 \times 10$，单位：$ml/(min \cdot m^2)$。

其中心脏排血指数（CI）由热稀释法心排量测定技术获得，动脉血氧含量（CaO_2）由血气分析获得，或由公式 $CaO_2 = 1.34 \times Hb \times SaO_2 + 0.0031 \times PaO_2$ 得到（式中 Hb 代表有效血红蛋白含量，SaO_2 和 PaO_2 分别为动脉血氧饱和度和氧分压）。正常值：$520 \sim 720 ml/(min \cdot m^2)$。

2. 氧消耗（VO_2）

反向 Fick 法计算公式：
$$VO_2 = DaO_2 - DvO_2 = (CaO_2 - CvO_2) \times CO$$
$$= CO \times [(SaO_2 \times Hgb \times 13.8) - (SvO_2 \times Hgb \times 13.8)]$$
$$= CO \times Hgb \times 13.8 \times (SaO_2 - SvO_2)$$
$$单位：ml/(min \cdot m^2)$$

其中 CO 代表心排出量，由热稀释法心排出量测定技术获得，Hgb 代表有效血红蛋白含量，SaO_2 代表动脉血氧饱和度，SvO_2 代表混合静脉血氧饱和度。正常值：$100 \sim 180 ml/(min \cdot m^2)$。

3. 氧摄取率（O_2ER） 计算公式：$O_2ER = VO_2/DO_2$；正常值：$0.25 \sim 0.33$。

（二）测量法

1. 最大氧耗（oxygen consumption maximum，VO_2m） 此法测量需收集一定时间内的呼吸气体，测定其容积（V_E）和呼出气的氧浓度（FEO_2）、二氧化碳浓度（$FECO_2$）及吸入气的氧浓度（FIO_2）、二氧化碳浓度（$FICO_2$）。

计算公式：$VO_2m = V_E \times \dfrac{1 - FEO_2 - FECO_2}{1 - FIO_2 - FICO_2} \times (FIO_2 - FEO_2)$

正常值：从理论上分析，此法应较反向 Fick 法高，一般高 $20 \sim 49 ml/(min \cdot m^2)$，因为反向 Fick 法不包括肺的氧耗量、淋巴流的氧耗量等。

2. 中心静脉血氧饱和度（$ScvO_2$）

（1）间断测量法：测定是经锁骨下静脉或颈静脉插管，于上腔静脉或右心房采血，临床上应用简便，并发症少，而且费用低。

（2）连续监测法：CeVOX 技术是一种新型光导纤维技术，将光导纤维探头插入普通中心静脉导管的远端腔，可以连续监测病人的 ScvO$_2$。采用 CeVOX 技术连续监测一组危重病人的 ScvO$_2$，并在固定时间点取病人中心静脉血，经实验室复合型血氧仪测定，两种监测方法所得结果相似。

3. 混合静脉血氧饱和度（SvO$_2$） 采样必须在上、下腔静脉血和冠状窦静脉血充分混合处，所以肺动脉是测量 SvO$_2$ 的最佳部位。目前常用的 SvO$_2$ 的测量方法为利用分光光度反射技术连续监测，该方法通过肺动脉导管内的光导纤维传导一定波长的光线，利用血红蛋白和氧合血红蛋白对不同波长光线的吸收，通过反射光得到 SvO$_2$。对 SvO$_2$ 测量影响最大的是血细胞比容的变化。

4. 动脉血乳酸测定（Lac） 采集病人动脉血，利用自动血气分析仪可在床旁进行动脉血乳酸的测定，方法简单，方便临床操作。

5. 胃黏膜内 pH（pHi） 测定 pHi 的方法有直接法与间接法两种。直接法是将 pH 微电极刺入胃黏膜进行直接测定，属于有创操作，过程复杂，临床应用较少。临床上常用间接法，把胃张力计置入胃腔，通过测定胃肠腔内的二氧化碳分压可准确反映胃黏膜内的 PCO$_2$（PgCO$_2$）。根据囊内平衡介质不同又分为生理盐水张力法、空气张力法和纤维光学传感器法。在假设胃黏膜的 [HCO$_3^-$] 与动脉血中相等的情况下，可根据公式计算出 pHi。

$$pH = 6.1 + \log [HCO_3^- / (0.03 \times PCO_2)]$$（6.1 是碳酸的解离常数，0.03 为二氧化碳的解离常数）

该公式建立在两个假设之上：①二氧化碳具有强大的弥散能力，从组织间液到黏膜表面、胃腔内液体、乃至半透膜囊中的介质，其 PCO$_2$ 基本一致。②胃黏膜内的 HCO$_3^-$ 等于即时动脉血气的 HCO$_3^-$。

6. 脑氧饱和度（rSO$_2$） 利用红外光谱技术，根据红外线物理特性和氧合/还原血红蛋白对其具有特殊吸收光谱，对脑组织氧代谢和血流动力学变化进行无创、连续监测。近红外线在特定范围（650~1100nm）可以穿透人脑几厘米，其衰减主要依靠氧合血红蛋白等色基，测量近红外线的入射速度和透射强度，经数字转化，可得到采样区内氧合血红蛋白与总血红蛋白比及 rSO$_2$。

7. 颈内静脉血氧饱和度（SjvO$_2$） 临床上最早采用的监测脑氧合的方法，目前临床广泛应用。颈静脉球部血液由大脑直接引流而至，故临床上以监测颈静脉球部血氧饱和度代替脑静脉血氧饱和度。目前监测方法有两种，一种是颈内静脉逆行穿刺置管间断采血法；另一种是颈内静脉穿刺置入光导纤维导管连续监测。

二、氧代谢动力学监测指标的评价

代谢动力学的监测指标分为：组织氧合的全身性测定指标，如：全身性的 DO$_2$、VO$_2$、O$_2$ER、SvO$_2$、ScvO$_2$ 及动脉血乳酸测定（Lac）。局部测定指标，如：pHi、rSO$_2$、SjvO$_2$ 及肝静脉血氧饱和度（ShvO$_2$）等。

（一）氧代谢的全身性测定指标

1. 氧输送（DO$_2$） 指单位时间内（每分钟）心脏通过血液向外周组织提供的氧输送量，它是由 SaO$_2$、Hb 和 CO 三者共同决定的（具体计算公式见上）。DO$_2$ 直接受循环、血液及呼吸系统的影响，合适的氧供依赖于有效的肺气体交换、血红蛋白含量、足够的血氧饱和度和心排出量。最近的一项关于 ARDS 病人的随机对照试验研究认为，与高潮气量

（12ml/kg）通气策略相比，低潮气量（6ml/kg）通气策略能够提高氧输送及心脏指数，改善血流动力学。

血红蛋白、SaO_2 或 CO 中任意指标的改变，均可导致 DO_2 的变化。血红蛋白或 SaO_2 减少时，CO 可迅速增加以维持 DO_2 的稳定。而 CO 降低时，由于血红蛋白生长缓慢和血红蛋白氧解离曲线的形态处于正常氧分压的平坦部位，DO_2 的下降就会非常明显。临床上脓毒症、正性肌力药物的使用、高热等均会导致 DO_2 增加；而缺氧、低体温、低 CO、甲状腺功能减退、低血容量、贫血等均会导致 DO_2 降低。

2. 氧消耗（VO_2）　氧消耗指单位时间内（每分钟）组织细胞实际的耗氧量（计算公式同上）。在正常情况下，VO_2 反映机体对氧的需求量，但不代表组织细胞的实际需氧量。DO_2、组织需氧量、血红蛋白氧解离曲线的 P_{50} 及细胞的摄氧能力是 VO_2 的决定因素。

高热、酸中毒、癫痫发作、脓毒症早期以及疼痛、紧张等均可导致 VO_2 增加。相反，全身麻醉、脓毒症休克、代谢率下降、血红蛋白氧离曲线转移（低碳酸血症、酸中毒、低体温）等均可导致 VO_2 下降。

正常情况下，组织细胞可以从循环中得到足够的氧，细胞的需氧量等于实际的耗氧量。当 DO_2 下降时，首先通过组织的摄氧能力来维持氧耗量的恒定，在这一时期组织能够得到足够的氧，VO_2 不受 DO_2 下降的影响而能维持稳定，即非氧供依赖。但若 DO_2 进一步下降至某一阈值以下，超过了细胞的代偿能力，氧耗量开始下降，细胞处于缺氧状态，VO_2 随 DO_2 的变化而变化，即氧供依赖（图 3-8-27）。在这一时期组织氧耗量受到 DO_2 的限制，VO_2 的升高依赖于 DO_2 的增加，这种情况提示组织中存在待偿还的氧债，可能还存在高乳酸血症等组织缺氧的表现。非氧供依赖区与氧供依赖区的阈值称为 DO_2 的临界点（critical oxygen delivery，DO_2crit），即维持组织细胞有氧代谢的最低氧输送量。

ARDS 时氧的交换出现障碍，发生低氧血症，机体氧供显著下降。健康人氧供在临界阈值以上时器官耗竭并不依赖氧供，这是因为局部代偿作用和灌注毛细血管截面积增加和氧摄取增加所致。ARDS 病人这种代偿机制耗竭，在所有氧供水平都出现氧耗对氧供的绝对依赖或病理性依赖（图 3-8-28）。这种现象在肺表现为 Va/Q 比例失调，在肺外器官则为组织与毛细血管间氧交换障碍。VO_2/DO_2 关系异常导致细胞氧合和代谢障碍，引起损伤。

通过分析 VO_2 和 DO_2 的关系可以对组织缺氧进行评估，指导休克病人的循环评估和治疗的个体化。但是临床上应用 VO_2 和 DO_2 的关系进行氧代谢评价存在一定的局限性。首先，氧输送及其相关指标主要反映的是整个机体的氧代谢状态，而不代表局部组织或器官的氧合状态。其次，氧输送增加不是改善组织氧代谢的最终目标，在病理情况下 DO_2 的"正常值"仍是不确定的，DO_2 不是越高越好，临床上对感染性休克病人通过液体复苏和应用多巴酚丁胺提高 DO_2 并不能减低病人的病死率。在实际临床工作中，应根据病人的具体情况，结合其他氧代谢的指标综合判断。

3. 氧摄取率（O_2ER）　氧摄取率是 VO_2 与 DO_2 的比值（计算公式同上），指单位时间内（每分钟）氧的利用率，即组织从血液中摄取氧的能力，反映组织呼吸与微循环灌注及细胞内线粒体的功能。血容量过低、灌注不足、缺氧、脓毒症早期、高热、贫血及疼痛等可造成 O_2ER 增加；而代谢下降、碱中毒、生理性分流、低体温、麻醉及严重脓毒症可导致 O_2ER 减少。

4. 混合静脉血氧饱和度（SvO_2）　为来自全身血管床的混合静脉血氧饱和度的平均

值，代表全身组织氧供与氧耗的平衡。通过肺动脉导管连续监测 SvO_2，可判断危重病人整体氧输送和组织的摄氧能力。SvO_2 的正常范围为 60% ~80%。

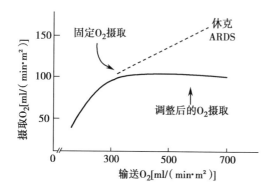

图 3-8-27　ARDS 时氧摄取和氧消耗

ARDS，DO_2 降至临界水平，为了维持正常的 DO_2，细胞会摄取更多氧，保持 O_2ER 不变，VO_2 与 DO_2 呈线性关系；代偿机制耗竭，VO_2 依赖 DO_2，发生无氧代谢（氧债）称为病理性氧供依赖。VO_2 在更大的范围内依赖于 DO_2

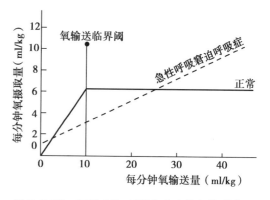

图 3-8-28　正常人和 ARDS 病人的氧代谢曲线

健康人氧供在临界阈值以上时器官氧耗并不依赖氧供，这是因为局部代偿作用和灌注毛细血管截面积增加和氧摄取增加所致。ARDS 病人这种代偿机制耗竭，在所有氧供水平都出现氧耗对氧供的绝对依赖或病理性依赖

SvO_2 的临床意义：SvO_2 能预测心、肺功能不全，因而可在组织氧合障碍早期及时采取措施，以满足组织的氧供或降低组织的氧耗。一旦出现影响全身氧供需平衡的情况，SvO_2 都会出现变化，即氧供需平衡中任一因素的改变均可影响 SvO_2。

（1）SvO_2 正常：心肺功能正常，能保证足够的氧输送。但在严重感染和感染性休克等情况下，由于存在微循环分流或氧利用障碍，尽管存在组织缺氧，SvO_2 仍可在正常范围，往往提示微循环分流或氧利用障碍。

（2）SvO_2 降低：当氧需超过了氧供时，出现 SvO_2 降低。常见于 CO 和（或）氧合障碍导致的 DO_2 下降。如：烦躁不安、发热、疼痛及代谢增加等可导致氧消耗增加，导致 SvO_2 降低。当 $SvO_2 < 60\%$ 时，需鉴别是心功能不全还是呼吸功能不全所致，可同时监测 SpO_2，若 SpO_2 正常则能排除组织氧输送的肺部因素，需测定 CO，若 CO 降低，则需考虑心率和心脏每搏量，尤其是前负荷、后负荷和心肌收缩力。SvO_2 降低需及时纠正，避免无氧代谢产生大量乳酸，造成代谢性酸中毒和组织缺氧。

（3）SvO_2 增高：当 DO_2 增加、组织氧需要量下降或组织利用氧的能力下降时出现 SvO_2 增高。如：动脉氧分压、CO 或血红蛋白增加、低体温、麻醉、镇静等，以及感染性休克时微循环障碍和线粒体功能异常均导致氧利用下降，从而使 SvO_2 增高。

虽然 SvO_2 的监测用于脓毒症、ARDS 等危重病人，但它存在着一定的局限性。SvO_2 代表全身混合静脉的血氧饱和度，流量越大的器官对 SvO_2 的影响越大。但在血管调节失调的病理情况下，血流不能按器官代谢需要分布，导致有些组织灌注不足，有些灌注过剩。因此，SvO_2 不能反映某一器官的氧合情况。SvO_2 不能单独作为诊断指标，发生变化时须对各影响因素综合判断。

5. 中心静脉血氧饱和度（$ScvO_2$）　中心静脉血氧饱和度即通过中心静脉导管测量得到的血氧饱和度。由于测量 SvO_2 需要放置肺动脉导管，临床上常用 $ScvO_2$ 替代 SvO_2。两者有很好的相关性，但又不完全一致。一般在正常成年人中，$ScvO_2$ 因为测得的是上腔静脉的氧饱和度，反映的是上半身包括脑循环的氧平衡情况，而 SvO_2 则是评估全身，包括腹部及下肢的氧供需状况，由于氧的需要不同，腹部及下肢的氧饱和度往往要高于上腔静脉，于是 SvO_2 比 $ScvO_2$ 的绝对值要高，所以两者在量值上并无法等同。$ScvO_2$ 正常值约为 70%。

$ScvO_2$ 的临床意义：研究发现 50% 存在休克的危重病人在复苏至正常生命体征后仍存在乳酸继续升高、$ScvO_2$ 低于正常的现象，提示存在无氧酵解和氧债。因此在心跳骤停及复苏后、创伤和出血、严重心力衰竭、严重感染及感染性休克时应早期监测 $ScvO_2$。

（1）心功能不全：心功能不全是以心排出量下降为特征的临床综合征。因此病人在氧需要增加时不能相应提高心排出量，只能通过氧摄取来满足机体需要。在这些病人中，$ScvO_2$ 与心排出量密切相关，并且 $ScvO_2$ 是一个很好的早期提示心排出量不足的指标。慢性心力衰竭病人合并高乳酸血症和低 $ScvO_2$ 提示预后不良，$ScvO_2$ 小于 60% 时提示病人处于心源性休克状态。

（2）心肺复苏：复苏后病人常出现血流动力学不稳定，且易再次发生停搏。对儿茶酚胺引起的高血管阻力的 CO 和 DO_2 的血压监测较不灵敏。$ScvO_2$ 突然或逐渐下降小于 40%~50% 时，表示再次发生停搏的可能性大，而 $ScvO_2$ 大于 60%~70% 时表明血流动力学稳定。$ScvO_2$ 大于 72% 往往预示着自主循环的回复。

（3）严重脓毒症及脓毒症休克：River 等人研究证实，在标准的脓毒症和脓毒性休克疗法上，$ScvO_2$ 可作为复苏终点及动脉压、中心静脉压监测的指标。应用 $ScvO_2 \geqslant 70\%$ 联合中心静脉压及平均动脉压等作为复苏终点进行早期液体复苏治疗，可以将 28 天病死率由 46.5% 降至 30.5%。与常规治疗组比较，$ScvO_2$ 组在 6 小时内输注了更多的液体和多巴酚丁胺，导致 $ScvO_2$ 组能尽早恢复组织灌注，进而改善预后。

较多研究证实，$ScvO_2$ 可以很好地替代 SvO_2。根据 $ScvO_2$ 的性质，有理由相信通过测定 $ScvO_2$ 得到准确的 SvO_2 是不可能的，然而更重要的是能否通过 $ScvO_2$ 的变化反映 SvO_2 的变化，以此来预测血流动力学紊乱并反映治疗效果。研究表明，在低氧合低血容量休克时，$ScvO_2$ 和 SvO_2 的测量值是不同的，但是两者的变化是呈密切相关的。持续 $ScvO_2$ 监测能充分反映整个机体的氧供和氧耗状态。

总之，$ScvO_2$ 监测在临床简单易行，且不需要进行侵入性操作。在非休克状态，$ScvO_2$ 和 SvO_2 的相关性非常好。而在休克状态下，$ScvO_2$ 并不等同于 SvO_2，$ScvO_2$ 高于 SvO_2，而它们的变化却仍呈平行关系。治疗引起的 SvO_2 改变能被很好地反映在 $ScvO_2$ 的变化上，尤其是在严重感染和感染性休克病人中。分析 $ScvO_2$ 结果必须联合心率、血压、中心静脉等全身参数及乳酸和组织灌注参数等常规血流动力学指标进行评估。对于 ARDS 病人进行 $ScvO_2$ 监测，对治疗效果评估很有帮助。

6. 动脉血乳酸测定（Lac）　Lac 升高是机体缺氧的重要指标之一。乳酸是无氧糖酵解的产物，在缺氧情况下，3-磷酸甘油醛脱氢酶蓄积，抑制了乙酰辅酶 A 的形成，使丙酮酸通过无氧糖代谢形成大量乳酸。通常血乳酸的正常值为（1.0 ± 0.5）mmol/L，> 2mmol/L 视为异常。

动脉血乳酸测定的临床意义：研究表明，在危重病人中，血乳酸测定可有效监测代谢水平，反映疾病的严重程度并判断预后。乳酸产生的量与氧债、低灌注程度及休克的严重程度有关。高乳酸血症大大增加了危重病人的死亡风险。失血性休克较心源性休克能耐受较高的乳酸浓度。心搏骤停和室颤病人血乳酸浓度迅速上升，血乳酸浓度变化取决于心肺复苏（CPR）成功与否。如 CPR 不成功，乳酸浓度在心脏按压每 10 分钟以 3mmol/L 的速率上升；如果 CPR 成功，乳酸浓度每 10 分钟以 4～10mmol/L 的速率迅速下降，持续高乳酸提示预后不良。meta 分析认为乳酸清除率与重症病人的预后相关，可预测重症病人的死亡率，其预测灵敏度和特异度分别为 0.75 和 0.72。

总之，高乳酸血症在组织处于低灌注状态下对预后判断有帮助，但需要结合休克病因、营养状态和基础疾病严重程度，以提高动脉血乳酸对预后的判断能力。

动脉血乳酸测定的局限性如下。

（1）血乳酸水平反映的是其生成与清除之间的平衡状态，清除主要在肝脏进行。虽然单纯肝功能异常一般不足以引起血乳酸增高，但当有循环衰竭时可导致血乳酸浓度异常升高，且循环系统恢复正常后血乳酸浓度下降缓慢。

（2）在伴有严重外周循环不良状态时，乳酸可因蓄积在组织中难以进入循环，而表现为血乳酸含量正常。一旦循环改善，血乳酸水平反而增加，这种效应称为"洗出现象"。

（3）动脉血乳酸监测仅反映全身氧代谢的总体变化，故其敏感性也被削弱。

（二）氧代谢的局部性测定指标

1. 胃黏膜内 pH（pHi） 指胃黏膜组织的酸碱度，是反映胃黏膜缺血缺氧相当敏感的指标。胃肠道 pHi 监测对重症病人的局部组织缺氧的评估敏感度较高，比乳酸更敏感，可作出早期预警，指导临床治疗，以早期纠正缺血缺氧状态。用张力计法指导危重病人治疗以增加组织氧供，使 pHi 维持在 7.35 以上可提高存活率。pHi 监测已被作为判断临床预后的指标之一，有研究认为优于代谢指标血乳酸及氧代谢参数（DO_2、VO_2），是入院 24 小时预测多器官功能不全病死率的可靠指标。有学者通过对循环衰竭的危重病人研究发现，入院时低 pHi 组病人病死率为 59%，而正常 pHi 组病死率为 21%，pHi 与常规血流动力学和氧代谢指标相比，具有更高的预测价值。另一项对于重症病人的前瞻性研究观察到，前 12 小时内低 pHi 能被纠正的病人较不能纠正的病人病死率显著降低（36.4% vs. 68.4%）。现阶段研究表明，$PgCO_2$ 与 $PaCO_2$ 的差值是反映胃黏膜氧合的更好指标。

一般认为 pHi 的正常值为 7.35～7.45，小于 7.32 时病死率和 MODS 发生率明显上升。

2. 脑氧饱和度（rSO_2） 主要反映脑静脉血氧含量，反映的是脑氧输送代谢水平。常温静息状态下，脑氧饱和度大于 55% 为正常范围，低于 55% 可视为异常。rSO_2 在监测脑缺氧时具有较高的灵敏度，用于神经重症病人监测能够及时发现脑组织缺氧、估计脑水肿程度以及危重病人预后。rSO_2 可以作为精确测定神经损伤的监测指标之一。

3. 颈内静脉血氧饱和度（$SjvO_2$） 在动脉氧合良好、血红蛋白相对稳定的情况下，$SjvO_2$ 反映的是脑血流和脑氧代谢率的平衡关系。有文献报道，$SjvO_2$ 的正常值为 54%～75%，大于 75% 意味着脑氧供或脑血流增多；小于 50% 时说明脑氧供或脑血流减少；若小于 40% 则可能存在全脑缺血、缺氧。

4. 肝静脉血氧饱和度（$ShvO_2$） 肝静脉血氧饱和度反映肝脏的氧供需平衡情况，SvO_2 和 $ShvO_2$ 可出现平行改变，但在感染性休克病人中 $ShvO_2$ 比 SvO_2 低约 15%，非感染性休克的病人通常无此差别。

5. 其他 一些局部氧代谢监测指标还包括回肠、结肠黏膜和腹腔 PCO_2，舌下 PCO_2、组织氧分压测定和肌肉组织血流量的检测。

越来越多的研究表明，氧代谢动力学监测是预测病人预后较为可靠的指标。全身性和局部性氧合指标虽然是组织氧合的间接评价，却可以在一定程度上反映组织氧代谢情况，预测疾病的严重程度，指导治疗及评估预后。

（郭利涛　章仲恒）

第九节　床旁呼气末二氧化碳监测及意义

一、床旁呼气末二氧化碳监测方法

1754 年，Joseph 第一次证实某一种叫"固定气体"的气体（CO_2）并不仅是由燃烧的木炭产生，呼出的气体中也存在。1777 年，化学家 Lavoisier 认识到 Joseph 发现的所谓"固定气体"是碳的化合物，同碳燃烧一样，是由呼吸产生的。1797 年，Humphry 识别出血液中存在 CO_2，Heinrich 证实动静脉血中的 CO_2 含量不同，Tindall 第一次发现和报道 CO_2 可吸收红外线。1943 年，Karl 应用红外线技术发明了第一台现代二氧化碳波形监测仪。早期的监测仪器笨重、成本较高，且不是很精确，其结果常常用于科研。随着技术的进步，市场上逐渐出现了各种各样小的、价格合适的二氧化碳监测仪。在 19 世纪 80 年代后期，红外线监测仪开始在手术室应用。

床旁呼气末二氧化碳监测（end-tidal carbon dioxide pressure monitoring，$ETCO_2$）可对任何年龄的机械通气病人提供有价值的临床信息。由于其具有无创、床旁监测的优势，近年来其应用越来越广泛，并引起了越来越多的关注。从气管插管到拔管全过程持续进行二氧化碳波形图监测具有以下用处：①确定气管插管位置是否正确；②监测气管内导管和通气回路是否完好；③有助于机械通气参数的滴定；④评估肺毛细血管血流；⑤监测是否能拔除气管套管。二氧化碳波形图监测技术距今已有 72 年，但最近的新进展确保了该技术在临床中应用可靠、便捷。二氧化碳监护现在已经成为监护生理参数以保障病人安全的一个全球性标准。美国麻醉师协会、美国呼吸医护协会及美国医院协会均将二氧化碳监护作为一种常规的指导准则和规则。

二氧化碳波形图（capnography）可数字化地显示二氧化碳数据。呼气末 CO_2 浓度可通过时间或呼出气体容量曲线描绘出来，分别称之为时间二氧化碳波形图（time capnography）和容量二氧化碳波形图（volume capnography）。呼气末二氧化碳监测一般是指时间二氧化碳波形图，在临床上应用较普遍，可对呼出气体的 $PaCO_2$ 进行定量检测（图 3-8-29，见文末彩图）。

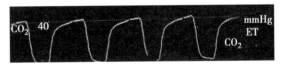

图 3-8-29　正常时间二氧化碳波形图

容量二氧化碳波形图应用复合的 CO_2 传感器和呼吸速度计测定呼气容量的总 CO_2 含量。该波形图容许计算气道无效腔量，包括无效腔/潮气量比率（V_d/V_T）。容量二氧化碳测定随着通气、肺动脉血流以及 CO_2 通过毛细血管内皮-肺泡上皮连接处弥散速度的变化而变化。因此，与基于时间的二氧化碳波形图相比，容量二氧化碳波形图更能动态地反映气体交换的变化。容量二氧化碳波形图通常指单次呼吸二氧化碳（single-breath carbon dioxide，$SBCO_2$）清除量，因为每一次呼

吸清除的 CO_2 量用来计算 CO_2 清除的总量。SBCO$_2$ 包括 3 个不同时期（图 3-8-30）。I 期描记从上呼吸道呼出的气体，一般不含 CO_2。I 期延长表明解剖无效腔增加，可见于 PEEP 过大导致上呼吸道扩张的病人。II 期代表从上呼吸道到下呼吸道的过渡期，较陡直，有助于反映肺灌注的改变。III 期代表肺泡气体交换，可反映因下呼吸道和（或）肺泡疾病导致气体分布异常。III 期上升较平缓，倾向于平台期。III 期上升斜率增加提示气体在肺部严重分布不均（比如支气管痉挛），SBCO$_2$ 技术提供了测定解剖无效腔、肺毛细血管血流、心排血量以及通气是否有效的方法。

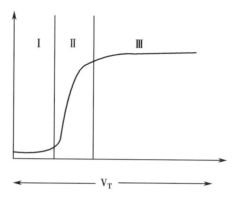

图 3-8-30　单次呼吸二氧化碳清除波形图

I 期为大气道通气，II 期为大气道和肺泡的混合通气，III 期为肺泡通气

ETCO$_2$ 监测有主流与侧孔取样两种常用的取样方法，它们主要是依据传感器在气流中的不同位置来区分的。主流取样就是将传感器直接连接在病人的气道中（图 3-8-31，见文末彩图），而侧孔取样传感器不直接连接在通气回路中，而是经过取样管从气道中取出部分气体来测定。目前，大部分监测仪的取样方式是侧孔取样（图3-8-32，见文末彩图）。

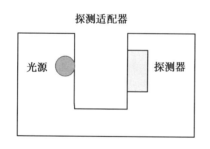

图 3-8-31　主流测量结构及气室

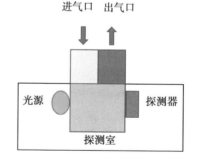

图 3-8-32　旁流测量结构及气室

目前 ETCO$_2$ 的监测方法有红外线监测法、质谱监测法，其中红外线监测法最为常用。主流式由于传感器是 U 字形，并直接跨接在呼吸气路中，无需抽取测量样气，响应时间快，对监测对象的通气量不产生影响，无泵噪声，特别适合新生儿的应用；旁流式则由于测量气室在机器内部的电路板中，需要抽气测量样气进入气室，并有一定长度的采样管路，响应时间慢，会对监测对象的通气量产生影响，有泵噪声，适合于成年人的应用。

1. 红外线监测法　红外线吸收光谱技术是目前最常用的 ETCO$_2$ 测定技术。其工作原理为：CO_2 是一个不对称的、多原子的气体分子，由于 CO_2 分子能被波长为 $4.26\mu m$ 的红外线吸收，所以红外线通过监测气室的时候会吸收掉一部分 CO_2 分子，吸收率与二氧化碳的浓度成比例。连续 Pet CO_2 监测装置是以红外线吸收光谱物理原理设计而成的。呼吸气体经过红外线传感器时，红外线光束透过气体样本，红外线检测装置测定红外线光束量，CO_2 能吸收特定波长（$4.26\mu m$）的红外线，光束量衰减，经由电子测量系统和计算机系统，以数字和波形方式显示 ETCO$_2$ 监测数据。这种方法测定速度快并且方便，应用广泛。

2. 质谱监测法 是将呼出及吸入气以 60ml/min 的速度输入质谱仪，气体分子在阴极电子束轰击下离解转换为离子，一些正离子经加速和静电聚焦成电子束，进入测试室，在离子束出口的垂直方向施加强磁场，使其分散成弧形轨道，沉积在一盘上。每种气体离子的轨道半径与各自的质量-电荷比值呈正比，质量大的半径大，质量小的半径小，于是在空间分散开，形成"质谱"。再经离子收集器分别收集测量不同气体离子所带的电流，电流量大小与气体内离子数目成正比，经计算器处理后，在 200 微秒内报出数值，亦可有波形显示。其特点是可同时监测病人呼出气中各种成分和含量，包括 O_2、CO_2、N_2O 及其他挥发性麻醉药浓度；而且反应快，能连续反映呼出气中各种气体的浓度变化，所需气体样本量也较少，但仪器价格昂贵，目前应用较少。

二、床旁呼气末二氧化碳监测的意义

（一）使用 ETCO$_2$ 技术监测体内 CO$_2$ 含量的变化

呼吸功能是人体主要的生命功能之一。临床上，为了全面了解肺功能的状况，常常采用 $PaCO_2$ 和呼气末二氧化碳分压（$ETCO_2$），并且 $ETCO_2$ 已经被认为是除呼吸、体温、脉搏、动脉血氧饱和度、血压以外的第六大生命体征。近年来，计算机技术和传感器技术发展迅速，各学科知识相互渗透融合，从而使临床上连续、无创地测定 $ETCO_2$ 成为现实。吴书铭等人对 $PaCO_2$ 与 $ETCO_2$ 二者的检测结果进行比对分析，认为 $ETCO_2$ 的监测值与 $PaCO_2$ 之间的统计结果保持了很好的相关性，证实了 $ETCO_2$ 监测设备在临床应用中的有效性。

（二）ETCO$_2$ 监测气管插管

大量文献已报道在监护室、急诊科、手术室或院外使用二氧化碳波形图监测技术，能够比临床评估更快地明确气管导管是否插入了气道而不是插入了食管（图 3-8-33）。

Roberts 等人发现，对于新生儿，二氧化碳波形图较其他临床评价方法判断是否插入气管更快。二氧化碳波形图在 1.6～2.4 秒内正确地识别出 98% 错误的插管例数。Birmingham 等人临床评估气管插管是否正确并不可靠，他们认为除了可视化喉镜，二氧化碳波形图比其他方法更可靠。Knapp 等人报道二氧化碳波形图比听诊更可靠。Kannan 等人强调，在监护室进行气管插管操作时强制应用二氧化碳波形图监测与其他方法联合应用，可能更能提高病人的安全性。多项研究证实二氧化碳波形图对证实心搏骤停病人气管插管是否到位具有 100% 的敏感性和特异性，所

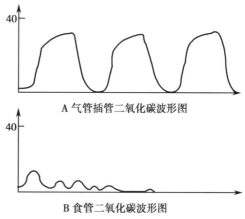

A 气管插管二氧化碳波形图

B 食管二氧化碳波形图

图 3-8-33 机械通气病人的二氧化碳波形图
A. 气管插管的正确波形图；
B. 气管插管误入食管的波形图

以，美国心脏学会强烈推荐应用二氧化碳波形图监测以证实气管插管是否插入气管（Class Ⅰ,LOE A）。持续的 $ETCO_2$ 监测比生命体征监测和持续血氧饱和度监测更快地发现气道梗阻和气管脱出。文献报道，在紧急状态下有 1%～24% 的气管插管插进了食管。如果病人气道狭窄，患有呼吸性疾病或者导管内的血液及分泌物过多，都会导致插管困难，若医生不能及时发现这种错误，将会导致病人死亡或者永久性脑损伤。而传统的辨识气管

插管位置的方法都存在一些潜在的问题。即使上述方法能判断气管插管正确的位置，但是由于病人运动或者转运导致的插管移位是很容易被忽视的。因此，最可靠和简单的方法就是 $ETCO_2$ 的监测。当导管越接近声门口时，波形会越明显，以此来指导将导管插入声门；如果导管插入食管，则不能观察到 $ETCO_2$ 波形。所以，$ETCO_2$ 对导管误入食管有较高的辅助诊断价值。

（三）有助于尽早脱机、拔管

尽早脱机、拔管对每一个进行机械通气的危重病人都很重要。机械通气时间越短，呼吸机相关性肺损伤的风险、总体死亡率和住院费用越低。一项随机对照研究表明，持续二氧化碳波形图监测可显著缩短机械通气时间。尽管有数种方法可预测能否成功拔管，但很少被证实具有精确性，且这些方法大多数需要在较长的时间进行大量试验。对于成年人而言，自主呼气试验对能成功拔管是很有帮助的，但据报道拔管的失败率仍高达 20%，所以准确地预测拔管仍然是一项很重要的临床焦点问题。V_D/V_T 是一个可信赖的判断能否拔管的方法。随着监测技术的进步，目前可在床旁无创、快速、准确地获得生理 V_D/V_T。通过应用改良的 Bohr 方程式，容量二氧化碳波形图可快速计算出和显示 V_D/V_T 值。尽管目前没有研究 V_D/V_T 对成年人成功拔管的研究，有研究显示 $V_D/V_T < 0.5$ 可预测婴幼儿成功拔管。

（四）判断 ARDS 病人的预后

生理无效腔量（V_d）是有通气但没灌注的肺部区域，包括解剖无效腔和肺泡无效腔。二氧化碳波形图同时检测呼出 CO_2 和潮气量。测定呼出 CO_2 的同时检测动脉 $PaCO_2$，这样就可以精确地计算 V_D/V_T 比值。V_D/V_T 比值可通过 Bohr 公式计算：$V_D/V_T = （PaCO_2 - P_ECO_2）/PaCO_2$。研究显示，对于 ARDS 病人，通过二氧化碳波形图测定 V_d 与通过 $PaCO_2$ 测定和代谢监测方法测定的结果一样准确。Nuckton 等人报道，在 ARDS 发病的第一天，V_d 增加是预测 ARDS 病人死亡率的独立、强有力的预测因子。V_d 分数每增加 0.05，死亡相对风险增加 45%。随后 Kallet 等人研究认为，持续的 V_D/V_T 增高是 ARDS 死亡病人的特征，在 ARDS 早期 V_D/V_T 增高可能反映肺血管损伤，在 ARDS 发病 24 小时后测定 V_d 对 ARDS 病人预后具有预测价值。新近一项前瞻性、多中心的临床研究显示，ARDS 早期显著增高的 V_D/V_T 与高死亡率相关，监测 V_D/V_T 有助于识别高死亡风险的 ARDS 病人。Kallet 等人提出二氧化碳波形图是判断 ARDS 病人预后的有效工具。随后的研究同样也发现，对给予肺保护性通气的 ARDS 病人，V_D/V_T 增高与 ARDS 的早、中期阶段的死亡率增加具有显著的相关性。

（五）调节最佳 PEEP

大量的研究证实，不合适的机械通气参数设置可对 ARDS 病人造成进一步的肺损伤。对于 ARDS 病人来讲，肺保护性通气策略包括小潮气量通气和足够的 PEEP，是目前唯一被证实有效降低病死率的措施。目前低潮气量（6ml/kg）、限制性平台压（不超过 28~30cmH$_2$O）和合适的 PEEP 是 ARDS 病人肺保护通气策略的关键组成部分，已成为 ARDS 的标准化治疗措施。然而，如何最优化调节 PEEP 目前还不确定。容量二氧化碳波形图监测是一个监测肺通气的良好工具，无效腔增大是 ARDS 的一大特征，且是 ARDS 病死率的强大预测因子。

因此，有证据表明对于 ARDS 病人，通过监测无效腔来滴定 PEEP 具有较高的价值。Yang 等人通过应用温生理盐水反复肺灌洗导致肺损伤的小猪模型，研究容量二氧化碳波形图是否是一种有用的滴定最佳 PEEP 的方法。肺完全复张后，PEEP 从 20cmH$_2$O 水平每隔 10 分钟降低 4cmH$_2$O，直至降到 4cmH$_2$O。在每一个 PEEP 水平都采集容量二氧化碳图、呼吸力学、血气分析、血流动力学指标及肺 CT 扫描。结果发现，肺复张后，呼气末肺容量从 20cmH$_2$O PEEP 水平的 1160 ± 273ml 渐进性地降到 4cmH$_2$O PEEP 水平的 314 ± 86ml。在 16cmH$_2$O PEEP 水平，肺泡无效腔量/肺泡潮气量比值（V_D/V_T）以及三期容积二氧化碳图斜率（S$_{III}$）达到最低。在这个 PEEP 水平，过度充气的肺段显著减少，非充气的肺段没有增加，动脉氧分压/吸入氧浓度（P/F）和静态肺顺应性（C$_{rs}$）达到最大值。小于 16cmH$_2$O PEEP 水平时，非充气的肺段显著增加，动脉氧分压/吸入氧浓度（P/F）和静态肺顺应性（C$_{rs}$）明显降低，V_D/V_T 以及三期容积二氧化碳图斜率开始增加。他们认为在这个去除肺表面活性物质的模型中，在 V_D/V_T 和 S$_{III}$ 最低值时的 PEEP 水平时，肺过度膨胀和肺塌陷达到平衡。国内刘晔采用油酸 ARDS 犬模型进行实验，发现肺复张后使用 V_D/V_T 最低点选择 PEEP，能使通气/血流比例达到最佳。因此，容量二氧化碳图是一个有效的床旁滴定最佳 PEEP 的方法。

（季宪飞　徐志伟）

第十节　纤维支气管镜检查

纤维支气管镜（纤支镜）可直视下观察气管、支气管病变，清除呼吸道分泌物，在危重病急救中发挥特有的作用，特别是在 ARDS 病人中更是起到不可替代的作用。近年来，国内外学者将支气管镜应用于 ARDS 病人的检查及治疗，对病人的诊断及治疗提供了较大帮助。

一、ARDS 纤维支气管镜检查方法

（一）术前准备与麻醉

1. ARDS 病人存在呼吸衰竭，均应给予呼吸机辅助通气。

2. 病人给予心电监护，检测血压、心率、呼吸及血氧饱和度。

3. 术前 8 小时禁食，4 小时禁饮。

4. 术前 15 ~ 30 分钟予地西泮 10mg 肌内注射镇静（应用呼吸机使用其他肌松剂时则不予地西泮），阿托品 0.5mg（最大剂量不超过 1mg）肌内注射以减少气道分泌物。

5. 气管插管或气管切开病人可给予咪达唑仑或丙泊酚静脉泵入镇静，同时需有呼吸机辅助通气。

（二）支气管镜检查方法

1. 支气管镜检查操作　在做操作前先给予 3 分钟纯氧机械通气，经气管切开套管或气管插管直接滴入 2% 利多卡因 2ml（操作过程可视情况追加利多卡因用量，但总量控制 < 400mg）。迅速将血氧饱和度升至 95% 以上后开始操作。将消毒好的纤支镜下端涂抹无菌液体石蜡，不停机状态下，于气管插管与呼吸机连接处再接 "Y" 形三通管一个，侧端接呼吸机回路管，下端接气管插管，上端有一弹性孔盖（此孔以便插入吸痰管和纤支镜）。纤支镜经孔盖处插入，根据床旁 X 线胸片及纤支镜所见选择病变部位。

看清气管及两侧主支气管后，将镜插入一侧主支气管，如病人病情许可，可先检查健侧或病变较轻的肺叶，后检查患侧或病变较重的肺叶；如病人病情较重，不能耐受较长时

间检查，可直接进入患侧或病变较重的肺叶，待情况缓解重新消毒支气管镜后再查健侧肺叶，应避免先患侧后健侧，否则易引起医源性感染。

在镜检过程中，根据支气管的位置、走向，拨动支气管镜调节环钮，并调整检查者位置，控制镜体末端的角度与方向，以便插入各段支气管。镜检中，应注意支气管黏膜的颜色、表面情况与质地，有无充血、水肿、渗出、出血、糜烂、溃疡、增生、结节与新生物，间脊是否增宽，管壁有无受压，管腔有无狭窄与阻塞，分泌物多少，有无脓液溢出等，如分泌物较多，可予纤支镜吸痰，边插入边吸痰，留取气管腔内分泌物或取 BAL 送细菌培养，明确病因。若心率 >150 次/分或出现严重心律失常或血氧饱和度≤80%，则停止操作予机械通气吸纯氧，待血氧饱和度 >90%、心率降至 100 次/分左右及病人平静后重新操作。

2. 支气管肺泡灌洗操作　在支气管镜检查时同时进行，向待灌洗的肺叶支气管内注入 2% 利多卡因 1ml，局部黏膜麻醉后，将支气管镜前端嵌入肺段或亚段支气管开口，经支气管镜给予生理盐水 10~20ml 反复冲洗后，再以 13.3~26.6kPa 压力反复多次抽吸，直至痰液、痰痂减少，最后将灌洗液吸尽为止，盐水灌洗总量不超过 100ml，一次操作 2~3 分钟，灌洗液回收可送检查细胞学，并送细菌培养，如为吸痰，可每 2 天行纤支镜灌洗 1 次，连续 1 周。

3. 支气管镜肺活检操作（transbronchial lung biopsy，TBLB）　TBLB 前行 X 线胸片及胸部 CT 检查以明确病变部位，根据影像学结果选择活检部位，并测量支气管亚段与病灶距离，判断活检时活检钳进入的深度。术程中用咪达唑仑或异丙酚镇静，保持 Ramsay 评分 5、6 分，必要时使用肌松药物。活检前调节呼吸机参数为 A/C 模式，FiO_2 调至 100%，调低呼气末正压，在呼气末钳取肺组织。操作者为支气管镜操作熟练的呼吸内科或 ICU 医生。根据病人胸部 CT 定位，在一侧肺进行活检。根据活检时的具体情况，钳取 3~4 块肺组织标本。活检后予刷检涂片找抗酸杆菌、病理涂片。活检 1 小时后予胸片检查排除气胸。病理标本放在 10% 甲醛溶液中固定；培养标本放在生理盐水中保存，进行细菌、真菌培养。

4. 纤支镜引导气管插管操作　将纤支镜插入气管导管内，前端露出，纤支镜与导管一起经鼻或口腔送入咽喉部，经纤支镜活检孔滴入 2% 利多卡因，待声门麻醉活动减弱后，先将纤支镜插入声门，然后将导管送入支气管内，拔出纤支镜，导管插入深度依病人身高而定，其末端在隆突上 3~4cm 为宜，一般插入 25~28cm。

（三）操作注意事项

1. 纤支镜操作前应尽量结合影像学资料，使操作目的性更强，缩短操作时间，减轻病人痛苦，减少并发症。

2. 每次操作累计时间不超过 1 小时，操作时动作要轻柔，避免气管损伤及诱发气管痉挛。

3. 操作过程中密切观察病人的 SaO_2，低于 80% 应立即停止操作，待 SaO_2 升至 90% 以上再继续操作。

4. 注意无菌操作，以免发生医源性感染。

5. 操作过程中应充分镇静，以免增加病人的氧耗。老年病人心血管状态的潜在风险大，行纤支镜检查时，心律失常及低血压的发生率会增高，但 ICU 机械通气的病人有完备的心电、血压及氧饱和度监护，能够及时提供各种生命体征的指标，发现异常迅速处理。

因此，ICU 机械通气病人行纤支镜检查和治疗较常规纤支镜检查更安全。

（四）支气管镜检查的禁忌证

1. 凝血功能异常，血小板 $< 50 \times 10^9/L$，PT、PTT、INR 延长超过正常的 1.5 倍，或有大咯血风险者。有出血风险时，纤维支气管镜检查可能出现镜头被血污染而视野不清，吸引管堵塞，镜下操作易引起出血加重，导致气道阻塞，甚至窒息可能。

2. 支气管镜检查时不能维持 $SpO_2 > 90\%$ 者。支气管镜检查会加重低氧血症的程度，甚至会造成死亡。ARDS 病人如经机械通气，血氧饱和度仍不能维持在 90% 以上者，暂不适合支气管镜检查。

3. 尽管使用升压药物而血流动力学仍不稳定，平均动脉压 <60mmHg 者。

4. 临床提示严重的肺动脉高压或上腔静脉阻塞的病人。存在上腔静脉阻塞的病人，气管、支气管静脉瘀血，支气管镜检查易引起血管破裂导致大出血甚至窒息。肺动脉高压病人存在肺瘀血，支气管镜检查易使血管破裂而引起难以控制的大出血。

5. 严重心脏病，心功能不全，严重心律失常，频发心绞痛病人。支气管镜检查会加重缺氧，45% ~47% 的病人血氧饱和度有不同程度下降，平均下降 3.4%。不稳定型心绞痛病人行支气管镜检查可诱发心绞痛发作，并可出现窦性心动过速、房性期前收缩、ST-T 改变，甚至引起急性心肌梗死。有严重心律失常的病人，支气管镜检查可诱发心律失常发作，甚至心搏骤停的风险。

6. 急性心肌梗死或近期有心肌梗死病史者。支气管镜检查引起缺氧，心率加快，加重心肌梗死，加之刺激迷走神经兴奋，易引起心搏骤停，应视为绝对禁忌。

7. 极度衰弱不能耐受检查者。

8. 主动脉瘤有破裂危险者。升主动脉及弓部血管瘤使主动脉壁变得很薄，纤维支气管镜检查易使主动脉瘤破裂而造成突然死亡，应列为支气管镜检查禁忌。

（五）常见并发症及防治

1. 麻醉药过敏　麻醉药过敏比较少见，主要表现同过敏性休克，病人出现胸闷、气短、呼吸困难、面色苍白、出冷汗等。一旦出现上述情况，应立即吸氧，皮下注射肾上腺素 0.5 ~1mg；肌内注射盐酸异丙嗪 25mg；地塞米松 10 ~20mg 入 5% 葡萄糖液 250ml 静滴，出现低血压者给予升压药维持。

2. 出血　一般检查时有少量出血，此类出血均能自行止血，不需特殊处理。ARDS 病人黏膜充血、水肿，触碰易出血，或行 TBLB 检查时损伤肺血管易导致大出血。为减少术中出血并发症，术前应询问病史有无出血倾向，各项凝血检查及血小板在正常范围，操作时动作轻柔、避免损伤。如出现大出血，可给予肾上腺素 2mg 加生理盐水 5ml 混合后喷洒于出血肺段支气管；出血停止后，可再静脉滴注止血药物，防止再次出血。

3. 气胸、纵隔气肿　经支气管镜肺活检，当活检过深，病人突然躁动，活检处炎症改变严重均易损伤胸膜及支气管，引起气胸及纵隔气肿。多在术后短时间内出现张力性气胸的临床表现，表现为气短、胸痛，少部分病人出现少量气胸可无临床症状。少量气胸无临床症状者，经严密观察可自行吸收。有明显临床症状者，须及时做胸腔闭式引流及纵隔引流，数天后多能自行愈合。

4. 心律失常或其他心脏意外情况　ARDS 病人临床主要表现为缺氧，而支气管镜检查会加重缺氧程度，如有心脏基础疾病的老年病人，因冠状血管弹力下降，易因缺氧加重而发生严重心律失常、心肌缺血等心脏意外情况。出现上述情况，应立即停止支气管镜检查，立即给予 100% 纯氧机械通气，多数病人停止操作后心脏情况可以恢复，部分病人需使用扩血管或抗心律失常药物。

二、ARDS 纤维支气管镜检查的意义

1. 气管镜下吸痰，清理呼吸道　ARDS 病人发生肺部感染的概率与应用呼吸机的时间呈正比。传统的排痰方法主要是给予雾化吸入或者吸痰管排痰，虽然可稀释痰液，但由于病人病情危重，且常规办法在实施过程中有很多不确定因素，因此对病人呼吸道内痰液的排除效果并不理想。床旁纤维支气管镜可以在直视的状态下观察病人呼吸道内分泌物的分布情况，并且可以对感染炎症部位进行有针对性的治疗。这种操作在无损伤的情况下大幅度清除呼吸道内的分泌物，有效缓解肺不张，具有显著疗效。纤支镜能进入段支气管甚至亚段支气管，准确、彻底地清除气道内分泌物、痰痂或血痂等气道阻塞物，保持气道通畅，改善通气和换气，还可避免吸痰管盲目吸痰导致的黏膜损伤。

2. 支气管镜下收集痰送培养，明确病原菌　根据痰细菌培养及药敏结果，选择抗菌药物，有利于控制感染。吸取分泌物做细菌培养及药敏试验的准确性和敏感性高，特异性高达 80%～100%，敏感性达 70%～90%，明显高于喉口痰的准确性，可更好地指导临床抗生素的使用。

3. 经支气管镜肺活检（TBLB）　ARDS 机械通气病人行 TBLB 检查有一定的敏感性和特异性，有利于明确诊断，指导临床治疗。ARDS 病人由于机械通气要求较高，行 TBLB 检查时易导致低氧等并发症的发生，所以必须严格掌握适应证。由技术熟练、经验丰富的医生进行操作，术前做好准备，尽量减少操作时间，出现并发症时及时采取相应的处理措施，避免加重病情。把握好 ARDS 病人 TBLB 检查的时机，如果在疾病晚期才进行肺活检，即使能够明确诊断，也难以改变病人的预后。

4. 支气管肺泡灌洗　研究表明，通过 BAL 能够明显降低 ARDS 病人的气道阻力，尤其是肺实变所导致的非弹性阻力，提高肺的静态顺应性，因此在相同的 PEEP 水平下，塌陷的肺泡得到更多的复张而改善氧合。可能与下列因素有关：①支气管肺泡灌洗能有效清除肺泡及支气管表面的痰液、坏死物，特别是针对 ARDS 肺病理改变的不均一性，经影像学定位，纤维支气管镜能起到直视下的"靶向"治疗作用，避免 BAL 的负面效应。②支气管肺泡灌洗同时气管内局部应用激素能达到抗炎、保护细胞膜稳定、降低毛细血管通透性的目的，从而可降低气道阻力，提高肺顺应性。③支气管肺泡灌洗氨溴索，有促进肺泡表面活性物质分泌、合成及抗氧化作用。总之，通过 BAL 治疗可降低 ARDS 气道压，改善肺顺应性及氧合。

也有研究显示，ARDS 病人支气管镜检查及灌洗无效，考虑与 ARDS 病理特点有关。ARDS 病理特点为间质性肺水肿、弥漫性肺不张和肺微循环障碍；功能残气量减少，肺顺应性下降，气道阻力增加，通气/血流比例失调和肺内分流导致严重低氧血症；气道梗阻及肺纤维化最终导致通气功能障碍。灌洗并不能改善间质水肿等问题，故 ARDS 病人灌洗治疗无明显效果。也有人认为 ARDS 病人在已有低氧血症和（或）CO_2 潴留的情况下，予以支气管镜检查灌洗会加重肺水肿，降低肺功能，有发生严重低氧血症的风险，从而使肺损伤加重，提示 ARDS 病人不宜应用支气管镜检查及灌洗治疗。

5. 经支气管镜给药　对 ARDS 病人进行支气管肺泡灌洗补充外源性肺表面活性物质，可改善 ARDS 肺的呼吸力学参数，对 ARDS 的临床治疗有重要的价值。

6. 协助进行气管插管　ARDS 病人均存在呼吸衰竭，而指南推荐的治疗方案是尽早给予呼气末正压通气，对 ARDS 病人气管插管，可采用经纤支镜引导进行。此种方法对于插管困难的病人，因为有可视纤支镜引导，减少插管造成鼻咽部损伤，提高插管成功率。

（刘　昀　胡明冬）

第十一节　呼出气冷凝水的检测及意义

一、呼出气冷凝水检测指标

呼出气分析是近年来快速发展的一种新的分析方法，凭借无创、检测直接和便捷的优势，在呼吸系统疾病的诊断和研究方面被寄予厚望。目前，呼出气分析主要包含两部分，即呼出气一氧化氮的检测和呼出气冷凝水（exhaled breath condensate，EBC）中生物学标记物的检测。

EBC 主要由三部分组成，即气道衬液雾化形成的飞沫或微滴，水汽饱和的呼出气冷凝形成的蒸馏水，被冷凝的呼出水溶性挥发物。随着研究的进展，水溶性非挥发成分的价值凸显，包括与炎症过程相关的 CRP、TNF-α、IL；与氧化应激过程相关的 8-异前列烷、LT-B_4、PG 等。其常见检测指标如下。

1. pH　研究指出，EBC pH 的降低与中性粒细胞和嗜酸性粒细胞参与的炎症反应有关。EBC 的 pH 下降是哮喘病情急性恶化的重要特征。在其他肺部炎症疾病如 ARDS、COPD、支气管扩张症、肺囊性纤维化也有相似情况。EBC 的 pH 有希望成为肺部疾病恶化的预测指标。

2. H_2O_2　体内激活的中性粒细胞产生的超氧阴离子在 SOD 作用下生成 H_2O_2。EBC 中 H_2O_2 浓度在 ARDS、吸烟者、上呼吸道感染、哮喘、COPD、肺囊性纤维化、支气管扩张症病人中都有升高，而且在病情加重时升高尤其明显，经抗感染治疗后下降。

3. 烷类物质　PGs、LTs、异丙前列腺素。

PGs 和 LTs 是中性粒细胞、单核细胞、巨噬细胞中的花生四烯酸分别在环加氧酶和脂加氧酶作用下形成的重要炎症介质，在哮喘、COPD、ARDS 等病人的 EBC 中都有变化。近来，异丙前列腺素受到重视，它具有化学性质稳定、在体内形成、可作为脂质过氧化的标记物等优点。研究发现，8-异丙前列腺素能够反映肺部氧化应激反应的程度。

4. NH_3 及胺类　Kharitonov 等人研究发现，与正常人比较，稳定期的肺囊性纤维化病人 EBC 中氨没有变化，但在哮喘和上呼吸道感染者中则明显升高。此外，某些细菌，如新型隐球菌能产大量尿素酶。因此，EBC 中氨的测定可能有助于特殊病原体的诊断。在哮喘和急性支气管炎病人中，乙酰胆碱、复合胺、组胺等胺类物质含量升高，且与气道炎症、气道阻塞、气道高反应性的严重程度有关。

5. NO 相关物质　EBC 中氮氧化合物对呼吸系统疾病的意义受到重视。研究发现，硝基酪氨酸（RS-NOs）作为 NO 和谷胱甘肽相互作用的产物，能限制 NO 的损伤作用，在肺部炎症性疾病中升高。EBC 中 RS-NOs 也被认为是反映肺部炎症的可靠的生化指标。

6. 蛋白质和细胞因子　EBC 包括各种蛋白质和细胞因子，如 IL-1β、IL-2、IL-6、IL-8、IL-10、TNF-α、INF-γ 等。Scheideler 等人对健康者研究发现其 EBC 中蛋白质总量为 1.4~4mg，且在不同呼吸系统疾病的 EBC 中还存在 IL-β、可溶性 IL-2 受体、IL-6 和 TNF-α。与健康非吸烟者比较，吸烟的年轻人 EBC 中蛋白质的总量是升高的，但是 IL-1β 和 TNF-α 浓度无明显差别。

二、呼出气冷凝水检测的评价

EBC 分析法作为一项无创且简便的技术，在呼吸系统疾病中有一定的应用前景。EBC 成分测定有下列优点：

1. 是一种完全无创的方法。

2. 几乎可用于所有病人，包括新生儿、儿童、机械通气病人、昏迷病人。

3. 收集设备具有便携特点，可在急诊室甚至在家中使用。

4. 可随时留样，对肺部炎症进行动态监测。

5. 收集过程不改变呼吸道环境，不影响疾病的病理生理过程。

6. EBC 中成分与肺部病理生理状态相关。

7. 可用来进行原核或真核细胞 DNA 或 RNA 的扩增。

8. 可用来评价药物的疗效。

但是 EBC 分析法仍存在局限性：

1. 目前缺少 EBC 留样标准。

2. EBC 中所含物质来源的解剖定位并不确定。

3. 人为因素可影响 EBC 成分的测定。

4. 缺乏各种物质在 EBC 中的正常参考值。

5. 各种 EBC 成分与氧化应激之间的关系尚无定论。

6. 该方法的可重复性有待证实。

在将来的研究中，我们需要着手制定一个标准的 EBC 收集和储存方法；确定不同介质的正常参考值范围；明确 EBC 与肺部炎症和（或）疾病严重程度的关系；评价该方法对指导药物治疗的价值等。

（嵇丹丹　鲍　洁　徐志伟）

参考文献

1. 钱桂生. 现代临床血气分析[M].北京：人民军医出版社，2002：80-85，133-139，184-186.

2. Halpern M L, Goldstein M B. Fluid, Electrolyte, and acid-base Physiology[M]. 第 3 版（英文影印版）. 北京：科学出版社，2001：3-72.

3. 胡建林，杨和平. 呼吸疾病鉴别诊断与治疗学[M].北京：人民军医出版社，2007：13-21.

4. 中华医学会. 临床技术操作规范呼吸病分册[M].北京：人民军医出版社，2008：74-77.

5. 任成山，钱桂生. 动脉血气分析与酸碱失衡判断进展极其临床意义[J/CD].中华肺部疾病杂志（电子版），2010，3（2）：125-145.

6. 朴镇恩. 动脉血气分析快速解读[M].北京：中国医药科技出版社，2013：150-159.

7. 宋志芳. 现代呼吸机治疗学[M].第 2 版. 北京：人民军医出版社，2008：399-417.

8. Abraham E, Matthay MA, Dinarello CA, et al. Consensus conference definitions for sepsis, septic shock, acute lung injury, and acute respiratory distress syndrome: Time for a reevaluation [J]. Crit Care Med, 2000, 28 (1): 232-235.

9. Bulger EM, Jurkovich GJ, Gentilello LM, et al. Current clinical options for the treatment and management of acute respiratory distress syndrome [J]. J Trauma, 2000, 48 (3): 562-572.

10. Ware LB, Matthay MA. The acute respiratory distress syndrome [J]. N Engl J Med, 2000, 342 (18): 1334-1349.

11. Calfee CS, Gallagher D, Abbott J, et al. Plasma angiopoietin-2 in clinical acute lung injury: Prognostic and pathogenetic significance [J]. Crit Care Med, 2012, 40 (6): 1731-1737.

12. Ware LB, Eisner MD, Thompson BT, et al. Significance of von Willebrand factor in septic and nonseptic patients with acute lung injury [J]. Am J Respir Crit Care Med, 2004, 170 (7): 766-772.

13. 钱桂生. 急性呼吸窘迫综合征患者酸碱平衡紊乱与电解质紊乱[J]. 解放军医学杂志, 1998, 23 (1): 3-4.

14. 钟南山, 刘又宁. 呼吸病学[M]. 北京: 人民卫生出版社, 2013: 14-20.

15. 钱桂生. 呼吸衰竭时的酸碱平衡紊乱极其临床意义[J]. 中华结核和呼吸杂志, 2000, 2394: 207-208.

16. 杜晓峰, 任成山, 毛宝龄. 重度创伤后多器官功能障碍综合征血气变化及酸碱平衡紊乱[J]. 中国急救医学, 2000, 20 (7): 392-394.

17. 邱海波. ICU 监测与治疗技术[M]. 上海: 上海科学技术出版社, 2009: 195.

18. 邱海波. ICU 主治医师手册[M]. 南京: 江苏科学技术出版社, 2007: 85-91.

19. Calfee CS, Eisner MD, Parsons PE, et al. Soluble intercellular adhesion molecule-1 and clinical outcomes in patients with acute lung injury [J]. Intensive Care Med, 2009, 35 (2): 248-257.

20. Thickett DR, Armstrong L, Christie SJ, et al. Vascular endothelial growth factor may contribute to increased vascular permeability in acute respiratory distress syndrome [J]. Am J Respir Crit Care Med, 2001, 164 (9): 1601-1605.

21. 钟明媚, 张琳, 王璠, 等. 急性呼吸窘迫综合征患者血浆血管生成素 2 水平及其对预后的诊断价值 [J]. 中华危重病急救医学, 2014, 26 (11): 804-809.

22. 龙村. ECMO [M]. 北京: 人民卫生出版社, 2010, 20.

23. Okajima K, Harada N, Sakurai G, et al. Rapid assay for plasma soluble e-selectin predicts the development of acute respiratory distress syndrome in patients with systemic inflammatory response syndrome [J]. Transl Res, 2006, 148 (6): 295-300.

24. Briot R, Frank JA, Uchida T, et al. Elevated levels of the receptor for advanced glycation end products, a marker of alveolar epithelial type I cell injury, predict impaired alveolar fluid clearance in isolated perfused human lungs [J]. Chest, 2009, 135 (2): 269-275.

25. Uchida T, Ohno N, Asahara M, et al. Soluble isoform of the receptor for advanced glycation end products as a biomarker for postoperative respiratory failure after cardiac surgery [J]. PLoS One, 2013, 8 (7): e70200.

26. Jabaudon M, Futier E, Roszyk L, et al. Soluble form of the receptor for advanced glycation end products is a marker of acute lung injury but not of severe sepsis in critically ill patients [J]. Crit Care Med, 2011, 39 (3): 480-488.

27. Agrawal A, Zhuo H, Brady S, et al. Pathogenetic and predictive value of biomarkers in patients with ALI and lower severity of illness: Results from two clinical trials [J]. Am J Physiol Lung Cell Mol Physiol, 2012, 303 (8): L634-639.

28. Ware LB, Koyama T, Zhao Z, et al. Biomarkers of lung epithelial injury and inflammation distinguish severe sepsis patients with acute respiratory distress syndrome [J]. Crit Care, 2013, 17 (5): R253.

29. Nathani N, Perkins GD, Tunnicliffe W, et al. Kerbs von Lungren 6 antigen is a marker of alveolar inflammation but not of infection in patients with acute respiratory distress syndrome [J]. Crit Care, 2008, 12 (1): R12.

30. Ishizaka A, Matsuda T, Albertine KH, et al. Elevation of KL-6, a lung epithelial cell marker, in plasma and epithelial lining fluid in acute respiratory distress syndrome [J]. Am J Physiol Lung Cell Mol Physiol, 2004, 286 (6): L1088-1094.

31. Terpstra ML, Aman J, Van Nieuw Amerongen GP, et al. Plasma biomarkers for acute respiratory distress syndrome: A systematic review and meta-analysis [J]. Crit Care Med, 2014, 42 (3): 691-700.

32. Lesur O, Langevin S, Berthiaume Y, et al. Outcome value of clara cell protein in serum of patients with acute respiratory distress syndrome [J]. Intensive Care Med, 2006, 32 (8): 1167-1174.

33. Determann RM, Millo JL, Waddy S, et al. Plasma CC16 levels are associated with development of ALI/ARDS in patients with ventilator-associated pneumonia: A retrospective observational study [J]. BMC Pulm Med, 2009, 9 (4): 1-9.

34. Kropski JA, Fremont RD, Calfee CS, et al. Clara cell protein (CC16), a marker of lung epithelial injury, is decreased in plasma and pulmonary edema fluid from patients with acute lung injury [J]. Chest, 2009, 135 (6): 1440-1447.

35. Parsons PE, Eisner MD, Thompson BT, et al. Lower tidal volume ventilation and plasma cytokine markers of inflammation in patients with acute lung injury [J]. Crit Care Med, 2005, 33 (1): 1-6. discussion 230-232.

36. Prabhakaran P, Ware LB, White KE, et al. Elevated levels of plasminogen activator inhibitor-1 in pulmonary edema fluid are associated with mortality in acute lung injury [J]. Am J Physiol Lung Cell Mol Physiol, 2003, 285 (1): L20-28.

37. Sapru A, Calfee CS, Liu KD, et al. Plasma soluble thrombomodulin levels are associated with mortality in the acute respiratory distress syndrome [J]. Intensive Care Med, 2015, 41 (3): 470-478.

38. Chesnutt AN, Matthay MA, Tibayan FA, et al. Early detection of type III procollagen peptide in acute lung injury. Pathogenetic and prognostic significance [J]. Am J Respir Crit Care Med, 1997, 156 (3 Pt 1): 840-845.

39. Albertine KH, Soulier MF, Wang Z, et al. Fas and Fas ligand are up-regulated in pulmonary edema fluid and lung tissue of patients with acute lung injury and the acute respiratory distress syndrome [J]. Am J Pathol, 2002, 161 (5): 1783-1796.

40. O'leary EC, Marder P, Zuckerman SH. Glucocorticoid effects in an endotoxin-induced rat pulmonary inflammation model: Differential effects on neutrophil influx, integrin expression, and inflammatory mediators [J]. Am J Respir Cell Mol Biol, 1996, 15 (1): 97-106.

41. Denham W, Yang J, Norman J. Evidence for an unknown component of pancreatic ascites that induces adult respiratory distress syndrome through an interleukin-1 and tumor necrosis factor-dependent mechanism [J]. Surgery, 1997, 122 (2): 295-301. discussion 301-302.

42. Grissom CK, Orme JF, Jr., Richer LD, et al. Platelet-activating factor acetylhydrolase is increased in lung lavage fluid from patients with acute respiratory distress syndrome [J]. Crit Care Med, 2003, 31 (3): 770-775.

43. Dhainaut JF, Charpentier J, Chiche JD. Transforming growth factor-beta: A mediator of cell regulation in acute respiratory distress syndrome [J]. Crit Care Med, 2003, 31 (4 Suppl): S258-264.

44. Huang H, Mcintosh JL, Fang L, et al. Integrin-mediated suppression of endotoxin-induced DNA damage in lung endothelial cells is sensitive to poly (adp-ribose) polymerase-1 gene deletion [J]. Int J Mol Med, 2003, 12 (4): 533-540.

45. Masclans JR, Sabater J, Sacanell J, et al. Possible prognostic value of leukotriene B（4）in acute respiratory distress syndrome［J］. Respir Care, 2007, 52（12）：1695-1700.

46. Adhikari NK, Burns KE, Friedrich JO, et al. Effect of nitric oxide on oxygenation and mortality in acute lung injury：Systematic review and meta-analysis［J］. BMJ, 2007, 334（7597）：779.

47. Capelozzi VL, Parra ER, Ximenes M, et al. Pathological and ultrastructural analysis of surgical lung biopsies in patients with swine-origin influenza type A/H1N1 and acute respiratory failure［J］. Clinics（Sao Paulo）, 2010, 65（12）：1229-1237.

48. Perl M, Lomas-Neira J, Venet F, et al. Pathogenesis of indirect（secondary）acute lung injury［J］. Expert Rev Respir Med, 2011, 5（1）：115-126.

49. Morales MM, Pires-Neto RC, Inforsato N, et al. Small airway remodeling in acute respiratory distress syndrome：A study in autopsy lung tissue［J］. Crit Care, 2011, 15（1）：R4.

50. Dakin J, Jones AT, Hansell DM, et al. Changes in lung composition and regional perfusion and tissue distribution in patients with ARDS［J］. Respirology, 2011, 16（8）：1265-1272.

51. Sarmiento X, Guardiola JJ, Almirall J, et al. Discrepancy between clinical criteria for diagnosing acute respiratory distress syndrome secondary to community acquired pneumonia with autopsy findings of diffuse alveolar damage［J］. Respir Med, 2011, 105（8）：1170-1175.

52. Kong MY, Li Y, Oster R, et al. Early elevation of matrix metalloproteinase-8 and -9 in pediatric ARDS is associated with an increased risk of prolonged mechanical ventilation［J］. PLoS One, 2011, 6（8）：e22596.

53. Grommes J, Soehnlein O. Contribution of neutrophils to acute lung injury［J］. Mol Med, 2011, 17（3-4）：293-307.

54. Matthay MA, Zemans RL. The acute respiratory distress syndrome：Pathogenesis and treatment［J］. Annu Rev Pathol, 2011, 6（1）：147-163.

55. Zhang Y, Sun H, Fan L, et al. Acute respiratory distress syndrome induced by a swine 2009 H1N1 variant in mice［J］. PLoS One, 2012, 7（1）：e29347.

56. Raymondos K, Martin MU, Schmudlach T, et al. Early alveolar and systemic mediator release in patients at different risks for ARDS after multiple trauma［J］. Injury, 2012, 43（2）：189-195.

57. Auner B, Geiger EV, Henrich D, et al. Circulating leukotriene B4 identifies respiratory complications after trauma［J］. Mediators Inflamm, 2012, 2012：536156.

58. Sakka SG. Extravascular lung water in ARDS patients［J］. Minerva Anestesiol, 2013, 79（3）：274-284.

59. Aschner Y, Zemans RL, Yamashita CM, et al. Matrix metalloproteinases and protein tyrosine kinases：Potential novel targets in acute lung injury and ARDS［J］. Chest, 2014, 146（4）：1081-1091.

60. Xu Y, Ito T, Fushimi S, et al. Spred-2 deficiency exacerbates lipopolysaccharide-induced acute lung inflammation in mice［J］. PLoS One, 2014, 9（9）：e108914.

61. Hecker M, Ott J, Sondermann C, et al. Immunomodulation by fish-oil containing lipid emulsions in murine acute respiratory distress syndrome［J］. Crit Care, 2014, 18（2）：R85.

62. Carnesecchi S, Dunand-Sauthier I, Zanetti F, et al. NOX1 is responsible for cell death through STAT3 activation in hyperoxia and is associated with the pathogenesis of acute respiratory distress syndrome［J］. Int J Clin Exp Pathol, 2014, 7（2）：537-551.

63. Xiao M, Zhu T, Zhang W, et al. Emodin ameliorates LPS-induced acute lung injury, involving the inactivation of NF-kappaB in mice［J］. Int J Mol Sci, 2014, 15（11）：19355-19368.

64. Andonegui G, Krein PM, Mowat C, et al. Enhanced production of IGF-I in the lungs of fibroproliferative ARDS patients［J］. Physiol Rep, 2014, 2（11）：339-342.

65. Gralinski LE, Baric RS. Molecular pathology of emerging coronavirus infections［J］. J Pathol, 2015, 235

（2）：185-195.

66. Sousa A，Raposo F，Fonseca S，et al. Measurement of cytokines and adhesion molecules in the first 72 hours after severe trauma：Association with severity and outcome［J］. Dis Markers，2015，2015：747036.

67. Ranieri VM，Rubenfeld GD，Thompson BT，et al. Acute respiratory distress syndrome：The Berlin definition［J］. JAMA，2012，307（23）：2526-2533.

68. Fanelli V，Vlachou A，Ghannadian S，et al. Acute respiratory distress syndrome：New definition，current and future therapeutic options［J］. J Thorac Dis，2013，5（3）：326-334.

69. Ferguson ND，Fan E，Camporota L，et al. The Berlin definition of ARDS：An expanded rationale，justification，and supplementary material［J］. Intensive Care Med，2012，38（10）：1573-1582.

70. Henschke CI，Pasternack GS，Schroeder S，et al. Bedside chest radiography：Diagnostic efficacy［J］. Radiology，1983，149（1）：23-26.

71. Mazzei MA，Guerrini S，Cioffi Squitieri N，et al. Role of computed tomography in the diagnosis of acute lung injury/acute respiratory distress syndrome［J］. Recenti Prog Med，2012，103（11）：459-464.

72. Sheard S，Rao P，Devaraj A. Imaging of acute respiratory distress syndrome［J］. Respir Care，2012，57（4）：607-612.

73. Fan E，Villar J，Slutsky AS. Novel approaches to minimize ventilator-induced lung injury［J］. BMC Med，2013，11（1）：20-25.

74. Gattinoni L，Pesenti A. The concept of "baby lung"［J］. Intensive Care Med，2005，31（6）：776-784.

75. Marini JJ. Lower tidal volumes for everyone：Principle or prescription?［J］. Intensive Care Med，2013，39（1）：3-5.

76. Protti A，Cressoni M，Santini A，et al. Lung stress and strain during mechanical ventilation：Any safe threshold?［J］. Am J Respir Crit Care Med，2011，183（10）：1354-1362.

77. Galiatsou E，Kostanti E，Svarna E，et al. Prone position augments recruitment and prevents alveolar overinflation in acute lung injury［J］. Am J Respir Crit Care Med，2006，174（2）：187-197.

78. Gattinoni L，Caironi P，Pelosi P，et al. What has computed tomography taught us about the acute respiratory distress syndrome?［J］. Am J Respir Crit Care Med，2001，164（9）：1701-1711.

79. Luecke T，Corradi F，Pelosi P. Lung imaging for titration of mechanical ventilation［J］. Curr Opin Anaesthesiol，2012，25（2）：131-140.

80. Pelosi P，Rocco PR，De Abreu MG. Use of computed tomography scanning to guide lung recruitment and adjust positive-end expiratory pressure［J］. Curr Opin Crit Care，2011，17（3）：268-274.

81. Gattinoni L，Caironi P，Cressoni M，et al. Lung recruitment in patients with the acute respiratory distress syndrome［J］. N Engl J Med，2006，354（17）：1775-1786.

82. Bugedo G，Bruhn A，Hernandez G，et al. Lung computed tomography during a lung recruitment maneuver in patients with acute lung injury［J］. Intensive Care Med，2003，29（2）：218-225.

83. Desai SR，Wells AU，Rubens MB，et al. Acute respiratory distress syndrome：Ct abnormalities at long-term follow-up［J］. Radiology，1999，210（1）：29-35.

84. Desai SR. Acute respiratory distress syndrome：Imaging of the injured lung［J］. Clin Radiol，2002，57（1）：8-17.

85. Gluecker T，Capasso P，Schnyder P，et al. Clinical and radiologic features of pulmonary edema［J］. Radiographics，1999，19（6）：1507-1531；discussion 1532-1533.

86. Aberle DR，Brown K. Radiologic considerations in the adult respiratory distress syndrome［J］. Clin Chest Med，1990，11（4）：737-754.

87. Eisenhuber E，Schaefer-Prokop CM，Prosch H，et al. Bedside chest radiography［J］. Respir Care，2012，57（3）：427-443.

88. Winer- Muram HT, Steiner RM, Gurney JW, et al. Ventilator- associated pneumonia in patients with adult respiratory distress syndrome: CT evaluation [J]. Radiology, 1998, 208 (1): 193-199.

89. Gattinoni L, Pelosi P, Vitale G, et al. Body position changes redistribute lung computed- tomographic density in patients with acute respiratory failure [J]. Anesthesiology, 1991, 74 (1): 15-23.

90. Chung JH, Kradin RL, Greene RE, et al. CT predictors of mortality in pathology confirmed ARDS [J]. Eur Radiol, 2011, 21 (4): 730-737.

91. Ichikado K, Suga M, Muranaka H, et al. Prediction of prognosis for acute respiratory distress syndrome with thin- section CT: Validation in 44 cases [J]. Radiology, 2006, 238 (1): 321-329.

92. Masclans JR, Roca O, Munoz X, et al. Quality of life, pulmonary function, and tomographic scan abnormalities after ARDS [J]. Chest, 2011, 139 (6): 1340-1346.

93. Thompson BT, Moss M. A new definition for the acute respiratory distress syndrome [J]. Semin Respir Crit Care Med, 2013, 34 (4): 441-447.

94. Price S, Nicol E, Gibson DG, et al. Echocardiography in the critically ill: Current and potential roles [J]. Intensive Care Med, 2006, 32 (1): 48-59.

95. Gerstle J, Shahul S, Mahmood F. Echocardiographically derived parameters of fluid responsiveness [J]. Int Anesthesiol Clin, 2010, 48 (1): 37-44.

96. Price S, Via G, Sloth E, et al. Echocardiography practice, training and accreditation in the intensive care: Document for the world interactive network focused on critical ultrasound (WINFOCUS) [J]. Cardiovasc Ultrasound, 2008, 6 (15): 1278.

97. Caille V, Amiel JB, Charron C, et al. Echocardiography: A help in the weaning process [J]. Crit Care, 2010, 14 (3): R120.

98. Salem R, Vallee F, Rusca M, et al. Hemodynamic monitoring by echocardiography in the ICU: The role of the new echo techniques [J]. Curr Opin Crit Care, 2008, 14 (5): 561-568.

99. Vieillard- Baron A, Prin S, Chergui K, et al. Echo- doppler demonstration of acute cor pulmonale at the bedside in the medical intensive care unit [J]. Am J Respir Crit Care Med, 2002, 166 (10): 1310-1319.

100. Bellani G, Mauri T, Pesenti A. Imaging in acute lung injury and acute respiratory distress syndrome [J]. Curr Opin Crit Care, 2012, 18 (1): 29-34.

101. Jambrik Z, Gargani L, Adamicza A, et al. B- lines quantify the lung water content: A lung ultrasound versus lung gravimetry study in acute lung injury [J]. Ultrasound Med Biol, 2010, 36 (12): 2004-2010.

102. Gupta VK, Cheifetz IM. Heliox administration in the pediatric intensive care unit: An evidence- based review [J]. Pediatr Crit Care Med, 2005, 6 (2): 204-211.

103. Caille V, Amiel JB, Charron C, et al. Echocardiography: A help in the weaning process [J]. Crit Care, 2010, 14 (3): R120.

104. Kobr J, Fremuth J, Pizingerova K, et al. Repeated bedside echocardiography in children with respiratory failure [J]. Cardiovasc Ultrasound, 2011, 9 (1): 1-8.

105. Bouhemad B, Brisson H, Le- Guen M, et al. Bedside ultrasound assessment of positive end- expiratory pressure- induced lung recruitment [J]. Am J Respir Crit Care Med, 2011, 183 (3): 341-347.

106. Volpicelli G, Skurzak S, Boero E, et al. Lung ultrasound predicts well extravascular lung water but is of limited usefulness in the prediction of wedge pressure [J]. Anesthesiology, 2014, 121 (2): 320-327.

107. Sakka SG, Ruhl CC, Pfeiffer UJ, et al. Assessment of cardiac preload and extravascular lung water by single transpulmonary thermodilution [J]. Intensive Care Med, 2000, 26 (2): 180-187.

108. Werawatganon T, Punyatavorn S, Chatkaew P, et al. Validity and reliability of cardiac output by arterial thermodilution and arterial pulse contour analysis compared with pulmonary artery thermodilution in intensive care unit [J]. J Med Assoc Thai, 2003, 86 Suppl 2: S323-330.

109. Fernandez-Mondejar E，Rivera-Fernandez R，Garcia-Delgado M，et al. Small increases in extravascular lung water are accurately detected by transpulmonary thermodilution［J］. J Trauma，2005，59（6）：1420-1423；discussion 1424.

110. Katzenelson R，Perel A，Berkenstadt H，et al. Accuracy of transpulmonary thermodilution versus gravimetric measurement of extravascular lung water［J］. Crit Care Med，2004，32（7）：1550-1554.

111. Verheij J，Van Lingen A，Raijmakers PG，et al. Pulmonary abnormalities after cardiac surgery are better explained by atelectasis than by increased permeability oedema［J］. Acta Anaesthesiol Scand，2005，49（9）：1302-1310.

112. Monnet X，Anguel N，Osman D，et al. Assessing pulmonary permeability by transpulmonary thermodilution allows differentiation of hydrostatic pulmonary edema from ALI/ARDS［J］. Intensive Care Med，2007，33（3）：448-453.

113. Kushimoto S，Taira Y，Kitazawa Y，et al. The clinical usefulness of extravascular lung water and pulmonary vascular permeability index to diagnose and characterize pulmonary edema：A prospective multicenter study on the quantitative differential diagnostic definition for acute lung injury/acute respiratory distress syndrome［J］. Crit Care，2012，16（6）：R232.

114. Kuzkov VV，Kirov MY，Sovershaev MA，et al. Extravascular lung water determined with single transpulmonary thermodilution correlates with the severity of sepsis-induced acute lung injury［J］. Crit Care Med，2006，34（6）：1647-1653.

115. Mitchell JP，Schuller D，Calandrino FS，et al. Improved outcome based on fluid management in critically ill patients requiring pulmonary artery catheterization［J］. Am Rev Respir Dis，1992，145（5）：990-998.

116. Tagami T，Sawabe M，Kushimoto S，et al. Quantitative diagnosis of diffuse alveolar damage using extravascular lung water［J］. Crit Care Med，2013，41（9）：2144-2150.

117. Sakka SG，Klein M，Reinhart K，et al. Prognostic value of extravascular lung water in critically ill patients［J］. Chest，2002，122（6）：2080-2086.

118. Phillips CR，Chesnutt MS，Smith SM. Extravascular lung water in sepsis-associated acute respiratory distress syndrome：Indexing with predicted body weight improves correlation with severity of illness and survival［J］. Crit Care Med，2008，36（1）：69-73.

119. Jozwiak M，Silva S，Persichini R，et al. Extravascular lung water is an independent prognostic factor in patients with acute respiratory distress syndrome［J］. Crit Care Med，2013，41（2）：472-480.

120. Craig TR，Duffy MJ，Shyamsundar M，et al. Extravascular lung water indexed to predicted body weight is a novel predictor of intensive care unit mortality in patients with acute lung injury［J］. Crit Care Med，2010，38（1）：114-120.

121. Chew MS，Ihrman L，During J，et al. Extravascular lung water index improves the diagnostic accuracy of lung injury in patients with shock［J］. Crit Care，2012，16（1）：R1.

122. Mallat J，Pepy F，Lemyze M，et al. Extravascular lung water indexed or not to predicted body weight is a predictor of mortality in septic shock patients［J］. J Crit Care，2012，27（4）：376-383.

123. Marik PE，Monnet X，Teboul JL. Hemodynamic parameters to guide fluid therapy［J］. Ann Intensive Care，2011，1（1）：1.

124. Richard C，Monnet X，Teboul JL. Pulmonary artery catheter monitoring in 2011［J］. Curr Opin Crit Care，2011，17（3）：296-302.

125. Dellinger RP，Levy MM，Rhodes A，et al. Surviving sepsis campaign：International guidelines for management of severe sepsis and septic shock：2012［J］. Crit Care Med，2013，41（2）：580-637.

126. Noritomi DT，Vieira ML，Mohovic T，et al. Echocardiography for hemodynamic evaluation in the intensive care unit［J］. Shock，2010，34 Suppl 1：59-62.

127. Michard F，Teboul JL. Predicting fluid responsiveness in icu patients：A critical analysis of the evidence ［J］. Chest，2002，121（6）：2000-2008.

128. Gerstle J，Shahul S，Mahmood F. Echocardiographically derived parameters of fluid responsiveness ［J］. Int Anesthesiol Clin，2010，48（1）：37-44.

129. Salem R，Vallee F，Rusca M，et al. Hemodynamic monitoring by echocardiography in the ICU：The role of the new echo techniques ［J］. Curr Opin Crit Care，2008，14（5）：561-568.

130. Cecconi M，De Backer D，Antonelli M，et al. Consensus on circulatory shock and hemodynamic monitoring. Task force of the European society of intensive care medicine ［J］. Intensive Care Med，2014，40（12）：1795-1815.

131. Rajan GR. Ultrasound lung comets：A clinically useful sign in acute respiratory distress syndrome/acute lung injury ［J］. Crit Care Med，2007，35（12）：2869-2870.

132. Copetti R，Soldati G，Copetti P. Chest sonography：A useful tool to differentiate acute cardiogenic pulmonary edema from acute respiratory distress syndrome ［J］. Cardiovasc Ultrasound，2008，6（1）：16.

133. Le Dorze M，Bougle A，Deruddre S，et al. Renal doppler ultrasound：A new tool to assess renal perfusion in critical illness ［J］. Shock，2012，37（4）：360-365.

134. American Thoracic Society/European Respiratory S. AATS/ERS statement on respiratory muscle testing ［J］. Am J Respir Crit Care Med，2002，166（4）：518-624.

135. Hodges PW，Gandevia SC. Pitfalls of intramuscular electromyographic recordings from the human costal diaphragm ［J］. Clin Neurophysiol，2000，111（8）：1420-1424.

136. Sinderby C，Friberg S，Comtois N，et al. Chest wall muscle cross talk in canine costal diaphragm electromyogram ［J］. J Appl Physiol（1985），1996，81（5）：2312-2327.

137. Luo YM，Polkey MI，Johnson LC，et al. Diaphragm EMG measured by cervical magnetic and electrical phrenic nerve stimulation ［J］. J Appl Physiol（1985），1998，85（6）：2089-2099.

138. Sinderby C，Beck J，Spahija J，et al. Inspiratory muscle unloading by neurally adjusted ventilatory assist during maximal inspiratory efforts in healthy subjects ［J］. Chest，2007，131（3）：711-717.

139. Barwing J，Ambold M，Linden N，et al. Evaluation of the catheter positioning for neurally adjusted ventilatory assist ［J］. Intensive Care Med，2009，35（10）：1809-1814.

140. Brander L，Leong-Poi H，Beck J，et al. Titration and implementation of neurally adjusted ventilatory assist in critically ill patients ［J］. Chest，2009，135（3）：695-703.

141. 刘火根，吴爱萍，杨毅，等．膈肌电活动的监测与应用［J］. 中国呼吸与危重监护杂志，2010，（04）：447-450.

142. Whitelaw WA，Derenne JP. Airway occlusion pressure ［J］. J Appl Physiol，1993，74（4）：1475-1483.

143. Capdevila XJ，Perrigault PF，Perey PJ，et al. Occlusion pressure and its ratio to maximum inspiratory pressure are useful predictors for successful extubation following T-piece weaning trial ［J］. Chest，1995，108（2）：482-489.

144. Tahvanainen J，Salmenpera M，Nikki P. Extubation criteria after weaning from intermittent mandatory ventilation and continuous positive airway pressure ［J］. Crit Care Med，1983，11（9）：702-707.

145. Sassoon CS，Mahutte CK. Airway occlusion pressure and breathing pattern as predictors of weaning outcome ［J］. Am Rev Respir Dis，1993，148（4 Pt 1）：860-866.

146. Fernandez R，Cabrera J，Calaf N，et al. $P_{0.1}$/PIMax：An index for assessing respiratory capacity in acute respiratory failure ［J］. Intensive Care Med，1990，16（3）：175-179.

147. Herrera M，Blasco J，Venegas J，et al. Mouth occlusion pressure（$P_{0.1}$）in acute respiratory failure ［J］. Intensive Care Med，1985，11（3）：134-139.

148. Sassoon CS，Te TT，Mahutte CK，et al. Airway occlusion pressure. An important indicator for successful

weaning in patients with chronic obstructive pulmonary disease ［J］. Am Rev Respir Dis，1987，135（1）：107-113.

149. Murciano D，Boczkowski J，Lecocguic Y，et al. Tracheal occlusion pressure：A simple index to monitor respiratory muscle fatigue during acute respiratory failure in patients with chronic obstructive pulmonary disease ［J］. Ann Intern Med，1988，108（6）：800-805.

150. Huaringa AJ，Wang A，Haro MH，et al. The weaning index as predictor of weaning success ［J］. J Intensive Care Med，2013，28（6）：369-374.

151. Beck J，Gottfried SB，Navalesi P，et al. Electrical activity of the diaphragm during pressure support ventilation in acute respiratory failure ［J］. Am J Respir Crit Care Med，2001，164（3）：419-424.

152. Pino-Garcia JM，Garcia-Rio F，Gomez L，et al. Short-term effects of inhaled beta-adrenergic agonist on breathlessness and central inspiratory drive in patients with nonreversible COPD ［J］. Chest，1996，110（3）：637-641.

153. 林健潇，郑则广，钟海波，等. 呼吸中枢驱动增加时呼吸力学改变以及对吸气开始信号的影响［J］. 中国呼吸与危重监护杂志，2013，2：141-145.

154. Tobin MJ. Advances in mechanical ventilation ［J］. N Engl J Med，2001，344（26）：1986-1996.

155. Derenne JP，Couture J，Iscoe S，et al. Occlusion pressures in men rebreathing co2 under methoxyflurane anesthesia ［J］. J Appl Physiol，1976，40（5）：805-814.

156. 郑则广，陈荣昌，王思华，等. 食管膈肌肌电图在呼吸机触发中的应用［J］. 中国实用内科杂志，2004，11：659-660.

157. Kacmarek RM，Mack CW. 呼吸治疗学精要［M］. 袁月华，郭丰译. 北京：人民军医出版社，2015：67-71.

158. 宋志芳. 呼吸机治疗手册［M］. 北京：北京科学技术出版社，2012：22-26.

159. 朱蕾. 机械通气［M］. 第 3 版. 上海：上海科学技术出版社，2012：11-18.

160. 王辰，梁宗安. 呼吸治疗教程［M］. 北京：人民卫生出版社，2010：15-20.

161. 钱元诚. 呼吸治疗的基础与临床［M］. 北京：人民卫生出版社，2003：30-37.

162. Gupta VK，Cheifetz IM. Heliox administration in the pediatric intensive care unit：An evidence-based review ［J］. Pediatr Crit Care Med，2005，6（2）：204-211.

163. Kim IK，Phrampus E，Sikes K，et al. Helium-oxygen therapy for infants with bronchiolitis：A randomized controlled trial ［J］. Arch Pediatr Adolesc Med，2011，165（12）：1115-1122.

164. 陈荣昌. 呼吸力学监测临床运用进展［J］. 中华医学会第九次全国呼吸病学术会议暨学习班论文汇编. 西安，2008.

165. 王辰，陈荣昌. 呼吸病学［M］. 第 2 版. 北京：人民卫生出版社，2014：374-375.

166. 郑劲平. 肺功能学-基础与临床［M］. 广州：广东科学技术出版社，2007：173-181.

167. Kubiak BD，Gatto LA，Jimenez EJ，et al. Plateau and transpulmonary pressure with elevated intra-abdominal pressure or atelectasis ［J］. J Surg Res，2010，159（1）：e17-24.

168. Galani V，Tatsaki E，Bai M，et al. The role of apoptosis in the pathophysiology of acute respiratory distress syndrome（ARDS）：An up-to-date cell-specific review ［J］. Pathol Res Pract，2010，206（3）：145-150.

169. Bachofen H. Lung tissue resistance and pulmonary hysteresis ［J］. J Appl Physiol，1968，24（3）：296-301.

170. Yang KL，Tobin MJ. A prospective study of indexes predicting the outcome of trials of weaning from mechanical ventilation ［J］. N Engl J Med，1991，324（21）：1445-1450.

171. Sessler CN，Grossman CE. Getting to the core of weaning? ［J］. Respir Care，2011，56（10）：1621-1624.

172. Delisle S，Francoeur M，Albert M，et al. Preliminary evaluation of a new index to predict the outcome of a spontaneous breathing trial ［J］. Respir Care，2011，56（10）：1500-1505.

173. Harris RS. Pressure-volume curves of the respiratory system [J]. Respir Care, 2005, 50 (1): 78-98; discussion 98-99.

174. Stewart TE, Meade MO, Cook DJ, et al. Evaluation of a ventilation strategy to prevent barotrauma in patients at high risk for acute respiratory distress syndrome. Pressure- and volume-limited ventilation strategy group [J]. N Engl J Med, 1998, 338 (6): 355-361.

175. Grasso S, Stripoli T, De Michele M, et al. ARDSnet ventilatory protocol and alveolar hyperinflation: Role of positive end-expiratory pressure [J]. Am J Respir Crit Care Med, 2007, 176 (8): 761-767.

176. Grasso S, Terragni P, Mascia L, et al. Airway pressure-time curve profile (stress index) detects tidal recruitment/hyperinflation in experimental acute lung injury [J]. Crit Care Med, 2004, 32 (4): 1018-1027.

177. De Perrot M, Imai Y, Volgyesi GA, et al. Effect of ventilator-induced lung injury on the development of reperfusion injury in a rat lung transplant model [J]. J Thorac Cardiovasc Surg, 2002, 124 (6): 1137-1144.

178. Marini JJ. Dynamic hyperinflation and auto-positive end-expiratory pressure: Lessons learned over 30 years [J]. Am J Respir Crit Care Med, 2011, 184 (7): 756-762.

179. Mughal MM, Culver DA, Minai OA, et al. Auto-positive end-expiratory pressure: Mechanisms and treatment [J]. Cleve Clin J Med, 2005, 72 (9): 801-809.

180. Pepe PE, Marini JJ. Occult positive end-expiratory pressure in mechanically ventilated patients with airflow obstruction: The auto-peep effect [J]. Am Rev Respir Dis, 1982, 126 (1): 166-170.

181. Armaganidis A, Stavrakaki-Kallergi K, Koutsoukou A, et al. Intrinsic positive end-expiratory pressure in mechanically ventilated patients with and without tidal expiratory flow limitation [J]. Crit Care Med, 2000, 28 (12): 3837-3842.

182. Rossi A, Polese G, Brandi G, et al. Intrinsic positive end-expiratory pressure (PEEPi) [J]. Intensive Care Med, 1995, 21 (6): 522-536.

183. Maltais F, Reissmann H, Navalesi P, et al. Comparison of static and dynamic measurements of intrinsic PEEP in mechanically ventilated patients [J]. Am J Respir Crit Care Med, 1994, 150 (5 Pt 1): 1318-1324.

184. Beydon L, Chasse M, Harf A, et al. Inspiratory work of breathing during spontaneous ventilation using demand valves and continuous flow systems [J]. Am Rev Respir Dis, 1988, 138 (2): 300-304.

185. Haluszka J, Chartrand DA, Grassino AE, et al. Intrinsic peep and arterial pco2 in stable patients with chronic obstructive pulmonary disease [J]. Am Rev Respir Dis, 1990, 141 (5 Pt 1): 1194-1197.

186. Zakynthinos SG, Vassilakopoulos T, Zakynthinos E, et al. Contribution of expiratory muscle pressure to dynamic intrinsic positive end-expiratory pressure: Validation using the campbell diagram [J]. Am J Respir Crit Care Med, 2000, 162 (5): 1633-1640.

187. Ashbaugh DG, Bigelow DB, Petty TL, et al. Acute respiratory distress in adults [J]. Lancet, 1967, 2 (7511): 319-323.

188. Pelosi P, Negrini D. Extracellular matrix and mechanical ventilation in healthy lungs: Back to baro/volotrauma? [J]. Curr Opin Crit Care, 2008, 14 (1): 16-21.

189. Toshima M, Ohtani Y, Ohtani O. Three-dimensional architecture of elastin and collagen fiber networks in the human and rat lung [J]. Arch Histol Cytol, 2004, 67 (1): 31-40.

190. Mead J, Takishima T, Leith D. Stress distribution in lungs: A model of pulmonary elasticity [J]. J Appl Physiol, 1970, 28 (5): 596-608.

191. Talmor D, Sarge T, Malhotra A, et al. Mechanical ventilation guided by esophageal pressure in acute lung injury [J]. N Engl J Med, 2008, 359 (20): 2095-2104.

192. Gattinoni L, Carlesso E, Caironi P. Stress and strain within the lung [J]. Curr Opin Crit Care, 2012, 18 (1): 42-47.

193. Gattinoni L. Counterpoint: Is low tidal volume mechanical ventilation preferred for all patients on ventilation? No [J]. Chest, 2011, 140 (1): 11-13; discussion 14-15.

194. Papazian L, Forel JM, Gacouin A, et al. Neuromuscular blockers in early acute respiratory distress syndrome [J]. N Engl J Med, 2010, 363 (12): 1107-1116.

195. Yoshida T, Uchiyama A, Matsuura N, et al. The comparison of spontaneous breathing and muscle paralysis in two different severities of experimental lung injury [J]. Crit Care Med, 2013, 41 (2): 536-545.

196. Bellemare F, Grassino A. Effect of pressure and timing of contraction on human diaphragm fatigue [J]. J Appl Physiol Respir Environ Exerc Physiol, 1982, 53 (5): 1190-1195.

197. 李子龙, 吴立峰, 方强, 等. 肺源性和非肺源性急性呼吸窘迫综合征早期的顺应性及呼吸功比较 [J]. 现代实用医学, 2009, 8: 805-807.

198. Kallet RH, Campbell AR, Alonso JA, et al. The effects of pressure control versus volume control assisted ventilation on patient work of breathing in acute lung injury and acute respiratory distress syndrome [J]. Respir Care, 2000, 45 (9): 1085-1096.

199. Kallet RH, Hemphill JC, Dicker RA, et al. The spontaneous breathing pattern and work of breathing of patients with acute respiratory distress syndrome and acute lung injury [J]. Respir Care, 2007, 52 (8): 989-995.

200. Grinnan DC, Truwit JD. Clinical review: Respiratory mechanics in spontaneous and assisted ventilation [J]. Crit Care, 2005, 9 (5): 472-484.

201. Hess DR. Respiratory mechanics in mechanically ventilated patients [J]. Respir Care, 2014, 59 (11): 1773-1794.

202. Natalini G, Minelli C, Rosano A, et al. Cardiac index and oxygen delivery during low and high tidal volume ventilation strategies in patients with acute respiratory distress syndrome: A crossover randomized clinical trial [J]. Crit Care, 2013, 17 (4): R146.

203. Van Beest P, Wietasch G, Scheeren T, et al. Clinical review: Use of venous oxygen saturations as a goal - a yet unfinished puzzle [J]. Crit Care, 2011, 15 (5): 232.

204. Teixeira C, Da Silva NB, Savi A, et al. Central venous saturation is a predictor of reintubation in difficult- to- wean patients [J]. Crit Care Med, 2010, 38 (2): 491-496.

205. Lopez- Herce J, Fernandez B, Urbano J, et al. Correlations between hemodynamic, oxygenation and tissue perfusion parameters during asphyxial cardiac arrest and resuscitation in a pediatric animal model [J]. Resuscitation, 2011, 82 (6): 755-759.

206. Rivers EP, Ander DS, Powell D. Central venous oxygen saturation monitoring in the critically ill patient [J]. Curr Opin Crit Care, 2001, 7 (3): 204-211.

207. Zhang Z, Xu X. Lactate clearance is a useful biomarker for the prediction of all- cause mortality in critically ill patients: A systematic review and meta- analysis [J]. Crit Care Med, 2014, 42 (9): 2118-2125.

208. Zhang Z, Chen K, Ni H, et al. Predictive value of lactate in unselected critically ill patients: An analysis using fractional polynomials [J]. J Thorac Dis, 2014, 6 (7): 995-1003.

209. Doglio GR, Pusajo JF, Egurrola MA, et al. Gastric mucosal pH as a prognostic index of mortality in critically ill patients [J]. Crit Care Med, 1991, 19 (8): 1037-1040.

210. Maynard N, Bihari D, Beale R, et al. Assessment of splanchnic oxygenation by gastric tonometry in patients with acute circulatory failure [J]. JAMA, 1993, 270 (10): 1203-1210.

211. Clay HD. Validity and reliability of the SjO_2 catheter in neurologically impaired patients: A critical review of the literature [J]. J Neurosci Nurs, 2000, 32 (4): 194-203.

212. Huttmann SE, Windisch W, Storre JH. Techniques for the measurement and monitoring of carbon dioxide in the blood [J]. Ann Am Thorac Soc, 2014, 11 (4): 645-652.

213. Cheifetz IM, Myers TR. Respiratory therapies in the critical care setting. Should every mechanically ventilated patient be monitored with capnography from intubation to extubation? [J]. Respir Care, 2007, 52 (4): 423-438; discussion 438-442.

214. 王亚林, 张广, 吴太虎. 呼气末二氧化碳监测技术及设备简介[J]. 医疗卫生装备, 2014, 3: 117-120.

215. Cheifetz IM. Advances in monitoring and management of pediatric acute lung injury [J]. Pediatr Clin North Am, 2013, 60 (3): 621-639.

216. Proquitte H, Krause S, Rudiger M, et al. Current limitations of volumetric capnography in surfactant-depleted small lungs [J]. Pediatr Crit Care Med, 2004, 5 (1): 75-80.

217. Arnold JH, Thompson JE, Benjamin PK. Respiratory deadspace measurements in neonates during extracorporeal membrane oxygenation [J]. Crit Care Med, 1993, 21 (12): 1895-1900.

218. Blanch L, Romero PV, Lucangelo U. Volumetric capnography in the mechanically ventilated patient [J]. Minerva Anestesiol, 2006, 72 (6): 577-585.

219. Kodali BS, Urman RD. Capnography during cardiopulmonary resuscitation: Current evidence and future directions [J]. J Emerg Trauma Shock, 2014, 7 (4): 332-340.

220. Ortega R, Connor C, Kim S, et al. Monitoring ventilation with capnography [J]. N Engl J Med, 2012, 367 (19): e27.

221. 王忠懋. 呼气末二氧化碳监测[J]. 临床麻醉学杂志, 1994, 4: 242-243.

222. 刘春生, 朱彩兵, 宋艳涛, 等. 医用二氧化碳监测方法与应用研究进展[J]. 中国医学物理学杂志, 2012, 05): 3672-3675, 3711.

223. Nagler J, Krauss B. Capnography: A valuable tool for airway management [J]. Emerg Med Clin North Am, 2008, 26 (4): 881-897.

224. 吴书铭, 蒋红兵, 石莉. 呼气末二氧化碳分压与动脉二氧化碳分压关系的研究[J]. 中国医疗设备, 2013, 1: 36-37.

225. Kannan S, Manji M. Survey of use of end-tidal carbon dioxide for confirming tracheal tube placement in intensive care units in the uk [J]. Anaesthesia, 2003, 58 (5): 476-479.

226. Birmingham PK, Cheney FW, Ward RJ. Esophageal intubation: A review of detection techniques [J]. Anesth Analg, 1986, 65 (8): 886-891.

227. Knapp S, Kofler J, Stoiser B, et al. The assessment of four different methods to verify tracheal tube placement in the critical care setting [J]. Anesth Analg, 1999, 88 (4): 766-770.

228. Neumar RW, Otto CW, Link MS, et al. Part 8: Adult advanced cardiovascular life support: 2010 American heart association guidelines for cardiopulmonary resuscitation and emergency cardiovascular care [J]. Circulation, 2010, 122 (18 Suppl 3): S729-767.

229. Poirier MP, Gonzalez Del-Rey JA, Mcaneney CM, et al. Utility of monitoring capnography, pulse oximetry, and vital signs in the detection of airway mishaps: A hyperoxemic animal model [J]. Am J Emerg Med, 1998, 16 (4): 350-352.

230. Li CH, Zhao W, Zhang JH, et al. Detection of esophageal intubation-assessment of several methods in clinical anesthesia [J]. Zhongguo Yi Xue Ke Xue Yuan Xue Bao, 2003, 25 (2): 197-200.

231. Meade M, Guyatt G, Cook D, et al. Predicting success in weaning from mechanical ventilation [J]. Chest, 2001, 120 (6 Suppl): 400S-424S.

232. Meade M, Guyatt G, Sinuff T, et al. Trials comparing alternative weaning modes and discontinuation assessments [J]. Chest, 2001, 120 (6 Suppl): 425S-437S.

233. Lee KH, Hui KP, Chan TB, et al. Rapid shallow breathing (frequency-tidal volume ratio) did not predict extubation outcome [J]. Chest, 1994, 105 (2): 540-543.

234. 2265. Epstein SK. Decision to extubate [J]. Intensive Care Med, 2002, 28 (5): 535-546.

235. Epstein SK. Extubation [J]. Respir Care, 2002, 47 (4): 483-492; discussion 493-495.

236. Khan N, Brown A, Venkataraman ST. Predictors of extubation success and failure in mechanically ventilated infants and children [J]. Crit Care Med, 1996, 24 (9): 1568-1579.

237. Goldstone J. The pulmonary physician in critical care. 10: Difficult weaning [J]. Thorax, 2002, 57 (11): 986-991.

238. Venkataraman ST, Khan N, Brown A. Validation of predictors of extubation success and failure in mechanically ventilated infants and children [J]. Crit Care Med, 2000, 28 (8): 2991-2996.

239. Pontoppidan H, Hedley-Whyte J, Bendizen HH, et al. Ventilation and oxygen requirements during prolonged artificial ventilation in patients with respiratory failure [J]. N Engl J Med, 1965, 273: 401-409.

240. Riou Y, Chaari W, Leteurtre S, et al. Predictive value of the physiological deadspace/tidal volume ratio in the weaning process of mechanical ventilation in children [J]. J Pediatr (Rio J), 2012, 88 (3): 217-221.

241. Tusman G, Sipmann FS, Borges JB, et al. Validation of bohr dead space measured by volumetric capnography [J]. Intensive Care Med, 2011, 37 (5): 870-874.

242. Kallet RH, Daniel BM, Garcia O, et al. Accuracy of physiologic dead space measurements in patients with acute respiratory distress syndrome using volumetric capnography: Comparison with the metabolic monitor method [J]. Respir Care, 2005, 50 (4): 462-467.

243. Nuckton TJ, Alonso JA, Kallet RH, et al. Pulmonary dead-space fraction as a risk factor for death in the acute respiratory distress syndrome [J]. N Engl J Med, 2002, 346 (17): 1281-1286.

244. Kallet RH, Zhuo H, Liu KD, et al. The association between physiologic dead-space fraction and mortality in subjects with ARDS enrolled in a prospective multi-center clinical trial [J]. Respir Care, 2014, 59 (11): 1611-1618.

245. Fengmei G, Jin C, Songqiao L, et al. Dead space fraction changes during peep titration following lung recruitment in patients with ARDS [J]. Respir Care, 2012, 57 (10): 1578-1585.

246. Raurich JM, Vilar M, Colomar A, et al. Prognostic value of the pulmonary dead-space fraction during the early and intermediate phases of acute respiratory distress syndrome [J]. Respir Care, 2010, 55 (3): 282-287.

247. The acute respiratory distress syndrome network. Ventilation with lower tidal volumes as compared with traditional tidal volumes for acute lung injury and the acute respiratory distress syndrome. [J]. N Engl J Med, 2000, 342 (18): 1301-1308.

248. Yang Y, Huang Y, Tang R, et al. Optimization of positive end-expiratory pressure by volumetric capnography variables in lavage-induced acute lung injury [J]. Respiration, 2014, 87 (1): 75-83.

249. 农凌波, 李时悦, 何为群, 等. 急性呼吸窘迫综合征患者支气管镜肺活检[J]. 中国内镜杂志, 2009, 05): 462-465.

250. Effros RM, Casaburi R, Porszasz J, et al. Exhaled breath condensates: Analyzing the expiratory plume [J]. Am J Respir Crit Care Med, 2012, 185 (8): 803-804.

251. Nannini LJ, Quintana R, Bagilet DH, et al. Exhaled breath condensate pH in mechanically ventilated patients [J]. Med Intensiva, 2013, 37 (9): 593-599.

252. Gessner C, Dihazi H, Brettschneider S, et al. Presence of cytokeratins in exhaled breath condensate of mechanical ventilated patients [J]. Respir Med, 2008, 102 (2): 299-306.

253. Kazani S, Israel E. Utility of exhaled breath condensates across respiratory diseases [J]. Am J Respir Crit

Care Med, 2012, 185 (8): 791-792.

254. Corradi M, Montuschi P, Donnelly LE, et al. Increased nitrosothiols in exhaled breath condensate in inflammatory airway diseases [J]. Am J Respir Crit Care Med, 2001, 163 (4): 854-858.

255. Scheideler L, Manke HG, Schwulera U, et al. Detection of nonvolatile macromolecules in breath. A possible diagnostic tool? [J]. Am Rev Respir Dis, 1993, 148 (3): 778-784.

第四篇

ARDS 机械通气治疗

·第九章·

ARDS 机械通气治疗策略的
历史演进

机械通气应用于 ARDS 治疗以来，因得益于技术设备的研发以及基础临床研究的开展与评价，人们对如何利用机械通气技术提高 ARDS 疗效，降低 ARDS 的病死率不断产生了新的认识，并逐渐推进机械通气策略的持续更新，使得机械通气已经成为 ARDS 最为重要的治疗手段之一。

随着正压通气在临床上的推广应用，医学不断积累机械通气为呼吸衰竭病人带来的收益与风险。1979 年，Cullen 对呼吸机引起危重病人肺气压伤进行了报道，此后相关报道众多，称之为 VALI；1988 年，Dreyfuss 以容量伤替代压力伤对 VALI 进行解释，成为日后 ARDS 机械通气策略演进的源头。

由于 ARDS 表现出的肺内病变不均一性分布、肺顺应性降低、肺功能残气量降低等特殊改变，使得其机械通气策略不能等同于其他类型呼吸衰竭。传统机械通气追求大潮气量，但大潮气量并不能改变缺氧病人的氧合状态，甚至导致容积伤。针对小潮气量（low tidal volume ventilation，LTVV）应用于 ARDS 的安全性展开讨论时，两项随机对照临床研究引起了广泛关注：一项是压力限制性通气与容量限制性通气的对比研究；另外一项是小潮气量与传统潮气量的对比研究。这两项研究结论肯定了压力限制性通气的优势，以及小潮气量降低 ARDS 病人死亡及机械通气时间的结论，至此小潮气量通气的地位得以确立，而且此后诸多讨论并不能动摇或改变这个结论。另外有 3 项 meta 分析则更加夯实这一结论。

ARDS 机械通气策略并不仅限于对小潮气量通气的应用，小潮气量通气可以称之为 ARDS 机械通气策略历史演进的一块基石。在小潮气量通气应用过程中，逐渐形成的肺保护策略（lung-protective ventilatory strategy，LPVS）、"肺开放（open lung）"策略，以及不断出现的机械通气模式和机械通气辅助治疗的应用，一同构成了当前 ARDS 机械通气策略的组成部分。

肺保护通气策略概念涉及小潮气量通气、允许性高碳酸血症（permissive hypercapnia，PHC）、压力限制性通气、反比通气、PEEP 应用等技术。小潮气量通气是低容量肺保护策略的具体体现；在将容量限制性通气与压力限制性通气进行比较时，平台压（plateau pressure，PP）与吸气峰压（peak inspiratory pressure，PIP）被用作控制肺泡内压过高的重要指标，以减少容积伤的发生，这对小潮气量通气来说是一个很好的补充，小潮气量联合压力限制性通气也成为很多临床研究的"基本配置"。近年来，肺应力与应变概念得到重视，肺应力和应变能够直接反映肺组织的力学变化，应力和应变过大是导致 ARDS 病人产生 VALI 的本质，以应力和应变为导向的机械通气治疗策略会优于 PP 与 PIP，对防止 VALI 更有意义。反比通气则通过延长吸气时间降低吸气流速，间接控制 PIP，于减少容积伤的同时改善肺内气体交换。PEEP 的常规应用，则可以防止呼气末肺泡萎陷，减少呼气末肺泡闭合所致的剪切伤；同时增加功能残气量和肺顺应性，纠正通气/灌注比例失调，改善氧合。然而，上述措施却不能避免因通气量减少而出现 CO_2 潴留的弊端；PHC 概念打消了临床的疑惑，PHC 从全身多器官角度考虑人体对高碳酸血症的耐受极限，允许 CO_2 水平及 pH 处于非正常水平，从而为低容量通气留出了更大的空间。肺保护通气策略内涵的逐渐形成，已被证实能够改善 ARDS 的预后，降低 ARDS 病人的病死率。

肺开放策略是机械通气策略演进的又一里程碑。在 Ashbough 提出 ARDS 定义的年代里，大潮气量通气和高 PEEP 设置用来重新膨胀塌陷的肺泡；然而，临床很快就开始对 VALI 有了认识，一方面吸气压力与容量过高，致使长时间过度扩张的肺泡出现肺容积伤的发生；另一方面，低 PEEP 也会导致肺泡反复开放-陷闭而形成剪切力，致使 VALI 发生和肺内炎症介质的大量释放。前者促使人们不断推进对肺保护通气策略的认知，后者则促使人们开始对肺开放概念以及如何安全实施肺开放进行了广泛的研究。

从临床治疗目标角度来讲，肺开放策略与肺保护策略是不能完全分开的两个概念，但肺开放策略则更加强调通过塌陷肺泡复张与维持复张肺泡开放状态而达到上述目标。1995 年，Amato 等人对 15 例早期 ARDS 病人使用了肺开放策略，其内容包括：保持 PEEP 高于压力-容积（P-V）曲线低拐点、$V_T < 6ml/kg$、$PIP < 40cmH_2O$，逐步使用压力限制通气模式及 PHC。结果证实可改善 ARDS 病人的肺功能，并减少机械通气时间；此后 Bohm 等人提出了"肺开放"概念：肺开放是气体交换最优化状态，其理想的肺内分流小于 10%，在吸入纯氧情况下 PaO_2 高于 450mmHg，并确保气体交换的气道压力最小，对血流动力学的影响也最小。随着肺开放技术的发展，目前应用于临床的具体技术包括：肺复张（recruitment maneuver，RM）、最佳 PEEP 应用以及机械通气模式的选择等。

肺复张是纠正严重低氧血症和维持 PEEP 效应的有效手段，遗憾的是目前肺复张在 ARDS 病人中应用的临床研究仍受置疑。最近由 Hodgson 等人开展的一项小样本随机对照研究中，采用了包括 PHC、RM、低 PIP、PEEP 滴定在内的肺开放策略，研究结果显示 7 日内部分细胞因子、氧合情况及肺顺应性均得到显著改善，但 ICU 住院时间、机械通气时间、总住院时间等均未获改善。

最佳 PEEP 争论已久，PEEP 本身不能预防也不能治愈 ARDS，但可通过改善氧合而加速肺组织修复。目前临床上可用来确定最佳 PEEP 的方法有 P-V 曲线法、最佳氧合法、最大顺应性法、肺牵张指数法、CT 法、跨肺压法等，但在实施中均有一定的局限性。2014 年，Zhao 等人利用床旁电阻抗断层成像技术（electrical impedance tomography，EIT）为基础的整体不均一性指数（global inhomogeneity index，GI）对肺内气体分布进行定量分析，用于评价肺可复张性，对 PEEP 滴定具有一定的临床应用前景。

机械通气策略的演进与医疗设备及医学信息学的发展密不可分，临床可以利用不同呼吸机及其辅助设备以及各种应用软件，通过机械通气模式的选择应用，来实现 ARDS 病人机械通气治疗目标。这些新的通气模式通常着眼于：人-机同步、气体交换、控制 PIP 和胸膜腔内压、减少血流动力学影响、降低发生 VALI 的风险。无创气道正压机械通气

（noninvasive positive pressure ventilation，NPPV）虽可避免或减少呼吸机相关性肺炎（ventilator-associated pneumonia，VAP）与容积伤等并发症，但其应用时机尚存争议。液体通气（liquid ventilation，LV）在改善肺换气功能和肺动力学特性等方面有着明显优势。高频射流通气（HPPV）、高频振荡通气（HFOV）、NAVA 等模式的应用均不同程度表现出其各自优势，但确切疗效依赖于大规模的临床试验予以证实。

机械通气辅助治疗是当前机械通气策略的重要组成内容，如俯卧位通气技术、体外膜肺氧合技术等。1964 年，自 Hessler 应用俯卧位无创通气改善氧合以来，至今已经有 40 余年历史，俯卧位通气能够通过改善肺静态顺应性，降低肺内分流，改善通气/血流比例和动脉血氧合，并通过机械通气相关的非生理性应力与应变而减少 VILI 的风险，从而改善严重 ARDS 病人的存活情况。Gattinoni 等人利用四项较大的临床研究进行了 meta 分析，结果显示俯卧位通气可以减少约 10% 的病死率，但长时间俯卧位通气也可能导致 ARDS 加重及增加不必要的并发症。尽管如此，俯卧位通气的有效性与安全性仍然值得进一步评价。

体外膜氧合器、静脉体外 CO_2 除去器、腔静脉氧合（IVOX）装置都是可以用来协助完成人体"呼吸"功能的有创技术，改善机体低氧与高二氧化碳血症，尤其是体外膜肺技术更加强调在让肺"休息"的情况下，改善氧供，避免全身多器官损伤，其应用价值尚有待临床广泛验证。

尽管研究者对 ALI/ARDS 发病机制、治疗措施已进行了深入的研究，但由于其发生机制的异常复杂性，我们仍期待更多高质量的临床研究，进一步探索降低 ARDS 病死率的可靠方法。

（罗　亮）

参考文献

1. Cullen DJ，Caldera DL. The incidence of ventilator-induced pulmonary barotrauma in critically ill patients［J］. Anesthesiology，1979，50（3）：185-190.

2. Dreyfuss D，Soler P，Basset G，et al. High inflation pressure pulmonary edema. Respective effects of high airway pressure，high tidal volume，and positive end-expiratory pressure［J］. Am Rev Respir Dis，1988，137（5）：1159-1164.

3. Maunder RJ，Shuman WP，Mchugh JW，et al. Preservation of normal lung regions in the adult respiratory distress syndrome. Analysis by computed tomography［J］. JAMA，1986，255（18）：2463-2465.

4. Plataki M，Hubmayr RD. The physical basis of ventilator-induced lung injury［J］. Expert Rev Respir Med，2010，4（3）：373-385.

5. Askitopoulou H，Chakrabarti MK，Morgan M，et al. Failure of large tidal volumes to improve oxygen availability during anaesthesia［J］. Acta Anaesthesiol Scand，1984，28（3）：348-350.

6. Blanch L，Fernandez R，Valles J，et al. Effect of two tidal volumes on oxygenation and respiratory system mechanics during the early stage of adult respiratory distress syndrome［J］. J Crit Care，1994，9（3）：151-158.

7. Lee PC，Helsmoortel CM，Cohn SM，et al. Are low tidal volumes safe？［J］. Chest，1990，97（2）：430-434.

8. Rappaport SH，Shpiner R，Yoshihara G，et al. Randomized，prospective trial of pressure-limited versus volume-controlled ventilation in severe respiratory failure［J］. Crit Care Med，1994，22（1）：22-32.

9. Ventilation with lower tidal volumes as compared with traditional tidal volumes for acute lung injury and the acute respiratory distress syndrome. The acute respiratory distress syndrome network [J]. N Engl J Med, 2000, 342 (18): 1301-1308.

10. Laffey JG, Kavanagh BP. Ventilation with lower tidal volumes as compared with traditional tidal volumes for acute lung injury [J]. N Engl J Med, 2000, 343 (11): 812; author reply 813-814.

11. Ney L, Kuebler WM. Ventilation with lower tidal volumes as compared with traditional tidal volumes for acute lung injury [J]. N Engl J Med, 2000, 343 (11): 812-813; author reply 813-814.

12. Oba Y, Salzman GA. Ventilation with lower tidal volumes as compared with traditional tidal volumes for acute lung injury [J]. N Engl J Med, 2000, 343 (11): 813; author reply 813-814.

13. Eichacker PQ, Gerstenberger EP, Banks SM, et al. Meta-analysis of acute lung injury and acute respiratory distress syndrome trials testing low tidal volumes [J]. Am J Respir Crit Care Med, 2002, 166 (11): 1510-1514.

14. Serpa Neto A, Cardoso SO, Manetta JA, et al. Association between use of lung-protective ventilation with lower tidal volumes and clinical outcomes among patients without acute respiratory distress syndrome: A meta-analysis [J]. JAMA, 2012, 308 (16): 1651-1659.

15. Gu WJ, Wang F, Liu JC. Effect of lung-protective ventilation with lower tidal volumes on clinical outcomes among patients undergoing surgery: A meta-analysis of randomized controlled trials [J]. CMAJ, 2015, 187 (3): E101-109.

16. Putensen C, Muders T, Kreyer S, et al. Alveolar ventilation and recruitment under lung protective ventilation [J]. Anasthesiol Intensivmed Notfallmed Schmerzther, 2008, 43 (11-12): 770-776.

17. Cox PN, Bryan AC. Small tidal volumes and the open-lung approach [J]. Crit Care Med, 2001, 29 (4): 915.

18. Dailey HL, Ricles LM, Yalcin HC, et al. Image-based finite element modeling of alveolar epithelial cell injury during airway reopening [J]. J Appl Physiol, 2009, 106 (1): 221-232.

19. Sundaresan A, Geoffrey Chase J, Hann CE, et al. Dynamic functional residual capacity can be estimated using a stress-strain approach [J]. Comput Methods Programs Biomed, 2011, 101 (2): 135-143.

20. Liu Q, Li W, Zeng QS, et al. Lung stress and strain during mechanical ventilation in animals with and without pulmonary acute respiratory distress syndrome [J]. J Surg Res, 2013, 181 (2): 300-307.

21. Gurevitch MJ, Van Dyke J, Young ES, et al. Improved oxygenation and lower peak airway pressure in severe adult respiratory distress syndrome. Treatment with inverse ratio ventilation [J]. Chest, 1986, 89 (2): 211-213.

22. Hickling KG. Low volume ventilation with permissive hypercapnia in the adult respiratory distress syndrome [J]. Clin Intensive Care, 1992, 3 (2): 67-78.

23. Hickling KG, Walsh J, Henderson S, et al. Low mortality rate in adult respiratory distress syndrome using low-volume, pressure-limited ventilation with permissive hypercapnia: A prospective study [J]. Crit Care Med, 1994, 22 (10): 1568-1578.

24. Mcintyre RC, Jr., Haenel JB, Moore FA, et al. Cardiopulmonary effects of permissive hypercapnia in the management of adult respiratory distress syndrome [J]. J Trauma, 1994, 37 (3): 433-438.

25. He Q. Permissive hypercapnia and its clinical uses [J]. Zhonghua Jie He He Hu Xi Za Zhi, 1996, 19 (2): 112-114.

26. Lewandowski K. Permissive hypercapnia in ARDS: Just do it? [J]. Intensive Care Med, 1996, 22 (3): 179-181.

27. Xu L, Gao M, Yao T. Mechanical ventilation therapy with permissive hypercapnia on ARDS [J]. Zhonghua Jie He He Hu Xi Za Zhi, 1997, 20 (2): 72-75.

28. Mancebo J. Permissive hypercapnia in ARDS [J]. Intensive Care Med, 1998, 24 (12): 1339-1340.

29. Ashbaugh DG, Bigelow DB, Petty TL, et al. Acute respiratory distress in adults [J]. Lancet, 1967, 2 (7511): 319-323.

30. Albaiceta GM, Blanch L. Beyond volutrauma in ARDS: The critical role of lung tissue deformation [J]. Crit Care, 2011, 15 (2): 304.

31. Amato MB, Barbas CS, Medeiros DM, et al. Beneficial effects of the "open lung approach" with low distending pressures in acute respiratory distress syndrome. A prospective randomized study on mechanical ventilation [J]. Am J Respir Crit Care Med, 1995, 152 (6 Pt 1): 1835-1846.

32. Engelmann L. The open-lung concept [J]. Internist (Berl), 2000, 41 (10): 985-990.

33. Lachmann B. Open lung in ARDS [J]. Minerva Anestesiol, 2002, 68 (9): 637-642.

34. Hodgson CL, Tuxen DV, Davies AR, et al. A randomised controlled trial of an open lung strategy with staircase recruitment titrated peep and targeted low airway pressures in patients with acute respiratory distress syndrome [J]. Crit Care, 2011, 15 (3): R133.

35. Chiumello D. Transpulmonary pressure: A more pathophysiological open lung approach? [J]. Crit Care Med, 2012, 40 (7): 2249-2250.

36. Zhao Z, Pulletz S, Frerichs I, et al. The EIT-based global inhomogeneity index is highly correlated with regional lung opening in patients with acute respiratory distress syndrome [J]. BMC Res Notes, 2014, 7 (1): 1-7.

37. Hessler O, Rehder K. Determination of pH and PCO_2 for evaluation of ventilation in mask breathing in prone position [J]. Anaesthesist, 1964, 13 (2): 3-5.

38. Gattinoni L, Carlesso E, Taccone P, et al. Prone positioning improves survival in severe ARDS: A pathophysiologic review and individual patient meta-analysis [J]. Minerva Anestesiol, 2010, 76 (6): 448-454.

39. Mentzelopoulos SD, Roussos C, Zakynthinos SG. Prone position reduces lung stress and strain in severe acute respiratory distress syndrome [J]. Eur Respir J, 2005, 25 (3): 534-544.

·第十章·

ARDS 肺保护通气策略

第一节　呼吸机相关性肺损伤的认识

机械通气是抢救危重病人、纠正呼吸衰竭过程中重要的诊疗手段，但不适当的机械通气却可能引起或进一步加重肺组织损伤。由于机械通气不当导致的肺损伤通称为 VALI，但在实际临床工作中却难以找到一个确切的指标来认定已产生的肺损伤是由呼吸机使用不当造成的。

一、呼吸机相关性肺损伤的产生机制

肺泡过度扩张、陷闭区域肺泡的反复打开和关闭是正压通气过程中肺损伤的主要原因，其实质是异常机械力作用于肺组织细胞产生不可逆形变，并激活细胞内信号传导通路，活化炎症细胞，产生大量炎症介质，导致炎症反应加重。严重肺损伤时，肺间质通透性明显增高，毛细血管内细胞及液体向肺泡内渗透，肺泡水肿和透明膜形成，表面活性物质代谢及功能异常，加剧肺泡塌陷。

根据 VALI 产生的不同机制，VALI 大致可分为氧中毒、气压伤、容积伤、萎陷伤和生物伤。

（一）氧中毒

充足的氧气供给是机体代谢的必要条件，但长时间吸入高浓度氧气则可能对机体造成损害，尤其是产生肺组织损伤。早在 1964 年，Gerschman 和 Gillbert 就认识到氧自由基产生过多是氧中毒的原因之一。当机体暴露在高氧分压下时，组织氧张力增高，氧自由基产生数量明显增加，超出了机体抗氧化酶系统的清除能力，导致氧自由基蓄积毒性的产生。动物实验发现抗氧化能力较强的小鼠可相对较好地耐受高氧分压，而体内缺乏抗氧化能力的小鼠在吸入高浓度氧气后，短时间内即出现严重的神经及心肌功能损害。

氧自由基可通过与细胞生物膜脂质以及蛋白质中多链不饱和脂肪酸与硫氢基团产生过氧化作用，带来自由基连锁增殖反应，导致一系列脂质自由基和降解产物增加，表现为细胞膜流动性降低、膜通透性增高、线粒体肿胀、溶酶体破坏与释放，并且产生反应性氧中毒物质。此外，氧自由基还可直接作用于蛋白质（包括酶），使其多肽链发生断裂或交联并聚合，蛋白质变性和酶的活性丧失，影响受体和细胞膜上离子通道，使炎症因子活跃，炎症反应加剧。

实验研究及临床表现证实，长时间吸入高浓度氧气可导致机体出现气道炎症性改变及吸收性肺不张。因此为避免氧气的潜在毒性作用，在进行机械通气过程中应使用尽可能低的吸入氧浓度将血氧水平维持于可接受范围内。Neil 甚至提出在对组织缺氧状况进行良好监测的前提下，可采取允许性低氧血症（SaO_2 低于 88%）。但临床工作时并不提倡为预防氧中毒而拒绝向缺氧病人提供高浓度氧气治疗，因为纠正机体内组织缺氧在任何时候都比预防氧中毒更为重要。

（二）气压伤和容积伤

从 1979 年 Cullen 对肺气压伤进行了报道，到 1988 年 Dreyfuss 以容量伤对 VALI 的解释，再到 1994 年 Rappaport 采用 PIP 与 Pplat 监测肺泡内压的这一段时间里，容积伤和（或）气压伤一直都是 VALI 备受关注的话题。

容积伤常被理解为因吸气末肺容积过大或肺泡过度扩张引起的肺泡损伤，表现为肺泡上皮和血管内皮的广泛破坏、通透性增加、肺水肿及肺不张等。早期临床研究证实，ARDS 病人大潮气量（ > 10 ~ 12ml/kg）常可导致肺损伤加重，增加 ARDS 病人的病死率。ARDS 协作组于 2000 年组织的对 861 例 ARDS 病人机械通气研究发现，小潮气量通气组的病人病死率得到了明显改善。从而肯定了小潮气量通气的地位，ARDS 机械通气也就告别了大潮气量通气的时代；2008 年，SSC 指南再次对小潮气量通气策略进行了规范，从而使得对潮气量设置的争论有了统一认识。

气压伤常被理解为因气道压力过高而导致肺泡破裂，气体沿着组织间隙进入到胸腔或其他腔隙并积聚，因程度不同，可表现为肺间质气肿、皮下气肿、纵隔气肿、心包积气、气胸等。降低肺泡内的压力可预防肺泡破裂，是减少气压伤产生的主要措施。呼吸过程中肺泡内压力是一连续变量，可在吸气末期通过吸气暂停测量到 P_{plat}，此压力代表了呼吸周期中肺泡内压力的最高值。ARDS 协作组的研究发现，机械通气过程中限制 P_{plat}（$\leqslant$ $30cmH_2O$）可降低气压伤的发生并改善病人的病死率。大样本的系统回顾也同样证实了当 P_{plat} > $35cmH_2O$ 时，气压伤的发生率明显增加。

无论是容积伤还是气压伤，都是正压通气超出了肺应变阈值的结果。在假定顺应性与气道阻力不变的前提下，高压力总会导致弹性空腔组织容积明显增加，此时压力与容积的变化互为因果，因此很难在肺损伤结果中作出求因分割。为使 VALI 的发生降到最低程度，在 ARDS 机械通气过程中应对容积和压力进行兼顾：当选择 6ml/kg 的小潮气量进行通气时，若 P_{plat} > $30cmH_2O$，可进一步降低潮气量（每次 1ml/kg）直至 P_{plat} $\leqslant$ $30cmH_2O$ 或潮气量达到 4ml/kg。

然而生活及工作中的经历却提示我们上述观点并不完善，正常人体咳嗽过程中肺泡内压力常超过 $100cmH_2O$，但却鲜有气压伤的发生；相反，神经外科病人表现为深大呼吸，即使在低水平压力机械通气下仍可能出现肺损伤。似乎通过控制肺泡压或吸气末平台压来限制气压伤产生的方法并不完全正确。对于肺脏组织而言，其产生形变的应力大小为跨肺压（P_{tp}），也就是肺泡内压与胸膜腔内压的差值。因此，在机械通气的过程中，仅仅通过限制 P_{plat} 似乎也是不够的，因为这只是考虑了呼吸机正压对肺组织的作用，忽略了胸膜腔内压（尤其是存在自主呼吸时）对肺脏的影响。

（三）肺萎陷伤

肺萎陷伤通常又被称为肺剪切伤。肺泡内存在液气平面和表面张力，表面张力的作用方向是指向肺泡中心，具有促使肺泡塌陷的作用。而表面活性物质分布于肺泡内壁的液体层上，具有降低肺泡表面张力和维持肺泡形态稳定的作用。对于肺泡表面活性物质缺乏或功能异常病人而言，其表面张力明显增高，呼气末肺内容积明显降低，局部出现肺不张和肺泡塌陷。而在机械通气吸气相正压作用下，这部分肺泡可被重新复张开来。因此随着每次正压通气的进行，这些肺泡发生周期性的陷闭和复张。由于顺应性不同，在此过程中，陷闭肺泡和周围相对正常肺泡之间存在彼此牵拉作用，即剪切力。当需要使用 $30cmH_2O$ 压力开放陷闭肺泡时，与相邻肺泡之间的剪切力可高达 $140cmH_2O$。剪切力在每一个呼吸周期都作用于肺实质，最终产生肺损伤。

（四）生物伤

机械通气可促进肺内细胞因子生成，尤其是发生肺过度膨胀或存在彼此严重牵拉时，由于细胞因子多属于低分子量的可溶性蛋白，可在参与炎症反应的细胞之间传递信号，最终导致局部炎症细胞激活和炎症反应放大，诱导或加重肺损伤，产生生物伤。

生物伤导致的炎症反应其实并不局限于肺部，多种炎症介质可通过体循环影响其他器官功能，这可用于解释为什么绝大多数 ARDS 病人最终的死亡原因是多器官功能衰竭，而并非单独的呼吸衰竭。

二、ARDS 与呼吸机相关性肺损伤

自 1967 年 Ashbaush 等人报道 ARDS 病例已有半个多世纪，人们对该疾病的认识和了解也逐渐加深。ARDS 是由肺内、外严重疾病导致以肺毛细血管弥漫性损伤、通透性增强为基础，以肺水肿、透明膜形成和肺不张为主要病理变化，以进行性呼吸窘迫和难治性低氧血症为临床特征的急性呼吸衰竭综合征。

通常情况下，ARDS 一旦诊断，常规的氧气治疗方法难以纠正病人缺氧的症状，多数时候需要进行气管插管，行有创机械通气治疗。然而 ARDS 病人存在大量肺水肿及肺不张样改变，且这种改变在肺内呈不均匀分布，因此在正压通气时，若按照正常肺进行潮气量设置，一方面不张区域肺泡会因反复的开闭产生肺剪切伤；另一方面，气体更多分布于顺应性好的病变较轻或相对正常的肺泡区域，进而产生容积伤。可以看出，ARDS 疾病本身就是呼吸机相关性肺损伤的高危因素，而一旦在原有肺损伤基础上又发生呼吸机相关性肺损伤，可导致病情进一步恶化。事实上，严重的肺部损伤诱导系统性炎症反应并导致全身多器官功能衰竭是 ARDS 病死率居高不下的重要原因之一。

在维持病人氧合和通气的同时，如何控制呼吸机相关性肺损伤的产生是 ARDS 机械通气的重点和难点，也成为 ARDS 通气策略的主要研究方向。

（段开亮　罗　亮）

第二节　ARDS 机械通气模式应用与评价

一、传统通气模式的应用与评价

机械通气是危重病人救治过程中重要的诊疗手段。早期正压通气的目的在于维持基础的气体交换，当时使用呼吸机辅助时以容量为目标，送气时采用恒定流量波形。而随着呼吸支持理念和技术的不断进步与更新，越来越多的机械通气模式运用于临床，机械通气的目的也不局限或满足于维持基本的通气量。医生、呼吸治疗师及护理工作者也越加关注于

如何减少机械通气所带来的不良反应，提高病人的舒适度，促进呼吸肌肉功能的恢复，最终让病人能尽早地脱离呼吸机。

（一）吸气相控制类型

临床上呼吸机模式种类繁多，机械通气过程中，不同的模式在触发（由呼气转为吸气的时间点）、吸气相、切换（由吸气转为呼气的时间点）及呼气相上具有不同的特征。通常我们可根据吸气相呼吸机控制的变量不同，将绝大部分通气模式分为容量控制通气（volume control ventilation，VCV）模式、压力控制通气（pressure control ventilation，PCV）模式和双重控制通气（dual control ventilation，DCV）模式。

VCV 模式下，需要设置容量（V_T）、流量（Flow）及流量波形。容量为呼吸机向病人输送的气体多少，即潮气量，初始设置时通常是按照病人的体重指数（IBW）进行选择；流量反映的是呼吸机向病人输送气体的快慢程度，目前临床可见的流量波形有方形、递增、递减及正弦波。当进入吸气相时，呼吸机会根据预设的容量、流量及流量波形输送气体。

PCV 模式下，需要设置的参数是吸气相压力及吸气时间。初始吸气压力的设置通常根据实际潮气量进行调节，也可将吸气相压力设置为 VCV 模式下的平台压力，以获得相同的目标潮气量；吸气时间的选择通常建议根据流量-时间曲线进行设置，多数情况下若吸气结束时流量基本降至零，可取得较好的人机同步。当进入吸气相后，呼吸机会维持回路内压力为预设吸气压力，直至吸气时间结束。

机械通气过程中，呼吸机向病人输送气体时需克服气道阻力及呼吸系统的弹性阻力。在排除自主呼吸影响的情况下，若病人呼吸系统的力学指标（顺应性和气道阻力）保持不变，可发现 VCV 模式下的气道压力和 PCV 模式下的潮气量均保持恒定。而事实上，VCV 模式下的气道压力和 PCV 模式下的潮气量总是不断变化，这是由于每次呼吸时病人呼吸系统的力学指标总是存在细微的差异，且病人自主呼吸努力程度也不同。通常我们习惯根据压力和潮气量的这种变化来大致评估病人呼吸力学的改变，但又很难区分这是由于气道阻力还是顺应性变化又或者二者兼而有之所引起的。在病人没有自主呼吸时，选择 VCV 模式并使用方形流量波，通过维持吸气暂停可测算出呼吸系统顺应性及气道阻力，掌握病人呼吸系统的力学特征变化（详见气道阻力及顺应性测量的相关章节）。平台压力大小主要取决于呼吸系统顺应性及潮气量，而气道峰压与平台压的差值取决于气道阻力及流量大小（图 4-10-1）。因此当病人呼吸系统顺应性降低时，在呼吸参数设置不变的情况下，可见 VCV 模式下所测得的平台压力及气道峰压上升，而气道峰压与平台压之间的差值基本不变。而当病人气道痉挛或分泌物蓄积导致气道阻力发生改变时，通常气道峰压上升，平台压力不变，气道峰压与平台压力的差值增大。

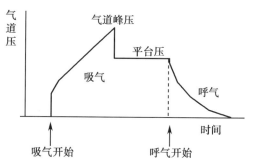

图 4-10-1　VCV 模式选用方形流量波时的压力-时间曲线

当吸气开始后，气道压力逐渐上升至气道峰压。在吸气暂停时间内，气道压力逐渐下降并出现平台，此时气道内气体流量为 0，气道内压力为平台压。根据呼吸力学方程可知，平台压力大小主要受呼吸系统顺应性及潮气量影响，而气道峰压与平台压的差值取决于气道阻力及流量大小但不论病人呼吸系统顺应性及气道阻力是否发生改变，通常 VCV 模式下吸气时病人得到的潮气量是恒定的，病人最小分钟通气量（V_T 与呼吸频率的乘积）能够保障，这通常被视为 VCV 模式的优点。但自主呼吸流量的特点是先快后慢，方形流量波早期的流量过低而无法满足病人需求，而后期流量又过高超过病人需求，因此若病人存在自主呼吸，使用方形流量波容易造成人机不协调。此外，使用方形流量波时，吸气结束前过高的流量也不利于气体在不同时间常数肺泡区域的重新分布，使得快充盈肺部区域通气过度，而慢充盈肺部区域通气不足。使用 PCV 模式时，吸气初期气体流量较高，然后气体流量迅速降低，肺内气体分布更为均匀，通气/血流比例更协调。因此目前临床上使用 VCV 模式时，多数情况下建议使用减速流量波。

Davis 等人比较了 VCV 和 PCV 模式后得出结论：与使用方形流量波的 VCV 模式相比，PCV 模式和使用递减流量波的 VCV 模式均能在降低气道峰压的基础上改善氧合；Munoz 等人比较递减流量波下的 VCV 和 PCV 模式后，也发现两者在气道压力上区别并不大。尽管如此，对于部分自主呼吸强、通气需求高的病人，如严重的 ARDS 病人，VCV 模式下的递减波仍难以满足病人吸气时对流量的需求，此时选用 PCV 模式更为适宜。PCV 模式下，随着病人自主呼吸程度增加，肺内负压也增加，吸气时为维持气道压力，呼吸机必然会增大流量。最终，病人通气需求越高、自主呼吸努力越大，病人得到的流量就越高，潮气量也越大，人机协调性优于 VCV 模式（图 4-10-2，见文末彩图）。Burns 等人通过研究也发现，对于呼吸驱动和分钟通气量大致相同的 ARDS 病人，使用 PCV 模式时病人自主呼吸做功较使用 VCV 模式时低。同样的道理，当机械通气过程中出现漏气时，PCV 模式下呼吸机必然会输送更多的气体以维持预设气道压力，因此病人得到的支持量受漏气影响较 VCV 模式小。

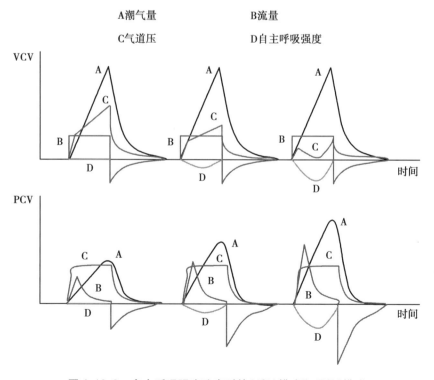

图 4-10-2　自主呼吸强度改变时的 VCV 模式和 PCV 模式

VCV 模式和 PCV 模式具有各自的优缺点，能否将其优点整合在一起，形成一个新的模式呢？出于以上目的，研究者后来又研发出了双重控制通气模式。双重控制通气模式是通过呼吸机的自动反馈调节功能，在病人的呼吸用力及呼吸系统力学不断变化的情况下，对通气压力及容量进行双重监测和控制以达到预设潮气量的一种通气模式。双重控制模式主要分为单次呼吸内和多次呼吸间的双重控制两种类型。单次呼吸内的双重控制通气以容量保障压力支持模式（volume assured pressure support，VAPS）为代表。VAPS 可由病人或时间触发，触发后呼吸机提供压力支持（pressure support，PS），当达到 PS 切换点时，呼吸机对实际送气量和目标潮气量进行比较，若此时已经达到目标潮气量，呼吸机则转为呼气；相反若未达到目标潮气量，此时将由 PS 转为 VCV，呼吸机向病人提供额外的流量直至达到目标潮气量。现在多数呼吸机的双重控制通气模式采用的是多次呼吸间的控制与调节，在启动双重控制通气模式后，呼吸机首先进行一次或多次的试验性通气，在试验性通气的过程中通过短暂的吸气暂停获得平台压力，此后呼吸机以平台压力作为目标压力进行压力控制型通气，并比较实际潮气量和目标潮气量之间的差异，若实际潮气量大于目标潮气量，呼吸机在下一次呼吸周期会降低吸气压力直至达到目标潮气量；相反若实际潮气量小于目标潮气量，呼吸机则会在下一次呼吸周期中增加吸气压力。

研发双重控制通气模式的目的是希望在 PCV 与 VCV 的选择上做到扬长避短。然而使用单次呼吸内双重控制模式时，吸气末的附加流量往往导致人机不协调。而使用多次呼吸间的双重控制模式时，又难以避免地陷入了和 VCV 模式同样的窘境，当通气需求高于目标潮气量设置时，随着病人吸气努力程度的不断加大，呼吸为维持目标潮气量反而降低了吸气相的压力水平；此外，对于部分自主呼吸不协调或频繁呛咳病人而言，其自主呼吸用力程度及力学指标在不断变化，使用双重控制通气时，可能始终难以获得稳定的潮气量。

实际运用机械通气的过程中，应根据病人的病理生理特征选择机械通气控制类型。对于绝大多数病人而言，VCV 和 PCV 模式均能够提供足够的通气支持。但对于气道阻力或胸肺顺应性变化较大的病人如危重症哮喘，使用 VCV 模式能够更好地保障通气量，减少支持不足或支持过度的隐患。而对于呼吸窘迫或通气需求高的病人，使用 PCV 模式具有改善人机同步和减少病人做功的潜在优势。

（二）常用呼吸机模式

1. 辅助/控制模式（assisted/control mode，A/C）　A/C 模式其实包括两个模式，即辅助机械通气模式（assisted MV，AMV）和控制机械通气模式（controlled MV，CMV）。CMV 模式的特点是呼吸机只能通过时间触发，呼吸机被触发以后按照预先设置的支持水平（可以是容量目标也可以是压力目标）进行辅助，病人的自主呼吸对呼吸机工作没有任何影响，也可视为呼吸机不允许病人自主呼吸。因此在该模式下，若预设的呼吸频率为 12 次/分，呼吸机会每 5 秒钟进行一次强制通气。对于不存在自主呼吸的病人而言，CMV 模式可以维持病人的基本通气量，也可避免抢救过程中由于胸外按压所导致的误触发。但当病人存在自主呼吸时，其自主呼吸与呼吸机辅助难以同步进行，有时病人正在呼气，呼吸机却开始强制送气了，而有时病人正在吸气，呼吸机又切换为呼气状态。人机同步性成为制约 CMV 模式使用的关键问题。AMV 模式与 CMV 模式不同之处在于其强制通气需要病人进行触发。AMV 模式能够很好地避免病人和呼吸机在触发上的不同步，但单独的 AMV 模式没有后备呼吸频率设置，因此当自主呼吸减弱或消失时，存在通气不足甚至是窒息的危险。目前临床正在使用的多数呼吸机并没有单独的 CMV 模式和 AMV 模式，而是将其整合成一个模式 A/C。A/C 模式下需要设置的呼吸机参数包括后备频率和触发灵敏度。若病人存在自主呼吸且自主呼吸强度足够，理论上每一次呼吸机送气都可以由病人触发，而若在一段时间内病人没有自主呼吸触发，呼吸机会根据预设频率进行时间触发（图 4-10-3，见文末彩图）。

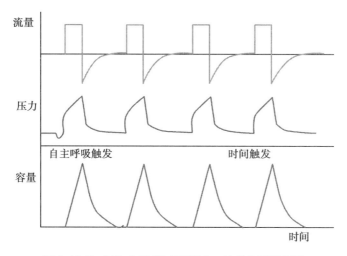

图 4-10-3　VC-A/C 模式下压力、流量和容量图形

2. 同步间歇指令通气（synchronized intermittent mandatory ventilation，SIMV）　SIMV 模式是在间歇指令通气模式（intermittent mandatory ventilation，IMV）的基础上开发出来的。IMV 模式和 CMV 模式近似，呼吸机根据预设呼吸频率定时给予强制通气，但在两次强制通气之间允许病人进行自主呼吸。IMV 模式的不足之处同样在于强制通气难以与病人呼吸同步，可能出现频繁的人机对抗。与 IMV 模式相比，SIMV 模式下的强制通气除了可以是时间触发以外，还可由病人自主呼吸触发。以 PB840 呼吸机为例，SIMV 模式下的呼吸周期（等于 60 秒/SIMV 呼吸频率）可以分为两部分，等待强制通气时期（T_m，又被称为触发窗）和自主呼吸时期（T_s）。若病人在 T_m 时期内触发呼吸机，则呼吸机将强制通气与病人自主呼吸同步，此时的强制通气被称为由病人自主呼吸触发的强制通气（patient-initiated mandatory breath，PIM）。而呼吸机一旦开始输送 PIM，T_m 时期自动结束并进入 T_s 时期，此时尽管自主呼吸能触发呼吸机，但不再给予强制通气，直至此次呼吸周期结束。若病人在 T_m 时期内未能触发呼吸机，则在 T_m 结束时，由呼吸机自动给予一次强制通气，此时的强制通气被称为由呼吸触发的强制通气（ventilator-initiated mandatory breath，VIM），VIM 触发方式为时间触发（图 4-10-4，见文末彩图）。需要注意的是，尽管 T_s 时期内的自主呼吸不能触发强制通气，但可通过设置压力支持功能对自主呼吸进行辅助。

3. 持续气道正压（CPAP）　使用 CPAP 模式时，呼吸机将维持吸气相和呼气相气道内压力在相同的水平。当病人自主吸气使气道内压力低于 CPAP 水平时，呼吸机通过持续气流或按需气流供气，维持气道压在 CPAP 水平；当病人呼气使气道压力上升时，呼吸机又通过增加呼气阀开放水平维持气道压在 CPAP 水平。CPAP 模式实际上是一种自主呼吸模式，只是将呼吸过程中的基础压力由大气压上升至大气压加 CPAP 水平。CPAP 模式能维持气道内正压，因此呼气末肺内容积上升，可减少肺泡的塌陷，改善通气/血流比例并提高氧合状况。

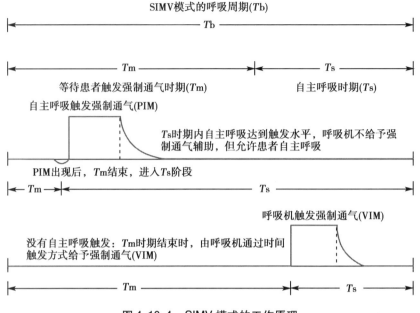

SIMV模式的呼吸周期(Tb)

图 4-10-4　SIMV 模式的工作原理

4. 压力支持通气（PSV）　PSV 的工作原理是当病人自主呼吸触发后，提供一定的压力辅助病人自主呼吸。PS 设置越高意味着呼吸机辅助水平越高，通常可减少病人自主呼吸做功；相反 PS 设置越低则病人自主呼吸做功增加。因此，PSV 通常联合 SIMV 或 CPAP 模式一起用于呼吸功能锻炼。

PSV 和 PC- A/C 的区别在于，PC- A/C 可由病人或呼吸机触发，吸气结束向呼气切换是通过设置吸气时间并以时间切换的方式进行，而 PSV 必须由病人自主呼吸触发，且其切换方式多是通过流量切换（吸气流量降低至峰值流量的一定比值时转为呼气）。

通常认为使用 A/C 模式时，呼吸机向病人提供强制通气，可承担吸气相全部的做功，病人可不产生呼吸做功或仅触发呼吸机即可，可有效缓解呼吸肌疲劳；SIMV 模式介于机器强制通气和自主呼吸之间，通过调节强制通气频率及 PS 水平，支持程度具有较大的变化范围；而 CPAP 模式属于自主呼吸模式，完全由病人承担呼吸做功。但在动物实验中发现完全控制通气 48 小时后出现膈肌纤维萎缩和膈肌张力降低。此外，通过监测膈肌电活动发现自主呼吸做功不仅在吸气初期存在，而且存在于整个吸气相。尽管强制通气可在一定程度上抑制呼吸中枢兴奋性，但一旦呼吸中枢发放神经冲动，呼吸肌将产生持续收缩。事实上，呼吸过程中病人做功的大小不仅与选择的模式相关，更为重要的是与该模式下具体的参数设置有关。不恰当的通气参数设置可导致人机对抗，即使是使用 A/C 模式，病人也可能产生明显的呼吸做功；相反在 CPAP 模式下联合使用高水平的 PS 时，呼吸肌也可得到充足的休息。

二、高频通气模式的运用与评价

高频通气（high- frequency ventilation，HFV）是一种呼吸频率高于正常呼吸频率 4 倍以上（>60 次/分），而潮气量接近或小于解剖无效腔的机械通气方式。由于 HFV 过程有悖于正常的生理，临床工作中应严格掌握 HFV 的适应证，必须由具有使用 HFV 丰富经验的医务人员进行模式和参数的设置，此外使用过程中还需要对病人进行适当的镇静和肌松。

HFV可分为4种基本的类型（图4-10-5）：高频正压通气（high frequency positive pressure ventilation，HFPPV）、高频喷射通气（high frequency jet ventilation，HFJV）、高频叩击通气（high frequency percussive ventilation，HFPV）、高频振荡通气（high frequency oscillatory ventilation，HFOV）。

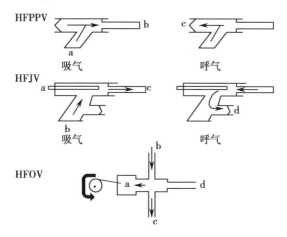

图4-10-5　HFPPV、HFJV、HFOV 工作示意图

HFPPV：吸气时，呼吸机由侧支（a）输送高速气流，由于存在Coanda效应，气流沿侧支壁进入气道（b）；呼气时，气流由主通道（c）经气动阀或快速响应呼气阀排出。HFJV：吸气时，喷射器向气道喷射高速气流（a），由于存在文丘里效应，可引入周围气体（b）；呼气时，气流经单向阀（d）被动呼出。HFOV：a为振荡器（活塞或隔膜），偏流由b持续进入，c为呼气端，d为病人端

（一）高频正压通气

HFPPV最初的研究起步于20世纪60年代，实验过程中为减少正压通气对血流动力学的影响，研究人员使用了极低的潮气量（运用低无效腔系统和小压缩容积的管路，潮气量约50ml）和高呼吸频率进行通气，发现该方法至少能维持30分钟内 CO_2 的排除，此新型的通气模式被认为确实可行的。

早期的HFPPV采用的是带侧支的接口，呼吸机输送的气流由侧支进入，由于流动的物质都具有依附其接触面的特点（Coanda效应），气流沿侧支壁进入病人气道，而呼气时则由主通道排出（图4-10-5）。

HFPPV实质上与其他高频通气模式并不同，甚至可以通过常规呼吸机调节潮气量接近解剖无效腔且呼吸频率>60次/分完成。随着其他高频通气模式特别是HFOV在临床的运用，目前已很少使用HFPPV。

（二）高频喷射通气

HFJV被推荐用于治疗支气管胸膜瘘、间质性肺气肿和其他不明原因肺内气体泄漏病人，其通气效果优于传统机械通气模式。HFJV的工作原理是将高压气源（20~50psig）连接一条放置在气道内导管的特殊管道以提供间歇性的气体输送。其呼吸器（射流控制机）的组成包含空氧混合器、控制进气压力的系统和周期机械装置，通过有控制地、间断地喷射出高速气流，并对喷射口周围的空气或氧气产生"气体引入"效果，最终达到通气

目的。

气体引入（Bernoulli 效应）是 HFJV 技术的核心内容。根据流体力学理论，流体速度增加造成其侧压力下降，在一定条件下，当侧压力低于流体周围环境压力时，可将周围的流体引入主流体，增加总流体的流量。临床常用的文丘里面罩就是根据流体引入原理生产的。

HFJV 存在较多不足之处。首先，由于存在气体引入，HFJV 下潮气量通常难以准确控制，受喷射时间、喷射流量、驱动压力、喷射口径及病人呼吸力学等多种因素影响；引入部分气体的温化和湿化难以控制；喷射口附近压力波动较大，气道压力监测困难；高速喷射气流可导致局部气道黏膜损伤；最关键的是 HFJV 下呼气属于被动过程，参数调节对控制 $PaCO_2$ 作用有限。

（三）高频叩击通气

第一台 HFPV 呼吸机是 Bird 在 HFPPV 和 HFJV 的基础上设计并生产出来的。目前多数 HFPV 是通过管路内文丘里装置引入混合管路内的持续气流，达到向病人输送容量的目的。文丘里入口处有一弹性隔膜，并形成一个可扩张的气腔。吸气时气腔内充气膨胀，增高的气压作用于弹性隔膜并推动文丘里滑行以堵住呼气端。在滑行的过程中，弹性隔膜的回缩力逐渐增加，当大于隔膜腔内压力时文丘里向回滑行，如此反复形成一个喷射周期。

HFPV 可联合常规呼吸机同时使用，该模式下常规呼吸机以时间触发、压力控制、时间切换方式送气，每次呼吸均辅以振荡，振荡可仅在吸气相进行，也可在整个呼吸周期都进行。与常规通气模式相比，HFPV 的优势在于可在更低气道峰压和呼气末压力的基础上维持同等或更佳的通气和氧合。

HFPV 与 HFJV 相比，其优点在于喷射气流有隔膜作为缓冲，可减少对黏膜的损伤。但使用 HFPV 时，其呼气过程仍属于被动过程，难以改善二氧化碳潴留。

（四）高频振荡通气

HFOV 是目前临床使用和研究最多的高频通气模式。早期的 HFOV 多是直接在呼吸机上使用了振荡器，该方法虽可维持氧合，但仍难以纠正长时间使用时二氧化碳潴留的问题。此后研究人员在原有基础上进行了技术革新：使用高压气源形成一持续偏流以帮助呼出气更快地排出管路，从而改善二氧化碳蓄积。

HFOV 呼吸机振荡频率极快，气道压在平均气道压力附近进行快速小幅度波动。HFOV 下平均气道压通常直接设置高于常规模式下的平均气道压，具有改善氧合的作用，而快速振荡下气道压力和肺内容积变化范围小，吸气时有效避免肺泡过度膨胀导致的肺损伤，呼气时能维持肺泡处于开放状态，避免呼气末肺内压力和容量过低，减少萎陷伤。以上特征使得 HFOV 成为 ARDS 病人机械通气时理想的肺保护方法。HFOV 与其他高频通气的不同之处在于，快速振荡不仅可推动气体进入肺内，还可在呼气时对肺内气体产生牵拉作用，起到一定主动呼气的作用，进一步帮助二氧化碳的排出。

HFOV 是 ARDS 病人重要的呼吸支持手段，多项研究结果显示，HFOV 可改善病人氧合，但与小潮气量结合高水平 PEEP 的通气策略相比，其改善 VALI 和降低病死率的作用并不明显。Derdak 等人将 148 例 ARDS 病人随机分为 HFOV 和传统机械通气组进行研究，发现尽管 HFOV 组 30 天病死率具有降低的趋势，但统计学上无明显差异；Young 等人组织的多中心研究也同样发现使用 HFOV 并没有改善病人的病死率；而 2013 年另外一项多中心参与的针对中到重度 ARDS 成人病人的 meta 分析发现，与肺保护通气组（小潮气量结合高水平 PEEP）相比，早期运用 HFOV 组病人的病死率反而更高。

三、气道压力释放通气模式的运用和评价

（一）气道压力释放通气模式的特点

气道压力释放通气（airway pressure release ventilation，APRV）最早是由 Down 等人于 1987 年率先进行报道的，距今已有 20 余年。由于生产厂家不同，临床工作中发现 APRV 模式存在不同的名称，常见的包括 BiLevel、APRV、BiVent、BiPhasic 和 DuoPAP 等。

APRV 可视为是双水平气道正压的特殊形式，该模式下存在两个不同的压力水平，APRV 通过延长吸气时间、缩短呼气时间来实现压力释放通气的目的。低压相通过缩短持续时间或设置高水平压力，维持呼气末肺内容积处于高残气位，可有效避免肺泡陷闭；而高压相时明显低于常规通气模式下的压力水平能预防正常肺区的过度扩张，从而减少肺损伤。

与常规通气模式相比，APRV 模式下病人与呼吸机同步性进一步改善。该模式下存在呼吸机强制呼吸和病人自主呼吸两种方式：切换为高低相压力时可产生强制呼吸，其特点是既可采取时间触发和时间切换，也可根据自主呼吸信号与病人同步；自主呼吸的特点是由病人控制触发和切换，自主呼吸可与强制通气同步，也可发生在两次强制通气之间。由于 APRV 呼吸机允许病人随时进行自主呼吸，理论上可减少镇静药物的使用。

APRV 下气道压力在两个不同水平的 CPAP 之间进行切换，当其进行强制通气时，气道压力增高至吸气压 P_{high}，P_{high} 持续时间为 T_{high}；当强制通气结束时，气道压力降低至低压水平 P_{low}，P_{low} 持续时间为 T_{low}。

（二）参数设置

与其他 ARDS 通气策略相同，使用 APRV 模式时，应设置合适的潮气量和平均气道压以维持氧合与通气，并保持气道压和肺内容积变化处于压力-容积曲线的陡直段。使用该通气策略一方面可改善 ARDS 病人肺顺应性、减少动-静脉分流、增加氧合；另一方面可避免呼气时肺泡塌陷产生萎陷伤和吸气时肺过度膨胀产生容积伤和压力伤。

关于 APRV 下具体参数应如何设置，临床上并没有统一的意见，以下将对主要设置方式进行描述并讨论其优缺点。APRV 参数设置过程中的重点和难点主要在于 P_{low} 和 T_{low} 如何选择，一部分学者主张使用相对较长的呼气时间并通过设置高 P_{low} 以避免肺泡陷闭；而另一部分学者建议通过将 P_{low} 设置为 0 并选择较短的 T_{low}，以达到延长肺处于充盈状态时间并产生 auto-PEEP 的作用。从理论和数学模型上来看，两种参数设置方式并没有明显区别，但均缺乏有说服力的临床实践结果支持。

1. P_{high}/P_{low}　在关于 APRV 的研究中，部分学者主张应先描记病人呼吸系统的压力-容积曲线，并根据压力-容积曲线指导设置 P_{high} 低于高位拐点、P_{low} 高于低位拐点以避免肺损伤。此方法理论上符合病人的病理生理，且在常规正压通气过程中进行了广泛类似研究。然而实际运用过程中发现要获取准确可靠的压力-容积曲线难度颇大，病人往往需要深度的镇静和肌松。此外，最佳 PEEP（P_{low}）的设置也存在困惑，是根据压力-容量曲线吸气支低位拐点还是呼气支拐点，抑或是根据吸呼气之间的容积滞后，学术界也一直存在争议。

另外，部分学者则建议应根据容量控制通气时的平台压或压力控制通气时的吸气压来设置 P_{high}，但总体而言，P_{high} 应低于 30～35cmH$_2$O，P_{low} 设置为 0cmH$_2$O。由于此时 T_{low} 时

间非常短，因此在压力释放时产生 auto-PEEP 并维持肺泡处于开放状态。该设置方法可有效避免高压相时气道压力过高，但必须谨慎的是由于病人存在自主呼吸，可能导致潮气量变化过大而超过可接受范围（6~8ml/kg）。而由于 P_{low} 设置为 $0cmH_2O$，低压相时肺泡状态的维持依赖于 auto-PEEP，病人呼吸力学指标的轻度变化可对潮气量和 auto-PEEP 产生极大影响。与第一种参数设置方法相比，由于 auto-PEEP 变化范围过大，压力释放时避免肺泡陷闭的作用不稳定。

此外还有部分学者主张根据 ARDS net 的建议，对 P_{low} 进行滴定以维持潮气量 4~6ml/kg。但多数病人存在自主呼吸，滴定过程潮气量变化范围大，因此难以执行，而且临床数据较少，需要进一步研究证实其有效性。

2. T_{high}/T_{low} 关于 APRV 下时间的设置，更多的时候是关注于 T_{low}，而 T_{high} 的选择主要用于调节呼吸机释放频率（通常 8~12 次/分）。

其中一部分学者建议根据压力释放时流量降低至峰流量的 75% 或 50% 左右的时间来设置 T_{low}。此方法的目的是建立一个大小适当的 auto-PEEP 用于维持肺泡开放。但之前已提到，该设置方法下的 auto-PEEP 受 P_{high} 的高低、呼吸系统弹性、气道阻力等因素影响变化较大。

另外部分学者建议应根据病人呼气时间常数设置 T_{low}。时间常数等于呼吸系统静态顺应性与气道阻力的乘积，可在床旁通过简单测量得到。使用此方法时，气道压力、容量和流量具有相同的衰减时间常数，可对产生的 auto-PEEP 大小进行大致评估。每个时间常数内，上述变量均降低 63.2%，因此在第一个时间常数内，气道压力降为初始压力的 36.8%，第二个时间常数时降为 13.5%，第三个时间常数时降为 5%，第四个时间常数降为 1.8%。因此，假设设置 P_{high} 为 $30cmH_2O$，P_{low} 为 $0cmH_2O$，若 T_{low} 为一个时间常数，则产生的 auto-PEEP 为 $11cmH_2O$，若 T_{low} 为两个时间常数长短，则产生的 auto-PEEP 为 $4cmH_2O$。Martin 等人对新生羊的 ARDS 模型进行研究，发现将 T_{low} 设置为 2~3 个时间常数可维持充足的通气和氧合。然而由于未考虑不同呼吸机呼气支回路对时间常数的影响，上述方法被证实是极不准确的；此外时间常数会不断变化，因此肺内压力常难以维持在稳定的水平；最关键的在于即使压力释放时间设置极短，仍然有少数肺泡会发生塌陷。

3. 其他设置 现在多数呼吸机使用 APRV 模式时，可选用 PS 和自动导管补偿（automatic tube compensation，ATC）功能。PS 和 ATC 可用于克服人工气道阻力，但研究发现在使用 APRV 时，PS 和 ATC 提供的额外辅助不仅可能导致跨肺压明显增加超过安全水平，还可部分抵消压力释放的作用。因此使用 APRV 时，建议不开启 PS 及 ATC 功能。

（三）与其他模式的比较

Putensen 对 30 例外伤病人进行研究发现，与使用 PCV 模式相比，APRV 组病人呼吸机使用时间和入住 ICU 时间明显缩短，但这可能和 APRV 时血流动力学更稳定、镇静肌松药物使用较少有关。此外，该研究的缺陷在于每组病人仅 15 例，APRV 组病人总体病情较轻（符合 ARDS 诊断标准比例，分别为 20% 和 74%）。

APRV 与反比通气、HFOV 等具有相同的特征，均试图通过增加平均气道压、延长吸气时间以达到改善氧合的作用。但反比通气和 HFOV 下病人舒适性差，需要较深的镇静和肌松维持。

多数研究结论显示，与常规通气模式相比，APRV 模式可提高病人氧合，但最终病死率却没有明显变化。

（四）APRV 的撤离

病人病情改善后，建议通过逐渐降低 P_{high} 水平，延长 T_{high} 以减少压力释放频率，最终病人通气方式接近于 CPAP 的方法进行撤机。但临床缺乏 APRV 同 PSV、T 形管、闭环通气、PAV 等撤机方法的比较。

尽管越来越多的证据显示 APRV 可改善病人氧合和血流动力学，增加舒适性及机械通气安全性，但仍存在不少值得进一步商榷的细节。由于缺乏改善 ARDS 病死率的证据，在北美 APRV 并未被推荐作为 ARDS 的主要通气模式，仅作为合并难治性低氧血症病人的挽救措施。

（段开亮　罗　亮）

第三节　允许性高碳酸血症的应用与评价

一、允许性高碳酸血症的使用背景

早期机械通气的目标是维持相对正常的血气结果，特别是将 $PaCO_2$ 控制在正常水平。然而目前这已经不再是机械通气的首要目标了，现在机械通气的重点已转移为如何在尽可能减少呼吸机不良作用的同时维持足够的气体交换。

早在 1963 年就有相关文献提及机械通气过程中肺泡过度扩张可能存在不利影响，但当时临床人员并未予以重视；随后由于计算机断层扫描技术的广泛运用，逐渐意识到 ARDS 病人肺部呈不均一性改变，并建立了"baby lung"（婴儿肺）的概念；20 世纪 80 年代中期，许多学者加深了对机械通气过程中由于容量过大对肺部产生损伤的认识，并将其定义为"容积伤"；至 20 世纪 90 年代末期，人们进一步研究发现机械通气过程中发生的各种 VALI 最终均可导致肺组织细胞释放炎症介质，引起肺局部炎症和全身性炎症，即"生物伤"，并提出 ARDS 机械通气过程中应使用"肺保护性通气策略"。此外，对于阻塞性肺部疾病病人，由于存在广泛的支气管狭窄，气道阻力增加，机械通气时发现使用传统潮气量和呼吸频率设置可导致病人呼气不完全，产生 auto-PEEP 和肺过度充气，最终形成气压伤，因此也提出应控制其潮气量和呼吸频率。

为避免产生 VALI，机械通气的过程中被迫限制吸气压力和潮气量，使用小潮气量进行通气。但潮气量降低后往往难以保证足够的肺泡通气，导致体内二氧化碳排出困难。在控制 VALI 和高碳酸血症不能两全的时候，权衡两者危害性，被迫采取将控制 VALI 放在首要位置，允许高碳酸血症发生的通气方式，即为 PHC。需要强调的是，若能在设置合适的压力、潮气量及 PEEP 水平的同时维持正常的二氧化碳水平，则没有必要采取 PHC 策略。因此，PHC 其实可看作是小潮气量通气的不良反应。

关于 PHC 最初的报道是在 1965 年，Bendixen 和他的同事偶然发现，在 pH > 7.20 ~ 7.25，PaO_2 正常、$PaCO_2$ > 100mmHg 情况下患儿存活了；此后 Darioli 等人在治疗急性重症哮喘的过程中，为避免气道压力超过 $50cmH_2O$，采用低呼吸频率和低潮气量的方式通气，发现尽管患儿 $PaCO_2$ 高达 90mmHg，但 24 小时内并未发生严重的气压伤且患儿全部存活；近些年来 PHC 策略用于 ARDS 也取得令人满意的结果，通过选择小潮气量通气（6ml/kg）控制 VALI 的产生，通气过程中尽管出现了不同程度的 $PaCO_2$ 上升，但没有严重的并发症，特别是 2000 年 ARDS 协作组将 861 例 ARDS 病人分为了保护性通气组和常规通气组，最后结果发现采用肺保护性通气策略的病人病死率为 31%（对照组为 39.8%，$P = 0.007$），进一步证实了该策略的有效性。

二、CO_2 潴留的影响及机体的代偿

CO_2 潴留对机体的危害性不如 VALI，但一旦出现，也可对机体产生不利的影响。

CO_2 增加引起急性呼吸性酸中毒时，由于肾脏排出固定酸的作用缓慢且有限，难以发挥作用，可导致 pH 的迅速降低。此时细胞内、外离子交换和细胞内缓冲作用成为其主要代偿方式，但该代偿功能通常作用有限，往往 $PaCO_2$ 升高 10mmHg，血浆中 HCO_3^- 仅增加 $0.7 \sim 1mmol/L$，不足以维持正常的 HCO_3^- 浓度和 H_2CO_3 浓度之间的比值。且该作用下大量的细胞外 H^+ 与细胞内的阳离子 K^+ 进行交换后，可能导致血钾上升，出现高钾血症；而过多的 H^+ 向细胞内转移亦可导致细胞内酸中毒，干扰肌动蛋白-肌球蛋白相互作用，抑制收缩性、影响神经元的电活动、抑制细胞分裂、降低糖酵解、增加氨基酸的消耗。

在 $PaCO_2$ 和 H^+ 浓度升高的持续作用下，肾小管上皮细胞内碳酸酐酶和线粒体中谷氨酰胺酶的活性增加，促进肾小管上皮细胞泌 H^+ 和泌 $NH_3 \cdot NH_4^+$ 并增加对 HCO_3^- 的保留，相应的肾脏排钾减少、排氯增加。因此，肾脏的排酸保碱成为慢性呼吸性酸中毒的主要代偿方式。

CO_2 作为调节呼吸最重要的生理性化学因素，一定范围内 $PaCO_2$ 的升高，可以加强对呼吸的刺激作用，使呼吸加深、加快，肺通气量增加，增加 CO_2 的排出。CO_2 兴奋呼吸的作用主要是通过刺激中枢化学感受器和外周化学感受器这两条途径实现的。但当 $PaCO_2$ 过高时，脑脊液氢离子浓度增加，影响脑细胞代谢，降低脑细胞兴奋性，抑制皮质活动，对呼吸中枢产生抑制作用。

CO_2 还具有直接扩血管作用：多数病人由于外周血管扩张，可表现为面部潮红；而脑血管舒张可导致脑血流量增加，颅内压（intracranial pressure，ICP）上升，对于颅内占位性病变、脑出血、脑外伤及高血压病人可能导致原有疾病加重。Feihl 等人发现新生儿脑室出血也与血液中 CO_2 的上升有一定关系。此外对于癫痫病人而言，高碳酸血症还可降低其发作的阈值。但关于高碳酸血症对脑的不利影响更多还是停留在理论上，缺乏更多的有说服力的实验和临床结果支持。伴随 $PaCO_2$ 浓度进一步增高可刺激血管运动中枢，引起血管收缩，且其作用强度大于直接扩血管作用。对于患有冠状动脉疾病、心力衰竭、心律失常及伴随肺动脉高压的右心功能紊乱病人，应格外谨慎，严重急性呼吸性酸中毒时可诱发心律失常、导致心肌收缩力减弱、右心负荷明显增加。

尽管如此，对于多数病人而言，使用 PHC 策略还是安全可靠的。部分研究结果还显示采用 PHC 策略时可能具有一定改善血流及氧合的作用，其作用机制可能如下：促进低氧性肺血管收缩并改善肺局部通气以纠正通气/血流比例；增加心排出量，提高机体氧供能力；舒张外周毛细血管，增加组织细胞的血流灌注和氧气输送；影响 O_2 与血红蛋白的结合力，促使氧解离曲线右移，增加组织细胞处氧气和血红蛋白的分离。此外，CO_2 还参与蛋白质的相关反应并通过 pH 降低影响酶的活性，减少促炎细胞因子和趋化因子的产生，具有一定的抑制炎症作用。

三、PHC 的耐受性及酸血症的控制

不存在禁忌证的前提下，只要能够保证足够的组织灌注和氧合，机体大多能够很好耐

受 PHC。多数情况下，选择控制 $PaCO_2$ 和 pH 分别在 67mmHg 和 7.2 左右，病人最终成功脱离呼吸机。机体对 CO_2 的耐受性主要还受其上升速度的影响。Feihl 建议 $PaCO_2$ 上升速度应低于 10mmHg/h，而当 $PaCO_2$ 超过 80mmHg 时，其上升速度还应进一步减慢。对于伴随 PHC 出现的酸血症是否需要纠正，学术界存在不同的意见。持赞同观点的主要理由是发现小潮气量通气时纠正酸血症，最终可取得不错的临床转归。持反对观点的认为：高酸血症可能带来一些益处，而这些益处和小潮气量及呼吸频率无关；此外由于体内 HCO_3^- 增加，短时间内通过缓冲对生成的 CO_2 增多，可进一步恶化酸血症并短时间内加重细胞内酸中毒；为改善酸血症可能引起体内 HCO_3^- 浓度明显变化，比如，若 $PaCO_2$ 为 120mmHg，为将动脉血 pH 由 7.0 上升至 7.15，HCO_3^- 浓度需要由 29mEq/L 上升至 41mEq/L。但上述缺陷可以通过使用 Na_2CO_3 和 $NaHCO_3$ 等摩尔混合液进行避免。因此，当使用 PHC 策略出现严重的酸血症时，建议选择合适的药物及合适的剂量维持动脉血 pH 于适当范围，在利与弊之间取得良好契合点。

在向 ARDS、慢性气道阻塞病人、支气管哮喘病人及新生儿呼吸衰竭病人进行机械通气过程中，选择较小的通气量进行支持，允许 CO_2 水平适当的上升，可有效减少 VALI 的产生，最终改善预后。但临床工作中常将小潮气量通气策略与 PHC 策略混淆。需要关注的是，尽管两者的确有一定联系，但小潮气量通气时并不一定都合并有高碳酸血症。由于高碳酸血症多是由于肺通气不足引起，因此一定程度上可以将小潮气量通气视为"原因"，高碳酸血症为"结果"。而机体能够很好地耐受高碳酸血症则是小潮气量通气能够坚持执行的前提。

（段开亮　罗　亮）

第四节　小潮气量通气的应用和争论

一、小潮气量通气的理论基础

机械通气是呼吸危重病诊疗的重要手段，但机械通气应用不当却可导致 20%～30% 病人发生肺损伤，其中一半以上病人可能发生 ARDS。在 1967 年 Ashbaugh 提出 ARDS 统一命名以后的时间里，正压通气在 ARDS 中应用的利弊逐渐成为机械通气领域的热议话题。1974 年，Webb 等人通过实验证实机械通气时肺过度牵拉会导致肺水肿、弥漫性肺泡损伤，1988 年 Dreyfuss 开始用容积伤来解释 VALI。

在正压机械通气过程中，肺泡的过度膨胀及周期性塌陷易诱导肺泡损伤。肺泡过度膨胀所致严重肺泡损伤可表现出肺间质渗透性增高、肺水肿、肺泡出血、透明膜形成、肺泡表面活性物质丢失及肺泡塌陷，这种损伤通常称之为气压伤，多出现在正常肺区域。此外，部分肺泡随着潮式呼吸重复开放和关闭，又会导致萎陷伤。气压伤和萎陷伤均导致促炎细胞因子释放和中性粒细胞的聚集，引起生物伤，协同增加病死率。

肺泡过度膨胀导致的肺损伤称为肺泡的应变，反映跨肺压增高或潮式呼吸时输入气体容积和实际肺泡充气量的比值。针对高容量和高压力对肺损伤影响的实验室研究发现，低压高容通气较于高压低容通气，仅小潮气量通气组能够减少肺损伤，导致肺损伤的是大潮气量而非高气道压。临床证据显示大潮气量是导致 VALI 的独立危险因素。大潮气量对肺泡的损伤并不是单一肺泡应变的因素，肺泡充盈的异质性为主要因素，如部分肺泡塌陷、每次呼吸不同肺容积的比例失调等，易导致即使在常规潮气量通气支持时仍会出现区域肺泡过度膨胀。而每次呼吸的周期性肺泡塌陷，较之开放肺泡的损伤更严重。周期性肺泡扩张（吸气相）和塌陷（呼气相）产生使邻近肺泡扩张的剪切力，导致实验动物肺损伤，称为周期性的肺塌陷或塌陷性肺损伤，因此可以解释对于充盈不均的肺泡，机械通气时更具有易损性。目前尚不确定周期性肺塌陷所致肺损伤与肺泡应变导致肺损伤的差异，但是肺开放策略能改善 ARDS 的病死率。

VALI 最常见于 ARDS 接受机械通气支持病人。导致 ARDS 病人易出现 VALI 的风险因素，包括原发肺损伤的肺泡容易进一步受损；周期性肺塌陷尤为常见于损伤肺泡；肺泡气体的异质性分布导致即使常规潮气量通气，仍导致局部区域肺泡过度膨胀，甚至正常肺泡损伤。VALI 同样发生于非 ARDS 接受呼吸机支持的病人，高危因素包括大潮气量（＞6ml/kg PBW），输入血液制品，酸中毒（pH＜7.35），限制性肺疾病等。

二、小潮气量通气的临床研究

临床研究已证实肺保护通气策略能够改善 ARDS 病人预后，是 ARDS 机械通气治疗的重要共识。小潮气量通气是肺保护通气策略的重要基石。

无论是从病理学角度还是从影像学角度的临床观察，均已证实了 ARDS 病人的肺实质损伤与气体分布的不均一特性：正常的肺组织主要分布于非重力依赖区；病变肺组织密度增高，充满渗出液或形成肺泡塌陷，主要位于重力依赖区。在呼气时塌陷，吸气时开放。上述表现在重度 ARDS 尤为如此，此时健康肺仅占整个肺区域的 1/3，却又承担了全肺的通气功能，故被形象比喻为"婴儿肺"，是大潮气量通气诱导或加重 ARDS 的重要病理生理基础。

1993 年，美国胸科医师大会率先推荐：对于 P_{plat} ＞35cmH$_2$O 的 ARDS 病人，即使出现一定程度的高碳酸血症，也应该降低潮气量通气。1998 年，Amato 等人报道了第一项有关小潮气量通气的随机对照临床研究，该研究对 53 位 ARDS 病人分组行小潮气量肺保护通气（V_T≤6ml/kg，高 PEEP，允许性高碳酸血症）和常规通气（V_T 12ml/kg 理想千克体重，低 PEEP，PaCO$_2$ 35~38mmHg），其结果证实：小潮气量组 28 天病死率明显下降，气压伤发生下降，撤机成功率高。2000 年，ARDS 协作组发布了极具里程碑意义的随机对照试验，研究结果示限制潮气量（6ml/kg PBW）与平台压（30cmH$_2$O）可以降低短期病死率。在肺复张的基础上，应用最佳 PEEP 及小潮气量通气（4~8ml/kg）可以降低 ARDS 病人的病死率。此后，Oba 等人在纳入的 861 位机械通气 ARDS 病人的多中心随机对照研究中证实，小潮气量通气（初始潮气量 6ml/kg）与常规通气（初始潮气量设置 12ml/kg）比较，前者可显著降低病死率，缩短机械通气时间。一项入选 6 个随机对照研究（1297 位病人）的 meta 分析证实，7ml/kg 潮气量或 P_{plat} ＜ 30cmH$_2$O 的通气较常规通气（10~15ml/kg）明显改善 28 天病死率。Needman 等人的研究甚至给出了更加具体的结论：初始参数设置中潮气量每增加 1ml/kg，ICU 病死率增加 23%，且随后潮气量的增加与初始潮气量 6ml/kg 比较，ICU 病死率及并发症风险增加 15%，与持续实施 6ml/kg 相比，8~10ml/kg PBW 的机械通气明显增加 ICU 病死率，提示 ARDS 小潮气量通气实施的时机也是关键，尽早实施并且维持小潮气量通气对降低病死率非常重要。

对于非 ARDS 病人的机械通气，常规潮气量通气也可导致 ARDS 的发生。机械通气导致肺损伤，产生炎症，细胞因子释放。这些过程诱导体温增高、白细胞增多、新的肺内渗出，导致呼吸机相关性肺炎及呼吸机相关性肺损伤。非 ARDS 机械通气病人的目标潮气量目前尚不明确。以往认为，非 ARDS 病人机械通气需要 12～15ml/kg 潮气量通气，以纠正低氧、防止肺不张及呼吸性酸中毒。近年来的动物实验及临床研究均显示，非 ARDS 病人机械通气潮气量过大可产生肺损伤。一旦发生肺损伤，病人病死率明显增高。10ml/kg 与 6ml/kg IBW 的潮气量通气对非 ARDS 病人肺部炎症反应和肺损伤发生的影响研究发现，10ml/kg 潮气量通气组肺部炎症反应明显增加。多元回归分析显示潮气量和 PEEP 的设置是机械通气病人发生肺损伤的独立危险因素。meta 分析显示，对于全麻手术病人，小潮气量通气降低肺部感染发生、减少肺损伤发生；升高血二氧化碳分压、降低 pH；缩短住院时间；与大潮气量组相比，改善氧合指数无差异。但是研究中都没有对 PEEP 及 P_{plat} 水平进行分析。术中病人使用小潮气量通气（6～8ml/kg PBW）降低肺部并发症（肺炎）、肺外并发症（脓毒血症）的发生率。有关小潮气量通气的推广应用尚须大量证据证实。基于目前有限的数据推测，对于非 ARDS 病人，潮气量 6～8ml/kg 理想千克体重为合理的初始参数设置。

三、小潮气量通气的临床应用

初始参数设置：设置容量控制性通气；初始潮气量 8ml/kg 理想千克体重（PBW）；1～3 小时后降低潮气量至 7ml/kg PBW，随之 6ml/kg PBW。女性 PBW（kg）＝50.0＋0.91×（身高 cm－152.4）；男性 PBW（kg）＝45.5＋0.91（身高 cm－152.4）。初始呼吸频率设置 18～22 次/分，可调整至≤35 次/分以保证分钟通气量，但需注意因此带来的 auto‐PEEP 的问题。如观察流速‐时间曲线呼气完全，则呼吸频率可以进一步增加。避免 $PaCO_2$ 快速增高导致的急性呼吸性酸中毒，以保证血流动力学稳定。有关 $PaCO_2$ 及 pH 可接受的水平目前仍有争议，一些学者认为 $PaCO_2$＜80mmHg，pH＞7.2 为可接受的水平。事实上 ARDS 协作组的研究中，平均 $PaCO_2$＜50mmHg。

潮气量调节：如果 P_{plat}≤30cmH_2O；每 4 小时评估 P_{plat}；当 P_{plat}＞30cmH_2O，降低潮气量 1ml/kg PBW，逐步降至 5ml/kg PBW，甚至 4ml/kg PBW；如果 P_{plat}＜25cmH_2O，潮气量＜6ml/kg PBW，增加潮气量每次 1ml/kg，直至 P_{plat}＞25cmH_2O 或潮气量 6ml/kg；如果存在 auto‐PEEP 或出现严重呼吸困难，如 P_{plat}≤30cmH_2O，潮气量可增加至 7ml/kg 或 8ml/kg。在一些研究中显示 P_{plat}＜28cmH_2O 可减少肺泡过度膨胀，为肺泡牵张力的安全阈值，因此建议即使 P_{plat}＜30cmH_2O，仍然选择小潮气量通气。重度 ARDS 小潮气量通气易导致严重酸中毒。ARDS 协作组将 pH 限制在 7.15 以上，当 P_{plat}＞30cmH_2O，限制潮气量时，允许 $PaCO_2$ 增加。对于重度 ARDS，V_T 通常设置 4～5ml/kg，$PaCO_2$＞60mmHg。利于 CO_2 呼出的技术可以改善此现象，如通过控制体温、减少摄入量、神经肌肉阻滞以减少 CO_2 产生，ECMO 体外膜肺帮助 CO_2 排出。随机对照研究显示，对于重度 ARDS（PaO_2/FiO_2＜150mmHg）病人，早期 48 小时内行神经肌肉阻滞可以改善预后。

氧合目标：小潮气量通气过程中合理的氧疗目标为 PaO_2 55～80mmHg，SpO_2 维持 88%～95%。

四、小潮气量通气的争议

（一）小潮气量通气的依从性

对于 ARDS 病人实施肺保护通气虽然已提出多年，而且证据支持其有效性，但是临床医生并未坚持小潮气量通气原则。

Mikkelsen 等人报道仅近 1/3 的病人曾接受 48 小时的肺保护通气，其主要原因为临床尚不确定 ARDS 的诊断；另一可能原因是 $P_{plat} < 30cmH_2O$ 的病人未实施肺保护通气。因此，应当关注已获证实的研究结论，对于 $P_{plat} < 30cmH_2O$ 的病人，降低潮气量与改善存活率相关。同时，也不可忽视即使有实验及临床依据，对于无肺损伤的病人，临床推广小潮气量通气仍存在困难。

（二）小潮气量通气的安全阈值

尽管压力限制或容量限制通气目前已成为临床标准，且 ARDS 协作组的通气策略可以减少呼吸机相关性肺损伤的发生，但目标潮气量与平台压限制水平仍不明确，研究也并未证实 P_{plat} 和肺损伤的确切关系。虽然大量研究显示小潮气量通气的益处，但是也有临床研究结果显示，小潮气量通气并未改善 ARDS 病人的预后，可能原因为纳入的病人气道压力不同。因此，人们推测小潮气量通气获益的原因可能来自对 P_{plat} 的控制，较低的 P_{plat} 与减少肺泡扩张相关。小潮气量通气时同样存在局部肺过度膨胀，即使控制压力 $< 30cmH_2O$ 时，正常肺泡与异常肺泡之间的剪切力仍然存在。如在 ARDS 协作组策略通气的 30 例病人中，定量 CT 成像显示 1/3 的病人非重力依赖区域开放肺泡仍然存在肺过度膨胀。相应地，在采用经验性潮气量行过度通气中，支气管肺泡灌洗炎症因子的浓度明显增高。CT 影像甚至能够显示即使在 6ml/kg 的潮气量通气过程中肺泡周期性复张和塌陷的变化。为研究更低水平潮气量和平台压支持的有效性，有学者采用极端的肺保护通气，对 10 例常规通气的病人采用 4ml/kg PBW 的通气支持，未出现严重呼吸性酸中毒或高碳酸血症。极端肺保护通气结合体外 CO_2 排出的研究中未发现有利于病死率的改善。因此，尽管目前限制潮气量和平台压的通气被临床接受，对于 ARDS 病人肺泡的不均一性，如何选择合适的支持阈值减少肺损伤仍不确定。

（三）小潮气量通气与高碳酸血症

ARMA 研究中，ARDS 病人多数能够耐受小潮气量通气，临床较少出现严重不良反应。但也有一些病人出现高碳酸血症性呼吸性酸中毒，即肺保护通气中的允许性高碳酸血症。众所周知，小潮气量通气易导致高碳酸血症，其继发的呼吸性酸中毒又可通过增加呼吸频率或肾脏代偿使之得以缓解。理论上讲，允许性高碳酸血症存在潜在的危害：肺血管收缩、肺动脉高压/交感神经系统兴奋所致心律失常，脑血管扩张导致颅内压升高。心脏疾病病人以及需要控制颅内压的病人，建议慎用允许性高碳酸血症。然而，也有实验研究提示允许性高碳酸血症不仅安全而且有益，儿茶酚胺的释放可改善血流动力学。为降低高碳酸血症水平，小潮气量通气过程中可通过不增加 auto-PEEP 的前提下增加呼吸频率，或通过减少呼吸机环路的无效腔来得以缓解，如缩短 Y 形接头病人端前方的管路，或更换湿化装置（如将 HME 换成加热湿化器）。动物研究推荐高碳酸血症可以缓解呼吸机相关性肺损伤，但目前尚无证据证明对人类的影响。

（四）小潮气量通气实施的技术问题

小潮气量通气过程中需要考虑的常见问题如下。

1. 理论上讲，随着设置的高呼吸频率，呼气时间缩短，可能导致 auto-PEEP 的增加；但研究显示，常规通气组与 LTVV 同样增加 auto-PEEP 的发生。

2. 当潮气量设 $< 7ml/kg$ PBW，易出现人机对抗和呼吸做功增加，可能增加镇静以及镇静相关的不良反应。对于一些病人，小潮气量通气与呼吸窘迫和人机对抗相关。这些病

人需要一定程度的镇静才能保证人机同步。不过，ARDS协作组研究结果显示，对于重度ARDS病人，小潮气量通气与大潮气量通气所需的镇静剂使用相似，与常规通气组相比，小潮气量通气组并未增加镇静剂、阿片类药物或神经肌肉阻滞剂的使用。临床推荐使用短效镇静剂，如丙泊酚，持续镇静缓和，需要每日唤醒。小潮气量通气过程中人机不同步主要表现为即使在深度镇静时仍出现的双吸气或重叠呼吸，无法从小潮气量通气中获益。频繁出现的重叠呼吸（每分钟>3次重叠呼吸）可以通过适当增加潮气量至7~8ml/kg得到部分改善，但需维持P_{plat}<30cmH$_2$O，或者增加镇静药的剂量。

小潮气量通气过程中，PEEP通常根据FiO$_2$调节（参照ARDS协作网）。高水平的PEEP是否有益尚不确定。理论上PEEP可以防止小气道和肺泡陷闭，进一步改善氧合与通气/血流比例。高PEEP可避免肺泡反复开放关闭导致的萎陷伤，由于肺泡表面活性物质功能下降，肺弹性回缩力增加或胸膜腔内压增加，进一步加重区域肺泡的塌陷，因此选择高PEEP有利于肺泡保护。PEEP通常根据病人个体反应调整。如根据P_{plat}设置，增加PEEP过程中如果P_{plat}未增加，同时潮气量增加，提示PEEP可以继续上调；相反PEEP增加过程中如果P_{plat}增高，提示部分肺过度膨胀或未有效复张，则降低PEEP水平。应用肺复张手法复张肺后，选择最佳PEEP维持肺复张，在一定PEEP水平及呼气末肺容积下，选择小潮气量通气，可以减少肺剪切伤，促进肺膨胀的均一性。

尽管临床和动物研究从病理生理结果显示，小潮气量通气可以减少呼吸机相关性肺损伤，而且有学者探究是否应用更小的潮气量以避免区域性的肺泡受损，但单一的小潮气量通气会带来一系列问题。在尚无进一步的证据支持前，小潮气量通气结合肺开放策略和最佳PEEP的选择，综合实施肺保护通气可能是较好的选择。

（葛慧青　罗　亮）

第五节　肺复张疗法的应用与评价

ARDS是以严重难治性低氧血症为临床特征的一组临床综合征。小潮气量机械通气可减少ARDS呼吸机相关性肺损伤，但不能使塌陷的肺泡复张。在ARDS肺保护通气过程中，仍然存在大量肺泡塌陷和肺实变区域。选择最佳PEEP时，由于不同肺单位的顺应性不同，PEEP对肺泡作用具不均一性，即使应用高PEEP，仍有塌陷肺泡的存在。Lim等人发现ARDS病人肺复张（RM）后氧合改善与RM后PEEP水平的选择有关。RM包含三部分：应用RM压力开放陷闭肺泡（肺泡开放）；确定肺泡开始重新塌陷的压力（维持肺泡开放）；当肺泡再次塌陷时重新实施RM（塌陷肺泡再次复张）。

一、肺复张疗法的原理

RM指机械通气过程中间断给予高于常规平均气道压水平的压力并维持一定时间，使尽可能多的肺单位实现最大的生理膨胀，打开完全或部分陷闭的肺泡，增加呼气末肺容积（EELV），从而改善肺泡通气氧合、改善通气/血流比例；另一方面可以防止小潮气量通气引起的继发性肺不张。动物实验和临床应用研究表明，对于ARDS病人，RM可增加有效肺容积、增加气体交换面积；改善气体分布，减少肺内分流，改善通气/血流比例；减少对肺泡表面活性物质的消耗；减少肺间质液体向肺泡内渗透，减轻肺水肿；减少继发肺部炎症介质的产生。

在肺的不同区域，肺开放所需的压力不同。肺开放压可以从几个 cmH_2O 至高达 50 ~ 60cmH_2O。不同类型的肺泡所需的开放压不同。临床常用的开放压为 30 ~ 45cmH_2O，重力依赖区的肺区域有的可达 60 ~ 70cmH_2O。大多数肺泡开放需 20 ~ 60 秒，有的可达 2 分钟，个别甚至大于 5 分钟。肺复张的效果与提供的压力、压力持续时间密切相关。

二、肺复张疗法的应用指征

肺复张最早用于全麻手术行小潮气量通气的术后病人。目前肺复张主要用于：难治性低氧血症，当调整机械通气设置后严重缺氧仍无法纠正；ARDS 早期；肺外型 ARDS；造成肺泡再陷闭的操作，如呼吸机断开连接、吸痰后、气管插管和气管切开等，短时脱机后由于缺乏 PEEP 支持导致肺泡再次塌陷的病人（如更换导管，转运）以及手术后，特别是上腹部手术和胸部手术病人。Pelosi 等人早在 1999 年研究显示，对 ARDS 病人实施保护性肺通气的同时，给予 45cmH_2O 平台压，每分钟 3 次叹息式呼吸，1 小时后病人 PaO_2 明显增加，EELV 升高，且 EELV 与氧合、肺顺应性的改善具显著相关性。

三、肺复张疗法的实施方法

实施 RM 最早期、最简单的方法是采用呼吸机的"叹息式呼吸（Sign）"功能，但 Sign 作用往往不持久。常用的方法有持续性肺膨胀（sustained insufflation，SI）、PEEP 递增法、压力控制通气（pressure control ventilation，PCV）。与 CPAP 法相比，虽然临床依据较少，PCV 法由于对血流动力学影响最小，是临床最常选用的方法。目前尚无肺复张手法规范流程，无论是何种肺复张手法，肺复张需评估血流动力学是否稳定；同时需要给予病人充分镇静甚至抑制呼吸，神经肌肉疾病病人除外，但病人需能够被动接受高气道压力的通气。无论选择何种肺复张方法，由于胸膜腔内压增高明显，血流动力学稳定是关键。气道压力释放通气模式也是 RM 的方法之一（详见第二章第二节）。

肺复张成功与否，与肺复张实施的压力和时间相关。肺复张前，机械通气时间与肺复张失败发生呈正相关。实施肺复张过程中，可设置 FiO_2 100%。

（一）控制性肺膨胀（SI）

临床上，高频振荡通气（HFO）通过持续应用一定的压力使肺泡扩张、改善氧合，研究显示 HFO 的压力与肺容积呈线性关系。但应用发现，通过 HFO 提供小潮气量通气与低水平的平台压并不能有效复张肺容积。SI 当时即基于 HFO 的此临床应用缺陷而引入，HFO 结合 SI，包括提供较高的压力（通常 30cmH_2O）维持一定时间（30 秒），然后回到平均气道压（HFO 压力水平），通过压力-容积曲线（P-V 曲线）判断肺容积改善情况，改善氧合减少肺损伤。此法经临床应用后，临床证据证实利于新生儿及早产儿的肺复张，减少慢性肺部疾病发生。2000 年，Rimensberger 等人分别将 SI 结合 HFO（HFOSI）和 SI 结合常规通气模式（CMVSI）应用于肺损伤的成年新西兰兔，结果发现两组均改善气体交换、减少进一步的肺损伤。

方法：采用恒压通气模式，吸气压力 40 ~ 45cmH_2O，持续时间 30 ~ 40 秒，然后改回常规通气模式。实现方法：①CPAP 模式：压力支持（PS）降至 0cmH_2O，PEEP 30 ~ 45cmH_2O，维持 30 ~ 50 秒（图 4-10-6）；②BIPAP：BIPAP 高压与低压均为 30 ~ 45cmH_2O，维持 30 ~ 50 秒；③吸气保持：调整吸气压力为 30 ~ 45cmH_2O，按住吸气保持键，持续 30 ~ 50 秒。

（二）PEEP 递增法

P-V 曲线描记非常困难，并且病人往往需要神经肌肉阻滞剂。应用高水平 PEEP 行 RM 无需描记 P-V 曲线。提供 ARDS 病人高水平 PEEP 开放萎陷的肺泡，随开放肺泡的增加，每次呼吸肺泡气体分布渐趋均匀，减少局部肺泡的过度膨胀。当肺泡维持开放状态时，减少周期性肺不张。而肺泡过度膨胀和周期性肺不张是导致呼吸机相关性肺损伤的关键因素。2010 年对有限的随机对照研究进行 meta 分析，结果建议较之低水平的 PEEP，高水平 PEEP 改善氧合，对病死率的影响尚不明确。亚组分析对于重度 ARDS，高 PEEP 降低 ICU 病死率，但对院内病死率无改善，但 RM 过程中氧合改善、减少机械通气时间、降低补救治疗（如俯卧位通气）的需求。与 $PaO_2/FiO_2 > 200mmHg$ 轻度 ARDS 相比，$PaO_2/FiO_2 \leq 200mmHg$ 的病人（中至重度 ARDS），高 PEEP RM 法改善院内病死率。2013 年一项 meta 分析对 1565 例 ARDS 病人同样潮气量通气下实施低水平 PEEP 和高水平 PEEP 进行比较，高 PEEP 改善氧合、降低 $PaO_2/FiO_2 \leq 200$ 的病人 ICU 病死率，但对院内病死率无改善。各研究结果与 ARDS 病人的临床异质性有关。CT 影像显示一些病人具大量可复张肺泡，而一些病人仅少量肺泡可复张。高 PEEP 增加了可复张肺泡的张力，使萎陷肺泡开放，更多的是减少肺泡周期性肺塌陷。而对于可复张肺泡面积较小的病人，增加肺泡张力并未降低周期性肺泡萎陷的发生。因此临床对于 ARDS 病人选择何种水平 PEEP 尚不清楚，特别在小潮气量通气应用时。

参数设置：呼吸机调整至压力控制，设置气道压上限为 35 ~ 40cmH$_2$O，PEEP 每 30 秒递增 5cmH$_2$O，气道高压随之上升 5cmH$_2$O，维持吸气压与 PEEP 的压力差不变。为保证气道压不大于 35cmH$_2$O，吸气压上升至 35cmH$_2$O 时，可每 30 秒只递增 PEEP 5cmH$_2$O，直至气道压为 35cmH$_2$O，维持 30 秒。随后吸气压与 PEEP 每 30 秒递减 5cmH$_2$O，直至实施肺复张前水平（图 4-10-7）。

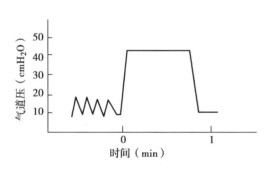

图 4-10-6　控制性肺膨胀（SI）方法
SI 方法之一：CPAP 模式，压力支持降至 0cmH$_2$O，PEEP 30 ~ 45 cmH$_2$O，维持 30 ~ 50 秒

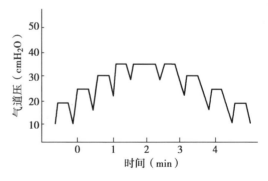

图 4-10-7　PEEP 递增法
呼吸机调整至压力控制，设置气道压上限为 35 ~ 40cmH$_2$O，PEEP 每 30 秒递增 5cmH$_2$O，气道高压随之上升 5cmH$_2$O，维持吸气压与 PEEP 的压力差不变

（三）压力控制法（PCV 法）

为临床首选的肺复张手法。呼吸机调整至压力控制模式，上调气道高压和 PEEP 水平，高压 40 ~ 45cmH$_2$O，PEEP 15 ~ 20cmH$_2$O，维持 1 ~ 2 分钟，然后调至常规通气模式（图 4-10-8）。RM 根据病人的耐受程度持续 1 ~ 3 分钟。PCV 法实施肺复张及肺复张后的 PEEP 滴定，见表 4-10-1。

表 4-10-1　肺复张实施及递减 PEEP 滴定

- 模式：PCV
- PEEP：$20 \sim 25 cmH_2O$
- PC 设置：$15 \sim 20 cmH_2O$
- 吸气时间：$1 \sim 2$ 秒
- 呼吸频率：$15 \sim 20$ 次/分
- 间隔时间：$2 \sim 3$ 秒
  立即行递减 PEEP 法
- 模式：容量控制
- PEEP：$20 \sim 25 cmH_2O$
- V_T：$4 \sim 6 ml/kg$
- 呼吸频率：避免出现 auto-PEEP 的最高频率
- 通气，直到肺动态顺应性稳定 $3 \sim 5$ 分钟
- 记录顺应性
- 降低 PEEP $2cmH_2O$
- 通气，直到肺动态顺应性稳定 $3 \sim 5$ 分钟
- 降低 PEEP $2cmH_2O$
- 通气，直到肺动态顺应性稳定 $3 \sim 5$ 分钟
- 继续降低 PEEP 水平直至达到最佳肺顺应性
- 重复肺复张方法
- 设置 PEEP 在最佳顺应性时 PEEP 加 $2 \sim 3cmH_2O$
  肺复张前确定病人循环稳定

　　实施此方法时，PEEP 通常设置 $20 \sim 25 cmH_2O$，维持复张的肺泡开放，而压力设置为 PEEP 水平上的 $15 \sim 20 cmH_2O$，吸呼比为 $1:1 \sim 1:2$，呼吸频率 $15 \sim 20$ 次/分。当以上设置行肺复张无效，在病人稳定后，提高 PEEP $5cmH_2O$，重新复张。肺复张最大的安全压力水平为 $50cmH_2O$。肺复张过程中，当气道峰压 $> 50cmH_2O$ 时，增加气压伤的风险。肺复张过程中，如果 SpO_2 下降 $< 85\%$，心率明显改变（HR > 140 次/分或 < 60 次/分），平均动脉压下降（$< 60mmHg$ 或降低基础值的 20%），出现心律失常或气胸等情况，立即停止行肺复张治疗。

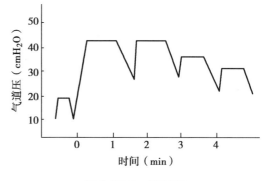

图 4-10-8　PCV 法

（四）叹息式呼吸（Sigh）

　　20 世纪 60 年代，应用 Sigh 呼吸来避免全麻术后肺不张。之后由于大潮气量的应用（V_T $10 \sim 15 ml/kg$），术中肺不张的发生率下降，Sigh 的使用逐渐减少。由于 Sigh 的设置每分钟次数过低，以及提供的压力和有效时间不够，疗效不确定。Sigh 是通过周期性进行高水平短期 CPAP 行 RM 的一种方式。例如病人可以每分钟行 3 次 $45cmH_2O$ 的叹息式呼吸。一些研究显示，叹息式呼吸可能对于病人行俯卧位通气或肺外原因导致的 ARDS

更有益。ARDS 小潮气量通气（4～6ml/kg）时，如应用 Sigh 呼吸进行 RM，推荐改良的方法包括：

1. 每分钟连续 3 次设置 P_{plat}45cmH$_2$O。

2. 从低（约 PEEP 9cmH$_2$O）PEEP 水平增加至高水平（PEEP 16cmH$_2$O）时，维持潮气量恒定。

3. 逐步增加 PEEP 至 30cmH$_2$O，降低 V_T

V_T = 8ml/kg	PEEP = 10cmH$_2$O
V_T = 6ml/kg	PEEP = 15cmH$_2$O
V_T = 4ml/kg	PEEP = 20cmH$_2$O
V_T = 2ml/kg	PEEP = 25cmH$_2$O
V_T = off	PEEP = 30cmH$_2$O

4. 每分钟 2～3 次增加吸气压至 20～30cmH$_2$O 1～3 秒。适用于 ARDS 恢复期 PSV 支持过程。

（五）最佳 PEEP 的选择与评价

PEEP 或 CPAP 是对改善和维持急性限制性肺疾病，如肺炎、肺水肿和 ARDS 病人肺容积和氧合的有效技术。当提供病人 FiO$_2$>0.4～0.5 时，PaO$_2$<50～60mmHg，可能部分肺泡塌陷存在，可以考虑使用一定水平的 PEEP。虽然对于 ARDS 病人，肺复张及 PEEP 的选择非常重要，但并非所有病人对 PEEP 治疗有反应，如 ALI 或轻度 ARDS 病人（柏林标准），或肺内因素（与肺外 ARDS 比较）导致的 ARDS。如重症肺炎，对于低至中等水平的 PEEP 治疗反应性并不尽如人意。肺外因素导致的 ARDS，如创伤、腹内感染等，对肺复张及 PEEP 的应用有较好的反应。对于复张性好的肺，建议应用高水平的 PEEP（>15cmH$_2$O），有利于陷闭肺泡的复张。高水平 PEEP 改善重度 ARDS（PaO$_2$/FiO$_2$<150mmHg）预后。

1. **最佳 PEEP 滴定** 最佳 PEEP 可以定义为最大限度改善 DO$_2$ 的 PEEP 水平。氧输送是 CO 和 CaO$_2$ 的乘积。选择最佳 PEEP 水平，PEEP 通常每次增加 2cmH$_2$O。增加 PEEP 的过程中，评估动脉血压（BP）、混合静脉血氧水平（P$_v$O$_2$），S$_v$O$_2$、动静脉氧含量差 [C（a-v）O$_2$]、CO、CI。PEEP 逐步递增直到 O$_2$ 输送下降，则前一个 PEEP 水平即为最佳 PEEP（表 4-10-2）。当 PEEP 从 8cmH$_2$O 逐步增加到 12cmH$_2$O 时，氧合改善（PaO$_2$、PvO$_2$、SvO$_2$），氧输送增加，对循环未造成不利影响（CO 或 BP 未下降）。而当 PEEP 增加至 14cmH$_2$O 时，SvO$_2$、氧输送、CO 和 BP 均下降，提示 PEEP 过高。此例中，最佳 PEEP 为 12cmH$_2$O。需注意，在选择最佳 PEEP 之前，病人需循环稳定，否则不宜进行 PEEP 的滴定。

2. **通过顺应性的评估进行 PEEP 滴定** 此方法中 PEEP 仍每次递增 2cmH$_2$O，逐步增加 PEEP 过程中，评估病人静态顺应性：$C_s = V_T$（ml）/P_{plat} - $P_{baseline}$（PEEP 或 CPAP），其中 PEEP 为总 PEEP，包括 auto-PEEP 和设置的 PEEP。当再增加 PEEP 时顺应性下降，则之前的 PEEP 水平即为最佳 PEEP 水平。当 PEEP 为 12cmH$_2$O 时，C_s 为最佳，则 PEEP 12cmH$_2$O 为最佳 PEEP（表 4-10-2）。区域肺泡的过度膨胀以及 CO 的下降，通常较顺应性滴定的最佳 PEEP 水平之前即会发生。因此，任何 PEEP 滴定法均应选择最佳循环状态。

表 4-10-2 最佳 PEEP 的选择

评估值	PEEP = 8	PEEP = 10	PEEP = 12	PEEP = 14	PEEP = 16
Time（min）	0	20	40	60	80
V_T（ml/kg）	0.6	0.6	0.6	0.6	0.6
Rr（次/分）	16	16	16	16	16
PEEP（cmH_2O）	0	5	10	15	20
I∶E	1∶2.7	1∶2.7	1∶2.7	1∶2.7	1∶2.7
P_{peak}（cmH_2O）	30	32	35	42	50
P_{plat}（cmH_2O）	25	27	29	36	43
C_s（ml/cmH_2O）	24	27	32	29	26
$PaCO_2$（mmHg）	43	42	43	42	44
pH	7.38	7.37	7.39	7.35	7.32
PaO_2（mmHg）	52	66	87	90	97
SaO_2（%）	86	92	96	97	98
PvO_2（mmHg）	32	35	37	37	36
SvO_2（mmHg）	61	66	71	69	64
BP（mmHg）	131/78	133/82	130/79	125/74	110/69
CO（L/min）	5.9	5.7	5.9	5.4	4.8
DO_2（ml/min）	989	1022	1105	1021	917

3. 应用 P-V 曲线进行 PEEP 滴定　肺保护策略改善 ARDS 预后，包括小潮气量通气（4~8ml/kg）和 PEEP 设置高于 P-V 曲线的低位拐点（P_{flex}）2cmH_2O。此方法需要进行静态 P-V 曲线或慢流速 P-V 曲线描记，以确定最佳 PEEP 值。为获得静态 P-V 曲线，病人镇静肌松，被动肺充盈，可变容量 50~100ml 输入。每一次终点，吸气末保持测得静态压，并描记 P-V 曲线中的点。逐步完成 P-V 曲线的描记，获得高位拐点和低位拐点。低位拐点通常被认为是肺泡复张开始，高位拐点则提示肺泡过度膨胀。PEEP 设置于 P_{flex} 上 2cmH_2O。利用 P_{flex} 确定 PEEP 水平需要在完成肺复张后进行。V_T 则根据高位拐点调整，防止肺过度膨胀。临床上静态 P-V 曲线的测量技术非常困难、耗时，因此选择慢流速 P-V 曲线代替。慢流速法使用 ≤6L/min 的流速送气可以获得 P_{flex}，以设置最佳 PEEP。但约 25% 的病人应用此法无法获得 P_{flex}。同时需要注意每位观察者的主观差异。

4. 肺复张后的 PEEP 滴定　肺复张后最佳 PEEP 设定首选 PEEP 递减滴定法。最好在容量控制性通气模式下实施，其目的为及时评估顺应性以确定最佳 PEEP 值。最佳氧合仍为 PEEP 选择的评估指标。PEEP 设置后的评估通常需要 3~5 分钟，调整 PEEP 后氧合稳定至少需要 20 分钟。PEEP 初始设置 20~25cmH_2O，V_T 根据 P_{plat} 通常设置 4~6ml/kg PBW，吸气时间设置 0.6~0.8 秒，呼吸频率设置不导致 auto-PEEP 的最高水平。参数设置稳定后，首先评估肺顺应性，然后逐渐降低 PEEP 每次 2cmH_2O，评估顺应性，继续降低 PEEP 2cmH_2O 直到评估的顺应性最佳。通常在 PEEP 初始设置 20~25cmH_2O 时由于肺过度膨胀，顺应性较低。当 PEEP 降低时，顺应性逐渐改善，直到最佳，当再降低 PEEP 时，顺应性下降，此时最佳 PEEP 即为前一次 PEEP 水平加 2~3cmH$_2$O。确定最佳 PEEP 后，由于 PEEP 的下降导致部分肺泡重新塌陷，需重新肺复张。第二次肺复张后的 PEEP 即为前面滴定的最佳 PEEP 值。近年的 meta 分析显示，高水平 PEEP 对轻度 ARDS 病人并无益处。

5. 食管气囊测压（P$_{es}$）评估胸膜腔内压（P$_{pl}$）确定最佳 PEEP P$_{es}$ 临床不做常规选用，为通过跨肺压的评估（气道压-胸膜腔内压）确定 ARDS 病人的最佳 PEEP。应用 P$_{es}$ 估计的跨肺压进行 PEEP 滴定明显改善 ARDS 病人的氧合和肺顺应性。P$_{es}$ 测定详见"气道压力监测与评价"部分。理想状态下，P$_{es}$ 评估右肺中叶的胸膜腔内压，受重力因素的影响，不同部位的 P$_{es}$ 或 P$_{pl}$ 不同。P$_{es}$ 的绝对值受多种因素影响，如纵隔结构、腹内压、食管平滑肌的张力及肺部不对称的病变等。跨肺压指导的 PEEP 之所以可以合理指导 ALI 病人机械通气，主要是因为兼顾到肺组织及胸壁两者的呼吸力学。Talmor 等人研究发现，与 ARDS 协作组推荐的 PEEP 滴定法相比，根据 P$_{pl}$ 设置的 PEEP 明显增高 [（12±5）cmH$_2$O vs（18±5）cmH$_2$O]，呼气末 P$_{pl}$ 也有显著差异 [（-2.0±4.7）cmH$_2$O vs（0.1±2.6）cmH$_2$O]。并且由 P$_{pl}$ 设置 PEEP 的 ARDS 病人氧合指数升高 88mmHg（$P=0.002$）。除此之外，根据 P$_{pl}$ 设置的 PEEP 并不明显增加吸气末 P$_{pl}$（[（7.4±4.4）cmH$_2$O vs（6.7±4.9）cmH$_2$O]，未增加呼吸机相关性肺损伤的风险。

6. FiO$_2$-PEEP 表调节 PEEP 水平 ARDS 协作组研究应用 FiO$_2$-PEEP 表进行 PEEP 水平的调节（表4-10-3）。通过 PEEP 和 FiO$_2$ 的调节，维持 SpO$_2$ 90% 或 PaO$_2$ 80mmHg。选择低 PEEP，PEEP 设置 5~10cmH$_2$O（FiO$_2$ 0.30~0.70）；高 PEEP 选择，同样 FiO$_2$ 下设置 PEEP 12~20cmH$_2$O。当病人对高 PEEP 肺复张有效，且循环稳定、无气压伤，可选择高 PEEP。FiO$_2$-PEEP 表对 PEEP 的初始选择具参考价值，但无利于 PEEP 的进一步调整。

表 4-10-3 ARDS 协作组 FiO$_2$-PEEP 表

FiO$_2$（%）	0.3	0.4	0.4	0.5	0.5	0.6	0.7	0.7	0.7	0.8	0.9	0.9	0.9	1.0	1.0	1.0
低 PEEP（cmH$_2$O）	5	5	8	8	10	10	10	12	14	14	14	16	18	20	22	24
高 PEEP（cmH$_2$O）	12-14	14	16	16	18-20	20	20	20	20	20-22	22	22	22	22	22	24

源自 www.ardsnet.org

四、肺复张疗法的疗效评价

如何评价肺复张效果，目前尚缺乏理想指标及统一认识。常用的临床评估方法包括直接评估和间接评估。直接评估：CT 法是金标准，可以直观及定量测定肺复张后容积改变，但无法在床旁开展；床旁肺部超声检查（lung ultrasound assessment，LUS）可方便地判断肺容积在 RM 过程中的改变，目前正在临床推广应用；由于价格问题，电阻抗断层成像技术（EIT）目前尚未普及。间接评估：临床上常用的是肺复张后氧合的改善，如 PaO$_2$/FiO$_2$ ≥ 400mmHg（1mmHg = 0.133kPa）或反复肺复张后 PaO$_2$/FiO$_2$ 变化 <5%，判断是否达到最大限度的复张。通过 P-V 曲线和呼吸力学的变化也是可选择的判断肺复张效果的方法。

（一）直接评估

1. CT法　肺部 CT 能发现肺部病变，计算肺密度，可能可以指导 ARDS 病人行保护性机械通气和设置 V_T、PEEP，缺点是需转运病人和复杂的分析过程。用 CT 法可观察肺复张的效果，同时也可判断肺复张后 PEEP 选择的大小。在给予不同的 PEEP 时观察肺泡塌陷的程度即可判断，并且可观察有无肺泡过度膨胀的发生，所以 CT 法可以直观评价 PEEP 选择是否合适，从而作为较好的标准之一。Gattinoni 等人研究用 CT 法计算 PEEP 的复张容积来判断 PEEP 高低，提示在肺泡复张的同时给予一定的 PEEP 可以保持复张的肺泡开放状态，但有部分肺泡出现了过度膨胀。CT 法测肺组织密度是较常用的方法，但临床上不可能将每例病人均在 CT 指导下实施肺复张。

2. 床旁肺部超声检查（LUS）　近年来 LUS 开始逐步进入重症医学的实验研究和临床诊疗中。由于不同通气状态在超声检查显像中的不同表现，可以将肺分成 4 个区域，根据其特点和改变从而评价肺通气改变。研究表明 LUS 可以准确评估 PEEP 诱导的肺复张效应。LUS 具有无创性、可重复性、与其他方法的相关性好，对病人和仪器要求不高，便于床旁反复实施等优点。但也有一些因素可能影响检查和评估的准确。Belaid 等人将肺脏超声用于评价 PEEP 诱导的肺复张效应，发现 LUS 和 P-V 曲线一样可以用于评估 PEEP 诱导的肺复张。其优势在于易于重复，且不要求病人深度镇静和肌松；可以用于依赖或不依赖区域的肺复张，局部的复张效应的评价，并早期发现肺水肿、气胸和胸腔积液，但此项技术需要训练。LUS 不足之处在于，与 P-V 曲线相比，由于肺部处于动态活动中，可能低估肺复张的状况。病人相关因素可能影响到 LUS 的准确评估，如病人胸壁皮下脂肪的厚度，胸壁皮下气肿等。由于 LUS 不能区分正常通气或过度通气，因而不能作为肺复张评价的唯一方法。

3. 电阻抗断层成像技术（EIT）　EIT 是根据物体内部组织电特性参数不同，通过对其表面施加安全激励电流或电压，同时测量物体表面的电压和电流信号来获知物体内部电特性参数的分布，进而重建出反映物体内部结构的图像。由于细胞种类、排列的疏密、细胞间质和细胞膜的通透性不同，不同组织、甚至同种组织的不同方向及状态表现出的阻抗特性不同，利用 EIT 可以显示人体内组织的阻抗分布图像、人体组织随频率变化图像、生理活动时的阻抗变化图像。1978 年，Henderson 等人在人体胸部通过电极系统测量等位差，产生了第一幅肺部电阻抗图像。Brown 等人首先提出 EIT 能用于检测肺部空气量的变化，用电阻抗法测量肺活量。结合 EIT 对肺复张过程中肺容积的变化进行监测，是目前评价 RM 疗效可选择的方法之一。

ARDS 病人，由于肺水肿和表面活性物质的损耗，通气不均匀。EIT 可获取区域性肺通气的动态信息，能够准确测量全肺通气和区域性肺通气分布，对监测肺复张过程非常有效。EIT 由胸前 16 个导联测得，反映肺充气的变化，但无具体数值，不能测得呼气末肺容积。测得的图像被分为几个区域，能检出局部通气，反映肺复张是否有效及体位变动和 PEEP 的使用效果。不同体位、肺密度、心脏活动以及电极位置等会影响 EIT 的评估。

（二）间接评估

1. 氧合评估　随着 RM 实施以及 PEEP 增加而复张的病人显示出氧合改善。Amato 等人证明 PaO_2 随着 PEEP 增加而增加，但达到一定水平 PEEP 时氧输送值下降。根据最大氧合滴定法选择最佳 PEEP 反映了 ARDS 治疗的目标之一，因而最佳氧分压法可作为 RM 过程压力的选择以及滴定复张后 PEEP 水平的金标准。氧合法评估 RM 效果以及选择最佳

PEEP原理较简单，但在临床操作上需要反复进行血气分析；同时动脉氧合还依赖于肺泡复张以外的因素，如心排出量，混合静脉氧饱和度和低氧性肺血管收缩等。且ARDS病人肺的不同部位，肺泡复张和过度膨胀同时存在，氧分压的变化可能不能灵敏地检测到。

2. 呼吸力学 ARDS病人监测呼吸力学很重要，P-V曲线测量是在吸气流速非常低不产生气道阻力时测出，以避免阻力的影响。实验研究以及临床指南中经常提到通过P-V曲线中找出低位和高位拐点，但此方法有缺陷：第一，描记P-V曲线需要病人镇静肌松，无自主呼吸；第二，低位和高位拐点有时很难找到；第三，在整个P-V曲线中肺复张和过度膨胀可同时发生；第四，P-V曲线反映的是胸肺联合顺应性，当胸壁顺应性改变，如病人出现腹压增高、肥胖、大量胸腔积液、胸部创伤时胸壁顺应性下降，测量食管内压代替胸膜腔内压时忽略了胸壁的影响。

呼气末肺容积（end expiration lung volume，EELV）和C_{stat}测定。ARDS病人肺容积明显减少，监测FRC能评估肺功能，FRC和性别、身高及年龄相关。健康肺机械通气后FRC降低34%，原因为机械通气后肌肉张力丧失和镇静。使用PEEP可导致呼气末肺容积增加，可能原因为肺泡复张或过度膨胀，为了区分，可与顺应性联合考虑。如果增加PEEP后，顺应性和呼气末容积增加就说明肺泡在复张。

P-V曲线吸气支和呼气支的区别是滞后现象，主要反映是否需增加PEEP。如果两条曲线重合就不需增加PEEP，如果两条曲线容积相差较大，增加PEEP就有帮助。通过恒流通气模式中的压力-时间曲线可以测得应力指数，如果应力指数<1，说明塌陷的肺泡在复张，需要增加PEEP；如果应力指数=1，说明通气的是正常肺；如果应力指数>1，说明肺泡过度膨胀，需要减少V_T。但该指数在临床中的地位尚处于争论阶段。

Slutsky等人提出通过测定恒定流速、容量控制条件下气道压力-时间（P_t）曲线吸气支的应力指数来确定ARDS病人的PEEP水平。描记容量控制恒流状态下P-V曲线，取其吸气支进行曲线回归，得到方程$P = a \times time^b + c$，其中b为肺应力指数，反映肺泡的复张和过度膨胀：当b<1时提示吸气过程中仍有塌陷的肺泡复张；当b>1时提示吸气过程中存在肺泡过度膨胀；b=1时提示在吸气过程无肺泡复张与过度膨胀。肺应力指数可指导ARDS时PEEP的选择，特别是RM后的PEEP选择和可指导不同原因所致ARDS病人RM后PEEP的选择。研究证明RM后用b=1选择PEEP与氧合法选择的PEEP一致。

3. 肺炎症指标 支气管肺泡灌洗能评估肺出血、测量中性粒细胞、嗜酸性粒细胞、透明膜、膜包涵体、癌细胞等。ARDS病人的肺泡灌洗液纤维蛋白含量明显升高，和预后相关，高于6%时病死率很高。也可用于评估对激素治疗是否有效。测量细胞因子和磷酸化产物能有助于发现VILI。

五、肺复张疗法存在的争议

目前尚无随机对照试验研究显示RM可以改善ARDS病人的预后。但3个研究显示ARDS病人RM后设置合适的PEEP可以改善预后。争论的焦点问题是ARDS实施RM的理由；RM是否能够真正复张肺；对于ARDS病人而言，RM是否安全。随机对照试验研究显示，ARDS的病死率可能低于25%，但是这些随机对照试验研究排除了大量未达入组标准的ARDS病人。根据最近的一项流行病学调查研究显示，ARDS病死率超过40%～50%。对于ARDS病人，陷闭肺泡导致的低氧血症和肺泡进一步的损伤是临床棘手的问题，为维持氧合，需要提供给病人更高的压力和氧浓度，这些病人感染发生增加，表面活性物质功能减弱。即使在小潮气量通气时，由于塌陷肺泡在呼气末和吸气末出现的潮汐式复张和塌陷，增加了肺泡连接处的应力和应变，加重肺泡损伤。使塌陷肺泡复张，并且维持肺泡开放，是改善 ARDS 氧合，防止呼吸机相关性肺损伤发生的重要措施。

常用的 RM 临床疗效尚不清楚。很多研究通过观察生理改变，如 RM 过程中氧合的改善来评价 RM。即使 meta 分析结果显示 RM 可以改善氧合，但 RM 治疗并不影响 ARDS 病人的病死率、住院时间或气压伤的风险。Amato 等人的临床研究显示，RM 可以改善氧合，减少 28 天病死率，但该研究有一定的局限性：对照组应用大潮气量通气并且其病死率高于 ARDS 组，因此目前临床尚无足够证据证明对于 ARDS 病人需常规实施 RM。ARDS 是一种临床综合征，它可由多种因素导致，不同个体、不同时段、不同疾病的肺内病理生理特征明显不同，设定呼吸参数应结合个体当时的肺部呼吸力学特征，才能做到个性化治疗。

RM 复张肺的效果及有效持续时间仍存在争议。研究表明至少应用 RM 瞬时的效果是显著的，大多数肺泡的复张出现在首次 RM 的 10 秒钟，但目前对最佳 CPAP 水平以及最佳复张频率尚无共识。单次 RM 未出现肺泡过度膨胀，当肺泡复张后只需较低的压力即可维持肺泡开放状态。RM 后氧合改善，但维持时间只有数小时，两组主要差异在于复张后 PEEP 的设定。研究中，由于维持复张的肺开放的 PEEP 水平并不确定，因此氧合无法维持。复张后肺开放维持的 PEEP 水平滴定应用 PEEP 渐降法可能是最佳选择。目前仍有研究结果示 RM 对临床低氧血症的改善无效，或对 RM 的反应性差。较多因素影响了 RM 的疗效，如实施 RM 的时间，临床通常在确诊 ARDS 后才开始实施 RM；RM 的复张压力不够；未评估肺开放持续的时间以及基于肺开放机制选择的 PEEP 水平，或 RM 后 PEEP 太低。

ARDS 病因不同，对 RM 的反应不同。一般来说，肺外因素导致的 ARDS 对 RM 反应性较好；ARDS 病程及 RM 实施的时机不同，其疗效不同，ARDS 早期对于 RM 有较好的反应；实施 RM 的压力和时间设置明显影响 RM 的效果。

（一）RM 方法的选择

不同 RM 对肺复张效果有所不同。相对于 SI 和 PEEP 递增法，PCV 有类似于瀑布样的开放肺泡作用和较频繁的减速气流冲击，对开放肺泡的效果较好；同时有相对较低的平均气道压和短暂的压力释放，对血流动力学影响小，因此 PCV 法相对可靠。

（二）RM 压力及 RM 后压力

实施肺复张的压力对疗效起决定性作用。压力过低，塌陷的肺泡无法张开；压力过高，易引起气压伤并对血流动力学有影响。Amato 等人研究发现，当 PEEP $25cmH_2O$、平台压 $40cmH_2O$ 时，病人有 67% 的肺泡复张；当 PEEP $25cmH_2O$、平台压 $60cmH_2O$ 时，87% 肺泡能够复张，证明肺复张具有压力依赖性。Gattinoni 等人评估了 68 位 ARDS 病人对 RM 的反应，结果显示疗效甚微。研究中 RM 后 PEEP 水平设置在 $5 \sim 15cmH_2O$，对于 PEEP 设置 $5cmH_2O$ 的病人，RM 效果短时间即消失。因此 RM 后 PEEP 须设置在肺泡临界关闭压水平。

（三）RM 时间及实施频率

RM 采用的时限目前尚无统一标准。当 RM < 10 秒时，氧合改善不明显；RM 过长，会导致一过性高碳酸血症、血压下降、气压伤发生概率增加。ARDS 的肺塌陷具有不均一性，远端塌陷的肺泡和小气道复张不仅需要足够的压力，而且复张不同时间常数的肺泡需要开放压维持的时间也不同。因此开放肺泡的常用时间 20 ~ 60 秒，有的可达 2 分钟。实

施 RM 后，复张肺泡的开放与 PEEP 水平有关，当 PEEP 设置在高于肺泡临界关闭压水平，RM 效果最长可维持 4 小时，但目前尚无两次 RM 之间间隔时间的研究，肯定的一点是当病人脱开呼吸机后（如吸痰）复张肺泡会再次塌陷，需要重新实施 RM。当使用或频繁实施 RM 后氧合改善不明显，应减少或不再实施 RM，以免气压伤的发生。

（四）病理特征

肺部不同的病理状态对 RM 反应不同。肺源性 ARDS 病人由于肺实变，使肺内弹性阻力高于肺外源性 ARDS。对于麻醉后的病人，气道压力维持 $40cmH_2O$ 7 ~ 8 秒，CT 检查发现塌陷的肺泡完全开放；对于肺部感染导致的 ARDS，动物实验及临床试验表明其对 RM 反应不佳，且需要较高的压力和较长的时间才能打开部分塌陷的肺泡。因此，对于不同病理类型的 ARDS，需要选择的 RM 压力和时间不同；而对于 RM 反应性差的病人，为避免 RM 过程以及 PEEP 导致正常肺泡过度牵拉对肺的损伤，不建议继续行 RM 治疗。胸壁顺应性较差（如肥胖、胸廓畸形、腹内压增高等）的 ARDS 病人，RM 实施受限制而效果下降。吸入氧浓度过高的病人，RM 肺泡可能因为氧气吸收过快导致短时间内再萎陷，因此 RM 后氧浓度尽可能降低至维持基本氧合的最低水平。

（五）ARDS 病程

RM 在 ARDS 病人血流动力学稳定后早期实施。在 ARDS 早期，由于肺内渗出明显，应用 RM 效果较好。而中、晚期 ARDS，或肺部损伤主要来自肺部病变，由于肺实质严重受损、实变或明显肺纤维化形成，RM 的效果有限。Grasso 根据 ARDS 协作组草案，设置 CPAP $40cmH_2O$、RM 40 秒进行肺复张，并将病人分为两组，对治疗有反应组和无反应组，发现两组主要区别在于实施 RM 的时间。有反应组（PaO_2/FiO_2 改善 >50%），均为 ARDS 早期行 RM；而无反应组则相对较晚。此研究中复张后未选择个体化 PEEP 维持，因此 RM 效果短时间即消失。

病程不同的肺泡复张所需的压力不同。早期 ARDS 肺泡表面活性物质层出现断裂、聚集和脱落，肺泡间质水肿，出现大片肺泡萎陷，对复张效果好；晚期 ARDS 病人由于肺实质严重损伤，肺泡实变区域增加、肺间质纤维化和重构，可复张的肺泡明显减少，能耐受的压力明显降低，RM 效果有限。

（六）RM 的安全性

RM 实施过程的主要安全问题是血流动力学的改变和气压伤的风险。这些不良反应具自限性，未导致严重后果。众多研究结果显示，RM 期间相关副作用的发生罕见。血流动力学稳定是有效实施 RM 的关键。RM 过程中短暂的血流动力学改变在一些研究中有报道，但未见有持续血流动力学问题。Toth 等人研究 RM 对血流动力学的影响，提供的压力 $45cmH_2O$ 维持 40 秒，并采用 PEEP（初始压力 $26cmH_2O$）递减法滴定维持肺泡开放压。病人 RM 后期心脏指数短暂下降，但整个过程心率、中心静脉压、平均动脉压或血管外肺水均未改变。ARDS 协作组报道，与对照组相比，当 CPAP $40cmH_2O$ 40 秒时血压略下降。Medoff 等人的病例报道中，20 岁羊水栓塞导致的 ARDS 在 RM 过程中出现双侧气胸，此病人设置肺开放压力达 $60cmH_2O$。Borges 等人报道两例病人分别在 RM 后 24 小时和 12 小时出现气压伤，病人 RM 实施的压力均 >$55cmH_2O$。Meade 等人的 28 例病人研究中，5 例在 RM 过程中出现人机不同步，3 例病人不舒适，2 例出现短暂低血压，4 例出现气压伤。研究中设置 CPAP $45cmH_2O$ 40 秒。这些不良反应的发生与 RM 前镇静失败，病人仍有自主呼吸有关，病人无法耐受高水平 CPAP 40 秒，出现自主呼吸对抗，因此这些研究未体现出

RM 的有效性。此外，该研究部分病人实施 RM 压力过低（为 35cmH_2O），仅高于平台压 2cmH_2O，肺复张后 PEEP 回到复张前水平，同时研究中未指明 RM 实施前呼吸支持时间。

$\qquad$ ARDS 早期实施 RM 可有效改善肺部生理状况，从而改善 PaO_2/FiO_2，并且通过合适的 PEEP 维持肺泡复张。在严密监测病人血流动力学稳定的前提下，实施 RM 是安全的。

（葛慧青　许红阳）

参考文献

1. Slutsky AS，Ranieri VM. Ventilator- induced lung injury ［J］. N Engl J Med，2013，369（22）：2126-2136.

2. Kneyber MC，Zhang H，Slutsky AS. Ventilator- induced lung injury. Similarity and differences between children and adults ［J］. Am J Respir Crit Care Med，2014，190（3）：258-265.

3. International consensus conferences in intensive care medicine：Ventilator- associated lung injury in ARDS ［J］. Am J Respir Crit Care Med，1999，160（6）：2118-2124.

4. Rouby JJ，Brochard L. Tidal recruitment and overinflation in acute respiratory distress syndrome：Yin and yang ［J］. Am J Respir Crit Care Med，2007，175（2）：104-106.

5. Kacmarek RM，Mack CW. 呼吸治疗学精要 ［M］. 袁月华，郭丰，译. 北京：人民军医出版社，2015：500-503.

6. Folz RJ，Abushamaa AM，Suliman HB. Extracellular superoxide dismutase in the airways of transgenic mice reduces inflammation and attenuates lung toxicity following hyperoxia ［J］. J Clin Invest，1999，103（7）：1055-1066.

7. Winslow RM. Oxygen：The poison is in the dose ［J］. Transfusion，2013，53（2）：424-437.

8. Macintyre NR. Supporting oxygenation in acute respiratory failure ［J］. Respir Care，2013，58（1）：142-150.

9. Ventilation with lower tidal volumes as compared with traditional tidal volumes for acute lung injury and the acute respiratory distress syndrome. The acute respiratory distress syndrome network ［J］. N Engl J Med，2000，342（18）：1301-1308.

10. Dellinger RP，Levy MM，Carlet JM，et al. Surviving sepsis campaign：International guidelines for management of severe sepsis and septic shock：2008 ［J］. Intensive Care Med，2008，34（1）：17-60.

11. Boussarsar M，Thierry G，Jaber S，et al. Relationship between ventilatory settings and barotrauma in the acute respiratory distress syndrome ［J］. Intensive Care Med，2002，28（4）：406-413.

12. Halbertsma FJ，Vaneker M，Scheffer GJ，et al. Cytokines and biotrauma in ventilator- induced lung injury：A critical review of the literature ［J］. Neth J Med，2005，63（10）：382-392.

13. Hoegl S，Bachmann M，Scheiermann P，et al. Protective properties of inhaled il-22 in a model of ventilator-induced lung injury ［J］. Am J Respir Cell Mol Biol，2011，44（3）：369-376.

14. Prella M，Feihl F，Domenighetti G. Effects of short- term pressure- controlled ventilation on gas exchange，airway pressures，and gas distribution in patients with acute lung injury/ARDS：Comparison with volume- controlled ventilation ［J］. Chest，2002，122（4）：1382-1388.

15. Davis K，Branson RD，Campbell RS，et al. Comparison of volume control and pressure control ventilation：is flow waveform the difference? ［J］. J Trauma Acute Care Surg，1996，41（5）：808-814.

16. Munoz J，Guerrero JE，Escalante JL，et al. Pressure- controlled ventilation versus controlled mechanical ventilation with decelerating inspiratory flow ［J］. Crit Care Med，1993，21（8）：1143-1148.

17. Burns KE，Adhikari NK，Slutsky AS，et al. Pressure and volume limited ventilation for the ventilatory management of patients with acute lung injury：A systematic review and meta- analysis ［J］. PLoS One，2011，6

（1）：e14623.

18. Fessler HE, Hess DR. Respiratory controversies in the critical care setting. Does high-frequency ventilation offer benefits over conventional ventilation in adult patients with acute respiratory distress syndrome? [J]. Respir Care, 2007, 52 (5)：595-605.

19. Mehta S, Lapinsky SE, Hallett DC, et al. Prospective trial of high-frequency oscillation in adults with acute respiratory distress syndrome [J]. Crit Care Med, 2001, 29 (7)：1360-1369.

20. Derdak S, Mehta S, Stewart TE, et al. High-frequency oscillatory ventilation for acute respiratory distress syndrome in adults：A randomized, controlled trial [J]. Am J Respir Crit Care Med, 2002, 166 (6)：801-808.

21. Young D, Lamb SE, Shah S, et al. High-frequency oscillation for acute respiratory distress syndrome [J]. N Engl J Med, 2013, 368 (9)：806-813.

22. Ferguson ND, Cook DJ, Guyatt GH, et al. High-frequency oscillation in early acute respiratory distress syndrome [J]. N Engl J Med, 2013, 368 (9)：795-805.

23. Gonzalez M, Arroliga AC, Frutos-Vivar F, et al. Airway pressure release ventilation versus assist-control ventilation：A comparative propensity score and international cohort study [J]. Intensive Care Med, 2010, 36 (5)：817-827.

24. Dries DJ, Marini JJ. Airway pressure release ventilation [J]. J Burn Care Res, 2009, 30 (6)：929-936.

25. Suarez SF, Bohm SH, Tusman G, et al. Use of dynamic compliance for open lung positive end-expiratory pressure titration in an experimental study [J]. Crit Care Med, 2007, 35 (1)：214-221

26. Kacmarek RM, Stoller JK, Heuer AJ, et al. Egan's Fundamentals of Respiratory Care [M].10th ed. Elsevier/Mosby, 2013.

27. Habashi NM. Other approaches to open-lung ventilation：Airway pressure release ventilation [J]. Crit Care Med, 2005, 33 (3 Suppl)：S228-240.

28. Terragni PP, Rosboch GL, Lisi A, et al. How respiratory system mechanics may help in minimising ventilator-induced lung injury in ARDS patients [J]. Eur Respir J Suppl, 2003, 42：15s-21s.

29. Myers TR, Macintyre NR. Respiratory controversies in the critical care setting. Does airway pressure release ventilation offer important new advantages in mechanical ventilator support? [J]. Respir Care, 2007, 52 (4)：452-458.

30. Putensen C, Wrigge H. Clinical review：Biphasic positive airway pressure and airway pressure release ventilation [J]. Crit Care, 2004, 8 (6)：492-497.

31. Seymour CW, Frazer M, Reilly PM, et al. Airway pressure release and biphasic intermittent positive airway pressure ventilation：Are they ready for prime time? [J]. J Trauma, 2007, 62 (5)：1298-1308.

32. Daoud EG. Airway pressure release ventilation [J]. Ann Thorac Med, 2007, 2 (4)：176-179.

33. Porhomayon J, El-Solh AA, Nader ND. Applications of airway pressure release ventilation [J]. Lung, 2010, 188 (2)：87-96.

34. Daoud E, Chatburn RL. Auto-PEEP during APRV varies with the ventilator model [J]. Respir Care, 2010, 55 (11)：1516.

35. Martin LD, Wetzel RC. Optimal release time during airway pressure release ventilation in neonatal sheep [J]. Crit Care Med, 1994, 22 (3)：486-493.

36. Sydow M, Burchardi H, Ephraim E, et al. Long-term effects of two different ventilatory modes on oxygenation in acute lung injury. Comparison of airway pressure release ventilation and volume-controlled inverse ratio ventilation [J]. Am J Respir Crit Care Med, 1994, 149 (6)：1550-1556.

37. Varpula T, Valta P, Niemi R, et al. Airway pressure release ventilation as a primary ventilatory mode in acute respiratory distress syndrome [J]. Acta Anaesthesiol Scand, 2004, 48 (6)：722-731.

38. Dart BWT, Maxwell RA, Richart CM, et al. Preliminary experience with airway pressure release ventilation in a trauma/surgical intensive care unit [J]. J Trauma, 2005, 59 (1): 71-76.

39. Liu L, Tanigawa K, Ota K, et al. Practical use of airway pressure release ventilation for severe ARDS--a preliminary report in comparison with a conventional ventilatory support [J]. Hiroshima J Med Sci, 2009, 58 (4): 83-88.

40. Daoud EG, Farag HL, Chatburn RL. Airway pressure release ventilation: What do we know? [J]. Respir Care, 2012, 57 (2): 282-292.

41. Tuxen DV. Permissive hypercapnic ventilation [J]. Am J Respir Crit Care Med, 1994, 150 (3): 870-874.

42. 俞森洋. 机械通气两大策略的探讨 [J]. 中华结核和呼吸杂志, 2000, 23 (4): 209.

43. 应可净, 袁月华. 呼吸诊断和治疗设备 [M]. 郑州: 郑州大学出版社, 2012.

44. Feihl F, Perret C. Permissive hypercapnia. How permissive should we be? [J]. Am J Respir Crit Care Med, 1994, 150 (6 Pt 1): 1722-1737.

45. Orchard CH, Kentish JC. Effects of changes of pH on the contractile function of cardiac muscle [J]. Am J Physiol, 1990, 258 (6 Pt 1): C967-981.

46. Cohen Y, Chang LH, Litt L, et al. Stability of brain intracellular lactate and 31p-metabolite levels at reduced intracellular ph during prolonged hypercapnia in rats [J]. J Cereb Blood Flow Metab, 1990, 10 (2): 277-284.

47. Wang Z, Su F, Bruhn A, et al. Acute hypercapnia improves indices of tissue oxygenation more than dobutamine in septic shock [J]. Am J Respir Crit Care Med, 2008, 177 (2): 178-183.

48. Curley GF, Laffey JG, Kavanagh BP. CrossTalk proposal: There is added benefit to providing permissive hypercapnia in the treatment of ARDS [J]. The Journal of physiology, 2013, 591 (11): 2763-2765.

49. Akca O, Doufas AG, Morioka N, et al. Hypercapnia improves tissue oxygenation [J]. Anesthesiology, 2002, 97 (4): 801-806.

50. Dessap AM, Charron C, Devaquet J, et al. Impact of acute hypercapnia and augmented positive end-expiratory pressure on right ventricle function in severe acute respiratory distress syndrome [J]. Intensive care medicine, 2009, 35 (11): 1850-1858.

51. Koori M, Takada K, Tomizawa Y, et al. Permissive range of hypercapnia for improved peripheral microcirculation and cardiac output in rabbits [J]. Critical care medicine, 2007, 35 (9): 2171-2175.

52. Cummins EP, Oliver KM, Lenihan CR, et al. NF-κB links CO_2 sensing to innate immunity and inflammation in mammalian cells [J]. The Journal of Immunology, 2010, 185 (7): 4439-4445.

53. Contreras M, Ansari B, Curley G, et al. Hypercapnic acidosis attenuates ventilation-induced lung injury by a nuclear factor-κB-dependent mechanism [J]. Critical care medicine, 2012, 40 (9): 2622-2630.

54. Thorens JB, Jolliet P, Ritz M, et al. Effects of rapid permissive hypercapnia on hemodynamics, gas exchange, and oxygen transport and consumption during mechanical ventilation for the acute respiratory distress syndrome [J]. Intensive care medicine, 1996, 22 (3): 182-191.

55. Hickling KG, Walsh J, Henderson S, et al. Low mortality rate in adult respiratory distress syndrome using low-volume, pressure-limited ventilation with permissive hypercapnia: A prospective study [J]. Crit Care Med, 1994, 22 (10): 1568-1578.

56. Garg SK. Permissive hypercapnia: Is there any upper limit? [J]. Indian J Crit Care Med, 2014, 18 (9): 612-614.

57. Tobin MJ. Culmination of an era in research on the acute respiratory distress syndrome [J]. N Engl J Med, 2000, 342 (18): 1360-1361.

58. Zhou Q, Cao B, Niu L, et al. Effects of permissive hypercapnia on transient global cerebral ischemia-reper-

fusion injury in rats［J］. Anesthesiology, 2010, 112（2）: 288-297.

59. Curley G, Hayes M, Laffey JG. Can 'permissive' hypercapnia modulate the severity of sepsis-induced ALI/ARDS?［J］. Crit Care, 2011, 15（2）: 212.

60. Peltekova V, Engelberts D, Otulakowski G, et al. Hypercapnic acidosis in ventilator-induced lung injury［J］. Intensive Care Med, 2010, 36（5）: 869-878.

61. Ryu J, Haddad G, Carlo WA. Clinical effectiveness and safety of permissive hypercapnia［J］. Clin Perinatol, 2012, 39（3）: 603-612.

62. Umoh NJ, Fan E, Mendez-Tellez PA, et al. Patient and intensive care unit organizational factors associated with low tidal volume ventilation in acute lung injury［J］. Crit Care Med, 2008, 36（5）: 1463-1468.

63. Briel M, Meade M, Mercat A, et al. Higher vs lower positive end-expiratory pressure in patients with acute lung injury and acute respiratory distress syndrome: Systematic review and meta-analysis［J］. JAMA, 2010, 303（9）: 865-873.

64. Lachmann B. Open up the lung and keep the lung open［J］. Intensive Care Med, 1992, 18（6）: 319-321.

65. Lim SC, Adams AB, Simonson DA, et al. Intercomparison of recruitment maneuver efficacy in three models of acute lung injury［J］. Crit Care Med, 2004, 32（12）: 2371-2377.

66. Fan E, Wilcox ME, Brower RG, et al. Recruitment maneuvers for acute lung injury: A systematic review［J］. Am J Respir Crit Care Med, 2008, 178（11）: 1156-1163.

67. Gattinoni L, Caironi P, Pelosi P, et al. What has computed tomography taught us about the acute respiratory distress syndrome?［J］. Am J Respir Crit Care Med, 2001, 164（9）: 1701-1711.

68. Crotti S, Mascheroni D, Caironi P, et al. Recruitment and derecruitment during acute respiratory failure: A clinical study［J］. Am J Respir Crit Care Med, 2001, 164（1）: 131-140.

69. Maggiore SM, Lellouche F, Pigeot J, et al. Prevention of endotracheal suctioning-induced alveolar derecruitment in acute lung injury［J］. Am J Respir Crit Care Med, 2003, 167（9）: 1215-1224.

70. Hartland BL, Newell TJ, Damico N. Alveolar recruitment maneuvers under general anesthesia: A systematic review of the literature［J］. Respir Care, 2015, 60（4）: 609-620.

71. Pelosi P, Goldner M, Mckibben A, et al. Recruitment and derecruitment during acute respiratory failure: An experimental study［J］. Am J Respir Crit Care Med, 2001, 164（1）: 122-130.

72. Lapinsky SE, Aubin M, Mehta S, et al. Safety and efficacy of a sustained inflation for alveolar recruitment in adults with respiratory failure［J］. Intensive Care Med, 1999, 25（11）: 1297-1301.

73. Lim SC, Adams AB, Simonson DA, et al. Transient hemodynamic effects of recruitment maneuvers in three experimental models of acute lung injury［J］. Crit Care Med, 2004, 32（12）: 2378-2384.

74. Borges JB, Okamoto VN, Matos GF, et al. Reversibility of lung collapse and hypoxemia in early acute respiratory distress syndrome［J］. Am J Respir Crit Care Med, 2006, 174（3）: 268-278.

75. Suzuki H, Papazoglou K, Bryan AC. Relationship between PaO_2 and lung volume during high frequency oscillatory ventilation［J］. Acta Paediatr JPN, 1992, 34（5）: 494-500.

76. Thompson WK, Marchak BE, Froese AB, et al. High-frequency oscillation compared with standard ventilation in pulmonary injury model［J］. J Appl Physiol Respir Environ Exerc Physiol, 1982, 52（3）: 543-548.

77. Kolton M, Cattran CB, Kent G, et al. Oxygenation during high-frequency ventilation compared with conventional mechanical ventilation in two models of lung injury［J］. Anesth Analg, 1982, 61（4）: 323-332.

78. Walsh MC, Carlo WA. Sustained inflation during HFOV improves pulmonary mechanics and oxygenation［J］. J Appl Physiol, 1988, 65（1）: 368-372.

79. Gerstmann DR, Minton SD, Stoddard RA, et al. The provo multicenter early high-frequency oscillatory venti-

lation trial: Improved pulmonary and clinical outcome in respiratory distress syndrome [J]. Pediatrics, 1996, 98 (6 Pt 1): 1044-1057.

80. Rimensberger PC, Pache JC, Mckerlie C, et al. Lung recruitment and lung volume maintenance: A strategy for improving oxygenation and preventing lung injury during both conventional mechanical ventilation and high-frequency oscillation [J]. Intensive Care Med, 2000, 26 (6): 745-755.

81. Amato MB, Barbas CS, Medeiros DM, et al. Effect of a protective-ventilation strategy on mortality in the acute respiratory distress syndrome [J]. N Engl J Med, 1998, 338 (6): 347-354.

82. Girgis K, Hamed H, Khater Y, et al. A decremental peep trial identifies the peep level that maintains oxygenation after lung recruitment [J]. Respir Care, 2006, 51 (10): 1132-1139.

83. Santa Cruz R, Rojas JI, Nervi R, et al. High versus low positive end-expiratory pressure (PEEP) levels for mechanically ventilated adult patients with acute lung injury and acute respiratory distress syndrome [J]. Cochrane Database Syst Rev, 2013, 6 (6): CD009098.

84. Gattinoni L, Caironi P, Cressoni M, et al. Lung recruitment in patients with the acute respiratory distress syndrome [J]. N Engl J Med, 2006, 354 (17): 1775-1786.

85. Caironi P, Cressoni M, Chiumello D, et al. Lung opening and closing during ventilation of acute respiratory distress syndrome [J]. Am J Respir Crit Care Med, 2010, 181 (6): 578-586.

86. Pelosi P, Cadringher P, Bottino N, et al. Sigh in acute respiratory distress syndrome [J]. Am J Respir Crit Care Med, 1999, 159 (3): 872-880.

87. Pelosi P, Bottino N, Chiumello D, et al. Sigh in supine and prone position during acute respiratory distress syndrome [J]. Am J Respir Crit Care Med, 2003, 167 (4): 521-527.

88. Foti G, Cereda M, Sparacino ME, et al. Effects of periodic lung recruitment maneuvers on gas exchange and respiratory mechanics in mechanically ventilated acute respiratory distress syndrome (ARDS) patients [J]. Intensive Care Med, 2000, 26 (5): 501-507.

89. Lim CM, Koh Y, Park W, et al. Mechanistic scheme and effect of "extended sigh" as a recruitment maneuver in patients with acute respiratory distress syndrome: A preliminary study [J]. Crit Care Med, 2001, 29 (6): 1255-1260.

90. Hess DR, Bigatello LM. Lung recruitment: The role of recruitment maneuvers [J]. Respir Care, 2002, 47 (3): 308-317.

91. Tobin MJ. Advances in mechanical ventilation [J]. N Engl J Med, 2001, 344 (26): 1986-1996.

92. Goligher EC, Kavanagh BP, Rubenfeld GD, et al. Oxygenation response to positive end-expiratory pressure predicts mortality in acute respiratory distress syndrome. A secondary analysis of the LOVS and express trials [J]. Am J Respir Crit Care Med, 2014, 190 (1): 70-76.

93. Villar J, Kacmarek RM, Perez-Mendez L, et al. A high positive end-expiratory pressure, low tidal volume ventilatory strategy improves outcome in persistent acute respiratory distress syndrome: A randomized, controlled trial [J]. Crit Care Med, 2006, 34 (5): 1311-1318.

94. Tugrul S, Akinci O, Ozcan PE, et al. Effects of sustained inflation and postinflation positive end-expiratory pressure in acute respiratory distress syndrome: Focusing on pulmonary and extrapulmonary forms [J]. Crit Care Med, 2003, 31 (3): 738-744.

95. Phoenix SI, Paravastu S, Columb M, et al. Does a higher positive end expiratory pressure decrease mortality in acute respiratory distress syndrome? A systematic review and meta-analysis [J]. Anesthesiology, 2009, 110 (5): 1098-1105.

96. Talmor D, Sarge T, Malhotra A, et al. Mechanical ventilation guided by esophageal pressure in acute lung injury [J]. N Engl J Med, 2008, 359 (20): 2095-104.

97. Akoumianaki E, Maggiore SM, Valenza F, et al. The application of esophageal pressure measurement in pa-

tients with respiratory failure [J]. Am J Respir Crit Care Med, 2014, 189 (5): 520-531.

98. Bouhemad B, Brisson H, Le-Guen M, et al. Bedside ultrasound assessment of positive end-expiratory pressure-induced lung recruitment [J]. Am J Respir Crit Care Med, 2011, 183 (3): 341-347.

99. Brown BH, Barber DC, Seagar AD. Applied potential tomography: Possible clinical applications [J]. Clin Phys Physiol Meas, 1985, 6 (2): 109-121.

100. Becher TH, Bui S, Zick G, et al. Assessment of respiratory system compliance with electrical impedance tomography using a positive end-expiratory pressure wave maneuver during pressure support ventilation: A pilot clinical study [J]. Crit Care, 2014, 18 (6): 679.

101. Luepschen H, Meier T, Grossherr M, et al. Protective ventilation using electrical impedance tomography [J]. Physiol Mess, 2007, 28 (7): S247-260.

102. Neve V, De La Roque ED, Leclerc F, et al. Ventilator-induced overdistension in children: Dynamic versus low-flow inflation volume-pressure curves [J]. Am J Respir Crit Care Med, 2000, 162 (1): 139-147.

103. Grasso S, Stripoli T, De Michele M, et al. ARDSnet ventilatory protocol and alveolar hyperinflation: Role of positive end-expiratory pressure [J]. Am J Respir Crit Care Med, 2007, 176 (8): 761-767.

104. Ranieri VM, Suter PM, Tortorella C, et al. Effect of mechanical ventilation on inflammatory mediators in patients with acute respiratory distress syndrome: A randomized controlled trial [J]. JAMA, 1999, 282 (1): 54-61.

105. Esteban A, Anzueto A, Frutos F, et al. Characteristics and outcomes in adult patients receiving mechanical ventilation: A 28-day international study [J]. JAMA, 2002, 287 (3): 345-355.

106. Richard JC, Maggiore SM, Jonson B, et al. Influence of tidal volume on alveolar recruitment. Respective role of peep and a recruitment maneuver [J]. Am J Respir Crit Care Med, 2001, 163 (7): 1609-1613.

107. Grasso S, Mascia L, Del Turco M, et al. Effects of recruiting maneuvers in patients with acute respiratory distress syndrome ventilated with protective ventilatory strategy [J]. Anesthesiology, 2002, 96 (4): 795-802.

108. Arnal JM, Paquet J, Wysocki M, et al. Optimal duration of a sustained inflation recruitment maneuver in ARDS patients [J]. Intensive Care Med, 2011, 37 (10): 1588-1594.

109. Bugedo G, Bruhn A, Hernandez G, et al. Lung computed tomography during a lung recruitment maneuver in patients with acute lung injury [J]. Intensive Care Med, 2003, 29 (2): 218-225.

110. Borges JB, Okamoto VN, Matos GF, et al. Reversibility of lung collapse and hypoxemia in early acute respiratory distress syndrome [J]. Am J Respir Crit Care Med, 2006, 174 (3): 268-278.

111. Meade MO, Cook DJ, Griffith LE, et al. A study of the physiologic responses to a lung recruitment maneuver in acute lung injury and acute respiratory distress syndrome [J]. Respir Care, 2008, 53 (11): 1441-1449.

112. Toth I, Leiner T, Mikor A, et al. Hemodynamic and respiratory changes during lung recruitment and descending optimal positive end-expiratory pressure titration in patients with acute respiratory distress syndrome [J]. Crit Care Med, 2007, 35 (3): 787-793.

113. Medoff BD, Harris RS, Kesselman H, et al. Use of recruitment maneuvers and high-positive end-expiratory pressure in a patient with acute respiratory distress syndrome [J]. Crit Care Med, 2000, 28 (4): 1210-1216.

114. Robert M Kacmarek, James K Stoller, Albert J Heuer. Egan's Fundamentals of Respiratory Care [M]. Elsevier eBook on Intel Education Study, 10th ed.

第十一章

俯卧位通气的应用与评价

ARDS 目前治疗的重点仍是以纠正低氧血症为目标的呼吸支持，同时积极治疗原发病和防止肺部病变的进一步恶化。近年来发现对 ARDS 病人施行俯卧位（prone position，PP）通气能有效地改善其氧合状况，是治疗 ARDS 的一种简单、有效的辅助方法。

1974 年，Bryan 等人最早报道在 5 例 ARDS 病人中施行俯卧位通气，结果显著改善病人的氧合状况。此后多项临床研究和动物实验均有类似发现。俯卧位通气从最早应用至推荐到用于 ARDS 病人可改善生存率，花费了几乎 40 年的时间。在这 40 年期间，很多研究者试图揭示俯卧位通气可以改善氧合和减少 VILI 的机制。此外，随机对照试验也在试图证实它在改善病人预后中的作用。

第一节 俯卧位通气的原理

ARDS 时病理生理改变主要表现在肺容积减少、肺顺应性降低、通气/血流比例失调。肺循环血流动力学改变的主要表现为肺血管阻力增高，严重者其上升幅度较大且持久，最终导致难以纠正的低氧血症。

一、俯卧位通气对气体交换的影响及机制

俯卧位通气改善 PaO_2 的机制可能与增加 FRC、改善 $\dot{V}/\dot{Q}$ 比例失调而减少肺内分流、增加膈肌运动效率等机制有关，此外俯卧位通气可促进分泌物的排出。

（一）功能残气量（FRC）的增加

1977 年，Douglas 等人报道了俯卧位通气对 ARDS 病人的作用，并推测是通过增加 FRC 所致。从 ARDS 的病理生理特点分析，其 FRC 减少，肺内分流增加，应用 PEEP 能提高 PaO_2 的机制之一就是增加 FRC，似乎也可用于解释俯卧位通气的作用。但 Ganttinoni 等人根据 CT 片研究发现，体位改变前后肺野的平均密度无差别，从而认为无气体容积的变化。因而目前认为俯卧位不导致 ARDS 病人明显的 FRC 增加。

（二）$\dot{V}/\dot{Q}$ 的改善和 Qs/Qt 的减少

正常肺组织由于重力因素的作用，使仰卧位时背部肺组织血流较多。但在 ARDS 时，机体对局部通气不足产生代偿机制，即通过低氧性肺血管收缩使阻力增加，血流代偿地流向通气良好区域。仰卧位时从前胸向后背部存在胸腔压力的梯度，负值逐渐变小，经肺压

力相应减少，使背部肺组织容易陷闭，产生通气不足。而在转为俯卧位通气后，则使垂直线上这种压力梯度减少，经肺压力趋向一致，各部分肺的通气比较均匀。

Pappert 等人测定 12 例 ARDS 病人体位变化前后 $\dot{V}/\dot{Q}$ 值的变化，发现俯卧位使 $\dot{V}/\dot{Q}$ 正常区增加 12% ±4%，Qs/Qt 减少 11% ±5%，同时 PaO_2/FiO_2 的改善与 $\dot{V}/\dot{Q}$ 正常区变化呈显著相关（$r = 0.81$）。Beck 等人的研究也发现，正常犬从仰卧位转为俯卧位后各部 $\dot{V}/\dot{Q}$ 趋向均匀。CT 扫描 ARDS 病人也有类似发现。

（三）改善膈肌的运动

Krayer 等人认为俯卧位时背侧膈肌向尾侧移位，促进局部肺组织复张。但是通过测定腹内压，Pelosi 发现体位改变前后无变化，认为体位对整个横膈的阻力、顺应性并无明显影响。

（四）促进分泌物的排出

这只是一种推测，并无临床研究或动物实验证实，可能在反复行俯卧位通气而氧合持续改善的病人中起一定作用。

从历史的角度来看，ARDS 病人使用俯卧位通气的第一个理由是改善氧合。大量报道表明，俯卧位通气可改善约 75% 的 ARDS 病人氧合指数（PaO_2/FiO_2）。因此，俯卧位通气从使用开始就被定性为致命性缺氧时的一种补救措施。到了随机对照试验时代，俯卧位通气可改善氧合的研究就从单中心扩展到多中心研究。

俯卧位对 $PaCO_2$ 的影响因采用的通气模式不同，亦有不同的结果。病人在充分镇静和肌松后行容量控制型通气，可有吸气压轻度增高，但每分钟通气量不受体位影响，$PaCO_2$ 无明显变化。而采用压力控制型通气的病人，在改为俯卧位后 $PaCO_2$ 轻度升高，考虑为此时胸廓受压、呼吸阻力增大、每分钟通气量减少所致。

病人对俯卧位通气的不同反应，其机制尚不明确。Chatte 等人发现两类病人在俯卧位通气前的各项指标无明显差别，但无治疗反应组显示出氧合指数偏低，使用的 PEEP 水平也较高。Pappert 等人观察到无治疗反应者的 $\dot{V}/\dot{Q}$ 分布不受体位影响，考虑与此类病人局部肺损伤严重或发生纤维化有关。

二、俯卧位通气对呼吸力学的影响

呼吸系统的总顺应性由肺和胸廓顺应性组成，后者又包括肋骨架组成的胸壁和横膈两部分。呼吸的阻力则由弹性阻力和非弹性阻力组成，前者包括胸廓和肺的弹性阻力，后者则包括气道阻力、惯性阻力和组织黏滞性阻力三部分。

Pelosi 等人在 17 例择期手术的全麻病人中发现，转为俯卧位后对总顺应性及肺、胸廓顺应性无明显影响，但呼吸总阻力由 $(4.8 ±2.5)$ $cmH_2O/(L \cdot S)$ 增至 $(5.4 ±2.7)$ $cmH_2O/(L \cdot S)$，且主要是由于胸壁阻力增加 $[(1.3 ±0.6)$ $cmH_2O/(L \cdot S)$ 至 $(1.9 ±0.8)$ $cmH_2O/(L \cdot S)]$。同样他报道另一组 10 例肥胖全麻病人，俯卧位使肺静态顺应性显著增加 $[(91.4 ±55.2)$ ml/cmH_2O 至 $(109.6 ±52.4)$ $ml/cmH_2O]$，总顺应性、总通气阻力、肺和胸廓阻力无明显变化。对 ARDS 病人改变体位后肺和总顺应性无明显变化，而胸廓顺应性显著下降 $[(204.8 ±97.4)$ ml/cmH_2O 至 $(135.9 ±52.5)$ $ml/cmH_2O]$。

虽然上述结果略有不同，但总体来看，俯卧位对肺的呼吸阻力和顺应性无明显影响，因胸廓的活动度减少可引起顺应性和阻力的变化。结果不尽一致可能与俯卧位时支垫方法差异致胸壁和腹部活动度不同有关。气道峰压在俯卧位时无明显变化，亦有报道存在轻度增加从 [（31±6）cmH$_2$O 至（33±8）cmH$_2$O]，但平均气道压无变化，因而气道压力受体位影响很小。

三、俯卧位通气减少呼吸机所致肺损伤的机制

机械通气使用不当可引起呼吸机相关性肺损伤等严重并发症，不仅可加重肺损伤，而且对正常肺组织可导致损伤。因此，机械通气时坚持肺保护原则就显得很重要。不应把正常生理指标作为机械通气的目标，如 ARDS 肺容积明显减少，应采取允许性高碳酸血症的通气策略，为防止肺泡跨壁压过高，应保证气道平台压力低于 35cmH$_2$O，防止呼吸机相关性肺损伤。使用俯卧位通气的第二理由是预防 VILI。传统的机械通气较大水平的潮气量 [（10～15）ml/kg] 在促进萎缩肺泡复张的同时，导致非重力依赖区顺应性较好的肺泡过度膨胀，引起肺容积伤或气压伤。肺过度扩张不仅不利于肺愈合，而且对病人的预后影响也非常大。ARDS 早期重力依赖区和非重力依赖区均存在不同程度的间质气肿、气囊肿，随着 ARDS 进展，气压伤累及范围明显增加并以非重力依赖区显著。

萎陷肺泡随呼吸周期反复开放和闭合，导致肺泡壁的反复牵拉和陷闭而产生剪切伤（shearing force）。而俯卧位通气可以降低剪切伤的发生率。CT 成像发现仰卧位 ARDS 病人背侧肺组织的密度最高，当转变为俯卧位后，水肿液沿重力向腹侧重新分布，背侧的萎陷肺泡复张，同时腹侧水肿及肺不张程度加重，但其程度远较背侧改变情况为轻。

VILI 的另一原因就是肺部炎症反应导致的生物化学和生物反应。近年来，ARDS 机械通气的研究结果令人瞩目，使机械通气对急性呼吸衰竭的治疗影响从肺部扩展到全身各器官，特别是注意到不适当的机械通气激活和放大肺部炎症反应，并导致炎症介质向循环系统移位，可能导致或加重 MODS。10 年前，学者们就注意到，仅有 13% 的 ARDS 病人死于呼吸衰竭，而绝大多数病人死于肺外器官衰竭或 MODS。Papazian 等人研究发现，与仰卧位通气病人比较，俯卧位通气的 ARDS 病人（6ml/kg 潮气量和高 PEEP）肺组织 IL-8、IL-6、IL-1β 浓度较低，而且俯卧位通气可诱导 MAPK 磷酸酶-1 的表达，而 MAPK 磷酸酶-1 敲除的小鼠对 VILI 更敏感。

四、俯卧位通气对血流动力学的影响

体位的改变并不引起明显的血流动力学指标变化，这是各家报道比较一致的。但必须指出的是，这些病人都是在充分镇静和肌松的条件下进行的，否则体位变动可能引起心率等指标的变化。另外，转为俯卧位后心脏的位置发生移动，如未相应调整零点水平也会得出某些压力值发生变化的结果。但是这些生理上的益处是否会转换为临床上的获益，尚需随机对照试验进行验证。

（吴学玲　宗　媛）

第二节　俯卧位通气的应用指征

几项小样本及一项大样本研究表明，大多数 ARDS 病人采用俯卧位通气均能改善氧合。尽管在多中心研究中，每天约 7 小时俯卧位通气的 ARDS 病人病死率并无明显改善。但是也有研究表明，依据氧合指数划分 ARDS 的严重程度，重症病人采用俯卧位通气后预

后有所改善。因此，我国《2004 严重感染和感染性休克治疗指南》中关于急性肺损伤与机械通气的章节中指出：条件许可并有经验的基础上，对于体位改变无不利影响、需要应用高 FiO_2 或高气道平台压通气的 ARDS 病人，可采用俯卧位通气（推荐级别：E 级）。到了 2006 年，中华医学会重症医学分会关于急性肺损伤/急性呼吸窘迫综合征诊断治疗指南（摘要）中明确指出：依据简化急性生理评分（SAPS）Ⅱ进行分层分析显示，SAPSⅡ高于 49 分的病人采用俯卧位通气后病死率显著降低。随着时间的推进和研究的进展，关于俯卧位通气使得重症 ARDS 病人受益的证据越来越充分。

研究者们依据 ARDS 柏林标准，将入选的重度 ARDS 病人随机分为标准通气组和早期俯卧位通气联合肺复张组（简称联合通气组）。早期俯卧位通气联合肺复张后，联合通气组氧合指数高于标准通气组。与标准通气组比较，联合通气组 ICU 住院时间、机械通气时间缩短，28 天病死率下降。这项实验结果提示重度 ARDS 病人是俯卧位通气的获益人群。Gue'rin 的 meta 分析主要收集了严重 ARDS 病人，统计结果表明：俯卧组与仰卧组比较，28 天病死率显著降低（主要终点），90 天病死率显著降低。

此外，研究者评估了早期俯卧位通气对严重 ARDS 病人结局的效应。周翔等人探讨了俯卧位通气联合肺复张对重度 ARDS 病人预后的影响。结果表明：早期俯卧位通气联合肺复张能改善重度 ARDS 病人的氧合及预后，且不增加严重并发症的发生率。一项多中心、前瞻性、随机对照试验中，研究者随机分配 466 例严重 ARDS 病人分别采用俯卧位通气至少 16 小时或仰卧位通气。严重 ARDS 定义为氧合指数 <150mmHg，FiO_2 至少为 0.6，呼气末正压通气至少为 $5cmH_2O$，潮气量接近 6ml/kg PBW。主要终点为入组 28 天内任何原因死亡的病人比例。结果显示，总共 237 例病人经随机分组分入俯卧位通气组，229 例病人分入仰卧位通气组。俯卧位通气组 28 天病死率为 16.0%，仰卧位通气组病死率则为 32.8%。俯卧位通气组和仰卧位通气组未校正 90 天病死率分别为 23.6% 和 41.0%，*OR* 为 0.44。并发症发生率两组间未见显著性差异，仰卧位通气组心跳停止发生率较高。研究者由此得出结论，对于严重 ARDS 病人人群，早期延长俯卧位通气可显著减少病人 28 天和 90 天病死率。

也有学者进一步将 ARDS 病人分为病态肥胖病人（BMI ≥35kg/m²）和非肥胖病人（BMI <30kg/m²）。而 ARDS 病人的诊断标准则为 PaO_2/FiO_2 200mmHg。研究的主要终点是应用俯卧位姿势的安全性和并发症；次要终点则包括：应用俯卧位姿势对病人氧合作用的影响（观察俯卧位姿势结束时的 PaO_2/FiO_2），病人应用机械通气的时间、病人 ICU 住院时间，以及医院内感染率和病死率。研究结果显示，俯卧位对于肥胖病人是安全的。与非肥胖病人相比，该体位似乎可以更好地改善肥胖病人的氧合。因此，重症 ARDS 病人和肥胖 ARDS 病人，早期延长俯卧位治疗可能获益。

进行病人体位翻转前应对病人进行评估，如有下列情况应视为禁忌：癫痫、头部外伤、脊柱外伤、进展期关节炎、心室辅助装置或体外膜肺管路不便翻转、孕妇、骨盆骨折、胸腔或腹腔开放。以下情况虽不构成禁忌，但需引起注意：血流动力学不稳定、颅内压升高、眼压升高、出血、肋骨骨折、近期心搏骤停、颌面手术、近期气管切开及体重 ≥135kg 者。

（吴学玲 宗媛）

第三节　俯卧位通气的实施方法

一、俯卧位通气前准备工作

1. 血流动力学状态评估与血管活性药物使用　尽可能纠正休克状态，确保液体复苏及血管活性药物静脉通路。

2. 氧合状况评估与机械通气参数设置　对于俯卧位前缺氧状态进行原因分析；注意气道湿化，保持痰液易于排出，清除气道分泌物及保持气道通畅；正确设置机械通气参数，减少因参数设置不当所致人机不协调；对于使用肌松剂病人，应常规进行动脉血气分析指导参数设置。

3. 意识状况及镇痛镇静评估　常规对病人进行意识状态评价；除部分无创通气的 ARDS 病人能够完全配合俯卧位通气以外，多数病人需要实施镇痛镇静治疗，依据镇痛镇静评分调整镇痛镇静药物使用剂量；常规给予保护性约束。

4. 检查全身皮肤状况　对于末梢循环衰竭病人，应特别注意全身皮肤状态检查，避免压疮形成。

5. 检查置入导管情况　确保人工气道（气管插管与气管切开导管）在位通畅，常规检查气囊压力，记录置入刻度；检查中心或外周静脉置管，确保输液管路足够长度；确保导尿管、引流管等在位通畅，记录置入刻度；察看临时起搏器处于正常工作状态；如有误吸风险，应暂停肠内营养，进行胃肠减压。血液净化治疗静脉置管最好采用颈内静脉置管，减少俯卧位期间机器报警。

二、仰卧位转俯卧位

做好人员分工：一般六人分为两组，两人负责体位转换过程中的导管保护，专门一人负责保障人工气道安全；其余四人一组，负责翻转体位；由负责维护导管的人发出指令，协调各方配合。

体位翻转步骤如下。

（1）于仰卧位，将病人平移至病床一侧，空出床位中轴线区域。

（2）立即将头圈及软枕分别放置于床位中轴线的头位、双肩、双髋、双膝、双踝部位。

（3）多人配合下，将病人身体轴线内翻180°，整体抬高并置放于头圈及软枕之上，保持头偏向一侧，有助于观察呼吸道通畅及呼吸机管路的情况。

（4）调整头圈及软枕位置，同时避免眼球、鼻尖、耳垂、下颌、胸腹部、脚尖等部位皮肤受压，保持肩关节及上下肢一定的活动度，防止臂丛神经、胫神经的受压损伤。

（5）完成体位转换后，检查血压、氧饱和度、气道压力及呼吸波形，检查导管置入深度，翻身后及时开放各种导管，保持通畅并妥善固定；临时起搏器由腹侧改为背侧固定，确认起搏器工作正常。

三、俯卧位通气期间的护理

俯卧位时间的长短目前尚无定论。俯卧位通气期间，注意观察气管插管移位、扭曲、阻塞、气囊漏气等，可为病人充分拍背，使痰液松动，有利于痰液引流，根据病人的具体情况适时调整呼吸机参数；注意监测血压，避免因血管内导管移位、扭曲、阻塞导致血管活性药物泵入中断；注意导尿管扭曲导致尿潴留。

四、俯卧位转换为仰卧位

体位翻转步骤与前相反。

五、并发症评价

常见并发症包括（面部）压疮、导管移位及脱落、胃内容物误吸、动静脉通路扭结或脱落导致缩血管药物中断而引起的低血压/休克、关节脱位、臂丛及胫神经受压损伤、导尿管扭曲所致尿潴留等。

（吴学玲　宗　媛）

第四节　俯卧位通气存在的争议

韩国国立首尔大学医学院 Lee 等人就此进行了一项 meta 分析，提示俯卧位机械通气可显著降低机械通气病人的总病死率。入选研究为比较成年 ARDS 病人俯卧位机械通气和仰卧位机械通气总病死率差异的随机对照试验。主要终点是总病死率；次要终点包括根据俯卧位持续时间（长 ≥10 小时/次，短 <10 小时/次）、是否有保护性肺通气策略（$V_T \leqslant$ 10ml/kg）进行的分层病死率统计。研究最终共纳入了 11 项随机对照试验，包括 2246 名成年病人（俯卧位 1142 名，50.8%；仰卧位 1104 名，49.2%）。研究发现，俯卧位组的总病死率均显著降低，俯卧位通气组在第 28 天和第 90 天的病死率也有所下降，但未达到统计学意义。

2013 年的美国胸科协会国际会议和 NEJM 杂志在线版同时公布了来自法国 Croix-Rousse 医院重症医学科的 Guérin 及其同事所撰写的一份研究报告，该报告认为俯卧位治疗可大幅降低严重 ARDS 病人的病死率。Guérin 等人将 466 例重症 ARDS 病人随机分为两组，第一组接受俯卧位治疗，每次俯卧时间至少连续 16 小时，第二组持续保持仰卧位。结果，俯卧位组和对照组病人在入组 28 天时的病死率分别为 16% 和 32.8%，入组 90 天时的病死率分别为 23.6% 和 41%。该结果表明，重症 ARDS 病人，早期延长（持续 16 小时）俯卧位治疗，可显著降低病人 28 天和 90 天病死率。尽管如此，该研究由于存在诸多限制，其结论的普遍性备受质疑。

Shorr 指出，俯卧位治疗有助于 ARDS 病人的肺复张，并可改善其通气/血流比例。当然，应用俯卧位治疗肯定也会面临很多复杂问题及潜在风险。俯卧位机械通气实施过程中的另一问题，就是俯卧位时间的长短以及俯卧位通气时机，目前尚无明确答案。

（吴学玲　宗　媛）

参考文献

1. Bryan AC. Conference on the scientific basis of respiratory therapy. Pulmonary physiotherapy in the pediatric age

group. Comments of a devil's advocate [J]. Am Rev Respir Dis, 1974, 110 (6 Pt 2): 143-144.

2. Guerin C, Reignier J, Richard JC, et al. Prone positioning in severe acute respiratory distress syndrome [J]. N Engl J Med, 2013, 368 (23): 2159-2168.

3. Mure M, Martling CR, Lindahl SG. Dramatic effect on oxygenation in patients with severe acute lung insufficiency treated in the prone position [J]. Crit Care Med, 1997, 25 (9): 1539-1544.

4. Albert RK, Leasa D, Sanderson M, et al. The prone position improves arterial oxygenation and reduces shunt in oleic- acid- induced acute lung injury [J]. Am Rev Respir Dis, 1987, 135 (3): 628-633.

5. Sud S, Sud M, Friedrich JO, et al. Effect of mechanical ventilation in the prone position on clinical outcomes in patients with acute hypoxemic respiratory failure: A systematic review and meta- analysis [J]. CMAJ, 2008, 178 (9): 1153-1161.

6. Slutsky AS, Ranieri VM. Ventilator- induced lung injury [J]. N Engl J Med, 2013, 369 (22): 2126-2136.

7. Papazian L, Gainnier M, Marin V, et al. Comparison of prone positioning and high- frequency oscillatory ventilation in patients with acute respiratory distress syndrome [J]. Crit Care Med, 2005, 33 (10): 2162-2171.

8. Park MS, He Q, Edwards MG, et al. Mitogen- activated protein kinase phosphatase-1 modulates regional effects of injurious mechanical ventilation in rodent lungs [J]. Am J Respir Crit Care Med, 2012, 186 (1): 72-81.

9. Lee JM, Bae W, Lee YJ, et al. The efficacy and safety of prone positional ventilation in acute respiratory distress syndrome: Updated study- level meta- analysis of 11 randomized controlled trials [J]. Crit Care Med, 2014, 42 (5): 1252-1262.

10. Beitler JR, Shaefi S, Montesi SB, et al. Prone positioning reduces mortality from acute respiratory distress syndrome in the low tidal volume era: A meta- analysis [J]. Intensive Care Med, 2014, 40 (3): 332-341.

·第十二章·
无创机械通气在 ARDS 的应用

第一节 无创通气模式的应用

机械通气并非始于气管插管，早在古老的印度教文本梨俱吠陀中已提及气管切开术，据说亚历山大大帝用他的剑在一个窒息士兵的气管上做了个切口，成功挽救了这位士兵的生命。罗马的 Galen 医师可能是最早描述机械通气的人：通过一根芦苇向死了的动物咽喉吹气，气体将肺部填满，并会看到肺膨胀。1908 年，George 在犬身上做了实验，阐述机械通气将快窒息而死的犬救活的过程。1940 年第一次报道机械通气在人体的应用，使用的是口鼻面罩，主要应用于急性呼吸衰竭病人，从此机械通气开始了在临床中的应用。由此看来，无创机械通气（noninvasive ventilation，NIV）应用于临床的历史要更久，早于气管插管，并且连续数年无创通气成为机械通气的首选方式，包括 1950 年大流行的脊髓灰质炎采用的负压"铁肺"通气。

无创通气方式主要有两种：持续无创正压通气（CPAP），在整个呼吸循环中以同一压力送气；双水平式气道正压通气（bi-level positive airway pressure，BPAP），在吸气相中予以一水平压力送气称最大吸气气道正压（the inspiratory positive airway pressure，IPAP），在呼气相予以另一水平压力送气称呼气气道正压（the expiratory positive airway pressure，EP-AP）。随着气管插管技术的发展，总体来说 NIV 方式利用率仍相对较低。2000 年国际会议共识申明，在某些条件下 NIV 应被考虑为一线治疗。NIV 在某些医院利用率偏低，可能与缺乏无创机械通气相关知识、经验以及资源相对不足有关，但主要可能是缺乏相关的病理生理知识，才未能对 NIV 有更高的利用率。已有大量研究 NIV 在呼吸衰竭、心源性肺水肿等相关疾病中的应用，本章节主要对 NIV 在 ARDS 中的应用进行探讨。

（一）NIV 在 ARDS 中的生理学基础

从生理学角度来说，气道正压通气通过增加肺泡通气以及功能残气量，同时降低右至左的分流，从而改善氧合，降低呼吸肌氧耗。2005 年，L'Her 等人报道的一项前瞻性交叉性研究阐述了 NIV 治疗 ALI 的相关生理学机制，并且首次对不同 NIV 参数设置在 ALI 病人中的应用进行研究。结果显示，在 ARDS 病人中使用压力支持通气（PSV）联合 PEEP 以及单独使用 CPAP 模式均可减少神经肌肉驱动，降低吸气肌负荷，改善呼吸困难，但仅使用 CPAP 模式不能减少吸气努力，相比 PEEP 为 5cmH$_2$O 时，PEEP 为 10cmH$_2$O 可更好地改善氧合。目前建议 PEEP 在 6~8cmH$_2$O 为最佳。

（二）NIV 在 ARDS 中是否降低插管率及病死率

许多研究认为 NPPV 在严重急性呼吸衰竭病人中联合规范化治疗降低了插管率、ICU 住院时间及 ICU 病死率。但是，因其研究对象复杂性，并未明确分出 ARDS 亚组的研究分析，所以 NIV 在严重急性呼吸衰竭病人中的研究结果并不能完全用在 ARDS 病人身上。

有关评价 NIV 是否降低 ARDS 病人气管插管率的研究结果尚不统一。早在 1999 年，Rocker 等人对 NPPV 应用于 ALI/ARDS 病人进行研究，其发现 NPPV 在治疗血流动力学稳定的严重 ARDS 病人有较高的成功率，并认为 NPPV 在 ARDS 病人的早期阶段应该考虑使用。2000 年，Delclaux 等人在 *JAMA* 上发表其研究结果，与标准氧疗方案比较，CPAP 模式治疗 ARDS 病人并未降低气管插管率、ICU 住院时间及住院病死率。2006 年，Rana 等人报道 NIV 治疗组有更高的失败率以及比预期更高的病死率，尤其在休克、代谢性酸中毒，严重低氧血症亚组分析中。2007 年，Antonelli 等人报道的一项多中心研究，将 NIV 作为对 ARDS 病人的一线干预措施，结果显示 54% 的病人进行 NIV 治疗有效，46% 的病人需进行气管插管治疗。2008 年，Domenighetti 等人研究发现 NIPSV 在稳定的非免疫功能低下且没有肺外器官功能障碍的 ARDS 病人中是可行的，这些病人获得更早的脱机以及更少的并发症。2009 年，Agarwal 等人报道 NIV 在治疗 ALI/ARDS 组与其他原因所致的低氧性呼吸衰竭组的失败率、平均 ICU 住院日、总住院日及病死率相似。2012 年，Zhan 等人报道与标准氧疗组相比，NIV 组气管插管率明显降低。2014 年，Luo 等人研究，发现 NIV 在 ARDS 病人中确实可降低气管插管率，但并不降低这些病人的病死率。故目前 NIV 是否降低 ARDS 病人的插管率及病死率的报道结论尚不一致，仍需要更大规模及更严谨的研究。

（三）NIV 在食管术后继发 ARDS 中的研究

2006 年中国 ALI/ARDS 诊断及治疗指南指出，尚无足够的证据证实 NPPV 为 ALI/ARDS 所致呼吸衰竭的有效手段，且 NPPV 不适合于近期有食管手术史的病人。2013 年，Yu 等人报道一项对食管癌切除术后继发 ARDS 病人行 NPPV 治疗的研究。这项回顾性研究中，共纳入了 2009 年 9 月至 2011 年 12 月期间食管癌术后继发 ARDS 的 64 名病人，结果显示 NPPV 作为食管癌术后继发 ARDS 病人的一线干预措施后，其中 30 名（48.4%）病人避免了气管插管。研究表明，把握好适应证，食管术后继发的 ARDS 仍可尝试 NIV 治疗。

（四）我国 NIV 在 ARDS 中的适应证

我国 2009 年无创正压通气临床应用专家共识提出，符合以下条件的 ARDS 病人可试行 NPPV 治疗：①病人清醒合作，病情相对稳定；②无痰或痰液清除能力好；③有多器官功能衰竭；④SAPS Ⅱ ≤34；⑤NPPV 治疗 1~2 小时后，$PaO_2/FiO_2 > 175mmHg$。

NIV 在 ARDS 中的应用尚无明确定论，相关研究结果出入较大，可能同所选研究对象不同有很大关系，若能较好地把握 NIV 在 ARDS 中的应用时机，提高 NIV 在 ARDS 中的应用率，可降低气管插管率，减少呼吸机相关性并发症。

（陈　琳　章仲恒　徐志伟）

第二节 无创机械通气应用的疗效评价

一、无创通气改善疗效的可靠指标

目前研究显示，NIV 在慢性阻塞性肺疾病、急性呼吸衰竭、心源性肺水肿及免疫功能缺陷呼吸衰竭中已获相当的肯定，有关评价指标也比较明确，但 NIV 在 ARDS 中的应用研究尚不成熟，尚无文献报道评价 NIV 治疗 ARDS 病人疗效的确切指标，但相关研究通过对多因素等分析发现，一些指标可用于评价 NIV 治疗 ARDS 的疗效。

（一）我国对 NIV 在 ARDS 病人中疗效指标的研究

2012 年，我国 Zhang 等人报道的研究中，经严格的筛查，对 40 名符合入组的轻度（$200mmHg < PaO_2/FiO_2 \leqslant 300mmHg$）ARDS 病人行 NPPV 治疗，NPPV 组病人急性气管插管率显著低于对照组，NPPV 组病人总的住院病死率、ICU 住院日及总住院日均低于对照组，且 NPPV 治疗组病人的器官衰竭情况显著低于对照组。研究显示，NPPV 对轻度 ARDS 早期干预后，ARDS 病人的呼吸频率显著下降，PaO_2/FiO_2 比值显著升高，NPPV 治疗后病人的恶化概率明显降低，NPPV 治疗组仅有 1 名病人发展为重度 ARDS，但对照组有 7 名。更重要的是，NPPV 治疗组病人的器官功能衰竭情况显著低于对照组，说明 NPPV 治疗 ARDS 的早期阶段可有效预防 ARDS 的进展、避免气管插管及器官衰竭，且提出呼吸频率及氧合指数的改善提示 NPPV 治疗有效。

2013 年，Yu 等人报道了对食管癌切除术后继发 ARDS 病人行 NPPV 治疗的疗效进行研究，评价 28 天的病死率、性别、年龄、pH、PaO_2/FiO_2、SOFA、APACHE II、食管癌术后有无心肺复苏、吻合口瘘以及急性呼吸衰竭等指标。在 NIPPV 治疗及需要气管插管两组病人的初始资料显示性别、年龄、PaO_2/FiO_2、SOFA 评分、APACHE II 评分无统计学差异，24 小时治疗后 PaO_2/FiO_2 的比值以及食管癌术后相关的并发症均有统计学差异，NIV 组 PaO_2/FiO_2 明显偏高，术后并发症明显偏低，并提出 NIV 治疗 2 小时后 $PaO_2/FiO_2 > 180mmHg$ 的病人好转概率大，可继续 NIV 治疗。

（二）国外对 NIV 在 ARDS 病人中疗效指标的相关研究

相关 NIV 在 ARDS 应用的研究多会纳入不同的研究指标对 NIV 在 ARDS 中的疗效进行评价，本文简单列举几项。Yoshida 等人对 47 名因肺炎及肺外疾病所致 ALI 病人行 NIV 治疗进行了回顾性研究，33 名病人因 NIV 治疗成功避免了气管插管，需要气管插管的病人 APACHE II 评分偏高以及动脉 pH 偏低。NIV 治疗成功的病人在 NIV 治疗开始后 1 小时内呼吸频率显著下降，这些病人避免了气管插管，且病死率及平均住院日显著低于需要气管插管的病人。Antonelli 等人对 NPPV 治疗成功组及失败组的 PaO_2/FiO_2 进行比较，在开始治疗时两组 PaO_2/FiO_2 无统计学差异，但 PaO_2/FiO_2 在 NPPV 治疗组持续上升，通过研究显示 PaO_2/FiO_2 是 NPPV 治疗失败的预测因子，同时提出 NPPV 治疗 1 小时后 $PaO_2/FiO_2 \leqslant 175$ 是预测 NPPV 治疗失败的独立预测因子。

因纳入各研究指标及治疗时机不同，ARDS 病人行 NIV 治疗的确切疗效评价指标尚未统一，唯有动态观察、动态评价病人的综合情况，严密监测生命体征及相关指标的改善情况，如 NIV 治疗 1~2 小时后氧合指数、低氧血症、呼吸频率、心率等得到改善以及辅助呼吸肌运动减轻和反常呼吸消失等，说明 NPPV 治疗效果可，可继续应用 NPPV 改善病人缺氧情况。

二、无创通气改有创通气的时机

NIV 在 ARDS 中的治疗仍处于研究阶段，其治疗时机尚不明确，更缺乏其治疗后改有创通气时机的确切指标，但相关研究总结 NIV 在 ARDS 中治疗失败的经验，提出其改有创通气的参考指标。

（一）NIV 改有创通气时机的文献报道

NIV 治疗 ALI 的研究开始于美国的梅奥诊所。在这项观察性队列研究中，Rana 等人对54 名 ARDS 病人行 NIV 治疗的结局以及 NIV 治疗失败的危险因素进行了研究，其研究对象病因包括肺炎、肺外脓毒血症、血管炎、间质性肺疾病急性加重期。研究发现 NIV 治疗 ALI 的失败率较高，且高于预期的病死率，研究中如果基础病、代谢性酸中毒以及严重低氧血症没有很快被纠正，NIV 失败的概率非常大。其提出 NIV 的治疗对象需要有选择性，NIV 治疗成功与疾病严重程度评分较低（SOFA 评分、APACHE II 评分）、入院时较高的氧合指数以及不明显的酸中毒有关，若 NIV 治疗后这些指标无明显改善，可立即考虑有创通气治疗。

Rocker 等人于 1999 年报道了其对 NIV 在 ARDS 应用中的研究，当时有 147 例病人入组，其中 79 例病人通过 NIV 改善氧合并避免气管插管，在降低呼吸机相关性肺炎及 ICU 病死率方面，肺部及肺外因素所致 ARDS 对 NPPV 治疗的反应相似；气管插管在 SAPS II 较高以及需要更高水平呼吸支持的病人中相似，但提出 SAPS II >34 以及 NPPV 治疗 1 小时内 $PaO_2/FiO_2 \leqslant 175$ 不能改善是 NIV 治疗失败的预测因子，此类治疗失败的病人需及时转为气管插管治疗。2010 年，Squadrone 等人报道了 NIV 在儿童 ARDS 中应用的研究，结果显示 NPPV 无法维持 $PaO_2/FiO_2 \geqslant 150$、癫痫发作、精神状态改变（GCS <8）、无法耐受 NPPV 或分泌物量多而无法较好引流、血流动力学不稳定（收缩压低于正常值 5 个百分点或心电图提示心肌缺血或心律失常）以及出现呼吸暂停时，应尽快改有创通气。

2013 年，Yu 等人报道了一项对食管癌切除术后继发 ARDS 病人行 NPPV 治疗的研究，提出 NPPV 可能为食管癌术后继发 ARDS 病人的有效选择治疗手段，但是如果术后有严重并发症的病人如急性肾衰竭、心肺复苏以及 NPPV 治疗 2 小时后 $PaO_2/FiO_2 <180$ 时，应转为气管插管治疗。

（二）我国 NIV 改有创通气时机的专家共识

2009 年，我国无创正压通气临床应用专家共识提出如出现以下情况应及时气管插管：①意识恶化或烦躁不安；②不能清除分泌物；③无法耐受连接方法；④血流动力学指标不稳定；⑤氧合功能恶化；⑥CO_2 潴留加重；⑦治疗 1 ~ 4 小时后如 $PaCO_2$ 无改善或加重，出现严重的呼吸性酸中毒（pH <7.2）或严重的低氧血症（$FiO_2 >10.5$，$PaO_2 \leqslant 8kPa$ 或氧合指数 <120）。但这些指标并非针对单纯的 ARDS，因 ARDS 病人的特殊性，所需改气管插管的时机也有更严格的要求，目前对此部分病人尚未单独列出评价指标，但共识中ALI/ARDS 章节中提出对 NPPV 治疗 1 ~ 2 小时后低氧血症不能改善或全身情况恶化时，应及时气管插管改有创通气。

NIV 在 ARDS 病人中应用的研究越来越多，但相关大型多中心的研究仍较缺乏，对NIV 改有创通气的时机尚不能提供明确评价指标，综合无创通气改有创通气时机的评价指标以及 ARDS 疾病本身的独特性，若基础病、代谢性酸中毒以及严重的缺氧（PaO_2/FiO_2

＜150）、血流动力学及其他器官情况等未迅速得到改善，我们应避免 NIV 治疗方式。

为避免改有创通气并有更多的获益，最重要的是把握好 NIV 治疗 ARDS 的时机，提倡对轻度 ARDS 早期干预治疗，阻止病程进展，减少相关并发症及总体医疗费用。

（陈　琳　章仲恒　徐志伟）

第三节　无创机械通气在 ARDS 治疗中的地位

研究显示 NPPV 在治疗慢性阻塞性肺疾病加重期呼吸衰竭、心源性肺水肿、免疫功能低下以及慢性阻塞性肺疾病病人撤机中的应用已获得 A 级证据，但 NPPV 在 ARDS 病人中的地位仍尚有争议。

早期的 NIV 治疗对免疫功能低下并发肺部浸润改变的病人可能非常有帮助，因为此类病人气管插管后呼吸机相关性肺炎、继发性感染及 ICU 病房病死率的风险显著增加。Piastra 等人研究中纳入的研究对象为免疫功能低下的儿童 ARDS 病人，所有入组病人均行 NIV 治疗，根据对 NIV 治疗的疗效反应分为 NIV 治疗有效组及 NIV 治疗无效组，检测早期及后续 PaO_2/FiO_2 比值。结果显示 NIV 治疗无效组儿科重症监护病房住院时间及病死率明显偏高，NIV 治疗有效组的心率、呼吸频率显著低于 NIV 治疗无效组。本研究显示 NIV 在免疫功能低下的儿童 ARDS 病人中具有可行性及较好的耐受性，NIV 治疗缺氧性呼吸衰竭所致的 ARDS，其疗效取决于 ARDS 病人缺氧的程度、合并症、并发症以及疾病严重程度评分。Antonelli 等人对器官移植后并发缺氧性急性呼吸衰竭的两组病人进行研究，在治疗的第 1 小时内，NIV 治疗组 PaO_2/FiO_2 增加了 70%，在存活的病人中，NIV 与低插管率、较少并发症、低病死率及低 ICU 住院率显著相关。

有研究表明急性呼吸衰竭最严重的阶段可以使用气管插管机械通气，待肺部急性病变大部分吸收即拔除气管内插管，序贯使用 NIV，直至最终达到完全撤机，即采取有创-无创序贯性机械通气，可充分发挥两种机械通气方式的优势，减少并发症，改善预后。这种序贯通气策略最早于 1992 年由 Udwadia 提出，目前在高碳酸性呼吸衰竭的临床实践和研究方面已取得令人鼓舞的进展，证实其可明显缩短病人病程，改善预后。我国王秀岩等人对 ARDS 病人早期拔除气管插管后序贯 NIV 治疗的时机及价值进行研究，对入选病人分为序贯组和对照组，研究结果显示外科疾病所致 ARDS 病人在机械通气条件下，PaO_2/FiO_2 达到 200～250mmHg 时序贯无创通气方法可早期脱机，并可缩短有创机械通气时间、总机械通气时间和 ICU 住院时间。

前面章节中有提到可在 ARDS 早期阶段进行 NIV 干预治疗，NIV 在 ARDS 中的应用越来越受到重视，结合本节的阐述，我们发现目前已从不同基础疾病并发 ARDS 病人行 NIV 治疗进行研究，可见 NIV 在 ARDS 治疗中已占有一定的地位。NIV 虽然可避免机械通气的相关负效应，如呼吸机相关性肺炎和呼吸机相关性肺损伤等，并在某些疾病的治疗中获得相当的肯定，但其稳定性差，因气道内引流不充分等，其相对禁忌证更多，且因依从性等诸多因素的影响，其可控性差，所以 NIV 治疗受到更多限制。

总之，NIV 在 ALI/ARDS 中的应用，目前尚缺乏大型多中心研究，对其治疗 ALI/ARDS 的效果尚存在争议，且对其改善疗效方面未提出可靠评估指标，目前多提倡把握好适应证，对轻度 ARDS 可试行 NPPV 治疗，但仍要结合病人基础情况及合并症，动态评估 NPPV 治疗过程中的相关评价指标，相信 NIV 在 ARDS 中的治疗仍有一定前景，有望有效预防 ARDS 的病情进展及降低插管率、住院日、病死率及医疗花费。

（陈　琳　章仲恒　徐志伟）

参考文献

1. Ferlito A, Rinaldo A, Shaha AR, et al. Percutaneous tracheotomy [J]. Acta Otolaryngol, 2003, 123 (9): 1008-1012.

2. Barach AL, Eckman M, et al. Studies on positive pressure respiration; general aspects and types of pressure breathing; effects on respiration and circulation at sea level [J]. J Aviat Med, 1946, 17: 290-332.

3. Geddes LA. The history of artificial respiration [J]. IEEE Eng Med Biol Mag, 2007, 26 (6): 38-41.

4. Organized Jointly by the American Thoracic Society TERSTESOICM, The Societe De Reanimation De Langue F, Approved by Ats Board of Directors D. International consensus conferences in intensive care medicine: Non-invasive positive pressure ventilation in acute respiratory failure [J]. Am J Respir Crit Care Med, 2001, 163 (1): 283-291.

5. Tsushima K, Yokoyama T, Matsumura T, et al. The potential efficacy of noninvasive ventilation with administration of a neutrophil elastase inhibitor for acute respiratory distress syndrome [J]. J Crit Care, 2014, 29 (3): 420-425.

6. Katz JA, Marks JD. Inspiratory work with and without continuous positive airway pressure in patients with acute respiratory failure [J]. Anesthesiology, 1985, 63 (6): 598-607.

7. Keenan SP, Sinuff T, Cook DJ, et al. Does noninvasive positive pressure ventilation improve outcome in acute hypoxemic respiratory failure? A systematic review [J]. Crit Care Med, 2004, 32 (12): 2516-2523.

8. Rocker GM, Mackenzie MG, Williams B, et al. Noninvasive positive pressure ventilation: Successful outcome in patients with acute lung injury/ARDS [J]. Chest, 1999, 115 (1): 173-177.

9. Domenighetti G, Moccia A, Gayer R. Observational case-control study of non-invasive ventilation in patients with ARDS [J]. Monaldi Arch Chest Dis, 2008, 69 (1): 5-10.

10. Delclaux C, L'her E, Alberti C, et al. Treatment of acute hypoxemic nonhypercapnic respiratory insufficiency with continuous positive airway pressure delivered by a face mask: A randomized controlled trial [J]. JAMA, 2000, 284 (18): 2352-2360.

11. Rana S, Jenad H, Gay PC, et al. Failure of non-invasive ventilation in patients with acute lung injury: Observational cohort study [J]. Crit Care, 2006, 10 (3): R79.

12. Agarwal R, Handa A, Aggarwal AN, et al. Outcomes of noninvasive ventilation in acute hypoxemic respiratory failure in a respiratory intensive care unit in north india [J]. Respir Care, 2009, 54 (12): 1679-1687.

13. Zhan Q, Sun B, Liang L, et al. Early use of noninvasive positive pressure ventilation for acute lung injury: A multicenter randomized controlled trial [J]. Crit Care Med, 2012, 40 (2): 455-460.

14. Luo J, Wang MY, Zhu H, et al. Can non-invasive positive pressure ventilation prevent endotracheal intubation in acute lung injury/acute respiratory distress syndrome? A meta-analysis [J]. Respirology, 2014, 19 (8): 1149-1157.

15. Yu KY, Zhao L, Chen Z, et al. Noninvasive positive pressure ventilation for the treatment of acute respiratory distress syndrome following esophagectomy for esophageal cancer: A clinical comparative study [J]. J Thorac Dis, 2013, 5 (6): 777-782.

16. Yoshida Y, Takeda S, Akada S, et al. Factors predicting successful noninvasive ventilation in acute lung injury [J]. J Anesth, 2008, 22 (3): 201-206.

17. L'her E, Deye N, Lellouche F, et al. Physiologic effects of noninvasive ventilation during acute lung injury

[J]. Am J Respir Crit Care Med, 2005, 172 (9): 1112-1118.

18. Antonelli M, Conti G, Esquinas A, et al. A multiple-center survey on the use in clinical practice of noninvasive ventilation as a first-line intervention for acute respiratory distress syndrome [J]. Crit Care Med, 2007, 35 (1): 18-25.

19. Antonelli M, Conti G, Rocco M, et al. A comparison of noninvasive positive-pressure ventilation and conventional mechanical ventilation in patients with acute respiratory failure [J]. N Engl J Med, 1998, 339 (7): 429-435.

20. Antonelli M, Conti G, Bufi M, et al. Noninvasive ventilation for treatment of acute respiratory failure in patients undergoing solid organ transplantation: A randomized trial [J]. JAMA, 2000, 283 (2): 235-241.

21. Piastra M, De Luca D, Pietrini D, et al. Noninvasive pressure-support ventilation in immunocompromised children with ARDS: A feasibility study [J]. Intensive Care Med, 2009, 35 (8): 1420-1427.

22. Antonelli M, Conti G, Bufi M, et al. Noninvasive ventilation for treatment of acute respiratory failure in patients undergoing solid organ transplantation: A randomized trial [J]. JAMA, 2000, 283 (2): 235-241.

·第十三章·

机械通气期间的镇痛
镇静与肌松治疗

第一节　镇痛镇静治疗的目的

疼痛是机体对伤害性刺激作出的防御性反应，常伴有强烈的感情色彩。研究表明，无论是内科重症、创伤或术后病人，均存在不同程度的疼痛体验，发生率高达50%。除创伤、手术及基础疾病本身，ARDS病人的疼痛来源于气管插管、机械通气、有创监测、俯卧位通气、频繁穿刺抽血、换药等诊疗和护理操作。疼痛可引发机体产生一系列不良生理反应，如：抑制咳嗽反射，限制通气，促进炎症介质的释放，影响伤口愈合，乃至抑制机体免疫功能。疼痛对机体的影响不仅限于住院期间，甚至延续至出院后，约有27%的病人在出院后6个月，由于疼痛的持续不良体验而诱发创伤后应激障碍（posttraumatic stress disorder，PTSD），38%的病人发展为慢性疼痛，21%的病人出现生活质量严重下降。由此可见，对于危重病患，疼痛不仅影响疾病本身的进程，甚至影响到病人出院后心理和生理的漫长康复过程。完善镇痛是ICU常规治疗中不可或缺的重要环节。

此外，ARDS病人同时经历不适、焦虑和躁动等不良感受。由于制动、长期卧床、环境陌生、缺乏交流沟通、噪声、昼夜节律改变、睡眠障碍、日常体检、治疗及护理等诸多因素共同影响，即便给予充分镇痛，上述不良感受依然高频发生，部分病人甚至持续存在直至出院后数年。无论是疼痛不适还是焦虑躁动，均可因机体强烈应激状态而诱发一系列神经内分泌反应如：高血糖，蛋白质分解代谢增加，交感神经系统过度激活，肾上腺素能神经递质大量释放，导致机体耗氧量增多，促使氧供需失衡，加重组织器官的损害。因此，在完善镇痛的基础上，仍需对病人镇静需求作出恰当评估及处理。

对于ARDS病人而言，合理镇痛镇静的意义在于：①可以显著增加病人舒适感，有效缓解高应激状态，改善睡眠，降低代谢率及氧耗。②缓解疼痛，减轻焦虑，增加治疗的依从性，减轻护理工作的负担，促进恢复。③减少炎症介质的产生及释放，减轻组织损伤。④有助于促进人机协调，减少肺气压伤，促进呼吸功能的恢复，缩短机械通气时间。⑤减少镇静药物剂量，防止过度镇静，缩短ICU住院时间，减少并发症，降低病死率。

除焦虑躁动外，谵妄也常见于ARDS病人，在气管插管ARDS病人中，其发生率可高达73%。谵妄是一种由多种因素引起的急性、可逆性脑功能障碍综合征，主要表现为短时间内出现意识障碍、注意力不集中、思维紊乱、认知能力改变，通常发生于手术结束即刻至术后 5 天，以昼轻夜重为特点。谵妄不仅增加医源性肺炎、应激性溃疡等并发症的发生率，也使 ICU 住院时间及总住院天数延长，甚至引发出院后长时间认知功能障碍，劳动力及生活自理能力的丧失；并且与预后不良，病死率增加密切关联。

研究认为 ARDS 本身即是导致谵妄的独立危险因素。ARDS 病人发生谵妄的可能原因包括：①病人个体因素：由于年龄增长，神经元退行性改变，脑组织血流减少，糖代谢降低以及对缺氧敏感性上调，老年病人是谵妄的高危人群；痴呆、高血压病、心脏病、酗酒等也是谵妄的高危因素。②环境因素：由于 ICU 病房内噪声干扰、长期制动及封闭式管理等引发病人烦躁、交感神经兴奋，导致睡眠剥夺是谵妄发生的独立危险因素。③药物因素：抗胆碱能药物、糖皮质激素、镇静镇痛类药物可通过直接或间接作用，改变中枢神经系统胆碱能神经递质水平而引发谵妄。④疾病因素：APACHE Ⅱ 评分即疾病的严重程度与谵妄密切相关，在其众多评估指标中 pH 低于 7.35 以及血肌酐水平高于 2mg/dl 对谵妄的影响最为显著。此外，感染也是导致谵妄的高危因素。由于大量炎症介质及内毒素释放，小胶质细胞活化而脱离胆碱能神经递质的抑制效应，从而引发谵妄。⑤气管插管正压机械通气通过多巴胺途径，选择性诱导海马神经元凋亡，由神经元凋亡导致谵妄。

促进病人早期活动是美国重症医学会于 2013 年颁布的镇静指南中唯一推荐的谵妄防治方法。根据这一建议，制订合理的镇痛镇静方案同样适用于谵妄的防治。正确评估病人镇痛镇静需求，实施浅镇静，可减少苯二氮䓬类药物及麻醉性镇痛药的使用剂量，并增加睡眠觉醒周期，同时缩短机械通气时间，均有助于病人早期活动，预防谵妄。

（尚游　王茸）

第二节　常用镇痛剂与选择

一、阿片类镇痛药

（一）吗啡

ICU 最为常用的是 μ 阿片受体激动剂，吗啡是经典代表，是阿片的天然生物碱，作用于脊髓、延髓、中脑和丘脑等痛觉传导区，对躯体和内脏的疼痛都有效，对持续性钝痛的效果优于间断性锐痛；还作用于边缘系统，消除由疼痛所引起的焦虑、紧张等情绪反应。它主要经肝脏代谢，其代谢产物经肾脏排泄，肾功能不全病人代谢时间是 50 小时，肾衰竭病人应避免使用。其副作用为呼吸抑制，抑制胃肠道蠕动，促进组胺释放，诱发哮喘，对低血容量病人容易导致低血压，推荐用于血流动力学稳定的病人。

（二）芬太尼

目前临床应用最广泛的是芬太尼及其衍生物。其镇痛强度为吗啡的 75～125 倍，作用时间约 30 分钟。由于其脂溶性很强，故易于透过血-脑脊液屏障而进入脑，也易于从脑重新分布到体内其他组织。因此，单次注射的作用时间较吗啡短暂，但其消除半衰期却较长。反复多次注射可产生明显的蓄积和延时效应，反复大量注射后 3～4 小时出现延迟性呼吸抑制，需警惕，不宜用于维持镇痛，适用于急性疼痛的短期镇痛。芬太尼主要在肝内经生物转化，通过脱去甲基、羟基化和酰胺基水解，形成多种无药理活性的代谢物，随尿液和胆汁排出。肾功能不全病人可考虑选用。

芬太尼的副作用主要是引起呼吸抑制，表现为呼吸频率减慢，静脉注射后 5～10 分钟抑制程度最大，甚至呼吸停止，持续 10 分钟后恢复。快速大量静脉注射可引起胸壁、腹壁肌肉僵硬而影响通气，需注意。虽可引起心动过缓，但对血压影响轻微，心血管稳定性强，对于心功能不全，血流动力学不稳定病人可谨慎使用。

（三）瑞芬太尼

瑞芬太尼是新型短效 μ 受体激动剂，效价与芬太尼相似。其分子结构中含有酯键，易被血浆及组织中的非特异性酯酶水解，迅速代谢，清除不依赖于肝、肾功能，无蓄积作用，是真正的短效阿片类药，可持续输注。用于短期镇痛病人，能够显著缩短机械通气时间及 ICU 住院时间，减少呼吸机相关性肺炎等并发症，减少医疗费用。其副作用为呼吸抑制，但停药后 3～5 分钟恢复自主呼吸。

（四）舒芬太尼

舒芬太尼镇痛作用为芬太尼的 5～10 倍，且心血管稳定性强。主要经肝脏代谢，在微粒体通过 N-脱基、O-去甲基和羟化 3 种途径氧化代谢，代谢物去甲舒芬太尼仍有舒芬太尼 10% 的活性。血浆半衰期为 0.72～1.20 分钟，再分布半衰期为 13.7～17.0 分钟，清除半衰期为 140～158 分钟。在长时间输注舒芬太尼后，其输注即时半衰期较芬太尼短，同时肝脏的清除率较高，故在输注停止后，恢复较芬太尼快。适用于心血管稳定性差，需要长期镇痛的危重病人。老年人肝微粒体酶活性及药物清除率降低，应慎用。

（五）羟考酮

羟考酮是半合成蒂巴因类衍生物，其镇痛作用主要由 κ-受体介导，属于阿片类强效镇痛药。与吗啡相比，羟考酮对阿片受体的亲和力较弱，且选择性不强。但由于其脂溶性强，因此羟考酮跨膜效应和透过血脑屏障能力比吗啡强，这也是其镇痛效应比吗啡强、给药途径广泛的重要原因。羟考酮特点为不导致组胺释放，不抑制副交感神经，不导致心动过缓。与阿片药相比，对内脏痛、癌性痛及神经病理性疼痛具有优势。副作用与吗啡相似，但恶心、呕吐、呼吸抑制的发生率较低。

二、非阿片类中枢性镇痛药

曲马多属于非阿片类中枢性镇痛药。虽然也与阿片受体结合，但亲和力很弱。其镇痛作用具有双重作用机制，除作用于 μ 受体外，还抑制神经元突触对去甲肾上腺素和 5-羟色胺的再摄取，并增加神经元外 5-羟色胺的浓度。曲马多在肝脏代谢，约 90% 代谢产物经肾脏排出。肝、肾功能障碍时，消除半衰期延长约 1 倍。由于其几乎不影响血流动力学，不产生呼吸抑制作用，不引起组胺释放，因而尤其适用于老年人、心肺功能差的病人，长期使用依赖性小。主要副作用为恶心呕吐。

三、非甾体类抗炎镇痛药

非甾体类抗炎镇痛药（non-steroidal antiinflammatory drugs，NSAIDs）可有效抑制创伤、炎症部位以及脊髓水平的环氧化酶（cyclooxygenase，COX）活性，减少 PG 生成和炎症物质释放，减轻外周及中枢敏感化的形成，抑制疼痛的产生，达到超前镇痛作用，同时没有中枢抑制作用，不影响病人苏醒。选择性抑制 COX-1 可导致胃肠道不良反应，抑制 COX-2 极有可能是 NSAIDs 镇痛作用的机制，因此选择性 COX-2 抑制剂产生镇痛作用的同时，减轻了胃肠道不良反应。

主要副作用为诱发或加重消化道溃疡和胃肠道出血，应避免和糖皮质激素及抗凝剂同时使用，以免加重对胃肠道的损害及增加出血倾向。解热镇痛药均可导致肝、肾损害，从轻度的转氨酶升高到严重的肝细胞损害致死均可发生。常用的非甾体类解热镇痛药有非选择性 COX 抑制剂对乙酰氨基酚和氟比洛芬酯；选择性 COX-2 抑制剂帕瑞昔布钠。常见镇痛药的药理学特点见表 4-13-1。

表 4-13-1　常见镇痛药的药理学特点

药物	起效时间	清除半衰期	特殊副作用	给药
吗啡	5min	3 ~ 7h	组胺释放 便秘	$0.07 ~ 0.1mg/kg \cdot h$
芬太尼	2 ~ 3min	1.5 ~ 6h	呼吸抑制 肌肉强直	$0.7 ~ 1\mu g/kg \cdot h$
瑞芬太尼	1min	3 ~ 10min	呼吸抑制	$4 ~ 9\mu g/kg \cdot h$
舒芬太尼	1 ~ 3min	2.5h	呼吸抑制	$0.05 ~ 0.1\mu g/kg \cdot h$
羟考酮	2 ~ 3min	3 ~ 5h	同吗啡	2mg/h
氟比洛芬酯	5 ~ 10min	5.8h	消化道出血	50mg/次，1 ~ 2 次/日
曲马多	10min	6h	恶心呕吐	50 ~ 100mg/次，< 400mg/日

（尚游　王茸）

第三节　镇痛管理与评价

鉴于危重病人疼痛的高发生率以及疼痛可能造成的严重不良后果，应将疼痛的管理及评估列为危重病人日常诊疗常规，对于 ARDS 病人同样适用。合理的疼痛评估不仅可以减少镇痛药物的用量，甚至可以缩短机械通气及 ICU 住院时间。因此，临床医师必须应用可靠、有效且简易的手段对病人疼痛作出正确评估。疼痛评估包括主观评估和客观评估，评估内容应涵盖疼痛的部位、特点、加重或减轻的因素以及疼痛程度。

一、主观评估

疼痛程度的主观评估有语言评分、视觉模拟评分及数字评分法等。

1. 语言评分法（verbal rating scale，VRS）　按从疼痛最轻到最重的顺序，以 0 分（不痛）至 10 分（疼痛难忍）的分值来代表不同的疼痛程度，由病人自己选择不同分值来量化疼痛程度。

2. 视觉模拟评分（visual analogue scale，VAS）　以 1 条 10cm 的水平直线，两端分别定为不痛到最痛。由被测试者在最接近自己疼痛程度的地方画垂线标记，以此量化其疼痛强度。

3. 数字评分法（numeric rating scale，NRS）　NRS 是一个从 0 至 10 的点状标尺，0 代表不疼，10 代表疼痛难忍，由病人从上面选一个数字描述疼痛。

以上方法均可用于疼痛评估，但病人对疼痛的自我描述是疼痛评估的"金标准"。由于主观评估方法均需病人清醒配合方可进行，而 ARDS 病人由于气管插管、机械通气、镇静、意识障碍等特殊状态而无法对痛觉进行自我描述时，上述评估手段不再适用，此时，疼痛客观评估法尤为重要。

二、客观评估

疼痛客观评估包括行为疼痛量表（behavioral pain scale，BPS）及重症监护疼痛观察工具（critical care pain observation tool，CPOT），均通过对疼痛反应行为的临床观察来对疼痛作出评估，是目前最为有效、可靠的疼痛评估量表，依据其对疼痛进行恰当评估能缩短机械通气时间，减少 ICU 住院时间以及减少镇痛镇静药物的使用，也是 2013 年 PAD 指南推荐用于危重病人常规疼痛评估的有效工具，适用于无法对疼痛自我描述但运动功能完好的病人（颅脑损伤除外）。

BPS 分为用于机械通气病人的原 BPS 和用于非机械通气的 BPS-NI，包括面部表情、上肢活动和机械通气依从性或发声等 3 个条目。其中，"通气依从性"和"发声"分别用于气管插管和非气管插管病人。每个条目有 4 种描述，根据病人的反应情况分别评为 1~4分，量表总分为 3~12 分，3 分表示不痛，12 分表示最痛。

CPOT 包括面部表情、动作、肌肉张力及机械通气依从性 4 个维度。每个维度得分 0~2 分，总分 0~8 分，0 分表示不痛，8 分表示最痛。包括面部表情、身体活动、肌肉紧张度和通气顺应性或发声等 4 个条目，其中"通气顺应性"和"发声"分别用于气管插管病人和非气管插管病人。每个条目有 3 种描述，根据病人的反应情况分别评为 0~2 分，量表总分为 0~8 分，CPOT 敏感性为 86%，特异性为 78%。

除此之外，生命体征（心率、血压及呼吸频率）变化可在一定程度上反映病人的疼痛程度。但是，生命体征变化与疼痛的自我描述及 BPS 评分并不一致，故不可单独作为疼痛评估的依据，但可依据其变化启动进一步疼痛评估。此外有研究报道，在心脏术后，BPS 评分与病人自我描述疼痛程度具有相关性，但研究样本量小，结果有待进一步验证。

（尚游　王茜）

第四节　常用镇静剂与选择

ARDS 病人镇静用药的选择和使用应基于镇静药的药效学和药动学特征。理想的镇静药物应具备以下条件：①起效快，镇静作用强，镇静程度易调控；②对呼吸循环抑制程度低；③与其他药物相互干扰少；④消除方式不依赖于肝、肾代谢；⑤消除半衰期短，不易蓄积；⑥价格低廉。目前 ICU 最常用的镇静药为咪达唑仑、劳拉西泮、丙泊酚、右美托咪定。

一、苯二氮䓬类

苯二氮䓬类药物是 ICU 使用历史最长，应用最普遍的镇静药，也常用于 ARDS 病人的镇静。苯二氮䓬类药物主要作用于脑干网状结构和大脑边缘系统，与抑制性神经递质 GABA（γ-氨基丁酸）受体 α 亚单位相结合，促进 GABA 与 GABA 受体 β 亚单位相结合，增加 GABA 诱导的跨膜氯离子通道的开放，增强 GABA 能神经传递功能和突触抑制效应，从而使神经元兴奋性降低，产生剂量依赖性抗焦虑，镇静、催眠及顺行性遗忘，抗惊厥和中枢性肌肉松弛作用。最常用的苯二氮䓬类药物为咪达唑仑和劳拉西泮，两者均为脂溶性，能迅速通过血脑屏障（≤1分钟），快速到达镇静效应。

苯二氮䓬类药物经肝酶CYP450代谢。因此，肝功能障碍时，其作用时间显著延长，咪达唑仑尤为明显。此外，咪达唑仑降解为活性代谢产物，在肾衰竭时，其代谢产物聚集于体内。肾衰竭病人应避免使用咪达唑仑。与咪达唑仑相比，劳拉西泮亲脂性较低，血浆清除率较低，因而起效稍慢，但其效能高，作用时间长，且其代谢产物无活性，可用于肾衰竭病人。但劳拉西泮使用丙二醇作为溶媒，长时间输注要注意其可能导致酸中毒及肾毒性作用。

苯二氮䓬类药物主要缺点为：①具有潜在呼吸抑制作用，可减少呼吸频率及潮气量；②由于其亲脂性，长时间使用后易蓄积于脂肪组织，而出现苏醒延迟；并且易诱导耐受，骤然停药后容易导致谵妄、焦虑等神经精神症状；③易引发镇静过度，机械通气时间延长及ICU住院时间延长等不良后果。由于苯二氮䓬类药是引发重症病人谵妄的独立危险因素，目前已不作为ICU镇静的一线药物使用，而推荐优先使用非苯二氮䓬类镇静药物以改善临床预后。

二、丙　泊　酚

丙泊酚是短效静脉麻醉药，与GABA受体β亚单位结合，增强GABA诱导的氯电流，从而产生催眠作用。由于其高度亲脂性，可快速通过血脑屏障，迅速起效。此外，丙泊酚可快速由脑再分布至周围组织，故作用时间短。镇静深度与剂量相关，易于调整，能使病人获得较满意的镇静深度，恢复过程平稳迅速，停药后拔除气管导管时间显著短于苯二氮䓬类药物，有效缩短了机械通气及ICU住院时间。因此，丙泊酚特别适用于需要快速苏醒及需进行神经系统评估的病人。

丙泊酚在肝脏代谢为无活性的葡萄糖醛酸和硫酸盐，经肾脏清除，几乎无药物蓄积，肝、肾功能障碍并不显著影响其清除，对肝、肾功能障碍病人，丙泊酚是良好选择。丙泊酚可减少脑血流量，降低颅内压及脑氧代谢率，提高癫痫抽搐阈值，具有脑保护作用，可用于颅脑损伤和癫痫病人的镇静。

丙泊酚的不良反应主要有：①注射痛，丙泊酚经静脉快速给药易导致病人输注部位的强烈刺激及疼痛，减慢给药速度可缓解。②剂量依赖性呼吸循环抑制，尤其对于循环血量不足和老年病人更易发生，静脉注射前需补充血容量，减少用药剂量及缓慢给药。③高甘油三酯血症，通常发生于丙泊酚输注速度高于$3mg/(kg \cdot h)$时，若输注时间超过48小时要注意监测血甘油三酯水平。丙泊酚乳剂中的长链甘油三酯是引起血脂水平升高的主要因素，合并肝脏疾病的重症病人和儿童尤应注意有加重脂质代谢障碍和脂肪负荷增加的可能，应谨慎使用，同时行肠外营养病人应重新计算热量。④丙泊酚输注综合征，是丙泊酚长期大量输注的罕见致命性并发症，最早报道于儿童，特点为急性难治性心动过缓致心脏停搏，同时伴有以下一个或多个临床表现：代谢性酸中毒，横纹肌溶解，高钾血症，高脂血症，肝大或脂肪肝。为减少其发生率，推荐维持剂量低于$4mg/(kg \cdot h)$。其危险因素包括：持续输注超过48小时，高浓度使用（2%），年轻重症病人，严重头部创伤，高脂及低碳水化合物摄入，同时应用儿茶酚胺或皮质醇类药物。临床应用时需注意：应尽量避免对高危人群使用丙泊酚；短期使用，并应常规监测血液pH、血乳酸及肌酐水平；一旦发现可疑病例，应立即停药并行血液净化治疗，同时加强对症支持。

三、右美托咪定

相比于传统镇静剂，右美托咪定是高选择性 α_2 肾上腺素能受体激动剂，已越来越多地用于ICU镇静。其作用于脊髓和蓝斑突触前神经元，减少中枢神经系统交感神经冲动，具有较强的镇静及抗焦虑作用，同时具有轻度镇痛作用，而且应用后的谵妄发生率低，对呼吸功能影响甚微，对需长期镇静病人可安全选用。

右美托咪定主要经肝脏代谢，与葡糖苷酸结合，通过细胞色素P450酶系统生物转化为无活性代谢产物，因而肾功能受损不会显著影响其药动学，肝功能障碍，老龄及低白蛋白血症病人其清除半衰期延长，需谨慎使用。

其主要副作用为心动过缓，快速给药后的短暂高血压以及持续输注后的低血压。特点为苏醒时间快，镇静同时可保持唤醒能力，可减少苯二氮䓬类和丙泊酚的用量，因而被推荐替代苯二氮䓬类药物用于ICU镇静。几种ICU常用镇静药药理特点见表4-13-2。

表4-13-2　ICU常用镇静药药理特点

药物	起效时间 （min）	消除半衰期 （h）	特殊副作用	负荷剂量 （mg/kg）	维持剂量 ［mg/（kg·h）］
劳拉西泮	15~20	8~15	酸中毒、肾毒性	0.02~0.04	0.01~0.1
咪达唑仑	2~5	3~11	谵妄、苏醒延迟	0.01~0.05	0.02~0.1
丙泊酚	0.5~1	4~7	注射痛、高甘油三酯血症	1~3	0.3~4
右美托咪定	5~10	1.8~3.1	心动过缓	0.0003~0.001	0.0002~0.0007

ICU重症病人，尤其是ARDS病人机械通气时，往往需要长时间镇静（>24小时），因此在选择镇静药物时，必须慎重考虑镇静药物的代谢途径、副作用（如谵妄、机械通气时间及病死率等）以及费用问题。

近年来，随着临床医生对镇静认识及需求不断增加，对不同镇静药物的比较也随之增多。总体而言，由于苯二氮䓬类药物经肝脏代谢，其活性代谢产物又经肾脏清除，而ICU重症病人通常合并有多器官功能损伤的情况，因此对于ICU机械通气病人，非苯二氮䓬类药物似乎比苯二氮䓬类药物更具优势：比如机械通气及ICU住院时间更短。但由于重症病人病情的复杂性以及影响因素的多样性，这两类药物在短期病死率上并未显示出显著差别。此外，由于右美托咪定特殊的作用机制及作用位点的高选择性，使其更易于唤醒，易于医患交流，谵妄发生率似乎更低，且无呼吸抑制作用，相对咪达唑仑和丙泊酚而言，似乎更适合目前所提倡的目标导向浅镇静策略及每日唤醒策略，但是需警惕其心动过缓及低血压的副作用，尤其在给予负荷剂量时。对于丙泊酚而言，由于其可控性更强，镇静程度更深以及脑保护效应，当病人出现重度ARDS、严重人机对抗、需要俯卧位通气或颅脑损伤时，丙泊酚似乎是更好的选择，当然其价格也不菲。

总之，对于ARDS病人镇静药物的选择，需综合考虑病人器官功能状况，病情严重程度以及经济负担等多种因素，作出最恰当的选择。

（尚游　王莘）

第五节　镇静管理与评价

ICU 理想镇静状态是解除病人不适及焦虑，使病人处于宁静、可唤醒同时保持正常生理反射的稳定状态，其实现需要制订合理的镇静策略。自 1995 年首个 ICU 镇静实施建议发布以来，人们对镇静的认识逐步由以深度镇静为目标过渡到镇静最小化策略，包括程序性镇静及日间唤醒，直至最近的浅镇静，其最终目的是减少机械通气及 ICU 住院时间，进而减少并发症及病死率。

一、镇静管理

（一）深度镇静

深度镇静的目的在于使病人保持意识丧失状态，减少对不良事件的回忆，保证病人机械通气时的人机协调性，减少呼吸肌做功，最大限度地改善氧合。但深度镇静可导致以下问题。

1. 增加感染概率　其原因可能是：①深度镇静使呼吸道纤毛运动减弱甚至消失，抑制主动排痰，上呼吸道定植细菌随口咽处分泌物流入下呼吸道，从而增加了肺部感染的机会；②镇静抑制肠道蠕动，导致肠道微生态变化；③镇静改变机体对病原微生物的普遍应答反应，产生免疫抑制作用。

2. 由于肢体活动丧失，增加深静脉血栓形成概率。

3. 苯二氮䓬类药物长期使用后停药，可损害认知功能，诱发创伤后应激障碍及谵妄。

4. 由于呼吸机支持时间延长，住院天数增加而增加医疗费用。多中心研究显示，深度镇静普遍存在于机械通气的最初 48 小时内，并与呼吸机支持时间延长，气管切开等密切相关。不仅如此，深度镇静（即便仅在机械通气的最初 48 小时内）往往伴随病情恶化，预后不良，住院病死率及半年病死率显著增加。

（二）每日唤醒

随着对深度镇静伴随不良临床转归的逐渐认识及关注，同时为避免因深度镇静导致的机械通气时间延长及呼吸机相关性肺炎、气压伤、深静脉血栓等并发症，2000 年 Kress 提出每日唤醒镇静策略。具体方法：每日上午停止使用镇痛镇静药，直至病人完全清醒并作出指令动作后，开始进行自主呼吸评判、脱机试验和锻炼。利用病人的唤醒时间及时判断并发症和神经系统功能障碍及颅内出血的发生，同时根据病人对言语指令的反应为镇静质量提供重要信息，从而根据个体需要来调整药物用量及镇静深度，使病人能较早地主动参与物理治疗，有效缩短机械通气和 ICU 住院时间，降低并发症发生率，显著改善病人结局。但是，每日唤醒也有不足之处，如：唤醒时病人可能出现躁动，增加病人自行拔除气管导管的发生率，并可能引发长期心理并发症，同时增加镇痛镇静药物的用量及护理工作的负担。需注意，每日唤醒不适用于神经肌肉阻滞、酒精戒断以及激惹状态病人。

（三）浅镇静

2013 年，美国重症医学会颁布了更具代表性的，以浅镇静策略为中心的镇静指南。浅镇静的重要意义在于能有效降低过度镇静的发生率，减少谵妄，使病人对外界刺激保持反应性及生理应激反应，减少对呼吸、循环的抑制，有效低交感张力，有利于对病情及时作出判断；同时缩短 ICU 成人病人机械通气时间及 ICU 住院日，且利用右美托咪定实现的目标导向浅镇静可使90% 病人在最初 24 小时内实现浅镇静，显著改善临床转归。由于浅镇静的实施有赖于动态床旁观察，及时根据评估结果调整镇静强度，因此应选用半衰期短，代谢产物无生物活性，无显著蓄积的镇静剂。2013 年美国成人 ICU 病人疼痛、躁动、谵妄治疗指南强烈推荐使用丙泊酚或右美托咪定（推荐等级 1A）。

必须指出，不同病人要求不同镇静水平，同一病人的不同病程其镇静水平也不相同。因此，什么是 ARDS 病人理想的镇静水平？

目前普遍认为重症病人应尽量避免深度及长时间镇静，但就 ARDS 病人而言，当其合并以下情况时则具备深度镇静的指征：①严重低氧或高碳酸血症，需要调整通气模式，运用神经肌肉阻滞药或体外膜肺氧合时；②严重颅脑损伤或其他因素，需要改善颅内顺应性及降低颅内压时；③病人过度激惹具有严重伤害性行为时。对于重度 ARDS 病人，起病之初的深度镇静可改善人机同步，降低跨肺压，减少呼吸机相关性肺损伤。随病情好转或轻度 ARDS 病人实施浅镇静则是有利的。

二、镇 静 评 价

理想镇静的实现需要可靠的镇静监测为重要保证，正确的镇静评估可以指导镇静治疗，实施个体化镇静方案，有效减少病人焦虑，使其在充分休息的同时避免过度镇静，减少并发症的发生，甚至提高生存率。镇静评估分为主观评估和客观评估。

（一）主观评估

常用主观评估有 Ramsay 评分，SAS 评分及 RASS 评分。

Ramsay 评分标准发布于 1974 年，是首个用数字评价病人意识状态的方法，也是临床上使用最为广泛的镇静评分标准。Ramsay 评分共为 6 级（表 4-13-3），分别反映 3 个层次的清醒状态和 3 个层次的睡眠状态，一般以维持病人 2 ~ 4 分镇静深度为宜。Ramsay 评分较为简单，虽可估计病人清醒和睡眠状态，但不能提供准确的镇静程度信息。

表 4-13-3　Ramsay 评分

评分	临床特点
1	焦虑，激动，躁动
2	合作，安静，接受机械通气
3	镇静，有反应能力，可服从命令
4	入睡，刺激眉间反应迅速
5	入睡，刺激眉间反应迟钝
6	入睡，刺激眉间无反应

随后又出现了分级更为细致的 SAS（sedation-agitation scale，SAS）和 RASS（Richmond agitation sedation scale，RASS）镇静评分，这是目前 ICU 最常用、最可靠及最有效的评估标准，也是 2013 年美国成人 ICU 病人疼痛、躁动、谵妄治疗指南推荐使用的镇静评价标准。SAS 评分对镇静目的指示性更强（表 4-13-4），而 RASS 评分对不同程度的激惹和镇静状态描述更为细化清晰（表 4-13-5），0 分为安静，1 ~ 4 分为不同程度激惹状态，−5 ~ −1 为不同程度镇静状态。对于机械通气重症病人，理想镇静评分为 SAS 3 ~ 4

分，RASS −2～0 分。

表 4-13-4 SAS 评分

分值	状态	临床症状
1	不能唤醒	对伤害性刺激无反应或有轻微反应，无法交流或对指令应答
2	非常镇静	对刺激能唤醒，但无法交流或对指令回答，能自发移动
3	镇静	能被呼唤或轻摇唤醒，但随后又入睡，能对简单指令应答
4	安静合作	安静、易醒、能对指令应答
5	激惹	紧张、中度激惹、试图坐起，口头提醒能使其平静
6	非常激惹	经常口头提醒仍不能平静，咬气管导管，需要约束肢体
7	危险激惹	试图拔除各种插管，攀越床栏，攻击医护人员，不停翻滚，对伤害性刺激无反应

表 4-13-5 RASS 评分

分值	状态	临床表现
+4	有攻击性	有暴力行为
+3	非常躁动	拔拽各种插管，或对医务人员有过激行为
+2	躁动焦虑	频繁无目的动作或人机对抗
+1	不安焦虑	焦虑紧张但动作无攻击性
0	清醒平静	清醒自然状态
−1	嗜睡	没有完全清醒，但对呼唤可保持清醒超过 10 秒
−2	轻度镇静	对呼唤无法维持清醒超过 10 秒
−3	中度镇静	对呼唤有反应（但无眨眼）
−4	深度镇静	对呼唤无反应但对身体刺激有反应
−5	昏迷	对声音及身体刺激都无反应

（二）客观评估

以上 3 种评分均基于与病人沟通，不适用于使用神经肌肉阻滞药、昏迷以及儿童病人。在此情况下，可采用反映脑功能客观指标的方法如听觉诱发电位，麻醉趋势指数，病人状态指数及脑电双频谱指数（bispectral index，BIS）等作为主观镇静评价的补充手段。对于颅内高压及癫痫病人，可以采用脑电图监测，用于调整药物用量以达到最佳镇静状态。

BIS 是目前应用最为广泛的客观评估方法，能提供连续实时监测。其将脑电活动的功率和频率经双频分析后作出混合信息拟合成最佳数字，以 0～100 数字表示，综合了脑电图中的频率、功率、位相及谐波等特性，包含了更多原始脑电信息，能迅速反映大脑皮质功能状态。BIS 值与 Ramsay 及 SAS 等主观评估具有显著相关性，对于使用神经肌肉阻滞药的机械通气病人，当其评分在 40～60 时，表明处于充分镇静状态，当评分高于 60 或持续低于 40 超过 5 分钟，将伴随镇静不良反应的增加。BIS 值对于意识消失的判断特异性高，但灵敏度不够，当意识状态突然改变时，BIS 值不能及时反映镇静深度变化，且与镇静药物剂量缺乏关联性，因而存在镇静过度的危险。因此，将其用于评估 ICU 镇静的可适性还需要进一步研究探讨。

三、谵妄评价

据统计，重症病人谵妄的发生率高达 80%，约 72% 的谵妄病患因未行常规谵妄监测而漏诊。鉴于谵妄对临床转归的不利影响，临床医师有必要将谵妄评估列为 ICU 常规监测。目前推荐使用 ICU 意识模糊评估法（the confusion assessment method for the diagnosis of delirium in the ICU，CAM-ICU）和重症监护谵妄筛查量表（intensive care delirium screening checklist，ICDSC）。

CAM-ICU 主要包含以下几方面：①病人出现突然的意识状态改变或波动；②注意力不集中；③思维紊乱；④意识清晰度下降（清醒以外的任何意识状态，警醒、嗜睡、木僵或昏迷）。当出现①和②项时则判断为 CAM-ICU 阳性，加上③或④项时即可判定为谵妄存在。通常采用此法，护士仅需 2 分钟即可完成谵妄的临床诊断，准确率可达 98%，尤其针对机械通气及语言障碍病人，对 ARDS 病人同样适用。

ICDSC 是 ICU 日常护理工作中评估谵妄的良好工具，利用其对谵妄进行早期评估能够减低病情的持续恶化程度。当 ICDSC 评分 ≥4 分时即为谵妄（表 4-13-6），适用于机械通气病人，灵敏度高达 99%，特异度达到 64%。

表 4-13-6　重症监护谵妄筛查量表

项目及评判标准
1. 意识变化水平（如果为 A 或者 B，该期间暂时终止评价）
A. 无反应，评分：0 分
B. 对于加强和重复刺激有反应，评分：0 分
C. 对于轻度或中度刺激有反应，评分：1 分
D. 正常清醒，评分：0 分
E. 对正常刺激产生夸大反应，评分：1 分
2. 注意力不集中（评分：0 或 1 分）
3. 定向力障碍（评分：0 或 1 分）
4. 幻觉-幻想性精神病状态（评分：0 或 1 分）
5. 精神运动型激越或阻滞（评分：0 或 1 分）
6. 不恰当言语和情绪（评分：0 或 1 分）
7. 睡眠-觉醒周期失调（评分：0 或 1 分）
8. 症状波动（评分：0 或 1 分）
总分（0~8 分）

（尚游　王茸）

第六节　肌松治疗的适应证

虽然，神经肌肉阻滞剂（neuromuscular blocking agents，NMBAs）常规用于气管插管全身麻醉病人，但其并非常规用于 ICU 需呼吸机辅助通气的病人，对用于 ARDS 病人机械通气治疗也一直持谨慎态度。

ARDS 病人死亡的两大主要原因是多器官功能衰竭和顽固性低氧血症，病死率高达 26%~58%。然而诸多研究表明，改善气体交换，增加动脉血氧分压并未能相应改善临床预后，因此如何实施肺保护，减少呼吸机相关性肺损伤及减缓多器官功能衰竭是目前 ARDS 治疗的重点。肺保护性通气策略是目前研究结果支持力度最大的，能有效提高 ARDS 病人生存率的治疗措施。NMBAs 是否有助于 ARDS 病人的肺保护性通气策略的实施？如何合理选择 NMBAs，既达到治疗目的，又最大限度地减少不良反应？

早在 1981 年已有文献报道 NMBAs 治疗 ARDS 可改善氧合，尽管随后也有研究陆续报道 NMBAs 可显著改善 ARDS 病人机械通气时的氧合，但由于研究本身的局限性以及缺乏 NMBAs 对病死率影响的研究数据，同时考虑到 NMBAs 治疗的潜在风险，如抑制咳嗽反射、妨碍神经功能检测、难以行镇痛镇静评估、延长机械通气时间、增加获得性肌无力、膈肌麻痹及肺不张等风险，导致 ICU 住院时间延长及病死率增加，因而在早期的临床应用指南中，NMBAs 仅限用于难治性低氧、高碳酸血症及肌肉痉挛，并且仅能在肌松监测下短时使用。2008 年拯救严重脓毒症与感染性休克治疗指南也明确建议，对严重全身性感染和感染性休克病人尽可能避免使用 NMBAs。然而，这一观念有待重新考量。

随着 ACURASYS 实验首次评估了 NMBAs 对 ARDS 病人病死率的影响，并指出顺式阿曲库铵可减少机械通气时间及器官功能衰竭，气胸发生率显著降低，显著改善重度 ARDS 病人（$PaO_2/FiO_2 < 120$）预后，NMBAs 在 ARDS 治疗中的作用再次受到人们的重视。2012 年更新的拯救严重脓毒症与感染性休克治疗指南建议，在严重 ARDS 病人早期可以考虑使用 NMBAs。

根据 ARDS 严重程度，NMBAs 的使用应区别对待。重度 ARDS 病人早期可短时应用 NMBAs，基于以下几点考虑。

（一）降低跨肺压，减少肺损伤，改善氧合

对于重度 ARDS 而言，肺组织广泛均质性受损，肺顺应性显著降低，平台压显著升高，并且由于代谢性酸中毒、高碳酸血症、潮气量减少，机体可代偿性出现自主呼吸极度用力，呼吸频率大幅增快，从而使吸气初跨肺压骤然升高。在此情况下，尽管压力辅助控制通气时设定了平台压的保护高限，自主呼吸仍会通过增加肺泡及胸壁的牵张力，以及由于增加跨肺压使得膈肌周围重力依赖区肺泡过度牵张或塌陷，从而导致肺容积伤及气压伤，加重肺组织损伤。而 NMBAs 的使用可严格控制平台压及跨肺压，增加人机协调性，对于需要设定高平台压的通气模式及自主呼吸代偿性增加时尤为有益；且神经肌肉阻滞后，功能潮气量增加，正压通气可使潮气量及 PEEP 在肺组织分布更加均质化，促进肺泡复张，减少肺内分流，进而改善通气/血流比例，显著改善动脉血氧分压。

（二）减轻炎症反应

由于 NMBAs 降低气压伤的发生率，减少肺血管内皮细胞的损伤及脱落，阻断炎症细

胞活化，而减轻肺组织及血清炎症介质的释放，从而降低炎症反应。

（三）减少呼吸做功，降低氧耗

ARDS 病人由于呼吸频率增快，呼吸极度用力，呼吸肌氧耗由生理状态下总氧耗的 3% 上升到 24%；在应用 NMBAs 后，由于骨骼肌松弛，氧摄取明显下降，有助于改善氧供需平衡，同时降低通气需求，减少通气量过高导致的肺损伤。

（四）显著降低中、重度 ARDS 病人（氧合指数＜120）90 天病死率

尽管如此，对于 NMBAs 的使用依然存在以下顾虑：

1. ICU 获得性肌无力　ARDS 病人 ICU 获得性肌无力发病率高达 60%，其特点为肢体和膈肌严重持久无力，甚至出院后持续达数年之久。当 ARDS 病人合并使用 NMBAs 及糖皮质激素时，由于糖皮质激素不仅促进骨骼肌分解代谢，而且显著增强 NMBAs 对乙酰胆碱受体的亲和力，因而显著增加骨骼肌对 NMBAs 的敏感性，导致获得性肌无力时间更长。此外，研究显示脓毒血症多器官功能衰竭病人使用 NMBAs 以及 NMBAs 持续输注时间超过 48 小时均是 ICU 获得性肌无力的独立危险因素。

2. 膈肌麻痹

3. 肺不张　在镇静状态下，由于肺内分流，位于重力依赖区的肺组织更易发生肺不张。

4. 过敏反应　主要由 IgE 介导，其表现主要有低血压、皮疹、皮肤潮红及支气管痉挛，与非去极化 NMBAs 相比，琥珀胆碱的发生率更高。

5. 影响镇痛镇静的评估，延长 ICU 住院时间，从而增加 ARDS 病人心理应激风险。

6. 深静脉血栓及角膜溃疡。由于神经肌肉阻滞，肢体静止，眼睑闭合不良及眨眼反射消失，增加了下肢静脉血栓和角膜干燥溃疡的风险。

反之，对于轻至中度 ARDS，由于肺顺应性并未显著降低，保留自主呼吸可促进肺复张尤其是重力依赖区肺复张，增加气体交换及减少炎症反应，更为有利于肺保护性通气策略。并且由于呼吸窘迫程度较轻，NMBAs 阻断自主呼吸并不能达到通过降低呼吸肌氧耗而改善氧合的目的。

因此，应有选择地对 ARDS 病人进行肌松药治疗：①适用于严重 ARDS 早期，尤其是 $PaO_2/FiO_2 < 120mmHg$ 者；②存在发生气压伤高风险的病人，如肺顺应性极差，采用常规镇静及调整机械通气参数仍有极高平台压的病人；③人机对抗严重，妨碍实施保护性肺通气策略的病人；④严重高碳酸血症使分钟通气量和 CO_2 居高不下者；⑤需要特定通气模式者；⑥避免合用糖皮质激素；⑦持续使用时间应 <48 小时。

（尚游　王茗）

第七节　常用肌松剂及选择

NMBAs 选择性地作用于骨骼肌的神经肌肉接头处，暂时阻断神经肌肉间兴奋传递，从而产生了可逆性的骨骼肌松弛作用。NMBAs 根据作用机制分为去极化和非去极化两类，根据作用时间又分为短效、中效和长效。常用去极化类 NMBAs 为琥珀胆碱，非去极化类 NMBAs 有罗库溴铵、阿曲库铵、顺式阿曲库铵和维库溴铵。

一、去极化 NMBAs

琥珀胆碱是目前唯一的去极化 NMBAs。其作用几乎与乙酰胆碱相同，只是去极化时间较长，即能与接头后膜上的受体结合，使后膜呈现持续性去极化，从而没有动作电位向终板两端扩散，肌肉亦即处于松弛状态。另外，肌松前常有 10 余秒钟肌纤维成束收缩，这是由于终板电位开始去极化，但未延及整个肌纤维的结果。使用抗胆碱酯酶药不能拮抗、反而增强肌松作用。其脂溶性较低，主要经血浆假性胆碱酯酶水解，其优点为起效时间迅速，维持时间短暂（<10 分钟）。由于其产生肌松作用前通常可出现肌颤，因此若非困难气道或饱胃，琥珀胆碱不作为首选药物。由于导致钾离子的大量释放，当病人并发有高钾血症或肾衰竭时，可引起威胁生命甚至致命性高钾血症。遗传性或药源性（如新斯的明）假性胆碱酯酶缺乏的病人肌松作用时间延长。有恶性高热病史的病人绝对禁忌使用琥珀胆碱。由于以上原因，琥珀胆碱逐步被非去极化 NMBAs 替代。

二、非去极化 NMBAs

非去极化 NMBAs 作为受体竞争性拮抗剂与接头后膜上的受体结合，阻碍了乙酰胆碱的作用但不起激活作用，即干扰乙酰胆碱的正常去极化，继续保持接头后膜的极化状态，不能产生肌肉收缩。因与乙酰胆碱竞争受体，故又称竞争型肌松药。抗胆碱酯酶药物如新斯的明等有拮抗效果。目前常用的非去极化 NMBAs 包括维库溴铵、罗库溴铵、阿曲库铵及顺式阿曲库铵（表 4-13-7）。

（一）维库溴铵

维库溴铵不释放组胺，适用于心肌缺血和心脏病病人。主要在肝脏代谢，15%～25%经肾脏排泄。肾衰竭时可通过肝消除来代偿，因此可应用于肾衰竭病人。重复用药可能出现蓄积作用。其消除半衰期较阿曲库铵长，但由于其分布更为迅速，致血浆浓度快速下降，所以其时效与恢复速率与阿曲库铵相似。

（二）罗库溴铵

罗库溴铵是目前起效最快的非去极化肌松药，如作快速气管插管时用量增至 1.0mg/kg，60～90 秒即可插管。无组胺释放作用，药动学与维库溴铵相似，消除主要依靠肝脏，其次是肾脏。肾衰竭不明显影响其时效与药动学，肝功能障碍可延长时效达 2～3 倍。老年病人用量酌减。

（三）阿曲库铵

阿曲库铵的 60% 通过肝脏非特异性酯酶水解，其余经 Hofmann 消除。急性肝衰竭病人消除半衰期不变，低温可降低阿曲库铵分解。快速大剂量静注时（1mg/kg）可因组胺释放引起低血压、心动过速及支气管痉挛。减慢静注速度，控制用量以及抗组胺药物可避免组胺释放所致的不良反应。

（四）顺式阿曲库铵

顺式阿曲库铵是阿曲库铵异构体，主要通过 Hofmann 消除，其无活性代谢产物经肾排泄。与阿曲库铵不同，其无组胺释放作用。

表4-13-7　常用肌松药特点

NMBAs	气管插管剂量 （mg/kg）	达最大阻滞 时间（分）	作用时间 （分）	维持剂量 [μg/(kg·min)]
琥珀胆碱	1	<1	5~10	不能持续输注
维库溴铵	0.08~0.12	3	20~35	1~2
罗库溴铵	0.6~1	1~1.5	45~75	2~5
阿曲库铵	0.4~0.5	3~5	25~40	5~10
顺式阿曲库铵	0.15~0.2	3~3.5	30~45	1~3

（尚游　王茞）

第八节　肌松管理与评价

临床定量定性评估神经肌肉阻滞的程度可减少 NMBAs 剂量及并发症的危险。定性评估是通过临床症状（如自主呼吸的频率及潮气量、睁眼、握力、抬头、抬腿等）间接判断神经肌肉阻滞程度，若 NMBAs 残留，病人可有吞咽困难、呼吸浅快、辅助肌群过度做功等表现。以上客观评定受病人意识水平及配合程度影响，故不适用于镇静、意识障碍、脊髓损伤及颅内病变病人。

定量评估采用神经刺激仪，电刺激外周运动神经，诱发其支配肌群的肌收缩，根据肌收缩效应评定 NMBAs 的作用强度、时效及性质。临床上应用的神经刺激种类有单次刺激（single-twitch stimulation，SS），4 个成串刺激（train-of-four，TOF），强直刺激（tetanic stimulation，TS），强直刺激后单刺激肌颤搐计数（post tetanic count，PTC）和双短强直刺激（double-burst stimulation，DBS）。不同的刺激种类各有其特性和优缺点，在临床上有其不同的适应范围。

TOF 监测仪是临床常用于评估 NMBAs 的定量方法，是由一串有 4 个频率为 2Hz，波宽为 0.2~0.3 毫秒的矩形波组成的成串刺激，产生 4 次相应神经支配的肌肉收缩或肌颤 T_1-T_4，观察肌颤搐的收缩强度和各次肌颤搐之间是否依次出现衰减，通过比较第 4 次和第 1 次肌颤的衰减来判断神经肌肉阻滞的程度。当非去极化肌松药的阻滞程度逐渐增强时，T_4/T_1 比值逐渐变小，直至 T_4 消失，T_4/T_1 比值变为零。随阻滞程度进一步加深，T_3、T_2 和 T_1 也依次消失，当 T_4、T_3、T_2 和 T_1 消失时约相当于单次刺激肌颤搐抑制 75%、80%、90% 和 100%。而非去极化肌松药作用消退时，4 个成串刺激的肌颤搐 T_1 到 T_4 先后顺序恢复，当 4 个肌颤搐均出现时，相当于单刺激时肌颤搐的 25% 恢复。若 T_4/T_1 达 0.6，病人能保持抬头 3 秒钟；若 T_4/T_1 达 0.9，临床上肌张力充分恢复，没有残余肌松作用。TOF 的优点为引起疼痛刺激轻，对神经肌肉传递功能的后效应影响小，可重复连续监测。

一些因素可影响 TOF 监测结果的准确性，如组织水肿、低体温、电极与皮肤的黏附程度，以及不正确的放置电极等。此外，应当注意到 TOF 不能判断残余肌松导致的肌无力，而应当根据吞咽困难、出现浅快呼吸或鼻翼扇动等现象判断有这种情况的发生。

目前，在 ICU 内对病人进行定量肌松监测不是常规。有限的几项研究评估了运用这一方法的意义。Rudis 进行肌松定量监测可以减少 NMBAs 的用量，可以加快从肌松松弛状态中恢复。然而，在另外的研究中没有发现这一有益作用。一项针对儿科 ICU 病人的双盲随机研究发现，定量肌松监测不能缩短患儿肌肉松弛的恢复时间。因此，应当进一步开展临床研究，明确 ICU 病人包括 ARDS 病人是否可以从肌松定量监测中获益。

（尚　游　王　茸）

参考文献

1. Sultan P, Gutierrez MC, Carvalho B. Neuraxial morphine and respiratory depression：Finding the right balance ［J］. Drugs, 2011, 71 (14)：1807-1819.

2. Youssef N, Orlov D, Alie T, et al. What epidural opioid results in the best analgesia outcomes and fewest side effects after surgery? A meta-analysis of randomized controlled trials ［J］. Anesth Analg, 2014, 119 (4)：965-977.

3. Cevik F, Celik M, Clark PM, et al. Sedation and analgesia in intensive care：A comparison of fentanyl and remifentanil ［J］. Pain Res Treat, 2011, 2011：650320.

4. Al MJ, Hakkaart L, Tan SS, et al. Cost-consequence analysis of remifentanil-based analgo-sedation vs. Conventional analgesia and sedation for patients on mechanical ventilation in the Netherlands ［J］. Crit Care, 2010, 14 (6)：R195.

5. Pitsiu M, Wilmer A, Bodenham A, et al. Pharmacokinetics of remifentanil and its major metabolite, remifentanil acid, in ICU patients with renal impairment ［J］. Br J Anaesth, 2004, 92 (4)：493-503.

6. Dershwitz M, Hoke JF, Rosow CE, et al. Pharmacokinetics and pharmacodynamics of remifentanil in volunteer subjects with severe liver disease ［J］. Anesthesiology, 1996, 84 (4)：812-820.

7. Prause A, Wappler F, Scholz J, et al. Respiratory depression under long-term sedation with sufentanil, midazolam and clonidine has no clinical significance ［J］. Intensive Care Med, 2000, 26 (10)：1454-1461.

8. Kalso E. Oxycodone ［J］. J Pain Symptom Manage, 2005, 29 (5 Suppl)：S47-S56.

9. Payen JF, Chanques G, Mantz J, et al. Current practices in sedation and analgesia for mechanically ventilated critically ill patients：A prospective multicenter patient-based study ［J］. Anesthesiology, 2007, 106 (4)：687-695; quiz 891-892.

10. Payen JF, Bosson JL, Chanques G, et al. Pain assessment is associated with decreased duration of mechanical ventilation in the intensive care unit: a post Hoc analysis of the DOLOREA study ［J］. Anesthesiology, 2009, 111 (6)：1308-1316.

11. Gelinas C, Arbour C, Michaud C, et al. Implementation of the critical-care pain observation tool on pain assessment/management nursing practices in an intensive care unit with nonverbal critically ill adults：A before and after study ［J］. Int J Nurs Stud, 2011, 48 (12)：1495-1504.

12. Chanques G, Jaber S, Barbotte E, et al. Impact of systematic evaluation of pain and agitation in an intensive care unit ［J］. Crit Care Med, 2006, 34 (6)：1691-1699.

13. Payen JF, Bru O, Bosson JL, et al. Assessing pain in critically ill sedated patients by using a behavioral pain scale ［J］. Crit Care Med, 2001, 29 (12)：2258-2263.

14. Gelinas C, Arbour C. Behavioral and physiologic indicators during a nociceptive procedure in conscious and unconscious mechanically ventilated adults：Similar or different? ［J］. J Crit Care, 2009, 24 (4)：628 e7-17.

15. Gelinas C, Johnston C. Pain assessment in the critically ill ventilated adult：Validation of the critical-care pain observation tool and physiologic indicators ［J］. Clin J Pain, 2007, 23 (6)：497-505.

16. Gelinas C, Fillion L, Puntillo KA. Item selection and content validity of the critical-care pain observation tool

for non-verbal adults [J]. J Adv Nurs, 2009, 65 (1): 203-216.

17. Gelinas C, Harel F, Fillion L, et al. Sensitivity and specificity of the critical-care pain observation tool for the detection of pain in intubated adults after cardiac surgery [J]. J Pain Symptom Manage, 2009, 37 (1): 58-67.

18. Herr K, Coyne PJ, Key T, et al. Pain assessment in the nonverbal patient: Position statement with clinical practice recommendations [J]. Pain Manag Nurs, 2006, 7 (2): 44-52.

19. Li D, Miaskowski C, Burkhardt D, et al. Evaluations of physiologic reactivity and reflexive behaviors during noxious procedures in sedated critically ill patients [J]. J Crit Care, 2009, 24 (3): 472 e9-13.

20. Chanques G, Sebbane M, Barbotte E, et al. A prospective study of pain at rest: Incidence and characteristics of an unrecognized symptom in surgical and trauma versus medical intensive care unit patients [J]. Anesthesiology, 2007, 107 (5): 858-860.

21. Pollock RE, Lotzova E, Stanford SD. Mechanism of surgical stress impairment of human perioperative natural killer cell cytotoxicity [J]. Arch Surg, 1991, 126 (3): 338-342.

22. Burchardi H. Aims of sedation/analgesia [J]. Minerva Anestesiol, 2004, 70 (4): 137-143.

23. Mei W, Seeling M, Franck M, et al. Independent risk factors for postoperative pain in need of intervention early after awakening from general anaesthesia [J]. Eur J Pain, 2010, 14 (2): 149 e1-7.

24. Blaise GA, Nugent M, Mcmichan JC, et al. Side effects of nalbuphine while reversing opioid-induced respiratory depression: Report of four cases [J]. Can J Anaesth, 1990, 37 (7): 794-797.

25. Jeitziner MM, Schwendimann R, Hamers JP, et al. Assessment of pain in sedated and mechanically ventilated patients: An observational study [J]. Acta Anaesthesiol Scand, 2012, 56 (5): 645-654.

26. Schelling G, Stoll C, Haller M, et al. Health-related quality of life and posttraumatic stress disorder in survivors of the acute respiratory distress syndrome [J]. Crit Care Med, 1998, 26 (4): 651-659.

27. Strom T, Martinussen T, Toft P. A protocol of no sedation for critically ill patients receiving mechanical ventilation: A randomised trial [J]. Lancet, 2010, 375 (9713): 475-480.

28. Hopkins RO, Key CW, Suchyta MR, et al. Risk factors for depression and anxiety in survivors of acute respiratory distress syndrome [J]. Gen Hosp Psychiatry, 2010, 32 (2): 147-155.

29. Woods JC, Mion LC, Connor JT, et al. Severe agitation among ventilated medical intensive care unit patients: Frequency, characteristics and outcomes [J]. Intensive Care Med, 2004, 30 (6): 1066-1072.

30. Patel SB, Kress JP. Sedation and analgesia in the mechanically ventilated patient [J]. Am J Respir Crit Care Med, 2012, 185 (5): 486-497.

31. Hsieh SJ, Soto GJ, Hope AA, et al. The association between acute respiratory distress syndrome, delirium, and in-hospital mortality in intensive care unit patients [J]. Am J Respir Crit Care Med, 2015, 191 (1): 71-78.

32. Inouye SK. Delirium in older persons [J]. N Engl J Med, 2006, 354 (11): 1157-1165.

33. Ely EW, Shintani A, Truman B, et al. Delirium as a predictor of mortality in mechanically ventilated patients in the intensive care unit [J]. JAMA, 2004, 291 (14): 1753-1762.

34. Mikkelsen ME, Christie JD, Lanken PN, et al. The adult respiratory distress syndrome cognitive outcomes study: Long-term neuropsychological function in survivors of acute lung injury [J]. Am J Respir Crit Care Med, 2012, 185 (12): 1307-1315.

35. Bienvenu OJ, Colantuoni E, Mendez-Tellez PA, et al. Depressive symptoms and impaired physical function after acute lung injury: A 2-year longitudinal study [J]. Am J Respir Crit Care Med, 2012, 185 (5): 517-524.

36. Pisani MA, Murphy TE, Van Ness PH, et al. Characteristics associated with delirium in older patients in a medical intensive care unit [J]. Arch Intern Med, 2007, 167 (15): 1629-1634.

37. Pisani MA, Murphy TE, Araujo KL, et al. Factors associated with persistent delirium after intensive care unit admission in an older medical patient population [J]. J Crit Care, 2010, 25 (3): 540 e1-7.

38. Figueroa-Ramos MI, Arroyo-Novoa CM, Lee KA, et al. Sleep and delirium in ICU patients: A review of mechanisms and manifestations [J]. Intensive Care Med, 2009, 35 (5): 781-795.

39. Van Gool WA, Van De Beek D, Eikelenboom P. Systemic infection and delirium: When cytokines and acetylcholine collide [J]. Lancet, 2010, 375 (9716): 773-775.

40. Schreiber MP, Colantuoni E, Bienvenu OJ, et al. Corticosteroids and transition to delirium in patients with acute lung injury [J]. Crit Care Med, 2014, 42 (6): 1480-1486.

41. Pandharipande P, Jackson J, Ely EW. Delirium: Acute cognitive dysfunction in the critically ill [J]. Curr Opin Crit Care, 2005, 11 (4): 360-368.

42. Girard TD, Ware LB, Bernard GR, et al. Associations of markers of inflammation and coagulation with delirium during critical illness [J]. Intensive Care Med, 2012, 38 (12): 1965-1973.

43. Iwashyna TJ, Ely EW, Smith DM, et al. Long-term cognitive impairment and functional disability among survivors of severe sepsis [J]. JAMA, 2010, 304 (16): 1787-1794.

44. Gonzalez-Lopez A, Lopez-Alonso I, Aguirre A, et al. Mechanical ventilation triggers hippocampal apoptosis by vagal and dopaminergic pathways [J]. Am J Respir Crit Care Med, 2013, 188 (6): 693-702.

45. Shehabi Y, Bellomo R, Mehta S, et al. Intensive care sedation: The past, present and the future [J]. Crit Care, 2013, 17 (3): 322.

46. Needham DM, Korupolu R, Zanni JM, et al. Early physical medicine and rehabilitation for patients with acute respiratory failure: A quality improvement project [J]. Arch Phys Med Rehabil, 2010, 91 (4): 536-542.

47. Cavaliere F, Proietti R. Sedation and analgesia in post-anesthesia intensive care unit [J]. Curr Drug Targets, 2005, 6 (7): 727.

48. Wagner BK, O'hara DA. Pharmacokinetics and pharmacodynamics of sedatives and analgesics in the treatment of agitated critically ill patients [J]. Clin Pharmacokinet, 1997, 33 (6): 426-453.

49. Devlin JW, Roberts RJ. Pharmacology of commonly used analgesics and sedatives in the ICU: Benzodiazepines, propofol, and opioids [J]. Anesthesiol Clin, 2011, 29 (4): 567-585.

50. Kollef MH, Levy NT, Ahrens TS, et al. The use of continuous i. V. sedation is associated with prolongation of mechanical ventilation [J]. Chest, 1998, 114 (2): 541-548.

51. Greenblatt DJ, Shader RI, Abernethy DR. Drug therapy. Current status of benzodiazepines [J]. N Engl J Med, 1983, 309 (6): 354-358.

52. Spina SP, Ensom MH. Clinical pharmacokinetic monitoring of midazolam in critically ill patients [J]. Pharmacotherapy, 2007, 27 (3): 389-398.

53. Bauer TM, Ritz R, Haberthur C, et al. Prolonged sedation due to accumulation of conjugated metabolites of midazolam [J]. Lancet, 1995, 346 (8968): 145-147.

54. Fraser GL, Worby CP, Riker RR. Dissecting sedation-induced delirium [J]. Crit Care Med, 2013, 41 (4): 1144-1146.

55. Swart EL, Van Schijndel RJ, Van Loenen AC, et al. Continuous infusion of lorazepam versus medazolam in patients in the intensive care unit: Sedation with lorazepam is easier to manage and is more cost-effective [J]. Crit Care Med, 1999, 27 (8): 1461-1465.

56. Pandharipande P, Shintani A, Peterson J, et al. Lorazepam is an independent risk factor for transitioning to delirium in intensive care unit patients [J]. Anesthesiology, 2006, 104 (1): 21-26.

57. Horinek EL, Kiser TH, Fish DN, et al. Propylene glycol accumulation in critically ill patients receiving continuous intravenous lorazepam infusions [J]. Ann Pharmacother, 2009, 43 (12): 1964-1971.

58. Simons PJ, Cockshott ID, Douglas EJ, et al. Disposition in male volunteers of a subanaesthetic intravenous dose of an oil in water emulsion of 14c-propofol [J]. Xenobiotica, 1988, 18 (4): 429-440.

59. Mckeage K, Perry CM. Propofol: A review of its use in intensive care sedation of adults [J]. CNS Drugs, 2003, 17 (4): 235-272.

60. Steinberg KP, Hudson LD, Goodman RB, et al. Efficacy and safety of corticosteroids for persistent acute respiratory distress syndrome [J]. N Engl J Med, 2006, 354 (16): 1671-1684.

61. Sanchez-Izquierdo-Riera JA, Caballero-Cubedo RE, Perez-Vela JL, et al. Propofol versus midazolam: Safety and efficacy for sedating the severe trauma patient [J]. Anesth Analg, 1998, 86 (6): 1219-1224.

62. Devlin JW, Lau AK, Tanios MA. Propofol-associated hypertriglyceridemia and pancreatitis in the intensive care unit: An analysis of frequency and risk factors [J]. Pharmacotherapy, 2005, 25 (10): 1348-1352.

63. Hatch DJ. Propofol-infusion syndrome in children [J]. Lancet, 1999, 353 (9159): 1117-1118.

64. Cremer OL, Moons KG, Bouman EA, et al. Long-term propofol infusion and cardiac failure in adult head-injured patients [J]. Lancet, 2001, 357 (9250): 117-118.

65. Wong JM. Propofol infusion syndrome [J]. Am J Ther, 2010, 17 (5): 487-491.

66. Orsini J, Nadkarni A, Chen J, et al. Propofol infusion syndrome: Case report and literature review [J]. Am J Health Syst Pharm, 2009, 66 (10): 908-915.

67. Diedrich DA, Brown DR. Analytic reviews: Propofol infusion syndrome in the ICU [J]. J Intensive Care Med, 2011, 26 (2): 59-72.

68. Fodale V, La Monaca E. Propofol infusion syndrome: An overview of a perplexing disease [J]. Drug Saf, 2008, 31 (4): 293-303.

69. Kam PC, Cardone D. Propofol infusion syndrome [J]. Anaesthesia, 2007, 62 (7): 690-701.

70. Panzer O, Moitra V, Sladen RN. Pharmacology of sedative-analgesic agents: Dexmedetomidine, remifentanil, ketamine, volatile anesthetics, and the role of peripheral mu antagonists [J]. Crit Care Clin, 2009, 25 (3): 451-469.

71. De Wolf AM, Fragen RJ, Avram MJ, et al. The pharmacokineties of dexmedetomidine in volunteers with severe renal impairment [J]. Anesth Analg, 2001, 93 (5): 1205-1209.

72. Iirola T, Ihmsen H, Laitio R, et al. Population pharmacokinetics of dexmedetomidine during long-term sedation in intensive care patients [J]. Br J Anaesth, 2012, 108 (3): 460-468.

73. Riker RR, Shehabi Y, Bokesch PM, et al. Dexmedetomidine vs midazolam for sedation of critically ill patients: A randomized trial [J]. JAMA, 2009, 301 (5): 489-499.

74. Jakob SM, Ruokonen E, Grounds RM, et al. Dexmedetomidine vs midazolam or propofol for sedation during prolonged mechanical ventilation: Two randomized controlled trials [J]. JAMA, 2012, 307 (11): 1151-1160.

75. Pandharipande PP, Sanders RD, Girard TD, et al. Effect of dexmedetomidine versus lorazepam on outcome in patients with sepsis: An a priori-designed analysis of the mends randomized controlled trial [J]. Crit Care, 2010, 14 (2): R38.

76. Wanat M, Fitousis K, Boston F, et al. Comparison of dexmedetomidine versus propofol for sedation in mechanically ventilated patients after cardiovascular surgery [J]. Methodist Debakey Cardiovasc J, 2014, 10 (2): 111-117.

77. Girard TD, Kress JP, Fuchs BD, et al. Efficacy and safety of a paired sedation and ventilator weaning protocol for mechanically ventilated patients in intensive care (awakening and breathing controlled trial): A randomised controlled trial [J]. Lancet, 2008, 371 (9607): 126-134.

78. Patel SB, Kress JP. Sedation and analgesia in the mechanically ventilated patient [J]. Am J Respir Crit Care Med, 2012, 185 (5): 486-497.

79. Ahmed S，Murugan R. Dexmedetomidine use in the ICU：Are we there yet ［J］? Crit Care，2013，17（3）：320-322.

80. Fraser GL，Devlin JW，Worby CP，et al. Benzodiazepine versus nonbenzodiazepine-based sedation for mechanically ventilated，critically ill adults：A systematic review and meta-analysis of randomized trials ［J］. Crit Care Med，2013，41（9 Suppl 1）：S30-38.

81. Adams R，Brown GT，Davidson M，et al. Efficacy of dexmedetomidine compared with midazolam for sedation in adult intensive care patients：A systematic review ［J］. Br J Anaesth，2013，111（5）：703-710.

82. Shehabi Y，Bellomo R，Reade MC，et al. Early goal-directed sedation versus standard sedation in mechanically ventilated critically ill patients：A pilot study＊ ［J］. Crit Care Med，2013，41（8）：1983-1991.

83. Mehta S，Burry L，Cook D，et al. Daily sedation interruption in mechanically ventilated critically ill patients cared for with a sedation protocol：A randomized controlled trial ［J］. JAMA，2012，308（19）：1985-1992.

84. Schweickert WD，Pohlman MC，Pohlman AS，et al. Early physical and occupational therapy in mechanically ventilated，critically ill patients：A randomised controlled trial ［J］. Lancet，2009，373（9678）：1874-1882.

85. Nseir S，Makris D，Mathieu D，et al. Intensive care unit-acquired infection as a side effect of sedation ［J］. Crit Care，2010，14（2）：R30.

86. 魏尔清，耿宝琴. 临床药理学 ［M］. 北京：科学出版社，2001：52-53.

87. Dasta JF，Kane-Gill SL，Pencina M，et al. A cost-minimization analysis of dexmedetomidine compared with midazolam for long-term sedation in the intensive care unit ［J］. Crit Care Med，2010，38（2）：497-503.

88. Shehabi Y，Bellomo R，Reade MC，et al. Early intensive care sedation predicts long-term mortality in ventilated critically ill patients ［J］. Am J Respir Crit Care Med，2012，186（8）：724-731.

89. Tanaka LM，Azevedo LC，Park M，et al. Early sedation and clinical outcomes of mechanically ventilated patients：A prospective multicenter cohort study ［J］. Crit Care，2014，18（4）：R156.

90. Kress JP，Pohlman AS，O'connor MF，et al. Daily interruption of sedative infusions in critically ill patients undergoing mechanical ventilation ［J］. N Engl J Med，2000，342（20）：1471-1477.

91. Carson SS，Kress JP，Rodgers JE，et al. A randomized trial of intermittent lorazepam versus propofol with daily interruption in mechanically ventilated patients ［J］. Crit Care Med，2006，34（5）：1326-1332.

92. Hughes CG，Girard TD，Pandharipande PP. Daily sedation interruption versus targeted light sedation strategies in ICU patients ［J］. Crit Care Med，2013，41（9 Suppl 1）：S39-45.

93. 李秦，苏瑾文，刘京涛，等. 咪唑安定降低重症加强治疗病房清醒患者在邻床心肺复苏时心理应激的研究 ［J］. 中国危重病急救医学，2008，20（4）：193-196.

94. Roberts DJ，Hall RI，Kramer AH，et al. Sedation for critically ill adults with severe traumatic brain injury：A systematic review of randomized controlled trials ［J］. Crit Care Med，2011，39（12）：2743-2751.

95. Pipeling MR，Fan E. Therapies for refractory hypoxemia in acute respiratory distress syndrome ［J］. JAMA，2010，304（22）：2521-2527.

96. Brodie D，Bacchetta M. Extracorporeal membrane oxygenation for ARDS in adults ［J］. N Engl J Med，2011，365（20）：1905-1914.

97. Yoshida T，Uchiyama A，Matsuura N，et al. The comparison of spontaneous breathing and muscle paralysis in two different severities of experimental lung injury ［J］. Crit Care Med，2013，41（2）：536-545.

98. Papazian L，Forel JM，Gacouin A，et al. Neuromuscular blockers in early acute respiratory distress syndrome ［J］. N Engl J Med，2010，363（12）：1107-1116.

99. Ramsay MAE，Savage TM，Simpson BRJ，et al. Controlled Sedation with alphaxolone-alphadolone ［J］. Br Med J，1974，2（5920）：656-659.

100. Riker RR, Picard JT, Fraser GL. Prospective evaluation of the sedation-agitation scale for adult critically ill patients [J]. Crit Care Med, 1999, 27 (7): 1325-1329.

101. Detriche O, Berre J, Massaut J, et al. The brussels sedation scale: Use of a simple clinical sedation scale can avoid excessive sedation in patients undergoing mechanical ventilation in the intensive care unit [J]. Br J Anaesth, 1999, 83 (5): 698-701.

102. Sessler CN, Gosnell MS, Grap MJ, et al. The richmond agitation-sedation scale: Validity and reliability in adult intensive care unit patients [J]. Am J Respir Crit Care Med, 2002, 166 (10): 1338-1344.

103. Khan BA, Guzman O, Campbell NL, et al. Comparison and agreement between the richmond agitation-sedation scale and the Riker sedation-agitation scale in evaluating patients' eligibility for delirium assessment in the ICU [J]. Chest, 2012, 142 (1): 48-54.

104. Ely EW, Truman B, Shintani A, et al. Monitoring sedation status over time in ICU patients: Reliability and validity of the richmond agitation-sedation scale (RASS) [J]. JAMA, 2003, 289 (22): 2983-2991.

105. Reade MC, Finfer S. Sedation and delirium in the intensive care unit [J]. N Engl J Med, 2014, 370 (5): 444-454.

106. Liu J, Singh H, White PF. Electroencephalographic bispectral index correlates with intraoperative recall and depth of propofol-induced sedation [J]. Anesth Analg, 1997, 84 (1): 185-189.

107. Ekman A, Lindholm ML, Lennmarken C, et al. Reduction in the incidence of awareness using bis monitoring [J]. Acta Anaesthesiol Scand, 2004, 48 (1): 20-26.

108. Leslie K, Myles PS, Forbes A, et al. The effect of bispectral index monitoring on long-term survival in the b-aware trial [J]. Anesth Analg, 2010, 110 (3): 816-822.

109. Leblanc JM, Dasta JF, Pruchnicki MC, et al. Bispectral index values, sedation-agitation scores, and plasma lorazepam concentrations in critically ill surgical patients [J]. Am J Crit Care, 2012, 21 (2): 99-105.

110. Leblanc JM, Dasta JF, Kane-Gill SL. Role of the bispectral index in sedation monitoring in the ICU [J]. Ann Pharmacother, 2006, 40 (3): 490-500.

111. Andrews L, Silva SG, Kaplan S, et al. Delirium monitoring and patient outcomes in a general intensive care unit [J]. Am J Crit Care, 2015, 24 (1): 48-56.

112. Ely EW, Inouye SK, Bernard GR, et al. Delirium in mechanically ventilatexl patients: validity and reliability of tile confusion assessment method for the intensive care unit (CAM-ICU) [J]. JAMA, 2001, 286 (21): 2703-2710.

113. Bergeron N, Dubois MJ, Dumont M, et al. Intensive care delirium screening checklist: Evaluation of a new screening tool [J]. Intensive Care Med, 2001, 27 (5): 859-864.

114. Roberts B, Rickard CM, Rajbhandari D, et al. Multicentre study of delirium in ICU patients using a simple screening tool [J]. Aust Crit Care, 2005, 18 (1): 6, 8-9, 11-14.

115. Maccallum NS, Evans TW. Epidemiology of acute lung injury [J]. Curr Opin Crit Care, 2005, 11 (1): 43-49.

116. Erickson SE, Martin GS, Davis JL, et al. Recent trends in acute lung injury mortality: 1996-2005 [J]. Crit Care Med, 2009, 37 (5): 1574-1579.

117. Alsaghir AH, Martin CM. Effect of prone positioning in patients with acute respiratory distress syndrome: A meta-analysis [J]. Crit Care Med, 2008, 36 (2): 603-609.

118. Slutsky AS. Neuromuscular blocking agents in ARDS [J]. N Engl J Med, 2010, 363 (12): 1176-1180.

119. Burns KE, Adhikari NK, Slutsky AS, et al. Pressure and volume limited ventilation for the ventilatory management of patients with acute lung injury: A systematic review and meta-analysis [J]. PLoS One, 2011, 6 (1): e14623.

120. Tremblay LN, Slutsky AS. Ventilator-induced lung injury: From the bench to the bedside [J]. Intensive Care Med, 2006, 32 (1): 24-33.

121. Pollitzer MJ, Reynolds EO, Shaw DG, et al. Pancuronium during mechanical ventilation speeds recovery of lungs of infants with hyaline membrane disease [J]. Lancet, 1981, 1 (8216): 346-348.

122. Gainnier M, Roch A, Forel JM, et al. Effect of neuromuscular blocking agents on gas exchange in patients presenting with acute respiratory distress syndrome [J]. Crit Care Med, 2004, 32 (1): 113-119.

123. Forel JM, Roch A, Marin V, et al. Neuromuscular blocking agents decrease inflammatory response in patients presenting with acute respiratory distress syndrome [J]. Crit Care Med, 2006, 34 (11): 2749-2757.

124. Latronico N, Guameri B. Critical illness myopathy and neuropath [J]. Minerva Anesthesiol, 2008, 74 (6): 319-323.

125. Kindler CH, Verotta D, Gray AT, et al. Additive inhibition of nicotinic acetylcholine receptors by corticosteroids and the neuromuscular blocking drug vecuronium [J]. Anesthesiology, 2000, 92 (3): 821-832.

126. Garnacho-Montero J, Amaya-Villar R, Garcia-Garmendia JL, et al. Effect of critical illness polyneuropathy on the withdrawal from mechanical ventilation and the length of stay in septic patients [J]. Crit Care Med, 2005, 33 (2): 349-354.

127. Hansen-Flaschen J, Cowen J, Raps EC. Neuromuscular blockade in the intensive care unit. More than we bargained for [J]. Am Rev Respir Dis, 1993, 147 (1): 234-236.

128. Arroliga A, Frutos-Vivar F, Hall J, et al. Use of sedatives and neuromuscular blockers in a Cohort of patients receiving mechanical ventilation [J]. Chest, 2005, 128 (2): 496-506.

129. Vender JS, Szokol JW, Murphy GS, et al. Sedation, analgesia, and neuromuscular blockade in sepsis: An evidence-based review [J]. Crit Care Med, 2004, 32 (11 Suppl): S554-561.

130. Deem S, Lee CM, Curtis JR. Acquired neuromuscular disorders in the intensive care unit [J]. Am J Respir Crit Care Med, 2003, 168 (7): 735-739.

131. Griffiths RD, Hall JB. Intensive care unit-acquired weakness [J]. Crit Care Med, 2010, 38 (3): 779-787.

132. Murray MJ, Cowen J, Deblock H, et al. Clinical practice guidelines for sustained neuromuscular blockade in the adult critically ill patient [J]. Crit Care Med, 2002, 30 (1): 142-156.

133. 姚咏明, 黄立锋, 林洪远. 2008 国际严重脓毒症和脓毒性休克治疗指南概要 [J]. 中国危重病急救医学, 2008, 20 (3): 135-138.

134. 高戈, 冯喆, 常志刚, 等. 2012 国际严重脓毒症及脓毒性休克诊疗指南 [J]. 中华危重病急救医学, 2013, 25 (8): 501-505.

135. 王爱田, 高景利, 李晓岚, 等. 神经肌肉阻滞剂对急性呼吸窘迫综合征病人预后影响的荟萃分析 [J] 中华危重病急救医学, 2013, 25 (3): 149-153.

136. 陈俭, 苏群, 方强. 急性呼吸窘迫综合征压控通气的呼气对抗现象 [J]. 中国急救医学, 2003, 23 (3): 184-185.

137. 庄心良, 曾因明, 陈伯銮. 现代麻醉学 [M]. 北京: 人民卫生出版社, 2003, 514-561.

138. Derek JR, Babar H, Richard IH. Sedation for Critically Ill or Injured Adults in the Intensive Care Unit [J]. Drugs, 2012, 72 (14): 1881-1916.

139. Olson DM, Thoyre SM, Auyong DB. Perspectives on sedation assessment in critical care. [J]. Aacn Advanced Critical Care, 2007, 18 (4): 380-395.

140. Bergeron N, Dubois MJ, Dumont M, et al. Intensive care delirium screening checklist: evaluation of a new screening tool [J]. Intensive Care Med, 2001, 27 (5): 859-864.

141. Forel JM, Roch A, Marin V, et al. Neuromuscular blocking agents decrease inflammatory response in pa-

tients presenting with acute respiratory distress syndrome ［J］. Crit Care Med, 2006, 34 (11)：2749-2757.

142. Tokics L, Hedenstierna G, Svensson L, et al. V/q distribution and correlation to atelectasis in anesthetized paralyzed humans ［J］. J Appl Physiol (1985), 1996, 81 (4)：1822-1833.

143. Rhoney DH, Murry KR. National survey of the use of sedating drugs, neuromuscular blocking agents, and reversal agents in the intensive care unit ［J］. J Intensive Care Med, 2003, 18 (3)：139-145.

144. Christensen BV, Thunedborg LP. Use of sedatives, analgesics and neuromuscular blocking agents in Danish ICUs 1996/97. A national survey ［J］. Intensive Care Med, 1999, 25 (2)：186-191.

145. Hubmayr RD, Abel MD, Rehder K. Physiologic approach to mechanical ventilation ［J］. Crit Care Med, 1990, 18 (1)：103-113.

146. Latronico N, Bolton CF. Critical illness polyneuropathy and myopathy：A major cause of muscle weakness and paralysis ［J］. Lancet Neurol, 2011, 10 (10)：931-941.

147. Latronico N, Shehu I, Seghelini E. Neuromuscular sequelae of critical illness ［J］. Curr Opin Crit Care, 2005, 11 (4)：381-390.

148. Hraiech S, Forel JM, Papazian L. The role of neuromuscular blockers in ARDS：Benefits and risks ［J］. Curr Opin Crit Care, 2012, 18 (5)：495-502.

149. Dong SW, Mertes PM, Petitpain N, et al. Hypersensitivity reactions during anesthesia. Results from the ninth french survey (2005-2007) ［J］. Minerva Anestesiol, 2012, 78 (8)：868-878.

150. Hardin KA, Seyal M, Stewart T, et al. Sleep in critically ill chemically paralyzed patients requiring mechanical ventilation ［J］. Chest, 2006, 129 (6)：1468-1477.

151. Ballard N, Robley L, Barrett D, et al. Patients' recollections of therapeutic paralysis in the intensive care unit ［J］. Am J Crit Care, 2006, 15 (1)：86-94; quiz 95.

152. Nelson BJ, Weinert CR, Bury CL, et al. Intensive care unit drug use and subsequent quality of life in acute lung injury patients ［J］. Crit Care Med, 2000, 28 (11)：3626-3630.

153. Kallet RH. Patient-ventilator interaction during acute lung injury, and the role of spontaneous breathing：Part 1：Respiratory muscle function during critical illness ［J］. Respir Care, 2011, 56 (2)：181-189.

154. Gama De Abreu M, Guldner A, Pelosi P. Spontaneous breathing activity in acute lung injury and acute respiratory distress syndrome ［J］. Curr Opin Anaesthesiol, 2012, 25 (2)：148-155.

155. Jonsson FM, Dabrowski M, Eriksson LI. Pharmacological characteristics of the inhibition of nondepolarizing neuromuscular blocking agents at human adult muscle nicotinic acetylcholine receptor ［J］. Anesthesiology, 2009, 110 (6)：1244-1252.

156. Warr J, Thiboutot Z, Rose L, et al. Current therapeutic uses, pharmacology, and clinical considerations of neuromuscular blocking agents for critically ill adults ［J］. Ann Pharmacother, 2011, 45 (9)：1116-1126.

157. Rudis MI, Sikora CA, Angus E, et al. A prospective, randomized, controlled evaluation of peripheral nerve stimulation versus standard clinical dosing of neuromuscular blocking agents in critically ill patients ［J］. Crit Care Med, 1997, 25 (4)：575-583.

158. Strange C, Vaughan L, Franklin C, et al. Comparison of train-of-four and best clinical assessment during continuous paralysis ［J］. Am J Respir Crit Care Med, 1997, 156 (5)：1556-1561.

159. Baumann MH, Mcalpin BW, Brown K, et al. A prospective randomized comparison of train-of-four monitoring and clinical assessment during continuous ICU cisatracurium paralysis ［J］. Chest, 2004, 126 (4)：1267-1273.

160. Burmester M, Mok Q. Randomised controlled trial comparing cisatracurium and vecuronium infusions in a paediatric intensive care unit ［J］. Intensive Care Med, 2005, 31 (5)：686-692.

· 第十四章 ·

ARDS 机械通气的撤离

第一节　机械通气撤机计划的制订

机械通气撤机，是指逐渐降低机械通气水平，逐步恢复病人自主呼吸，最终脱离呼吸机的过程，又称脱机。在 ARDS 病情好转阶段，掌握呼吸机撤离的时间窗很重要，过早或延长机械通气均会导致撤机失败。

撤机方案的制订应该包括以下内容：

1. 维护撤机前机体生理稳态。

2. 撤机前筛查试验。

3. 自主呼吸试验（spontaneous breathing trial，SBT）。

4. 撤机失败的预案。

（邓　旺　葛慧青　罗　亮）

第二节　撤机筛查试验

在判断病人是否应该进行 SBT，仅依靠临床医生的经验来主观判断是远远不够的，还需通过病人的相关临床指标来客观评估。

在 ARDS 好转及病因祛除后，应该开始进行撤机的筛查试验，筛查试验内容包括：

1. 导致机械通气的病因好转或祛除。

2. 具备自主呼吸能力。

3. 氧合指数 > 150 ~ 200mmHg；PEEP ≤ 5 ~ 8cmH$_2$O；FiO$_2$ ≤ 40% ~ 50%；动脉血 pH ≥ 7.25。

4. 血流动力学稳定，无心肌缺血动态变化，临床上无明显低血压，不需要血管活性药物治疗或只需要小剂量血管活性药物。

5. 撤机常用的筛查标准，见表 4-14-1。

表 4-14-1　撤机常用的筛查标准

标准	说明
客观测量结果	足够的氧合（$PaO_2 \geqslant 60mmHg$ 且 $FiO_2 \leqslant 40\%$；$PEEP \leqslant 5 \sim 10cmH_2O$）
	氧合指数 $\geqslant 150 \sim 300mmHg$；
	稳定的循环功能（如心率 $\leqslant 140$ 次/分，血压稳定）；不需要（或小剂量的）血管活性药物；
	无高热；
	无明显的呼吸性酸中毒；
	血红蛋白 $\geqslant 8 \sim 10g/dl$；
	神志清楚（如可唤醒，$GCS \geqslant 13$，没有连续的镇静剂输入）；
	稳定的代谢状态（如可接受的电解质水平）；
主观临床评估	疾病的恢复期；医师认为可以撤机；具有有效的咳嗽能力

（邓　旺　葛慧青　罗　亮）

第三节　自主呼吸试验

SBT 是目前公认判断 ARDS 病人能否成功撤机的主要测试手段，是指在病人有创通气撤机过程中，利用 T 形管、CPAP 或 PSV 法，通过 30~120 分钟密切观察，判断其自主呼吸能力是否恢复，以帮助医生决定是否脱机的一种技术。SBT 的实施可在撤机筛查试验后进行，但满足撤机筛查试验者撤机并不一定成功，SBT 的实施成功可提高医生对撤机成功的判断能力。

一、SBT 原理

从呼吸力学角度来看，应用有创正压通气的主要原因是由于被削弱的呼吸泵功能不能满足增加的呼吸负荷，需要一定的正压辅助才能使呼吸泵功能和负荷之间达到一个新的平衡。随着导致呼吸衰竭的原发病逐步得到纠正，制约呼吸泵功能和增加呼吸负荷的各种因素被逐步解除，病人的呼吸泵功能又可逐渐承担起自身呼吸负荷，当两者之间的平衡又重新得到建立后，就不再需要正压辅助，此时即应考虑尽早撤机拔管。

SBT 通过降低呼吸机正压辅助力度，模拟病人进行自主呼吸状态，通过对试验过程中通气、氧合及循环功能等客观指标和相关临床症状的变化进行动态评价，进而判断病人能否通过试验，其结果对判断病人呼吸泵功能能否满足呼吸负荷具有重要指导意义。

二、SBT 的应用时机

ARDS 病人在有创通气 24 小时后，每天应对病人进行一次评价，以判断其是否具备一定的撤机条件，条件具备者可考虑进行 SBT；如果 ARDS 病人机械通气时间超过 10 天，通过 SBT 判断能否脱机的准确性降低，因为其存在呼吸肌肉失用性萎缩和无力；如果采取呼吸肌肌力和耐力锻炼辅助撤机，则更有可能使其完全脱离呼吸机。

三、SBT 操作方法

常用的 SBT 试验方式有：低水平压力支持通气、低水平持续气道内正压、T 形管法。对于采用何种方法来实施 SBT，目前仍然没有统一的标准。

（一）低水平 PSV

低水平 PSV 方式根据人工气道内径所设定的低水平支持压力，能较为准确地克服人工气道阻力、降低额外呼吸功耗，能更为准确地模拟病人克服自身呼吸负荷进行自主呼吸的状态，判断病人的自主呼吸能力。

（二）低水平 CPAP

CPAP 是让病人在一持续正压的条件下进行完全自主呼吸。病人呼吸深度、吸气及呼气时间、气流流速方式完全由自己决定，因此使用该模式能更符合其呼吸生理过程，减少人机对抗，可明显降低病人呼吸做功。

（三）T 形管法

T 形管系统是一种低阻力的呼吸装置，能够保证局部氧环境稳定，且没有活瓣及呼吸机的回路，意味着不需要额外做功对抗阻力，能够很好地评价病人的自主呼吸能力。T 形管应与气管插管或者气管切开导管直接相连接，加温湿化装置加温加湿吸入气体，保持 FiO_2 不变（<40%）（图 4-14-1，见文末彩图）。

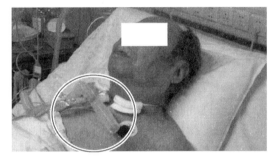

图 4-14-1　T 形管试验

四、SBT 持续时间

对于 SBT 试验持续时间，以往大多采用 30~120 分钟，目前推荐采用 30 分钟作为常规试验持续时间。一项多中心研究表明，将符合撤机条件的机械通气病人分为 2 组：SBT 30 分钟组有 237 例（87.8%）病人撤机成功；SBT 120 分钟组有 216 例（84.8%）病人撤机成功，结果表明 SBT 30 分钟组与 120 分钟组拔管成功率无显著差异，试验成功者 48 小时重新插管率、ICU 病死率、院内病死率及 ICU 住院时间差异均无统计学意义。

实施 SBT 需经历两个阶段，第一个阶段即开始的两分钟 SBT。此阶段应床旁密切观察，如出现：①呼吸浅快指数（呼吸频率/潮气量>105）；②呼吸频率<8 次/分或>35 次/分；③自主呼吸潮气量（<4ml/kg）；④心率>140 次/分或变化>20%，出现新发的心律失常；⑤动脉血氧饱和度（SaO_2）<90%，则应终止 SBT。两分钟 SBT 阶段主要是对心肺功能耐力的检验。两分钟 SBT 通过后，继续自主呼吸 30 分钟，如果能够耐受则可以确定撤机成功。

五、SBT 失败后处理

常见 SBT 失败的原因包括神经系统因素、呼吸系统因素、代谢因素、心血管因素及心理因素等；SBT 失败后，应积极纠正这些因素，并保证呼吸肌充分休息，一旦病人具备撤机条件，则可再次进行 SBT。但是，SBT 失败后并不推荐每天反复 SBT，这样做法不但无益，反而增加呼吸肌疲劳。

（邓　旺　葛慧青　罗　亮）

第四节　气道通畅程度的评价

在 ARDS 病人救治过程中，15%～38% 的病人拔除气管导管后出现上气道梗阻（upper airway obstruction，UAO），临床表现为上气道高调的喘鸣音，严重者可出现呼吸窘迫，导致呼吸衰竭。约有 19% 的此类病患必须重新插管来维持呼吸道通畅。其产生的原因：①气管插管及气囊压迫周围组织结构造成局部机械性损伤，导致喉头及喉头以下大气道损伤、水肿及肉芽肿形成。②塑料或硅胶材料对上呼吸道黏膜的化学性损伤。目前，临床多数使用聚氯乙烯材质、低压高容的套管，气道局部黏膜的病变明显减少，但拔管后上气道梗阻仍很常见。其中，喉头水肿是造成气道狭窄的首要原因。发生 UAO 的高危因素包括：儿童、女性病人、气管插管时间超过 36 小时、反复插管病人、气管插管的导管管径、近期气道的损伤等。

气囊漏气试验（cuff leak test，CLT）是评估气管通畅程度的常用办法，是通过比较排空气管插管气囊前后潮气量的变化来评估周围组织局部情况，可操作性强。实施 CLT 的过程中，机械通气时气囊充气，周围几乎没有气体漏出，呼气潮气量相对恒定，而当松开气囊后，部分气体从气囊周围漏出，呼吸机监测的呼气潮气量较前减少。而局部水肿会减少气管与插管间的空隙，松开气囊后由周围漏出的气体相应减少，漏出的气体量应与局部水肿成"反比"，水肿越重，漏出气体越少。

行 CLT 前，病人应具备撤机条件，且已通过 SBT，充分清除口腔内、气囊上和气管插管内分泌物。采用容量控制（A/C 模式，V_T 10ml/kg，PEEP 0mmHg）通气方式，将监测波形更换为容量-时间曲线，连续计算 6 个通气周期，分别记录气囊充气时呼气潮气量（expired tidal volume inflation，ETVI）和气囊松气时呼气潮气量（expired tidal volume deflation，ETVD），注意 ETVI 或 ETVD 变异不应超过 30%，如果变异过大则重复 10 个周期。具体计算方法为：漏气百分比 = 100 ×（ETVI – ETVD）/ETVI。如比值 >15% 为阴性，< 15% 则为阳性。也有学者通过计算漏气量 = ETVI – ETVD 来判断，若漏气量 <140ml 为阳性，漏气量 >140ml 为阴性。CLT 是筛查 UAO 的一种有效方法，阳性则要警惕拔管后可能发生 UAO。可在拔管前使用激素以减轻气道水肿，应在严密监测、充分准备下拔除气管，一旦有严重 UAO 则可重新插管或气管切开；阴性者提示很少发生 UAO，再插管的可能性很小。如果出现严重上气道梗阻，呼吸衰竭，则在面罩加压给氧后予气管插管，如严重喉头水肿，加压给氧后无法缓解低氧血症，则紧急行经皮气管切开术。

（邓　旺　葛慧青　罗　亮）

参考文献

1. 刘大为，邱海波，严静. 中国重症医学专科资质培训教材［M］. 北京：人民卫生出版社，2013：149-151.

2. 宋志芳. 现代呼吸机治疗学：机械通气与危重病［M］. 第 2 版. 北京：人民军医出版社，2008：

268-277.

3. Serpa Neto A, Nagtzaam L, Schultz MJ. Ventilation with lower tidal volumes for critically ill patients without the acute respiratory distress syndrome: A systematic translational review and meta-analysis [J]. Curr Opin Crit Care, 2014, 20 (1): 25-32.

4. Antonelli M, Bonten M, Chastre J, et al. Year in review in intensive care medicine 2011: Iii. ARDS and EC-MO, weaning, mechanical ventilation, noninvasive ventilation, pediatrics and miscellanea [J]. Intensive Care Med, 2012, 38 (4): 542-556.

5. Sheard S, Rao P, Devaraj A. Imaging of acute respiratory distress syndrome [J]. Respir Care, 2012, 57 (4): 607-612.

6. Morandi A, Brummel NE, Ely EW. Sedation, delirium and mechanical ventilation: The 'abcde' approach [J]. Curr Opin Crit Care, 2011, 17 (1): 43-49.

7. Young NH, Andrews PJ. High-frequency oscillation as a rescue strategy for brain-injured adult patients with acute lung injury and acute respiratory distress syndrome [J]. Neurocrit Care, 2011, 15 (3): 623-633.

8. Girard TD, Bernard GR. Mechanical ventilation in ARDS: A state-of-the-art review [J]. Chest, 2007, 131 (3): 921-929.

9. Hodgson C, Keating JL, Holland AE, et al. Recruitment manoeuvres for adults with acute lung injury receiving mechanical ventilation [J]. Cochrane Database Syst Rev, 2009, 2: CD006667.

10. Davies A, Jones D, Bailey M, et al. Extracorporeal membrane oxygenation for 2009 influenza A (H1N1) acute respiratory distress syndrome [J]. JAMA, 2009, 302 (17): 1888-1895.

11. Boles JM, Bion J, Connors A, et al. Weaning from mechanical ventilation [J]. Eur Respir J, 2007, 29 (5): 1033-1056.

12. Garnacho-Montero J, Amaya-Villar R, Garcia-Garmendia JL, et al. Effect of critical illness polyneuropathy on the withdrawal from mechanical ventilation and the length of stay in septic patients [J]. Crit Care Med, 2005, 33 (2): 349-354.

13. Cohen JD, Shapiro M, Grozovski E, et al. Extubation outcome following a spontaneous breathing trial with automatic tube compensation versus continuous positive airway pressure [J]. Crit Care Med, 2006, 34 (3): 682-686.

14. 中华医学会重症医学分会. 机械通气临床应用指南 (2006) [J]. 中国危重病急救医学, 2007, 19 (2): 65-72.

15. Zhou T, Zhang HP, Chen WW, et al. Cuff-leak test for predicting postextubation airway complications: A systematic review [J]. J Evid Based Med, 2011, 4 (4): 242-254.

16. Penuelas O, Frutos-Vivar F, Fernandez C, et al. Characteristics and outcomes of ventilated patients according to time to liberation from mechanical ventilation [J]. Am J Respir Crit Care Med, 2011, 184 (4): 430-437.

17. Bien MY, Shui Lin Y, Shih CH, et al. Comparisons of predictive performance of breathing pattern variability measured during T-piece, automatic tube compensation, and pressure support ventilation for weaning intensive care unit patients from mechanical ventilation [J]. Crit Care Med, 2011, 39 (10): 2253-2262.

18. Maeder M, Ammann P, Rickli H, et al. Elevation of B-type natriuretic peptide levels in acute respiratory distress syndrome [J]. Swiss Med Wkly, 2003, 133 (37-38): 515-518.

19. Zapata L, Vera P, Roglan A, et al. B-type natriuretic peptides for prediction and diagnosis of weaning failure from cardiac origin [J]. Intensive Care Med, 2011, 37 (3): 477-485.

20. 俞森洋. 机械通气临床实践 [M]. 北京: 人民军医出版社, 2008: 286-295.

第十五章

ARDS 的气道管理

第一节　人工气道的建立

人工气道的建立能够保持气道的通畅，是有创机械通气改善呼吸功能、纠正机体缺氧的首要条件。熟练建立各种人工气道是对临床医生的基本要求。

一、气管插管

（一）经口气管插管

经口气管插管是临床使用最广泛的人工气道建立方法，指在喉镜等设备辅助下，经口腔将气管插管导管置入气管内并使用气囊密封气道，使呼吸机、人工气道及病人之间形成一个稳定的相对密闭回路。其操作相对简单，但导管留置时间通常较短。

1. 插管前准备　插管前准备可大致分为病人准备、器械准备和药物准备。

应综合评估病人病情，是否存在经口气管插管的必要性和禁忌。操作前仔细检查病人，肥胖、颈部短粗、气道附近手术外伤史、门齿前突或松动等存在可能导致插管困难。此外，还应与病人及其家属进行良好的沟通，向其解释操作的必要性、可行性及可能存在的风险，以获得良好的医患关系。

插管需要准备的设备包括气管导管、金属管芯、喉镜、简易呼吸器、负压吸引装置、牙垫及固定用胶布等。

气管导管常由聚乙烯、聚氯乙烯、硅胶等材料制成。导管体部呈弧形，具有一定的硬度，可通过内置金属管芯进行弯曲固定。导管插入气管的末端（以下简称为远端，另外一端称为近端）有斜面开口，便于插管时通过狭窄的声门，侧面有一小孔（Murphy eye），当末端被堵塞时仍可进行通气，侧孔上方为气囊（Cuff），通过一细长注气导管与指示气囊和阀门相连接。使用注射器可向气囊注入或抽出空气，指示气囊的充盈程度可用于判断气囊的充气情况，但建议条件许可时使用气囊测压表直接测量，维持气囊内压力在 25 ~ 30cmH$_2$O。导管近端为直径 15mm 的接头，可用于连接简易呼吸器、呼吸机、人工鼻等。导管型号可根据其内侧半径或外侧周长（法制标号）进行标定（表 4-15-1）。使用时除应根据病人年龄、性别、身高及插管途径选择合适气管导管的型号及类型，还应根据临床需求不同选择不同类型的气管导管。

双腔导管主要用于需要单侧肺通气、肺切除手术、两侧肺顺应性相差过大需要不同类型支持或保护健侧肺免于患侧肺的感染或咯血影响等。带声门下吸引的气管导管在气囊上方有一侧孔，通过细管连接负压吸引器后，可避免气囊上分泌物蓄积，减少 VAP 的发生（图 4-15-1）。

表 4-15-1　气管导管的内径及编号

内径（mm）	法制标号	外径（mm）
2.5	11	3.7
3.0	13	4.2
3.5	15	4.9
4.0	16	5.5
4.5	18	6.2
5.0	21	6.8
5.5	22	7.5
6.0	24	8.2
6.5	26	8.8
7.0	28	9.6
7.5	30	10.2
8.0	33	10.9
8.5	34	11.5
9.0	36	12.1

镀银的导管具有广谱抗菌作用，可防止细菌在导管上的定植，减少生物膜的形成。

喉镜是插管过程中常用的辅助设备，由手柄和镜片两部分组成。根据镜片形状不同可分为直型和弯曲型。插管前，应根据镜片大小不同选择合适的喉镜，病情需要且有条件时可使用可视喉镜或纤维支气管镜，让插管过程的可视性更高。

插管方法可分为清醒插管和镇静插管。多数情况下应先使用强效静脉诱导药和速效肌松药物，使病人在极短时间内达到无意识和肌肉麻痹的状态，然后再快速完成气管插管。常用的诱导剂可分为安定类、阿片类、巴比妥类、氯胺酮、依托咪酯及丙泊酚。常见的肌松药分为除极化肌肉松弛剂（如琥珀胆碱）、非除极化肌肉松弛剂（如维库溴铵、泮库溴铵等）。选择药物过程中应充分考虑其药动学及不良反应。此外，插管过程中镇静肌松常导致血流动力学不稳定，必要时可能需要使用血管活性药物。

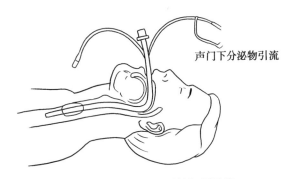

声门下分泌物引流

图 4-15-1　带声门下吸引的气插导管

机械通气过程中，多种因素导致气囊难以始终有效密闭气道。对声门下分泌物的有效吸引可降低 VAP 的发生

2. 困难插管的预测　实际工作中，我们发现许多病人由于操作时解剖结构暴露困难导致气管插管难以完成。插管前简单评估张口度、甲颏间距、颈部活动度及寰枕关节伸展度，有助于判断是否存在困难气道。

张口度是指最大张口时上、下门齿的距离：张口度小于 3cm 或两指宽度时，提示喉镜置入困难，即使能置入喉镜，声门暴露也不佳。甲颏间距是指病人头部后仰至最大限度时，甲状软骨切迹至下颌骨颏突间的距离：甲颏间距 >6.5cm 时，插管无困难；甲颏间距过小时，病人喉头位置相对高，下颌骨间隙较小，喉镜下舌体易遮挡视线而造成声门暴露困难。颈部屈伸度是指病人作最大限度的屈颈到伸颈的活动范围：当其小于 80°时，提示可能存在插管困难。寰枕关节正常时，可伸展 35°。根据伸展度降低的程度分为 4 级： I 级伸展度无降低，II 级降低 1/3，III 级降低 2/3，IV 级完全降低。寰枕关节伸展度降低可导致困难插管。

3. 插管流程

（1）合适的体位是顺利插管的基础。在进行经口气管插管的过程中，病人宜采用去枕平卧、枕部后仰的体位，使病人口腔、喉部及气管尽量处于同一直线上。

（2）使用面罩或简易呼吸器向病人提供高浓度氧气吸入，提高机体内氧气储备，有助于耐受插管操作。

（3）根据病情选择合适的镇静及肌松药物，在此过程中持续使用简易呼吸器辅助呼吸。

（4）待病人充分镇静及肌松后，左手持喉镜沿病人右侧口角进入口腔，通过喉镜镜片将舌体拨向左侧，避免阻挡视线；右手可置于病人额部轻压，喉镜沿正中位置轻柔进入，逐步暴露悬雍垂、咽、会厌；待喉镜尖端到达会厌根部时，沿前上方 45°角用力提喉镜，会厌随之而抬起，暴露其下方声门；此时右手执内置金属导芯的气管导管，斜口端朝左在明视下沿左右声带间缝隙置入气管内；导管进入气管 1cm 左右时，予拔除导芯，再沿着气管继续进入，成人通常再进入 5cm，儿童 2~3cm；充盈气囊，接简易呼吸器辅助呼吸，观察导管内是否存在气雾或胃内容物以判断导管是否插入气管内，但其准确性一般，应联合对两侧胸廓起伏观察及听诊判断导管位置及深度。此外，呼出气二氧化碳分压的监测也有助于辨别气管导管位置。

（5）可选择放置牙垫以预防导管被咬闭，使用胶布固定导管和牙垫。

（6）插管后胸部 X 线检查可用于判断导管位置及深度，建议导管尖端应距离隆突 2~3cm。

特别需要注意的是，插管过程中应严密监测病人生命体征的变化。每次插管尝试时间不宜过长；如超过 30 秒，应立即停止操作，重新给予简易呼吸器辅助呼吸，直到氧合恢复至最佳水平。

（二）经鼻气管插管

经鼻气管插管是指通过鼻腔将气管导管置入气管内，与经口气管插管相比，其操作难度更大，对操作者的要求更高。因此，在病情危重需要立即建立人工气道时，通常不建议使用经鼻气管插管。经鼻气管插管主要用于预计人工气道使用时间较长而又不愿气管切开的病人。

1. 插管前准备　经鼻气管插管前应检查鼻腔通畅程度，必要时使用鼻黏膜收缩剂和表面麻醉剂进行充分麻醉。操作中需要使用的器材与经口气管插管大致相同，但由于鼻腔相对较小，通常选择型号略小的气管导管，插管时还应使用润滑剂以减小摩擦，降低对鼻腔黏膜的刺激，也有主张可先使用温水将导管泡软后再进行插管。

2. 插管流程　经鼻气管插管根据操作方法不同，可分为盲插、明视和经纤维支气管镜引导 3 种方法。

（1）盲插：在为清醒且合作的病人插管时，经验丰富的人员可选择盲视下经鼻气管导管插入。操作过程不需要镇静与肌松，其原理主要是根据呼吸气流声音的变化，因此不适用于自主呼吸减弱或消失病人。在导管远端正对声门时，可于近端听到或感觉到气流；而当气流减弱或消失时，提示应调整导管位置和方向。在导管接近声门后，选择病人吸气开始时将导管顺势插入气管，病人出现发音困难、呛咳或导管内出现气道分泌物提示插管成功。也有学者提出气管导管管径较粗，直接盲插难度过大，可使用相对细小吸痰管先行盲插入气管，再通过吸痰管引导导管进行插管。

在盲插过程中，若多次操作不成功或病人自主呼吸减弱或消失可引起导管位置判断困难时，应及时改为明视状态下插管。

（2）明视：明视下经鼻气管插管与上述经口气管插管操作大致相同，在经鼻腔将导管送至咽后部或鼻咽部时，使用喉镜挑起会厌、暴露声门结构，经口腔使用导管钳夹住导管，当声门张口时顺势插入气管。

若明视下插管不成功，条件许可时选择经纤维支气管镜进行引导或选择经口气管插管。

（3）经纤维支气管镜引导：纤维支气管镜（以下简称为纤支镜）的镜体细长，且可提供冷光源和视野，可用于经鼻气管插管引导。操作时，可先将导管经鼻腔插入鼻咽部，再经导管插入纤支镜，使用纤支镜挑起会厌，暴露声门并进入气管，最后将导管顺着纤支镜插入气管内。

经鼻和经口气管插管具有各自的优点和不足。经鼻气管插管的优点主要体现在人工气道维持时间较长、导管相对比较容易固定、病人耐受性较好、插管后口腔护理相对比较容易完成、病人可通过嘴型进行沟通；其不足之处在于操作难度较大，使用的导管型号较小会导致气道阻力增加，分泌物引流困难，阻塞鼻窦和咽鼓管引流而引起急性鼻窦炎和中耳炎。

二、喉　　罩

喉罩是 20 世纪 80 年代出现的人工气道建立方式，其基本结构与普通气管插管导管类似，最初只是在远端改为一可充气的通气罩，现根据其结构和功能可分为经典型喉罩、可曲型喉罩、加强型喉罩、可辅助气管内插管喉罩和胃管引流型喉罩。

喉罩不能长期留置使用，主要用于全身麻醉手术过程中的气道管理或面临经口气管插管困难的紧急状态。操作前应选择型号恰当的喉罩，检查喉罩前端环形气囊的密封性，观察是否存在明显缺陷或锐利边角。

喉罩置入的主要方法是在手指引导下盲探插入法。在充分表面麻醉或全身麻醉后，将病人头部置于正中略后仰体位，提起下颌，右手执喉罩，罩口朝下颌（也可朝上颌，待插至口腔底部时再旋转 180°），在示指的引导下沿口腔中线向下轻柔推进，贴硬腭、软腭、咽后壁继续插入直至不能继续推进，此时前端进入食管开口，顶住环咽肌，最后通过注射器向气囊内充气并固定。此外，也可在喉镜辅助明视下进行喉罩置入，相对而言病人口腔暴露更充分，喉罩操作的空间更大，降低了气囊在口腔内发生折叠的可能性，喉罩也更容易准确放置（图4-15-2）。

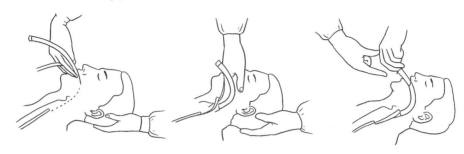

图4-15-2　喉罩的放置

与传统的气管插管相比较，喉罩的优点主要表现为：放置相对简单，不需要特殊设备；困难气道插管时可迅速建立人工气道，保障上气道通畅，同时也可使用特殊类型的喉罩辅助插管；对喉头及气道无损伤风险。其不足之处在于：只能短期使用；不能保证完全密封食管，因此反流误吸的风险较大，高通气压力时也可导致胃肠胀气；刺激咽反射，不适用于意识清醒或半清醒病人。

三、气管切开术

气管切开术是指通过外科手术切开颈段气管，将气切导管置入气管内，最终建立人工气道的一种常见手术。根据手术方式不同，主要分为传统气管切开、经皮气管切开和环甲膜切开术。环甲膜切开术主要用于危重病人抢救过程中无法通过其他方法迅速建立有效的人工气道时，紧急切开位于环状软骨和甲状软骨之间的环甲膜并建立气流通路，通常在病人病情稳定后应再行传统气管切开，本处对此暂不做叙述。

与气管插管相比，气管切开后具有以下优势：导管可留置时间较长；可选择连接呼吸机，也可仅作为意识不清或排痰困难病人的气流通路和分泌物引流通道；口腔护理工作也更容易进行；病人可通过口型或发音阀进行交流；舒适性明显提高。Nieszkowska 等人对312 例机械通气时间 >48 小时的病人进行研究，发现其中23% 病人最终经历了气管切开，病人在气管切开前后需要使用的镇静药和镇痛药剂量明显降低。小样本研究发现，与气管插管相比，在实施气管切开术以后，病人在呼吸做功、气道阻力、气道峰压及 auto-PEEP 等指标上均出现下降；与此同时，尽管病人的呼吸频率、潮气量及无效腔量没有明显改变，但病人与呼吸机之间在触发等方面的同步性明显提高。由于具有以上优点，气管切开可能对于呼吸机撤离具有积极的作用。

但气管切开术操作时间较长，通常不作为危重病人抢救时建立人工气道的首选方法；术中存在出血风险，凝血功能障碍病人应慎用；局部组织存在破损或感染时也应尽量避免气管切开；此外术中可能损伤喉返神经；术后有可能形成气道狭窄；而康复后病人气切处会形成瘢痕而影响美观。

（一）传统气管切开术

1. 术前准备　气管切开术前应检查病人手术区皮肤是否存在破损及感染，也有学者主张应使用超声了解颈部血管走向，预防手术中伤及大血管。手术过程中需要的器械及药物包括：刀片、手术剪、血管钳、缝针、缝线、拉钩、气切导管、注射器、治疗巾、纱布、固定系带及利多卡因等。

2. 手术过程

（1）手术前病人取仰卧位，头处于正中，肩部垫高，头后仰使气管突出，便于操作过程中的暴露、分离和切开。

（2）使用利多卡因进行局部浸润麻醉。

（3）手术切开有直切口和横切口两种。直切口即在颈部正中切开，上起甲状软骨下缘，下至胸骨上窝之间，长度尽量为能暴露气管并置入导管的最短切口，手术过程中气管暴露通常较好，但手术后瘢痕较明显；横切口多于环状软骨下一横指处切开，手术瘢痕较小，但不易暴露视野且切口处容易有分泌物蓄积。

（4）切开皮肤及皮下组织后，使用血管钳或剪刀沿中线做钝性分离，将颈部肌肉沿白线向两侧分离开，分离过程中若遇较粗血管时，应注意保护并向两侧牵拉，避免损伤。

（5）颈部肌肉分离开后，可见甲状腺覆盖于气管前壁，通常而言，仅需将甲状腺适当上提即可良好暴露气管，但若甲状腺峡部较肥大，可使用两把弯止血钳夹住后沿正中切断并缝扎，向两侧分离后即可顺利暴露气管。

（6）使用空注射器刺入气管，若能回抽出空气则可确认位置正确。

（7）使用尖刀于第 2 ~ 4 气管软骨环由下自上切开气管，切开时应避免刀片过深损伤气管后壁及食管前壁。使用弯血管钳或气管扩张器扩开气管切口，右手拇指顶住管芯末端并顺势将气切导管插入气管内。

（8）拔除管芯后，观察导管口是否存在气流并使用负压吸引气道分泌物及血性液体，确认导管在位后充盈气囊并固定。

（9）若切开过大时，可于两侧缝合 1 ~ 2 针，局部使用专用纱布覆盖伤口避免感染。

（二）经皮气管切开术

经皮气管切口是在传统气管切开术的基础上进行了技术革新，具有简单、快捷、相对安全、出血量少、术后瘢痕小等优点。

1. 术前准备　经皮气管切开的术前准备与传统气管切开相似，但需要准备的器械主要为气切套装，内含有刀片、导丝及推送器、经皮气切扩张钳/扩张器、注射器、穿刺针、气切套管和系带等。

2. 手术过程

（1）手术前病人取仰卧位，头处于正中，肩部垫高，头后仰使气管突出。

（2）使用肾上腺素及利多卡因混合物收缩局部血管和浸润麻醉。

（3）在第 2-3 软骨环之间的皮肤上做一长 1.5 ~ 2cm 的横向切口，并使用气管扩张钳分离皮下组织。

（4）注射器内抽取少量生理盐水或利多卡因，连接穿刺针，于第 2-3 软骨环间位置刺入，回抽有气泡则证明穿刺针在气管内。若病人已先行气管插管，应先将气插导管适当拔出，再行穿刺。

（5）通过穿刺针，送入导丝。导丝送入过程中可适当上下拉动，使导丝顺直，防止打折。

（6）使用扩张器沿导丝扩张皮下组织和气管壁。

（7）使用经皮气切扩张钳进一步扩张皮下组织和气管壁。

（8）沿导丝放入气切导管后，拔除导丝和导管内芯。

（9）吸引气道内分泌物和血性液体，确认导管在位。

（10）充盈气囊，清理创口并固定导管。

Delaney 等人针对传统外科手术气管切开和经皮气管切开进行了一项 meta 分析研究，结果发现经皮气管切开可显著降低切开处感染率，进一步亚组分析还显示，与手术室内进行的传统气管切开相比，经皮气管切开还可降低出血及病死率。但经皮气管切开技术仍存在一定的缺陷，对于解剖结构不明确的病人难以确认操作位置，操作过程中容易损伤气管后壁及形成错误的通道，尤其是对于经验缺乏的人员。使用纤支镜辅助经皮气管切开，可用于确认穿刺点和穿刺针位置、导丝走向、气切导管位置，操作时气管插管意外滑出气道时亦可快速引导重新建立气流通路，将操作过程中存在的风险降至更低。

（段开亮　尚游）

第二节　人工气道的日常维护

一、气囊的管理

对于绝大多数病人而言，建立人工气道的目的是进行机械通气。气囊的基本作用就是保持声门以下气道密封，保障正压通气的顺利进行，防止口咽部分泌物渗漏入下呼吸道引起感染。人工气道导管气囊可大致分为高压力低容量气囊、低压力高容量气囊和等压气囊。高压力低容量气囊充盈状态下呈圆球状，与气管壁呈线性接触，气囊顺应性低，充盈气体量的轻度改变即可引起压力明显变化，容易出现漏气或过度压迫，导致呼吸机相关性肺炎或气管局部黏膜缺血坏死，因此目前已经基本淘汰。低压力高容量气囊充盈状态下多呈圆柱状，与气管壁接触面积较大，气囊顺应性较高，充盈气体量的变化对气囊内压力的影响较小，相对而言出现漏气或过度压迫的概率较低（图 4-15-3，见文末彩图）。等压气囊囊内压力等于大气压，气囊通过活瓣与外界环境相通，当活瓣口打开时气囊自动充盈，并可根据气囊和气管壁间缝隙自动调节气囊充盈度，因此对气管壁黏膜损伤较小，但由于价格较昂贵，临床普遍运用存在一定难度。

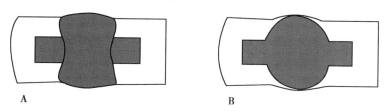

图 4-15-3　低压力高容量气囊与高压力低容量气囊充气状态示意图
A. 低压力高容量气囊；B. 高压力低容量气囊

气囊的充盈状态是气囊管理的主要内容。在早期管理气囊的时候，通常是使用最小漏气技术和最小密闭容积技术。最小漏气技术是指通过将听诊器放于气管处，向气囊内注入气体直到听不到漏气声为止，然后抽出气体，从 0.1ml 开始，直到吸气时听到有少量的漏气声。最小密闭容积技术是指将听诊器放于气管处，向气囊内注入气体直到听不到漏气声为止，抽出 0.5ml 气体，可闻及少量漏气声，再缓慢注气，直到吸气时听不到漏气声。相对而言，使用最小漏气技术更容易发生误吸，使用最小密闭容积技术时气囊对周围组织的压迫更明显，但两种方法均是通过听诊漏气声进行判断，可靠性较差。而根据手指触摸外接指示气囊评估气囊充气状况的方法受操作者主观感受和经验影响，囊内压力差异较大，也不宜采用，目前临床上推荐使用压力监测仪评估实际的气囊内压力（图 4-15-4，见文末彩图）。

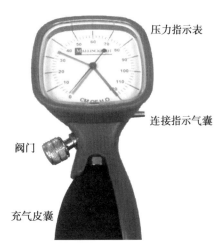

压力指示表

连接指示气囊

阀门

充气皮囊

图 4-15-4　气囊压力测量器

由于气管壁动脉压和静脉压约为 30mmHg 和 18mmHg，因此当气囊对气管壁的压力大于 5mmHg 时影响淋巴回流，大于 18mmHg 时阻断静脉回流，大于 30mmHg 时可中断动脉血流，多数指南推荐气囊内压力应维持在 25～30cmH$_2$O（或 18～25mmHg）。研究发现，当气囊内压力大于 18mmHg 时，可有效密闭气道防止漏气，呼吸机相关性肺炎的发生率也明显降低。但 Guyton 等人发现当病人气道峰压大于 48mmHg 时，需要超过 25mmHg 的囊压才能阻止气囊和气管间漏气。因此，对于机械通气时气道压力增高的病人而言，如何有效控制气囊压，从而在预防漏气和黏膜损伤之间达到平衡是气囊管理的难点。Nseir 等人对 101 例 ICU 病人的气囊压进行持续 8 小时监测，发现仅 18% 时间内病人的气囊压能维持在 25～30cmH$_2$O，因此推荐应使用持续充气泵始终维持气囊内压力在 25cmH$_2$O 以上，或每 6～8 小时重新测量气囊压。

二、气 道 湿 化

呼吸道内充分的湿度和适当的温度是维持气道表面纤毛黏液系统正常清除功能及肺泡上皮正常的舒缩、弥散特性所必需的生理条件。气体的湿度是指气体内所含水蒸气的多少，常用绝对湿度和相对湿度进行描述。绝对湿度是指每单位容积的气体内所含水分的重量，常用单位是 mg/L。相对湿度是指绝对湿度与该温度饱和状态下水分含量的比值，用百分比表示。正常情况下，上呼吸道及气管-支气管树的解剖结构能使吸入气体得到有效的湿化和温化，到达隆突下 4～5cm 水平时应达到 37℃下 100% 的饱和湿度。但是对于气管插管和气管切开病人，当其吸入高流量的干燥气体时，由于气流跨越了上呼吸道生理性加温加湿功能，气体的湿化就成为临床需要给予重视和认真处理的问题了。

机械通气的过程中，气体的湿化方式可大致分为主动湿化和被动湿化。主动式湿化器的工作原理是通过气流和水分的直接接触来吸收蒸发的水分，同时通过电加热元件加热湿化液，进一步提高吸入气体的湿度和温度。通常情况下，应将吸入气体加湿到 34～37℃，相对湿度 100%。部分主动湿化器可通过 Y 形管附近的温度探头监测气体温度并反馈给加热湿化器调节加热的温度。早期主动湿化器由于吸气支回路内没有加热导丝，容易产生冷凝水，增加 VAP 的发生率。使用加热导丝后尽管可显著减少冷凝水，降低 VAP 产生，但应关注加热导丝反复使用后绝缘层破损可能出现触电的风险。

被动湿化器是模仿骆驼鼻子而研发的，因此又被称为人工鼻。其实质是一只双向的气体滤过器，呼气时可以截留气体中的水分和热量，吸气时又可利用截留的水分和热量对干燥气体进行湿化和温化。通常被动湿化器的效果确切，能保障气道洁净和湿润。当存在以下情况时，被动湿化器可能导致湿化不足而应慎重使用：痰液浓稠，量多或血性痰；呼出

容积 <70% 吸入容积（如存在较大气管食管瘘）；低体温（<32℃）；分钟通气量 >10L/min。被动湿化器最大的不足在于会增加无效腔量，特别是对于呼吸浅快病人，使用后有效肺泡通气量会明显降低；此外，被动湿化器也可增加气道阻力，特别是当大量水汽凝结于湿化器时，可导致病人呼吸功耗增加。多数被动湿化器说明书建议在排除堵塞或分泌物污染的情况下，应至少每 24 小时更换被动湿化器，但相关研究显示，每 5 或 7 天更换与每天更换相比，两者在 VAP 的发生率、气道细菌定植和气道阻力等均无明显区别。

三、人工气道与 VAP

VAP 指气管插管或气管切开病人在接受机械通气 48 小时后发生的肺炎，在国内外的发病率、病死率均较高，导致 ICU 住院时间与机械通气时间延长，住院费用增加。

早期防控 VAP 的过程中提倡每日更换呼吸机环路，然而若临床治疗过程中遵循严格的感染控制制度，呼吸机环路对 VAP 的发生影响并不大。事实上呼吸机环路上的微生物多来自病人，因此与其说是由于呼吸机回路导致了病人感染，还不如说是病人污染了呼吸机回路。多项观察研究发现，频繁更换呼吸机环路并不能降低 VAP 的发生率。

相对而言，对气囊上方分泌物的误吸才是导致 VAP 发生的最主要原因。根据中华医学会推荐，以下多种预防措施有助于降低 VAP 的发病率：加强医护人员手卫生；选择被动湿化器或带加热导丝的主动湿化器；使用带声门下吸引功能的导管；运用动力床治疗；抬高床头让病人保持半坐卧位；经鼻肠管进行营养支持；持续控制气管内导管的套囊压力；使用氯己定（洗必泰）进行口腔护理。

四、胸部物理治疗

胸部物理治疗所包括的内容其实很多，但对于建立了人工气道接受正压通气的病人而言，使用较多的胸部物理治疗方法是体位引流、叩击和振动。

（一）体位引流

体位引流的原理很简单，主要是通过调整病人的体位，使分泌物在重力的作用下引流到中心气道的一种方法。其主要适应证包括：不能或不愿自动改变体位；潜在的或已存在肺不张；有分泌物清除困难的因素；气道分泌物多，成人每日咳痰量 >25～30ml；与体位相关的氧合降低；存在人工气道；存在囊性纤维化、支气管扩张或肺大疱等疾病。

引流时，通常将欲引流的感染肺区置于隆突之上并保持该体位 3～15 分钟。因此根据病人引流肺区的不同应选择不同的体位。

右上和左上肺叶的尖段：床头抬高 45°，病人置于半坐卧位（图 4-15-5）。

两上肺叶的前段：床放平，病人仰卧位（图 4-15-6）。

右上肺叶的后段：床头放平，病人从右侧向左侧 1/4 侧卧位，后背垫枕头来支撑（图 4-15-7）。

左上肺叶尖后段：床头抬高 30°，病人从左侧向右侧 1/4 侧卧位，背后垫枕头支撑（图 4-15-8）。

右中叶的内侧段和外侧段：病人 1/4 左侧卧位，使右侧肢体和脚抬高 30cm（图 4-15-9）。

左肺上叶上舌段和下舌段：病人 1/4 右侧卧位，使左侧肢体和脚抬高 30cm（图 4-15-10）。

两下肺叶的前基底段：床头放平，病人俯卧位并在腹部放一枕头（图 4-15-11）。

左下肺叶的内前基底段和右下肺叶的前基底段：病人仰卧位，脚抬高 50cm（图 4-15-12）。

右下肺叶外侧段：病人直接左侧卧位，保证右侧在上并且脚部抬高 50cm（图 4-15-13）。

左下肺叶外侧段和右下叶内侧段：病人直接右侧卧位，保证左侧在上并且脚部抬高 50cm（图 4-15-14）。

两侧下叶后段：病人俯卧位，并且脚部抬高 50cm（图 4-15-15）。

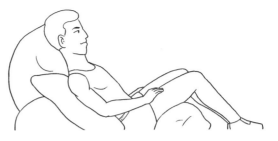

图 4-15-5　两上叶尖段引流体位

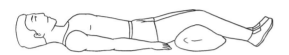

图 4-15-6　两上叶前段引流体位

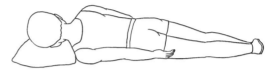

图 4-15-7　右上叶后段引流体位

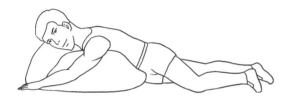

图 4-15-8　左上叶尖后段引流体位

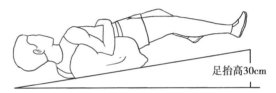

图 4-15-9　右中叶的内侧段和外侧段引流体位

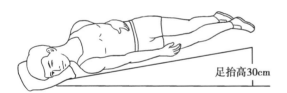

图 4-15-10　左肺上叶上舌段和下舌段引流体位

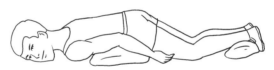

图 4-15-11　两下肺叶的前基底段引流体位

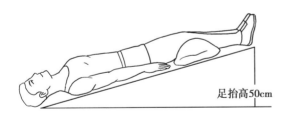

图 4-15-12　左下肺叶的内前基底段和右下肺叶的前基底段引流体位

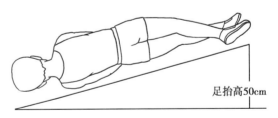

图 4-15-13　右下肺叶外侧段引流体位

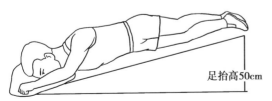

图 4-15-14　左下肺叶外侧段和右下叶内侧段引流体位

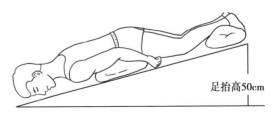

图 4-15-15　两侧下叶后段引流体位

体位引流时应严格掌握指征，头颈部受伤未稳定、活动性出血和血流动力学不稳定属于严格禁忌。当病人存在以下情况时，也应谨慎使用：意识不清或烦躁、近期脊椎手术或脊椎严重损伤、咯血、脓胸，支气管瘘、肋骨骨折、肺栓塞、颅内压＞20mmHg、外科手术恢复中、大量胸腔积液等。

（二）叩击

叩击是指在吸气和呼气过程中通过手指或机械装置叩击病人背部，促进气管、支气管及肺内分泌物松动，最终改善痰液引流的胸部物理治疗方法。目前并没有证据证明哪种方法更有效，但国内医护人员的临床工作量较大，使用机械进行治疗可更好地保证叩击的质量。对于分泌物黏稠的病人，先使用叩击松动痰液，再结合合适的体位将其引流至大气道，可能具有更好的临床意义。

叩击的适应证和体位引流大致相同。操作前，应向病人告知操作的目的和步骤，以取得良好的配合。病人通常取侧卧位或坐位，叩击部位用衣物盖住，或根据痰液积聚部位协助病人取合适体位，叩击的同时配合引流排痰。操作者五指并拢，掌心成杯状，利用快速的腕部伸张或弯曲，单手或双手轮流轻柔拍打病人的胸壁（图4-15-16）。杯状手型可形成一气垫，既可引起胸壁振动又不容易导致局部皮肤直接破损。叩击持续时间通常不少于3分钟，但不超过15分钟，具体视分泌物的多少和病人排痰效果而定；叩击的频率通常维持在60次/分左右，过快或过慢都可引起病人不适；力度视病人胸部厚度而异，胸壁薄者则力度应轻，而胸壁厚者应力度略强，并适当延长手杯与胸壁接触时间以增强胸壁共振。

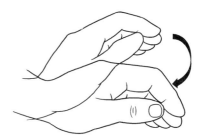

图4-15-16　叩击手法
（叩击手法：手指并拢，
手心成杯状，手腕发力）

叩击的主要禁忌证包括：肿瘤并明确存在转移、接受抗凝治疗、肺结核、皮肤瘀点、骨质疏松、脓胸、肺栓塞、胸部伤口或皮肤破损、未经处理的张力性气胸、连枷胸、咯血、急性脊髓损伤、病人不耐受、胸部手术、心功能不稳定、颅内压＞20mmHg、腹部膨隆等。

（三）振动

振动是通过掌面贴附于病人胸壁表面快速垂直抖动的一种手法。与叩击不同的是，振动是在呼气过程中按压胸壁，以达到将分泌物移动到大气道的目的。

进行胸壁振动治疗时，将手掌置于欲引流肺区的胸壁表面，在病人呼气将开始时快速振动胸壁。振动治疗持续时间通常不低于3分钟，维持频率在100次/分以上。振动的适应证和禁忌证与叩击相同。

五、气道分泌物的吸引

人工气道建立后，病人咳嗽能力及吞咽功能受到限制，一方面气道内分泌物排出困难；另一方面大量口腔分泌物及胃食管反流物可积聚于人工气道气囊上方。关于气道内分泌物的吸引详见本章第三节，本处仅对气囊上滞留物清除进行讨论。

气囊上滞留物内含有大量的致病菌，研究证明 VAP 的发生与其存在一定的相关性。理论上，合理的气囊管理可有效阻止气囊上滞留物渗漏入下呼吸道，但有研究发现，应用高容低压气囊即使保持合适的气囊压力，仍有高达 70% 以上的病人存在误吸。因此应及时清理气囊上滞留物，特别是在气囊放气前。

气囊上滞留物引流多是依赖于使用带声门下吸引功能的人工气道导管，根据引流时间长短可分为持续引流和间歇引流。Tao 等人研究发现，两种引流方式均可降低机械通气早期 VAP 的发生率，但多数学者认为持续引流容易引起局部黏膜损伤。声门下分泌物吸引仍存在不少局限性：首先，引流时负压大小的选择目前并没有统一的意见；其次，吸引声门下分泌物的导管管径较细，引流效果不佳，且容易发生堵塞，使用生理盐水等冲洗导管时又容易将气囊上滞留物冲洗进下呼吸道；与普通导管相比，该导管价格较昂贵，且同等外径的情况下，带声门下吸引功能的人工气道导管内径较小，导致阻力增加，气道内分泌物引流困难。

此外，国内有学者发明了一种气流冲击法以清除气囊上滞留物。该方法无需特殊人工气道，其原理为在病人呼气开始时通过快速挤压简易呼吸器以达到增加气道内压力的目的，同时抽空气囊内气体，高速气流由气管和人工气道导管之间喷出，并将气囊上分泌物冲击至口腔。该方法简单易行，医疗成本低，但对操作者之间的配合要求较高，若操作不当可能导致滞留物进入下呼吸道。

六、意外拔管的防范

意外拔管是指没有拔管指征的病人，人工气道意外滑出，常见的原因包括气道固定不佳、病人烦躁或意识不清、呼吸机管道牵拉和气切导管过短等。预防意外拔管的措施主要为：选择合适的人工气道固定方法，并每日检查，观察气管插管深度，及时更换固定胶布和系带，气切导管固定时应系紧，与颈部的间距不超过两指；对意识清醒且配合的病人进行良好的教育；对于烦躁或意识不清的病人，应使用约束带固定其手臂，防止意外拔管，必要时可合理使用镇静剂；选择合理长度的呼吸机环路，固定时不宜过紧，防止病人头颈部移动时对人工气道产生牵拉。一旦发生意外拔管，应密切关注病人生命体征变化，若病人出现呼吸急促或氧饱和度下降，应立即给予简易呼吸器辅助呼吸，必要时考虑重新建立人工气道。

（段开亮　尚　游）

第三节　吸痰方法对 ARDS 疗效的影响

人工气道建立后，上呼吸道的保护功能受到了影响和破坏，特别是大量镇静剂和肌松剂的使用，显著降低了病人的咳嗽能力。因此对于咳嗽能力差和建立了人工气道的病人而言，吸痰已经成为其最常进行的侵袭性操作之一，对于清除气道分泌物、维持气道通畅、降低气道阻力和改善氧合具有积极的意义。

但气道吸引增加病人不适、引起气道黏膜损伤、导致气道压力和肺内容积的降低、不利于维持病人稳定的氧合，因此应减少不必要的吸痰，不推荐定时吸引。气道分泌物增多时常伴随气道阻力上升、通气效能降低、病人氧饱和度下降、呼气末 CO_2 上升、容量控制通气模式下压力上升或压力控制通气模式下潮气量下降、呼吸机流量波形呈锯齿状（在排除环路积水的情况下）等表现，此时听诊两肺呼吸音可能伴有痰鸣音或呼吸音降低。因此，当出现上述表现和体征时提示病人需要进行吸痰。

既往气道分泌物吸引的主要方式是开放式吸引，需要使用到的主要装置为吸引负压、一次性吸痰管。吸引负压越大，对分泌物的清除效果越佳，但导致不良反应的风险和程度也越高。多数文献报道，吸引过程中应控制负压介于 -80 ~ 120 mmHg，但对于痰液过度黏稠病人，必要时可适当增加。一次性吸痰管的主要结构为一中空的具有良好柔韧性的塑料管，末端多有一侧孔，另一端通过硬质塑料接头连接并控制负压。设计侧孔的目的在于预防痰液过度黏稠堵塞吸痰管，且研究发现侧孔越大，吸引效果越佳。操作时，应选择粗细合适的吸痰管。吸痰管管径越粗，负压衰减越慢，吸引效果也越好。但 Tingay 等人发现，管径过粗可导致气道内压力和呼气末容积显著降低，因此提议在对成人和儿童进行吸引治疗时，吸痰管管径不超过人工气道的 50%，而婴幼儿则不超过 70%。

吸痰前应向病人及家属解释操作的目的和过程；除选择合适负压和吸痰管外，应常规吸入纯氧不低于 30 秒或 10 次呼吸，以提高病人体内氧储备；清洗双手防止交叉感染，必要时佩戴口罩和帽子；吸引过程严格遵循无菌操作；吸痰管插入时动作应轻柔缓慢，若病人出现反射性咳嗽或遇到阻力多提示吸痰管末端到达隆突位置，此时应退出 1cm 左右再开始吸引；吸引时应边旋转吸痰管边缓慢退出；整个吸引过程持续时间不超过 15 秒，如有需要可进行多次操作。

开放式吸引最大的不足在于操作时需要断开呼吸机与病人之间的连接，不利于气道的密闭性和压力的稳定，还存在污染的风险。因此对于短时间断开呼吸机也会出现氧合下降、血流动力学不稳定或患有高传染性疾病的病人而言，应选择使用密闭式吸引。

密闭式吸痰管的结构是在一次性吸痰管的基础上进行了改进：外面被一层透明的密封塑料薄膜覆盖，可降低操作过程中被污染的风险；近病人端接头可分别连接呼吸机和病人；而另一端可连接负压并设计有开关以控制负压。基于其设计结构，密闭式吸痰管可持续安装于人工气道回路中，仅吸引治疗时方插入气道内且可维持持续的机械通气（图 4-15-17，见文末彩图）。

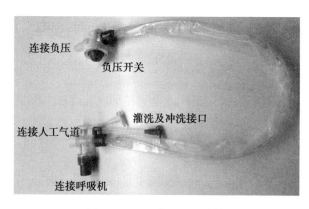

图 4-15-17　密闭式吸痰管

研究显示，与开放式吸痰相比，使用密闭式吸引可降低肺塌陷的发生率；对于使用氧气浓度和 PEEP 水平较高的病人，可改善吸引时氧合下降程度。但使用密闭式吸痰管并不能降低 VAP 的发生率，频繁更换密闭式吸痰管亦不能显示其优势。

（段开亮　尚　游）

参考文献

1. Esteban A, Anzueto A, Alia I, et al. How is mechanical ventilation employed in the intensive care unit? An international utilization review ［J］. Am J Respir Crit Care Med, 2000, 161（5）：1450-1458.

2. Leasure AR, Stirlen J, Lu SH. Prevention of ventilator-associated pneumonia through aspiration of subglottic secretions：A systematic review and meta-analysis ［J］. Dimens Crit Care Nurs, 2012, 31（2）：102-117.

3. Wang F, Bo L, Tang L, et al. Subglottic secretion drainage for preventing ventilator-associated pneumonia：An updated meta-analysis of randomized controlled trials ［J］. J Trauma Acute Care Surg, 2012, 72（5）：1276-1285.

4. Muscedere J, Rewa O, Mckechnie K, et al. Subglottic secretion drainage for the prevention of ventilator-associated pneumonia：A systematic review and meta-analysis ［J］. Crit Care Med, 2011, 39（8）：1985-1991.

5. 田鸣，邓晓明，朱也森，等. 困难气道管理专家共识 ［J］. 临床麻醉学杂志, 2009, 03）：200-203.

6. American Society of Anesthesiologists Task Force on Management of the Difficult A. Practice guidelines for management of the difficult airway：An updated report by the American society of anesthesiologists task force on management of the difficult airway ［J］. Anesthesiology, 2003, 98（5）：1269-1277.

7. Sinuff T, Muscedere J, Cook DJ, et al. Implementation of clinical practice guidelines for ventilator-associated pneumonia：A multicenter prospective study ［J］. Crit Care Med, 2013, 41（1）：15-23.

8. 中华医学会呼吸病学分会呼吸治疗学组. 人工气道气囊的管理专家共识（草案）［J］. 中华结核和呼吸杂志, 2014, 37（11）：816-818.

9. Ecc Committee S, Task Forces of the American Heart A. 2005 American heart association guidelines for cardiopulmonary resuscitation and emergency cardiovascular care ［J］. Circulation, 2005, 112（24 Suppl）：IV1-203.

10. 林江涛. 呼吸内科学科进展报告 ［M］. 北京：人民卫生出版社, 2014：433-444.

11. 宋志芳. 呼吸机治疗手册 ［M］. 北京：北京科学技术出版社, 2012. 2：67-86.

12. Moscovici Da Cruz V, Demarzo SE, Sobrinho JB, et al. Effects of tracheotomy on respiratory mechanics in spontaneously breathing patients ［J］. Eur Respir J, 2002, 20（1）：112-117.

13. Deutsch ES. Tracheostomy：Pediatric considerations ［J］. Respir Care, 2010, 55（8）：1082-1090.

14. Bosel J, Schiller P, Hook Y, et al. Stroke-related early tracheostomy versus prolonged orotracheal intubation in neurocritical care trial（setpoint）：A randomized pilot trial ［J］. Stroke, 2013, 44（1）：21-28.

15. Nieszkowska A, Combes A, Luyt CE, et al. Impact of tracheotomy on sedative administration, sedation level, and comfort of mechanically ventilated intensive care unit patients ［J］. Crit Care Med, 2005, 33（11）：2527-2533.

16. Mohr AM, Rutherford EJ, Cairns BA, et al. The role of dead space ventilation in predicting outcome of successful weaning from mechanical ventilation ［J］. J Trauma, 2001, 51（5）：843-848.

17. Kacmarek R. M, Dimas S, Mack C. W. 呼吸治疗学精要 ［M］. 第4版. 袁月华，郭丰，译. 北京：人民军医出版社, 2015.

18. 中华医学会重症医学分会. 呼吸机相关性肺炎诊断、预防和治疗指南（2013）［J］. 中华内科杂志, 2013, 52（6）：524-543.

19. Muscedere J, Dodek P, Keenan S, et al. Comprehensive evidence-based clinical practice guidelines for ventilator-associated pneumonia: Prevention [J]. J Crit Care, 2008, 23 (1): 126-137.

20. Rello J, Sonora R, Jubert P, et al. Pneumonia in intubated patients: Role of respiratory airway care [J]. Am J Respir Crit Care Med, 1996, 154 (1): 111-115.

21. Guyton DC, Barlow MR, Besselievre TR. Influence of airway pressure on minimum occlusive endotracheal tube cuff pressure [J]. Crit Care Med, 1997, 25 (1): 91-94.

22. Nseir S, Brisson H, Marquette CH, et al. Variations in endotracheal cuff pressure in intubated critically ill patients: Prevalence and risk factors [J]. Eur J Anaesthesiol, 2009, 26 (3): 229-234.

23. Kola A, Eckmanns T, Gastmeier P. Efficacy of heat and moisture exchangers in preventing ventilator-associated pneumonia: Meta-analysis of randomized controlled trials [J]. Intensive Care Med, 2005, 31 (1): 5-11.

24. Boots RJ, George N, Faoagali JL, et al. Double-heater-wire circuits and heat-and-moisture exchangers and the risk of ventilator-associated pneumonia [J]. Crit Care Med, 2006, 34 (3): 687-693.

25. Davis K, Jr., Evans SL, Campbell RS, et al. Prolonged use of heat and moisture exchangers does not affect device efficiency or frequency rate of nosocomial pneumonia [J]. Crit Care Med, 2000, 28 (5): 1412-1418.

26. Thomachot L, Leone M, Razzouk K, et al. Randomized clinical trial of extended use of a hydrophobic condenser humidifier: 1 vs. 7 days [J]. Crit Care Med, 2002, 30 (1): 232-237.

27. Melsen WG, Rovers MM, Koeman M, et al. Estimating the attributable mortality of ventilator-associated pneumonia from randomized prevention studies [J]. Crit Care Med, 2011, 39 (12): 2736-2742.

28. Hunter JD. Ventilator associated pneumonia [J]. BMJ, 2012, 344 (e3325): 2669.

29. Ashraf M, Ostrosky-Zeichner L. Ventilator-associated pneumonia: A review [J]. Hosp Pract (1995), 2012, 40 (1): 93-105.

30. Han J, Liu Y. Effect of ventilator circuit changes on ventilator-associated pneumonia: A systematic review and meta-analysis [J]. Respir Care, 2010, 55 (4): 467-674.

31. Rello J, Lode H, Cornaglia G, et al. A European care bundle for prevention of ventilator-associated pneumonia [J]. Intensive Care Med, 2010, 36 (5): 773-780.

32. Dave MH, Frotzler A, Spielmann N, et al. Effect of tracheal tube cuff shape on fluid leakage across the cuff: An in vitro study [J]. Br J Anaesth, 2010, 105 (4): 538-543.

33. Farre R, Rotger M, Ferre M, et al. Automatic regulation of the cuff pressure in endotracheally-intubated patients [J]. Eur Respir J, 2002, 20 (4): 1010-1013.

34. Tao Z, Zhao S, Yang G, et al. Effect of two methods of subglottic secretion drainage on the incidence of ventilator-associated pneumonia [J]. Zhonghua Jie He He Hu Xi Za Zhi, 2014, 37 (4): 283-286.

35. Berra L, De Marchi L, Panigada M, et al. Evaluation of continuous aspiration of subglottic secretion in an in vivo study [J]. Crit Care Med, 2004, 32 (10): 2071-2078.

36. 王辰, 杨丽, 田文燕, 等. 一种清除气管插管患者气囊上滞留物的装置 [J]. 国家实用新型专利 (中国, 201020274408). 2011-07-06.

37. 中华医学会呼吸病学分会呼吸治疗学组. 成人气道分泌物的吸引专家共识 (草案) [J]. 中华结核和呼吸杂志. 2014, 37 (11): 805-811.

38. 应可净, 袁月华. 呼吸诊断和治疗设备 [M]. 郑州: 郑州大学出版社, 2012.

39. Zamanian M, Marini JJ. Pressure-flow signatures of central-airway mucus plugging [J]. Crit Care Med, 2006, 34 (1): 223-226.

40. Oh H, Seo W. A meta-analysis of the effects of various interventions in preventing endotracheal suction-induced hypoxemia [J]. J Clin Nurs, 2003, 12 (6): 912-924.

41. Pedersen CM, Rosendahl-Nielsen M, Hjermind J, et al. Endotracheal suctioning of the adult intubated patient--what is the evidence? ［J］. Intensive Crit Care Nurs, 2009, 25（1）: 21-30.

42. Tingay DG, Copnell B, Grant CA, et al. The effect of endotracheal suction on regional tidal ventilation and end-expiratory lung volume ［J］. Intensive Care Med, 2010, 36（5）: 888-896.

43. Kaur S, Singh S, Gupta R, et al. Foreign body blocking closed circuit suction catheter: An unusual cause of retained tracheal secretions in a mechanically ventilated patient ［J］. Int J Appl Basic Med Res, 2014, 4（1）: 50-52.

第五篇

ARDS 非机械通气治疗

第十六章

ARDS 的液体管理

第一节　肺水清除机制

呼吸系统正常的解剖与生理机制保障了肺间质水分恒定以及肺泡处于理想的湿润状态，从而利于完成肺脏的各种功能。如果某些原因导致肺血管外液体量增多甚至渗入肺泡，引起生理功能紊乱，即称为肺水肿。血管外肺水（EVLW）是指分布于肺血管外的液体，包括细胞内液和肺泡液以及肺间质的液体。由于细胞内液一般变化不大，所以血管外肺水的改变和肺水肿的程度具有很好的相关性，是研究肺水肿的定量监测指标。肺水能否清除是治疗 ARDS 的关键。

在 20 世纪 80 年代中期以前，人们认为液体通过肺泡上皮是完全依赖于静力的被动过程，即肺毛细血管静水压和（或）血气屏障通透性增加引起肺间质的液体量超过其容纳能力后，就会出现肺泡水肿。后来的研究发现，肺泡上皮具有主动转运离子清除肺泡内液体的作用，被认为是肺水的主动清除机制。

一、肺水清除的被动机制

概括控制水分通过生物半透膜的各种因素，并考虑到滤过面积和回收液体至血管内的机制时，EVLW 可用公式表述为：EVLW = {Kf × [（肺毛细血管静水压 – 肺间质静水压）– σ ×（肺毛细血管内胶体渗透压-肺间质胶体渗透压）]} – 淋巴流量，Kf 是水滤过系数，Kf = SA × Lp；SA 为滤过面积；Lp 为水流体静力传率；σ 为血管对蛋白的通透性系数。此公式概括了所有将液体回收到血管内的机制，即肺水的产生及清除机制。由公式可以看出，血管外肺水主要受肺毛细血管静水压、肺毛细血管通透性、肺毛细血管内胶体渗透压、肺淋巴循环及肺泡表面活性物质的影响。正常人的 EVLW 大约 400ml。EVLWI（血管外肺水指数）= EVLW（ml）/体重（kg），正常值为 3 ~ 7ml/kg。

如果 σ 值为 1.0，表示血管壁完全阻止蛋白滤过；相反，如 σ 值为 0，表示蛋白可完全通过血管壁滤过。因此，σ 值可反映血管通透性变化，影响渗透压梯度，进而涉及肺血管内外液体流动的作用。肺血管内皮的 σ 值为 0.9，肺泡上皮的 σ 值为 1.0。因此，在某种程度上血管内皮较肺泡上皮容易滤出液体，导致肺间质水肿发生在肺泡水肿前。如果肺间质静水压、血管对蛋白的通透性、肺毛细血管内胶体渗透压和淋巴流量增加，其他因素不变，EVLW 被清除。滤过面积、水流体静力传率、肺毛细血管静水压和肺间质胶体渗透压部分或全部减少，也产生同样效应。由于重力和肺机械特性的影响，肺内各部位的肺毛细血管静水压和肺间质静水压并不是均匀一致的。

正常时，尽管肺毛细血管和肺间质静水压受体位、重力、肺容量乃至循环液体量变化的影响，但肺间质和肺泡均能保持理想的湿润状态。这是由于淋巴系统、肺间质蛋白和顺应性的特征有助于对抗液体潴留和连续不断地清除肺内多余的水分。肺血管静水压力和通透性增加时，淋巴流量可增加 10 倍以上，加快肺水清除。肺毛细血管内静水压升高后致液体滤过增多，间质蛋白被稀释，肺间质胶体渗透压降低，从而加快肺水清除。但是 ARDS 时上述机制发生变化，且肺顺应性差，肺毛细血管液体滤出的速度大于同时肺间质水分的清除速度，即产生水肿。

二、肺水清除的主动机制

肺水被动清除机制可解释肺水的产生及清除，但相关的研究均证实肺泡上皮具有主动清除肺泡内液体的能力，肺泡 II 型上皮细胞顶膜存在对钠离子有通透性的通道膜蛋白，主要是阿米洛利敏感的钠通道（ENaC），可将钠离子从肺泡腔侧转移到基底膜侧，再由位于该处的 Na^+-K^+-ATP 酶泵入肺间质，同时带动液体转运，最后将肺泡内液体清除到肺泡外。这一机制可概括为肺水清除的主动机制，也被认为是肺水清除的主要机制。

（一）肺泡上皮的钠水主动转运系统

主要由 ENaC、Na^+-K^+-ATP 酶（NKA）和水通道（AQP）组成。

1. 钠离子通道（ENaC）　ENaC 对 Na^+ 有高度选择性，其功能主要是将 Na^+ 摄入细胞内。Na^+ 转运的同时伴有水和 Cl^- 的重吸收。ENaC 是由 α、β 和 γ 三种亚基组成，主要在呼吸道上皮细胞和肺泡上皮细胞的顶侧膜表达。三种亚基可以构成不同的异聚体，其结构与机体所处的不同生理、病理状态有关。三种亚基的不同组合所形成的通道具有不同的单位电导和调节特性，高选择性 Na^+ 通道（HSC）由三种亚基共同组成，非选择性 Na^+ 通道（NSC）只含有 α-ENaC，中度选择性 Na^+ 通道则是由 α 亚基和 β 亚基，或者 γ 亚基组成。在胎儿及成人肺泡上皮细胞上，三种亚基都存在，α 亚基和 γ 亚基含量相对丰富，而 β 亚基含量很低。研究证明敲除 α-ENaC 基因的小鼠不能有效清除肺水而多在出生 48 小时内死于肺水肿，而 β-ENaC 或 γ-ENaC 基因敲除的小鼠清除肺水的速度有所减慢。因此认为 α-ENaC 是肺水清除中必不可少的，有研究发现在动物和人的肺中，α-ENaC 的表达高于 β-ENaC 和 γ-ENaC，可能与此有关。ENaC 在过去被认为主要存在于肺泡 II 型上皮细胞，而 I 型肺泡上皮细胞只起着屏障及气体交换的功能。也有研究证实肺泡 I 型上皮细胞的 ENaC 可能是 II 型上皮细胞的 3 倍，可能共同参与了肺泡的钠水清除。

2. Na^+-K^+-ATP 酶（NKA）　NKA 是一种位于细胞膜上的 ATP 酶，广泛存在于人体细胞中。在肺内主要位于肺泡上皮细胞的基底侧膜，在 I 型和 II 型上皮细胞中都有表达，是由 α 和 β 两种亚基组成的异二聚体。α 亚基催化 ATP 水解，提供能量将 Na^+ 泵出细胞外；β 亚基主要参与帮助 α 亚基正确的折叠并从内质网转运到质膜，在质膜上稳定 α 亚基蛋白构型和调节 α 亚基的活性。钠泵参与的肺水清除是钠水主动转运过程，NKA 的主要作用是将进入上皮细胞内的 Na^+ 泵出到肺间质，形成渗透梯度，从而有利于水的转运。同时肺泡 II 型上皮细胞的 Na^+ 主动转运还为肺水清除提供源动力，肺泡内的液体则继发性主动转运至间质，间质内液体通过静脉和淋巴回流转运，从而减轻肺水肿。NKA 可以在糖皮质激素、β 受体激动剂、醛固酮、儿茶酚胺以及生长激素作用下功能上调，而这种功能的上调可以加速肺水的清除。

3. 水通道（AQP）　近来的研究还发现在肺脏中有 6 种 AQP 表达，即 AQP1、AQP3-5、AQP8 及 AQP9。其中 AQP1 主要存在于细支气管和肺泡毛细血管内皮细胞及成纤维细胞上，负责清除支气管和微血管周围的液体；AQP3 位于气管、支气管黏膜上皮基底边膜；AQP4 位于小气道黏膜上皮基底边膜，分别负责大、小气道内液体的清除；AQP5 主要在肺泡 I 型上皮细胞中表达，负责肺泡腔内液体清除。在各种 ARDS 动物模型中，AQP 的表达都有不同程度的下调，且肺组织的湿/干重比（W/D）与 AQP 的表达呈负相关，推测 AQP 在肺水转运中扮演重要角色。参与肺水转运的 AQP 主要为位于肺泡上皮细胞上的 AQP5 和位于毛细血管内皮细胞上的 AQP1。动物研究表明，与野生型相比，AQP5 或 AQP1 基因被敲除小鼠的肺泡内液体清除降低 10 倍左右，AQP1、AQP5 基因都被敲除的小鼠降低 25～30 倍。研究发现，抑制某些炎症细胞因子的生成可以增加 AQP1、AQP5 的表达，减轻肺水肿，提示炎症细胞因子是引起 AQP 下调的一个重要因素。以上实验说明 AQP 表达或功能下降减弱了肺水的清除能力，从而加重肺泡和间质水肿。保护 AQP 的正常表达有可能通过促进肺泡内液体清除而减轻肺水肿。然而 AQP 在肺水清除机制以及 AQP 在肺内的分布、调节、生理病理情况下的作用尚未完全阐明。目前的研究主要是利用基因敲除动物来进行的，而基因敲除动物与正常动物的调节等情况可能存在差异。

（二）影响肺泡内钠水清除的药物或方法

现有的资料表明，钠通道是细胞膜主动转运钠离子的专用通道，受儿茶酚胺依赖性和非儿茶酚胺依赖性调节，从而影响钠水清除；另外，液体输入、PEEP 水平及血管活性药物均可影响肺泡内钠水清除。

1. 影响肺泡内钠水清除的药物

（1）儿茶酚胺依赖性药物：在儿茶酚胺依赖性机制中，内源性儿茶酚胺，特别是异丙肾上腺素和肾上腺素等 β 受体非选择性激动剂，及特布他林和沙美特罗等 β 受体选择性激动剂可增加某些动物模型或离体肺的肺水清除。体外试验支持儿茶酚胺通过增强钠转运改善肺泡液体清除：β 肾上腺素能激动剂增强离体肺泡 II 型细胞的钠转运，并可被普萘洛尔或阿米洛利阻断。与水溶性 β 肾上腺素能激动剂比较，长效脂溶性 β 肾上腺素能受体激动剂对人肺的作用更强，说明儿茶酚胺依赖性机制参与肺泡液体清除的调节。

β_1 受体激动对肺水清除的作用尚不确切。而 β_2 受体激动的作用相对明确，具体机制有：①促进 α-ENaC 基因表达和蛋白磷酸化；②刺激 ENaC 从细胞质转运到细胞膜；③增加肺泡腔侧 NSC 的表达和开放；④抑制 ENaC 的降解；⑤促使 α_1-Na^+-K^+-ATP 酶（NKA）基因的表达；⑥活化囊性纤维跨膜转运调节物（cystic fibrosis transmembrane conductance regulator，CFTR）等。

（2）非儿茶酚胺依赖性药物：在非儿茶酚胺依赖性机制中，主要有激素和生长因子两类药物增加肺水清除。激素中的糖皮质激素、甲状腺素、胰岛素、醛固酮和雌激素等均可增加肺水清除。研究发现地塞米松可通过调节 ENaC 和 NKA 的活性而增加肺水清除，此作用可被阿米洛利或哇巴因所阻断。甲状腺素、醛固酮也具有与地塞米松相类似的作用。临床研究发现女性 ARDS 病人的肺水清除高于男性。实验证实雌激素也可促进 ENaC 的表达，从而增加肺水清除。胰岛素增加肺泡液体清除（alveolar fluid clearance，AFC）的作用可能与其促进 ENaC 的开放有关。

通过某些生长因子、细胞因子和肺泡 II 型细胞增生来改善肺水清除功能。现已发现能增加肺水清除的生长因子有肝细胞生长因子（HGF）、EGF、TGF-α 和角质细胞生长因子（KGF）等。用表皮生长因子孵育肺泡 II 型细胞 24 ~ 48 小时后，钠转运能力明显增强。TGF-α 可改善麻醉通气大鼠的肺水清除，在其气管内滴入 50ng/ml 的 TGF 后，肺水清除增加 45%，4 小时达 53%，与 β 肾上腺素能激动剂的作用类似。应用角化细胞生长因子促使肺泡 II 型细胞增生后，肺水清除能力也相应增强，研究提示 HGF、EGF 和 KGF 可能是通过促进钠离子通道或 NKA 的表达，及修复受损肺泡上皮细胞屏障而增加肺水清除。值得一提的是，KGF 与特布他林合用有协同作用，增加肺水清除的效果更明显。TGF-α 可能是通过酪氨酸激酶信号转导通路增加肺水清除，提示肺泡 II 型细胞可为肺水清除提供另一种非儿茶酚胺依赖性机制。

2. 液体类型对血管外肺水的影响　液体治疗是危重病人常用的治疗方法。传统的观念认为对于肺血管通透性增高的病人输入胶体比输入晶体液要好。许多学者也进行了大量的研究，结果差别很大。有研究用犬建立油酸引起的 ARDS 模型，然后分别以林格氏液、羟乙基淀粉以及犬的血浆输注，发现输入晶体液组血管外肺水明显高于其他两组。而在创伤休克模型中分别输入晶体液和胶体液，则血管外肺水无差异。也有研究表明输入液体可使 CO 和 EVLW 都增加，对于不同的研究具有不同的结果可能是由于模型不同，其发病机制不同，对于不同的疾病应根据其机制而选用不同的液体治疗。

3. PEEP 对血管外肺水的影响　PEEP 是 ARDS 的重要治疗手段。随着研究的不断进展，发现 PEEP 还可以减慢水肿液集聚的速度，减少血管外肺水。随后许多学者进行了深入的研究，但结果不尽相同。也有研究发现 PEEP 对血管外肺水无明显影响，甚至还有研究发现长时间应用 PEEP 还可导致血管外肺水的增加。研究还发现不同水平的 PEEP 对肺水的影响也不同：PEEP < 5cmH$_2$O 时对血管外肺水无明显影响；PEEP 达到 10 ~ 15cmH$_2$O 时可减少血管外肺水。大部分观点认为小潮气量、最佳 PEEP 联合控制性肺膨胀能明显降低 ARDS 的血管外肺水，提示肺保护与肺泡复张策略结合，更能增加肺水的清除，同时增加氧合。对于这些实验结果的差异可能与血管外肺水的测量方法及 PEEP 应用的时间有关。

三、ARDS 时肺水清除下降的可能机制

肺水肿是 ARDS 必然出现的病理变化。首先，ARDS 时肺泡屏障的破坏增加了血管内皮和肺泡上皮的通透性，导致富含蛋白的液体在肺泡内聚集。另外，ARDS 所引起的肺泡液体清除下降，还可能与炎症介质及活性氧物质有关。ARDS 时机体处于低氧环境，低氧可以降低 ENaC 和 NKA 的表达，还可引起肺泡上皮的广泛破坏，ENaC 及 NKA 不能发挥离子通道的作用，导致 Na$^+$ 的主动转运出现障碍，导致肺泡内水的转运障碍而出现肺水肿。ARDS 时活化的中性粒细胞和巨噬细胞迁移入肺内，产生 TNF-α、TGF 及活性氧物质等均对肺泡液体清除存在影响。ARDS 时肺内的 AQP1 和 AQP5 表达量明显下降，导致肺水清除障碍。在 ARDS 病人中还可能存在不同病原体的感染，流感病毒可以通过磷脂酶和蛋白激酶 K 影响 ENaC 开放。铜绿假单胞菌感染也可以导致肺水清除降低。ARDS 时往往伴随 AQP、ENaC 及 NKA 的表达降低，导致肺泡内液体清除障碍，肺含水量增加。AQP、ENaC 及 NKA 的调节受多种因素的影响，但其具体机制仍需进一步研究。

（郭利涛　董丹江）

第二节　肺水监测方法与评价

EVLW 增多不仅是肺水肿的监测指标，也是 ARDS 的重要病理生理改变，EVLW 的多少反映了病情的严重程度。EVLW 与病人的预后密切相关，是一个独立的预后因素，因此 EVLW 的监测对于了解疾病的病理生理、弥散功能以及判断病人的预后具有重要的意义。EVLW 的理想测量方法应该是无创、定量、简便、经济并能连续监测。随着研究的深入和科技的发展，血管外肺水的监测技术也发生了很大的变化：从定性到定量、从实验到临床，而且变得越来越精确和方便。目前常用的方法大致可分为无创法和有创法，无创法有：X 线胸片法、电子计算机 X 线体层摄影（computed tomography，CT）检查、正电子断层扫描仪检测（positron emission tomography detected，PET）、超声检查、电阻抗法等；有创法有：称重法、温度-染料双试剂稀释法、单热指示剂稀释法、PiCCO 等。

一、X 线胸片法

胸片是比较经典和常用的判断肺水肿及其演变的手段。肺水肿典型的 X 线表现是肺血管扩张、瘀血，肺纹理增加。不同病因引起的肺水肿，X 线表现各异，所以可应用此法对引起 EVLW 的原因作出判断，如：间质性肺水肿可形成 Kerley A 和 B 线；肺泡性肺水肿则表现为以肺门为中心的蝴蝶状阴影。但是胸片受很多因素的影响，只能定性判断，而且只有血管外肺水达到一定程度（增加大约 30%）才能发现，比临床症状滞后出现。

二、电子计算机 X 线体层摄影（CT）

CT 具有较高的分辨率，具有良好的组织对比度，断层相消除了组织结构重叠的影响，比普通 X 线更能发现肺水肿的存在。特别是高分辨 CT，更能清楚显示肺水肿的分布，从而可鉴别不同原因引起的肺水肿。CT 具有敏感和无创性等优点，但设备庞大、操作复杂、不能床旁监测，且严重 ARDS 及危重病人外出检查风险巨大，甚至无法外出检查，因此使其在危重病人监测的应用中受到限制。

三、正电子断层扫描仪检测（PET）

PET 是一种脏器显像高新技术，具有较高的分辨率，良好的组织对比度，监测肺水的敏感性比普通 X 线更好。根据不同的显像剂按其化学特性选择性浓集于不同器官、组织的特点，把正电子发射体标记的显像剂导入人体内，然后 PET 探测人体内发出的发射体信号，采集三维数据，并重组成二维数据，重建得到各断层图像，从分子水平显示机体及病灶组织细胞的代谢、功能、血流、细胞增殖和受体分布状况，为临床提供更多生理和病理方面的诊断信息。有人对用 PET 检测的血管外肺水和温度-染料双指示剂法进行了比较，二者的相关系数为 0.94。PET 不仅能定量测定全肺的血管外肺水，而且能测定局部的肺水量。

四、超声检查

最近研究表明，胸部超声检查可以用于监测肺间质水肿的情况。正常肺超声图像是由大致水平的平行线组成，当超声遇到声阻抗较大的物体时，就会发生反射现象，产生回声。而肺水声阻抗较大，使得肺间质水肿的超声图像大致由垂直的平行线组成。方法是通过纵向的胸骨旁、锁骨中线、腋前线、腋中线与左右两侧各个肋间隙的交点作为超声检查部位。在肺水肿的病人可以发现"彗尾图像"，这个图像是从水肿肺间隔呈放射状展开的多个"彗尾"所形成的回声图像，称为 B 线，测量每个点的 B 线评分，每一个超声图像下（两根肋骨及其之间的肺组织）出现 3 根及以上 B 线提示存在肺水肿。这种方法使得超声对血管外肺水的判断趋于精细化，临床意义明显，避免了 PiCCO 等有创操作，且胸部 B 超对 EVLW 的监测结果与 PiCCO 具有较好的相关性（$r = 0.42$，$P = 0.001$），当"慧尾征"阴性时，EVLW < 500ml，敏感性 90%，特异性 89%，为监测 EVLW 和诊断肺水肿提供了有用的信息，适用于危重病人床旁监测，其无创、可重复性等优势使得肺部超声在判断重症病人血管外肺水方面具有更广泛的应用前景。但需注意造成 B 线弥漫性增多的病因鉴别：最多见的情况是鉴别心源性肺水肿和 ARDS，两者都是以大量 B 线作为肺部超声学的表现，前者表现为两侧弥漫性；后者表现为非均一性的 B 线增多，会有正常区域和病变区域混合存在，也可与胸膜下实变合并存在。

五、电阻抗法

电阻抗法经历了单频电阻抗到双频电阻抗法。单频电阻抗法原理：测定胸阻抗稳定状态的指标为胸腔基础阻抗（Z_0），其数值反映胸腔内液体含量，胸腔积液和肺水肿时 Z_0 减少，治疗好转后 Z_0 增高，因此 Z_0 又称为胸腔液体指数（thoracic fluid index，TFI）。Raaijmakers 等人首次在单频电阻抗法的基础上提出了测定 EVLW 的双频电阻抗法。因低频电流仅能通过细胞外液体，而高频交流电能很好地通过细胞内及细胞外的液体，所以测定的低频电阻抗率与总胸腔电阻抗率（Z_i）相等，而高频电阻抗率（Z_h）便与细胞内、外电阻率相等。细胞内、外液体量之比即为细胞内、外电阻抗之比，即 Z_h/Z_i。由于此法不能区别肺容量和肺水变化，以及肺血管外和肺血管内液体，且同时受血红蛋白和肺血容量减少的影响，电极的位置和体位也会影响其准确性，因此具有一定的局限性。单次绝对值意义不大，常根据其变化趋势来判断胸腔内液体的变化。

六、电生物阻抗法

电生物阻抗法是借助于置于体表的电极系统向检测对象送入微小的电流，检测相应的电阻抗及其变化。但是其准确性也受到体位和电极位置的影响，而且重复性比较差。目前新一代电生物阻抗技术——电阻抗断层成像技术（EIT）的发展正吸引着越来越多的研究者。Arad 等人用 EIT 法对压力性肺水肿的病人进行监测，得出其对 EVLW 变化的敏感性较高。因其不使用核素、射线，可重复使用，且价格比较低廉，具有无创、操作简便、功能信息丰富、可连续监护等特点，易于被病人及家属接受，是无创测量血管外肺水的新技术。

七、肺称重法

肺称重法是测定血管外肺水的经典方法。处死动物前抽取动脉血，测其血红蛋白并称湿重，烘干，再称干重，得出全血含水百分比。处死动物后，快速取出肺脏，称好湿肺重量，然后做成匀浆，放在烘箱内烤干至恒重，称量肺的干重，肺的湿重和干重之差即为肺水总量。此法稳定、准确、可靠，是血管外肺水测定的"金标准"。但其只能在死后的病人或者动物实验中应用，无法在临床进行。现在只能用于实验研究中作为其他方法的参考或者对比标准。

八、温度-染料双试剂稀释法

温度-染料双试剂稀释法是将温度稀释法与染料稀释法相结合的测量方法。其原理为当冰水和吲哚绿染料被同时注入右心房时，冰水是可弥散的指示剂（血管外指示剂），可在肺血管内外自由地与肺组织进行热能量交换而分布至全肺；吲哚绿染料为大分子物质，只能在肺血管内分布（血管内指示剂）。将两种指示剂平均通过时间（MTT：MTT_t 与 MTT_d），分别乘以这一时刻 CO，则可得到肺温度容量（PTV）及肺血量（pulmonary blood volume，PBV），两者之差为肺血管外热容量（extravascular thermal volume，ETV），即 EVLW，$EVLW = CO_{mean} \times (MTT_t - MTT_d) \times 1000/60$（ml）。双指示剂法能准确、敏感、特异地对 EVLW 做定量测定，但需要放置漂浮导管，费用较昂贵，同时注射两种指示剂的技术比较困难，测定时还应考虑肺毛细血管床减少、指示剂的丢失、血清蛋白浓度低下、热指示剂扩散、操作因素等对检查结果的影响。临床应用受到一定限制，这促进了单一指示剂技术的发展。

九、单热指示剂稀释法

单热指示剂稀释法是现今用于监测 EVLW 的经典方法之一，始于 20 世纪 80 年代。即从腔静脉注入 5% 冷冻的葡萄糖溶液 10ml，通过漂浮导管同时在肺动脉与主动脉描记两条热稀释曲线，由 CO 分别乘以主动脉、肺动脉热稀释曲线的指数衰减时间，两者之差计算出 EVLW。这是一种简单、方便、可靠的方法。经研究，此法与称重法、双指示剂法的相关性分别是 0.91 和 0.94。ARDS 的严重程度可能影响热稀释法测定 EVLW 的准确性，临床上可用单指示剂法动态测定 EVLW，根据 EVLW 的动态变化判断病情和指导治疗。

十、PiCCO 技术

（一）PiCCO 的原理

由经肺热稀释技术和脉搏轮廓技术两种技术组成。利用一根中心静脉导管和一根尖端带有热敏电阻的股动脉导管，通过中心静脉注入 10~20ml 的冰盐水（<0℃），冰盐水依次经过上腔静脉、右心、肺、左心、主动脉到达股动脉，计算机将整个热稀释过程描记温度-时间变化曲线，即热稀释曲线，并自动对该曲线波形进行分析，然后结合 PiCCO 导管测得的股动脉压力波形，得出一系列临床数据。可以不必使用肺动脉导管即可进行血流动力学监测和指导容量治疗。

（二）PiCCO 监测的参数

1. 热稀释参数　CO、全心舒张末期容积、胸腔内血容积、血管外肺水。

2. 脉搏轮廓参数　脉搏连续心输出量、全身血管阻力、每搏变异量。通过分析热稀释曲线，使用改进的 Stewart-Hamilton 公式计算得出以下参数。

（1）心输出量（CO）：每分钟一侧心室射出的血液总量，又称每分输出量。

（2）平均通过时间（MTT）：一半指示剂通过测量点的时间。

（3）指数下降时间（DSt）：热稀释曲线的指数下降时间。

通过计算可得出以下参数：

（1）胸腔内温度容量（ITTV）

$ITTV = CO \times MTT$；

$ITTV = MTTtDa \times COTDa = ITBV + EVLW$；

（2）胸腔内血容量（ITBV）

$ITBV = GEDV + PBV$；

（3）全心舒张末期容量（GEDV）

$GEDV = RAEDV + RVEDV + LAEDV + LVEDV$；

（4）肺血管容量（PBV）、肺温度容量（PTV）

$PTV = DStTDa \times COTDa = PBV + EVLW$；

$GEDV = ITTV - PTV$；

PiCCO 测得的 ITBV 是利用 GEDV 估算而来。实验和临床研究都已证明 GEDV 与 ITBV 相关良好，$ITBV = 1.25 \times GEDV$；$EVLW = ITTV - ITBV$。脉搏轮廓技术是通过对分析每一次心脏跳动时的动脉压力波形得到连续的参数，经过经肺热稀释校正后，可以测量每一次心脏跳动的每搏量（stroke volum，SV）。

（三）PiCCO 的临床意义

PiCCO 技术具有创伤小、留置导管时间长、并发症少、参数明确、连续动态监测、费用低等优点。研究表明由 PiCCO 技术监测的 EVLW 和肺动脉热稀释法具有良好的相关性，二者的相关系数为 0.96，和 Fick 法的相关系数为 0.98，和具有"金标准"之称的肺称重法的相关系数为 0.96。由于 Stewart-Hamilton 公式具有一定的适用条件，因此最近有学者对单肺切除后的肺水进行了研究，发现应用 PiCCO 技术和肺称重法测得的肺水仍然具有好的相关性，但在肺水的绝对值上存在差异，PiCCO 技术测得的肺水高于肺称重法测得的肺水。肺称重法由于从死亡到取出肺的时间窗以及离体肺 EVLW 的重吸收等原因，也可导致其测量值偏低。事实上有研究证明，PiCCO 测定 EVLW 误差可能是很低的，约 1ml/kg，所以对临床影响较小，尤其是在 EVLW 升高或低血容量时。

PiCCO 目前成为监测 CO 和血管外肺水的重要技术，而且在容量监测和血管外肺水指数监测方面显示出其优越性。在 PiCCO 监测仪问世之前，人们一直把 CVP 和 PCWP 作为判断容量负荷的指标，从而指导临床。但近来的研究表明 CVP 和 PCWP 与左、右心室的前负荷无明显相关性，而相比 PiCCO 监测技术中的 ITBV 和 GEDV，更能准确反映心脏的前负荷。肺血管内皮屏障受损是 ARDS 时肺泡液体增多的重要原因，但对于血管通透性的判断缺乏准确的指标，人们只能把 PaO_2/FiO_2 作为间接判断 ARDS 肺损伤程度的指标。最近的研究表明肺血管通透性指数（PVPI）和 PaO_2/FiO_2 显著相关，PaO_2/FiO_2 降低时 PVPI 增高，并且 PVPI 的高低和 ARDS 的预后相关，可作为鉴别通透性肺水肿和压力性肺水肿的一个指标。

临床上以湿啰音和肺水肿的 X 线表现来作为诊断肺水肿的标准。对于 ARDS 病人，可能因机械通气等因素影响，听诊和 X 线不能对病人病情作出全面而准确的判断。热稀释法可直接监测血管外肺水，能够及时发现血管外肺水变化，有助于提高 ARDS 诊断的准确率，而且有助于肺水肿和肺不张的鉴别。

PiCCO 技术与肺称重法和温度-染料双指示剂稀释法具有良好的相关性，而且可进行床旁连续监测。但由于也受到肺切除、局部肺血管收缩等因素影响，从而降低其准确性。所以我们应该动态、全面地了解病人病情，以便进行正确、合理的治疗。

血管外肺水的监测对于预防肺部并发症、指导危重病人的治疗、评估预后具有重要作用。虽然对血管外肺水的监测和治疗进行了大量研究，但很多问题还没有明确的结论，对于血管外肺水的认识、监测方法及临床治疗还需要进行大量系统深入的研究。

（郭利涛　董丹江）

第三节　ARDS 液体管理的目标

大量的基础医学研究已证实 ARDS 病人肺毛细血管内皮细胞的损伤和功能障碍导致血管外肺水增加以及肺泡塌陷是早期出现低氧血症重要的病理学基础。故临床上降低毛细血管压是治疗 ARDS 早期肺水肿的基本原则之一。但是过度脱水可造成血容量的下降，组织灌注不足，导致心、脑、肾等重要脏器功能受损，引起病情恶化。常规以心率、血压、尿量、意识、毛细血管充盈状态、皮肤灌注等指标来判断病人的容量负荷，对液体进行管理。但这些指标经过治疗干预后可在组织灌注与氧合未改善前趋于稳定，缺乏敏感性。在危重病医学领域中，对于容量水平的评估与管理离不开血流动力学的监测。学者们一直致力于研究通过某种有效的手段对病人进行心肺功能及循环状况监测，从而获得最为客观直接的数据，以指导临床诊治。对于 ARDS 病人，目前认为维持平均动脉压（mean arterial pressure，MAP）、CVP、PAWP、胸腔液体水平、EVLW、每搏输出量变异度（SVV）、脉压变异度（pulse pressure variability，PPV）、GEDV 及 GEDVI、ITBV 及 ITBVI、Lac 等指标在合适的范围，并以此指导液体管理，进而改善病人预后是我们液体管理的目标。

一、CVP 及 PAWP

应用 CVP 数值来判断循环容量已经应用多年，其作为评估循环容量的最重要参考指标也已经被大多数人所接受。在 ARDS 病人机械通气时，最佳的容量负荷应满足两个条件：①可维持满足机体重要组织灌注需要的有效循环容量；②肺的氧交换功能处于该病人的最佳状态。所以 ARDS 病人对液体管理有着更高的要求。有研究认为 ARDS 病人机械通气时 CVP 维持在 $8 \sim 10 cmH_2O$ 时，大多数病人的容量负荷可满足循环与氧合都达到最佳水平。CVP < $8cmH_2O$ 可考虑补液，> $12cmH_2O$ 则应限制液体。但由于机械通气及 PEEP 使胸腔负压环境改变，低氧使心功能下降等因素影响，所以通过 CVP 进行液体管理容易出现偏差。

一般认为，理想的液体管理目标应使 PAWP 维持在 $14 \sim 16 cmH_2O$，但是有研究认为 PAWP 不是理想的液体管理指标。Mitchel 等人将 101 例肺水肿病人随机分成两组，分别通过 PAWP 和 EVLW 为目标进行液体管理，PAWP 组将上限定为 18mmHg，EVLW 组将上限定为 7ml/kg，超过上限值就进行限液并使用利尿药。结果发现，PAWP 组机械通气时间和 ICU 住院时间较 EVLW 组明显延长。提示与 EVLW 相比，根据 PAWP 进行 ARDS 液体管理可靠性较差。

用压力性指标 CVP 和 PCWP 反映心脏前负荷，易受心血管顺应性、胸腔内压、瓣膜反流、肺血管通透性等影响。特别是 ARDS 机械通气病人采用较高 PEEP 和肺复张手法时 CVP 和 PCWP 更易受影响，不能准确反映心脏前负荷变化，因此不能准确反映 ARDS 病人容量状态，使其在容量管理方面的指导意义越来越受到质疑，临床采用 CVP、PCWP 指导液体管理受到一定程度限制。

因此，认为将 CVP、PAWP 和 CO 甚至和 PiCCO 的其他监测指标结合起来进行分析，可以更好地对病人进行容量管理。

二、PiCCO 监测指导的液体管理

PiCCO 可以对 CO 持续监测，采用新的容量指标，如 EVLW、ITBV、GEDV、SVV、PPV 等，消除胸腔内压力和心肌顺应性等因素对压力参数的干扰，是一项较 PAWP 和 CVP 更好的心脏前负荷指标，更准确地反映心脏容量负荷情况，可应用于大多数危重病病人，具有可重复、敏感、简便、微创的特点。

（一）血管外肺水（EVLW）

EVLW 反映肺血管外的液体量，即肺内含水量。由于肺间质和肺泡水肿是肺功能衰竭最早和最终的改变，因此，动态监测 EVLW 有不可替代的临床意义。ARDS 病人肺毛细血管通透性增加，富含蛋白的水肿液进入肺间质甚至肺泡，EVLW 增加是其重要病理生理改变。最近的实验显示，ARDS 进展过程中随着 EVLW 的显著增加，PaO_2/FiO_2 和静态肺顺应性均显著降低，提示动态监测 EVLW 有助于鉴别 ARDS 的严重程度，在液体管理中把 EVLW 作为一个指标可以指导液体治疗。正常情况下 EVLW <7ml/kg，此时如果给予补液是相对安全的，若 EVLW 增加提示有肺水肿的可能，此时可能应限制补液或使用利尿药等维持液体平衡。

研究表明 PiCCO 测定 EVLW 具有良好准确性，应用此指标来指导液体治疗是安全的，可能在阻止肺水肿发生上有优势，能够提高 ARDS 病人的生存结果。且 EVLW 与病人预后有较好的相关性。EVLW > 15ml/kg 者病死率 >65％；而 EVLW < 10ml/kg 者病死率 < 33％，死亡组 EVLW 水平明显高于非死亡组。因此，利用 EVLW 对病人进行个体化滴定式的"保守"治疗可能会改善 ARDS 病人预后。

（二）每搏输出量变异度（SVV）与脉压变异度（PPV）

SVV、PPV 是判断容量反应性的新指标。SVV 是在机械通气期间，最高的每搏输出量（SV_{max}）与最低的每搏输出量（SV_{min}）的差值与每搏输出量平均值（SV_{mean}）的比值。根据 Frank-Starling 原理，SVV 升高时，说明容量反应性大，提示有效血容量不足，即 SVV 与有效血容量呈负相关，提示可以补液，否则相反。PPV 是机械通气时，通过有创动脉压监测获得动脉压波形，记录脉压最大值（PP_{max}）和最小值（PP_{min}），其差值与脉压平均值（PP_{mean}）的比值，从而计算出 PPV。需要注意的是，PPV 是过去 30 秒的测量结果，只适用于心律规律的机械通气病人。

SVV 及 PPV 可以很好地反映前负荷。因此，动态监测 SVV 可作为容量管理的目标，可准确指导液体复苏，维持最佳前负荷。同时也可根据持续监测 ARDS 病人 SVV 及 PPV 值，及时调整补液速度及补液量，从而有效防止补液过量，改善液体管理，是一种简便、有效的实时监测手段。当然，作为一种新的监测指标，虽对预测液体治疗效果具有很好的指导意义，但也有一些局限，如易受潮气量和心律失常等因素的影响而导致监测结果不可靠等。

（三）GEDV 与 ITBV

PiCCO 监测仪所测得的 GEDV 及 GEDVI、ITBV 及 ITBVI 等指标可连续监测，不受呼吸运动和心肌顺应性影响，已被很多学者证明比 PCWP、CVP 更能准确、及时地反映心脏前负荷。参数结果可直观应用于临床，临床医生可以根据动态监测 PiCCO 测得的容量指标适度复苏，尽可能避免 EVLW 的增加，预防肺水肿的发生，改善病人预后。

EVLWI 可结合 ITBVI 等容量指标更好地进行容量管理。有研究表明，一旦达到 EGDT 复苏目标，病人循环稳定后，需要及时限制液体输入，采取保守性液体管理。前瞻性随机对照研究结果显示，PiCCO 干预组较使用传统指标（CVP）的对照组病人明显改善氧合、减少机械通气时间。尽管 ICU 住院时间和血管活性药物使用时间差异无统计学意义，但也存在下降趋势。干预组 28 天病死率较对照组有下降趋势（60.0% vs 69.2%），但差异无统计学意义。

肺水肿病人常常需要执行限制性液体管理，限液可能改善氧合情况和肺机械力学，尽快使病人撤离呼吸机，但限液有可能导致血流动力学的失衡乃至器官功能损伤。研究表明 PiCCO 指导下限制性液体管理，使病人肺水管理更加精确。EVLWI 和 ITBVI 结合传统的 CVP 实施精细的优化液体管理策略，可以更有利于限制液体输入，减轻 ARDS 病人肺水肿，改善氧合及肺顺应性，减少机械通气时间和 ICU 住院时间，降低病死率。

（四）TFC

TFC 是无创血流动力学监测系统的一个重要监测指标。是建立在胸电生物阻抗测量理论基础上，利用颈部和胸部的胸腔生物阻抗电极来测定胸腔液体成分（血管内、肺泡内、组织间内液体）阻抗的变化。TFC 反映胸腔间质液体水平的可靠性已被多项研究证实，有报道可以 TFC 为监测目标来指导液体管理，通过动态监测 TFC 能指导利尿药的应用，更好地对 ARDS 病人进行液体管理，但目前相关的研究较少，可能需更多的相关研究来进一步明确其可靠性。

（五）乳酸（Lac）

Lac 是糖代谢的产物之一，血 Lac 正常值是 $1.0 \pm 0.5 mmol/L$。引起 Lac 浓度增高的原因有两类：一类是氧的供/需失衡；另一类是细胞代谢障碍。Lac 是对组织氧不足极为敏感的生化指标，也是灌注不足的早期指标，反映微循环灌注情况，也间接反映氧合状况。Lac 作为组织灌注指标已经被大家所公认。在临床中，其超过 $1.5 \sim 2 mmol/L$ 时，应当考虑局部组织存在灌注不足，可进行补液改善组织灌注。补液之后血 Lac 水平下降说明病人存在液体不足，且对液体治疗有反应。也有相关研究表明 Lac 变化与 EVLW 的变化呈现相关性，且与预后相关。液体平衡的管理是在病人组织灌注良好的基础上进行的，但须注意血 Lac 反映其生成与清除的平衡，Lac 清除主要在肝脏中进行，因此肝衰竭时，可导致血 Lac 浓度异常增高。

高通透性肺水肿是 ALI/ARDS 的病理生理特征，肺水肿的程度与 ALI/ARDS 的预后呈正相关。因此，通过相关指标为目标的积极液体管理，改善 ALI/ARDS 病人的肺水肿具有重要临床意义。研究显示，对于创伤导致的 ALI/ARDS 病人，液体正平衡使病人病死率明显增加，应用利尿药减轻肺水肿可能改善肺部病理情况。但是利尿减轻肺水肿的过程可能会导致 CO 下降，器官灌注不足。因此，ALI/ARDS 病人的液体管理必须考虑到二者的平衡。为了更好地指导 ARDS 病人液体治疗，应该以以上监测指标为目标，实施精细的液体管理。

（郭利涛　董丹江）

第四节　ARDS 液体管理方法

ARDS 的特征改变是通透性肺水肿，一直以来，ARDS 病人液体管理是一个十分棘手的问题。一方面，在肺换气功能严重受损病人，静脉液体对维持合适的血管内容量，进而保证血流动力学稳定和重要脏器的灌注是十分重要的。另一方面，给予过多液体会加重肺水肿，进而损害气体交换。目前在不同的 ICU 内，所采取的液体管理策略千差万别，但主要集中在限制性液体管理策略和非限制性液体管理策略两方面。而对于 ARDS 病人的补液使用胶体好还是晶体好目前仍是争论的热点。超声及血液净化手段在 ARDS 的液体管理中发挥着越来越大的作用。无论何种液体管理策略，最终要在出入量方面得到体现。

一、限制性与非限制性液体管理策略

Wiedemann 报告的 ARDS 协作网完成的 ALI/ARDS 液体和导管试验项目（fluid and catheter therapy trial，FACTT），不同液体管理策略的研究显示，在进行机械通气的同时，对 503 例病人实施限制性液体管理，另 497 例病人实施不限制液体输入。结果发现：

1. 液体限制组对利尿药的需要与非限制组不同。

2. 不同的液体治疗策略对病死率无影响。

3. 液体限制组在肺功能上有显著改善，特别是改善氧合指数和肺损伤评分，降低气道平台压，脱机天数更长，ICU 住院时间缩短。

4. 液体限制组有心脏指数和平均动脉压的小幅降低，但这未引起混合静脉血氧饱和度的差异，或未引起休克发生率的增加。液体限制组有肌酐、尿素氮和碳酸氢盐小幅增高，但未发现肾衰竭发生率或第 60 天时的透析使用率显著增加。在液体限制组，血红蛋白轻微增加，接受输血机会较少。

虽然两种不同的液体管理方式在病人病死率方面无显著差异，但是限制性液体管理方式能够更好地改善肺功能，明显缩短 ICU 住院时间。特别值得注意的是，限制性液体管理组的休克和低血压的发生率并无增加。为了达到限制液体的治疗目标，需要对 ARDS 病人进行积极液体管理，使用利尿药来脱水，维持液体平衡，但是可能出现脏器灌注不足，特别是肾脏，进而造成肾脏损害。限制性液体管理方案就是在病程的前 7 天，需要保持液体出入量平衡，并不是真的要使病人脱水，而是防止过量的液体负荷。

中华医学会重症医学分会同样也推荐：在保证组织器官灌注的前提下实施限制性液体管理，有助于改善 ARDS 病人的氧合和肺损伤。国内的相关研究也得出基本相同的结论，并指出限制性液体管理策略能够明显降低病人 EVLW 及减少机械通气时间，明显提高病人生活质量。

二、晶体和胶体

ARDS 病人采用晶体还是胶体液进行液体复苏一直存在争论。有研究认为肺挫伤后应该严格控制大剂量晶体液输入，因为严重胸部外伤后，肺毛细血管通透性增加，大量血浆成分通过扩大的内皮细胞间微孔弥散进入肺间质，引起肺水肿。正常血浆胶体渗透压主要由血浆蛋白产生，尤其是白蛋白，依据 Starling 定律，过低的血浆胶体渗透压使得液体由血管内转向组织间隙，从而造成外周组织或肺部水肿。有学者指出，病人胶体渗透压降低时，会导致液体管理能力的损害及全身液体量相对过多。在上述情况下，如再大量输入晶体液可进一步降低血浆胶体渗透压，从而加重肺水肿，迅速发展成 ARDS。因此，在 ARDS 急性期应严格限制晶体量，维持液体负平衡，记录尿量变化，及时监测电解质情况。

胶体液可以用较小的容量达到容量复苏的目的，同时可以提高胶体渗透压以减轻肺水肿。传统观点认为，输注白蛋白等胶体液可能增加肺部渗出，增加救治难度。最近的大规模随机对照试验研究显示，应用白蛋白进行液体复苏，在改善生存率、脏器功能保护、机械通气时间及 ICU 住院时间等方面与生理盐水无明显差异。因此在 ARDS 早期，除非有低蛋白血症，否则不宜输注胶体液。但值得注意的是，胶体渗透压是决定毛细血管渗出和肺水肿严重程度的重要因素。研究证实，低蛋白血症是严重感染病人发生 ARDS 的独立危险因素，而且低蛋白血症可导致 ARDS 病情进一步恶化，并使机械通气时间延长，病死率也明显增加。因此，对低蛋白血症的 ARDS 病人有必要输入白蛋白，提高胶体渗透压。研究显示，对于存在低蛋白血症（血浆总蛋白 < 50 ~ 60g/L）的 ALI/ARDS 病人，与单纯应用呋塞米相比，尽管白蛋白联合呋塞米治疗未能明显降低病死率，但可明显改善氧合、增加液体负平衡，并缩短休克时间。因此，对于存在低蛋白血症的 ARDS 病人，在补充白蛋白等胶体溶液的同时联合应用呋塞米，有助于实现液体负平衡，并改善氧合。

至今未有研究证明选择何种液体是对 ARDS 绝对有利或有害的。现阶段可以认为：ARDS 病人液体治疗中，在保障器官灌注的前提下尽可能限制液体量，控制液体输注速度更为重要。

三、超声在液体管理中的作用

近年来，研究证实超声在病人容量管理与评估方面有很大的价值，特别是在 ARDS 等重症病人。超声指导液体的管理主要是通过超声评估液体反应性的指标，包括左/右室舒张末期面积、左室射血时间及下腔静脉直径等静态指标，以及腔静脉的变异率、动脉血流峰值变异率及被动抬腿试验等动态指标。目前的研究认为下腔静脉直径可用于评估右房压，但不能精确预测容量反应性；而相关动态指标可能能够更好地预测容量反应性。

（一）腔静脉变异率

包括上腔静脉及下腔静脉呼吸变异率。上腔静脉变异率（ΔSVC）是利用心肺交互作用判断容量反应性，均需要病人完全机械通气，潮气量 8 ~ 12ml/kg，需要通过食管超声检查，技术难度高。下腔静脉变异率（ΔIVC）可通过经胸超声探查，技术可行性高，但是受自主呼吸的影响较大，对于自主呼吸病人，应用下腔静脉呼吸变异率判断容量反应性可能出现假阴性结果。比如 Muller 等人对 40 例自主呼吸的急性循环衰竭病人进行液体复苏治疗，发现下腔静脉呼吸变异率的最佳阈值为 40%，敏感性 70%，特异性 80%。当下腔静脉呼吸变异率大于 40% 时输液是安全的，但约 30% 具有容量反应性的病人下腔静脉呼吸变异率小于 40%。因此对于此类病人，比如 ARDS 病人还要结合下腔静脉直径来综合判断病人的容量反应性。若下腔静脉直径小于 1cm，高度怀疑可能存在容量反应性；若大于 2.5cm 基本可以判断病人无容量反应性；若为 1 ~ 2.5cm 则无法判断。对于 ARDS 合并腹腔高压的病人，若有条件可进行食管超声检查，应用 ΔSVC 判断容量反应性，进行液体管理，不受腹腔内压影响。

（二）动脉血流峰值变异率（ΔV_{peak}）

主要包括主动脉峰值流速变异和肱动脉峰值流速变异，判断容量反应性的准确性高。ARDS 病人往往伴随有机械通气，导致超声心脏声窗受气体干扰，影响主动脉峰值流速变异率测定，因此影响对容量反应性的判断。而肱动脉峰值流速变异率测定不受此影响。相关的研究认为 ΔV_{peak} > 16% 时病人具有容量反应性，敏感性 91%，特异性 95%，与 PPV 具有良好的相关性。

（三）被动抬腿试验（PLR）

对于自主呼吸的病人，近年来推荐应用 PLR 判断容量反应性。重症超声可以测定基线体位及 PLR 体位的 CO 及 SV，从而判断有无反应性。相关的 meta 分析认为无论何种通气模式及心律，应用 PLR 引起 CO 的变化（PLR-cCO）来预测容量反应性均无显著性差异，是可靠的，且预测能力高于 PLR 引起的脉压变异。但是对于腹内压超过 16mmHg 的病人，PLR 可能出现假阳性结果。因此在进行 PLR 前建议进行腹内压监测。

总之，目标导向的重症超声可以用于评估血流动力学状态，指导液体治疗与管理，是目前认为很有前景的血流动力学评估方法，特别应用于指导 ARDS 病人的液体管理可能价值更大。

四、血液净化在液体管理中的作用

连续性血液净化（continuous blood purification，CBP）包括连续性静-静脉血液滤过（continuous veno - venous hemofiltration，CVVH）、连续性静-静脉血液透析（continuous veno - venous hemodialysis，CVVHD）、连续性静-静脉血液透析滤过（continuous veno - venous hemodiafiltration，CVVHDF）、连续性血浆滤过吸附（continuity plasma filtration adsorption，CPFA）等多项技术。CBP 有提高病人血流动力学稳定性、保持容量平衡、稳定电解质和酸碱平衡、清除炎症介质等特点，更适合于 ARDS 合并多器官功能衰竭、全身炎症反应重、严重酸中毒、高容量负荷、血流动力学不稳定、不宜搬动的危重病人。有研究认为早期应用 CBP 清除炎症介质，迅速减轻全身炎症反应、毛细血管渗漏及氧供需失衡等，有利于生命体征的稳定，使液体复苏能尽快达标，减少液体需要量，减轻全身组织水肿。

有实验观察到采用床旁 CVVHDF 治疗 ARDS 或肺水肿患儿 12 ~ 24 小时后，PaO_2/FiO_2、$PaCO_2$、PaO_2 显著改善（$P < 0.05$）。进一步观察到，部分严重脓毒症或脓毒症休克合并 ARDS 患儿出现严重低血压时，在严密的循环功能监测下，给予少量液体即可发生严重肺部渗出和肺水肿，此时应提高多巴胺及多巴酚丁胺的剂量，同时进行 CVVHDF 治疗，以便肺水肿在短时间内迅速改善。

ARDS 病人由于往往存在严重肺水肿，需要实施限制性液体治疗，但可能存在脏器灌注不足的风险，特别是 ARDS 合并肾脏等多脏器功能损害的病人，维持液体平衡十分重要。CBP 可以精确地对病人液体出入量进行管理，并实时调整，使病人的容量达到最佳状态，既不增加肺水肿，又可以保证脏器灌注。

因此，CBP 联合限制性液体复苏，既能清除炎症介质、减轻毛细血管渗漏，又能在保障重要脏器灌注的前提下减少输液量，是 ARDS 病人有效的液体管理方法。并且相关的研究证实，运用连续血液净化对 ARDS 病人进行液体管理可以明显改善预后。

（郭利涛　董丹江）

第五节　循证评述 ARDS 液体管理的疗效

ARDS 液体复苏一直存在争议，但 ARDS 液体复苏方案都需建立在改善氧合、保证组织灌注的基础上。ARDS 不同的液体管理策略可能对氧代谢动力学、肺水及血流动力学产生影响。

一、液体管理与氧代谢动力学

ARDS 往往由于严重感染等引起，伴随有炎症介质大量释放，使毛细血管通透性增加，出现有效血容量不足。血流动力学的不稳定、组织的低灌注造成了组织的缺血缺氧，使 ARDS 病人存在氧供需不平衡，出现"氧债"。在病理状态下，为保证心、脑等重要器官 DO_2，机体通过自身调节，使其他器官（肝、肾等）发生"氧债"。组织细胞借助无氧代谢途径生成 ATP，并产生大量乳酸，造成乳酸堆积，出现严重酸中毒，又促进了重要器官发生"氧债"。此时，病人的 $ScvO_2$ 低于正常，早期液体复苏是清除乳酸、提高 $ScvO_2$、防止发生"氧债"的重要手段。

血乳酸是反映全身灌注与氧代谢的重要指标，血乳酸清除率对疾病预后的评价较单纯的血乳酸值更有意义。有研究显示，无论采用何种液体管理方式，与未达标病人比较，达标病人的 $ScvO_2$ 和 6 小时血乳酸清除率明显升高，且二者呈显著相关性，推测达标组的组织灌注恢复情况好于未达标组，且氧代谢状况改善。

研究认为液体复苏后虽然显著提高了氧输送，氧摄取率也明显下降，而氧耗无显著变化，提示组织缺氧可能已有改善。但是复苏前后仍存在着 VO_2 对 DO_2 的线性关系，说明病人的"氧债"仍未完全偿清。DO_2 与 VO_2 的依赖性主要反映整个机体的状态，而不一定代表局部组织或器官的氧合状态，氧输送及其相关指标不反映组织细胞的氧利用情况，不是纠正组织缺氧的最终指标。因此，全身性 VO_2 与 DO_2 的变化无法充分反映血流分布与氧代谢改变，真正要反映缺氧应在组织水平上，必须结合具体脏器的血流量改变与 VO_2/DO_2 的关系。因此，早期液体管理使病人液体达标，在短时间内能达到提高氧输送的治疗目标，但能否改善全身的氧代谢是不确定的。同时有研究结果表明，无论是限制性还是非限制性补液，对于实验动物 CO 无显著变化，故 DO_2、O_2ER 等指标变化不明显，而对于限制性液体复苏利于氧合的改善，但仍存在器官灌注不足的风险。

$SjvO_2$ 与脑灌注呈正相关，而与脑氧耗呈负相关，因而可反映脑部氧合及脑血流的变化。颈动脉及颈内静脉血氧含量差（$Ca\text{-}jvO_2$）增加可反映脑氧供不能满足脑氧代谢的需要或脑血流相对不足。有研究显示目标导向的液体管理和常规液体管理相比，$SjvO_2$ 及 $Ca\text{-}jvO_2$ 无明显差别，两种液体管理方法都能保证 ARDS 病人脑氧供需平衡。但是颈静脉球部血乳酸水平测定显示，目标导向的液体管理使 ARDS 液体量更趋于平衡，从而改善脑微循环，降低脑氧代谢率。

SvO_2 是一项能动态反映全身氧平衡变化的临床指标，但因为其测量方法的复杂和风险性，现临床上多用 $ScvO_2$ 代替，二者有很好的相关性，所代表的趋势是相同的，可以反映组织灌注及氧代谢状态，$ScvO_2$ 直接受到组织摄氧量的影响。有报道指出，伴有 $ScvO_2$ 监测指导感染性休克早期 6 小时复苏治疗的实验组可比对照组更早、更多、更快地获得液体复苏，强心药物以及输血治疗，能够真正迅速、准确地纠正感染伴发 ARDS 病人组织器官的低灌注及缺氧状态。

二、液体管理与肺水

ARDS 早期以肺泡-毛细血管屏障通透性增加导致肺泡内液体积聚，临床上以非心源性肺水肿为特点。肺水肿的程度与 ARDS 的预后呈正相关，如何为病人提供足够的容量以保证复苏，同时又避免或加重肺水肿，是 ARDS 液体管理的难点。

EVLW 增多是 ARDS 的重要病理生理特点，EVLW 的变化与肺水肿密切相关，任何原因引起的肺毛细血管滤出过多或液体排出受阻都会使血管外肺水增加而导致肺水肿。超过正常 2 倍的 EVLW 就会影响气体弥散和肺的功能，出现肺水肿的症状和体征，随着 EVLWI 的增加，肺的 PaO_2/FiO_2 和静态顺应性明显下降。ARDS 病人肺水的清除主要依赖于对肺水的主动清除能力，而不是容量水平的变化，但是容量的变化会影响肺水。一项 ARDS 儿童病人的研究显示，前 3 天液体正负平衡与 EVLW 相关，液体负平衡后 EVLW 总体呈下降趋势，病死率明显降低。

内源性 ARDS 是肺泡上皮受累而致肺泡水肿，而水肿清除是通过肺泡上皮的钠水主动转运系统。有研究提出 ARDS 的低氧状态引起肺泡上皮的广泛破坏、降低钠离子通道的 mRNA 转录，是导致内源性 ARDS 肺泡水肿清除不利的主要原因。故即使限制性输液也不能改善水肿及其所致的肺内分流、低氧血症。外源性 ARDS 则是全身炎症反应在肺部的表现，表现为肺毛细血管内皮细胞通透性增加出现的间质性肺水肿。限制性补液时，EVLW 减少且氧合指数上升，考虑与限制入液量及利尿降低肺毛细血管静水压及 CVP 有关。肺毛细血管静水压降低可减少血管内液体外渗，减少间质水肿的形成，而右房压降低使淋巴系统对间质水肿重吸收增加，有利于间质水肿的清除，改善氧弥散而促进氧合。

脓毒症相关性 ARDS 病人研究结果显示，EVLWI 和氧合指数（PaO_2/FiO_2）之间存在明显负相关。当 EVLWI < 14ml/kg 时，两者不呈明显相关性（$r = 0.12$，$P = 0.243$）；当 EVLWI > 14mL/kg 时，两者呈明显负相关。当 EVLWI < 14mL/kg 时，肺水主要聚集于自由间质，所以对肺的弥散和通气功能影响较小。当 EVLWI > 14mL/kg 时，由于自由间质已被肺水聚集，增加的肺水开始主要向肺泡和参与半透膜构成的间质聚集，也就开始明显影响肺的通气和弥散功能。因此在 ARDS 的进展过程中，随着 EVLW 的增加，肺的 PaO_2/FiO_2 和静态顺应性明显下降。研究结果还显示，当 ITBVI < 1000ml/m^2 时，ITBVI 和 EVLW 两者无明显相关性；当 ITBVI > 1000ml/m^2 时，两者呈明显正相关。这反映了对于此类病人容量不充足时，液体复苏并不增加 EVLW。而当病人容量已充足甚至已过多时，进一步增加液体输入则会增加 EVLW，加重肺水肿，国内外相关报道一致。

所以，在脓毒症相关性 ARDS 早期，应当积极液体复苏，增加前负荷和 CO，增加氧供，改善组织灌注。而当病人容量充足以后，特别是当病人的休克状态已得到改善，第三间隙和组织内的液体已开始向血管内回吸收时，应当控制液体输入，防止病人容量超负荷。另一方面，这也提示对由容量超负荷造成的那部分 EVLW，可以通过降低病人容量水平来降低其 EVLW 水平，而对于由高通透性造成的 EVLW 不可能通过降低病人容量水平来减少，过分的限制液体反而可能降低 CO，降低氧供。

高通透性肺水肿是 ARDS 的病理生理特征，肺水肿的程度与 ARDS 的预后呈正相关。因此，在 PiCCO 等血流动力学监测下采取限制性液体管理策略，联合利尿药、CRRT 脱水等方法合理的使用，在保证脏器灌注情况下，使病人液体为负平衡，可以降低肺毛细血管压，有利于肺间质液体吸收，从而减轻肺水肿。

三、液体管理与血流动力学

ARDS 最佳液体管理策略尚无定论，当合并血流动力学不稳定时，补液与否常常困扰着临床医生。且不同的液体管理策略对 ARDS 病人血流动力学产生不同的影响。

（一）不同液体管理策略与血流动力学

有研究将 ARDS 病人分为限制性液体复苏组及开放性液体复苏组，观察到实验组病人实施限制性液体复苏后，平均动脉压、中心静脉压、心率、中心静脉血氧饱和度均优于对照组，两组比较差异有统计学意义。限制性液体复苏通过控制液体输注速度和液体复苏量，将血流动力学稳定在更好的状态，可以有效减轻肺水肿、缩短 ARDS 机械通气时间甚至降低病死率，已经得到大部分 ICU 医师的认可。然而，ARDS 常常继发于严重感染、重症胰腺炎、创伤、休克等疾病，有效循环血量相对或绝对不足，此时一味追求限制补液量以减轻肺水肿，有可能恶化病人的血流动力学，导致肺外重要脏器灌注不足、组织缺血缺氧加重，继发 MODS，增加病人住院时间、医疗费用和病死率。而开放的液体管理策略其益处与潜在的危害正好与限制策略相反。

研究显示，对于容量负荷有反应的 ARDS 病人，容量负荷能在一定程度上改善血流动力学状态，表现为 CO 显著增加，氧输送也有增加趋势。而这一容量负荷并不会加剧病人肺水肿，对氧合功能也未产生显著不利影响，这一点在国内外的相关研究中均有阐述。当 ARDS 合并有效循环血量相对或绝对不足时，考虑到持续的低血容量状态可能对脏器功能的损害，故需要紧急果断的干预措施来增加心脏输出，保证重要器官灌注。此时，采用容量负荷试验或 PiCCO 血流动力学监测可能让临床医师对病人的前负荷状态有客观的评估，并给予针对性的液体管理，维持血流动力学稳定。对于容量负荷无反应的 ARDS 病人，应当限制补液。

限制性的液体管理策略可能减轻过高的心脏前负荷，使病人低氧及低血压情况明显改善，减轻肺水肿，血流动力学更稳定。但是也可能会导致 CO 下降，血流动力学不稳定，器官灌注不足。因此，ARDS 病人的液体管理必须考虑到二者的平衡，必须在保证脏器灌注的前提下进行。利用 PiCCO 等相关的血流动力学监测手段指导液体管理，使血流动力学维持在稳定状态。

（二）不同的液体种类与血流动力学

采用晶体液还是胶体液复苏一直存在争议，有研究观察两种液体复苏对脓毒症病人血流动力学的影响，结果显示复苏后两组病人的 HR 下降，CVP、MAP、CI、ITBVI 增加，提示两种液体均可以改善血流动力学状态，且两种液体对 CI 的影响无明显差异。但胶体组的 HR、MAP、ITBVI 改善比晶体组更明显，提示能够更好地维持循环容量，EVLWI 变化不大，提示对血管外肺水影响不大，可能的机制是其分子质量大，使细胞内液和组织间液进入血管从而补充血容量，且不易外渗到血管外导致水肿，胶体也可以延长重新分布的液体在血管内的滞留时间，从而更好地改善血流动力学状态。传统上采用等渗晶体溶液复苏，需求量大，易发生或加重肺水肿。同样系统评价结果提示，在严重感染状态下，胶体液较晶体液在减轻脑水肿、降低颅内压及维持血流动力学稳定方面更具优势。

因此相对于生理盐水而言，尽管羟乙基淀粉等胶体用于感染性休克及 ARDS 病人的液体复苏不能降低其病死率，但具有良好的扩容特性，能在血管内停留适当时间，从而有效改善血流动力学，很好地维持血浆渗透压及血管通透性，不增加肺水的生成。晶体液在逆转休克中所需时间与胶体相似，但液体需求量较胶体液多 3～4 倍，后期有可能引起液体超负荷，加重心肺负担，甚至诱发心力衰竭，增加肺水的生成，使血流动力学不稳定。

在 ARDS 的综合性治疗中，合理的液体管理十分重要，最佳的液体管理应该是个体化的治疗，既不增加肺水、影响氧合，也能保证脏器灌注，在液体复苏的同时监测血流动力学有利于优化液体治疗策略。

（郭利涛　董丹江）

参考文献

1. Mason RJ, Williams MC, Widdicombe JH, et al. Transepithelial transport by pulmonary alveolar type II cells in primary culture [J]. Proc Natl Acad Sci USA, 1982, 79: 6033-6037.

2. 石伟, 张中军, 陶明哲. 肺泡内液体清除与肺水肿的研究进展 [J]. 中华临床医师杂志（电子版）, 2014, 8 (20): 3690-3693.

3. Hummler E, Barker P, Gatzy J, et al. Early death due to defective neonatal αα lung liquid clearance in α-ENaC-deficient mice [J]. Nat Genet, 1996, 12 (3): 325-328.

4. Johnson MD, Widdicombe JH, Allen L, et al. Alveolar epithelial type I cells contain transport proteins and transport sodium, supporting an active role for type I cells in regulation of lung liquid homeostasis [J]. Proc Natl Acad Sci USA, 2002, 99: 1966-1971.

5. Ma T, Liu Z. Functions of aquaporin 1 and α-epithelial Na$^+$ channel in rat acute lung injury induced by acute ischemic kidney injury [J]. Int Urol Nephrol, 2013, 45 (4): 1187-1196.

6. Wang Q, Lian QQ, Li R, et al. Lipoxin A (4) activates alveolar epithelial sodium channel, Na, K-ATPase, and increases alveolar fluid clearance [J]. Am J Respir Cell Mol Biol, 2013, 48 (5): 610-618.

7. Factor P. Role and regulation of lung Na, K ATPase [J]. Cell Mol Biol (Noisy-le-grand), 2001, 47: 347-361.

8. Ishibashi K, Hara S, Kondo S. Aquaporin water channels in mammals [J]. Clin Exp Nephrol, 2009, 3 (2): 107-117.

9. Verkman AS. Role of aquaporins in lung liquid physiology [J]. Respir Physiol Neurobiol, 2007, 159 (3): 324-330.

10. Ma T, Fukuda N, Song Y, et al. Lung fluid transport in aquaporin-5 knockout mice [J]. J Clin Invest, 2000, 105 (1): 93-100.

11. Carter EP, Olveczky BP, Matthay MA, et al. High microvascular endothelial water permeability in mouse lung measured by a pleural surface fluorescence method [J]. Biophys J, 1998, 74 (4): 2121-2128.

12. Ben Y, Chen J, Zhu R, et al. Upregulation of AQP3 and AQP5 induced by dexamethasone and ambroxol in A549 cells [J]. Respir Physiol Neurobiol, 2008, 161 (2): 111-118.

13. Ma TH, Zhang YW, Bi LT, et al. Reduced lung water transport rate associated with downregulation of aquaporin-1 and aquaporin-5 in aged mice [J]. Clin Exp Pharmacol Physiol, 2009, 36 (7): 734-738.

14. Li Z, Gao C, Wang Y, et al. Reducing pulmonary injury by hyperbaric oxygen preconditioning during simulated high altitude exposure in rats [J]. J Trauma, 2011, 71 (3): 673-679.

15. Matthay MA, Folkesson HG, Christine C. Lung epithelial fluid transport and the resolution of pulmonary edema [J]. Physiol Rev, 2002, 82 (3): 569-600.

16. Suda S. Hemodynamic and pulmonary edema effects of fluid resuscitation from hemorrhagic shock in the presense of mild pulmonary edema [J]. Masui, 2000, 49 (12): 1339-1348.

17. Nirmalan M, Willard T, Edwards DJ, et al. Effects of sustained post-traumatic shock and initial fluid resuscitation on extravascular lung water content and pulmonary vascular pressure vascular pressures in a porcine model of shock [J]. Br J Anaesth, 2003, 91 (2): 224-232.

18. Jambrik Z, Monti S, Coppola V, et al. Usefulness of ultrasound lung comets as a nonradiologic sign of extravascular lung water [J]. Am J Cardiol, 2004, 93 (10): 1265-1270.

19. Saul GM, Feeley TW, Mihm FG, et al. Effect of graded administration of PEEP on lung water in noncardio-genic pulmonary edema [J]. Acta Anaesthesist, 1985, 34 (6)：287-293.

20. 邱海波，孙辉明，杨毅等. 急性呼吸窘迫综合征绵羊早期血管外肺水变化及影响因素的研究 [J]. 中国结核和呼吸杂志，2004，27 (8)：537-541.

21. 王澄，张晓霖. 血管外肺水和胸腔内血容量参数的监测及临床意义 [J]. 中华危重病急救医学，2013，25 (5)：319-320.

22. 杨春燕，张汝敏，王世富. 血管外肺水监测的研究进展 [J]. 中国基层医药，2014，21 (4)：620-622.

23. Lemson J, Van Die LE, Hemelaar AE, et al. Extravascular lung water index measurement in critically ill children does not correlate with a chest X-ray score of pulmonary [J]. Crit Care, 2010, 14：R105.

24. Agricola E, Bove T, Oppizzi M, et al. "Ultrasound comet-tail images"：a marker of pulmonary edema：a comparative study with wedge pressure and extravascular lung water [J]. Chest, 2005, 127 (5)：1690-1695.

25. Jambrik Z, Monti S, Coppola V, et al. Usefulness of ultrasound lung comets as a nonradiologic sign of extra-vascular lung water [J]. Am J Cardiol, 2004, 93 (10)：1265-1270.

26. Gargani L. Lung ultrasound：a new tool for the cardiologist [J]. Cardiovascu Ultrasound, 2011, 9：6-15.

27. Baldi G, Gargani L, Abramo A, et al. Lung water assessment by lung ultrasonography in intensive care：a pilot study [J]. Intensive Care Med, 2012, 9：1-11.

28. Raaijmakers E, Faes TJ, Meijer JM, et al. Estimation of non-cardiogenic pulmonary edema using dual-fre-quency electrical impedance [J]. Med Biol Eng Comput, 1998, 36 (4)：461-466.

29. Arad M, Zloehiver S, Davidson T, et al. The detection of pleural effusion using a parametric EIT technique [J]. Physiol Meas, 2009, 30 (4)：421-428.

30. Michard F, Scharchtrupp A, Toens C. Factors influencing the estimation of extravascular lung water by transpulmonary themodilution in critically ill patients [J]. Crit Care Med, 2005, 33 (6)：1243-1247.

31. Pauli C, Fakler U, Genz T, et al. Cardiac output determination in children：Equivalence of the transpulmo-nary thermodilution method to the direct Fick principle [J]. Intensive Care Med, 2002, 28 (7)：947-952.

32. Katzenelson R, Perel A, Berkenstadt H, et al. Accuracy of transpulmonary thermodilution versus gravime-tric measurement of extravascular lung water [J]. Crit care Med, 2004, 32 (7)：1550-1154.

33. 沈菊芳，邱海波，杨毅. 单指示剂法与重力法测定急性呼吸窘迫综合征犬血管外肺水的比较研究 [J]. 中国危重病急救医学，2006，18 (6)：327-330.

34. Roch A, Michelet P, Journo B, et al. Accuracy and limits of transpulmonary dilution methods in estimating extravascular lung water after pneumonectomy [J]. Chest, 2005, 128 (2)：927-933.

35. Martin G, Eaton S, Mealer M, et al. Extravascular lung water in ill patients with severe sepsis：a prospec-tive cohort study [J]. Crit Care Med, 2005, 9 (2)：742-782.

36. 黄德斌，杨丽. 急性呼吸窘迫综合征患者氧合指数与血管外肺水相关性研究 [J]. 吉林医学，2012，33 (11)：2257-2259.

37. 梁丽娜. PiCCO 监测在 ARDS 患者液体管理中的应用及护理 [J]. 安徽卫生职业技术学院学报，2014，13 (2)：63-64.

38. Mitchell J, Schuller D, Calandrino F, et al. Improved outcome based on fluid management in critically ill patients requiring pulmonary artery catheterization [J]. Am Rev Respir Dis, 1992, 145 (5)：990-998.

39. 张靓靓，王永杰，宋海涛，等. 血管外肺水指数和胸腔内血容积指数在感染性休克合并 ARDS 患者液体管理中的指导意义 [J]. 中国老年学杂志，2014，34 (22)：6305-6307.

40. Vallée F, Mari A, Perner A. Combined analysis of cardiac output and CVP changes remains the best way to

titrate fluid administration in shocked patients [J]. Intensive Care Med, 2010, 36, (6): 912-914.

41. Wiescnack C, Prasser C, Keyl C. Assessment of intrathoracic blood volume as an indicator of cardiac preload single transpulmonary thermodilution technique versus assessment of pressure preload parameters derived from a pulmonary artery catheter [J]. J Cardiothorac Vasc Anesth, 2001, 15 (5): 584-588.

42. 王峰, 赵洪东. PiCCO 指导的严重创伤后 ARDS 患者容量管理 [J]. 吉林医学, 2013, 33 (34): 7157-7158.

43. Chew MS, Herman L, During J, et al. Extravascular lung water index improves the diagnostic accuracy of lung injury in patients with shock [J] Crit Care Med, 2012, 16: R1.

44. Phillips CP, Chesnutt MS, Smith SM. Extravascular lung water in sepsis-associated acute respiratory distress syndrome: indexing with predicted body weight improves correlation with severity of illness and survival [J]. Crit Care Med, 2008, 36 (1): 69-73.

45. Jozwiak M, Silva S, Persichini R, et al. Extravascular lung water is an independent prognostic factor in patients with acute respiratory distress syndrome [J]. Crit Care Med, 2013, 41 (2): 472-480.

46. 沈利汉, 蔡立华. 脉搏指示连续心排血量监测指导急性呼吸窘迫综合征患者液体管理的临床研究 [J]. 国际呼吸杂志, 2013, 33 (17): 1305-1307.

47. 刘松桥, 邱海波. 每搏输出量变异度和胸腔内血容量指数对失血性休克犬容量状态的评价 [J]. 中华外科杂志, 2006, 44 (17): 1216-1219.

48. Lenkin AI, Kirov MY, Kuzkov VV, et al. Comparison of goal-directed hemodynamic optimization using pulmonary artery catheter and transpulmonary thermodilution in combined valve repair: a randomized clinical trial [J]. Crit Care Res Pract, 2012, 2012: 821218.

49. Wiedemann HP, Wheeler AP, Bernard GR. Comparison of two fluid-management strategies in acute lung injury [J]. N Engl J Med, 2006, 354: 2564-2575.

50. 王丽丹, 龙晓凤, 吕明义. 不同液体管理策略对 ARDS 疗效的对照研究 [J]. 大连医科大学学报, 2014, 36 (2): 140-143.

51. Schrier RW. Fluid administration in critically ill patients with acute kidney injury [J]. Clin Jam Soc Nephrol, 2010, 5 (4): 733-739.

52. Martin GS, Moss M, Wheeler AP, et al. A randomized, controlled trial of furosemide with or without albumin in hypoproteinemic patients with acute lung injury [J]. Crit Care Med, 2005, 33: 1681-1687.

53. Muller L, Bobbia X, Toumi M, et al. Respiratory variations of inferior vena cava diameter to predict fluid responsiveness in spontaneously breathing patients with acute circulatory failure: Need for a cautious use [J]. Crit Care, 2012, 16 (5): R188.

54. Schmidt GA, Koenig S, Mayo PH. Shock: Ultrasound to guide diagnosis and therapy [J]. Chest, 2012, 142 (4): 1042-1048.

55. Brennan JM, Blair JE, Hampole C, et al. Radial Artery Pulse Pressure Variation Correlates with Brachial Artery Peak Velocity Variation in Ventilated Subjects When Measured by Internal Medicine Residents Using Hand-Carried Ultrasound Devices [J]. Chest, 2007, 131 (5): 1301-1307.

56. Cavallaro F, Sandroni C, Marano C, et al. Diagnostic accuracy of passive leg raising for prediction of fluid responsiveness in adults: systematic review and meta-analysis of clinical studies [J]. Intensive Care Med, 2010, 36 (9): 1475-1483.

57. Mahjoub Y, Touzeau J, Airapetian N, et al. The passive leg-raising maneuver cannot accurately predict fluid responsiveness in patients with intra-abdominal hypertension [J]. Crit Care Med, 2010, 38 (9): 1824-1829.

58. 唐中建, 符宜龙, 王金龙, 等. CRRT 联合限制性液体复苏对重症急性胰腺炎患者腹内压的影响 [J]. 海南医学, 2011, 22 (6): 12-14.

59. 张育才，滕国良，朱光华，等. 连续性静脉-静脉血液滤过透析治疗儿童多器官功能障碍综合征 [J]. 中华急诊医学杂志，2008，17（8）：812-816.

60. 袁茵，姚尚龙，李玉梅，等. 不同液体复苏对肺内、外源性急性呼吸窘迫综合征幼猪早期氧代谢及胃黏膜 pH 值的影响 [J]. 中华实验外科杂志，2012，29（5）：914-917.

61. Mikkelsen ME, Miltiades AN, Gaieski DF, et al. Serum lactate is associated with mortality in severe sepsis independent of organ failure and shock [J]. Crit Care Med, 2009, 37 (5)：1670-1677.

62. 周娟娣，龚仕金，戴海文，等. 容量与压力指标对照监测指导老年感染性休克液体复苏对氧代谢的影响 [J]. 浙江医学，2012，34（2）：79-81.

63. 袁柳青，李凤仙，刘世乐，等. 目标导向液体治疗对脑膜瘤切除术患者脑氧代谢的影响 [J]. 临床麻醉学杂志，2013，29（4）：317-321.

64. Barazangi N, Hemphill JR. Advanced cerebral monitoring in neurocritical care [J]. Neurol India, 2008, 56 (4)：405-414.

65. Jubran A. The mixed venous oxygen saturation response to weaning from mechanical ventilation [J]. Respir Care JT- Respiratory Care, 2007, 52 (1)：64-65.

66. 连晓芳，吴志红，阎书彩，等. 脓毒症休克患者血乳酸和中心静脉血氧饱和度的变化及意义 [J]. 临床误诊误治，2015，28（1）：106-107.

67. 孙晓义，王心杰，张芝晶. 不同液体管理策略对急性呼吸窘迫综合征患者血管外肺水指数的影响 [J]. 中国急救医学，2011，31（9）：781-785.

68. Kuzkov W, Kirov MY, Soversllaev MA, et al. Extravascular lung water determined with single transpulmonary thermedilution correlates with the severity of sepsis- induced acute lung injury [J]. Crit Care Med, 2006, 34 (6)：1647-1653.

69. Phillips CP, Chesnutt MS, Smith SM. Extravascular lung water in sepsis- associated acute respiratory distress syndrome：index with predicted body weight improves correlation with severity of illness and survival [J]. Crit Care Med, 2008, 36 (1)：69-73.

70. Lubrano R, Cecchetti C, Elli M, et al. Prognostic value of extravascular lung water index in critically ill children with acute respiratory failure [J]. Intensive Care Med, 2011, 37 (1)：124-131.

71. 胡世华，蒋文新，杨艳霞，等. 限制性液体管理对急性呼吸窘迫综合征患者的肺保护作用 [J]. 广东医学，2014，35（18）：2881-2884.

72. 傅水桥，崔巍，骆晓倩. 血管外肺水指数在脓毒症相关性 ALI/ARDS 患者液体管理中的意义 [J]. 中华急诊医学杂志，2010，19（11）：1193-1196.

73. National Heart, Lung, and Blood Institute Acute Respiratory Distress Syndrome（ARDS）Clinical Trails Network. Comparison of two fluid- management strategies in acute lung injury [J]. N Engl J Med, 2006, 354 (24)：2564-2575.

74. Craig TR, Duffy MJ, Shyamsundar M, et al. Extravascular lung water indexed to predicted body weight is a novel predictor of intensive care unit mortality in patients with acute lung injury [J]. Crit Care Med, 2010, 38 (1)：114-120.

75. Mallat J, Pepy F, Lemyze M, et al. Extravascular lung water indexed or not to predicted body weight is a predictor of mortality in septic shock patients [J]. J Crit Care, 2012, 27 (4)：376-383.

76. 杨从山，邱海波，刘松桥，等. 血管外肺水指数对感染性休克患者预后的评价 [J]. 中华内科杂志，2006，45（3）：192-195.

77. Wiedemann HP, Wheeler AP, Bernard GR. Comparison of two fluid- management strategies in acute lung injury [J]. N Engl J Med, 2006, 354：2564-2575.

78. Roch A, Guervilly C, Papazian L. Fluid management in acute lung injury and ARDS [J]. J Clin Med Res, 2012, 4 (1)：7-16.

79. 朱英，刘长文，朱克毅，等. 容量负荷试验在急性呼吸窘迫综合征液体管理中的意义 [J]. 浙江医学，2012，34（22）：1806-1808.

80. 潘永，马明远，江皓波. 不同液体对脓毒症患者血流动力学的影响 [J]. 重庆医学，2012，41（2）：172-174.

81. Akech S，Ledermann H，Maitland K. Choice of fluids for resuscitation in children with severe infection and shock：systematic review [J]. BMJ，2010，341：c4416.

82. Bayer O，Reinhart K，Kohl M，et al. Effects of fluid resuscitation with synthetic colloids or crystalloids alone on shock reversal，fluid balance，and patient outcomes in patients with severe sepsis：a prospective sequential analysis [J]. Crit Care Med，2012，40（9）：2543-2551.

·第十七章·

肺泡表面活性物质补充疗法

第一节 肺泡表面活性物质的代谢与
维持稳态的机制

肺泡表面活性物质（pulmonary surfactant，PS）是位于肺泡上皮细胞表面，由脂质和表面活性蛋白（surfactant protein，SP）组成的复合物，具有减小肺泡气-液交界面的表面张力、维持肺泡形态稳定的功能。研究表明，先天性或继发性肺表面活性物质质或量的异常是 ARDS 重要的发病机制之一。近年来，随着对肺表面活性物质尤其是 SP 研究的不断深入，对其代谢及稳态的维持有了较为全面的理解。

一、表面活性物质的生物学特性

表面活性物质分布于肺泡内气-液表面，主要由 AT-Ⅱ 合成和分泌，其中约 90% 为磷脂，10% 为 SP。

磷脂的主要成分是磷脂酰胆碱，其中二棕榈酰磷脂酰胆碱（dipalmitoyl phosphatidyl choline，DPPC）大约占 50%，是最重要的表面活性磷脂，具有直接降低表面张力的功能。此外，还有其他磷脂形式，如磷脂酰甘油、磷脂酰肌醇、磷脂酰乙醇胺、磷脂酰丝氨酸和鞘磷脂磷酸二酯酶等一些小分子磷脂和中性脂质。磷脂酰胆碱由 AT-Ⅱ 在内质网内合成，通过高尔基体转运到板层体内贮存，而后与 SP 结合成双分子层后，以胞外分泌形式分泌到肺泡腔中，形成有一定规律的管状结构-管髓体（tubular myelin，TM），分布于气-液交界面，维持肺泡形态的稳定。

目前发现的 SP 有 4 种，SP-A、B、C、和 D。SP-A 是一种多聚体胶原糖蛋白，含量最丰富，具有亲水性，由 C 型凝集素区附着于胶原蛋白区构成，能以钙依赖方式结合微生物糖基。一个单位 SP-A 相对分子质量为 28~36kDa，其编码基因有两种，分别为 SP-A1 和 SP-A2，此外还有 1 个伪基因。cAMP 模拟物、表皮生长因子、γ 干扰素、PG、内毒素、β 肾上腺素治疗后机体的 SP-A 水平上升；而胰岛素、转化生长因子和肿瘤坏死因子使 SP-A 水平下降。SP-A 的功能不仅是帮助形成具有高度表面活性的管状髓鞘结构，调节磷脂的循环和分泌，协助降低肺泡表面张力，限制血浆蛋白进入肺泡腔，增强肺表面活性物质对血浆蛋白抑制的抵抗；而且可以结合病毒、细菌、真菌、原虫、支原体等大部分病原体，并增强肺泡巨噬细胞的吞噬和杀伤能力，调节肺泡巨噬细胞和循环白细胞释放氧自由基等，有助于肺的免疫系统防御。Pastva 等人也证明了 SP-A 是先天免疫系统的一部分，可以调节其他免疫细胞，还可通过与抗原提呈细胞和 T 淋巴细胞相互作用来调节先天免疫系统。

SP-B 是由 79 个氨基酸组成的小分子同源二聚体蛋白，具有疏水性，其相对分子质量约为 8.8kDa，由 2 号染色体基因所编码，严格限于 Ⅱ 型上皮细胞和 Clara 细胞，在维持 AT-Ⅱ 分泌功能、降低肺泡表面张力方面发挥重要作用。动物实验证实，SP-B 基因缺乏小鼠肺部结构正常，但出生后肺泡并不能膨胀充气，最终出现呼吸衰竭，这一研究结果在临床试验中也已得到证实。SP-B 是产后新生儿存活的基本需要，其缺乏可导致先天性肺膨胀不全和呼吸衰竭综合征。

SP-C 是特异性的 AT-Ⅱ 分泌蛋白，具有疏水性，含有 36 个氨基酸，其相对分子质量为 42kDa，由 8 号染色体基因所编码。其主要功能是依靠吸气促进磷脂进入肺的气-液交界面，促使表面活性分子进入气-交界面，提高磷脂的表面活性，保持交界面磷脂膜的动态平衡。研究发现，SP-C 基因缺乏的小鼠能够正常存活，且肺泡表面活性物质的组成和浓度也没有发生改变，但是生理学研究提示，其肺容量降低，肺泡的稳定性也明显下降。临床研究发现，SP-C 基因突变可以引起不同程度的间质性肺疾病，病理表现为间质增厚，炎症细胞、巨噬细胞浸润以及上皮细胞异常，具体机制尚未明确。

SP-D 由呼吸道末梢的 AT-Ⅱ 和 Clara 细胞合成，具有亲水性，相对分子质量为 43kDa。其功能主要表现为可促进机体对病原体的快速清除，避免组织过度炎症损伤，维持局部稳态，发挥天然防御功能。研究发现，SP-D 能促进吞噬细胞对大肠埃希菌、肺炎链球菌、曲霉菌的吞噬，调控淋巴细胞增生，提高巨噬细胞的趋化和活化。临床研究发现，肺发育不全和 SP 合成分泌下降的早产儿发生肺部感染概率增加，存活率下降。而 SP-D 灌注治疗则可改善早产儿的免疫功能，提高存活率。

总之，4 种 SP 间相互作用，调节磷脂膜结构和性能。SP-B 和 SP-C 是调控表面活性物质膜形成和稳定的关键；而 SP-A 和 SP-D 则是调控先天免疫和炎症反应的关键，SP-D 也可能参与表面活性物质的新陈代谢和肺部稳态的维持。

二、表面活性物质的合成与调控

（一）主要表面活性磷脂的合成与调控

1. 磷脂酰胆碱（PC）的从头合成与调控　表面活性磷脂酰胆碱，亦称卵磷脂，PC 是表面活性物质中含量最高也是功能最重要的磷脂，通过胞苷二磷酸胆碱（CDP-胆碱）或肯尼迪路径产生。在该路径中，FA 经肺部从头合成，与新合成的 PC 结合。饮食摄入的胆碱通过胆碱转运体被细胞摄取，进入细胞后，经过磷酸反应产生胆碱磷酸盐，这是胆碱激酶催化的第一关键步骤（图 5-17-1）。在哺乳动物体内，胆碱激酶家族包含有两种独立基因编码的 CKα 和 CKβ。鼠类 CKα 的基因缺失表现为胚胎致死；而 CKβ 的基因断裂则表现为前肢骨骼畸形和肌肉萎缩。

第二步反应是指通过利用 CTP 将磷酸胆碱转化为 CDP-胆碱。该反应的催化剂胆碱磷酸胞苷酰转移酶（CCT）是一种位于人体染色体不同部位的 CCTα 亚型和 CCTβ 亚型两种不同基因编码产生的一种酶。近期研究发现，CCTα 在钙诱导下维持 PC 内稳态。CCTα 活动受到肺成熟相关激素的影响而增加，从而提高肺表面活性物质的 PC 合成。此外，CCTα 还对肺上皮细胞 LB 的形成和表面活性蛋白内稳态起到至关重要的作用。

最后一步包括从 DAG 形成 PC，合成 PC 前体 PA，再与 CDP-胆碱发生反应，PA 转化为必需的 DAG 中间产物，由 PAP（或磷脂酸、磷酸水解酶、磷脂酸磷酸酯酶）催化。目前可以在人体肺部检测到 PAP 的两种亚型，PAP-1 和 PAP-2，普遍存在于 AT-Ⅱ 中的线粒体和微粒体中，具有 Mg^{2+}-依赖性和热不稳定性。近期有研究发现，PAP-1 重组的磷酸化反应控制着它们的活性、定位和功能。

因此，表面活性物质的生物合成需要充分供应 PA 衍生的 DAG，以增加 PC 的合成，而 PC 从头合成的最后一步经胆碱磷酸转移酶（CPT）和 ER 中的膜结合酶的催化完成。目前已经发现人体内存在两种 CPT cDNAs，普遍位于胎儿肺部和 AT-Ⅱ 中的 ER、微粒体和线粒体中，其水平受到蛋白稳定性水平和神经酰胺等抑制脂类的调控。

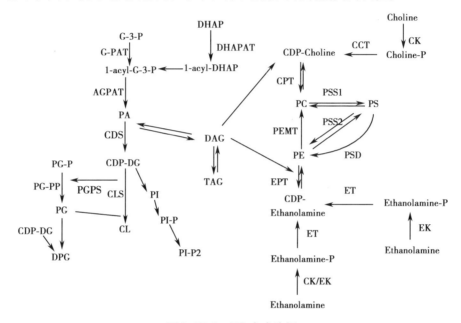

图 5-17-1　PC 合成路径

2. 饱和卵磷脂与卵磷脂重构　肺部 PC 中含有大量的饱和分子种类，而 DPPC 这一主要的表面活性成分调节着肺表面活性物质的能力，将肺表面张力降低到较低的水平。DPP 主要是通过 CPT 直接利用饱和 DAG 生成，若新生成的 PC 中含有不饱和脂肪酰类物质，则需进行重构，约 45% DPPC 属于从头合成，55% ~ 75% 则通过重构形成。重构路径通过一系列酶类催化反应，包括 PLA_2，水解产生的 PLA_2 通过肺部较高含量的溶酶体类酶催化，起到调节表面活性物质成分的作用。

1-棕榈酰-溶血-卵磷脂在脂酰辅酶 A：溶血卵磷脂酰基转移酶（LPCAT1）的催化作用下进行再酰化反应，AT-Ⅱ 含有丰富的这种关键酶类。实验证明，带有 LPCAT1 等位基因的仔鼠产前出现不同程度呼吸衰竭而致死的情况，其体内饱和 PC 含量减少。

3. 磷脂酰甘油的合成与调控　磷脂酰甘油（PG）是表面活性物质中含量位居第二的表面活性磷脂。早产儿的表面活性物质缺失与 PG 缺乏有关。微粒体和线粒体从头合成 PG 是主要来源。近期研究表明，PG 在调控先天免疫和病毒感染方面具有重要作用。另外，PG 还可在人体和鼠类肺炎支原体感染后抑制病原体诱发的类二十烷酸的生成，且能够减弱呼吸道合胞病毒感染诱发的炎症，但高浓度 PG 可减少肺泡腔肺泡巨噬细胞的数量，进而影响肺功能。

(二) 表面活性蛋白的合成与调控

SP-A 属胶凝素类,与表面活性磷脂强烈相互作用,并在钙参与下促进 LB 向管髓体的转化快速形成表面膜,在肺损伤时有助于保持表面活性物质的完整性。与 SP-A 相比,SP-B 和 SP-C 可与磷脂作用产生疏水多肽,可促进脂质迅速渗入气-液单层降低表面张力,还可促进表面活性物质的分泌和管髓体的形成。SP-D 是一种先天防御免疫蛋白,能够通过上皮细胞促进病原菌的吸收,通过多种免疫细胞经吞噬作用、趋化作用刺激细胞因子和自由基的产生。总之,表面活性蛋白和表面活性磷脂相互作用,不仅调控表面的活性,而且对控制炎症、先天免疫防御及发病机制具有重要作用。

三、表面活性物质的分泌与调控

肺表面活性物质的分泌机制尚无法详细解释,但研究证明胎儿在出生时肺表面活性物质分泌急剧增加,而之后随着身体需要,表面活性物质的分泌逐渐减少,表面活性物质的分泌速度相对较慢,受到身体机制的严格调控,此过程包含两个步骤:① 在 Ⅱ 型细胞中将磷脂从 ER 转运至 LB 中;② 在 Ⅱ 型细胞表面磷脂穿过 LB 膜移动。关于第一步中的调控机制尚不明确,一种可能的机制是磷脂运送至 LB 通过细胞自噬完成;第二步通过 LB 的内界膜与质膜融合,然后将 LB 内容物挤入肺泡腔。其中磷脂转移穿过胞膜需要 ABC 转运体,特别是 Ⅱ 型细胞 LB 外膜中的 ABCA3,其发生突变就会中断表面活性物质的生成,进而扰乱肺部内稳态。ABC 转运体家族中的另一成员是 ABCA5,可能影响 LB 的生成。一些表面活性物质促分泌素包括特布他林、毛喉素、佛波酯、钙离子载体、ATP 及其他一些信号传导方式。特布他林一旦发生作用,cAMP 增加从而激活蛋白激酶 A、蛋白激酶 C、磷酸肌醇特异性磷脂酶 C (PPI-PLC),细胞内钙离子增加,在 ATP 机制下促进表面活性物质的分泌增多。

另外,除了这些刺激因子外,表面活性物质磷脂的分泌还受到一些抑制因子的影响。肺泡 ATP 酶 (V-ATP 酶) 是一种将 H^+ 运送至 HB 的酶,经表面活性蛋白加工后通过表面活性磷脂包裹。通过蛋白质组分析发现了 V-ATP 酶与 Ⅱ 型细胞脂筏和 LB 相关联。巴佛洛霉素 (bafilomycin) A1 是一种 V-ATP 酶抑制剂,抑制肺表面活性物质的分泌,还可刺激独立 LB 钙质的释放。

总之,表面活性物质的分泌是一个比较复杂的过程,受到生物和生理因素的影响,涉及多种假定调节因子,他们的相关性需要在关于表面活性物质缺乏引起的肺脏疾病中进一步探索。

四、表面活性物质降解与循环的调控

肺表面活性物质通过多种方式清除。首先,由 Ⅱ 型细胞再利用,内化肺泡磷脂后被 LB 重吸收而分泌,同时肺泡内外的表面活性物质发生降解。表面活性物质的循环利用通过 Ⅱ 型细胞表面的高亲和受体与 SP-A 作用,促进一部分表面活性物质 (25% ~ 95%) 再内化作用实现,内化磷脂通过钙调蛋白依赖方式进入 LB。

磷脂种类和 SP-A 再循环或降解机制尚未完全明确。再循环机制中,GM-CSF 缺乏、粒细胞-巨噬细胞共同受体 β 链缺乏及酸性鞘磷脂酶不足的老鼠体内肺表面活性物质 PC 水平上升至 8 倍,但 PC 合成率没有发生改变。近期有研究发现 PPARγ 通过 ATP-结合盒脂类转运体 ABCG1 的调控促进表面活性物质的分解代谢。此外,分泌型磷脂酶 (如 $sPLA_2$)

对表面活性物质降解的作用已为业界知晓，且分泌型脂酶可调节表面活性物质功能紊乱和急性肺损伤。

五、胞外表面活性磷脂的代谢

LB 从 II 型细胞分泌后进入肺泡腔，与 SP-A 结合后迅速转化为管髓体（TM），与气液作用后快速生成表面应力降低的表面膜。TM 具有独特的类网格结构，与大颗粒（LA）物质隔离。

大量体外研究证明隔离的 LB 与外生的 SP-A 作用形成类 TM 结构，以钙依赖方式保证 LA 结构的稳定性。LA 是 TM、LB 和多功能 LB 的混合物，包含所有表面磷脂、表型蛋白、SP-A、SP-B 和 SP-C。关于胞外表面活性物质的处理大多通过体外研究证明，因此对其在人类体内的生物机制知之甚少。

六、肺病病人体内表面活性物质产生与调控

表面活性物质的缺乏会对呼吸系统疾病的肺功能产生较大影响。一些生理和非生理因素调控表面活性物质的生成，以维持肺部的内稳态，如糖皮质激素、甲状腺激素、雌激素及其他生长因子，刺激肺部成熟与表面活性物质的生成。而雄激素和胰岛素则作为表面活性磷脂合成的抑制信号。

肺炎、脓毒症、ARDS 等病人，其生理调控机制的基本平衡遭到破坏，表面活性物质缺乏，且功能紊乱。脓毒症会减少表面活性 PG 和 PA 的含量，而增加 PS 和 PI 的含量，改变磷脂 FA 的合成。呼吸道感染时，通过表面活性物质降解和抑制表面活性物质生物合成或分泌改变表面活性物质成分，如铜绿假单胞菌通过 SP-A 和 SP-D 的降解或抑制 CCTα 基因的转录，影响表面活性物质的功能。此外，基因遗传性疾病也会严重影响表面活性物质的正常代谢，增加 ARDS 发病率、足月新生儿病死率、婴儿/儿童/成年人间质性肺部疾病的患病率。

总之，目前关于表面活性物质代谢的许多生脂酶的作用原理、生理作用及其完整的调控机制尚不明确，尤其是表面活性磷脂中蛋白的识别，磷脂生物合成酶对维持表面活性物质内稳态的调控作用。因此，仍需进行大量严谨、深入的研究，为临床疾病的诊治提供理论基础。

（徐志伟 刘昀）

第二节 ARDS 肺泡表面活性物质的变化

关于 ARDS 病人肺泡表面活性物质的变化，有研究结果显示，肺灌洗液中肺泡表面活性物质含量随病程进展而逐渐降低，这与肺血流灌注减少，肺 II 型细胞受损，合成表面活性物质的原料和能量供应不足，肺泡渗出液、毒性代谢产物、炎症细胞因子以及磷脂酶系统激活使表面活性物质分解、破坏和失活等有关。此外，ARDS 病人通气过度也使表面活性物质的消耗增加。

一、ARDS 时 PS 系统含量的变化

20 世纪 80 年代初，Hallman 等人研究发现，ARDS 病人 BALF 中 PS 磷脂构成出现异

常改变，最小表面张力明显升高；进一步研究发现，ARDS 发生过程中内源性 PS 成分发生了变化。

首先，研究发现总磷脂含量降低，这一点类似发生在早产儿的 RDS，PS 活性成分缺乏引发该病理生理过程。其次，磷脂成分发生改变，其中磷脂酰甘油降低，原含量甚微的磷脂如 PI、PE 等上升，DPPC 的相对含量较健康人降低约 50%。第三，ARDS 病人 BALF 中 PS 特异蛋白 SPA、SPB、SPC 都明显降低，而且具有高表面活性的磷脂大聚体中的 SPB、SPC 也明显减少。第四，PS 亚型的改变。磷脂大聚体中的 SPB 通常对表面活性起关键作用，而小聚体则认为是 PS 的降解产物，表面活性非常低。ARDS 病人磷脂大聚体含量降低的同时，伴有小聚体的升高。目前研究表明，SPA 与多种肺部疾病有关。BALF 中 SPA 的浓度与 ARDS 的严重程度呈负相关，SPA 浓度下降程度甚至可以作为诊断 ARDS 的敏感指标。

二、ARDS 时 PS 系统功能的变化

ARDS 时，PS 系统除了成分改变外，还有功能丧失。抑制物通过直接物理作用破坏磷脂在气-液界面的吸附过程，或者通过化学作用降解 PS 的功能成分，导致肺泡表面张力降低。化学抑制物的反应产物如溶血磷脂、游离脂肪酸等又可进一步降低 PS 的表面活性。

最常见的生物物理抑制物是血浆蛋白（如白蛋白、纤维蛋白原、纤维蛋白单体、血红蛋白等）、细胞脂质（如胆固醇、流体膜磷脂、溶血磷脂、甘油酯等）。其中，血浆蛋白竞争性吸附在气-液界面表面膜上，使 PS 的活性成分减少；溶血磷脂不仅可以直接抑制 PS 活性，还可通过破坏肺泡内皮-上皮屏障的完整性使血浆来源的抑制物浓度升高。炎症损伤时，蛋白酶、磷脂酶、活性氧等可通过化学反应降解 PS 的功能成分。

此外，肺泡出现大量炎症细胞，分泌大量溶组织蛋白酶和过氧化物，亦可导致肺泡上皮细胞破坏，肺泡内 PS 功能亦被破坏。

三、ARDS 时 PS 存在的代谢形式与活性改变

ARDS 过程中，多种因素使 PS 中 LAs 代谢为 SAs 速度加快，导致 SAs /LAs 比例严重失调，使肺功能下降明显。有关烧伤合并吸入性肺损伤的动物研究表明，肺泡灌洗液中 SAs /LAs 较正常动物增加 5 倍。

SP-A 在急性肺损伤中的代谢变化及作用机制：ALI/ARDS 的病理生理变化中，总磷脂及饱和磷脂均明显减少，其直接原因除与 II 型肺泡上皮细胞变性及遭到破坏有关外；另一个重要原因是肺泡毛细血管膜通透性增高，血浆蛋白进入肺泡腔，其中的纤维蛋白原、纤维素及其降解产物、白蛋白等与 PS 竞争肺泡表面，阻碍磷脂膜形成，导致内源性 PS 灭活。近年来研究发现，内毒素可直接诱导单核-巨噬细胞系统表达和活化 PLA_2，PLA_2 是一类磷脂水解酶，可水解膜磷脂，破坏 PS，加快 ALI 向 ARDS 转变。Vadas 等人在 ALI 中发现，LPS 可以刺激炎症细胞产生各种炎症因子，使 PLA_2 活性明显升高达几倍或几百倍，而 PS 的主要成分二棕榈卵磷脂是 PLA_2 的最适底物之一，PLA_2 的过度释放，导致 PS 的大量破坏，磷脂水解后生成极性更大的溶血卵磷脂，从而使磷脂膜广泛破坏。

多项研究表明，纤维蛋白原及其降解产物对 PS 的抑制作用最强，其他一些物质，如血红蛋白、脂肪酸、氧自由基及脂质过氧化产物等也可抑制 PS 的活性。

四、ARDS 时 PLA₂ 的作用与过氧化物的损害作用

PLA_2 作为一种多功能酶，在正常细胞功能及 PS 的代谢中均发挥着重要作用。其介导 ARDS 发生的机制主要如下。

（一）降解 PS

PS 的主要成分为饱和及不饱和卵磷脂，由于卵磷脂是 PLA_2 的最适底物，人们推测 PLA_2 可能通过降解 PS 而导致肺泡中 PS 总量下降，致使肺泡易受到损伤。有人给犬静脉注射 PLA_2 后出现进行性呼吸窘迫、缺氧合高碳酸血症，8～9 小时后死亡，肺形态学显示广泛炎症改变，BALF 中 PS 的表面活性降低，肺匀浆提取物的表面张力升高。

（二）通过化学介质损伤肺组织

PLA_2 是合成 PAF、LT、TXA_2 和 PG 类的关键酶。TXA_2 可收缩血管，加强中性粒细胞和单核细胞的趋化与聚集反应；前列环素（PGI_2）有扩张血管和使血小板解聚功能，生理状态下两者相互拮抗，处于动态平衡。有研究观察 84 例具有 ARDS 倾向的病人，其中有 49 例发展为 ARDS，这些病人血清的 TXA_2/PGI_2 是未发生 ARDS 病人的 4 倍。PAF 具有扩张血管、收缩支气管平滑肌、增加肺血管通透性以及促进血小板聚集作用。静脉注射 PAF，可见大量血小板和白细胞聚集于肺部，使肺血管内皮细胞受损。

（三）诱导白细胞脱颗粒

当 PLA_2 活性升高时，细胞膜上的磷脂分解大于合成，溶血卵磷脂增多。溶血卵磷脂是很强的膜融化剂，推测溶血卵磷脂增多可使细胞膜流动性增加，并使白细胞趋化、变形、游走、吞噬和释放作用增强，同时氧自由基生成增多，造成肺组织损伤。实验发现，急性出血坏死性胰腺炎时肺内有大量白细胞聚积，BALF 中可见中性粒细胞和巨噬细胞成倍增加，同时血清和肺淋巴液中 PLA_2 活性升高，脂质过氧化物的生成增加，预先给予 PLA_2 抑制剂氯喹，不但可抑制白细胞在肺内积聚，脂质过氧化物的生成也减少。

总之，ARDS 病人肺泡表面活性物质浓度的降低、成分的改变可导致功能的改变。采用外源性 PS 补充内源性 PS 不足，减轻或逆转受抑制程度，可能会在 ARDS 的治疗中具有一定意义。

（徐志伟　刘　昀）

第三节　肺泡表面活性物质补充疗法在 ARDS 中的临床应用

先天性或继发性肺泡表面活性物质质或量的异常是 ARDS 的发病机制之一。肺表面活性物质（PS）替代治疗，在多种 ARDS 动物模型和新生儿呼吸窘迫综合征中已有不少成功的报道，近年来人们尝试用于 ARDS 治疗，其临床治疗尚处于探索阶段。

一、临床治疗 ARDS 的 PS 种类

PS 替代治疗研究已有 30 多年历史，1980 年，日本学者 Fujiwara 首先报道，用表面活性物质治疗早产儿呼吸窘迫综合征并取得成功。1990 年，美国食物和药品管理局批准表面活性物质为临床药物。

临床上用于治疗 ARDS 的肺泡表面活性物质有 3 类：①天然肺泡表面活性物质，从牛、猪或羊的肺灌洗液，或胎儿羊水，经密度梯度离心获取，含全部 SP，疗效良好。②修饰的天然制剂，将动物肺灌洗液经有机溶剂提取获得，但缺少肺泡表面活性物质相关蛋白 A，疗效稍差。③人工合成肺泡表面活性物质，有 3 种：第一种只含磷脂，不含蛋白质，补充后较少发生变态反应，但疗效较差；第二种是合成的磷脂，同时添加猪或牛的肺泡表面活性物质相关蛋白；第三种是采用生物工程技术制成的结构和功能及生理活性近似天然肺泡表面活性物质的制剂，是较为理想的制剂。故 PS 制剂分天然、改良天然、人工合成、重组 4 种类型。

天然 PS 制剂存在于肺泡，含 DPPC、磷脂酰甘油及表面活性蛋白 SPB、C，它是替代治疗最理想的制剂，目前主要从人羊水或动物（主要是牛和猪）肺组织中提取。固尔苏就是从猪肺中提取的天然 PS 制剂。由于制备方法不同，天然 PS 大致有三类：人羊水来源 PS、肺灌洗液获取的 PS、有机溶剂从动物肺碎片或灌洗液中提取的 PS。半合成 PS（或称改良的天然 PS 或混合 PS），在有机溶剂提取的天然 PS 制剂基础上进行加工，除去一些无效成分，并添加适量磷脂，可增强疗效并降低副作用。

人工合成 PS，将各种磷脂成分按一定比例配制，并添加一些其他成分，如四丁酚醛、乳化剂等，以促进磷脂的扩散与吸附，使其发挥生理功能。其特点：制备简单，价格低廉，纯度高，稳定性好，无菌，有较好的表面活性作用。因不含蛋白质，无过敏反应，临床疗效不如天然或半合成的 PS。

最近，分子生物工程与多肽化学物对于设计与生产新型高活性肺表面活性物质具有很大的潜力，合成的表面活性物质包含 DEPN-8 或另一种磷脂酶抗体脂质附加的活性 SP-B 多肽在治疗 ALI/ARDS 尤其具有潜在的应用价值。

二、PS 的补充方法

（一）气管内直接注药法

将准备好的 PS 悬浊液通过气管导管注入气管内，操作简单，可大剂量给药。由于 PS 悬浊液的黏滞度较大，注入的 PS 往往分布不均匀，不易进入肺损伤严重、伴不张和水肿的区域，需要较大剂量（100 ~ 200mg/kg）的 PS。动物实验中单纯气管内注入 PS 有一定的效果，但临床上疗效并不满意。这可能与注入 PS 分布不均匀以及 PS 失活等因素有关。

（二）雾化吸入法

将 PS 溶液雾化后，使之随吸入气流进入肺泡。雾化方式有喷射式（高速气流）雾化和超声雾化两种。前者雾化颗粒直径约 2μm，易进入肺泡，同时亦易随呼出气排出，PS 利用度低，起效时间长，峰效应低。后者雾化直径颗粒较大，约 4.5μm，易沉积在呼吸道，不易进入肺泡，效率低。雾化吸入的 PS 优先分布于病变较轻的肺叶内，效果亦不满意。

（三）支气管肺泡灌洗法

将较大容量的稀释 PS 溶液由气管注入至肺泡内，然后将灌洗液引流出来。通常，将灌洗液放在高于头部 60cm 的高度，自然流入气管内，然后采用头低位引流出体外，或注入气管内，然后缓缓吸引出。通常在 PS 引流后多加大潮气量或加大通气压力以维持肺的适当通气。常用 PS 浓度为 1 ~ 15mg/ml，容量为 10 ~ 35ml/kg。

三、PS 使用剂量、时间和方式

（一）应用剂量

研究和经验表明，剂量至少需要 100mg/kg，但也有药动学和临床数据表明 200mg/kg 具有更长的半衰期和更好的反应。2013 年欧洲指南提出，治疗 ARDS，首剂 200mg/kg 的 Poractantalfa（Curosurf，固尔苏）优于 100mg/kg 的 Poractantalfa 及 Beractant（Survanta）。

（二）应用时间

呼吸窘迫综合征早产儿使用表面活性物质的最佳时机（预防用药或选择用药）在近年的许多研究中评估和讨论。近期一项包括 6 项随机对照试验的 meta 分析对早期（<2 小时）和晚期（>2 小时）使用 PS 进行比较，结果显示，需呼吸机辅助通气的呼吸窘迫综合征患儿中，早期选择性使用 PS 较病情恶化后才使用可以降低急性肺损伤（气胸和肺间质气肿）、病死率及慢性肺疾病的风险。关于固尔苏应用的时间、剂量及次数问题，根据 PS 制剂种类和应用指征不同，所用 PS 剂量为 50～300mg/kg，一般预防和早期应用推荐 100mg/kg，晚期抢救治疗 200mg/kg 更合适。2013 年欧洲指南强调，呼吸窘迫综合征患儿应早期治疗，推荐胎龄 <26 周者 FiO_2 需求 >0.30 或胎龄 >26 周者 FiO_2 需求 >0.40 时，应予 PS 早期尽早治疗。

总体上，早期选择性应用 PS 较晚期应用治疗效果更好，能降低早产儿的病死率、气胸及 BPD 的发生率。

四、PS 应用相关新技术

经气管插管给予 PS 存在气管插管相关风险，不需要机械正压通气的微创表面活性物质疗法（minimally invasive surface active substance therapy，MIST）和无创表面活性物质疗法（noninvasive surface active substance therapy，NIST）应运而生。

（一）产时咽部滴注法

最近一项研究表明，在 23 例胎龄 27～30 周的早产儿肩部娩出前给予后咽部滴注 PS，经阴道分娩的 15 例患儿中有 13 例很快脱离氧气，表明在第一次呼吸建立前从后咽部滴注 PS 可能是安全、可行、有效的，但还需要周密设计的试验进一步证实。

（二）喉罩滴注法

Trevisanuto 等人对 8 名出生体重 >800g、患呼吸窘迫综合征的早产儿及近足月儿应用喉罩给予 PS，发现可提高动脉/肺泡氧分压（a/APO_2）且无并发症。尽管关于喉罩，对不同胎龄使用的不同尺寸等问题还需在临床试验中进一步研究，但已有证据表明，对体重 >1200g 的呼吸窘迫综合征早产儿使用喉罩给予 PS，在短期内可减少其对氧的依赖。

（三）胃管和血管导管滴注法

Verder 等人首次报道这种技术，使用 CPAP 的有自主呼吸的早产儿通过喉镜用较细的胃管给予 PS 替代治疗。更稳定的血管导管（Hobart 方法）给予 PS 不需使用 Magill 镊子，是更简便的途径。对这种早产儿新技术的初步评价表明，可成功使用表面活性剂，并且很快可降低 CPAP 的 FiO_2。

（四）无创表面活性物质治疗（NIST）

目前有 3 种类型的雾化器可供选择：喷射雾化器，超声雾化器和振动膜雾化器。雾化给药能避免气管内给药时所致导管阻塞而产生的缺氧合低血压。然而，在受损肺泡需雾化提供足够 PS 来实现均匀分布，这是一个关键的挑战。表面活性剂雾化给药是否可以有效并高效地取代气管插管给药，还需在动物实验和人体试验中进一步比较。

五、PS 的临床应用

补充外源性 PS 治疗 ALI 为近年来的研究热点，在多种 ALI 动物模型中用 PS 替代治疗均有改善肺功能、减轻肺损伤的作用。用 PS 治疗婴儿呼吸窘迫综合征，已取得一定疗效。但用于 ALI/ARDS 的临床治疗尚处于探索阶段。有报道用气溶胶性人工合成 PS 吸入治疗脓毒血症并发 ARDS 者，发现明显改善肺内分流和肺顺应性，并能降低病死率。Anzueto 等人在前瞻性、多中心双盲随机试验中，725 例脓毒症导致的 ARDS 病人应用牛提取的 PS 制剂经管状喷洒器给入，连续 5 天，结果表明在 30 天生存率、重症监护时间、机械通气持续时间方面与对照组无任何差异。这些阴性结果可能与 PS 给入时机有关。

对 ARDS 病人进行支气管肺泡灌洗补充外源性 PS，可以改善氧合、呼吸力学参数，对 ARDS 的临床治疗有重要的价值。但因其持续时间较短，连续应用的效果如何需要进一步的临床观察。

在行机械通气的 ARDS 病人中，通过气管插管内给予 PS，使之均匀分布于肺泡表面，可以降低肺泡表面的张力，加之呼吸机 PEEP 的支持，使萎陷肺泡趋于复张，从而扩大了气体交换面积，改善换气功能、机体缺氧，从而使组织可逆性损害得到恢复，机体内环境平衡得以维持，呼吸功能和血流动力学趋于稳定。

六、PS 临床应用的局限

PS 可改善 ARDS 病人肺功能，但多项研究表明其不能降低 ARDS 病死率、缩短通气治疗时间、改善预后等。且尚存在过敏反应、来源困难及应用不便等难题，故临床应用时需权衡利弊。

目前临床主要应用在预防新生儿肺透明膜病（hyaline membrane disease，HMD），效果明显。但 PS 使用也有一定的副作用：①肺出血：有报道使用 PS 治疗最常见的并发症是肺出血。其机制是注入 PS 后，肺血管阻力迅速降低及肺血管血流增加导致肺组织充血性水肿所致。②脑血流异常：PS 滴入后脑血流波动会超出正常水平，有学者认为此可导致颅内出血。③纵隔气肿和气胸：缺乏 PS 的肺常需高通气压，PS 干预后在高通气压力下易造成肺泡破裂和气胸等。

（徐志伟　刘　昀）

第四节　循证评述肺泡表面活性
物质补充疗法

PS 能降低肺泡表面张力，减轻肺炎症反应，阻止氧自由基对细胞膜的氧化损伤，ARDS 病人存在 PS 减少或功能丧失，因此，补充肺泡表面活性物质可能成为 ARDS 的治疗手段。研究证明 PS 治疗新生儿呼吸窘迫综合征疗效明确。然而，在 ALI/ARDS 病人中，多项临床研究却没有显现出 PS 治疗的疗效。

一项临床试验结果显示，合成 PS 不能改善氧合、减少机械通气时间或增加存活，其原因可能为 PS 被用作气溶胶释放时，只有少于 5% 的成分到达末梢肺泡。而使用无蛋白磷脂制剂，其效果亦不明显。新的 PS 制剂，包括重组 PS 蛋白和新滴入方法，如气管内滴入和经支气管肺泡灌洗给药，尚在临床验证中，效果不确切。

目前运用肺灌洗治疗 ARDS 的临床报道较少。Wiswell 等人采用生物工程制取的 PS 对 12 例 ARDS 病人进行了连续支气管肺段灌洗治疗，研究发现未产生不良反应，治疗 96 小时后，所需吸入氧浓度下降、PEEP 压力下降，多数病人预后良好。但灌洗治疗确切疗效如何，是否比其他给药方式更有优越性，尚有待进一步的研究证实。

在机械通气的 ARDS 病人中，通过气管插管内给予 PS，可降低肺泡表面的张力，改善肺换气功能、机体缺氧，使呼吸功能和血流动力学趋于稳定。然而，最近的一项纳入 2575 例，包括 9 项随机对照试验进行的 meta 分析，研究结果表明不能改善病死率，其可能原因包括外源性表面活性剂成分的差异，给药方法和表面活性剂的存在生物学变异等。

在对 PS 干预剂量的研究中，一项小样本量对照研究结果显示，与安慰剂组及 PS 50mg/kg 应用 4 次比较，100mg/kg 应用 4 次和 8 次，有降低 ARDS 28 天病死率的趋势（43.8%、50% vs 18.8%、16.6%，$P = 0.075$），但无统计学意义。

目前 PS 应用仍存在许多尚未解决的问题，如最佳用药剂量、具体给药时间、给药间隔和药物来源等。因此，还不能将其作为 ARDS 的常规治疗手段。急性肺损伤/急性呼吸窘迫综合征诊断和治疗指南（2006）（草案）推荐意见：不推荐肺泡表面活性物质作为 ARDS 的常规治疗（推荐级别：B 级）。

（徐志伟　刘　昀）

参考文献

1. Kishore U，Greenhough TJ，Waters P，et al. Surfactant proteins SP-A and SP-D：Structure，function and receptors ［J］. Mol Immunol，2006，43（9）：1293-1315.

2. Pastva AM，Wright JR，Williams KL，et al. Immunomodulatory roles of surfactant proteins A and D：implications in lung disease ［J］. Proc Am Thorac Scc，2007，4：252-257.

3. Clark JC，Wert SE，Bachurski CJ，et al. Targeted disruption of the surfactant protein b gene disrupts surfactant homeostasis，causing respiratory failure in newborn mice ［J］. Proc Natl Acad Sci USA，1995，92（17）：7794-7798.

4. Clark JC，Weaver TE，Iwamoto HS，et al. Decreased lung compliance and air trapping in heterozygous SP-B-deficient mice ［J］. Am J Respir Cell Mol Biol，1997，16（1）：46-52.

5. Nogee LM，Wert SE，Proffit SA，et al. Allelic heterogeneity in hereditary surfactant protein b（SP-B）deficiency ［J］. Am J Respir Crit Care Med，2000，161（3 Pt 1）：973-981.

6. Glasser SW，Detmer EA，Ikegami M，et al. Pneumonitis and emphysema in sp-c gene targeted mice ［J］. J Biol Chem，2003，278（16）：14291-14298.

7. Glasser SW，Burhans MS，Korfhagen TR，et al. Altered stability of pulmonary surfactant in SP-C-deficient mice ［J］. Proc Natl Acad Sci U S A，2001，98（11）：6366-6371.

8. Nogee LM，Dunbar AE，3rd，Wert SE，et al. A mutation in the surfactant protein C gene associated with familial interstitial lung disease ［J］. N Engl J Med，2001，344（8）：573-579.

9. Veldhuizen R，Possmayer F. Phospholipid metabolism in lung surfactant ［J］. Subcell Biochem，2004，37（37）：359-388.

10. Wert SE，Whitsett JA，Nogee LM. Genetic disorders of surfactant dysfunction ［J］. Pediatr Dev Pathol，

2009，12（4）：253-274.

11. Hook GE. Alveolar proteinosis and phospholipidoses of the lungs［J］. Toxicol Pathol, 1991, 19（4 Pt 1）：482-513.

12. Sullivan LC, Orgeig S, Daniels CB. Control of the development of the pulmonary surfactant system in the salt-water crocodile, crocodylus porosus［J］. Am J Physiol Regul Integr Comp Physiol, 2002, 283（5）：R1164-1176.

13. Batenburg JJ. Surfactant phospholipids：Synthesis and storage［J］. Am J Physiol, 1992, 262（4 Pt 1）：L367-385.

14. Holm BA, Wang Z, Egan EA, et al. Content of dipalmitoyl phosphatidylcholine in lung surfactant：Ramifications for surface activity［J］. Pediatr Res, 1996, 39（5）：805-811.

15. Numata M, Chu HW, Dakhama A, et al. Pulmonary surfactant phosphatidylglycerol inhibits respiratory syncytial virus-induced inflammation and infection［J］. Proc Natl Acad Sci U S A, 2010, 107（1）：320-325.

16. Yu SH, Possmayer F. Comparative studies on the biophysical activities of the low-molecular-weight hydrophobic proteins purified from bovine pulmonary surfactant［J］. Biochim Biophys Acta, 1988, 961（3）：337-350.

17. Weaver TE, Conkright JJ. Function of surfactant proteins B and C［J］. Annu Rev Physiol, 2001, 63：555-578.

18. Crouch E, Wright JR. Surfactant proteins A and D and pulmonary host defense［J］. Annu Rev Physiol, 2001, 63（1）：521-554.

19. Herbein JF, Savov J, Wright JR. Binding and uptake of surfactant protein d by freshly isolated rat alveolar type Ⅱ cells［J］. Am J Physiol Lung Cell Mol Physiol, 2000, 278（4）：L830-839.

20. Chakraborty TR, Vancura A, Balija VS, et al. Phosphatidic acid synthesis in mitochondria. Topography of formation and transmembrane migration［J］. J Biol Chem, 1999, 274（42）：29786-29790.

21. Wu G, Aoyama C, Young SG, et al. Early embryonic lethality caused by disruption of the gene for choline kinase alpha, the first enzyme in phosphatidylcholine biosynthesis［J］. J Biol Chem, 2008, 283（3）：1456-1462.

22. Noga AA, Zhao Y, Vance DE. An unexpected requirement for phosphatidylethanolamine n-methyltransferase in the secretion of very low density lipoproteins［J］. J Biol Chem, 2002, 277（44）：42358-42365.

23. Reo NV, Adinehzadeh M, Foy BD. Kinetic analyses of liver phosphatidylcholine and phosphatidylethanolamine biosynthesis using ^{13}C NMR spectroscopy［J］. Biochim Biophys Acta, 2002, 1580（2-3）：171-188.

24. Aoyama C, Ohtani A, Ishidate K. Expression and characterization of the active molecular forms of choline/ethanolamine kinase-alpha and -beta in mouse tissues, including carbon tetrachloride-induced liver［J］. Biochem J, 2002, 363（Pt 3）：777-784.

25. Vance DE, Vance JE. Physiological consequences of disruption of mammalian phospholipid biosynthetic genes［J］. J Lipid Res, 2009, 50 Suppl：S132-137.

26. Kent C. Ctp：Phosphocholine cytidylyltransferase［J］. Biochim Biophys Acta, 1997, 1348（1-2）：79-90.

27. Agassandian M, Chen BB, Schuster CC, et al. 14-3-3zeta escorts CCTalpha for calcium-activated nuclear import in lung epithelia［J］. FASEB J, 2010, 24（4）：1271-1283.

28. Rooney SA. The surfactant system and lung phospholipid biochemistry［J］. Am Rev Respir Dis, 1985, 131（3）：439-460.

29. Schurch S, Possmayer F, Cheng S, et al. Pulmonary SPA enhances adsorption and appears to induce surface

sorting of lipid extract surfactant ［J］. Am J Physiol, 1992, 263 (2 Pt 1): L210-218.

30. Batenburg JJ, Haagsman HP. The lipids of pulmonary surfactant: Dynamics and interactions with proteins ［J］. Prog Lipid Res, 1998, 37 (4): 235-276.

31. Sharma A, Gonzales LW, Ballard PL. Hormonal regulation of cholinephosphate cytidylyltransferase in human fetal lung ［J］. Biochim Biophys Acta, 1993, 1170 (3): 237-244.

32. Hogan M, Kuliszewski M, Lee W, et al. Regulation of phosphatidylcholine synthesis in maturing type II cells: Increased mRNA stability of CTP: Phosphocholine cytidylyltransferase ［J］. Biochem J, 1996, 314 (Pt3) (2): 799-803.

33. Tian Y, Zhou R, Rehg JE, et al. Role of phosphocholine cytidylyltransferase alpha in lung development ［J］. Mol Cell Biol, 2007, 27 (3): 975-982.

34. Nanjundan M, Possmayer F. Pulmonary phosphatidic acid phosphatase and lipid phosphate phosphohydrolase ［J］. Am J Physiol Lung Cell Mol Physiol, 2003, 284 (1): L1-23.

35. Choi HS, Su WM, Han GS, et al. Pho85p-Pho80p phosphorylation of yeast Pah1p phosphatidate phosphatase regulates its activity, location, abundance, and function in lipid metabolism ［J］. J Biol Chem, 2012, 287 (14): 11290-11301.

36. Douglas WH, Sommers-Smith SK, Johnston JM. Phosphatidate phosphohydrolase activity as a marker for surfactant synthesis in organotypic cultures of type II alveolar pneumonocytes ［J］. J Cell Sci, 1983, 60 (60): 199-207.

37. Navarro HA, Kudlacz EM, Eylers JP, et al. Prenatal dexamethasone administration disrupts the pattern of cellular development in rat lung ［J］. Teratology, 1989, 40 (5): 433-438.

38. Ghosh A, Akech J, Mukherjee S, et al. Differential expression of cholinephosphotransferase in normal and cancerous human mammary epithelial cells ［J］. Biochem Biophys Res Commun, 2002, 297 (4): 1043-1048.

39. Stals HK, Mannaerts GP, Declercq PE. Factors influencing triacylglycerol synthesis in permeabilized rat hepatocytes ［J］. Biochem J, 1992, 283 (Pt 3) (7): 19-25.

40. Butler PL, Mallampalli RK. Cross-talk between remodeling and de novo pathways maintains phospholipid balance through ubiquitination ［J］. J Biol Chem, 2010, 285 (9): 6246-6258.

41. Sinha Roy S, Mukherjee S, Kabir S, et al. Inhibition of cholinephosphotransferase activity in lung injury induced by 2-chloroethyl ethyl sulfide, a mustard analog ［J］. J Biochem Mol Toxicol, 2005, 19 (5): 289-297.

42. Mason RJ, Nellenbogen J. Synthesis of saturated phosphatidylcholine and phosphatidylglycerol by freshly isolated rat alveolar type II cells ［J］. Biochim Biophys Acta, 1984, 794 (3): 392-402.

43. Den Breejen JN, Batenburg JJ, Van Golde LM. The species of acyl-CoA in subcellular fractions of type II cells isolated from adult rat lung and their incorporation into phosphatidic acid ［J］. Biochim Biophys Acta, 1989, 1002 (3): 277-282.

44. Fisher AB, Dodia C. Lysosomal-type PLA$_2$ and turnover of alveolar DPPC ［J］. Am J Physiol Lung Cell Mol Physiol, 2001, 280 (4): L748-754.

45. Bridges JP, Ikegami M, Brilli LL, et al. LPCAT1 regulates surfactant phospholipid synthesis and is required for transitioning to air breathing in mice ［J］. J Clin Invest, 2010, 120 (5): 1736-1748.

46. Kandasamy P, Zarini S, Chan ED, et al. Pulmonary surfactant phosphatidylglycerol inhibits mycoplasma pneumoniae-stimulated eicosanoid production from human and mouse macrophages ［J］. J Biol Chem, 2011, 286 (10): 7841-7853.

47. Liau DF, Barrett CR, Bell AL, et al. Diphosphatidylglycerol in experimental acute alveolar injury in the dog ［J］. J Lipid Res, 1984, 25 (7): 678-683.

48. Schlame M, Rustow B, Kunze D, et al. Phosphatidylglycerol of rat lung. Intracellular sites of formation de novo and acyl species pattern in mitochondria, microsomes and surfactant [J]. Biochem J, 1986, 240 (1): 247-252.

49. Haumont D, Rossle C, Clercx A, et al. Modifications of surfactant phospholipid pattern in premature infants treated with curosurf: Clinical and dietary correlations [J]. Biol Neonate, 1992, 61 Suppl 1: 37-43.

50. Kuronuma K, Mitsuzawa H, Takeda K, et al. Anionic pulmonary surfactant phospholipids inhibit inflammatory responses from alveolar macrophages and U937 cells by binding the lipopolysaccharide-interacting proteins CD14 and MD-2 [J]. J Biol Chem, 2009, 284 (38): 25488-25500.

51. Poelma DL, Lachmann B, Haitsma JJ, et al. Influence of phosphatidylglycerol on the uptake of liposomes by alveolar cells and on lung function [J]. J Appl Physiol (1985), 2005, 98 (5): 1784-1791.

52. Chabot S, Koumanov K, Lambeau G, et al. Inhibitory effects of surfactant protein a on surfactant phospholipid hydrolysis by secreted phospholipases A2 [J]. J Immunol, 2003, 171 (2): 995-1000.

53. Odom MJ, Snyder JM, Boggaram V, et al. Glucocorticoid regulation of the major surfactant associated protein (SP-A) and its messenger ribonucleic acid and of morphological development of human fetal lung in vitro [J]. Endocrinology, 1988, 123 (4): 1712-1720.

54. Demello DE, Heyman S, Phelps DS, et al. Ultrastructure of lung in surfactant protein B deficiency [J]. Am J Respir Cell Mol Biol, 1994, 11 (2): 230-239.

55. Hogenkamp A, Herias MV, Tooten PC, et al. Effects of surfactant protein D on growth, adhesion and epithelial invasion of intestinal Gram-negative bacteria [J]. Mol Immunol, 2007, 44 (14): 3517-3527.

56. Ishii T, Hagiwara K, Kamio K, et al. Involvement of surfactant protein D in emphysema revealed by genetic association study [J]. Eur J Hum Genet, 2012, 20 (2): 230-235.

57. Cheong N, Madesh M, Gonzales LW, et al. Functional and trafficking defects in ATP binding cassette A3 mutants associated with respiratory distress syndrome [J]. J Biol Chem, 2006, 281 (14): 9791-9800.

58. Kaltenborn E, Kern S, Frixel S, et al. Respiratory syncytial virus potentiates ABCA3 mutation-induced loss of lung epithelial cell differentiation [J]. Hum Mol Genet, 2012, 21 (12): 2793-2806.

59. Zhou J, You Y, Ryan AJ, et al. Upregulation of surfactant synthesis triggers ABCA1-mediated basolateral phospholipid efflux [J]. J Lipid Res, 2004, 45 (9): 1758-1767.

60. Agassandian M, Mathur SN, Zhou J, et al. Oxysterols trigger ABCA1-mediated basolateral surfactant efflux [J]. Am J Respir Cell Mol Biol, 2004, 31 (2): 227-233.

61. Chintagari NR, Mishra A, Su L, et al. Vacuolar ATPase regulates surfactant secretion in rat alveolar type II cells by modulating lamellar body calcium [J]. PLoS One, 2010, 5 (2): e9228.

62. Ikegami M. Surfactant catabolism [J]. Respirology, 2006, 11 Suppl (s1): S24-S27.

63. Malur A, Baker AD, Mccoy AJ, et al. Restoration of PPAR gamma reverses lipid accumulation in alveolar macrophages of GM-CSF knockout mice [J]. Am J Physiol Lung Cell Mol Physiol, 2011, 300 (1): L73-80.

64. Metcalfe IL, Enhorning G, Possmayer F. Pulmonary surfactant-associated proteins: Their role in the expression of surface activity [J]. J Appl Physiol Respir Environ Exerc Physiol, 1980, 49 (1): 34-41.

65. Williams MC. Ultrastructure of tubular myelin and lamellar bodies in fast-frozen adult rat lung [J]. Exp Lung Res, 1982, 4 (1): 37-46.

66. Post M, Van Golde LM. Metabolic and developmental aspects of the pulmonary surfactant system [J]. Biochim Biophys Acta, 1988, 947 (2): 249-286.

67. Martini WZ, Irtun O, Chinkes DL, et al. Glucose effects on lung surfactant kinetics in conscious pigs [J]. Am J Physiol Endocrinol Metab, 2000, 279 (4): E920-926.

68. Kurashima K, Ogawa H, Ohka T, et al. A pilot study of surfactant inhalation in the treatment of asthmatic at-

tack [J]. Arerugi, 1991, 40 (2): 160-163.

69. Miakotina OL, Mccoy DM, Shi L, et al. Human adenovirus modulates surfactant phospholipid trafficking [J]. Traffic, 2007, 8 (12): 1765-1777.

70. Glasser JR, Mallampalli RK. Surfactant and its role in the pathobiology of pulmonary infection [J]. Microbes Infect, 2012, 14 (1): 17-25.

71. Gunther A, Ruppert C, Schmidt R, et al. Surfactant alteration and replacement in acute respiratory distress syndrome [J]. Respir Res, 2001, 2 (6): 353-364.

72. Greene KE, Wright JR, Steinberg KP, et al. Serial changes in surfactant-associated proteins in lung and serum before and after onset of ARDS [J]. Am J Respir Crit Care Med, 1999, 160 (6): 1843-1850.

73. Bates SR, Fisher AB. Surfactant protein A is degraded by alveolar macrophages [J]. Am J Physiol, 1996, 271 (2 Pt 1): L258-266.

74. Sawada K, Ariki S, Kojima T, et al. Pulmonary collections protect macrophages against pore-forming activity of legionella pneumophila and suppress its intracellular growth [J]. J Biol Chem, 2010, 285 (11): 8434-8443.

75. Vadas P, Stefanski E, Wloch M, et al. Secretory non-pancreatic phospholipase A2 and cyclooxygenase-2 expression by tracheobronchial smooth muscle cells [J]. Eur J Biochem, 1996, 235 (3): 557-563.

76. Sun Y, Yang R, Zhong JG, et al. Aerosolised surfactant generated by a novel noninvasive apparatus reduced acute lung injury in rats [J]. Crit Care, 2009, 13 (2): R31.

77. Nitzan DW, Nitzan U, Dan P, et al. The role of hyaluronic acid in protecting surface-active phospholipids from lysis by exogenous phospholipase A (2) [J]. Rheumatology (Oxford), 2001, 40 (3): 336-340.

78. Zhu S, Ware LB, Geiser T, et al. Increased levels of nitrate and surfactant protein a nitration in the pulmonary edema fluid of patients with acute lung injury [J]. Am J Respir Crit Care Med, 2001, 163 (1): 166-172.

79. 陆一鸣. 急症与急救 [M]. 北京: 人民卫生出版社, 2004: 132-134.

80. 孟昭全. 实用农药中毒急救 [M]. 北京: 人民卫生出版社, 2004: 452-461.

81. Cochrane CG, Revak SD. Pulmonary surfactant protein B (SP-B): Structure-function relationships [J]. Science, 1991, 254 (5031): 566-568.

82. Cochrane CG, Revak SD, Merritt TA, et al. The efficacy and safety of KL4-surfactant in preterm infants with respiratory distress syndrome [J]. Am J Respir Crit Care Med, 1996, 153 (1): 404-410.

83. Notter RH, Schwan AL, Wang Z, et al. Novel phospholipase-resistant lipid/peptide synthetic lung surfactants [J]. Mini Rev Med Chem, 2007, 7 (9): 932-944.

84. Walther FJ, Waring AJ, Sherman MA, et al. Hydrophobic surfactant proteins and their analogues [J]. Neonatology, 2007, 91 (4): 303-310.

85. Curstedt T, Johansson J. New synthetic surfactant -how and when? [J]. Biol Neonate, 2006, 89 (4): 336-339.

86. 李军, 曾因明. 肺泡表面活性物质替代疗法的进展 [J]. 国外医学麻醉学与复苏分册, 1997, 18 (6): 357-360.

87. Gregory TJ, Steinberg KP, Spragg R, et al. Bovine surfactant therapy for patients with acute respiratory distress syndrome [J]. Am J Respir Crit Care Med, 1997, 155 (4): 1309-1315.

88. Sweet DG, Carnielli V, Greisen G, et al. European consensus guidelines on the management of neonatal respiratory distress syndrome in preterm infants--2013 update [J]. Neonatology, 2013, 103 (4): 353-368.

89. Plavka R, Kopecky P, Sebron V, et al. Early versus delayed surfactant administration in extremely premature neonates with respiratory distress syndrome ventilated by high-frequency oscillatory ventilation [J]. Intensive Care Med, 2002, 28 (10): 1483-1490.

90. Lefort S, Diniz EM, Vaz FA. Clinical course of premature infants intubated in the delivery room, submitted or not to porcine-derived lung surfactant therapy within the first hour of life [J]. J Matern Fetal Neonatal Med, 2003, 14 (3): 187-196.

91. Rojas-Reyes MX, Morley CJ, Soll R. Prophylactic versus selective use of surfactant in preventing morbidity and mortality in preterm infants [J]. Cochrane Database Syst Rev, 2001, 102 (3): 169-171.

92. Kribs A. How best to administer surfactant to VLBW infants? [J]. Arch Dis Child Fetal Neonatal Ed, 2011, 96 (4): F238-240.

93. Trevisanuto D, Grazzina N, Ferrarese P, et al. Laryngeal mask airway used as a delivery conduit for the administration of surfactant to preterm infants with respiratory distress syndrome [J]. Biol Neonate, 2005, 87 (4): 217-220.

94. Long W, Thompson T, Sundell H, et al. Effects of two rescue doses of a synthetic surfactant on mortality rate and survival without bronchopulmonary dysplasia in 700-to 1350-gram infants with respiratory distress syndrome. [J]. J Pediatr, 1991, 118 (4 Pt 1): 595-605.

95. Fulkerson WJ, Macintyre N, Stamler J, et al. Pathogenesis and treatment of the adult respiratory distress syndrome [J]. Arch Intern Med, 1996, 156 (1): 29-38.

96. Wiswell TE, Smith RM, Katz LB, et al. Bronchopulmonary segmental lavage with surfaxin (KL (4) -surfactant) for acute respiratory distress syndrome [J]. Am J Respir Crit Care Med, 1999, 160 (4): 1188-1195.

97. Meng H, Sun Y, Lu J, et al. Exogenous surfactant may improve oxygenation but not mortality in adult patients with acute lung injury/acute respiratory distress syndrome: A meta-analysis of 9 clinical trials [J]. J Cardiothorac Vasc Anesth, 2012, 26 (5): 849-856.

98. Dushianthan A, Cusack R, Goss V, et al. Clinical review: Exogenous surfactant therapy for acute lung injury/acute respiratory distress syndrome--where do we go from here? [J]. Crit Care, 2012, 16 (6): 238.

99. Suwabe A, Otake K, Yakuwa N, et al. Artificial surfactant (surfactant TA) modulates adherence and superoxide production of neutrophils [J]. Am J Respir Crit Care Med, 1998, 158 (6): 1890-1899.

·第十八章·

β 受体激动剂在 ARDS 中的应用及评价

第一节　β 受体激动剂在 ARDS 中应用的原理

迄今为止，ARDS 仍缺乏有效的药物治疗措施。一些研究发现 β_2 肾上腺素受体激动剂能通过抑制肺部炎症反应、促进肺水清除及促进肺损伤后呼吸屏障修复等作用来阻断 ARDS 进程，从而改善病人病情。

（一）抑制炎症反应

炎症反应贯穿于 ARDS 的整个病理过程，中性粒细胞在肺内的聚集和活化与 ARDS 病情严重程度密切相关。动物实验证实，β_2 肾上腺素受体激动剂可抑制急性肺损伤模型 BAL 中多形核中性粒细胞、细胞活素类及趋化因子聚集等而发挥抗炎作用，减少中性粒细胞、巨噬细胞、T 细胞及单核细胞等的产生及释放炎症因子如 IL-1β、TNF-α、IL-6、IL-8、NK-κB 等，促进抗炎介质如 IL-10 和 I-κB 的表达或释放。有研究显示，健康志愿者事先吸入 β_2 肾上腺素受体激动剂沙美特罗后再吸入脂多糖，肺内中性粒细胞浸润明显减少，髓过氧化物酶以及 TNF-α 释放也减少。β_2 肾上腺素受体激动剂既能减轻 ARDS 病人炎症细胞的聚集，又能减少炎症介质的产生及促进抗炎介质的释放，从而阻断 ARDS 病程。

（二）促进肺水清除

肺内水钠潴留及其清除障碍是 ARDS 重要的病理生理特征。研究发现肺水清除不仅依赖于肺毛细血管静水压的被动清除，还有赖于肺泡上皮细胞对肺水的主动清除。肺泡 I 型上皮细胞对 Na^+ 的主动转运是由 ENaC 摄取 Na^+，而后 Na^+-K^+-ATP 酶将 Na^+ 泵至肺间质，同时伴随着水的重吸收。在许多 ARDS 动物模型和 ARDS 病人中均发现存在肺水清除功能的不同程度受损，且病人病死率与肺水清除率的下降密切相关。研究认为，ARDS 致病因子可以通过抑制肺泡上皮细胞 Na^+ 通道摄取 Na^+ 能力及 Na^+-K^+-ATP 酶活性而降低肺水清除率，这种上皮细胞钠水转运功能的异常与肺水产生的程度密切相关。近三十余年来，国内外研究者用不同致损伤因子进行了一系列相关研究，均证实 β_2 肾上腺素受体激动剂能增加肺泡上皮对肺水的清除能力，促进肺水的吸收。

β_2 肾上腺素受体激动剂在肺水清除方面的具体机制表现在以下方面：增加 β_2 受体基因的表达，可通过增加内源性儿茶酚胺依赖及非依赖机制促进肺水的快速吸收；增加

ENaC 和 Na^+ - K^+ - ATP 酶活性；促进 ENaC 基因表达和蛋白磷酸化，增加细胞膜上 ENaC 的 α 亚单位、γ 亚单位的密度；促进 ENaC 从细胞质转运到细胞膜；抑制 ENaC 的降解；活化 Cl^- 通道等。

（三）修复肺泡-毛细血管屏障

ARDS 疾病早期，肺泡上皮细胞作为首位靶细胞，直接受损导致肺泡上皮屏障功能破坏、表面活性物质分泌减少及离子转运障碍等，同时肺毛细血管内皮细胞出现结构及功能改变，从而其完整性遭到破坏、通透性增加、体内血管活性物质代谢异常及凝血功能紊乱等，促使 ARDS 病情进一步进展甚至恶化。

保护和修复肺泡毛细血管屏障是 ARDS 治疗中的重要措施。Perkins 等人在肺损伤动物模型中，通过静脉注射 $β_2$ 受体激动剂沙丁胺醇降低肺泡-毛细血管通透性，促进肺泡上皮细胞的修复；同时在体外试验中发现，沙丁胺醇能促进伤口修复以及延伸扩散 A549 细胞和远端肺泡上皮细胞，在 ARDS 病人肺泡灌洗液中给予沙丁胺醇治疗，能通过 IL-1β 依赖机制增强肺泡上皮细胞伤口的修复反应。一系列肺损伤模型研究证实，$β_2$ 肾上腺素受体激动剂能够早期保护 ARDS 病人肺泡-毛细血管屏障；抑制肺血管内皮细胞细胞间黏附分子的表达；减少炎症细胞的聚集和黏附；避免血管内皮细胞过度损伤。此外，$β_2$ 肾上腺素受体激动剂能通过增强巨噬细胞对入侵微粒、病原微生物、毒素的免疫反应，从而减轻对肺泡上皮细胞的损伤，保护肺泡上皮细胞的完整性，增强屏障功能。

由此可见，$β_2$ 受体激动剂通过降低炎症反应、促进肺水清除、改善肺泡上皮细胞通透性、促进肺泡毛细血管屏障愈合等方面改善 ARDS 进程。

（陆肖娴　李倩倩　高 伟）

第二节　β受体激动剂在 ARDS 中的临床应用

$β_2$ 肾上腺素受体激动剂在 ARDS 的临床应用已有 30 多年的历史，但其临床疗效及应用价值一直颇具争议。1986 年，Basran 等人首次将 $β_2$ 肾上腺素受体激动剂用于 ARDS 治疗，10 例机械通气病人静脉注射 $7μg/kg$ 特布他林，发现静脉使用 $β_2$ 肾上腺素受体激动剂治疗的病人中，血浆蛋白蓄积指数下降的 5 例病人存活；另外 5 例血浆蛋白蓄积指数无明显变化的病人因治疗无效死亡。这提示特布他林可能通过减弱蛋白在毛细血管渗漏中的作用而发挥疗效。1994 年，Wright 等人对 8 例 ARDS 病人进行临床随机对照试验，通过静脉注射 5% 奥西那林（异丙喘宁）1ml 和生理盐水 3ml 的混合剂，对照组给予 4ml 的生理盐水安慰剂，分别于 30 分钟、60 分钟、120 分钟检测受试者的肺内分流、无效腔等指标，结果发现两组间差异无统计学意义。2006 年，Manocha 等人对 86 例 ARDS 病人进行回顾性临床研究，22 例吸入 2.5~6.4mg/d 沙丁胺醇为高剂量组，64 例吸入 ≤2.4mg/d 沙丁胺醇为低剂量组，结果表明高剂量组存活时间显著长于低剂量组 [（12.2 ± 4.4）天 vs（7.6 ± 1.9）天]，但两组病人器官衰竭数量和住院病死率无显著差异。同年，Perkins 等人开展了单中心随机双盲对照试验，66 例病人随机分为两组，分别静脉注射沙丁胺醇 $15μg/(kg·h)$ 和安慰剂治疗 7 天，脉搏指示持续心输出量监测受试者血管外肺水指标，发现沙丁胺醇组血管外肺水含量、气道压力、肺损伤评分均显著低于安慰剂组。以上的小样本临床研究证实了 $β_2$ 肾上腺素受体激动剂能减少 ARDS 病人血管外的肺水含量。

然而，近年来进行了较大规模的关于 β_2 肾上腺素受体激动剂治疗 ARDS 的临床随机双盲对照研究，得出的结果却令人失望。Matthay 等进行的多中心、随机、双盲、对照 β 肾上腺素肺损伤试验 BALTI-1 研究，受试者随机分为 2 组，治疗组雾化吸入沙丁胺醇 5mg/kg，每 4 小时一次，连续使用 10 天，对照组给予吸入同等剂量、频次及时间的安慰剂，对 282 例 $PaO_2/FiO_2 < 300mmHg$ 的 ARDS 病人病情进行分析：治疗组心率较安慰剂组平均增加 4 次/分；两组主要临床指标如非机械通气时间、气道平台压、氧合指数、分钟通气量、病死率无显著差异；治疗前细胞因子水平（IL-6 和 IL-8）及治疗 3 天时的水平也无显著统计学差异。该研究未显示吸入沙丁胺醇能否改善 ARDS 病人临床结局，原计划纳入 1000 例病人的临床试验被迫终止。2012 年，英国 46 个 ICU 从 2006 年 12 月至 2010 年 3 月开展了一项大型临床随机对照试验 BALTI-2 研究，对早期或严重 ARDS 病人静脉注射沙丁胺醇 $15\mu g/(kg \cdot h)$，对 326 例符合标准的 ARDS 病人进行分析发现：沙丁胺醇组 28 天病死率为 34.2%，显著高于对照组的 23.3%；沙丁胺醇组心动过速、心律失常以及乳酸性酸中毒等不良反应发生率为 14.3%，显著高于安慰剂组的 1.2%。由于试验过程中沙丁胺醇不良反应严重，部分病人无法耐受，该研究也被迫终止。

总之，β_2 受体激动剂应用于 ARDS 病人时间较长，但随着该药在 ARDS 基础实验及临床治疗研究中的不断深入，出现越来越多的争议，主要表现在心血管方面的副作用如心动过速、新发心律失常及乳酸性酸中毒等，其在 ARDS 中的疗效有待进一步评价。

（陆肖娴　李倩倩　高　伟）

第三节　循证评述 β 受体激动剂在 ARDS 中应用的疗效

基于上述 β_2 受体激动剂对 ARDS 病人治疗上的争议，2014 年 2 月美国明尼苏达州 Singh 等人对使用 β_2 受体激动剂改善 ARDS 病人病死率和脱机时机等临床结局的随机对照试验研究施行了一个系统性 meta 分析，纳入截至 2013 年 3 月所有使用 β_2 受体激动剂的 ARDS 相关研究，通过筛选 219 项研究，3 个随机对照试验研究，646 例 ARDS 病人，334 例接受了 β_2 受体激动剂治疗，312 例接受了安慰剂治疗，28 天病死率和住院病死率无显著下降，表明 β_2 受体激动剂不仅不能提高 ARDS 病人生存率，反而增加病死率，脱机时间和无器官衰竭时间明显减少，现有的循证医学证据不支持 ARDS 病人使用 β_2 受体激动剂。

综上所述，现有的试验和临床研究显示，目前无充分证据表明 β_2 受体激动剂在改善病人临床结局方面获益，ARDS 的机械通气病人不推荐常规使用 β_2 受体激动剂治疗。更安全、易耐受、不良反应发生风险低的适宜剂量和用药途径有待进一步探索。对于轻、中、重度 ARDS 及肺内、肺外源性 ARDS 病人需要的剂量和给药方式是否需要个体化等，也有待进一步研究。

（陆肖娴　李倩倩　高　伟）

参考文献

1. Dumasius V, Sznajder JI, Azzam ZS, et al. Beta（2）- adrenergic receptor overexpression increases alveolar

fluid clearance and responsiveness to endogenous catecholamines in rats［J］. Circ Res, 2001, 89（10）: 907-914.

2. Gobran LI, Rooney SA. Regulation of SP-B and SP-C secretion in rat type Ⅱ cells in primary culture［J］. Am J Physiol Lung Cell Mol Physiol, 2001, 281（6）: L1413-1419.

3. Perkins GD, Mcauley DF, Richter A, et al. Bench-to-bedside review: Beta2-agonists and the acute respiratory distress syndrome［J］. Crit Care, 2004, 8（1）: 25-32.

4. Tan KS, Nackley AG, Satterfield K, et al. Beta2 adrenergic receptor activation stimulates pro-inflammatory cytokine production in macrophages via PKA-and NF-kappaB-independent mechanisms［J］. Cell Signal, 2007, 19（2）: 251-260.

5. Perkins GD, Nathani N, Mcauley DF, et al. In vitro and in vivo effects of salbutamol on neutrophil function in acute lung injury［J］. Thorax, 2007, 62（1）: 36-42.

6. Bosmann M, Grailer JJ, Zhu K, et al. Anti-inflammatory effects of beta2 adrenergic receptor agonists in experimental acute lung injury［J］. FASEB J, 2012, 26（5）: 2137-2144.

7. Berthiaume Y, Folkesson HG, Matthay MA. Lung edema clearance: 20 years of progress: Invited review: Alveolar edema fluid clearance in the injured lung［J］. J Appl Physiol（1985）, 2002, 93（6）: 2207-2213.

8. Basran GS, Hardy JG, Woo SP, et al. Beta-2-adrenoceptor agonists as inhibitors of lung vascular permeability to radiolabelled transferrin in the adult respiratory distress syndrome in man［J］. Eur J Nucl Med, 1986, 12（8）: 381-384.

9. Maris NA, De Vos AF, Dessing MC, et al. Antiinflammatory effects of salmeterol after inhalation of lipopolysaccharide by healthy volunteers［J］. Am J Respir Crit Care Med, 2005, 172（7）: 878-884.

10. Hamacher J, Lucas R, Stammberger U, et al. Terbutaline improves ischemia-reperfusion injury after left-sided orthotopic rat lung transplantation［J］. Exp Lung Res, 2009, 35（3）: 175-185.

11. Robriquet L, Kipnis E, Guery B. Beta-adrenergic modulation of lung fluid balance in acute P aeruginosa pneumonia in rats［J］. Exp Lung Res, 2011, 37（8）: 453-460.

12. Sartori C, Matthay MA. Alveolar epithelial fluid transport in acute lung injury: New insights［J］. Eur Respir J, 2002, 20（5）: 1299-1313.

13. O'kane CM, Mckeown SW, Perkins GD, et al. Salbutamol up-regulates matrix metalloproteinase-9 in the alveolar space in the acute respiratory distress syndrome［J］. Crit Care Med, 2009, 37（7）: 2242-2249.

14. Wright PE, Carmichael LC, Bernard GR. Effect of bronchodilators on lung mechanics in the acute respiratory distress syndrome（ARDS）［J］. Chest, 1994, 106（5）: 1517-1523.

15. Taira CA, Carranza A, Mayer M, et al. Therapeutic implications of beta-adrenergic receptor pharmacodynamic properties［J］. Curr Clin Pharmacol, 2008, 3（3）: 174-184.

16. Roux J, Mcnicholas CM, Carles M, et al. IL-8 inhibits cAMP-stimulated alveolar epithelial fluid transport via a GRK2/PI3K-dependent mechanism［J］. FASEB J, 2013, 27（3）: 1095-1106.

17. 彭朝胜, 段蕴铀. β_2 肾上腺素受体激动剂在 ARDS 中的应用进展［J］. 海军总医院学报, 2006, 04）: 224-227.

18. Lee JW. Beta2 adrenergic agonists in acute lung injury? The heart of the matter［J］. Crit Care, 2009, 13（6）: 1011.

19. Patroniti N, Bellani G, Pesenti A. Nonconventional support of respiration［J］. Curr Opin Crit Care, 2011, 17（5）: 527-532.

20. Bream-Rouwenhorst HR, Beltz EA, Ross MB, et al. Recent developments in the management of acute respiratory distress syndrome in adults［J］. Am J Health Syst Pharm, 2008, 65（1）: 29-36.

21. Lakshminarayana PH, Kahn JM. First do no harm: Surrogate endpoints and the lesson of beta-agonists in a-

cute lung injury [J]. Crit Care, 2012, 16 (3): 314.

22. Gao Smith F, Perkins GD, Gates S, et al. Effect of intravenous beta-2 agonist treatment on clinical outcomes in acute respiratory distress syndrome (balti-2): A multicentre, randomised controlled trial [J]. Lancet, 2012, 379 (9812): 229-235.

23. Singh B, Tiwari AK, Singh K, et al. Beta2 agonist for the treatment of acute lung injury: A systematic review and meta-analysis [J]. Respir Care, 2014, 59 (2): 288-296.

·第十九章·

ARDS 的气道内用药

第一节　一　氧　化　氮

1980 年，美国科学家 Furchgott 及其同事在研究中发现了一种具有松弛血管平滑肌的小分子物质，命名为内皮源性舒张因子（endothelium-derived relaxing factor，EDRF）。1987 年，Palmer 等人证实，内皮源性舒张因子实质为一氧化氮（NO）。此后，大量研究发现，NO 作为神经递质参与机体内多种生理、病理过程，并且具有迅速传播、半衰期短等特点，是人体内重要的生理活性物质之一，对肺循环更是有着至关重要的作用。

一、一氧化氮吸入疗法在 ARDS 中应用的原理

NO 是一种极不稳定、结构简单的生物信使分子，常温下为无色气体，微溶于水，具有高度脂溶性，可快速透过生物膜扩散，生物半衰期 3 ~ 5 秒，主要通过 NOS 催化产生，广泛分布于生物体内各组织中。

NO 属于非胆碱能、非肾上腺素能神经递质，是机体调节循环张力的重要物质，在心脑血管、免疫调节、神经等方面有着十分重要的生物学作用。在生理状态下，内源性 NO 不仅可以松弛血管平滑肌，还可通过抑制血小板、白细胞的黏附与凝集，从而抑制血栓形成。并且参与中性粒细胞、巨噬细胞等免疫效应细胞的杀伤作用，在抗感染以及抗肿瘤等方面起重要作用。此外，有文献报道，NO 还具有调节内分泌等功能。

研究发现 NO 是一种选择性肺血管舒张剂，能够逆转由血管收缩剂所引起的肺血管收缩，是肺循环维持其低张力状态的重要因素之一。NO 进入血管平滑肌细胞后，通过激活鸟苷酸环化酶增加胞质内 cGMP 的含量，激活依赖于 cGMP 的蛋白激酶，促使肌球蛋白轻链去磷酸化而松弛血管平滑肌，达到特异性扩张血管的作用。肺动脉高压的形成与内皮细胞内 NO 含量降低导致的肺动脉平滑肌收缩增强有一定关系，同时 NO 的减少也会加重肺动脉高压时平滑肌细胞增生的病理改变。所以，吸入外源性 NO 既可以通过松弛血管平滑肌来降低肺动脉高压，又可以补充因各种因素导致的内源性 NO 产生不足。ARDS 病人的部分肺因炎症实变或陷闭而通气不良及顺应性降低，其余肺的顺应性和通气几乎正常。因此，经气道应用外源性 NO 具有双重选择性，一方面对于体循环只选择性扩张肺循环，另一方面相对于非通气肺区血管只选择性扩张通气肺区血管，这在一定程度上可以改善通气。并且，NO 还可通过增加对 ROS 的清除和抑制肺泡巨噬细胞的 NF-κB 活性来减少促炎

细胞因子 TNF-α 等炎症分子表达，减轻炎症反应，避免肺组织损伤。此外，NO 与血红蛋白有较强的亲和力，当 NO 经肺血管弥散入血液后立即与血红蛋白结合而失活，在体内仅有几秒钟的活性，尚未进入体循环就被快速转化为其他无活性代谢物排出。所以，外源 NO 不会带来全身的不良反应。

二、NO 治疗 ARDS 的临床研究

基于 NO 可降低肺动脉高压，减少肺内分流，改善通气/血流比例失调，且半衰期短、作用部位局限等一系列优点，1991 年，Frostell 等人对 9 名健康志愿者进行研究，结果发现吸入 NO 可减轻因缺氧导致的肺动脉高压。同年，Falke 等首次报道了 1 例 NO 治疗重症 ARDS 的病例，该例病人在潮气量 6ml/kg、呼吸频率 14 次/分、FiO_2 0.4 ~ 0.8 和 5cm H_2O PEEP 呼吸支持条件下，吸入 18ppm 和 36ppm 的 NO 后，平均肺动脉压（mean pulmonary arterial pressure，MPAP）显著下降，右心射血分数和动脉血氧分压（PaO_2）增加，肺内分流量（Qsp，Qs/Qt）和生理无效腔（V_d/V_t）降低，而体循环压无明显改变。由此可见，NO 通过选择性降低 PAP 而改善肺内气体交换。

1993 年，Rossaint 等为观察 NO 治疗 ARDS 病人时对肺循环和氧合的影响，选取了 10 例 Murray 评分为 3.2 ~ 4.0 的重症 ARDS 病人，吸入 40 分钟 18ppm 的 NO 后，肺动脉压力以及肺内分流均明显下降，PaO_2/FiO_2 明显上升，而平均体动脉压（mean systemic arterial pressure，MSAP）和心输出量（cardiac output，CO）不变。这项研究为 ARDS 治疗历史上一项开创性的临床研究，结果已在 *NEJM* 杂志上发表。

1994 年，Puybasset 等学者为探索治疗性 NO 吸入浓度，进行了一项前瞻性随机对照研究，入组的 6 例 ARDS 病人均先后随机给予 8 个 NO 吸入浓度：100、400、700、1000、1300、1600、1900 以及 5000ppb。在吸入各浓度 NO 15 ~ 20 分钟后，通过对病人血流动力学参数、血气分析、高铁血红蛋白血浓度及气管内 NO_2 和 NO 浓度等指标进行分析，结果表明治疗性吸入 NO 浓度应在 100 ~ 2000ppb。在此区间内，NO 相关不良反应显著降低。

随着相关研究的深入，大家发现吸入 NO 除能调节肺血流与气体交换外，还能抑制 ARDS 病人的肺中性粒细胞激活及产生炎症介质，而中性粒细胞在急性肺损伤中起重要作用。吸入 NO 对血小板聚集的抑制可能会对急性肺损伤时的肺微血栓发生起调节作用。并且，NO 对于肺修复也有一定帮助，可能改善长期生存病人的肺功能。

三、循证评述一氧化氮吸入疗法在 ARDS 中应用的疗效

1993 年，Rossaint 等人发表了第一篇评价 NO 吸入疗法在成人 ARDS 疗效的临床研究，该研究证实了吸入 NO 对肺血流动力学以及气体交换的影响。此后近十年内进行了数个相关随机临床研究，这些研究均证明吸入 NO 后病人死亡率虽无明显改善，但是可以短时间内降低肺动脉压力、肺内分流以及提高动脉氧合。Dellinger 等首次对 177 例成人 ARDS 病人进行了一项多中心、前瞻性、双盲、随机对照试验，ARDS 的诊断依据欧美 ARDS 共识会议制定的标准，该研究主要探索吸入 NO 对 ARDS 病人氧合情况、平均肺动脉压力、远期疗效的影响以及安全性分析。病人均根据欧美共识会议确诊为 ARDS，排除烧伤、免疫力低下、败血症、持续性低血压以及多脏器衰竭病人，自确诊至进行随机入组均不超过 72 小时。所有的病人均在 ICU 标准支持治疗的基础上行气管插管和机械辅助通气。其中 57 例病人随机至安慰剂组（氮气），余随机至 NO 组（吸入浓度分别为 1.25、5、20、40、80

ppm），治疗时间为 28 天或直至拔出气管插管。NO 组 60% 的病人在治疗最初的 4 小时内 PaO_2 提高≥20%，而安慰剂组仅 24% 病人。在 119 例行肺动脉漂浮导管术的病人中，NO 组平均肺动脉压下降约 2mmHg，而安慰剂组则无变化。两组之间总死亡率无显著差异。值得注意的是，在对远期疗效的评估中，研究人员分析了治疗 28 天所有生存病人的辅助通气脱机比例（或达到脱机标准的天数），发现 5ppm 浓度组生存病人脱机率明显高于安慰剂组。该研究表明吸入 NO 对 ARDS 病人生存无明显改善，但是通过对 NO 各个浓度组的结果分析表明，5ppm 可能是最佳的 NO 治疗浓度，在亚组分析中有获益趋势。

2003 年，Sokol 等人首次对吸入 NO 在 ARDS 病人中的疗效进行了系统回顾和 meta 分析。该研究回顾 2002 年 5 月之前所有文献，最终纳入了 5 项临床研究，共 535 位 ARDS 病人（包括成人及儿童），研究均设置了 NO 组和安慰剂组，其中有一项研究表明在最初 4 天的治疗中，吸入 NO 治疗组与对照组相比出现氧合显著改善，之后两组便无明显差异。通过对这些研究的系统分析发现，无论是有交叉设计还是无交叉设计，治疗组和安慰剂组之间的死亡率无显著差异。

2004 年，为了评估低剂量（5ppm）NO 吸入在急性肺损伤病人的临床疗效，Taylor 等在全美 46 家医院开展了迄今为止最大规模的多中心、随机、安慰剂对照的Ⅲ期临床试验。研究共入组 385 例中度严重的 ALI 病人（$PaO_2/FiO_2 \leqslant 250$），剔除了脓毒血症以及出现其他脏器损害的 ALI 病人，随机入组至 NO 治疗组（192 例）和安慰剂组（氮气组，193 例），观察时间为 28 天或至辅助呼吸中止或死亡。该研究表明与安慰剂组相比，吸入 NO 组 48 小时内可观察到 PaO_2 明显升高，而 28 天所有生存病人的辅助通气脱机天数无明显优势，且两组 28 天死亡率未见显著差异。该结果表明吸入低剂量 NO 对病人辅助通气时间与死亡率无明显改善，但是可短期内提高病人氧合情况。

2010 年 Cochrane 系统评价数据库针对吸入 NO 治疗 ARDS 的临床研究作了系统性文献回顾。该研究共纳入 14 个临床研究，1303 例 ARDS/ALI 病人，是迄今为止样本量较大的回顾性研究。研究结果发现在治疗初始 24 小时内，吸入 NO 可使 PaO_2 升高，而 28 天死亡率以及总死亡率无明显降低。由此可见，NO 吸入治疗可以改善病人氧合，但未提高病人生存率。

鉴于大量研究均表明吸入 NO 可以短时间内提高 ARDS 病人氧合情况，那么对严重低氧血症病人疗效可能要高于轻至中度低氧血症病人。2014 年，Adhikari 等人对既往文献中不同程度低氧血症病人进行了系统回顾及 meta 分析，该研究纳入 9 个临床研究，共 1142 例病人。通过对轻至中度低氧血症病人（$100 < PaO_2/FiO_2 \leqslant 300mmHg$）以及重度低氧血症病人（$PaO_2/FiO_2 \leqslant 100mmHg$）吸入 NO 后的疗效分析，发现无论是轻至中度病人（740 例）还是重度低氧血症病人（329 例），NO 吸入治疗并不能降低病人死亡率，改善预后。

有研究者认为 NO 吸入治疗之所以最终未能达到满意的预期，首先 NO 吸入治疗虽可以改善氧合，但大多数 ALI/ARDS 病人死于多器官衰竭而非顽固性低氧血症；其次，目前所有的临床研究中病人所使用的 NO 治疗剂量尚不明确，过量可能导致不必要的全身效应；而且，导致 ALI/ARDS 的疾病种类繁多，可能会影响结果；最后，ARDS 病人有效通气肺泡的不足也影响了 NO 吸入疗法的疗效，所以部分学者尝试将 NO 和其他治疗联合应用，如俯卧位通气同时应用 NO、在肺复张术后吸入 NO、高频振荡通气联用 NO 等，貌似取得了良好的效果，有待进一步大量临床试验的验证。

四、NO 不良反应以及不足之处

长期吸入或高浓度吸入 NO 有一定的不良反应。首先，NO 吸入后与氧反应形成 NO_2，当 NO_2 达到一定浓度时，可产生严重的肺水肿，并且作为氧化物它还可使细胞受损或死亡；其次，NO 进入血液后能迅速与氧合血红蛋白结合，形成高铁血红蛋白（methemoglobinemia，MHb），当 MHb 超过一定浓度时会降低血红蛋白的携氧能力，增加 ARDS 病人的死亡率。此外，还有研究认为 NO 吸入会增加肾损害风险。然而，低剂量 NO 吸入通常不会产生这些不良反应。Taylor 等人的临床研究中，低剂量 NO 吸入（5ppm）与安慰剂组相比并未增加 ARDS 病人血液中的高铁血红蛋白浓度，氧化反应产生的 NO_2 水平也无一例超过 2ppm。其他如心血管系统、消化系统、血液系统等系统产生的不良事件次数也未增加。除此之外，NO 治疗费用昂贵也是其不足之处之一。

综上所述，NO 吸入治疗虽可短期内提高氧合，但并不能提高病人的生存率，并且可能会带来不良反应风险。目前临床上多建议短期应用 NO 吸入疗法改善病人氧合，为其他治疗争取时间。随着对 ARDS 疾病研究的进一步深入以及 NO 吸入疗法技术进一步成熟，期待大样本量的随机对照临床试验更深入探索吸入 NO 的在 ARDS 病人中的应用。

（陈芳芳　张　静）

第二节　前 列 腺 素

一、前列腺素吸入疗法在 ARDS 中应用的原理

1936 年，Euler 发现人精液中有一种可以引起平滑肌兴奋、血压下降的物质，并证明该物质是脂溶性化合物，推测其可能产生于前列腺，因此命名为前列腺素（PG）。1976 年，Moncada 等人发现了内源性环前列腺素（prostaglandin I_2，PGI_2），推进了人们对 PG 的认识。随着研究的不断深入，发现在体内 PG 是由花生四烯酸合成，其结构为一个五碳环和两条侧链构成的二十碳不饱和脂肪酸，并且广泛分布于体内，在多种生理和病理过程中起着重要作用。1980 年，英国首次报道了 PG 的合成类似物，并用于治疗先天性肺动脉高压。其后，研究者们开始将合成 PG 作为药物并观察其在临床中的作用。由于肺的特殊解剖学结构特点，药物可以通过气道沉淀在肺泡或者终末细支气管进而进入肺前段毛细血管，因此吸入 PG 相对于静脉使用有较高的肺内选择性，并且全身副作用小。当前进行临床研究的吸入 PG 衍生物主要有：依前列醇，伊洛前列素，PGE_1 等。这些 PG 在 ARDS 中应用的原理总结如下。

（一）降低肺动脉压力

ARDS 的特征之一就是肺动脉压力增加。吸入 PG 能选择性作用于肺血管平滑肌上的前列腺素 I（prostaglandin I，IP）受体或前列腺素 E（prostaglandin E，EP）受体，激活腺苷酸环化酶，增加 cAMP 浓度，进而导致 cAMP 介导的细胞内钙离子浓度降低，舒张肺血管，降低肺动脉压力。研究发现长期静脉使用 PG 会使 IP 受体下调，为了达到等效的血管舒张效应而需要更大的剂量，但是长期吸入 PG 尚没有发现这种耐受现象。这提示 PG 吸入疗法在降低肺动脉压力方面较静脉使用有独特的优势；另一方面 PG 能溶解已经存在的

微血栓，抑制血小板聚集，具有强力的抗血小板作用，防止肺微循环阻塞。因此，PG 能从直接舒张肺动脉血管和防止肺微循环阻塞两方面降低肺动脉压力。

（二）改善通气/血流比例

通气/血流不匹配是 ARDS 的另一个病理生理特点。由于 PG 半衰期短，吸入 PG 首先作用于正常通气区域的肺血管，调节血流量从缺氧区域重新分配至通气良好区域，然后很快被灭活，对通气不良区域的肺血管及外周循环影响很少。因此吸入 PG，可以通过重新分配肺血流灌注改善通气与血流匹配，改善低氧血症。相反，静脉使用 PG 不仅使通气良好区域的肺血管舒张，并且使缺氧区域的肺血管也舒张，导致肺缺氧区域过度灌注，肺通气/血流不匹配，降低动脉血氧分压。显然，PG 对肺通气/血流比例的调节依赖于给药途径，吸入 PG 能显著改善通气/血流比例，改善低氧血症。

（三）改善心功能

ARDS 病人由于肺动脉高压的产生，右心室后负荷增加。吸入 PG 能选择性地作用并舒张肺动脉血管，降低肺动脉压力，减少右心室后负荷，增加右心室射血分数。近期的一项随机临床试验表明吸入 PG 还能降低左心室舒张末压，改善左心室舒张功能，其具体机制尚不明确。

二、前列腺素吸入疗法的临床应用

（一）依前列醇

依前列醇，又称前列环素（PGI_2），是一种自然存在的具有舒张血管平滑肌并具有抗炎、抑制血小板聚集的 PG，其半衰期为 3~6 分钟，正是由于半衰期短，其优先作用于肺通气良好区域，没有时间扩散到通气不良区域，使得其成为 ARDS 理想的肺血管活性药物。1993 年，Walmrath 等人首次在 3 例重症 ARDS 病人中研究 PGI_2 的作用，发现吸入 PGI_2 剂量在 17~50ng/（kg·min）时，能降低肺动脉压力约 30%，并能通过改善通气/血流比例，减少肺分流，提高氧合约 44%。该研究中的研究者也在这 3 位病人中尝试静脉使用 PGI_2，结果发现静脉使用 PGI_2 也能降低肺动脉压力，但是分流增加了。2000 年，Heerden 等人纳入 9 例 ARDS 病人，这些病人都在呼吸机通气回路中超声雾化吸入 PGI_2，结果发现吸入 PGI_2 是有效的选择性肺血管舒张剂，能显著改善氧合水平，其改善程度呈剂量依赖性，并且对体循环动脉压力和血小板功能无显著影响。2013 年，Dunkley 等人的一项小样本回顾性观察研究发现，62.5% 的 ARDS 病人吸入 PGI_2 后氧合能改善 10% 以上。2014 年 Singh 等人回顾分析了 98 例 ARDS 病人吸入 PGI_2 前后的氧合指数，在这个较大的回顾性研究中，病人吸入 PGI_2 的剂量为 20ng/（kg·min），结果发现吸入 PGI_2 后病人的平均氧合指数从 78.93 ± 30.15 提高到 121.83 ± 71.07。这些研究表明吸入 PGI_2 在改善 ARDS 病人氧合指数、降低肺动脉压力方面有重要作用。

（二）伊洛前列素

伊洛前列素是一种稳定的 PGI_2 合成类似物，半衰期为 20~30 分钟，作用与 PGI_2 相似。伊洛前列素已被美国食品和药品管理局批准作为一种血管舒张剂用于肺动脉高压的病人，并且批准能够经支气管雾化吸入给药。作为一种吸入性药物，可优先作用于肺通气良好的区域，从而改善通气/血流比例，降低肺动脉压力。

2013 年，俄克拉荷马大学保健中心的 Sawheny 等人首次探索伊洛前列素在 20 例 ARDS 病人中的作用。这些病人机械通气的参数设置在治疗过程中不变，首先吸入 10μg 伊洛前列素，30 分钟后再吸入 $20\mu g$ 伊洛前列素，结果发现两次吸入伊洛前列素后病人动脉血氧分压和氧合指数都增加，且有统计学意义。该研究提示吸入伊洛前列素能改善 ARDS 病人的气体交换，提高动脉血氧分压。

（三）前列地尔

前列地尔，又称前列腺素 E_1（PGE_1），是一种自然存在的具有抗炎作用的 PG，半衰期为 5~10 分钟，主要在肺血管床内代谢清除，能舒张动脉血管，抑制血小板聚集，降低平均肺动脉压力（MPAP）等。1998 年，Putensen 等人在机械通气的 ARDS 病人中研究吸入 PGE_1、NO 或者静脉注射 PGE_1 后对心肺功能的影响。结果发现吸入 PGE_1 或 NO 都能降低肺血管阻力，改善通气/血流比例和气体交换，增加动脉血氧分压，并能提高右室射血分数。而静脉使用 PGE_1 会导致肺通气灌注不匹配，降低动脉血氧分压，这也表明了吸入 PGE_1 在改善动脉血氧分压的优势。Meyer 等人在一个小样本量的 ARDS 病人中研究发现，吸入 PGE_1 4 小时后病人的平均氧合指数即有显著改善，24 小时后氧合指数进一步提高。这些研究结果表明吸入 PGE_1 能改善 ARDS 病人的动脉氧分压，改善右心室功能。

三、循证评述前列腺素吸入疗法在 ARDS 中应用的疗效

由于 PG 吸入疗法在 ARDS 病人中应用的随机对照临床试验很少，目前我们对其疗效的认识主要是来源于一些观察性研究及其与吸入一氧化氮疗效比较的研究。

1996 年，Walmrath 等人首次在一个小样本量的 ARDS 病人中直接比较了短期吸入 PGI_2 和 NO 的效果，其中 PGI_2 和 NO 剂量调至产生最大氧合的剂量，发现吸入 PGI_2 和 NO 都能降低肺动脉压力、提高氧合指数，并且在剂量分别为（7.5 ± 2.5）ng/（kg·min）和（17.8 ± 2.7）ppm 时有相似的效果。与之研究结果相反，2005 年 Camamo 等人在一项小样本量的回顾性研究中发现，无论吸入 PGI_2 或者 PGE_1，在吸入给药后的 2 小时、4 小时和治疗结束后，ARDS 病人的氧合水平均没有改善。

2010 年 Cochrane 系统评价数据库首次发表了吸入 PG 治疗 ARDS 的系统性文献回顾，其中只有一项随机对照临床研究，该研究是在 14 例重症 ARDS 儿童中比较吸入 PGI_2 和安慰剂效果，结果发现与安慰剂组相比，吸入 PGI_2 在 30ng/（kg·min）时，氧合指数提高了26%，但是吸入 PGI_2 并没有减少 28 天总死亡率。2013 年巴基斯坦阿加汉大学 Siddiqui 等人首次对 67 例成人 ARDS 吸入 PGE_1 或者安慰剂进行了一项单中心、前瞻性、双盲、随机对照试验，吸入 PGE_1 后左心室舒张功能从 Ⅱ 级改善到 Ⅰ 级，左室舒张末压和肺动脉压均降低 20% 以上，但是低氧血症并没有显著改善。关于吸入 PGE_1 对病人生存的影响，作者没有提供相关数据。同年来自华盛顿大学医学院的 Pacheo 等人进行了一项迄今为止样本量较大的回顾性研究，该研究首次分析吸入 PGI_2 治疗的 216 成人 ARDS 病人住院总死亡率和 90 天死亡率的相关因素，仅从间接方面提示吸入 PG 后病人氧合指数的改善水平与住院死亡率及 90 天死亡率相关，仍没有明确的吸入 PG 与病人生存的直接关系。2015 年，Fuller 等人回顾 1976 年至 2014 年 5 月的文献，做了系统综述和 meta 分析，该研究共纳入 2 个随机对照试验研究，6 个前瞻性非随机干预研究，10 个观察性研究，7 个个案报道，总计 606 名 ARDS 病人。两项随机对照试验研究前面已列举说明，将其余的研究做 meta 分析，结果发现吸入 PG 能降低平均肺动脉压力，改善氧合指数、氧分压，但是漏斗图提示有显著的异质性。作者进一步亚组分析，得到相同的结果，即吸入 PG 能显著改善氧合。meta 回归分析发现氧合指数与吸入 PG 的剂量呈线性正相关，但是缺少生存预后的相关

数据。

综上所述，目前关于吸入 PG 在 ARDS 病人中应用的研究结果尚不完全统一，尤其是其对病人生存的影响缺乏临床数据，但我们可以基本认为吸入 PG 在改善低氧血症和降低肺动脉压力方面与一氧化氮有类似作用。循证医学表明吸入一氧化氮不能减少 ARDS 病人的死亡率，但是 PG 还有抗血小板和抗炎的潜力，理论上讲可能会产生更有意义的临床效果，因此我们期待今后有更多大样本量的随机对照临床试验进一步研究吸入 PG 对 ARDS 病人的作用，尤其是对病人生存的影响。

（白翠青　张　静）

参考文献

1. Furchgott RF, Zawadzki JV. The obligatory role of endothelial cells in the relaxation of arterial smooth muscle by acetylcholine [J]. Nature, 1980, 288 (5789): 373-376.

2. Palmer RM, Ferrige AG, Moncada S. Nitric oxide release accounts for the biological activity of endothelium-derived relaxing factor [J]. Nature, 1987, 327 (6122): 524-526.

3. Malinski T, Taha Z. Nitric oxide release from a single cell measured in situ by a porphyrinic-based microsensor [J]. Nature, 1992, 358 (6388): 676-678.

4. Stamler JS, Loh E, Roddy MA, et al. Nitric oxide regulates basal systemic and pulmonary vascular resistance in healthy humans [J]. Circulation, 1994, 89 (5): 2035-2040.

5. Griffiths MJ, Evans TW. Inhaled nitric oxide therapy in adults [J]. N Engl J Med, 2005, 353 (25): 2683-2695.

6. Shirai M, Pearson JT, Shimouchi A, et al. Changes in functional and histological distributions of nitric oxide synthase caused by chronic hypoxia in rat small pulmonary arteries [J]. Br J Pharmacol, 2003, 139 (5): 899-910.

7. Pepke-Zaba J, Higenbottam TW, Dinh-Xuan AT, et al. Inhaled nitric oxide as a cause of selective pulmonary vasodilatation in pulmonary hypertension [J]. Lancet, 1991, 338 (8776): 1173-1174.

8. Creagh-Brown BC, Griffiths MJ, Evans TW. Bench-to-bedside review: Inhaled nitric oxide therapy in adults [J]. Crit Care, 2009, 13 (3): 221.

9. Spiecker M, Darius H, Kaboth K, et al. Differential regulation of endothelial cell adhesion molecule expression by nitric oxide donors and antioxidants [J]. J Leukoc Biol, 1998, 63 (6): 732-739.

10. 杨毅，邱海波，周韶霞，等. 吸入一氧化氮对急性肺损伤小鼠肺组织炎症反应的影响 [J]. 中国危重病急救医学杂志，2002，14：723-727.

11. Rossaint R, Falke KJ, Lopez F, et al. Inhaled nitric oxide for the adult respiratory distress syndrome [J]. N Engl J Med, 1993, 328 (6): 399-405.

12. Frostell C, Fratacci MD, Wain JC, et al. Inhaled nitric oxide. A selective pulmonary vasodilator reversing hypoxic pulmonary vasoconstriction [J]. Circulation, 1991, 83 (6): 2038-2047.

13. Gries A, Bode C, Peter K, et al. Inhaled nitric oxide inhibits human platelet aggregation, P-selectin expression, and fibrinogen binding in vitro and in vivo [J]. Circulation, 1998, 97 (15): 1481-1487.

14. Puybasset L, Rouby JJ, Mourgeon E, et al. Inhaled nitric oxide in acute respiratory failure: dose-response curves [J]. Intensive Care Med, 1994, 20 (5): 319-327.

15. Fioretto JR, Campos FJ, Ronchi CF, et al. Effects of inhaled nitric oxide on oxidative stress and histopathological and inflammatory lung injury in a saline-lavaged rabbit model of acute lung injury [J]. Respir Care,

2012, 57 (2): 273-281.

16. Chollet-Martin S, Gatecel C, Kermarrec N, et al. Alveolar neutrophil functions and cytokine levels in patients with the adult respiratory distress syndrome during nitric oxide inhalation [J]. Am J Respir Crit Care Med, 1996, 153 (3): 985-990.

17. Gries A, Herr A, Motsch J, et al. Randomized, placebo-controlled, blinded and cross-matched study on the antiplatelet effect of inhaled nitric oxide in healthy volunteers [J]. Thromb Haemost, 2000, 83 (2): 309-315.

18. Dellinger PR SWTS, Criner GJ. Association between inhaled nitric oxide treatment and long-term pulmonary function in survivors of acute respiratory distress syndrome [J]. Crit Care, 2012, 16 (2): R36.

19. Dellinger RP, Zimmerman JL, Taylor RW, et al. Effects of inhaled nitric oxide in patients with acute respiratory distress syndrome: results of a randomized phase II trial. Inhaled Nitric Oxide in ARDS Study Group [J]. Crit Care Med, 1998, 26 (1): 15-23.

20. Michael JR, Barton RG, Saffle JR, et al. Inhaled nitric oxide versus conventional therapy: effect on oxygenation in ARDS [J]. Am J Respir Crit Care Med, 1998, 157 (5 Pt 1): 1372-1380.

21. Troncy E, Collet JP, Shapiro S, et al. Inhaled nitric oxide in acute respiratory distress syndrome: a pilot randomized controlled study [J]. Am J Respir Crit Care Med, 1998, 157 (5 Pt 1): 1483-1488.

22. Dobyns EL, Cornfield DN, Anas NG, et al. Multicenter randomized controlled trial of the effects of inhaled nitric oxide therapy on gas exchange in children with acute hypoxemic respiratory failure [J]. J Pediatr, 1999, 134 (4): 406-412.

23. Lundin S, Mang H, Smithies M, et al. Inhalation of nitric oxide in acute lung injury: results of a European multicentre study. The European Study Group of Inhaled Nitric Oxide [J]. Intensive Care Med, 1999, 25 (9): 911-919.

24. Sokol J, Jacobs SE, Bohn D. Inhaled nitric oxide for acute hypoxic respiratory failure in children and adults: a meta-analysis [J]. Anesth Analg, 2003, 97 (4): 989-998.

25. Taylor RW, Zimmerman JL, Dellinger RP, et al. Low-dose inhaled nitric oxide in patients with acute lung injury: a randomized controlled trial [J]. JAMA, 2004, 291 (13): 1603-1609.

26. Afshari A, Brok J, Moller AM, et al. Inhaled nitric oxide for acute respiratory distress syndrome (ARDS) and acute lung injury in children and adults [J]. Cochrane Database Syst Rev, 2010 (7): CD002787.

27. Adhikari NK, Dellinger RP, Lundin S, et al. Inhaled nitric oxide does not reduce mortality in patients with acute respiratory distress syndrome regardless of severity: systematic review and meta-analysis [J]. Crit Care Med, 2014, 42 (2): 404-412.

28. Puri N, Dellinger RP. Inhaled nitric oxide and inhaled prostacyclin in acute respiratory distress syndrome: what is the evidence? [J] Crit Care Clin, 2011, 27 (3): 561-587.

29. Shah NS, Nakayama DK, Jacob TD, et al. Efficacy of inhaled nitric oxide in oleic acid-induced acute lung injury [J]. Crit Care Med, 1997, 25 (1): 153-158.

30. Gritti P, Lanterna LA, Re M, et al. The use of inhaled nitric oxide and prone position in an ARDS patient with severe traumatic brain injury during spine stabilization [J]. J Anesth, 2013, 27 (2): 293-297.

31. Park KJ, Lee YJ, Oh YJ, et al. Combined effects of inhaled nitric oxide and a recruitment maneuver in patients with acute respiratory distress syndrome [J]. Yonsei Med J, 2003, 44 (2): 219-226.

32. Ng D, Klein W, Tran R, et al. Combination therapy with high-frequency oscillatory ventilation, neuromuscular blockade, inhaled nitric oxide and prone position in acute respiratory distress syndrome with refractory hypoxaemia [J]. Anaesth Intensive Care, 2012, 40 (5): 898-899.

33. Tang L, Ruan YJ, Zhang XM, et al. Establishment of acute pulmonary edema model induced by high concentrations of nitrogen dioxide in rats [J]. Zhonghua Lao Dong Wei Sheng Zhi Ye Bing Za Zhi, 2011, 29

（1）：24-27.

34. Rolley L，Bandeshe H，Boots RJ. 'Safe' methaemoglobin concentrations are a mortality risk factor in patients receiving inhaled nitric oxide [J]. Anaesth Intensive Care，2011，39（5）：919-925.

35. Sud S，Friedrich JO，Taccone P，et al. Prone ventilation reduces mortality in patients with acute respiratory failure and severe hypoxemia：systematic review and meta-analysis [J]. Intensive Care Med，2010，36（4）：585-599.

36. Adhikari NK，Burns KE，Friedrich JO，et al. Effect of nitric oxide on oxygenation and mortality in acute lung injury：systematic review and meta-analysis [J]. BMJ，2007，334（7597）：779.

37. Rossaint R，Lewandowski K，Zapol WM. Our paper 20 years later：Inhaled nitric oxide for the acute respiratory distress syndrome--discovery，current understanding，and focussed targets of future applications [J]. Intensive Care Med，2014，40（11）：1649-1658.

38. Von Euler U. On the specific vaso-dilating and plain muscle stimulating substances from accessory genital glands in man and certain animals（prostaglandin and vesiglandin）[J]. J Physiol，1936，88（2）：213-234.

39. Moncada S，Gryglewski R，Bunting S，et al. An enzyme isolated from arteries transforms prostaglandin endoperoxides to an unstable substance that inhibits platelet aggregation [J]. Nature，1976，263：663-665.

40. Watkins WD，Peterson M，Crone R，et al. Prostacyclin and prostaglandin E 1 for severe idiopathic pulmonary artery hypertension [J]. Lancet，1980，315（8177）：1083.

41. Johnson RA，Morton DR，Kinner JH，et al. The chemical structure of prostaglandin X（prostacyclin）[J]. Prostaglandins，1976，12（6）：915-928.

42. Stasch J，Evgenov O. Handbook of Experimental Pharmacology：Pharmacotherapy of Pulmonary Hypertension [M]. Springer，Heidelberg，2013.

43. Olschewski H，Walmrath D，Schermuly R，et al. Aerosolized prostacyclin and iloprost in severe pulmonary hypertension [J]. Annals of Internal Med，1996，124（9）：820-824.

44. Olschewski H，Rohde B，Behr J，et al. Pharmacodynamics and pharmacokinetics of inhaled iloprost，aerosolized by three different devices，in severe pulmonary hypertension [J]. Chest，2003，124（4）：1294-1304.

45. Buckley MS，Feldman JP. Inhaled epoprostenol for the treatment of pulmonary arterial hypertension in critically ill adults [J]. Pharmacotherapy：The Journal of Human Pharmacology and Drug Therapy，2010，30（7）：728-740.

46. Zapol WM，Snider MT. Pulmonary hypertension in severe acute respiratory failure [J]. N Engl J Med，1977，296（9）：476-480.

47. Moloney E，Evans T. Pathophysiology and pharmacological treatment of pulmonary hypertension in acute respiratory distress syndrome [J]. Eur Respir J，2003，21（4）：720-727.

48. Kerins D，Murray R，FitzGerald G. Prostacyclin and prostaglandin E1：molecular mechanisms and therapeutic utility [J]. Progress in Hemostasis and Thrombosis，1991，10：307-337.

49. Siobal MS. Pulmonary vasodilators [J]. Respir Care，2007，52（7）：885-899.

50. Gomberg-Maitland M，Olschewski H. Prostacyclin therapies for the treatment of pulmonary arterial hypertension [J]. Eur Respir J，2008，31（4）：891-901.

51. Schermuly RT PS，Breitenbach SC，et al. Iloprost-induced desensitization of the prostacyclin receptor in isolated rabbit lungs [J]. Respir Res，2007，8：4.

52. Olschewski H，Ghofrani HA，Schmehl T，et al. Inhaled iloprost to treat severe pulmonary hypertension：an uncontrolled trial [J]. Annals of Internal Medicine，2000，132（6）：435-443.

53. Siobal M. Aerosolized prostacyclins [J]. Respir Care，2004，49（6）：640-652.

54. Hoeper MM, Olschewski H, Ghofrani HA, et al. A comparison of the acute hemodynamic effects of inhaled nitric oxide and aerosolized iloprost in primary pulmonary hypertension [J]. J Am Coll Cardiol, 2000, 35 (1): 176-182.

55. Max M, Rossaint R. Inhaled prostacyclin in the treatment of pulmonary hypertension [J]. Eur J Pediatr, 1999, 158 (1): S23-S26.

56. Radermacher P, Santak B, Wüst H, et al. Prostacyclin for the treatment of pulmonary hypertension in the adult respiratory distress syndrome: effects on pulmonary capillary pressure and ventilation-perfusion distributions [J]. Anesthesiology, 1990, 72 (2): 238-244.

57. Melot C, Lejeune P, Leeman M, et al. Prostaglandin E1 in the adult respiratory distress syndrome. Benefit for pulmonary hypertension and cost for pulmonary gas exchange [J]. Am Rev Respir Dis, 1989, 139 (1): 106-110.

58. Walmrath D, Schneider T, Pilch J, et al. Effects of aerosolized prostacyclin in severe pneumonia. Impact of fibrosis [J]. Am J Resp Crit Care Med, 1995, 151 (3): 724-730.

59. Walmrath D, Schneider T, Schermuly R, et al. Direct comparison of inhaled nitric oxide and aerosolized prostacyclin in acute respiratory distress syndrome [J]. Am J Resp Crit Care Med, 1996, 153 (3): 991-996.

60. Putensen C, Hormann C, Kleinsasser A, et al. Cardiopulmonary effects of aerosolized prostaglandin E1 and nitric oxide inhalation in patients with acute respiratory distress syndrome [J]. Am J Resp Crit Care Med, 1998, 157 (6): 1743-1747.

61. Siddiqui S, Salahuddin N, Zubair S, et al. Use of Inhaled PGE$_1$ to Improve Diastolic Dysfunction, LVEDP, Pulmonary Hypertension and Hypoxia in ARDS—A Randomised Clinical Trial [J]. Open Journal of Anesthesiology, 2013, 25 (25): 236-238.

62. RRT MS. Aerosolized Prostacyclins [J]. Respir Care, 2004, 49 (6): 640-652.

63. van Heerden PV, Barden A, Michalopoulos N, et al. Dose-response to inhaled aerosolized prostacyclin for hypoxemia due to ARDS [J]. Chest, 2000, 117 (3): 819-827.

64. Dunkley KA, Louzon PR, Lee J, et al. Efficacy, safety, and medication errors associated with the use of inhaled epoprostenol for adults with acute respiratory distress syndrome: a pilot study [J]. Ann Pharmacother, 2013, 47 (6): 790-796.

65. Girdhar A, Treger K, Sajjad S, et al. Impact Of Inhaled Epoprostenol On Oxygenation In Acute Respiratory Distress Syndrome [J]. Am J Respir Crit Care Med, 2014, 189: A3087.

66. Sawheny E, Ellis AL, Kinasewitz GT. Iloprost improves gas exchange in patients with pulmonary hypertension and ARDS [J]. Chest, 2013, 144 (1): 55-62.

67. Piper PJ, Vane JR, Wyllie JH. Inactivation of prostaglandins by the lungs [J]. Nature, 1970, 225 (5233): 600-604.

68. Cox J, Andreadis N, Bone R, et al. Pulmonary extraction and pharmacokinetics of prostaglandin E1 during continuous intravenous infusion in patients with adult respiratory distress syndrome [J]. American Review of Respiratory Disease, 1988, 137 (1): 5-12.

69. Radermacher P, Santak B, Wüst HJ, et al. Prostacyclin for the treatment of pulmonary hypertension in the adult respiratory distress syndrome: effects on pulmonary capillary pressure and ventilation-perfusion distributions [J]. Anesthesiology, 1990, 72 (2): 238-244.

70. Radermacher P, Santak B, Becker H, et al. Prostaglandin E1 and nitroglycerin reduce pulmonary capillary pressure but worsen ventilation-perfusion distributions in patients with adult respiratory distress syndrome [J]. Anesthesiology, 1989, 70 (4): 601-606.

71. Meyer J, Theilmeier G, Van Aken H, et al. Inhaled prostaglandin E1 for treatment of acute lung injury in se-

vere multiple organ failure［J］. Anesth Analg, 1998, 86（4）: 753-758.

72. Camamo JM, McCoy RH, Erstad BL. Retrospective evaluation of inhaled prostaglandins in patients with acute respiratory distress syndrome［J］. Pharmacotherapy: The Journal of Human Pharmacology and Drug Therapy, 2005, 25（2）: 184-190.

73. Dahlem P, van Aalderen WM, de Neef M, et al. Randomized controlled trial of aerosolized prostacyclin therapy in children with acute lung injury［J］. Critical care medicine, 2004, 32（4）: 1055-1060.

74. Afshari A, Brok J, Moller AM, Wetterslev J. Aerosolized prostacyclin for acute lung injury（ALI）and acute respiratory distress syndrome（ARDS）［J］. Cochrane Database Syst Rev, 2010（8）: CD007733.

75. Siddiqui S, Salahuddin N, Zubair S, et al. Use of Inhaled PGE_1 to Improve Diastolic Dysfunction, LVEDP, Pulmonary Hypertension and Hypoxia in ARDS—A Randomised Clinical Trial［J］. Open Journal of Anesthesiology, 2013, 3: 109.

76. Pacheco J, Arnold H, Skrupky L, et al. Predictors of outcome in 216 subjects with ARDS treated with inhaled epoprostenol［J］. Respiratory Care, 2014, 59（8）: 1178-1185.

77. Fuller BM, Mohr NM, Skrupky L, et al. The use of inhaled prostaglandins in patients with acute respiratory distress syndrome: a systematic review and meta-analysis［J］. Chest, 2015, 147（6）: 1174-1185.

78. Walmrath D, Schneider T, Schermuly R, et al. Direct comparison of inhaled nitric oxide and aerosolized prostacyclin in acute respiratory distress syndrome［J］. Am J Respir Crit Care Med, 1996, 153（3）: 991-996.

79. Van Heerden P, Webb S, Hee G, et al. Inhaled aerosolized prostacyclin as a selective pulmonary vasodilator for the treatment of severe hypoxaemia［J］. Anaesth Intensive Care, 1996, 24（1）: 87-90.

80. Zwissler B, Kemming G, Habler O, et al. Inhaled prostacyclin（PGI_2）versus inhaled nitric oxide in adult respiratory distress syndrome［J］. Am J Respir Crit Care Med, 1996, 154（6）: 1671-1677.

81. Domenighetti G, Stricker H, Waldispuehl B. Nebulized prostaycclin（PGI_2）in acute respiratory distress syndrome: Impact of primary（pulmonary injury）and secondary（extrapulmonary injury）disease on gas exchange response［J］. Crit Care Med, 2001, 29（1）: 57-62.

82. Siobal MS, Kallet RH, Pittet J-F, et al. Description and evaluation of a delivery system for aerosolized prostacyclin［J］. Respir Care, 2003, 48（8）: 742-753.

83. Rovira I FN, Martinez J, Alcon A, et al. Use of selective pulmonary vasodilator therapy in a surgical ICU: analysis of 10 years［J］. Intensive Care Med, 2004, 30（1（Suppl））: S206.

84. Raheem S DA. Aerosolized epoprostenol as adjunct therapy for acute respiratory distress syndrome［J］. Crit Care Med, 2009, 37（12）: A195.

85. Ross B MM, Oliveira P. A retrospective comparison of an inhaled epoprostenol dosing protocol versus conventional therapy with inhaled nitric oxide on outcomes in patients with severe acute respiratory distress syndrome［J］. Crit Care Med, 2012, 40（12（Suppl）: 418.

86. Torbic H, Szumita PM, Anger KE, et al. Inhaled epoprostenol vs inhaled nitric oxide for refractory hypoxemia in critically ill patients［J］. J Crit Care, 2013, 28（5）: 844-848.

87. Bein T, Pfeifer M, Riegger GA, et al. Continuous intraarterial measurement of oxygenation during aerosolized prostacyclin administration in severe respiratory failure［J］. N Engl J Med, 1994, 331（5）: 335-336.

88. Pappert D, Busch T, Gerlach H, et al. Aerosolized prostacyclin versus inhaled nitric oxide in children with severe acute respiratory distress syndrome［J］. Anesthesiology, 1995, 82（6）: 1507-1511.

89. Van Heerden P, Blythe D, Webb S. Inhaled aerosolized prostacyclin and nitric oxide as selective pulmonary vasodilators in ARDS--a pilot study［J］. Anaesth Intensive Care, 1996, 24（5）: 564-568.

90. Van Heerden P. Systemic levels of 6-keto-prostaglandin F1 alpha following administration of inhaled aerosolized prostacyclin［J］. Anaesth Intensive Care, 1997, 25（6）: 701-703.

91. Allan PF，Codispoti CA，Womble SG，et al. Inhaled prostacyclin in combination with high-frequency percussive ventilation［J］. Journal of Burn Care & Research，2010，31（2）：347-352.

92. McMillen JC，Burke CF，Dhingra A，et al. Use of inhaled epoprostenol in patients with H1N1 influenza-associated acute respiratory distress syndrome：a case series［J］. Ann Pharmacother，2011，45（5）：e26.

93. Adhikari NK，Dellinger RP，Lundin S，et al. Inhaled Nitric Oxide Does Not Reduce Mortality in Patients With Acute Respiratory Distress Syndrome Regardless of Severity：Systematic Review and Meta-Analysis［J］. Crit Care Med，2014，42（2）：404-412.

94. Rose F，Hattar K，Gakisch S，et al. Increased neutrophil mediator release in patients with pulmonary hypertension-suppression by inhaled iloprost［J］. Thromb Haemost，2003，90（6）：1141-1149.

·第二十章·

他汀类药物在 ARDS 中的
应用与评价

第一节　他汀类药物在 ARDS 中应用的原理

3-羟基-3-甲基戊二酰辅酶 A（3-hydroxy-3-methylglutaryl-coenzyme A，HMG-CoA）是胆固醇生物合成途径中的限速酶，他汀类药物（statins）作为 HMG-CoA 抑制剂，是目前最经典的调脂药物，广泛应用于降低血清胆固醇水平及改善冠心病病人的预后。但越来越多的研究发现他汀类药物除具调脂作用外，还具有多种药理作用，包括抗炎、抗氧化、免疫调节等方面；ARDS、肺炎、慢性阻塞性肺疾病等呼吸系统疾病的发病过程中均有炎症反应、氧化失调、免疫失调等因素参与，其中，随着近年来重症医学科的飞速发展，ARDS 越来越得到人们的关注，他汀类药物在 ARDS 中的作用亦越来越受到重视。

他汀类药物在 ARDS 中的作用原理十分复杂，其可能的作用机制总结如下。

一、抑制炎症反应

（一）调控、抑制炎症因子

他汀类药物可减少吸入脂多糖的健康志愿者肺中性粒细胞浸润、降低 TNF-α 和 CRP，抑制 NF-κB 活化。NF-κB 可调控多种促炎细胞因子的表达，促进 ARDS 的发生发展。在体外培养的脐静脉内皮细胞中，辛伐他汀通过下调细胞因子 mRNA 的表达，减少 IL-6、IL-8、TNF-α、单核细胞趋化蛋白的表达，抑制脂多糖对 TNF-α 和 IL-6 的诱导，从而起到抗炎作用。另一项临床随机双盲对照研究表明，他汀类药物对于细菌性感染病人血清炎症因子 TNF-α 和 IL-6 有明显抑制作用，表明其具有抑制炎症因子过度释放的作用。

（二）减少中性粒细胞黏附，促进中性粒细胞凋亡

中性粒细胞及其相关炎症因子在 ARDS 发病机制中的地位尤为重要。Chello 等人研究发现，辛伐他汀能促进中性粒细胞凋亡，抑制外周循环中单核细胞和内皮细胞上的黏附分子-1 和血管细胞黏附分子-1 的表达，从而降低中性粒细胞对血管壁内皮细胞的黏附。

（三）减少氧自由基

ARDS 病人体内产生大量的氧自由基，通过损伤核酸、蛋白质及攻击脂质膜等方式对肺部组织细胞结构进行破坏，加速疾病进展。他汀类药物可抑制异戊二烯化和 Rho 家族的鸟苷酸（GTP）结合蛋白活性，通过抑制产生氧自由基的酶（eNOS）和上调抗氧自由基

酶的活性，减少氧自由基的产生。此外，氟伐他汀在体内、外均具有非脂依赖性净化活性氧分子和氧自由基的作用。阿托伐他汀、普伐他汀具有抑制内皮细胞 NADPH 氧化酶依赖性氧自由基形成的能力。

（四）抑制血小板聚集和血栓形成

ARDS 病理特征之一是血栓形成，纤维蛋白微栓子形成引起肺泡毛细血管损伤。他汀类药物可降低纤维蛋白含量，减轻血小板黏附和聚集，降低血黏度，抑制血栓形成。Vasilieva 等人研究发现，他汀类药物水平与抗血小板聚集的效果具有相关性。

二、抗菌作用

严重感染是 ARDS 发生发展的主要原因，他汀类药物可能通过抗菌作用干预 ARDS 进展。有研究分别在甲氧西林敏感及耐药的金黄色葡萄球菌培养基中灌注辛伐他汀和氟伐他汀，结果显示二者均有较强的抑菌作用，其中辛伐他汀的抑菌效果更明显，但其达到试验抑菌效果的浓度比健康志愿者口服量大许多倍，确切血药浓度仍不明确，其抗菌效果与临床疗效关系仍需大量研究。

三、改善血流动力学，修复血管内皮功能

ARDS 另一病理生理特征为内皮功能障碍，主要表现为扩血管与缩血管物质的失衡，如 NO 生成减少，内皮素 I 和血管紧张素 II 生成增加。他汀类药物可从不同途径调节扩血管与缩血管物质的平衡。Heeba 等人研究发现，他汀类药物可逆转 eNOS 解耦联，增加 NO 浓度，降低 ONOO⁻ 水平，从而调整 NO/ONOO⁻ 平衡，改善内皮功能。Wenzel 等人研究发现，他汀类药物通过上调鸟苷酸环化酶，从而抑制血管 NADPH 氧化酶的激活以及防止 eNOS 解耦联，实现其修复血管内皮的功能。

总之，关于他汀类药物在 ARDS 中的作用机制仍未完全明确，动物研究与人体研究存在差异，需要更多更严谨的基础及临床研究进一步探讨和证实。

（李倩倩　陆肖娴　季宪飞）

第二节　他汀类药物的临床应用

他汀类药物，作为 HMG-CoA 还原酶抑制剂，参与胆固醇生物合成途径，具有经典的调脂作用，在冠心病病人中起到预防和治疗作用，而目前越来越多的研究关注其非调脂抗炎特性，如其在感染性休克、ARDS 等疾病治疗及预防中的作用。

急性肺损伤致伤原因如内毒素吸入、脓毒症、博来霉素、缺血再灌注、烟雾吸入和严重烧伤等，可以用于实验研究他汀类药物在肺损伤方面的潜在治疗能力。2003 年，Johnson 在进行肺移植的人类病人中观察发现服用他汀类药物进行降血脂的部分移植病人表现出更好的肺功能及 6 年生存率。2005 年，Jacobson 研究发现在辛伐他汀处理的脂多糖诱导的大鼠肺损伤模型中表现出减轻肺部炎症反应及血管渗漏作用。随着大量动物研究及临床观察研究，且动物研究始终不能代表人类生存的病理条件，以及他汀类药物的种类选择及使用时间在动物及人类的限制条件不同，研究者们的焦点逐渐投入到临床研究中来。

2009 年，Kor 等人对 178 例 ICU 住院病人进行回顾性队列观察研究，结果发现，他汀

类药物并不能改善 ARDS 病人预后，也不能预防肺内外器官功能衰竭。2011 年，O'Neal 等人对 575 例危重病人进行前瞻性队列研究，结果显示入院前他汀类的使用与低脓毒症发生率有关，且多因素 Logistic 回归分析证实同样与 ARDS 的低发生率有关。在他汀类药物的种类选择方面，Bellia 等人研究显示亲脂类比亲水类分布更广，能直接调节内皮细胞功能，辛伐他汀比瑞舒伐他汀在糖尿病病人中有更有效的内皮依赖性的血管舒张作用。在对剂量方面进行研究时，Shyamsundar 等人发现 40mg 与 80mg 辛伐他汀对肺炎症标志物的改善并无区别。

随着临床研究的逐渐深入，更多的随机、对照、双盲临床试验得到开展，从单中心到多中心，试验愈加严谨，2010 年由爱尔兰重症监护实验组开展的双盲、随机、对照、单中心的 II 期临床研究发现他汀类药物在改善 ALI 临床预后上并无统计学意义，不良事件发生率也没有统计学意义。以上研究为随后的（2010 年）关于他汀类药物在脓毒症致肺损伤中作用研究（SAILS 研究）进行了铺垫，SAILS 研究结果于 2014 年在新英格兰杂志上发表，瑞舒伐他汀并不能改善脓毒症相关肺损伤的临床预后，且可能与其肝、肾功能损伤有关。同时 *NEJ* 杂志最新发表的 HARP II 研究发现，虽然辛伐他汀的副作用最小，但其不能改善 ARDS 病人临床预后。

总之，他汀类药物在降低血脂及心血管保护预防方面的临床使用已经十分成熟，近五年来在 ARDS 临床方面的研究才逐渐增多，随着研究的深入，其在改善预后方面存在不少的争议，故在 ARDS 临床上的治疗需要进一步的评价及更完善、严谨的临床研究支持。

（李倩倩　陆肖娴　季宪飞）

第三节　循证评述他汀类药物在 ARDS 中应用的疗效

基于对 ARDS 的病理生理及他汀类药物非调脂抗炎特性的认识，以及各种体内外试验提供支持他汀类药物治疗的丰富临床前数据，他汀类药物在缓解 ARDS 发展或进展过程中的作用值得进行评价。

目前，为研究他汀类药物在预防和（或）治疗 ALI/ARDS 方面的作用，已经进行了 3 项观察性研究和两项 I / II 期临床试验。在 3 项观察性研究中，他汀类药物对急性肺损伤的疗效并未获得一致结果。Kor 等人在对 178 例 ICU 住院病人进行回顾性队列观察研究中发现，他汀类药物并不能改善 ARDS 病人预后；Shymansunder 等人在一项纳入 20 名健康受试者的小型随机临床试验中发现，他汀类药物预处理在受试者吸入脂多糖致炎症反应中的作用得到了评价，与对照组相比，他汀类药物确实起到减轻炎症反应的作用；O'Neal 等人报道长期服用他汀类药物的重症病人其 ARDS 发生率减低，脓毒症病人中这种保护性作用最显著，而且可能与阿司匹林的联合应用有关。值得注意的是，院前他汀类药物的使用并不能改善病人的结果，如机械通气天数或 ICU 住院时间。上述研究均存在样本量小，单中心，器官衰竭的时期，各种偏倚等局限。

在这个问题上，Bajwa 等人进行他汀类药物与入住 ICU 和高风险的 ICU 队列中 ARDS 的发展关系的评估研究，评估他汀类药物在 ARDS 病人预后中的影响。研究结果显示，他汀类药物的应用与 ARDS 发生率降低的确有关，但评估发展为 ARDS 的病人预后时，并没有发现获益。此研究对评估他汀类药物是否能对 ARDS 病人起到预防及治疗作用产生一定影响；且基于 ARDS 是一个不同临床情况所致的综合征，而不是一个单一的疾病，故需要更多模型稳定、基线平衡、样本量大、针对不同临床阶段的临床研究。

虽然多项研究显示他汀类药物的使用确实能减轻炎症反应、减少氧化应激、改善疾病的严重程度，但在预防及改善预后方面，Yadav 等人研究发现在经历高风险手术的病人中，术前他汀类治疗对减少术后 ARDS 发生不具有统计学意义。近两年发表在 *NEJ* 杂志的两项重要的大型随机、对照、双盲临床试验（SAILS 研究、HARPⅡ研究），均提示他汀类药物对 ARDS 预后改善无统计学意义，但目前为止缺乏他汀类药物在 ARDS 中作用相关的大型系统性 meta 分析，进一步限制了整体、全面、严谨的评估。故他汀类药物在 ALL/ARDS 病人中的临床应用仍有争议，其药物种类、剂量、应用的不同阶段、不良反应仍需要进一步的研究和评价。对临床医生而言，目前重要的是根据现有的文献进行个体化识别 ARDS 病人能否从他汀类药物治疗中获益。

（李倩倩 陆肖娴 季宪飞）

参考文献

1. Liu PY, Liu YW, Lin LJ, et al. Evidence for statin pleiotropy in humans：Differential effects of statins and ezetimibe on rho-associated coiled-coil containing protein kinase activity, endothelial function, and inflammation［J］. Circulation, 2009, 119（1）：131-138.

2. O'neal HR Jr, Koyama T, Koehler EA, et al. Prehospital statin and aspirin use and the prevalence of severe sepsis and acute lung injury/acute respiratory distress syndrome［J］. Crit Care Med, 2011, 39（6）：1343-1350.

3. Fedson DS. Pandemic influenza：A potential role for statins in treatment and prophylaxis［J］. Clin Infect Dis, 2006, 43（2）：199-205.

4. Rezaie-Majd A, Maca T, Bucek RA, et al. Simvastatin reduces expression of cytokines interleukin-6, interleukin-8, and monocyte chemoattractant protein-1 in circulating monocytes from hypercholesterolemic patients［J］. Arterioscler Thromb Vasc Biol, 2002, 22（7）：1194-1199.

5. Kagami S, Kanari H, Suto A, et al. HMG-CoA reductase inhibitor simvastatin inhibits proinflammatory cytokine production from murine mast cells［J］. Int Arch Allergy Immunol, 2008, 146 Suppl 1：61-66.

6. Novack V, Eisinger M, Frenkel A, et al. The effects of statin therapy on inflammatory cytokines in patients with bacterial infections：A randomized double-blind placebo controlled clinical trial［J］. Intensive Care Med, 2009, 35（7）：1255-1260.

7. Chello M, Anselmi A, Spadaccio C, et al. Simvastatin increases neutrophil apoptosis and reduces inflammatory reaction after coronary surgery［J］. Ann Thorac Surg, 2007, 83（4）：1374-1380.

8. Mason RP, Walter MF, Jacob RF. Effects of HMG-CoA reductase inhibitors on endothelial function：Role of microdomains and oxidative stress［J］. Circulation, 2004, 109（21 Suppl 1）：Ⅱ34-41.

9. Vasilieva E, Kasyanova O, Shpektor A. The antiplatelet effect of atorvastatin in patients with acute coronary syndrome depends on the Hs-CRP level［J］. Acute Card Care, 2008, 10（3）：181-184.

10. Jerwood S, Cohen J. Unexpected antimicrobial effect of statins［J］. J Antimicrob Chemother, 2008, 61（2）：362-364.

11. Chopra V, Flanders SA. Does statin use improve pneumonia outcomes？［J］. Chest, 2009, 136（5）：1381-1388.

12. Heeba G, Hassan MK, Khalifa M, et al. Adverse balance of nitric oxide/peroxynitrite in the dysfunctional endothelium can be reversed by statins［J］. J Cardiovasc Pharmacol, 2007, 50（4）：391-398.

13. Wenzel P, Daiber A, Oelze M, et al. Mechanisms underlying recoupling of eNOS by HMG-CoA reductase inhibition in a rat model of streptozotocin-induced diabetes mellitus [J]. Atherosclerosis, 2008, 198 (1): 65-76.

14. Singla S, Jacobson JR. Statins as a novel therapeutic strategy in acute lung injury [J]. Pulm Circ, 2012, 2 (4): 397-406.

15. Stone NJ, Bilek S, Rosenbaum S. Recent national cholesterol education program adult treatment panel Ⅲ update: Adjustments and options [J]. Am J Cardiol, 2005, 96 (4A): 53E-59E.

16. Biasucci LM, Biasillo G, Stefanelli A. Inflammatory markers, cholesterol and statins: Pathophysiological role and clinical importance [J]. Clin Chem Lab Med, 2010, 48 (12): 1685-1691.

17. Muller HC, Hellwig K, Rosseau S, et al. Simvastatin attenuates ventilator-induced lung injury in mice [J]. Crit Care, 2010, 14 (4): R143.

18. Belli S, Basaran O, Ozdemir BH, et al. Protective role of simvastatin on lung damage caused by burn and cotton smoke inhalation in rats [J]. J Surg Res, 2011, 167 (2): e283-290.

19. Jacobson JR, Barnard JW, Grigoryev DN, et al. Simvastatin attenuates vascular leak and inflammation in murine inflammatory lung injury [J]. Am J Physiol Lung Cell Mol Physiol, 2005, 288 (6): L1026-1032.

20. Johnson BA, Iacono AT, Zeevi A, et al. Statin use is associated with improved function and survival of lung allografts [J]. Am J Respir Crit Care Med, 2003, 167 (9): 1271-1278.

21. Proudfoot AG, Mcauley DF, Griffiths MJ, et al. Human models of acute lung injury [J]. Dis Model Mech, 2011, 4 (2): 145-153.

22. Kor DJ, Iscimen R, Yilmaz M, et al. Statin administration did not influence the progression of lung injury or associated organ failures in a cohort of patients with acute lung injury [J]. Intensive Care Med, 2009, 35 (6): 1039-1046.

23. Bellia A, Rizza S, Galli A, et al. Early vascular and metabolic effects of rosuvastatin compared with simvastatin in patients with type 2 diabetes [J]. Atherosclerosis, 2010, 210 (1): 199-201.

24. Shyamsundar M, Mckeown ST, O'kane CM, et al. Simvastatin decreases lipopolysaccharide-induced pulmonary inflammation in healthy volunteers [J]. Am J Respir Crit Care Med, 2009, 179 (12): 1107-1114.

25. Craig TR, Duffy MJ, Shyamsundar M, et al. A randomized clinical trial of hydroxymethylglutaryl-coenzyme a reductase inhibition for acute lung injury (the HARP study) [J]. Am J Respir Crit Care Med, 2011, 183 (5): 620-626.

26. National Heart L, Blood Institute ACTN, Truwit JD, et al. Rosuvastatin for sepsis-associated acute respiratory distress syndrome [J]. N Engl J Med, 2014, 370 (23): 2191-2200.

27. Mcauley DF, Laffey JG, O'kane CM, et al. Simvastatin in the acute respiratory distress syndrome [J]. N Engl J Med, 2014, 371 (18): 1695-1703.

28. Irish Critical Care Trials G. Acute lung injury and the acute respiratory distress syndrome in ireland: A prospective audit of epidemiology and management [J]. Crit Care, 2008, 12 (1): R30.

29. Yadav H, Lingineni RK, Slivinski EJ, et al. Preoperative statin administration does not protect against early postoperative acute respiratory distress syndrome: A retrospective cohort study [J]. Anesth Analg, 2014, 119 (4): 891-898.

·第二十一章·

糖皮质激素在 ARDS 中的应用及评价

第一节　糖皮质激素在 ARDS 中应用的原理

糖皮质激素是由下丘脑-垂体-肾上腺皮质轴分泌的一类激素化合物，具有潜在的抗炎、抗纤维化和免疫调节作用。它通过结合并激活胞质内的糖皮质激素受体（glucocorticoid receptor，GR）发挥效应。GR 未被激活时，以蛋白复合体的形式存在于胞质内。一旦糖皮质激素与 GR 结合，将暴露 GR 上的 DNA 结合位点，并使激素-受体复合物获得进入细胞核的能力。入核后，激活的 GR 复合物以二聚体的形式，与目标基因反应元件结合，激活或抑制相关基因的转录；亦可以单体形式，与核转录因子如 NF-κB 和 AP-1 结合，发挥相应的生物学效应，如诱导和激活膜粘连蛋白-Ⅰ、诱导丝裂原激活蛋白激酶磷酸酶和抑制环氧酶-2 的转录、抑制某些细胞因子、化学因子、黏附分子和补体因子等。

一、改善血流动力学

在 ARDS 中，糖皮质激素通过降低肺毛细血管通透性，减少渗出，减轻肺间质水肿和透明膜形成所致的弥散障碍；通过增加肺表面活性物质降低肺表面张力，减少肺泡萎陷所致的肺内分流；通过抑制肺泡上皮、巨噬细胞及肺毛细血管内皮细胞凋亡，从 ARDS 发病机制的主要环节，阻断和抑制各种致病因素导致的肺部炎症反应和急性肺损伤。感染性休克病人发生 ARDS 时，血管对升压药物的敏感性降低，激素可恢复血管对升压药物的敏感性，有助于稳定血流动力学，提高器官的血流灌注。

二、改善肾上腺皮质功能不全

ARDS 病人多伴有肾上腺皮质功能不全，补充外源性激素有利于病人度过危险期。国内外许多学者观察到 ARDS 病人的血液皮质醇水平差异较大，但总体水平较正常人低，血液皮质醇水平低者的病死率明显高于血液皮质醇水平高者，这为补充外源性激素治疗提供了有力的依据。而另外一部分病人皮质醇水平反而高于正常人，同样也可发生 ARDS，其可能的原因是此类病人激素与受体结合处于被抑制状态，尽管血清皮质醇水平不低，但仍处于肾上腺皮质功能相对不全的状态；或者由于细胞因子的作用可能存在组织抵抗激素的现象，组织不能正常利用激素，也会发生相对性肾上腺皮质功能不全。

三、对抗机体炎症反应

1996 年，Meduri 等人研究发现 ARDS 病人血清和肺泡灌洗液中 IL-1β、TNF-α、IL-2、IL-4、IL-6 和 IL-8 等细胞因子增加。并且，创伤等非感染因素引起的细胞因子增加程度不如感染因素如败血症、感染性休克等。细胞因子越高，病人病死率也越高。适量的细胞因子有助于机体对抗炎症反应，但过量的细胞因子反而对机体造成损害。研究发现甲泼尼龙能够抑制 ARDS 病人血清白细胞产生细胞因子的能力，应用激素治疗创伤等非感染因素引起的 ARDS 效果较佳。

四、减轻肺组织纤维化

纤维增殖是组织受到损伤后发生的修复反应，通常由肺泡腔和肺泡间隔血管壁的间质细胞以及结缔组织来替代损坏的上皮细胞。该过程在 ARDS 发病后第 7 日出现，并在第 2~3 周达到高峰。过度的纤维增殖可导致肺实质的广泛纤维化，影响肺功能，而激素能抑制胶原的合成。近年来有关急性肺损伤的动物实验结果表明，激素能够降低肺阻力和细胞外基质胶原沉着。

（方　萍　徐志伟）

第二节　糖皮质激素的临床应用

关于糖皮质激素在 ARDS 中的临床应用，医学界已经争议了几十年，但截至目前，对于糖皮质激素应用的适应证、给药时机、使用剂量及具体疗程等问题尚无统一认识。

一、糖皮质激素在 ARDS 治疗中的给药时机与剂量

早期、大剂量应用糖皮质激素治疗 ARDS 的临床试验并不多，结果也不理想。1985 年，Weigelt 等人研究表明，外科 ICU 病人发生 ARDS 后，给予甲泼尼龙静脉注射（30mg/kg，每 6 小时 1 次，第 1~2 天），与预期结果相反，治疗组 ARDS 病人病情并未改善，感染并发症反而增加。1987 年，Bernard 等人的研究则表明，对早期 ARDS 病人短时间、大剂量（30mg/kg，每 6 小时 1 次，第 1 天）应用激素，45 天病死率及缓解率与对照组比较均无显著性差异。同年，Bone 等人的队列研究也得到了类似的结论，并且患病 14 天病死率较对照组显著增加。综合以上研究结果，不推荐对高危病人早期应用糖皮质激素来预防 ARDS 的发生。

虽然动物实验表明，早期、低剂量或许是 ARDS 中激素应用的策略，但相关临床研究结果并未证实糖皮质激素能够改善 ARDS 病死率。2006 年，一项大样本临床病例调查研究表明，24 小时内给予甲泼尼龙冲击继以维持治疗（首剂 2mg/kg 冲击，0.5mg/kg，每 6 小时 1 次，第 1~14 天；0.5mg/kg，每 12 小时 1 次，第 15~21 天），60 天病死率与安慰剂组比较无显著差异。然而，Meduri 等人 2007 年的研究结果提示，延长激素使用时间明显降低了 ARDS 病死率（甲泼尼龙 1mg/kg，第 1~14 天；0.5mg/kg，第 15~21 天；0.25mg/kg，第 22~25 天；0.125mg/kg，第 26~28 天）。但此项研究因为没有设立严格的对照组以及遵循双盲原则，并且样本量偏小，因此结论受到同行的质疑。由此可见，临床影响 ARDS 预后的因素较多，在评价糖皮质激素治疗 ARDS 的疗效时应当注意这些问题。

有关 ARDS 晚期应用糖皮质激素的报道也不多。当前研究认为晚期应用 ARDS 并不能有效改善病情。ARDS 工作组分析结果表明，ARDS 晚期应用激素将会增加病死率以及神经肌肉综合征的发生率。Pooled 分析纳入了近 20 年的各期 ARDS 病人，结果表明激素在改善生存率方面并无明显优势。综上所述，在 ARDS 晚期应用激素并未显现出明显的优势。

二、糖皮质激素的给药途径及疗程

关于给药途径，经气管吸入大剂量糖皮质激素，既有利于药物在肺内的分布、沉积，发挥抗炎作用，又可避免因血药浓度过高引起全身免疫功能低下等副作用，与静脉给药途径比较具有一定优越性。关于给药疗程，动物实验表明只要延长糖皮质激素的给药时间，就可有效地降低肺水肿和肺纤维化的形成，一旦停止使用糖皮质激素，则疗效很快消失。临床研究表明，对未好转的 ARDS 过早停止给予糖皮质激素，将出现病情恶化，但再次给药后这种现象仍可逆转。换言之，如果过早停用糖皮质激素，不仅丧失了早期用药的优势，还将会使病人重新暴露于危险之中。

三、糖皮质激素在不同病因所致 ARDS 中的应用

不同病因诱发的 ARDS 对糖皮质激素的治疗反应可能存在差异，虽然目前并不认为糖皮质激素能够改善 ARDS 生存率，但它在不同病因诱发的 ARDS 中发挥的作用却存在着异质性。2011 年，Brun-Buisson 等人研究表明，激素在继发于 H1N1 流感病毒性肺炎救治中并未发挥积极作用，过早使用反而会增加病死率，接受激素治疗的病人获得性肺炎发生率更高、机械通气时间更长。Martin-Loeches 等人同期的研究也得到了相同的结论。因此不推荐对 H1N1 感染的病人常规使用激素。对于非 HIV 感染的卡氏肺孢子虫肺炎（pneumo-cystis carinii pneumonia，PCP）应用大剂量激素治疗将会增加病人病死率，而 HIV 感染的 PCP 病人应用大剂量激素有效。此外，针对外科非感染因素（如创伤）所致 ARDS，目前主张早期、足量使用激素；而对于感染因素（如脓毒症）所致 ARDS，在感染、休克未得到控制以前，宜慎用激素。在感染已控制、休克得到纠正之后可酌情小剂量使用激素，并逐渐减量。

四、糖皮质激素的毒副作用

长期应用激素可能会带来神经、肌肉副作用，尤其在神经肌肉阻滞剂同时使用时更为凸显。ARDS 工作组公布的一项应用甲泼尼龙治疗 7 天的随机、对照临床试验结果表明，尽管甲泼尼龙能够缩短机械通气时间、休克持续时间及 ICU 住院时间，并且两组病人 180 天神经肌肉疾患发生率无显著性差异，但所有出现神经肌肉疾患副作用病例均在甲泼尼龙治疗组。因此，有关甲泼尼龙的应用尤其是用于那些病程大于 13 天的病人，远期获益与神经肌肉副作用比较并不乐观。2009 年，Catherine 等人研究提示，ICU 住院时间较长的 ARDS 病人更容易患神经肌肉疾病，预后更差。然而截至目前，尚无充分证据表明甲泼尼龙与神经肌肉疾病患病率之间存在某种必然联系。

应用激素的另一副作用是增加感染的概率。以往研究表明大剂量糖皮质激素与感染风险的增加有一定的相关性。而源自 ARDS 工作组的分析结果表明，低剂量糖皮质激素并未增加严重感染的发生率。但遗憾的是，绝大多数研究关于感染的定义以及处理流程并不一致，因此结论存在较大差异。仅 Meduri 的两项研究对 ARDS 病人新出现的感染判定给出了

较为明确的预警值，但最终由于样本量小而未能得出激素是否增加感染发生率的结论。

此外，临床应用糖皮质激素的其他常见副作用如应激性溃疡、神经精神症状、糖代谢紊乱和伤口延迟愈合等也可见于 ARDS 患者，因此在使用过程中，应密切注意电解质紊乱、血气或酸碱失衡、应激性溃疡、消化道穿孔、血糖升高、继发真菌感染等并发症。一旦发生，应及时采取相应措施，使激素发挥最大的积极作用。以往研究更多地强调激素的疗效而忽视其副作用，今后还应设计更多的临床试验来评价 ARDS 中使用糖皮质激素的副作用。

（方 萍 徐志伟）

第三节 循证评述糖皮质激素在 ARDS 中应用的疗效

有关糖皮质激素在 ARDS 病人临床疗效中的报道存在很大分歧。1998 年，Meduri 等人开展了一项小样本随机对照试验研究，结果表明在 ARDS 病人进行机械通气 7 天后即 ARDS 晚期，小剂量、长疗程地应用激素能够降低住院 ARDS 病人的病死率。然而，利用 ARDS 网络数据库开展的大样本、多中心晚期 ARDS 病人应用激素的临床研究虽然采用了同样的纳入标准及干预手段，但并未得出与 Meduri 等人相同的结论，两组病人在 60 天的病死率相当。而在事先定义的亚组分析中，激素应用之前的机械通气时间似乎影响了激素的疗效，机械通气 14 天后应用激素的病人病死率高于机械通气 14 天以内应用激素的病人。新近开展的临床试验则尝试探讨早期（发病 72 小时后）应用小剂量激素（1mg/kg，第 1～28 天）能否影响住院病人的病死率，得到的却是与前相同的结论。正是由于临床试验设计以及结论的多样性，导致了系统评价结论的差异。仅有 Meduri 的一项研究报告提示激素能够降低 ARDS 病死率，绝大多数 meta 分析不能提供支持激素应用于 ARDS 的有力证据。

2009 年，Tang 等人针对小剂量激素在不增加副作用的前提下能否降低 ARDS 发病率及病死率的相关研究进行了 meta 分析。纳入试验所用激素为甲泼尼龙（0.5～2.5mg/kg）。5 项队列研究和 4 项随机对照研究均提示激素治疗组机械通气时间、ICU 住院时间、多脏器功能评分、肺损伤评分以及氧合指数均有不同程度改善，病死率有降低趋势，而激素相关副作用如感染、神经肌肉综合征等治疗组未见明显增加。虽然各项研究之间存在较大的异质性，但亚组分析与 meta 分析结果表明异质性对激素疗效评价的影响并不大，但各组的样本量均偏小，可能是影响实验结果的原因。

2010 年，Lamontagne 等人分析归纳了 1985—2007 年的 6 项关于激素对 ARDS 存活率影响的随机对照试验，研究人数从 16 到 180 人不等，观察指标分别为 45 天、180 天和出院后的病死率，最终认为激素不能增加 ARDS 病人生存率。

2013 年，Ruan 等人检索了 MEDLINE、Cochrane 系统评价网以及科学网中 2013 年 12 月以前有关激素对 ARDS 病死率影响的随机对照试验和队列研究，以不使用激素者作为对照组，采用随机-效应模型进行统计分析。研究共纳入 8 项随机对照试验和 10 项队列研究。在随机对照试验中，激素对于 ICU 病死率有降低趋势，但无统计学差异，而对 60 天病死率没有影响。在纳入评价的队列研究中，激素对于入住 ICU 的 ARDS 病人病死率没有影响，反而轻微增加了 60 天病死率（无统计学差异）。在基于 ARDS 病因的亚组分析中，激素明显增加了肺炎诱发的 ARDS 病人的病死率。因此，Ruan 等人认为激素对 ARDS 病人病死率的影响取决于诱发 ARDS 的病因和评价时间。由于激素不仅不能改善 ARDS 病人的远期疗效，反而会带来一些副作用，因此他们并不推荐对 ARDS 病人常规应用激素。Peter 和 Adhikari 等人的 meta 分析也得出了相同的结论。

综上所述，目前关于激素防治 ARDS 的循证医学评价结果尚不支持早期、大剂量应用激素预防和治疗 ARDS，而主张在 ARDS 中、晚期（发病 3 天后常规治疗无效时）采取小剂量［甲泼尼龙 1～2mg/（kg·d）］、长疗程（2～4 周）的治疗方法，小剂量激素对改善脱机时间、ICU 住院时间等指标可能具有积极作用。但以上结论仍需大规模临床试验加以验证。

（方　萍　徐志伟）

参考文献

1. Khilnani GC, Hadda V. Corticosteroids and ARDS：A review of treatment and prevention evidence ［J］. Lung India, 2011, 28 （2）：114-119.

2. Hirabayashi T, Murayama T, Shimizu T. Regulatory mechanism and physiological role of cytosolic phospholipase A_2 ［J］. Biol Pharm Bull, 2004, 27 （8）：1168-1173.

3. Solito E, De Coupade C, Parente L, et al. IL-6 stimulates annexin 1 expression and translocation and suggests a new biological role as class II acute phase protein ［J］. Cytokine, 1998, 10 （7）：514-521.

4. Rhen T, Cidlowski JA. Antiinflammatory action of glucocorticoids--new mechanisms for old drugs ［J］. N Engl J Med, 2005, 353 （16）：1711-1723.

5. 周涛，樊寻梅. 糖皮质激素与急性呼吸窘迫综合征 ［J］. 临床儿科杂志, 2005, 23 （1）：18-20, 39.

6. Newton R. Molecular mechanisms of glucocorticoid action：What is important？ ［J］. Thorax, 2000, 55 （7）：603-613.

7. Briegel J, Forst H, Haller M, et al. Stress doses of hydrocortisone reverse hyperdynamic septic shock：A prospective, randomized, double-blind, single-center study ［J］. Crit Care Med, 1999, 27 （4）：723-732.

8. 马钧。急性呼吸窘迫综合征患者肾上腺皮质激素合理使用方案及受体机制 ［J］. 中国危重病急救医学, 2003, 15 （11）：358-361.

9. Thompson BT. Glucocorticoids and acute lung injury ［J］. Crit Care Med, 2003, 31 （4 Suppl）：S253-257.

10. 张玲、陈德昌、景炳文. 48 例肺挫伤的诊治分析 ［J］. 中国急救医学, 2001, 21 （1）：22-23.

11. Meduri GU. The role of the host defence response in the progression and outcome of ARDS：Pathophysiological correlations and response to glucocorticoid treatment ［J］. Eur Respir J, 1996, 9 （12）：2650-2670.

12. Meduri GU, Tolley EA, Chrousos GP, et al. Prolonged methylprednisolone treatment suppresses systemic inflammation in patients with unresolving acute respiratory distress syndrome：Evidence for inadequate endogenous glucocorticoid secretion and inflammation-induced immune cell resistance to glucocorticoids ［J］. Am J Respir Crit Care Med, 2002, 165 （7）：983-991.

13. Beishuizen A, Thijs LG. Endotoxin and the hypothalamo-pituitary-adrenal （HPA） axis ［J］. J Endotoxin Res, 2003, 9 （1）：3-24.

14. Rocco PR, Souza AB, Faffe DS, et al. Effect of corticosteroid on lung parenchyma remodeling at an early phase of acute lung injury ［J］. Am J Respir Crit Care Med, 2003, 168 （6）：677-684.

15. Weigelt JA, Norcross JF, Borman KR, et al. Early steroid therapy for respiratory failure ［J］. Arch Surg, 1985, 120 （5）：536-540.

16. Bernard GR, Luce JM, Sprung CL, et al. High-dose corticosteroids in patients with the adult respiratory distress syndrome ［J］. N Engl J Med, 1987, 317 （25）：1565-1570.

17. Bone RC，Fisher CJ Jr，Clemmer TP，et al．Early methylprednisolone treatment for septic syndrome and the adult respiratory distress syndrome［J］．Chest，1987，92（6）：1032-1036.

18. Hesterberg TW，Last JA．Ozone-induced acute pulmonary fibrosis in rats．Prevention of increased rates of collagen synthesis by methylprednisolone［J］．Am Rev Respir Dis，1981，123（1）：47-52.

19. Hakkinen PJ，Schmoyer RL，Witschi HP．Potentiation of butylated-hydroxytoluene-induced acute lung damage by oxygen．Effects of prednisolone and indomethacin［J］．Am Rev Respir Dis，1983，128（4）：648-651.

20. Dellinger RP，Carlet JM，Masur H，et al．Surviving sepsis campaign guidelines for management of severe sepsis and septic shock［J］．Crit Care Med，2004，32（3）：858-873.

21. Dellinger RP，Levy MM，Carlet JM，et al．Surviving sepsis campaign：International guidelines for management of severe sepsis and septic shock：2008［J］．Intensive Care Med，2008，34（1）：17-60.

22. Annane D，Sebille V，Bellissant E，et al．Effect of low doses of corticosteroids in septic shock patients with or without early acute respiratory distress syndrome［J］．Crit Care Med，2006，34（1）：22-30.

23. Steinberg KP，Hudson LD，Goodman RB，et al．Efficacy and safety of corticosteroids for persistent acute respiratory distress syndrome［J］．N Engl J Med，2006，354（16）：1671-1684.

24. Meduri GU，Golden E，Freire AX，et al．Methylprednisolone infusion in early severe ARDS：Results of a randomized controlled trial［J］．Chest，2007，131（4）：954-963.

25. Meduri GU，Marik PE，Chrousos GP，et al．Steroid treatment in ARDS：A critical appraisal of the ARDS network trial and the recent literature［J］．Intensive Care Med，2008，34（1）：61-69.

26. Tang BM，Craig JC，Eslick GD，et al．Use of corticosteroids in acute lung injury and acute respiratory distress syndrome：A systematic review and meta-analysis［J］．Crit Care Med，2009，37：1594-1603.

27. Peter JV，John P，Graham PL，et al．Corticosteroids in the prevention and treatment of acute respiratory distress syndrome（ARDS）in adults：Meta-analysis［J］．BMJ，2008，336（7651）：1006-1009.

28. 崔青松，金明根．急性肺损伤/急性呼吸窘迫综合征治疗现状［J］．吉林医学，2006，27（1）：96-100.

29. Brun-Buisson C，Richard JC，Mercat A，et al．Early corticosteroids in severe influenza A/H1N1 pneumonia and acute respiratory distress syndrome［J］．Am J Respir Crit Care Med，2011，183（9）：1200-1206.

30. Martin-Loeches I，Lisboa T，Rhodes A，et al．Use of early corticosteroid therapy on ICU admission in patients affected by severe pandemic（H1N1）v influenza A infection［J］．Intensive Care Med，2011，37（2）：272-283.

31. Lemiale V，Debrumetz A，Delannoy A，et al．Adjunctive steroid in HIV-negative patients with severe Pneumocystis pneumonia［J］．Respir Res，2013，14：87.

32. 张常然．肾上腺皮质激素治疗：急性呼吸窘迫综合征的争论［J］．新医学，2005，36（4）：248-249.

33. 俞森洋．糖皮质激素在急性呼吸窘迫综合征治疗中的作用和评价［J］．中国危重病急救医学，2005，17（6）：321-322.

34. 林敏芳，何权瀛．糖皮质激素治疗 ARDS 疗效论文的回顾性分析评价［J］．中国危重病急救医学，2004，16（6）：368-370.

35. DeJonghe B，Sharshar T，Lefaucheur JP，et al．Paresis acquired in the intensive care unit：a prospective multicenter study［J］．JAMA，2002，288：2859-2867.

36. Herridge MS，Cheung AM，Tansey CM，et al．One-year outcomes in survivors of the acute respiratory distress syndrome［J］．N Engl J Med，2003，348：683-693.

37. The Acute Respiratory Distress Syndrome Network．Efficacy and safety of corticosteroids for persistent acute respiratory distress syndrome［J］．N Engl J Med，2006，354：1671-1684.

38. Hough CL, Steinberg KP, Taylor TB, et al. Intensive care unit-acquired neuromyopathy and corticosteroids in survivors of persistent ARDS [J]. Intensive care medicine. 2009, 35 (1): 63-68.

39. Lamontagne F, Briel M, Guyatt GH, et al. Corticosteroid therapy for acute lung injury, acute respiratory distress syndrome, and severe pneumonia: a meta-analysis of randomized controlled trials [J]. J Crit Care, 2010, 25: 420-435.

40. Peter JV, John P, Graham PL, et al. Corticosteroids in the prevention and treatment of acute respiratory distress syndrome (ARDS) in adults: meta-analysis [J]. BMJ, 2008, 336: 1006-1009.

41. Ruan SY, Lin HH, Huang CT, et al. Exploring the heterogeneity of effects of corticosteroids on acute respiratory distress syndrome: a systematic review and meta-analysis [J]. Crit Care, 2014, 18 (2): R63.

42. Adhikari N, Burns KE, Meade MO. Pharmacologic treatments for acute respiratory distress syndrome and acute lung injury: systematic review and meta-analysis [J]. Treat Respir Med, 2004, 3 (5): 307-328.

43. Lamontagne F, Brower R, Meade M. Corticosteroid therapy in acute respiratory distress syndrome [J]. CMAJ, 2013, 185 (3): 216-221.

44. Meduri GU, Marik PE, Chrousos GP, et al. Steroid treatment in ARDS: A critical appraisal of the ARDS network trial and the recent literature [J]. Intensive Care Med, 2008, 34 (1): 61-69.

·第二十二章·

抗凝剂在 ARDS 中的应用及评价

随着对 ARDS 病理生理过程中凝血紊乱机制认识的不断深入，抗凝治疗逐渐得到重视，但应用价值仍需进一步评价。

第一节　抗凝剂在 ARDS 中应用的原理

凝血和纤溶稳态失衡在 ARDS 渗出期（发病第 4 ~ 7 天）中发挥关键作用，常见病理改变是凝血紊乱和弥散性血管内凝血。多项研究表明多种因子参与了 ARDS 病理过程中的凝血与纤溶紊乱。

一、组织因子/组织因子途径抑制物在 ARDS 凝血紊乱中的作用

ARDS 病人肺血管内皮受损时，在 IL-1、IL-6 和 TNF-α 等炎症因子的协同作用下，组织因子大量产生，结合Ⅶa，活化 X 因子，促进凝血酶和纤维蛋白形成，启动外源性凝血途径。临床观察不同病因 ARDS 病人肺泡灌洗液中组织因子浓度均增加，病程第 3 天肺内促凝活性增强，至第 7 天逐渐降低。组织因子还能介导肺泡上皮和巨噬细胞激活肺泡内凝血。因此，组织因子是 ARDS 凝血紊乱中的关键因素之一。而组织因子途径抑制物也参与调控肺损伤凝血激活，其附着血小板表面，结合 Xa，竞争性抑制组织因子，阻止 Xa 活化，减轻组织因子介导的内皮损伤，但对肺泡毛细胞血管通透性影响有限。

二、活化蛋白 C 参与 ARDS 凝血和纤溶紊乱

蛋白 C 与凝血酶-血栓调节蛋白复合物接触后被激活，减少组织因子生成，通过蛋白水解失活 Va 与Ⅷa，抑制凝血酶。同时，它能降低 PAI-1 和 TAFI 活性，促进纤溶；抑制凝血酶介导炎症、粒细胞黏附内皮和中性粒细胞激活。此外，血栓形成过程中，凝血酶与血栓调节蛋白结合，激活蛋白 C，维持微血管通畅。ARDS 病人蛋白 C 活性受抑，凝血增强。ALI 动物实验发现，血栓调节蛋白能促进活性蛋白 C 生成，减少中性粒细胞聚集，降低血管通透性，抑制炎症反应，减轻肺间质水肿；活化蛋白 C（APC）还能通过下调 NF-κB，降低肺水肿液中 TNF-α 和 IL-1β 等炎症因子浓度。

三、抗凝血酶与肝素协同参与凝血过程

脓毒症病人血浆抗凝血酶浓度下降与 ARDS、弥散性凝血发病密切相关。抗凝血酶能

与凝血酶形成复合物，抑制其活性，肝素或组织因子途径抑制剂发挥协同作用，使组织因子-Ⅶa 复合物失活，减少纤维蛋白形成；还能结合内皮表面其他类似物，促进前列环素生成，发挥抗凝作用；同时，前列环素又可抑制血小板聚集，降低促炎因子合成，减少中性粒细胞活化及活性氧自由基释放。

四、纤溶酶原抑制剂与 ARDS 纤溶稳态

纤溶酶原系统降解纤维蛋白涉及组织因子及蛋白 C 两个途径。ARDS 状态下组织因子表达增加，抑制蛋白 C 活化，促进 PAI-1 和 TAFI 生成，纤溶受抑。u-PA 和 t-PA 参与激活纤溶酶原，u-PA 为细胞表面蛋白，与受体结合，在组织水平激发纤溶；而 t-PA 在血管腔内诱导血管内血栓溶解。

纤溶酶原激活物通常由人巨噬细胞表达，激活纤溶酶原，降解可溶性纤维蛋白基质。然而，ARDS 病人体内巨噬细胞受炎症刺激后，PAI-1 表达增加，内皮细胞产生 t-PA 减少，t-PA：PAI-1 比值小于 1；PAI-1：u-PA 浓度比值亦增高，进一步破坏纤溶稳态。研究表明 ALI 病人肺泡灌洗液和血浆中 PAI-1 浓度显著升高，且与不良临床表现存在关联。

（高　伟　蒋进军）

第二节　抗凝剂的临床应用

研究表明 ARDS 发病过程中存在凝血与纤溶稳态失衡，因此重建这一平衡的治疗日益引起重视。

一、组织因子途径抑制剂

利用重组 DNA 技术由大肠埃希菌合成的替法可近（tifacogin）为组织因子途径抑制剂。Ⅱ期临床试验针对严重脓毒症病人，$0.025 \sim 0.05\text{mg}/(\text{kg} \cdot \text{h})$ 维持治疗 96 小时，可降低病死率。然而，Ⅲ期临床试验结果却显示对病死率没有影响。两项试验中出血不良反应的发生率差别不显著，但Ⅲ期试验中，当病人 INR≥1.2 时，治疗组比对照组有更高的出血风险。

二、APC

ARDS 病人肺泡灌洗液中 APC 浓度较低，与预后不良相关。研究表明 APC 能减轻 ARDS 病人肺凝血紊乱及炎症反应。有关 rhAPC 的一项双盲、安慰剂对照研究应用内毒素诱导肺损伤，显示它能明显抑制肺泡内白细胞聚集和趋化；Ⅲ期临床试验使用剂量 $24\mu\text{g}/(\text{kg} \cdot \text{h})$ 维持治疗 96 小时，病人病死率降低，脱机时间缩短，但出血风险增加。2012 年，Ranieri 等人研究却得出结论，认为 DrotAA 并不能降低脓毒症病人的病死率，使得 APC 相关药物的临床应用前景受到质疑。

三、血栓调节蛋白和抗凝血酶

目前仅在动物实验中证明血栓调节蛋白能减少纤维蛋白在肺泡小动脉沉积和微血栓形成、白细胞聚集，可降低血管通透性，减轻肺水肿。近期研究表明其可安全使用在健康志

愿者，但仍需临床研究证据以评价其在 ARDS 治疗中的应用价值。

动物实验已证明抗凝血酶能减轻血管损伤、降低通透性、减少白细胞浸润、改善低氧血症以及肺部炎症，这些作用是通过诱导前列环素产生的。临床观察发现，抗凝血酶治疗能将合并 ARDS 脓毒症病人 30 天病死率降至 22.9%；进一步Ⅲ期临床试验中应用总量30 000U 维持 96 小时，起病 6 小时内开始治疗，结果表明 28 天病死率无差异。其中未协同使用肝素的病人 28 天病死率有轻微下降，90 天病死率亦有改善趋势；而协同肝素治疗病人出血发生率升高。

四、普通肝素和低分子量肝素

普通肝素阻断纤维蛋白肺内沉积和改善肺功能的有效性仍是有争议的。微栓塞犬模型中，大剂量普通肝素（500U/kg）能有效阻断肺内纤维蛋白沉积。而在微栓塞绵羊模型研究中，3000U/kg 普通肝素对纤维蛋白沉积没有影响。实验及临床证据都证明肝素同时具有抗炎和抗凝活性，普通肝素和低分子量肝素都是通过抑制 NF-κB，下调单核细胞表达促炎因子，并不依赖自身抗凝活性。烟雾吸入动物模型研究发现，给予 400U/kg 肝素，维持凝血时间 250~300 秒，12~72 小时后可减轻肺水肿、改善氧合。国内急性肺损伤动物模型研究认为，较早使用肝素治疗可改善纤维蛋白原消耗，减少肺组织炎症渗出，减轻肺组织充血。目前仍缺乏低分子量肝素治疗 ARDS 的临床研究证据。

五、纤溶酶原激活物

外源性纤溶酶原激活物具有多重生理功能，u-PA 和链激酶促进炎症，但 t-PA 具有抗炎活性，能抑制细胞凋亡。ARDS 病人肺内 t-PA 缺乏，伴随 PAI-1 生成增加。创伤诱导ALI 猪模型，使用 u-PA 250 000U 维持 44 小时或者 t-PA 50mg 维持 9 小时后，低氧血症改善，生存率增加。虽然许多实验研究结果支持纤溶酶原激活物用于 ARDS 治疗，但仍缺乏临床证据及出血风险评估。

（高　伟　蒋进军）

第三节　循证评述抗凝剂在 ARDS 中应用的疗效

一项纳入 210 例严重脓毒症病人的研究证明，组织因子途径抑制剂治疗使 28 天全因病死率下降 20%，且凝血国际标准化比值 INR 升高的病人疗效更明显。进一步将其应用于 116 例 ARDS 病人亦发现病死率明显下降，肺功能好转；Ⅲ期临床试验纳入严重脓毒症并发凝血紊乱（INR≥1.2）的病人，其中 86% 病人发生 ALI，首次中期评估发现 28 天病死率显著下降。然而，当试验完成时，病死率改善却不显著。相比Ⅱ期研究，Ⅲ期研究中治疗组 INR 值较低的病人病死率更低；Ⅲ期试验中，在 $PaO_2/FiO_2 \leq 300$ 病人亚组中，两组病死率相近。虽然组织因子在 ARDS 发病中具有关键作用，但Ⅲ期试验结果却令人失望，可能的原因是Ⅱ期研究中较低剂量没有达到充分抑制组织因子的效果。而Ⅱ期试验中选择 INR 升高的凝血紊乱病人，病情处于进展状态，当抗凝治疗开始时，出血风险可能已经增加。

ARDS 病人肺内蛋白 C 活性受到抑制，2001 年，研究表明活性蛋白 C（Xigris®）能降低重度脓毒症病人病死率，共纳入严重脓毒症病人 1690 例，在 48 小时内给予活化蛋白 C 持续 96 小时，剂量为 24μg/（kg·h），治疗组病死率下降，死亡相关风险亦降低，且非机械通气时间延长，但出血风险也显著增加。2005 年，Ⅲ期临床试验使 Xigris® 获得使用批准，在重度 CAP 进展为脓毒症的病人使用重组人活性蛋白 C 能够纠正肺凝血紊乱。2008 年，一项关于活化蛋白 C 的Ⅱ期临床试验研究结果显示，APC 虽然能够减少肺无效腔比率，但对无机械通气天数和 60 天病死率无影响，不能改善 ALI 预后，因此不建议进行更大规模的临床试验研究。2012 年研究表明活性蛋白 C 治疗脓毒症休克病人并没有达到预期疗效，促使 Xigris® 退市。因此，研究者认为具有较低疾病严重度的 ALI 病人并不能从 APC 治疗获益，而且很可能引起出血概率增加。ARDS 协作组的一项小潮气量临床试验项目，纳入了 779 例病人，结果发现血浆蛋白 C 浓度下降和 PAI-1 浓度升高是病死率的独立预测因子。因此，APC 在 ARDS 中的应用价值仍需更多研究进一步评估。

ALI 动物研究表明抗凝血酶能减轻血管损伤，抑制白细胞汇集，降低血管通透性。但研究也发现普通肝素协同抗凝血酶并不能防止肺损伤。联合应用抗凝血酶和吲哚美辛——一种前列环素生成抑制剂，同样不能防止肺损伤。这表明前列环素介导抗凝血酶的抗炎特性，可能是其肺损伤保护作用的主要机制。应用超过抗凝剂量的抗凝血酶能阻止内皮细胞损伤和减轻炎症反应，但增加出血风险。抗凝血酶应用于严重脓毒症的几项Ⅱ期试验研究表明其对生存率没有显著改善，但试验没有提供对肺功能影响的报告。然而在严重创伤病人中应用抗凝血酶Ⅲ能缩短 ARDS 病程，但对呼吸衰竭和机械通气时间没有影响。

针对纤溶稳态失衡的平衡重建，两项非对照性研究中，纳入创伤或脓毒症病人，首剂注射链激酶 60 000U/kg，15 000U/（kg·h）维持平均 60 小时；u-PA 455U/kg 10 分钟输完，455U/（kg·h）维持 24 小时；t-PA 50mg 维持 9 小时；结果显示 u-PA 和 t-PA 没有引起出血和延长凝血时间，却能改善氧合。但因样本量少，未设置对照，其有效性与安全性不可靠。值得注意的是，t-PA 抗炎起效剂量是高于纤溶剂量的，大剂量使用能增加出血风险，因此全身使用 t-PA 存在风险。鉴于此，研究者提出将 t-PA 肺内剂型雾化入气道内，进行靶向治疗 ARDS，目前其安全性和有效性研究仍在进行之中。

ARDS 存在凝血和纤溶稳态失衡，降低组织因子活性，应用重组蛋白增加纤溶都可能成为治疗策略，由于临床试验仍未取得明确的阳性结果，因此需针对不同病人群体，优化治疗时机、剂量和治疗周期，同时重视相关药物副作用。开展直接以 ARDS 病人人群为研究对象的临床试验将有助于深入了解这些药物对疾病进展的作用。

（高 伟 蒋进军）

参考文献

1. Bone RC, Francis PB, Pierce AK. Intravascular coagulation associated with the adult respiratory distress syndrome [J]. Am J Med, 1976, 61 (5): 585-589.

2. Ware LB, Camerer E, Welty-Wolf K, et al. Bench to bedside: Targeting coagulation and fibrinolysis in acute lung injury [J]. Am J Physiol Lung Cell Mol Physiol, 2006, 291 (3): L307-311.

3. Sapru A, Wiemels JL, Witte JS, et al. Acute lung injury and the coagulation pathway: Potential role of gene polymorphisms in the protein C and fibrinolytic pathways [J]. Intensive Care Med, 2006, 32 (9):

1293-1303.

4. Ware LB. Pathophysiology of acute lung injury and the acute respiratory distress syndrome [J]. Semin Respir Crit Care Med, 2006, 27 (4): 337-349.

5. Ware LB, Matthay MA. The acute respiratory distress syndrome [J]. N Engl J Med, 2000, 342 (18): 1334-1349.

6. Mendez JL, Hubmayr RD. New insights into the pathology of acute respiratory failure [J]. Curr Opin Crit Care, 2005, 11 (1): 29-36.

7. Ware LB, Bastarache JA, Wang L. Coagulation and fibrinolysis in human acute lung injury--new therapeutic targets? [J]. Keio J Med, 2005, 54 (3): 142-149.

8. Bastarache JA, Ware LB, Bernard GR. The role of the coagulation cascade in the continuum of sepsis and acute lung injury and acute respiratory distress syndrome [J]. Semin Respir Crit Care Med, 2006, 27 (4): 365-376.

9. Schultz MJ, Haitsma JJ, Zhang H, et al. Pulmonary coagulopathy as a new target in therapeutic studies of acute lung injury or pneumonia--a review [J]. Crit Care Med, 2006, 34 (3): 871-877.

10. Laterre PF, Wittebole X, Dhainaut JF. Anticoagulant therapy in acute lung injury [J]. Crit Care Med, 2003, 31 (4 Suppl): S329-336.

11. Gunther A, Mosavi P, Heinemann S, et al. Alveolar fibrin formation caused by enhanced procoagulant and depressed fibrinolytic capacities in severe pneumonia. Comparison with the acute respiratory distress syndrome [J]. Am J Respir Crit Care Med, 2000, 161 (2 Pt 1): 454-462.

12. Gando S, Nanzaki S, Morimoto Y, et al. Systemic activation of tissue-factor dependent coagulation pathway in evolving acute respiratory distress syndrome in patients with trauma and sepsis [J]. J Trauma, 1999, 47 (4): 719-723.

13. Idell S, Koenig KB, Fair DS, et al. Serial abnormalities of fibrin turnover in evolving adult respiratory distress syndrome [J]. Am J Physiol, 1991, 261 (4 Pt 1): L240-248.

14. Lindahl AK, Sandset PM, Abildgaard U. The present status of tissue factor pathway inhibitor [J]. Blood Coagul Fibrinolysis, 1992, 3 (4): 439-449.

15. Xu HL, Santizo RA, Koenig HM, et al. Chronic estrogen depletion alters adenosine diphosphate-induced pial arteriolar dilation in female rats [J]. Am J Physiol Heart Circ Physiol, 2001, 281 (5): H2105-2112.

16. Enkhbaatar P, Okajima K, Murakami K, et al. Recombinant tissue factor pathway inhibitor reduces lipopolysaccharide-induced pulmonary vascular injury by inhibiting leukocyte activation [J]. Am J Respir Crit Care Med, 2000, 162 (5): 1752-1759.

17. Miller DL, Welty-Wolf K, Carraway MS, et al. Extrinsic coagulation blockade attenuates lung injury and proinflammatory cytokine release after intratracheal lipopolysaccharide [J]. Am J Respir Cell Mol Biol, 2002, 26 (6): 650-658.

18. Esmon CT. The protein C pathway [J]. Chest, 2003, 124 (3 Suppl): 26S-32S.

19. Hasegawa N, Kandra TG, Husari AW, et al. The effects of recombinant human thrombomodulin on endotoxin-induced multiple-system organ failure in rats [J]. Am J Respir Crit Care Med, 1996, 153 (6 Pt 1): 1831-1837.

20. Uchiba M, Okajima K, Murakami K, et al. Recombinant thrombomodulin prevents endotoxin-induced lung injury in rats by inhibiting leukocyte activation [J]. Am J Physiol, 1996, 271 (3 Pt 1): L470-475.

21. Uchiba M, Okajima K, Murakami K, et al. rhs-tm prevents ET-induced increase in pulmonary vascular permeability through protein C activation [J]. Am J Physiol, 1997, 273 (4 Pt 1): L889-894.

22. Gomi K, Zushi M, Honda G, et al. Antithrombotic effect of recombinant human thrombomodulin on thrombin-induced thromboembolism in mice [J]. Blood, 1990, 75 (7): 1396-1399.

23. Murakami K, Okajima K, Uchiba M, et al. Activated protein C prevents LPS-induced pulmonary vascular injury by inhibiting cytokine production [J]. Am J Physiol, 1997, 272 (2 Pt 1): L197-202.

24. Yamamoto K, Loskutoff DJ. Extrahepatic expression and regulation of protein C in the mouse [J]. Am J Pathol, 1998, 153 (2): 547-555.

25. Taylor FB Jr. Studies on the inflammatory-coagulant axis in the baboon response to E. coli: Regulatory roles of proteins C, S, C4bBP and of inhibitors of tissue factor [J]. Prog Clin Biol Res, 1994, 388: 175-194.

26. Yasui H, Gabazza EC, Tamaki S, et al. Intratracheal administration of activated protein C inhibits bleomycin-induced lung fibrosis in the mouse [J]. Am J Respir Crit Care Med, 2001, 163 (7): 1660-1668.

27. Fourrier F, Chopin C, Goudemand J, et al. Septic shock, multiple organ failure, and disseminated intravascular coagulation. Compared patterns of antithrombin Ⅲ, protein C, and protein S deficiencies [J]. Chest, 1992, 101 (3): 816-823.

28. Owings JT, Bagley M, Gosselin R, et al. Effect of critical injury on plasma antithrombin activity: Low antithrombin levels are associated with thromboembolic complications [J]. J Trauma, 1996, 41 (3): 396-405; discussion 405-406.

29. Idell S. Coagulation, fibrinolysis, and fibrin deposition in acute lung injury [J]. Crit Care Med, 2003, 31 (4 Suppl): S213-220.

30. Moalli R, Doyle JM, Tahhan HR, et al. Fibrinolysis in critically ill patients [J]. Am Rev Respir Dis, 1989, 140 (2): 287-293.

31. Groeneveld AB, Kindt I, Raijmakers PG, et al. Systemic coagulation and fibrinolysis in patients with or at risk for the adult respiratory distress syndrome [J]. Thromb Haemost, 1997, 78 (6): 1444-1449.

32. Abraham E, Reinhart K, Opal S, et al. Efficacy and safety of tifacogin (recombinant tissue factor pathway inhibitor) in severe sepsis: A randomized controlled trial [J]. JAMA, 2003, 290 (2): 238-247.

33. Cornet AD, Hofstra JJ, Vlaar AP, et al. Activated protein C attenuates pulmonary coagulopathy in patients with acute respiratory distress syndrome [J]. J Thromb Haemost, 2013, 11 (5): 894-901.

34. Nick JA, Coldren CD, Geraci MW, et al. Recombinant human activated protein C reduces human endotoxin-induced pulmonary inflammation via inhibition of neutrophil chemotaxis [J]. Blood, 2004, 104 (13): 3878-3885.

35. Ranieri VM, Thompson BT, Barie PS, et al. Drotrecogin alfa (activated) in adults with septic shock [J]. N Engl J Med, 2012, 366 (22): 2055-2064.

36. Maruyama I. Recombinant thrombomodulin and activated protein C in the treatment of disseminated intravascular coagulation [J]. Thromb Haemost, 1999, 82 (2): 718-721.

37. Uchiba M, Okajima K, Murakami K. Effects of various doses of antithrombin iii on endotoxin-induced endothelial cell injury and coagulation abnormalities in rats [J]. Thromb Res, 1998, 89 (5): 233-241.

38. Giebler R, Schmidt U, Koch S, et al. Combined antithrombin Ⅲ and C1-esterase inhibitor treatment decreases intravascular fibrin deposition and attenuates cardiorespiratory impairment in rabbits exposed to escherichia coli endotoxin [J]. Crit Care Med, 1999, 27 (3): 597-604.

39. Salvatierra A, Guerrero R, Rodriguez M, et al. Antithrombin Ⅲ prevents early pulmonary dysfunction after lung transplantation in the dog [J]. Circulation, 2001, 104 (24): 2975-2980.

40. Hirose K, Okajima K, Uchiba M, et al. Antithrombin reduces the ischemia/reperfusion-induced spinal cord injury in rats by attenuating inflammatory responses [J]. Thromb Haemost, 2004, 91 (1): 162-170.

41. Warren BL, Eid A, Singer P, et al. Caring for the critically ill patient. High-dose antithrombin Ⅲ in severe sepsis: A randomized controlled trial [J]. JAMA, 2001, 286 (15): 1869-1878.

42. Malik AB, Van Der Zee H. Time course of pulmonary vascular response to microembolization [J]. J Appl Physiol Respir Environ Exerc Physiol, 1977, 43 (1): 51-58.

43. Binder AS, Nakahara K, Ohkuda K, et al. Effect of heparin or fibrinogen depletion on lung fluid balance in sheep after emboli [J]. J Appl Physiol Respir Environ Exerc Physiol, 1979, 47 (1): 213-219.

44. Hochart H, Jenkins PV, Smith OP, et al. Low-molecular weight and unfractionated heparins induce a downregulation of inflammation: Decreased levels of proinflammatory cytokines and nuclear factor-kappaB in LPS-stimulated human monocytes [J]. Br J Haematol, 2006, 133 (1): 62-67.

45. Lever R, Page CP. Novel drug development opportunities for heparin [J]. Nat Rev Drug Discov, 2002, 1 (2): 140-148.

46. Cox CS, Jr., Zwischenberger JB, Traber DL, et al. Heparin improves oxygenation and minimizes barotrauma after severe smoke inhalation in an ovine model [J]. Surg Gynecol Obstet, 1993, 176 (4): 339-349.

47. Abubakar K, Schmidt B, Monkman S, et al. Heparin improves gas exchange during experimental acute lung injury in newborn piglets [J]. Am J Respir Crit Care Med, 1998, 158 (5 Pt 1): 1620-1625.

48. 陈龙, 瑞兰, 张君, 等. 肝素对急性肺损伤大鼠不同时期凝血功能影响 [J]. 中华肺部疾病杂志 (电子版), 2011, 128-131.

49. Stringer KA, Lindenfeld J, Repine AJ, et al. Tissue plasminogen activator (TPA) inhibits human neutrophil superoxide anion production in vitro [J]. Inflammation, 1997, 21 (1): 27-34.

50. Abraham E, Gyetko MR, Kuhn K, et al. Urokinase-type plasminogen activator potentiates lipopolysaccharide-induced neutrophil activation [J]. J Immunol, 2003, 170 (11): 5644-5651.

51. Hardaway RM, Williams CH, Marvasti M, et al. Prevention of adult respiratory distress syndrome with plasminogen activator in pigs [J]. Crit Care Med, 1990, 18 (12): 1413-1418.

52. Glas GJ, Van Der Sluijs KF, Schultz MJ, et al. Bronchoalveolar hemostasis in lung injury and acute respiratory distress syndrome [J]. J Thromb Haemost, 2013, 11 (1): 17-25.

53. Bernard GR, Vincent JL, Laterre PF, et al. Efficacy and safety of recombinant human activated protein C for severe sepsis [J]. N Engl J Med, 2001, 344 (10): 699-709.

54. Manns BJ, Lee H, Doig CJ, et al. An economic evaluation of activated protein C treatment for severe sepsis [J]. N Engl J Med, 2002, 347 (13): 993-1000.

55. Angus DC, Linde-Zwirble WT, Clermont G, et al. Cost-effectiveness of drotrecogin alfa (activated) in the treatment of severe sepsis [J]. Crit Care Med, 2003, 31 (1): 1-11.

56. Laterre PF, Garber G, Levy H, et al. Severe community-acquired pneumonia as a cause of severe sepsis: Data from the prowess study [J]. Crit Care Med, 2005, 33 (5): 952-961.

57. Liu KD, Levitt J, Zhuo H, et al. Randomized clinical trial of activated protein C for the treatment of acute lung injury [J]. Am J Respir Crit Care Med, 2008, 178 (6): 618-623.

58. Ventilation with lower tidal volumes as compared with traditional tidal volumes for acute lung injury and the acute respiratory distress syndrome. The acute respiratory distress syndrome network [J]. N Engl J Med, 2000, 342 (18): 1301-1308.

59. Dschietzig T, Alexiou K, Laule M, et al. Stimulation of pulmonary big endothelin-1 and endothelin-1 by antithrombin III: A rationale for combined application of antithrombin III and endothelin antagonists in sepsis-related acute respiratory distress syndrome? [J]. Crit Care Med, 2000, 28 (7): 2445-2449.

60. Harada N, Okajima K, Uchiba M, et al. Antithrombin reduces ischemia/reperfusion-induced liver injury in rats by activation of cyclooxygenase-1 [J]. Thromb Haemost, 2004, 92 (3): 550-558.

61. Fourrier F, Chopin C, Huart JJ, et al. Double-blind, placebo-controlled trial of antithrombin III concentrates in septic shock with disseminated intravascular coagulation [J]. Chest, 1993, 104 (3): 882-888.

62. Eisele B, Lamy M, Thijs LG, et al. Antithrombin III in patients with severe sepsis. A randomized, placebo-controlled, double-blind multicenter trial plus a meta-analysis on all randomized, placebo-controlled, double-blind trials with antithrombin iii in severe sepsis [J]. Intensive Care Med, 1998, 24 (7):

663-672.

63. Baudo F, Caimi TM, De Cataldo F, et al. Antithrombin Ⅲ (ATⅢ) replacement therapy in patients with sepsis and/or postsurgical complications: A controlled double-blind, randomized, multicenter study [J]. Intensive Care Med, 1998, 24 (4): 336-342.

64. Inthorn D, Hoffmann JN, Hartl WH, et al. Antithrombin Ⅲ supplementation in severe sepsis: Beneficial effects on organ dysfunction [J]. Shock, 1997, 8 (5): 328-334.

65. Waydhas C, Nast-Kolb D, Gippner-Steppert C, et al. High-dose antithrombin Ⅲ treatment of severely injured patients: Results of a prospective study [J]. J Trauma, 1998, 45 (5): 931-940.

66. Stringer KA, Bose SK, Mccord JM. Antiinflammatory activity of tissue plasminogen activator in the carrageenan rat footpad model [J]. Free Radic Biol Med, 1997, 22 (6): 985-988.

67. Dunn JS, Nayar R, Campos J, et al. Feasibility of tissue plasminogen activator formulated for pulmonary delivery [J]. Pharm Res, 2005, 22 (10): 1700-1707.

·第二十三章·

抗氧化剂在 ARDS 中的应用及评价

第一节 抗氧化剂在 ARDS 中应用的原理

目前对于 ARDS 的具体发病机制仍不太明确，2004 年欧洲重症医学学会对全欧洲重症监护病房的一项调研表明，在 ARDS 的发病因素中，肺内因素占 55%，肺外因素占 20%，混合型因素占 21%，其余 4% 为特发性。肺外 ARDS 因素主要包括：脓毒血症、创伤、药物过量、急性胰腺炎、体外循环等，其中脓毒血症是最主要的因素，约占 1/3。尽管当前对于 ARDS 发病机制的认识尚不完善，但值得肯定的是，氧化应激反应是其重要的发病机制之一。

生物膜和亚细胞器磷脂中多不饱和脂肪酸（PUFA）含量很高，是受氧自由基（oxygen free radicals，OFR）攻击的主要对象，PUFA 之所以最易受攻击，是因为 PUFA 含有的双键削弱了毗邻的碳氢键，这种含弱键的碳称为"亚甲基碳"，与其相连的氢称为"丙烯基氢"，脂质过氧化就是自由基从亚甲基碳上抽取丙烯氢形成脂烷基所引发的。脂质过氧化除了直接导致生物膜损伤和各种功能障碍外，它在过氧化过程中还会生成大量高细胞毒性的丙二醛（MDA）。MDA 对机体危害极大，可与蛋白质、酶发生交联反应而影响其功能。

由于 OFR 通过损伤核酸、蛋白质和攻击脂质膜等对肺部组织、细胞结构进行攻击和破坏，导致肺部毛细血管内皮细胞、肺泡上皮细胞、基底膜细胞的膜脂质损伤、破坏，细胞内 DNA 损伤，蛋白合成障碍，线粒体受损；此外，缺血时交感-肾上腺髓质系统激活，释放大量儿茶酚胺，经单胺氧化酶生成的活性氧增加，OFR 进一步活化淋巴细胞，刺激 TNF-α 和其他细胞因子产生和释放。这些细胞因子进一步刺激中性粒细胞、巨噬细胞和其他细胞产生 OFR；此外，TNF-α 还能活化内皮细胞、上皮细胞，趋化中性粒细胞、嗜酸性粒细胞和其他免疫反应细胞。同时，细胞因子还会导致肺泡表面活性物质产生减少、缺失或表面活性物质活性蛋白破坏增多，使肺泡萎陷、肺不张，肺泡通气功能障碍，肺泡-毛细血管间的氧弥散功能障碍。总之，OFR 所致肺泡上皮和肺泡毛细血管内皮的损伤，使得毛细血管通透性增加、渗出增多，肺实质和间质性水肿，通气/血流比例失衡，产生低氧血症、呼吸困难或窘迫、肺部浸润阴影等，最终导致 ARDS 的发生。

如前所述，ARDS 时肺泡巨噬细胞、中性粒细胞、肺泡内皮细胞、上皮细胞及间质细胞被激活后，会产生大量的 OFR，引起氧化应激状态，造成肺组织细胞损害。根据氧化应激在肺损伤发病机制中的重要作用，外源性补充抗氧化剂可重建机体氧化与抗氧化平衡，减轻氧化损害，从而起到保护肺脏的作用。

（柯 路 方 萍）

第二节 抗氧化剂的临床应用

一、天然抗氧化剂

（一）超氧化物歧化酶（SOD）和过氧化氢酶（CAT）

SOD 以含金属蛋白的形式存在于各种需氧生物细胞内，SOD 歧化 O_2^- 时产生 H_2O_2，而清除 H_2O_2 需 CAT，因此 SOD 抗氧化治疗需同时合用 CAT。Gonzalez 等人研究表明，LPS 诱导的猪 ARDS 模型给予 EUK-8（一种 SOD 和 CAT 复合物的类似物）治疗后，可明显减轻肺动脉高压、低氧血症、肺水肿和降低肺组织中 MDA 的浓度。

（二）N-乙酰半胱氨酸

N-乙酰半胱氨酸（N-acetyl-L-cysteine，NAC）是左旋半胱氨酸的天然衍生物，分子内含有活跃的巯基（-SH），具有较强的抗氧化作用和黏痰溶解作用。NAC 作为黏液溶解剂和对乙酰氨基酚中毒的解毒剂自 20 世纪六七十年代就已应用于临床，20 世纪 80 年代以来，NAC 的抗氧化活性得到了重视。其细胞保护作用的可能机制如下：①以谷胱甘肽（glutathione，GSH）依赖性方式稳定细胞免于被 OFR 损伤；②阻断各种刺激因子激活 NF-κB，从而减少参与肺损伤的炎症介质的表达；③对 OFR 的清除作用和直接抗氧化作用，NAC 分子中巯基起直接抗氧化活性；④抑制 PMN 在肺脏的浸润；⑤保护抗蛋白酶免于被氧化失活。近年国内外大量实验研究证明，NAC 具有较强的抗氧化和细胞保护作用，并在一些临床研究中证实了 NAC 对肺损伤的保护作用。

二、维 生 素

（一）维生素 C

维生素 C 属于水溶性维生素类，也是人体血浆中最有效的水相抗氧化剂，在体内和脱氧抗坏血酸形成可逆的氧化还原系统，在生物氧化及还原过程和细胞呼吸中发挥重要作用。它作为已知的重要抗氧化剂，早已应用于临床。有临床研究通过观察肺炎患儿的体温、咳嗽、喘息、干湿啰音、白细胞总数和肺部 X 线指标，判定维生素 C 对婴幼儿肺炎的疗效。结果显示，与常规联合用药相比，抗氧化剂维生素 C 对控制症状及消除干湿啰音具有比较明显的疗效，并能显著缩短病程，促进疾病恢复。此外，大量在成人病人中的研究也都证实维生素 C 能通过降低氧化应激反应来预防和治疗肺炎。

（二）维生素 E

维生素 E 属于脂溶性维生素类，存在于各种细胞膜中，主要功能有清除 OFR、阻断细胞膜脂质过氧化作用，阻止 PMN 与内皮细胞的黏附，减少 PMN 的移行和肺部浸润等。各种趋化因子，如角化细胞趋化因子（keratinocytes chemokines，KC），MIP-1 和 MIP-1α 均参与了 LPS 诱发的 ALI 过程，其中氧化应激是这些趋化因子表达的重要调节剂，而维生素 E 能保护 LPS 诱导的肺损伤。Rocksen 等人的研究表明，LPS 诱导的肺损伤模型予以腹腔注射维生素 E 后，气道中乳酸脱氢酶活性明显减弱、肺水肿程度明显减轻、肺间质中 PMN 明显减少。此外，维生素 E 还有非抗氧化性保护作用，可抑制蛋白激酶 C（PKC）活化和血管平滑肌细胞增殖、抑制内皮细胞产生 NO 以及中性粒细胞和巨噬细胞过氧化物的产生。Kono 等人在脓毒症所致 ALI 的大鼠模型中也观察到了维生素 E 的这种肺脏保护作用。

（三）β-胡萝卜素和维生素 A

β-胡萝卜素是一类脂溶性抗氧化剂，是维生素 A 的前体，具有较强的清除单线态氧的能力。研究表明，肺囊性纤维化和支气管扩张症病人机体的 β-胡萝卜素和维生素 E 水平明显不足，而且容易产生氧化反应，经加用 β-胡萝卜素后情况明显好转。Sarada 等人研究低氧诱发氧化应激反应的大鼠发现，大鼠血浆中 GSH、谷胱甘肽过氧化酶（GSH-Px）和 β-胡萝卜素明显下降，经外源性补充 β-胡萝卜素后，其血浆中 GSH 和谷胱甘肽过氧化酶的水平明显回升，表明 β-胡萝卜素能使氧化应激所致的肺损伤病人受益。此外，外源性补充维生素 A 也能通过降低氧化应激来减轻肺损伤。

（四）维生素 D

近年来越来越多的研究发现，维生素 D 缺乏也会导致肺损伤的危险性增加。体外试验发现，维生素 D 缺乏会导致脓毒症小鼠的白细胞趋化功能受损。但大部分临床试验未能发现维生素 D 的缺乏与肺损伤发生之间的明显相关性。与此同时，另一个关于维生素 D 预防食管切除术后 ALI 发生的大型临床研究也正在进行中。因此，目前关于维生素 D 与 ALI 之间的确切关系尚无定论。

三、微　量　元　素

（一）硒

硒是人体必需的微量元素，具有直接清除 OFR 的作用；也是 GSH-Px 的重要组成成分。GSH-Px 能催化脂质过氧化物转化为细胞毒性较小的醇类。低血清硒水平与肺损伤之间存在一个明显的负相关：硒水平越低，发生 ALI 的风险越高。另外，百草枯中毒所致 ALI 的动物模型也发现，外源性补充硒能减轻肺损伤，其主要机制是降低氧化应激反应。

（二）锗

低浓度锗能提高肝细胞内还原型谷胱甘肽水平，后者具有抑制脂质过氧化物形成、清除体内 OFR 的作用。近期的一个动物实验发现，在肺部病毒感染动物的饲料中添加低剂量锗，能明显提高动物的抗病毒能力以及免疫活性。但目前尚无关于锗在 ALI/ARDS 病人临床中的研究。

（三）锌

锌在 ALI/ARDS 中起着一个"双刃剑"的作用，大剂量氯化锌、氧化锌的吸入会增加机体的氧化应激反应，导致 ALI 的发生；但另一方面，锌能参与 SOD 和 H_2O_2 的合成，后两者分别是超氧自由基和 H_2O_2 的清除剂。因此，锌的缺乏也会加重 ALI 的发生。由此也说明，小剂量补充锌可能对 ALI 起到一定的保护作用。

四、中　草　药

Leung 等人发现，金银花中的毛地黄酮能够通过活化抗氧化酶如 SOD 和 CAT 诱导肺腺癌 CH27 细胞凋亡。而松果菊苷、胡黄连素、二丙烯基三硫、姜黄素、人参、何首乌、鱼腥草及姜黄等也具有一定的抗氧化作用，但中药的抗氧化作用与 ALI/ARDS 之间的研究报道尚少。

五、合成抗氧化剂

新型的合成抗氧化剂，如依达拉奉、四氢吡咯二硫代氨基甲酸酯及乌司他汀等，有报道称可减轻肺损伤，其作用机制均是作用于氧化应激的各个通路，阻断氧化应激反应的进一步加重，从而减轻肺损伤。但这些研究大部分是体外研究或者动物实验，其有效性有待于大型临床试验的验证。

（柯　路　方　萍）

第三节　循证评述抗氧化剂在 ARDS 中应用的疗效

尽管使用 NAC 和维生素等抗氧化剂在动物模型及临床试验中显示可改善生物学参数，但他们对病死率均无显著影响。

一、N-乙酰半胱氨酸和丙半胱氨酸

抗氧化剂 NAC 和丙半胱氨酸通过提供合成 GSH 的前体物质半胱氨酸，提高细胞内 GSH 水平，依靠 GSH 氧化还原反应来清除体内 OFR，从而减轻肺损伤。然而，临床上关于 NAC 对 ALI/ARDS 治疗作用相关的研究并不太多。研究证实，静脉注射 NAC 对 ALI 病人可显著改善全身氧合和缩短机械通气时间。Laurent 等人对 16 例 ARDS 病人进行一个随机对照的临床研究来探讨 NAC 的作用机制，发现静脉注射 NAC 的 ARDS 病人粒细胞 GSH 的水平明显高于未注射 NAC 的病人，但是两组病人内源性 OFR 的水平没有明显差异，说明 NAC 对 ARDS 病人的保护机制可能不仅通过抗氧化这一途径。随后，在 ARDS 病人中进行的 NAC Ⅱ期随机对照临床试验也发现，NAC 虽然有缩短肺损伤病程和阻止肺外器官衰竭的趋势，但未能减少机械通气时间和降低病死率。另外，丙半胱氨酸的 Ⅱ、Ⅲ期临床试验也证实，它并不能显著改善 ARDS 病人预后。因此，目前尚无足够的证据支持 NAC 等抗氧化剂治疗 ARDS 的疗效。

二、维　生　素

鉴于维生素 E 的抗氧化作用，它也一直是 ARDS 中研究的热点。Ochiai 等人利用脓毒症大鼠模型研究发现，静脉注射水溶性维生素 E 的衍生物 TMG 能够有效降低大鼠的病死率，并且能降低肺泡通透性、减轻肺水肿；此外，TMG 还能明显减少中性粒细胞在肺脏的浸润。Uchiyama 等人也进一步证实，静脉注射与气管滴注 TMG 均能明显减轻脓毒症小鼠的肺部炎症反应，减轻肺损伤。虽然维生素 E 的效果在动物模型身上均得到了有效的证实，但其确切疗效仍有待大型临床研究来进一步证实。

维生素 A 和 β-胡萝卜素也是影响 ARDS 发生发展的重要微量元素。研究发现，与健康对照人群相比，ARDS 病人血清维生素 A 和 β-胡萝卜素水平明显降低，说明 ARDS 病人普遍存在维生素 A 和 β-胡萝卜素的缺乏甚至缺失，但是这些微量元素在 ARDS 发生发展过程中的具体作用机制目前尚不十分明确。

近年来越来越多的研究发现，维生素 D 水平与 ARDS 的发生存在着密切的关系。Thickett 等人通过回顾 1985 名重症病人的资料发现，这些重症病人 ARDS 的发生与他们入院前的维生素 D 水平密切相关，入院前维生素 D 水平越低，发生 ARDS 的概率越大。随后

Dancer 等人的研究进一步证实了维生素 D 与 ARDS 之间的关系。他们通过研究正常对照人群、有 ARDS 风险的人群以及 ARDS 病人这三组人群的维生素 D 水平，发现正常对照人群中维生素 D 水平是最高的，随后是有 ARDS 风险的人群，最低的是 ARDS 病人。而给予外源性维生素 D 补充后，病人 EVLWI 明显降低，ARDS 症状明显减轻，说明维生素 D 缺乏可能会促进 ARDS 进展，外源性予以维生素 D 可能是 ARDS 治疗中一个重要的组成部分。另外，体外试验也证实，维生素 D 是肺泡上皮细胞的一个重要营养底物，直接证实了维生素 D 缺乏与 ARDS 发生之间的相关性。

三、鱼　油

鱼油富含 ω-3 脂肪酸，如二十二碳六烯酸（DHA）、二十碳五烯酸（EPA）等，也具有免疫调节作用，可抑制二十烷花生酸样促炎因子释放，并促进 PGE₁ 生成。研究显示，通过肠道给 ARDS 病人补充 EPA、γ-亚油酸和抗氧化剂，可使病人肺泡灌洗液内中性粒细胞减少，IL-8 释放受到抑制，病人病死率降低。对机械通气的 ALI 病人的研究也显示，肠内补充 EPA 和 γ-亚油酸可显著改善氧合和肺顺应性，明显缩短机械通气时间，但对生存率没有影响。Gadek 等人在一个 98 名 ARDS 病人的临床试验中，将病人随机分为接受标准鼻饲或联合 EPA 和 γ-亚麻酸的治疗。结果显示联合治疗组氧合更好，连续肺泡灌洗液中的白细胞水平更低，ICU 住院时间和机械通气时间也更短。另一项 100 名病人的试验中发现，联合治疗组在肺静态顺应性和呼吸机持续时间上也有明显改善。然而令人失望的是，近期相关研究都显示鱼油对 ARDS 病人的生存率没有明显改善。

总的来说，已知的抗氧化剂众多，尽管这些药物的临床效果有限，尚未在指南中明确推荐，但鉴于研究的短期性质，我们期待更多深入的研究来进一步阐明这些抗氧化剂的确切疗效，并且进一步阐明氧化损伤的发生机制，通过转基因技术调节肺内缺陷酶的活性或增加抗氧化剂的合成，为探索治疗 ARDS 的新途径提供重要的理论和实践依据。

四、表面活性物质

内源性表面活性物质的作用是保持肺泡的表面张力，防止萎陷。另外，表面活性物质还能促进黏液的清除，清除 OFR，抑制炎症介质的生成。许多介质如 OFR、蛋白酶、脂肪酶、生物活性脂、血清蛋白等的变化都会导致表面活性物质的组分和功能发生改变。

外源性肺泡表面活性物质理论上能够极大改善上述状况，因此引发了相关学者对研究肺泡表面活性物质在 ARDS 中应用的极大兴趣。应用肺泡表面活性蛋白 C、人工合成的肺泡表面活性物质、动物表面活性物质冻干粉在动物实验上均有效。但是关于肺泡表面活性物质对 ARDS 病人的具体疗效，众多临床研究的结果也争议颇多。meta 分析的结果大多认为，肺泡表面活性物质虽然能够提高 ARDS 病人氧合，但不能改善病人预后。然而，儿科的临床研究却发现，气管内注射特制的肺泡表面活性物质（calfactant）能够同时改善 ARDS 患儿的氧合和预后。

因此，目前尚无证据显示表面活性物不能应用于临床试验，但已获得的研究数据表明，更为深入的有关表面活性物质替代治疗的临床试验最好进行充分的论证并获得授权。未来，关于表面活性物质的临床试验应在给药剂量、方式和时间上同疗效观察一样进行充分的设计，并着重关注对炎症和纤维化的疗效，也许会取得比较理想的结果。

（柯　路　方　萍）

参考文献

1. Gadek JE, Pacht ER. The interdependence of lung antioxidants and antiprotease defense in ARDS ［J］. Chest, 1996, 110 (6 Suppl)：273S-277S.

2. Bernard GR, Wheeler AP, Arons MM, et al. A trial of antioxidants n-acetylcysteine and procysteine in ARDS. The antioxidant in ARDS study group ［J］. Chest, 1997, 112 (1)：164-172.

3. Domenighetti G, Suter PM, Schaller MD, et al. Treatment with N-acetylcysteine during acute respiratory distress syndrome：A randomized, double-blind, placebo-controlled clinical study ［J］. J Crit Care, 1997, 12 (4)：177-182.

4. Kucukbay H, Yakinci C, Kucukbay FZ, et al. Serum vitamin a and beta-carotene levels in children with recurrent acute respiratory infections and diarrhoea in malatya ［J］. J Trop Pediatr, 1997, 43 (6)：337-340.

5. Cobanoglu N, Ozcelik U, Gocmen A, et al. Antioxidant effect of beta-carotene in cystic fibrosis and bronchiectasis：Clinical and laboratory parameters of a pilot study ［J］. Acta Paediatr, 2002, 91 (7)：793-798.

6. Ochiai J, Takano H, Ichikawa H, et al. A novel water-soluble vitamin E derivative, 2-(alpha-D-glucopyranosyl) methyl-2, 5, 7, 8-tetramethylchroman-6-ol, protects against acute lung injury and mortality in endotoxemic rats ［J］. Shock, 2002, 18 (6)：580-584.

7. Brun-Buisson C, Minelli C, Bertolini G, et al. Epidemiology and outcome of acute lung injury in European intensive care units. Results from the alive study ［J］. Intensive Care Med, 2004, 30 (1)：51-61.

8. Uchiyama K, Takano H, Yanagisawa R, et al. A novel water-soluble vitamin E derivative prevents acute lung injury by bacterial endotoxin ［J］. Clin Exp Pharmacol Physiol, 2004, 31 (4)：226-230.

9. Nihon Kokyuki Gakkai Zasshi. Guideline for the management of ALI/ARDS ［J］. 2005, Suppl：1-65.

10. Taut FJ, Rippin G, Schenk P, et al. A search for subgroups of patients with ARDS who may benefit from surfactant replacement therapy：A pooled analysis of five studies with recombinant surfactant protein-C surfactant (Venticute) ［J］. Chest, 2008, 134 (4)：724-732.

11. Yamaoka S, Kim HS, Ogihara T, et al. Severe vitamin e deficiency exacerbates acute hyperoxic lung injury associated with increased oxidative stress and inflammation ［J］. Free Radic Res, 2008, 42 (6)：602-612.

12. Hofstra JJ, Levi M, Schultz MJ. HETRASE study--did heparin treatment benefit patients with ALI/ARDS? ［J］. Crit Care Med, 2009, 37 (8)：2490.

13. Moradi M, Mojtahedzadeh M, Mandegari A, et al. The role of glutathione-S-transferase polymorphisms on clinical outcome of ALI/ARDS patient treated with N-acetylcysteine ［J］. Respir Med, 2009, 103 (3)：434-441.

14. Sahin H, Uyanik F, Inanc N, et al. Serum zinc, plasma ghrelin, leptin levels, selected biochemical parameters and nutritional status in malnourished hemodialysis patients ［J］. Biol Trace Elem Res, 2009, 127 (3)：191-199.

15. Hayakawa M, Katabami K, Wada T, et al. Sivelestat (selective neutrophil elastase inhibitor) improves the mortality rate of sepsis associated with both acute respiratory distress syndrome and disseminated intravascular coagulation patients ［J］. Shock, 2010, 33 (1)：14-18.

16. Chen X, Bian J, Ge Y. Zinc-deficient diet aggravates ventilation-induced lung injury in rats ［J］. J Biomed Res, 2012, 26 (1)：59-65.

17. Kim KS, Suh GJ, Kwon WY, et al. Antioxidant effects of selenium on lung injury in paraquat intoxicated rats ［J］. Clin Toxicol (Phila), 2012, 50 (8)：749-753.

18. Pilarczyk B, Jankowiak D, Tomza-Marciniak A, et al. Selenium concentration and glutathione peroxidase

（GSH-Px）activity in serum of cows at different stages of lactation ［J］. Biol Trace Elem Res, 2012, 147 （1-3）: 91-96.

19. Beitler JR, Hubmayr RD, Malhotra A. Crosstalk opposing view: There is not added benefit to providing permissive hypercapnia in the treatment of ARDS ［J］. J Physiol, 2013, 591 （Pt 11）: 2767-2769.

20. Curley GF, Laffey JG, Kavanagh BP. Crosstalk proposal: There is added benefit to providing permissive hypercapnia in the treatment of ARDS ［J］. J Physiol, 2013, 591 （Pt 11）: 2763-2765.

21. Lee SM, Mclaughlin JN, Frederick DR, et al. Metallothionein-induced zinc partitioning exacerbates hyperoxic acute lung injury ［J］. Am J Physiol Lung Cell Mol Physiol, 2013, 304 （5）: L350-360.

22. Parekh D, Thickett DR, Turner AM. Vitamin D deficiency and acute lung injury ［J］. Inflamm Allergy Drug Targets, 2013, 12 （4）: 253-261.

23. Barnett N, Zhao Z, Koyama T, et al. Vitamin D deficiency and risk of acute lung injury in severe sepsis and severe trauma: A case-control study ［J］. Ann Intensive Care, 2014, 4 （1）: 5.

24. Chen Y, Luo G, Yuan J, et al. Vitamin C mitigates oxidative stress and tumor necrosis factor-alpha in severe community-acquired pneumonia and LPS-induced macrophages ［J］. Mediators Inflamm, 2014, 2014: 426740.

25. Walter J, Ware LB, Matthay MA. Mesenchymal stem cells: Mechanisms of potential therapeutic benefit in ARDS and sepsis ［J］. Lancet Respir Med, 2014, 2 （12）: 1016-1026.

26. Dancer RC, Parekh D, Lax S, et al. Vitamin D deficiency contributes directly to the acute respiratory distress syndrome （ARDS） ［J］. Thorax, 2015, 70 （7）: 617-624.

27. Thickett DR, Moromizato T, Litonjua AA, et al. Association between prehospital vitamin D status and incident acute respiratory failure in critically ill patients: A retrospective cohort study ［J］. BMJ Open Respir Res, 2015, 2 （1）: e000074.

28. Zhao J, Fan B, Wu Z, et al. Serum zinc is associated with plasma leptin and Cu-Zn SOD in elite male basketball athletes ［J］. J Trace Elem Med Biol, 2015, 30: 49-53.

·第二十四章·

中性粒细胞弹性蛋白酶抑制剂在 ARDS 中的应用及评价

酶抑制剂，是一类可以结合酶并降低其活性的分子。迄今为止，用于治疗 ARDS 的酶抑制剂有中性粒细胞弹性蛋白酶（neutrophil elastase，NE）抑制剂、环氧化酶抑制剂、磷酸二酯酶抑制剂、基质金属蛋白酶抑制剂，其中临床研究最多的是中性粒细胞弹性蛋白酶抑制剂，本章将重点阐述，后 3 种酶抑制剂临床研究资料较少，仅停留在动物实验研究阶段，不再赘述。

第一节　中性粒细胞弹性蛋白酶抑制剂在 ARDS 中应用的原理

一、NE 的特性及病理作用

NE 是中性粒细胞产生的一种丝氨酸蛋白酶，属于丝氨酸蛋白酶超家族，主要贮存于中性粒细胞的嗜苯胺蓝颗粒中。近年研究表明，NE 与内源性中性粒细胞弹性蛋白酶抑制剂（HNEI）的平衡失调可导致众多疾病的发生和发展，如 ARDS、肺气肿、囊性肺纤维化、哮喘等。

细胞内 NE 主要的生理作用是降解细胞内被吞噬的外来有机分子。细胞外的 NE 具有极强的破坏力，它能降解各种各样的细胞外基质蛋白，包括弹性蛋白、胶原、纤维蛋白及层粘连蛋白，还可降解凝血因子、补体、细胞因子和蛋白酶抑制剂等。另外，NE 也可促进黄嘌呤脱氢酶转变为黄嘌呤氧化酶，从而增加该酶系统的活性，产生超氧阴离子和 H_2O_2，导致氧化应激。在生理条件下，细胞外 NE 活性被内源性蛋白酶抑制剂（如 α_1-蛋白酶抑制剂）控制；在病理情况下，中性粒细胞被激活，NE 溢出细胞外，诱导内皮细胞产生趋化因子，上调白介素-8 的表达和释放，增强中性粒细胞的黏附能力。同时破坏细胞外基质和基膜。

二、NE 和 ARDS

ARDS 的病理生理学特征是组织和肺泡水肿，大量中性粒细胞在肺内募集。NE 是最具有破坏性的酶之一，它能降解几乎所有细胞外基质和血浆中重要的蛋白质，在 ARDS 的病理生理机制中起着重要的作用。早期几项研究表明，ARDS 病人的 BAL 或血浆中 NE 含量和活性显著增加，血浆 NE 水平 >220ng/ml 的 SIRS 病人很有可能已进展为 ARDS。因此，血浆 NE 可作为 ALI 的预测因子。新近的研究发现，与健康人群及非 ARDS 的危重病人相比，ARDS 病人血浆中的 NE 浓度显著增高，内源性 NE 抑制剂（PI_3）明显降低，NE/PI_3 比值明显增高，研究认为血浆 PI_3、NE、NE/PI_3 可能是监测 ARDS 进展的临床标志物。多项动物实验研究表明，血浆内 NE 水平与肺损伤的严重性呈正相关，表明 NE 在 ALI 的病理生理机制中起着重要的作用。因此，NE 拮抗剂或抑制剂治疗 ARDS 可能是有效的。

（季宪飞　吴冠楠）

第二节　中性粒细胞弹性蛋白酶抑制剂的临床应用

许多药物已被尝试用来治疗 ARDS 病人，如吸入一氧化氮、神经肌肉阻滞剂、糖皮质激素、β 受体阻断剂、他汀类药物、抗凝剂等。动物实验研究表明，应用 NE 抑制剂可显著减轻内毒素、脓毒症、油酸、烧伤、缺血再灌注介导的各种动物模型 ALI。近年来，NE 抑制剂也被多项研究用于 ARDS 临床治疗。

西维来司钠是 NE 的特异性抑制剂，由日本小野制药株式会社最早研制，是全球首个用于治疗伴有 SIRS 的 ALI 药物。2002 年，西维来司钠首次在日本获得生产许可，并于 2002 年 6 月 17 日在日本上市。中国医学科学院药物研制所也成功研发出该药物，并于 2003 年 5 月 19 日获得中华人民共和国原国家食品药品监督管理局批准，进入临床研究阶段，用于治疗非典型肺炎引起的 ALI。早在 1995 年 10 月，在日本启动的西维来司钠的 Ⅲ 期临床试验结果显示西维来司钠提高 ARDS 病人的肺功能，减少机械通气时间及缩短 ICU 住院时间，但 30 天存活率并没有显著增加。一项国际多中心（不包括日本）、双盲、安慰剂对照研究（STRIVE 研究）并没得到相同的结果，与安慰剂对照组相比，西维来司钠组 28 天全因病死率和机械通气时间并未减少，相反，180 天全因病死率还有所增加。同样，一项随机对照试验研究也表明西维来司钠不仅不能降低 ARDS 病人的病死率，而且对呼吸机脱机时间及 ICU 住院时间也无显著影响。这似乎对西维来司钠治疗 ARDS 的临床疗效提出了质疑。STRIVE 研究发布后，日本药品和医疗设备综合机构要求日本小野制药株式会社开展西维来司钠上市后的临床研究，进而评价西维来司钠的临床疗效及安全性，即西维来司钠 Ⅳ 期临床研究，结果显示西维来司钠有助于 ALI 病人早期脱机，提高存活率，长期应用也无副作用。最近一项 PiCCO 监测 ARDS 病人血管外肺水的研究显示，尽管西维来司钠没有显著降低 28 天病死率，但可增加血管外肺水，延长 ARDS 病人的脱机时间。

食管切除术后并发 ARDS 很常见，且病死率较高。Suda 等人对西维来司钠用于治疗食管癌切除术后并发 ARDS 进行了研究，结果发现与对照组相比，西维来司钠组 SIRS 持续时间、机械通气时间和 ICU 住院时间均显著缩短。Makino 等人研究结果显示，围术期给予西维来司钠可明显提高胸腔镜下食管癌切除术后病人的氧合指数，并减少其 SIRS 持续时间、机械通气时间和 ICU 住院时间。还有研究表明食管癌切除术前预防性应用西维来司钠可改善术后病人的呼吸功能，这可能与西维来司钠抑制食管癌切除术后导致的炎症反应有关。新近一项小样本研究显示，与对照组相比，西维来司钠可显著改善肺切除术后导致 ALI 病人的呼吸功能，缩短机械通气时间，明显降低病死率。

体外循环（CPB）已成为心脏外科手术的基本辅助手段，ARDS 是 CPB 后的常见并发症。2006 年，一项小样本随机、双盲、临床研究评价西维来司钠对体外循环后 ALI 病人的疗效，共纳入 14 例病人，西维来司钠组持续给予西维来司钠 0.2mg/（kg·h） 4 天，对照组给予同样剂量的生理盐水。结果发现与对照组相比，西维来司钠显著降低血浆中 NE、IL-8 浓度，呼吸指数显著降低，氧合指数显著升高。随后多项临床研究也证实，西维来司钠可显著提高体外循环后病人的氧合指数和肺功能。新近 Kohira 和 Inoue 等学者研究结果显示，预防性应用西维来司钠可减轻体外循环围术期的炎症反应，改善行先天性心脏病手术患儿的临床预后。

胃内容物误吸也是 ARDS 的常见原因。一项回顾性分析显示，西维来司钠可明显缩短误吸相关性 ALI 病人的机械通气时间，提高氧合指数。随后，日本两所大学附属医院进行了一项西维来司钠的前瞻性研究，共纳入 44 例因误吸导致肺炎的病人，其中西维来司钠组 23 人，对照组 21 人，入住 ICU 后第 7 天的肺损伤评分和氧合指数是主要终点。与对照组相比，西维来司钠组肺损伤评分明显降低，氧合指数明显提高。

另外 3 项研究西维来司钠对脓毒症导致 ARDS 病人的治疗。其中一项研究纳入了 49 例腹部脓毒症外科手术后导致的 ARDS 病人，西维来司钠组 34 人，对照组 15 人。结果发现西维来司钠组机械通气天数和 ICU 住院时间明显缩短。除此以外，氧合、血小板减少症和多器官功能障碍评分大大改善。另一项回顾性研究分析了 167 例脓毒症并发 ARDS 和弥散性血管内凝血（disseminated intravascular coagulation，DIC）的病人，其中西维来司钠组 34 人，对照组 133 人，结果表明西维来司钠组 ICU 住院时间显著缩短，西维来司钠是预测脓毒症并发 ARDS 和 DIC 病人存活的独立预测因子。最近一项回顾性研究纳入了 110 例脓毒症导致 ARDS 的病人，其中西维来司钠组 70 人，对照组 40 人，结果显示西维来司钠组机械通气时间显著缩短，而氧合指数显著增高，但总体病死率两组无显著差异。

目前没有一种药物可以明确降低 ARDS 病人的病死率，多项研究显示西维来司钠联合其他治疗措施可显著提高 ARDS 病人的呼吸功能，提高存活率。一项回顾性分析研究评价了西维来司钠联合人重组可溶性血栓调节蛋白（rhTM）对合并 DIC 的 ARDS 病人的治疗效果，结果发现，与对照组相比，西维来司钠和 rhTM 联合治疗显著提高了 ARDS 合并 DIC 病人的 60 天存活率，缩短机械通气时间；且与对照组相比，西维来司钠治疗组、rhTM 组、西维来司钠和 rhTM 联合治疗组氧合指数显著提高，DIC 评分显著降低。

基于以上证据，NE 抑制剂西维来司钠治疗 ARDS 在某些方面是有效的。此外，还有研究显示预防性应用西维来司钠可显著减少主动脉夹层、体外循环、食管切除术病人的 ALI/ARDS 发生率。

（季宪飞 吴冠楠）

第三节 循证评述中性粒细胞弹性蛋白酶抑制剂在 ARDS 中应用的疗效

目前对西维来司钠能否降低 ARDS 病人病死率还存在争议，临床研究结果也不一致。

1995 年启动了西维来司钠的Ⅲ期临床试验。该临床试验分为两部分：研究一为双盲、多中心的对照研究，1997 年 3 月份完成。70 家研究中心参与该临床试验，共纳入了 230 例进行机械通气治疗的伴有 SIRS 的 ALI 病人，随机分为两组，西维来司钠 0.20mg/（kg·h）组（最佳剂量组）和西维来司钠 0.004mg/（kg·h）组（对照组），结果显示西维来司钠提高肺功能改善率，减少机械通气时间及缩短 ICU 住院时间，然而 30 天存活率并没有显著增加。随后 2000 年 12 月启动了研究二以证实西维来司钠 0.20mg/（kg·h）的疗效，由日本 14家研究中心完成，为非双盲研究，2001 年 6 月完成，共纳入了 20 例病人，结果与研究一相同。然而，随后一项国际多中心（不包括日本）、双盲、安慰剂对照研究（STRIVE 研究）并没有得到相同的结果。共 105 家医院参与了此项研究，包括美国、加拿大、比利时、西班牙、澳大利亚和新西兰。共纳入了 492 例机械通气的 ALI 病人，结果显示与安慰剂对照组相比，西维来司钠组 28 天全因病死率和机械通气时间并未减少，相反 180 天全因病死率还有所增加。这些研究结果不一致，其可能的原因是日本的临床研究纳入的 ALI病人较年轻，呼吸及其他器官功能损害较轻，以及排除了烧伤和创伤病人。除此以外，日本的西维来司钠临床研究把 SIRS 纳入入选标准，而 STRIVE 研究则没有。另研究人群的差异可能影响研究结果。

STRIVE 研究后另有两项小样本研究报道，西维来司钠可改善 ARDS 病人的氧合，减少机械通气时间及 ICU 住院时间。随后，西维来司钠对合并 SIRS 的 ARDS 病人的研究陷入沉寂，更多西维来司钠的研究转向食管切除术、体外循环、胃内容物误吸、脓毒症等引起的 ARDS，均显示与安慰剂相比，西维来司钠可明显提高该类型 ARDS 病人的氧合指数，机械通气时间和 ICU 住院时间明显减少。

2011 年，日本药品和医疗设备综合机构要求日本小野制药株式会社开展西维来司钠上市后的临床研究，即Ⅳ期临床研究，进而评价西维来司钠的临床疗效及安全性。共 199 家医院参与了研究，其中 111 家医院应用西维来司钠作为治疗组，共 404 名 ALI 病人；88 家医院不应用西维来司钠作为对照组，共 177 名 ALI 病人，以脱机天数（ventilator-free days，VFD）为主要终点，次要终点为脱机率、ICU 出院率和 180 天存活率。结果显示西维来司钠组的脱机率和 ICU 出院率显著增高；校正的 180 天存活率也显著提高。最终认为西维来司钠有助于 ALI 病人早期脱机，提高存活率，长期应用也无副作用。然而，日本神户大学医学院的 Iwata 对此项研究提出了质疑：该研究对照组病人的年龄更大，氧合指数更低，器官衰竭数目更多，APACHE Ⅱ评分更高，从发病到纳入研究的时间更晚，对照组病人病情更重，且该研究应用的统计学方法也不合适，故存在严重偏倚。

一项系统回顾分析纳入了一个国际性多中心临床研究及七项日本的临床试验，发现与对照组相比，西维来司钠并没有降低 28 天或 30 天的病死率，尽管西维来司钠在第 3 天改善了氧合，但并没有减少机械通气持续时间。作者指出，该项分析的局限性包括样本量较小，纳入的临床试验大部分为非完全双盲，还排除了预防性应用西维来司钠的临床研究。新近一项针对西维来司钠对食管切除术病人疗效的系统回顾分析共纳入了 13 项研究，结果显示西维来司钠组在术后第 5 天机械通气时间显著减少，术后 ALI 发生率明显降低，但肺炎发生率及 ICU 住院时间并未减少。

以上大部分西维来司钠的临床研究主要集中于日本的几家中心和医院，除药厂实施的Ⅲ期、Ⅳ期临床研究外，大部分不是双盲研究，且样本量相对较小，可能对结果产生了一定影响，今后需要国际多中心、大样本、前瞻性、随机、双盲、对照研究进一步验证西维来司钠对 ARDS 的疗效。

（季宪飞　吴冠楠）

参考文献

1. Tremblay GM, Janelle MF, Bourbonnais Y. Anti-inflammatory activity of neutrophil elastase inhibitors [J]. Curr Opin Investig Drugs, 2003, 4 (5): 556-565.

2. Lee WL, Downey GP. Leukocyte elastase: Physiological functions and role in acute lung injury [J]. Am J Respir Crit Care Med, 2001, 164 (5): 896-904.

3. Travis J, Salvesen GS. Human plasma proteinase inhibitors [J]. Annu Rev Biochem, 1983, 52: 655-709.

4. Zhou X, Dai Q, Huang X. Neutrophils in acute lung injury [J]. Front Biosci (Landmark Ed), 2012, 17: 2278-2283.

5. Donnelly SC, Macgregor I, Zamani A, et al. Plasma elastase levels and the development of the adult respiratory distress syndrome [J]. Am J Respir Crit Care Med, 1995, 151 (5): 1428-1433.

6. Suter PM, Suter S, Girardin E, et al. High bronchoalveolar levels of tumor necrosis factor and its inhibitors, interleukin-1, interferon, and elastase, in patients with adult respiratory distress syndrome after trauma, shock, or sepsis [J]. Am Rev Respir Dis, 1992, 145 (5): 1016-1022.

7. Kodama T, Yukioka H, Kato T, et al. Neutrophil elastase as a predicting factor for development of acute lung injury [J]. Intern Med, 2007, 46 (11): 699-704.

8. Wang Z, Chen F, Zhai R, et al. Plasma neutrophil elastase and elafin imbalance is associated with acute respiratory distress syndrome (ARDS) development [J]. PLoS One, 2009, 4 (2): e4380.

9. Chai JK, Cai JH, Deng HP, et al. Role of neutrophil elastase in lung injury induced by burn-blast combined injury in rats [J]. Burns, 2013, 39 (4): 745-753.

10. Tao W, Miao QB, Zhu YB, et al. Inhaled neutrophil elastase inhibitor reduces oleic acid-induced acute lung injury in rats [J]. Pulm Pharmacol Ther, 2012, 25 (1): 99-103.

11. Hagio T, Matsumoto S, Nakao S, et al. Elastase inhibition reduced death associated with acid aspiration-induced lung injury in hamsters [J]. Eur J Pharmacol, 2004, 488 (1-3): 173-180.

12. Tsai YF, Yu HP, Chang WY, et al. Sirtinol inhibits neutrophil elastase activity and attenuates lipopolysaccharide-mediated acute lung injury in mice [J]. Sci Rep, 2015, 5: 8347.

13. Nishina K, Mikawa K, Takao Y, et al. Ono-5046, an elastase inhibitor, attenuates endotoxin-induced acute lung injury in rabbits [J]. Anesth Analg, 1997, 84 (5): 1097-1103.

14. Suda K, Takeuchi H, Hagiwara T, et al. Neutrophil elastase inhibitor improves survival of rats with clinically relevant sepsis [J]. Shock, 2010, 33 (5): 526-531.

15. Kishima H, Takeda S, Miyoshi S, et al. Microvascular permeability of the non-heart-beating rabbit lung after warm ischemia and reperfusion: Role of neutrophil elastase [J]. Ann Thorac Surg, 1998, 65 (4): 913-918.

16. 杜冠华, 关松, 冯文化. 西维来司钠治疗 ALI 研究现状 [J]. 中国药学杂志, 2004, 39 (5): 321-324.

17. Zeiher BG, Artigas A, Vincent JL, et al. Neutrophil elastase inhibition in acute lung injury: Results of the strive study [J]. Crit Care Med, 2004, 32 (8): 1695-1702.

18. Kadoi Y, Hinohara H, Kunimoto F, et al. Pilot study of the effects of ONO-5046 in patients with acute respiratory distress syndrome [J]. Anesth Analg, 2004, 99 (3): 872-877.

19. Inoue Y, Tanaka H, Ogura H, et al. A neutrophil elastase inhibitor, sivelestat, improves leukocyte deformability in patients with acute lung injury [J]. J Trauma, 2006, 60 (5): 936-943; discussion 943.

20. Aikawa N, Ishizaka A, Hirasawa H, et al. Reevaluation of the efficacy and safety of the neutrophil elastase inhibitor, sivelestat, for the treatment of acute lung injury associated with systemic inflammatory response syn-

drome: a phase Ⅳ study [J]. Pulm Pharmacol Ther, 2011, 24 (5): 549-554.

21. Tagami T, Tosa R, Omura M, et al. Effect of a selective neutrophil elastase inhibitor on mortality and ventilator-free days in patients with increased extravascular lung water: a post hoc analysis of the PiCCO Pulmonary Edema Study [J]. J Intensive Care, 2014, 2 (1): 67.

22. Suda K, Kitagawa Y, Ozawa S, et al. Neutrophil elastase inhibitor improves postoperative clinical courses after thoracic esophagectomy [J]. Dis Esophagus, 2007, 20 (6): 478-486.

23. Makino H, Kunisaki C, Kosaka T, et al. Perioperative use of aneutrophil elastase inhibitor in video-assisted thoracoscopic oesophagectomy for cancer [J]. Br J Surg, 2011, 98 (7): 975-982.

24. Nagai Y, Watanabe M, Baba Y, et al. Preventive effect of sivelestat on postoperative respiratory disorders after thoracic esophagectomy [J]. Surg Today, 2013, 43 (4): 361-366.

25. Yamaguchi K, Sugasawa Y, Takeuchi K, et al. Effects of sivelestat on bronchial inflammatory responses after esophagectomy [J]. Int J Mol Med, 2011, 28 (2): 187-192.

26. Lee SK, Son BS, Hwang JJ, et al. The use of neutrophil elastase inhibitor in the treatment of acute lung injury after pneumonectomy [J]. J Cardiothorac Surg, 2013, 8: 69.

27. Fujii M, Miyagi Y, Bessho R, et al. Effect of aneutrophil elastase inhibitor on acute lung injury after cardiopulmonary bypass [J]. Interact Cardiovasc Thorac Surg, 2010, 10 (6): 859-862.

28. Ryugo M, Sawa Y, Takano H, et al. Effect of a polymorphonuclear elastase inhibitor (sivelestat sodium) on acute lung injury after cardiopulmonary bypass: findings of a double-blind randomized study [J]. Surg Today, 2006, 36 (4): 321-326.

29. Toyama S, Hatori F, Shimizu A, et al. A neutrophil elastase inhibitor, sivelestat, improved respiratory and cardiac function in pediatric cardiovascular surgery with cardiopulmonary bypass [J]. J Anesth, 2008, 22 (4): 341-346.

30. Abe T, Usui A, Oshima H, et al. A pilot randomized study of the neutrophil elastase inhibitor, Sivelestat, in patients undergoing cardiac surgery [J]. Interact Cardiovasc Thorac Surg, 2009, 9 (2): 236-40.

31. Kohira S, Oka N, Inoue N, et al. Effect of the neutrophil elastase inhibitor sivelestat on perioperative inflammatory response after pediatric heart surgery with cardiopulmonary bypass: a prospective randomized study [J]. Artif Organs, 2013, 37 (12): 1027-1033.

32. Oka N, Kitamura T, Shibata K, et al. Neutrophil elastase inhibitor sivelestat attenuates perioperative inflammatory response in pediatric heart surgery with cardiopulmonary bypass [J]. Int Heart J, 2013, 54 (3): 149-153.

33. Shime N, Hashimoto S. Sivelestat sodium for aspiration-related acute lung injury: a review and analysis of published case reports [J]. Masui, 2006, 55 (6): 735-741.

34. Hayashida K, Fujishima S, Sasao K, et al. Early administration of sivelestat, the neutrophil elastase inhibitor, in adults for acute lung injury following gastric aspiration [J]. Shock, 2011, 36 (3): 223-227.

35. Tsuboko Y, Takeda S, Mii S, et al. Clinical evaluation of sivelestat for acute lung injury/acute respiratory distress syndrome following surgery for abdominal sepsis [J]. Drug Des Devel Ther, 2012, 6: 273-278.

36. Hayakawa M, Katabami K, Wada T, et al. Sivelestat (selective neutrophil elastase inhibitor) improves the mortality rate of sepsis associated with both acute respiratory distress syndrome and disseminated intravascular coagulation patients [J]. Shock, 2010, 33 (1): 14-18.

37. Miyoshi S, Hamada H, Ito R, et al. Usefulness of a selective neutrophil elastase inhibitor, sivelestat, in acute lung injury patients with sepsis [J]. Drug Des Devel Ther, 2013, 7: 305-316.

38. Miyoshi S, Ito R, Katayama H, et al. Combination therapy with sivelestat and recombinant human soluble thrombomodulin for ARDS and DIC patients [J]. Drug Des Devel Ther, 2014, 8: 1211-1219.

39. Horiuchi A, Watanabe Y, Sato K, et al. Acute respiratory distress syndrome after gastrointestinal surgery

［J］．Hepatogastroenterology，2011，58：1628-1631.

40. Shingu Y，Shiiya N，Matsuzaki K，et al. Effect of sivelestat sodium on acute lung injury after acute aortic dissection［J］．Kyobu Geka，2008，61（6）：440-443.

41. Okayama N，Kakihana Y，Setoguchi D，et al. Clinical effects of a neutrophil elastase inhibitor，sivelestat，in patients with acute respiratory distress syndrome［J］．J Anesth，2006，20（1）：6-10.

42. Iwata K. The propensity score analysis on the efficacy of sivelestat［J］．Pulm Pharmacol Ther，2013，26（3）：395.

43. Wang ZQ，Chen LQ，Yuan Y，et al. Effects of neutrophil elastase inhibitor in patients undergoing esophagectomy：A systematic review and meta-analysis［J］．World J Gastroenterol，2015，21（12）：3720-3730.

·第二十五章·

ARDS 营养干预

第一节　ARDS 临床营养状态评估

一、ARDS 存在的营养风险

ARDS 病程发展过程中可能出现各种原因导致的营养风险，疾病的严重程度及其治疗措施也可能改变病人的营养代谢特征，而长时间的 ICU 住院治疗以及并发症的发生等，又可能导致病人营养状况进一步恶化。

重症病人的能量代谢通常表现为早期的低潮期、随之而来的亢进期及后期的恢复期。ARDS 病人由于其明显的肺部炎症反应，以及各种细胞因子和应激激素的释放，可出现明显的高分解代谢改变，表现为静息能量消耗水平较正常时显著升高（可达正常时的 2 倍左右）。与其他严重疾病时的病理生理学改变一样，ARDS 病人常常可以出现营养物质代谢紊乱。具体可表现为：糖代谢发生变化，糖原异生增加及分解增加，胰岛素抵抗导致的外周葡萄糖利用减少，持续的高血糖等；内脏及肌肉蛋白质分解增加、合成减少，机体结构蛋白和无脂细胞组织的大量消耗和流失；脂肪组织大量动员和分解，血清中游离脂肪酸水平显著增高。这些营养物质及能量消耗的改变可能伴随人体合成功能的明显降低，组织细胞代谢失调，导致机体负氮平衡。严重的应激反应及疾病状态对能量、蛋白质、碳水化合物和脂类代谢造成的变化，使得机体对营养素的需要量也产生变化。其中蛋白质的变化尤为重要，瘦体组织的大量丢失可以导致机体的免疫反应能力下降，感染发生率和病死率随之增加。

二、ARDS 营养风险评估工具

所谓"营养风险（nutritional risk）"系指现有的或潜在的与营养有关的因素导致病人不利临床结局的风险，而不是指"发生营养不良的风险"。营养风险概念的关键点在于"营养风险与临床结局密切相关"，改善临床结局才是临床营养干预的终点。

对营养风险与临床结局的关系可从两方面理解：其一，有营养风险的病人发生不良临床结局的可能性更大；其二，有营养风险的病人更可能从营养干预中收益。评价病人是否存在营养风险以及可能造成的不良预后是营养干预的先决条件，再根据营养风险评估结果实施个体化营养干预措施。

对病人的病史进行全面系统的了解是评价营养状况的第一环节，通过对病人的调查，获得其营养病史，从而得以顺利进行早期的营养干预。目前常用的营养筛查工具按发表时间排序包括：主观全面评定（subjective globe assessment，SGA），适用于住院病人，1987年；微型营养评定（mini nutritional assessment，MNA），适用于老年病人/社区人群，1999年；营养不良通用筛查工具（malnutrition universal screening tools，MUST），适用于社区，2000年；营养风险筛查 2002（nutritional risk screening2002，NRS2002），适用于住院病人，2002年；NUTRIC 评分（NUTRIC score），适用于重症监护室病人，2011年。目前尚无ARDS 病人专用的营养风险评估工具。

SGA 是美国肠外肠内营养学会（American Society for Parenteral and Enteral Nutrition，ASPEN）推荐的临床营养状况评估工具。其特点是以详细的病史与临床检查为基础，省略人体测量和生化检查。其理论基础是机体组成改变与进食改变，消化吸收功能改变与肌肉的消耗，身体功能与活动能力的改变等相关。然而 SGA 作为营养风险筛查工具有一定局限性，因为 SGA 更多反映的是疾病状况，而非营养状况；SGA 不适用于区分轻度营养不足，侧重反映慢性或已存在的营养不足，不能及时反映病人营养状况的变化。目前，该筛查工具缺乏筛查结果与临床结局关系的证据支持，同时因其未把观察指标和如何将病人进行分类直接联系起来，使该工具不能满足临床快速筛查的目的。此外，该工具是一个主观评估工具，使用者要接受专门培训，作为常规营养筛查工具并不实用。

NRS2002 是在 2002 年由欧洲肠外肠内营养学会（European Society for Parenteral and Enteral Nutrition，ESPEN）专家组在 128 项随机对照临床研究的基础上，推广的一项有客观依据的营养风险筛查工具（表5-25-1，表5-25-2）。该工具是以随机对照研究作为循证基础的营养筛查工具，内容包括 3 方面：①营养状况受损评分（0～3分）；②疾病的严重程度评分（0～3分）；③年龄评分：在以上评分基础上年龄≥70岁者加 1 分；总分为 0～7 分。现公认将是否具有营养风险的评分临界点定为 3 分，即 NRS2002 评分≥3 分为具有营养风险，需要根据病人临床情况，制订基于个体化的营养计划，给予营养干预；而 NRS2002 评分 <3 分者虽然没有营养风险，但仍应在其住院期间每周筛查 1 次。

表 5-25-1　NRS2002 的初筛表

问题		是	否
1	体重指数（BMI）<20.5？		
2	最近 3 个月病人的体重有丢失吗？		
3	最近 1 个周内病人的膳食摄入有减少吗？		
4	病人的病情严重吗？（如，在重症监护室中治疗）		

是：如果任何一个问题的答案为"是"，则进行最终筛查；否：如果所有问题答案为"否"，每隔一周要进行重新筛查。如果病人计划行大手术，应考虑预防性营养干预计划，避免相关风险状态

表 5-25-2　NRS2002 的最终筛查表

营养状况受损情况			疾病严重程度（～需求增加）		
无	0 分	正常营养状态	无	0 分	正常营养需求
轻度	1 分	3 个月内体重丢失大于 5%；或前 1 周摄食量低于正常食物需求的 50%～75%	轻度	1 分	髋骨折 慢性疾病，特别是有急性并发症：肝硬化、慢性阻塞性肺病、长期血液透析、糖尿病、肿瘤
中度	2 分	2 个月内体重丢失大于 5%；或体重指数在 18.5～20.5，以及一般状况受损；或前 1 周摄食量为正常食物需求量的 25%～60%	中度	2 分	腹部大手术、卒中、重症肺炎、血液系统恶性肿瘤
严重	3 分	1 个月内体重丢失大于 5%（3 个月内大于 15%）；或体重指数小于 18.5 以及一般状况受损；或前 1 周摄食量为正常食物需求量的 0～25%	严重	3 分	头部损伤、骨髓移植、重症监护室病人（APACHE＞10）
得分		+	得分：	= 总分	

年龄：如果年龄≥70 岁：在总分基础上加 1 分

总分≥3 分：病人存在营养风险，应开始营养干预计划；

总分＜3 分：每周重新评估病人。如果病人计划进行大手术，应考虑预防性营养干预计划，避免相关风险状态

NUTRIC 评分是 2011 年加拿大提出的一个最新的营养风险评估的工具，2016 年 ES-PEN 指南正式纳入并建议使用。NUTRIC 评分基于前瞻性研究的方法，选择年龄、APACHE Ⅱ 评分，SOFA 评分，器官功能不全情况，入住 ICU 前的住院时间，IL-6 等指标进行评分。除 IL-6 外，其他几项内容均简单易得，而 IL-6 的检测在很多单位还未常规开展，所以研究者建议使用不包含 IL-6 的 NUTRIC 评分，见表 5-25-3。六项指标总分 10 分，目前认为 NUTRIC 评分≥6 或不包括 IL-6 的情况下 NUTRIC 评分≥5，即存在营养风险，需要进行营养干预。

表 5-25-3　NUTRIC 评分量表

参数	范围	评分值
年龄（岁）	＜50	0
	50～75	1
	≥75	2
APACHE Ⅱ 评分（分）	＜15	0
	15～＜20	1

续表

参数	范围	评分值
	20 ~ 28	2
	≥28	3
SOFA 评分（分）	<6	0
	6 ~ <10	1
	≥10	2
引发器官功能不全（个）	≤1	0
	>1	1
入住 ICU 前住院时间（天）	≤1	0
	>1	1
IL-6	<400	0
	≥400	1

［注］NUTRIC 评分≥6，存在营养风险；NUTRIC 评分≥5（无 IL-6），存在营养风险

（童智慧 纪晓霞 罗 亮）

第二节 ARDS 临床营养干预措施

一、ARDS 营养干预的原则

重症病人处于应激反应状态，此时肠道作为应激时的重要"中心器官"之一，在低氧血症、缺血再灌注损伤等打击下，肠黏膜屏障受损，肠腔内细菌和内毒素透过黏膜屏障进入血液及淋巴液，从而进入全身循环，加重全身炎症反应，引起脓毒症、脓毒性休克甚至多器官功能不全，加重肺部和其他器官的损害。动物研究发现，肠道缺血再灌注损伤后，大鼠的肺部产生明显的病理变化，表现为肺泡充血水肿，部分肺泡塌陷，大量中性粒细胞浸润，分泌各种炎症细胞因子，引起肺损伤和肺不张。

近年来随着医学理念和技术的不断进步，重症病人营养支持方式的选择由以肠外营养为主转变为以肠内营养支持为主。根据北美及欧洲营养支持学会制定的指南中推荐，ARDS 病人首选肠内营养支持，而肠外营养则应用于肠内营养无法顺利实施的情况下。维护肠黏膜屏障功能的完整性有赖于充足的血液供应及肠腔内营养物质的滋养作用，因此肠内营养的实施对于维护肠黏膜屏障的完整、防止细菌和内毒素移位、增强黏膜免疫活性具有不可替代的优势。当病人低血容量、低氧血症、酸碱平衡失调等全身病理状态得到有效纠正后，肠内营养的及时采用就显得更加必要。

与肠外营养相比，肠内营养可直接向消化道提供营养物质，更加符合正常生理，有利于增加内脏血流和肝脏蛋白质合成，促进胃肠激素的分泌和胃肠平滑肌的蠕动，是降低肠源性感染的重要措施。所以对于急性呼吸功能障碍、急性肺损伤的病人，目前普遍认为只要胃肠道具有部分消化吸收功能，且能够安全、有效地进行营养支持时，就应当及早进行肠内营养。

ARDS 病人常常合并其他感染或非感染性并发症的发生，全身状态较难纠正，可能对于肠内营养耐受不良，短期内难以通过胃肠道给予足量的能量，所以有研究者认为，对于 ARDS 病人，应当给予肠内联合肠外营养支持以满足病人能量需求。但到目前为止，未有临床研究证实肠内联合肠外营养相较于单纯少量肠内营养支持，对于 ARDS 病人临床预后有明显的改善作用，而且实施肠外营养具有潜在的感染风险，且其费用较肠内营养明显增加，因此急性呼吸功能障碍的重症病人，其营养支持的最合理方式仍然有待于进一步的研究。

二、ARDS 实施肠内营养干预的特殊性

ARDS 病人中进行营养干预的目的：改善或增强呼吸肌肌力与功能，提高呼吸肌质量与耐受力，提高机体抗感染能力。有效干预的关键是：恰当估计能量需要，避免过度营养，合理供给能量。其干预的特殊性主要体现在干预时机、途径、营养成分比例、干预方法及相关并发症等方面。

（一）营养干预时机

接受机械通气的病人比自主呼吸病人能量消耗量明显增高，ARDS 病人在早期的血流动力学不稳定、内稳态紊乱等得到有效控制后，就应当及早进行营养支持，以维持组织器官功能和细胞的正常代谢。尽管对于具体的营养支持时机尚存争议，目前多数认为在早期的有效复苏后，病人经过综合评价后认为可进行肠内营养支持，就应当及早实施。对于各种类型的重症病人，不恰当的延迟肠内营养支持，都可能会增加内源性感染的发生率，导致 ICU 住院时间延长。

（二）营养干预途径

目前发现在良好的监测前提下，经胃营养和经空肠营养之间在并发症发生、营养不良发生率及肠内营养耐受性等方面并无显著差异。但值得注意的是，大多数 ICU 重症病人，尤其是合并机械通气的病人，存在胃肠动力不足、胃排空障碍，相当一部分病人难以长期耐受经鼻胃管给予营养。将营养管尖端通过幽门置入十二指肠远端或空肠近端能显著减少反流和误吸风险。而对于需要数个月甚至 1 年肠内营养支持的病人，经皮内镜下胃造口/空肠造口（percutaneous endoscopic gastrostomy/percutaneous endoscopic jejunostomy，PEG/PEJ）具有明显的优点，可显著减少经鼻饲管进行营养支持时鼻咽部并发症的发生，更加有效减少堵管、反流的发生，且其创伤较小，在有效护理条件下可以持久使用。

（三）营养干预的成分

1. 热量　ARDS 病人早期存在严重的内环境紊乱，过度营养不但不能解决病人可能出现的营养风险和并发症，还有可能加重器官负担，导致病情恶化。个体差异与病情等因素影响判断的准确性，间接测热法可达到个体化并能连续反映病人 24 小时内的代谢状态。特别是在危重病人，测得的静息能量消耗往往不如由公式估算出的高，可能与活动减少、镇痛镇静药物应用等因素有关。目前一些呼吸机配有测定能量消耗的功能，这在合并呼吸衰竭的危重病人营养支持中起到重要作用。间接能量测定仪是通过测定病人单位时间内氧的利用量（VO_2）和二氧化碳产生量（VCO_2），以 Weir 方程计算能量需求。然而，由于受到多种因素的影响，如病人应激状态：发热、躁动、呼吸机抵抗、镇静药物的使用等；能量摄入后产热现象，即指营养物质摄入的种类及其在呼吸、消化、储存

过程中消耗的能量；呼吸支持的模式、吸入氧浓度、呼吸机管路的顺应性与压力等的影响，呼吸衰竭病人，尤其是给予人工通气的病人实现能量消耗的准确判断是较困难的。

适当的营养支持剂量是实现 ARDS 病人有效能量供给的保障。近年来认为，对于危重病人发病初期一般情况较差，难以给予充足剂量的肠内营养支持时，可给予"允许性低能量摄入"，较低剂量的肠内营养支持，可在提供维持基本能量需求的同时，避免热量超负荷加重应激早期出现的代谢紊乱，避免高血糖、高血脂、氮质血症和肝肾功能障碍的发生。有研究显示，过高剂量的能量摄入，可以加重急性呼吸衰竭病人的呼吸负担，加重二氧化碳潴留，延长机械通气时间。目前指南共识认为，早期应激病人营养支持剂量达到 25kcal/（kg·d） 即可维护病人基本的细胞代谢及器官功能，并且对病人内稳态影响较小，后期病情稳定后可逐步增加至目标剂量，长期低剂量营养摄入同样不利于病人后期康复治疗，可能导致低蛋白血症、免疫功能下降、严重贫血等难以纠正的营养不良并发症。病人在营养支持过程中可适当增加蛋白质的摄入，以改善机体的负氮平衡。同时，在病程发展中，应对能量需求进行动态持续的监测和评估，根据不同时期的能量需求和耐受水平进行个体化营养支持。

2. 葡萄糖与脂肪 营养支持过程中，应合理安排非蛋白质热量中葡萄糖与脂肪的比例，过量的糖摄入可增加 CO_2 的生成量，增加呼吸功。糖代谢的呼吸商（respiratory quotient，RQ）为 1，脂肪代谢的 RQ 为 0.7，蛋白质代谢 RQ 为 0.8。故当 RQ > 1 则表示能量供给过高，特别是糖类摄入过多并有脂肪合成，可通过测定 RQ 来协助判断营养支持的效果。糖补充过多对呼吸系统的另一影响是减少肺泡表面活性物质的合成。此外，过多的葡萄糖输入在胰岛素作用下，其与磷酸结合进入骨骼肌与肝脏，易使低磷血症加重，进而影响呼吸衰竭的发展。因此，呼吸功能不全，特别是准备脱机的病人应控制葡萄糖的输注量。脂肪单位体积提供热量高，故对 ARDS 及人工通气的病人，以脂肪替代部分非蛋白质热量有助于降低糖的供给，减少液体补充量。脂肪提供量可占非蛋白质热量的 20% ~ 30%，一般认为小于 40% 是安全的。总之，在 ARDS 病人中，应合理安排葡萄糖与脂肪的补充量，降低高碳酸血症的发生及使 RQ 达到最适状态。

3. 蛋白质 呼吸衰竭病人的蛋白质摄入量存在争议。有研究表明，大量提供蛋白质可使呼吸驱动作用增强，分钟通气量增大，从而增加呼吸负荷而产生不利影响。临床上一方面可从低量开始，同时根据氮平衡的测定来指导其合理补充。

4. 其他 应注意微营养素的补充，包括电解质、维生素和微量元素。特别是患病之前即存在营养不良的病人营养支持后很快会出现或加重血磷的降低，可给予人工通气病人抗酸剂防治应激性溃疡，注意口服抗酸剂含有铝和镁，可与消化道内的磷结合而导致磷丢失。镁最好经静脉补充，且口服硫酸镁多为高渗，可引起腹泻。ARDS 病人在营养支持过程中避免液体输入过多，在能量需要量较大时，可选用高密度热量的营养素（如 20% ~ 30% 脂肪乳剂）。

（四）营养干预方法

目前采用的方法包括注射器推入、重力滴注及持续泵入等，其中持续泵入应用较多，比较安全可靠，通过将营养输注泵设置一个比较稳定的速度，肠内营养液缓慢而持续地泵入消化道，既可以达到较好的消化吸收率，还可减少腹泻、反流等并发症的发生率。由于可能并存不同程度的胃肠不耐受反应，ARDS 时肠内营养应当从低速度、低浓度开始，以防止高渗或大量的营养液无法吸收，反而加重胃肠功能障碍。在输注过程中，应当进行实时监测，对于耐受不良的病人，可暂时将营养液的泵入速度或配制浓度调至病人可以接受的水平，随后通过继续观察逐步增加营养液摄入。

（五）营养干预并发症

误吸是肠内营养支持最严重的并发症之一，对于 ARDS 病人，更加应当防止误吸的发生，一旦发生误吸性肺炎，病死率会大大增加，对于机械通气病人，误吸的可能性更大。因此，对于进行肠内营养支持的 ARDS 病人，在实施过程中必须密切监测胃排空，如定时测定胃残留量，根据结果进行调整，来预防误吸等并发症。

三、免疫营养治疗在 ARDS 中的应用

研究表明，在营养配方中添加特殊营养素，如谷氨酰胺、ω-3 多不饱和脂肪酸（ω-3 poly-unsaturated fatty acid，ω-3 PUFA）、膳食纤维等一些具有免疫药理作用的营养制剂，可调控机体免疫反应，避免有害或过度的炎症反应、保护肠屏障功能、促进创伤愈合，因此称为免疫营养。

谷氨酰胺是一种条件必需氨基酸，占体内游离氨基酸池的 60% 以上，是嘌呤、嘧啶、核酸及蛋白质等合成的前体，也是肠黏膜上皮细胞、淋巴细胞和巨噬细胞等增殖活跃细胞的重要能量来源，其在保护肠黏膜屏障功能、防止肠源性感染、酸碱平衡调节和机体抗氧化应激等方面均具有重要意义。在创伤、大手术等应激下，机体对谷氨酰胺的摄取利用增加，谷氨酰胺缺乏，可导致免疫功能下降，肠黏膜通透性增加，继发细菌移位，全身感染等严重并发症。

ω-3 PUFA 属于人体必需脂肪酸，主要来源于海洋鱼油，与大豆等植物油来源的 ω-6 PUFA 作用相反，ω-3 PUFA 可置换细胞膜磷脂中的花生四烯酸（AA），减少 AA 代谢产物的生成；还可与 AA 竞争脂过氧化酶并抑制磷脂酶的活性，减少 LTB_4、PGE_2 及炎症介质生成，发挥抗炎和免疫调节作用。ω-3 PUFA 也可通过改变信号传导过程，控制炎症反应过程中相关基因的表达，调节黏附分子表达等来调节免疫功能。

膳食纤维是指不能被人体消化的可食碳水化合物及其类似物，包括多糖、低聚糖、木质素或与之相结合的植物成分。这些物质不能被小肠消化吸收，但在大肠中可全部或部分发酵。膳食纤维的主要作用有：①降低粪便通过时间并增加粪便量；促进结肠黏膜细胞增殖，改善肠屏障功能；②调节肠道 pH，改善双歧杆菌等有益菌的繁殖环境；③降低血总胆固醇和餐后血糖，改善胰岛功能；④改善水电解质平衡和矿物质生物吸收及利用。

针对 ARDS 病人，有研究表明，免疫营养可能改善病人炎症反应状态，促进肠黏膜上皮增殖，减轻内源性感染，从而降低炎症时的肺血管通透性，降低过高的肺动脉压力，改善氧合，减少机械通气时间，降低病死率。因此，ARDS 病人在血流动力学和酸碱平衡恢复后就应当及早进行营养支持，首选肠内营养，给予恰当剂量，避免过度喂养，适当调整糖类和脂肪的比例，适当增加蛋白质的摄入，必要时添加免疫营养物质和抗氧化剂等，同时注意水电解质平衡、补充微量元素和维生素，实时监测以减少误吸等并发症的发生。

四、循证评述免疫营养治疗在 ARDS 中应用的疗效

ARDS 是一个持续性的肺部炎症反应过程，可以不断产生氧自由基和花生四烯酸等，

免疫营养主要通过营养液中的炎症因子调节成分来调节肺部炎症反应，从而改善氧合和肺顺应性，降低机械通气时间并最终改善预后。Gadek、Singer、Pontes 等人的研究均表明：免疫营养能降低病人的炎症反应、改善病人氧合、减少机械通气时间，但对病人的生存率有无改善，各项研究结果不尽相同。2008 年，Pontes 在一篇 meta 分析中对上述 3 项随机对照试验（共 411 例病人）进行了数据分析后发现，免疫营养治疗的死亡风险、新发器官衰竭率、机械通气时间和住院时间均较普通肠内营养组明显改善。Nelson 等人对 98 例 ARDS 病人分别鼻饲含二十碳五烯酸（eicosapentaenoic acid，EPA）或 γ-亚麻酸（γ-linolenic acid，GLA）及抗氧化剂配方的肠内营养和普通肠内营养，其结论显示，实验组病人氧化应激水平与基础值持平，而对照组病人氧化应激水平却明显升高。同时，实验组病人预后较对照组有明显好转。此外，亦有研究表明，EPA 能调控高度促炎的花生四烯酸向低促炎的花生五烯酸转化，而 GLA 能促进另一种促炎因子 PGE_1 的代谢。这两种物质的功能调控，降低了肺部炎症反应，改善了血流动力学及氧合状态。

尽管上述文献均证实了在肠内营养中加入免疫营养成分有利于 ARDS 病人的恢复，但在 2012 年 JAMA 上发表的一篇前瞻性随机双盲对照研究中，Rice 等人得出了免疫营养不能改善病人机械通气时间和预后，同时试验组腹泻发生率明显高于对照组的结论。该结论与之前的研究结果不同，其原因是，首先，Rice 等人的研究没有采用商业化的免疫制剂，而是将各免疫制剂直接加入肠内营养中；其次，之前的研究均没有公布 ARDS 的其他治疗措施；第三，早期肠内营养时机、肠内营养的用量目前仍存在争议，这些都会对试验结果造成不同的影响。因此，免疫营养是否完全有利于 ARDS 病人的预后仍需要进一步的临床研究论证。

（童智慧　柯　路　纪晓霞　罗　亮）

参考文献

1. Suchner U，Katz DP，Furst P，et al．Impact of sepsis，lung injury，and the role of lipid infusion on circulating prostacyclin and thromboxane A（2）［J］．Intensive Care Med，2002，28（2）：122-129．

2. Genton L，Pichard C．Protein catabolism and requirements in severe illness［J］．Int J Vitam Nutr Res，2011，81（2-3）：143-152．

3. El-Ebiary M，Torres A，Fabregas N，et al．Significance of the isolation of candida species from respiratory samples in critically ill，non-neutropenic patients．An immediate postmortem histologic study［J］．Am J Respir Crit Care Med，1997，156（2 Pt 1）：583-590．

4. Johnson ER，Matthay MA．Acute lung injury：Epidemiology，pathogenesis，and treatment［J］．J Aerosol Med Pulm Drug Deliv，2010，23（4）：243-52．

5. Kondrup J．Nutritional-risk scoring systems in the intensive care unit［J］．Curr Opin Clin Nutr Metab Care，2014，17（2）：177-182．

6. Badia-Tahull MB，Cobo-Sacristan S，Leiva-Badosa E，et al．Use of subjective global assessment，patient-generated subjective global assessment and nutritional risk screening 2002 to evaluate the nutritional status of non-critically ill patients on parenteral nutrition［J］．Nutr Hosp，2014，29（2）：411-419．

7. Munk T，Beck AM，Holst M，et al．Positive effect of protein-supplemented hospital food on protein intake in patients at nutritional risk：A randomised controlled trial［J］．J Hum Nutr Diet，2014，27（2）：122-132．

8. Karateke F，Ikiz GZ，Kuvvetli A，et al．Evaluation of nutritional risk screening-2002 and subjective global

assessment for general surgery patients：A prospective study ［J］. J Pak Med Assoc, 2013, 63 （11）：1405-1408.

9. Cereda E, Pedrolli C, Zagami A, et al. Nutritional risk, functional status and mortality in newly institutionalised elderly ［J］. Br J Nutr, 2013, 110 （10）：1903-1909.

10. Nelson JL, Demichele SJ, Pacht ER, et al. Effect of enteral feeding with eicosapentaenoic acid, gamma-linolenic acid, and antioxidants on antioxidant status in patients with acute respiratory distress syndrome ［J］. JPEN J Parenter Enteral Nutr, 2003, 27 （2）：98-104.

11. Grau Carmona T, Lopez Martinez J, Vila Garcia B, et al. Guidelines for specialized nutritional and metabolic support in the critically-ill patient：Update. Consensus SEMICYUC-SENPE：Respiratory failure ［J］. Nutr Hosp, 2011, 26 Suppl 2：37-40.

12. Krzak A, Pleva M, Napolitano LM. Nutrition therapy for ALI and ARDS ［J］. Crit Care Clin, 2011, 27 （3）：647-659.

13. Dushianthan A, Grocott MP, Postle AD, et al. Acute respiratory distress syndrome and acute lung injury ［J］. Postgrad Med J, 2011, 87 （1031）：612-622.

14. Suchner U, Katz DP, Furst P, et al. Effects of intravenous fat emulsions on lung function in patients with acute respiratory distress syndrome or sepsis ［J］. Crit Care Med, 2001, 29 （8）：1569-1574.

15. Metnitz PG, Bartens C, Fischer M, et al. Antioxidant status in patients with acute respiratory distress syndrome ［J］. Intensive Care Med, 1999, 25 （2）：180-185.

16. Hecker M, Felbinger TW, Mayer K. Nutrition and acute respiratory failure ［J］. Med Klin Intensivmed Notfmed, 2013, 108 （5）：379-383.

17. Levy PC, Utell MJ, Sickel JZ, et al. The acute respiratory distress syndrome：Current trends in pathogenesis and management ［J］. Compr Ther, 1995, 21 （8）：438-444.

18. Mizock BA, Demichele SJ. The acute respiratory distress syndrome：Role of nutritional modulation of inflammation through dietary lipids ［J］. Nutr Clin Pract, 2004, 19 （6）：563-574.

19. Sams VG, Lawson CM, Humphrey CL, et al. Effect of rotational therapy on aspiration risk of enteral feeds ［J］. Nutr Clin Pract, 2012, 27 （6）：808-811.

20. Forel JM, Voillet F, Pulina D, et al. Ventilator-associated pneumonia and ICU mortality in severe ARDS patients ventilated according to a lung-protective strategy ［J］. Crit Care, 2012, 16 （2）：R65.

21. Gadek JE, Demichele SJ, Karlstad MD, et al. Effect of enteral feeding with eicosapentaenoic acid, gamma-linolenic acid, and antioxidants in patients with acute respiratory distress syndrome. Enteral nutrition in ARDS study group ［J］. Crit Care Med, 1999, 27 （8）：1409-1420.

22. Singer P, Theilla M, Fisher H, et al. Benefit of an enteral diet enriched with eicosapentaenoic acid and gamma-linolenic acid in ventilated patients with acute lung injury ［J］. Crit Care Med, 2006, 34 （4）：1033-1038.

23. Pontes-Arruda A, Aragao AM, Albuquerque JD. Effects of enteral feeding with eicosapentaenoic acid, gamma-linolenic acid, and antioxidants in mechanically ventilated patients with severe sepsis and septic shock ［J］. Crit Care Med, 2006, 34 （9）：2325-2333.

24. Pontes-Arruda A, Demichele S, Seth A, et al. The use of an inflammation-modulating diet in patients with acute lung injury or acute respiratory distress syndrome：A meta-analysis of outcome data ［J］. JPEN J Parenter Enteral Nutr, 2008, 32 （6）：596-605.

25. Demichele SJ, Wood SM, Wennberg AK. A nutritional strategy to improve oxygenation and decrease morbidity in patients who have acute respiratory distress syndrome ［J］. Respir Care Clin N Am, 2006, 12 （4）：547-66, Ⅵ.

26. Rice TW, Wheeler AP, Thompson BT, et al. Enteral omega-3 fatty acid, gamma-linolenic acid, and an-

tioxidant supplementation in acute lung injury [J]. JAMA, 2011, 306 (14): 1574-1581.

27. Kondrup J, Rasmussen HH, Hamberg O, et al. Nutritional risk screening (NRS 2002): a new method based on an analysis of controlled clinical trials [J]. Clin Nutr, 2003, 22 (3): 321-336.

28. Heyland DK, Dhaliwal R, Jiang X, et al. Identifying critically ill patients who benefit the most from nutrition therapy: the development and initial validation of a novel risk assessment tool [J]. Crit Care, 2011, 15 (6): R268.

第二十六章

ARDS 血液净化治疗

ARDS 发病机制复杂，其关键环节是各种损伤因素导致机体释放炎症介质，大量的炎症介质可直接造成肺水肿，也可加重或导致肺及其他器官功能障碍，往往是 MODS 中最早出现的器官。在治疗中应将 ARDS 作为 MODS 的一部分，而不应孤立对待。

近年来，有研究者将血液净化技术应用于部分 ARDS 病人，有较好的治疗效果。血液净化能有效清除体内炎症介质，减轻炎症反应，清除代谢产物，维持体内水电解质和酸碱平衡，调节免疫状态，减轻肺损伤，同时还能通过超滤作用清除体内过多的液体，减轻肺水肿，改善组织供氧情况。

第一节　血液净化治疗的原理

一、血液净化概述

血液净化（blood purification）技术是指将病人血液通过血液净化装置，采用弥散、对流、吸附原理，去除血液中的代谢废物和致病物质，纠正机体失衡，维持内环境稳定的一种治疗方法的总称。血液净化技术早期主要用于治疗重度肾衰竭病人。随着技术不断发展，它的临床应用范围已从最初的肾脏替代领域扩展到非肾脏疾病的治疗，如全身过度炎症反应、脓毒症、ARDS、中毒和多脏器功能障碍综合征等危重病的救治。

二、清除炎症介质假说

南京军区南京总医院刘志红院士将血液净化对炎症介质及细胞因子的清除作用概括为以下 3 种假说。

第一种是 Ronco 提出的峰值浓度假说（peak concentration hypothesis）。在脓毒症早期促炎反应阶段，血液净化治疗的主要目的是清除炎症介质及细胞因子，通过减少血液中细胞因子的浓度中止炎症的级联反应，降低炎症因子对器官的相关损伤，降低发生 MODS 的风险，从而改善预后。但这种假说没有考虑组织中炎症介质和细胞因子浓度的变化。

第二种是 Honore 和 Matson 提出的免疫调节阈值假说（threshold immunomodulation hypothesis）。通过从血液中清除促炎介质及细胞因子，组织间隙与血液中的介质出现浓度差，组织间隙的介质转移到血液再被清除，当细胞因子及炎症介质达到某个阈值浓度后，由炎症介质介导的传导通路及级联反应被阻断，同时减少对组织的进一步损伤。

第三种是 Di Carlo 和 Alexander 提出的介质传递假说（mediator delivery hypothesis）。血液净化时应用大量的晶体液作为置换液能使淋巴的流速增加，从而使组织间隙中更多的炎症介质及细胞因子输送至血液中，增加了血液中炎症介质及细胞因子的清除。

<h3>三、血液净化应用于 ARDS 的原理</h3>

（一）清除炎症介质

ARDS 发病过程中出现过度的炎症反应，研究证实血液净化能非选择性地清除机体在应激时产生的炎症介质及细胞因子，如 IL-6、IL-8、TNF-α、TNF-1β 等，削弱或延缓病情进展，可用于 ARDS 的治疗。陶静等人选择肾脏移植术后并发 ARDS 的重度肺炎者行高容量血液滤过治疗（6L/h），血清 IL-6 的浓度在治疗 12 小时后明显降低，之后保持在相对稳定水平；CRP 浓度在 72 小时后显著减少，然而在整个治疗过程中血清 IL-10 水平无明显变化，病人氧合指数好转，APACHE Ⅱ 评分明显降低，临床症状改善，这提示血液净化治疗不但能阻断炎症反应，对继发的抗炎反应也同样有效。吴泰华等人对 12 例 ARDS 病人行日间血液净化治疗，结果显示血液净化能有效降低血浆中的 TNF-α、IL-1β、IL-6、IL-8 水平。

（二）清除血管外肺水

ARDS 时，肺毛细血管内皮细胞以及肺泡上皮细胞损伤能引起肺通透性增加，导致渗透性肺水肿，血液净化可使肺间质水肿减轻，改善肺微循环以及提高肺细胞的摄氧能力，使组织的氧利用有效提高，从而降低 ARDS 病人的病死率。Su 等人研究采用油酸诱导急性肺损伤的犬模型，显示血液净化可以降低血浆中促炎细胞因子 IL-6、IL-8 等的浓度，减少肺炎症反应，使肺毛细血管内皮细胞以及肺泡上皮细胞通透性降低，减轻肺水肿，改善氧合及肺动力学，改善心肺功能。白春学等人应用动物实验也证实血液净化能利用超滤作用除去过多的水分，从而减轻血管外肺水。一项关于超滤预防和减轻心肺旁路术后肺损伤的研究显示，治疗组在心肺旁路术中应用超滤技术，术后 15 分钟和 6 小时分别比较，治疗组肺组织静态顺应性比对照组高，气道阻力及肺泡-动脉氧分压差比对照组低，差别有统计学意义，这表明超滤治疗可降低心肺旁路术后肺水肿，减轻肺损伤。

（三）降低耗氧量

严重感染诱发 ARDS 时病人可出现发热，机体新陈代谢速率增加，血液净化治疗时需要给予较多低温置换液，同时能清除血液中大量炎症因子，能快速有效改善高热状态，降低病人基础代谢率，减少耗氧量，进而降低二氧化碳的产生，对保护病人肺功能有利。

（四）调节水电解质酸碱平衡

ARDS 病人常伴有不同程度的电解质、酸碱平衡失调。常规内科治疗手段对于纠正危重病人的内环境紊乱效果不佳，也可出现矫枉过正的现象，而且纠正速度也难以控制。血液净化在调节机体水电解质酸碱平衡方面有很大的优势。血液净化时，置换液中的电解质可以依据病人情况进行适当的调节，通过调节碳酸氢钠的输注速度可以有效纠正内环境紊乱。此外，置换液中碳酸氢盐可起到碱化作用，对改善高碳酸血症有帮助，从而降低二氧化碳的产生。

（张　静　宗　媛）

第二节　血液净化治疗的时机

目前关于 ARDS 病人血液净化治疗的时机尚无明确意见，有关血液净化在治疗 MODS 的选择时机，各文献报道存在一定的争议。普遍认为，不能等到病人出现肾功能损伤时才行血液净化治疗，尽早开始治疗可以防止出现器官功能衰竭，有可能提高病人的整体存活率。部分专家认为应适当放宽指征，及早应用血液净化治疗可改善病人预后。徐远达等人研究显示，重症肺部感染合并 MODS 病人进行血液净化治疗的时机是，APACHE Ⅱ 评分 < 27 分、APACHE Ⅲ 评分 < 90 分以及病人伴有高血糖、高纤维蛋白原等危险因素；若 APACHE Ⅱ 评分 ≥34 分，APACHE Ⅲ 评分 > 100 分，并合并显著高血糖及高凝状态时，血液净化治疗无效。然而 Payen 等人进行的前瞻性随机多中心研究认为，严重脓毒症早期给予血液净化治疗是有害的。一项比利时的研究认为，过早行血液净化存在潜在的有害效应，对那些单独采用常规治疗方法就能使肾功能恢复的病人早期开始血液净化治疗，使病人承担血液净化的风险：如高出血风险、电解质紊乱、体内有益物质被滤出、药物剂量不足、增加医疗费用等。因此，不必要的血液净化治疗有可能导致病人病情进一步恶化。

关于 ARDS 行血液净化治疗的时机问题，仍需要更多的研究来提供指导意见。临床中选择血液净化治疗时，应根据 ARDS 的致病因素、严重程度、病人的基础疾病、是否合并多器官功能障碍等情况作出综合分析，并明确血液净化治疗的目的。对于适合行血液净化治疗的 ARDS 病人应尽早应用血液净化治疗，在疾病进展早期进行控制，有助于提高病人存活率，减少病死率。

（张　静　宗　媛）

第三节　血液净化治疗的模式选择与治疗剂量

血液净化的模式有多种，主要有血液透析（hemodialysis，HD）、血液滤过（hemofiltration，HF）、血液透析滤过（hemodiafiltration，HDF）、血液灌流（hemoperfusion，HP）、血浆置换（plasmapheresis，PE）等，每种血液净化方式都各有特点，适用于不同疾病。血液透析以弥散为主，主要清除小分子物质及水分，对中大分子清除差。血液滤过以对流及部分吸附作用为主，可清除体内中大分子物质，对小分子物质也有清除作用。血液透析滤过是血透和血滤的联合应用，兼有两者的优点。血液灌流主要利用活性炭、树脂等吸附剂的免疫吸附原理清除血液中大分子物质，对脂溶性高、易与蛋白结合的中大分子物质有较强的吸附清除作用。血浆置换主要清除大分子物质，可用于自身免疫性疾病及药物毒物中毒。

目前关于脓毒症或急性肾损伤病人血液净化治疗的研究较多，血液净化应用于 ARDS 病人的研究相对较少。鉴于 ARDS 应用血液净化主要是清除炎症介质及血管外肺水，稳定内环境，主要选用血液滤过模式。按照血滤治疗持续时间分为间断血液滤过和连续性血液滤过，连续性血液滤过对血流动力学影响较小，目前应用较多的是连续性静脉-静脉血液滤过（continuous veno-venous hemofiltration，CVVH）。

一项有关脓毒症休克或严重脓毒症合并器官功能障碍病人早期行 CVVH 治疗的随机对照研究发现，常规剂量的 CVVH 治疗（2L/h）并未降低血浆中炎症介质的浓度，也不能改善病人的器官功能及存活率。另一项前瞻性、随机的大型多中心研究同样显示，25ml/

（kg·h）常规剂量血液滤过治疗 96 小时后，未能降低血浆细胞因子水平，甚至能增加脓毒症病人器官功能衰竭发生率及严重程度。这些结果可能与血液滤过时单位时间内血液与置换液对流清除的炎症介质不足，及滤器孔径过小有关。因此，为了能更好地清除炎症介质，需要增加超滤率或提高滤过膜的通透性。

高容量血液滤过（high volume hemofiltration，HVHF）是一种大剂量治疗模式，是在 CVVH 治疗基础上衍生出来的，具体剂量仍未有明确规定，不同研究的治疗剂量各异。与常规血液滤过相比，HVHF 能更大程度地纠正水电解质紊乱，清除炎症介质，维持内环境平衡和稳定免疫系统，降低细胞因子和炎症物质的产生。Ronco 等人认为传统血液净化剂量在 20~35ml/（kg·h），大剂量系超滤率高于 42.8ml/（kg·h）。Kellum 等人提出标准剂量是 2L/h，并将治疗剂量分为低容量 <20ml/（kg·h），标准容量 20~35ml/（kg·h），高容量 >35ml/（kg·h），超高容量 >50ml/（kg·h）。2006 年，Ratanarat 等人提出脉冲式 HVHF，认为超高容量的血滤治疗很难维持 24 小时以上，溶质浓度在高容量治疗几小时后已降到较低水平，以后应用常规剂量血滤维持，可保持脉冲式 HVHF 的效果，并能根据治疗需要随时更改治疗设置，很少在治疗后出现反跳。

Payen 等人对脓毒性休克病人应用更大剂量的 HVHF 治疗，8.75L/h，可改善病人血流动力学及代谢相关指标，提高 28 天存活率。国内一项 meta 分析显示，常规量 CVVH（≤2L/h）对炎症介质清除作用不明显，而 HVHF（>2L/h）对炎症介质清除作用较显著，可能减少 MODS 的病死率。但是，近年来的大规模多中心随机对照试验 ATN 研究、RENAL 研究及 IVOIRE 研究显示，HVHF 治疗并不能降低危重病人的病死率。2014 年发表的两篇 meta 分析文章显示，应用 HVHF［治疗剂量 >50ml/（kg·h）］较常规剂量血液滤过治疗，并不能改善病人 28 天病死率，其他观察指标如肾功能恢复、ICU 住院时间及总住院天数、血管活性药物剂量均无改善。这些关于 HVHF 研究结果的不一致，可能与病人入选标准、疾病严重程度、血滤治疗剂量、研究终点不同有关，而且有无严格的对照及血滤治疗时机也会影响研究结果。Palevsky 等人发表文章提出，这些研究结果并不是说明血液净化治疗剂量不重要，而是可能有一个阈值，当超过这一阈值后再增加治疗剂量意义不大，但是如何来评价剂量及如何确定阈值剂量尚不明确。

以上这些有关血液净化模式及剂量的研究大多是急性肾损伤或脓毒症病人，至今尚未对血液净化治疗的有效剂量及方法达成共识，对于 ARDS 病人的模式及剂量选择还需进一步研究。

（张　静　宗　媛）

第四节　血液净化治疗在 ARDS 治疗中的评价

目前国内外关于 ARDS 应用血液净化治疗的研究较少，大部分是有合并症的 ARDS，缺乏大规模、多中心的随机对照研究。

动物实验显示血液净化治疗可改善肺功能。Ullrich 等人研究内毒素诱导的 ALI 猪模型显示，HVHF 模式 4500ml/h，持续 4 小时，可降低循环中 IL-1β 水平，改善动脉氧分压和肺功能，但血流动力学、血管外肺水无明显变化。Su 等人研究的 ALI 犬模型显示，HVHF 模式 50~65ml/（kg·h），持续 4 小时，可改善心肺功能，减轻肺水肿，降低肺泡通透性及炎症反应，减少血浆中炎症介质的浓度。日本 Iba 等人对 ALI 大鼠模型研究显示，多黏菌素 B 吸附柱联合血液灌流（PMX-DHP）可改善微循环，血流速及动脉血氧分压水平，抑制肺水肿和组织损伤。

部分临床研究证实了血液净化治疗对 ARDS 病人有效。Di Carlo 等人研究显示，早期 CVVH 可增加骨髓移植或化疗后伴发 ARDS 患儿的存活率，可能的机制有严格的液体管理，滤去机体中炎症介质和细胞外多余的水分，从而进行免疫调节。顾伟等人在常规方法治疗 ARDS 基础上应用日间 CVVH 治疗，4 小时后病人动脉血氧合指数显著升高，机械通气时间明显减少。2013 年，国内一项随机对照试验显示，血液灌流能显著降低脓毒症诱发 ARDS 病人血浆及 BAL 中 TNF-α、IL-1 的水平，改善氧合指数，降低机械通气时间，减少 ICU 住院时间，降低 ICU 病死率。

目前有一些临床资料证明，CRRT 可以改善 ARDS 病人的预后。Gotloib 等人对 ARDS 病人应用间歇性血液滤过，病人存活率可高达 92%。国内研究也证明了 CRRT 可以改善 ARDS 病人的预后。张继承应用 HVHF 治疗脓毒症引起的 ARDS 病人，结果表明 HVHF 可以改善脏器功能，改善预后。瞿金龙等人的研究显示，对于肺外源性 ARDS 病人，早期给予血液净化治疗，不但可以降低体内炎症反应，而且可降低肺毛细血管血流量及减轻血管外肺水，提高肺顺应性，增加肺泡通气量，从而升高氧合指数，改善预后。

然而部分研究显示血液净化治疗并不能改善 ARDS 病人病死率。谢逢春等人研究发现，血液净化可改善 ARDS 病人氧合指数、APACHE Ⅱ评分下降、血流动力学稳定，机械通气时间、VAP 发生率、ICU 住院时间明显降低，但病人病死率无明显变化。研究显示血液净化治疗较常规治疗，病人的病死率无明显差异，考虑可能原因是 ARDS 病人本身肺功能已存在严重损害，血液净化治疗能够短期内有效缓解机体的严重反应，而一些已经发生的不可逆性的损害是血液净化无法治疗的。此外纳入的研究例数较少，统计效能较低，也会影响病死率。因此，CRRT 治疗效果仍需大量的临床资料来证明。

以上这些研究表明，血液净化能清除 ARDS 病人血液中的炎症介质，阻断炎症因子进一步对组织器官造成损伤，清除血管外肺水，改善病人肺功能，缓解临床症状，改善预后，但能否改善病死率尚需大规模的研究来证实。

目前对于 ARDS 病人是否行血液净化治疗尚无明确的意见，应视病人的具体情况进行综合判断，如重度 ARDS 病人常规治疗方法效果欠佳，或者合并 MODS、脓毒症、急性肾损伤、重症急性胰腺炎等疾病，或者病人出现严重的代谢性酸中毒、电解质紊乱等情况时，应行血液净化治疗；此外，还应考虑血液净化的相关风险，花费等因素。有关 ARDS 病人血液净化治疗的模式、剂量、开始时机、持续时间等问题目前尚无统一观点，仍需大量研究来进一步探讨。

（张　静　宗　媛）

参考文献

1. Rubenfeld GD, Caldwell E, Peabody E, et al. Incidence and outcomes of acute lung injury [J]. N Engl J Med, 2005, 353 (16): 1685-1693.

2. Matthay MA, Ware LB, Zimmerman GA. The acute respiratory distress syndrome [J]. J Clin Invest, 2012, 122 (8): 2731-2740.

3. Modrykamien AM, Gupta P. The acute respiratory distress syndrome [J]. Proc (Bayl Univ Med Cent),

2015，28（2）：163-171.

4. Ronco C，Tetta C，Mariano F，et al. Interpreting the mechanism of continuous renal replacement therapy in sepsis：the peak concentration hypothesis［J］. Artif Organs，2003，27（9）：792-801.

5. Honore PM，Matson JR. Extracorporeal removal for sepsis：acting at the tissue level-the beginning of a new era for this treatment modality in septic shock［J］. Crit Care Med，2004，32（3）：896-897.

6. Di Carlo JV，Alexander SR. Hemofiltration for cytokine-driven illness：the mediator delivery hypothesis［J］. Int J Artif Organs，2005，28（8）：777-786.

7. Jin ZC，Yu ZX，Ji MS，et al. Application of continuous veno-venous hemofiltration in patients with acute respiratory distress syndrome［J］. Zhonghua Yi Xue Za Zhi，2008，88（32）：2274-2277.

8. Bhargava M，Wendt CH. Biomarkers in acute lung injury［J］. Transl Res，2012，159（4）：205-217.

9. Xu X，Dai H，Jia C，et al. Extracorporeal blood therapy in sepsis and acute respiratory distress syndrome：the "purifying dream"［J］. Chin Med J（Engl），2014，127（24）：4263-4270.

10. 陶静，季大玺，龚德华，等. 连续性高容量血液滤过治疗合并急性呼吸窘迫综合征的严重肺部感染［J］. 肾脏病与透析肾移植杂志，2003，12（3）：240-245.

11. 吴泰华，林洪丽，李平，等. 日间CRRT对急性呼吸窘迫综合征患者血浆炎症介质的影响［J］. 中国血液净化，2003，08（2）：30-32.

12. Su X，Bai C，Hong Q，et al. Effect of continuous hemofiltration on hemodynamics，lung inflammation and pulmonary edema in a canine model of acute lung injury［J］. Intensive Care Med，2003，29（11）：2034-2042.

13. 白春学. 应用连续性血液净化救治急性呼吸窘迫综合征［J］. 肾脏病与透析肾移植杂志，2006，15（2）：137-138.

14. Huang H，Yao T，Wang W，et al. Continuous ultrafiltration attenuates the pulmonary injury that follows open heart surgery with cardiopulmonary bypass［J］. Ann Thorac Surg，2003，76（1）：136-140.

15. 徐远达，黎毅敏，萧正伦，等. 连续性血液净化对重症肺炎合并多器官功能衰竭的回顾性分析［J］. 中国危重病急救医学，2005，12（17）：747-751.

16. Payen D，Mateo J，Cavaillon JM，et al. Impact of continuous veno-venous hemofiltration on organ failure during the early phase of severe sepsis：a randomized controlled trial［J］. Crit Care Med，2009，37（3）：803-810.

17. Elseviers MM，Lins RL，Van der Niepen P，et al. Renal replacement therapy is an independent risk factor for mortality in critically ill Patients with acute kidney injury［J］. Crit Care，2010，14（6）：R221.

18. John S，Eckhardt KU. Renal replacement strategies in the ICU［J］. Chest，2007，132（4）：1379-1388.

19. Cole L，Bellomo R，Hart G，et al. A phase Ⅱ randomized，controlled trial of continuous hemofiltration in sepsis［J］. Crit Care Med，2002，30（1）：100-106.

20. Ronco C，Bellomo R，Homel P，et al. Effects of different doses in continuous veno-venous hemofiltration on outcomes of acute renal failure：a prospective randomised trial［J］. Lancet，2000，356（9223）：26-30.

21. Kellum JA，Mehta RL，Angus DC，et. al. The first international consensus conference on continuous renal replacement therapy［J］. Kidney Int，2002，62（5）：1855-1863.

22. Ratanarat R，Brendolan A，Ricci Z，et al. Pulse high-volume hemofiltration in critically ill patients：A new approach for patients with septic shock［J］. Semin Dial，2006，19（1）：69-74.

23. 宋玉果. 连续性血液净化对炎性介质清除作用的meta分析［J］. 中国血液净化，2006，01（5）：33-37.

24. Palevsky PM，Zhang JH，O'Connor TZ，et al. Intensity of renal support in critically ill patients with acute kidney injury［J］. N Engl J Med，2008，359（1）：7-20.

25. Bellomo R，Cass A，Cole L，et al. Intensity of continuous renal-replacement therapy in critically ill patients

［J］. N Engl J Med, 2009, 361 (17)：1627-1638.

26. Joannes-Boyau O, Honore PM, Perez P, et al. High-volume versus standard-volume hemofiltration for septic shock patients with acute kidney injury (IVOIRE study)：a multicentre randomized controlled trial ［J］. Intensive Care Med, 2013, 39 (9)：1535-1546.

27. Clark E, Molnar AO, Joannes-Boyau O, et al. High-volume hemofiltration for septic acute kidney injury：a systematic review and meta-analysis ［J］. Crit Care, 2014, 18 (1)：R7.

28. Lehner GF, Wiedermann CJ, Joannidis M. High-volume hemo-filtration in critically ill patients：a systematic review and meta-analysis ［J］. Minerva Anestesiol, 2014, 80 (5)：595-609.

29. Palevsky PM. Renal support in acute kidney injury-how much is enough? ［J］. N Engl J Med, 2009, 361 (17)：1699-1701.

30. Ullrich R, Roeder G, Lorber C, et al. Continuous venovenous hemofiltration improves arterial oxygenation in endotoxin-induced lung injury in pigs ［J］. Anesthesiology, 2001, 95 (2)：428-436.

31. Iba T, Nagaoka I, Yamada A, et al. Effect of hemoperfusion using polymyxin B-immobilized fibers on acute lung injury in a rat sepsis model ［J］. Int J Med Sci, 2014, 11 (3)：255-261.

32. DiCarlo JV, Alexander SR, Agarwal R, et al. Continuous veno-venous hemofiltration may improve survival from acute respiratory distress syndrome after bone marrow transplantation or chemotherapy ［J］. J Pediatr Hematol Oncol, 2003, 25 (10)：801-805.

33. 顾伟. 连续血液净化治疗急性呼吸窘迫综合征疗效分析 ［J］. 临床肺科杂志, 2008, 10 (10)：1318-1319.

34. Huang Z, Wang SR, Yang ZL, et al. Effect on extrapulmonary sepsis-induced acute lung injury by hemoperfusion with neutral microporous resin column ［J］. Ther Apher Dial, 2013, 17 (4)：454-461.

35. Gotloib L, Barzilay E, Shustak A, et al. Hemofiltration in septic ARDS. The artificial kidney as an artificial endocrine lung ［J］. Resuscitation, 1986, 13 (2)：123-132.

36. 姜志明. 连续性肾脏替代治疗对急性呼吸窘迫综合征患者的影响 ［D］. 山东大学硕士学位论文, 2008.

37. 张继承. 血液净化技术治疗脓毒症的基础与临床研究 ［D］. 山东大学博士学位论文, 2014.

38. 瞿金龙, 李文放, 林兆奋. 连续性血液净化治疗肺外源性急性呼吸窘迫综合征的临床研究 ［J］. 中国呼吸与危重监护杂志, 2011, 06 (10)：543-546.

39. 谢逢春, 刘凤鸣, 黄彬, 等. 连续性血液净化治疗急性呼吸窘迫综合征的临床研究 ［J］. 临床肺科杂志, 2013, 03 (18)：535-536.

·第二十七章·

体外膜肺在 ARDS 中的应用及评价

第一节　ECMO 在 ARDS 中应用的原理

体外膜肺氧合（extracorporeal membrane oxygenation，ECMO）是指将病人血液由体内引出，在体外完成气体交换并经变温后回输入体内的过程，因其在急性循环或（和）呼吸功能衰竭中的强大支持作用，又被称为体外生命支持系统（extracorporeal life support system，ECLS）。

1972 年，Hill 等首次报道 ECMO 在 1 例 22 岁成人呼吸窘迫综合征病人成功应用。此后，陆续有此技术在 ARDS 病人成功应用的报道。这促使了 1979 年第 1 个关于 ECMO 临床应用的随机对照研究的产生。该研究中 90 例重症 ARDS 病人随机接受传统通气或 ECMO 治疗，组间病死率无明显差异。在沉寂 15 年之后，第 2 个关于 ECMO 治疗重症 ARDS 的随机对照试验也未得出有意义的阳性结果。上述 2 个随机对照试验研究结果可能与当时多种因素有关，如对疾病认识不足，病例选择不恰当、通气策略选用不合适、ECMO 相关设备及技术不成熟和研究中很多参与单位无丰富的 ECMO 治疗经验等。

与前述研究迥然不同的是，在 ECMO 治疗甲型 H1N1 感染导致的重症 ARDS 病人的临床研究中，约 1/3 机械通气病人接受了 ECMO 治疗，存活率达 79%。同时，*Lancet* 杂志也发表了第 3 个 ECMO 治疗 ARDS 的多中心随机对照试验即 CESAR（传统机械通气或 ECMO 对严重成人呼吸衰竭）研究。该研究是一项英国全国性的随机对照研究，结果显示，ECMO 组 6 个月内存活且能生活自理者占 63%，而传统治疗组仅为 47%（$P=0.03$），对于重症 ARDS 病人，ECMO 能带来更好的成本效益。

尽管目前仍然缺乏 ECMO 使用的大规模证据，临床医生还是将它的应用范围扩展到 ARDS、肺移植、肺动脉高压危象以及治疗其他顽固性低氧血症。

一、ECMO 的工作原理

ECMO 的物理学原理：ECMO 系统使血液在管路中流动，通过人工肺提供气体交换，通过热交换器将血液加温至体温，再将血液回输给病人。

ECMO 治疗 ARDS 的基础：ECMO 主要为病人提供气体交换，允许病人的肺休息直到恢复正常，并使机械通气诱导肺损伤的不良影响最小化。

二、ECMO 的构成

ECMO 基本结构：血管内插管、连接管、动力泵（人工心脏）、氧合器（人工肺）、供氧管、监测系统。

血管内插管是提供理想的 ECMO 流量的主要限制因素之一。因为血流阻力随插管内径减小而增加，所以为了确保足够的血流量，要放置尽可能粗的插管。通常，泵的流量保持在 60~120ml/（kg·min）。插管太细造成的不良影响就是不能提供足够的支持流量。因为动脉插管端的血流是由 ECMO 泵驱动的，所以动脉端阻力不及静脉端阻力来得关键。但还是要尽量减少动脉端阻力以减少溶血、管道破裂的发生，并降低 ECMO 系统的后负荷，后者在使用离心泵时尤为重要。

ECMO 的管路由聚氯乙烯制成，尺寸由新生儿用的内径 1/4 英寸到儿童和成人用的 3/8 英寸或 1/2 英寸。设计 ECMO 管路时有以下基本原则：首先管路越短越好，以减少管道中的阻力及预充量和热量的损失。其次接头越少越好，可以减少湍流的可能。

氧合器功能是将非氧合血氧合成氧合血，又称为人工肺。近年来，随着硅胶和微孔膜式氧合器的普遍应用，血液相容性很差的鼓泡式氧合器已被淘汰。这是体外膜肺辅助技术从短期治疗发展为长期治疗的一个重要里程碑。特殊涂层的中空纤维采用聚甲基戊烯纤维，并在膜表面使用了很薄的硅胶层密封，可显著减少血浆渗漏，也增加了氧合器的安全使用时间。生物相容性较好的或肝素化涂层的内表面，可有效减少氧合器内部血栓的形成和大量肝素的应用，降低 ECMO 的出血风险。

动力泵作用是形成动力，驱使血液向管道的一方流动，类似心脏的功能。临床上主要有两种类型的动力泵：滚压泵、离心泵。离心泵的优点是驱动一定量的血液所需的能量较少，在高流量时，与滚压泵相比需要的机械能较少。另外，通常不会产生过大的负压而造成血液空泡形成，也不会产生过大的正压。滚压泵的主要优点是能提供稳定的流量，另一优点是降低了在新生儿中使用低流量时产生的溶血。

ECMO 的监测设备可用来持续监测 ECMO 系统和病人的情况，以降低设备失灵的风险。包括管路上的血气和氧饱和度监测器、流量测定装置、气泡探测器等。而与人工材料表面接触的血液会形成血块，所以要输注肝素抗凝，为确保凝血时间保持在可接受的范围内，每一小时需从管路中抽取少量血液测定激活凝血时间，根据结果调整肝素或其他抗凝药物用量。

（宗　媛　许红阳）

第二节　ECMO 治疗的适应证

ECMO 作为危重病人的一种治疗手段，主要用于循环支持、呼吸支持及替代体外循环三方面。循环支持主要用于急性心肌炎、急性心梗导致的心源性休克、心脏术后心源性休克的救治和安装心室辅助装置、人工心脏及心脏移植前的过渡；呼吸支持主要包括各种原因引起的 ARDS 及其他严重的肺部疾病（重症哮喘等）；体外循环支持主要为肺移植、神经外科、供体脏器移植、急性肺栓塞的抢救等。这里主要阐述 ECMO 在 ARDS 中的应用。

ARDS 病人是否可考虑进行 ECMO 支持的关键在于对病人病情可逆性评估和筛选。治疗是否成功取决于能否正确评估病情是否可逆。除此之外，应综合考虑所在单位及当地对疾病的综合诊治能力。如重症肺炎病人，由于其病原学很复杂，如果当地不具备完善的病原学检测手段，即使 ECMO 也不能挽救病人的生命。有三大因素用于评价病情的可逆性：病人发病前状态，呼吸衰竭的原因和建立 ECMO 之前的机械通气时间。

一、病人发病前的状态

病人在发病前具有一定的健康状态，可加大从严重呼吸衰竭恢复的可能性。但是在我国目前医疗体系下，详细了解已经处于呼吸衰竭状态病人的病史情况可能具有难度。一般而言，需要了解病人发病前是否活动自由，能否爬楼梯，是否需要进行家庭氧疗；老年人需要了解日常生活能否自理。癌症病人需要了解手术史、化疗史和（或）骨髓移植史，根据肿瘤专家意见判断预后。如处于骨髓抑制期病人的白细胞水平很低或者原发病预后不佳，如发生 ARDS 或肺炎，在选择进行 ECMO 之前要特别的关注。艾滋病病人突发肺囊虫肺炎的预后比通过抗反转录药物控制了体内病毒负荷量的病人预后差，应该征询感染专家的意见，从而评判感染本身对于 ECMO 治疗组及 ICU 其他病人的风险，例如，对于预后不明的 HIV 阳性病人应用 ECMO 不是标准做法，因为难以改变病人的最终转归。ECMO 的正常运转需要建立在一整套规范体系中，应该用于向相关医生询问病人整个自然病史，并讨论各种潜在情况对预后的影响。

二、ARDS 的病因

ARDS 常见病因有肺部原发病，如细菌感染（肺炎链球菌、金黄色葡萄球菌）、病毒、不典型病原体感染（军团菌、支原体）以及创伤所致全身炎症反应、感染性休克、重症急性胰腺炎等，不同病因导致的 ARDS 应用 ECMO 后的结果可能不同，应综合考虑病人的基础状况和发病诱因。外因性肺部损伤起病急，发展迅速，如果不能得到及时治疗，预后较差。但此类病人的基础条件大多较好，严重者及时应用 ECMO 一般能够逆转病情。刘双等通过回顾性分析发现，ECMO 治疗对基础肺病变可逆者疗效好，存活率高，而对肺实变合并多脏器衰竭病人疗效欠佳，病死率高。下面对几种常见的导致肺损伤的疾病作一详述。

1. H1N1 病毒感染　ECMO 作为 H1N1 感染所致 ARDS 的治疗措施，最早应用于儿童并取得较好疗效，而 Cianchi 等通过临床随机对照试验表明，成人也可应用 ECMO 治疗 H1N1 感染所致 ARDS 而未出现严重不良反应，病人的氧合指数、气道压、呼吸频率、PEEP 较治疗前明显改善。

2. 肺钝挫伤　Hill 首次将 ECMO 用于治疗创伤后 ARDS 之后，目前应用 ECMO 治疗肺钝挫伤所致 ARDS 的研究呈增加趋势。谢钢等认为 ECMO 治疗可显著降低肺挫伤所致 ARDS 的动脉血乳酸含量，明显改善氧代谢和血流动力学。

3. 淹溺　ECMO 配合传统呼吸机辅助通气，是治疗淹溺后 ARDS 的一种有效手段，能显著提高病人的血氧供应，促进氧合并排除 CO_2，给肺组织恢复提供足够时间，同时减少了因高呼气末正压、小潮气量、高氧气浓度等机械通气相关肺损伤，促进病人康复。

4. 吸入性肺损伤　火灾中烟雾所致吸入性肺损伤可导致严重 ARDS，及早进行 ECMO 治疗可以为机体提供充足氧供，同时为肺部提供修复时间，降低吸气平台压，减少气道压，最大限度地降低呼吸机相关性肺损伤的发生率。多数学者认为 ECMO 是目前吸入性肺损伤所致 ARDS 的首选方式。

5. 毒物　百草枯及重度一氧化碳中毒时引起的急性肺组织损伤和 ARDS，有相关报道可采用 ECMO 支持治疗。

三、机械通气时间

ECMO 前机械通气时间过长，表明 ARDS 的原发病处理较为困难，或者合并有严重气压伤，呼吸机相关肺部感染等并发症，或具有很高的相关风险，研究表明，ECMO 前机械通气时间越长，ECMO 的成功率越低，病人病死率越高。一般认为高通气支持水平（峰压 $>30cmH_2O$，$FiO_2 > 0.8$）应用 >7 天的病人不宜行 ECMO。但是同时应考虑病人的年龄因素，较年轻的病人即使机械通气 9 天后也能成功进行 ECMO，而高龄病人可能应用呼吸机超过 5 天就难以进行 ECMO 支持。

综上所述，通过 ECMO 团队对病人 ARDS 是否可逆的判断，并了解病人的整体病情，才能对是否建立 ECMO 作出合理的判断，如果病人具有严重慢性疾病且此次发病情况差，应排除 ECMO；病人已经长时间使用呼吸机机械通气，已经出现终末期呼吸机相关性肺损伤，应排除 ECMO。当然，目前发表的文献显示，即使对这类病人，ECMO 仍然是一种有效的方法，其效果并不亚于传统的连续机械通气。

（宗　媛　许红阳）

第三节　ECMO 治疗 ARDS 的干预时机

ECMO 治疗 ARDS 的基本目标是提供相对于常规机械通气更为有效和安全的通气与氧合支持，从而为诊断和治疗原发病争取更多的时间。包括挽救治疗和早期干预。

1. 挽救治疗　对于常规呼吸支持手段不能维持足够氧合与通气需求的重症呼吸衰竭，以 ECMO 可以获得部分或完全的呼吸支持，使病人不至于因缺氧或 CO_2 潴留而死亡。目前大多数 ECMO 病人属于此类范畴。

2. 早期干预　对于部分重症病人，以常规呼吸支持可以维持相对稳定的通气与氧合，但需要较高的气道压及 FiO_2 [（$FiO_2 > 80\%$）或呼吸道平台压 $>30cmH_2O$]。为减少气压伤和高浓度氧的风险，可早期给予 ECMO。

对于 ARDS 的病人，何时该给病人行 ECMO 治疗，国内尚无统一标准。目前的参考标准是：年龄在 18～65 岁、原发病有潜在可逆性的呼吸衰竭病人。重症呼吸衰竭：采用肺保护通气（潮气量 6～8ml/kg，呼气末正压 $>10cmH_2O$）并且联合一氧化氮、肺复张、俯卧位通气及高频振荡通气等处理，在吸入纯氧的条件下，氧合指数（PaO_2/FiO_2）<100，或肺泡动脉氧分压差（$DA-aO_2$）$>600mmHg$；或通气频率 >35 次/分时、$pH < 7.2$ 且平台压 $>30cmH_2O$；年龄 <65 岁；机械通气时间 <7 天；无抗凝禁忌。

从 H1N1 型流感病例行 ECMO 治疗的时机比较来看，ECMO 距发病时间：国内是（14.6 ± 9.4）天，澳大利亚和新西兰是 9（5～13）天；ECMO 前通气时间：国内是 2.5（0～15）天，澳大利亚和新西兰是 2（1～5）天，中国香港是 1 天，意大利是 2（1～7）天；从存活率来看，国内为 50%，澳大利亚和新西兰为 71%，中国香港和意大利均为 100%。

密歇根大学制定了对于尽管进行了所有可能的常规治疗，但仍出现难以纠正的低氧的高危病人的评估标准。标准治疗措施包括：①压力控制反比通气，吸气相平台压限制在 30～40cmH_2O（在这个压力限制下导致通气不足造成的高碳酸血症可以接受）；②FiO_2 限制在 0.6（在这个限制条件内造成的低氧血症可以接受）；③通过监测混合静脉氧饱和度维持氧供和氧耗量之比 >4；④通过俯卧位通气和利尿至体重偏"干"，而改善肺功能；⑤正常血细胞比容、正常体重、正常营养。如果病人呼吸机治疗时间小于 7 天，低氧不能改善，应考虑 ECMO 治疗。

近期有研究探讨依据维持 ARDS 目标氧合的跨肺压来选择 ECMO 的治疗时机。研究显示，维持目标氧合的跨肺压达到 25cmH$_2$O 即开始 ECMO 治疗，优于平台压高于 30cmH$_2$O 时开始 ECMO 治疗的疗效。另一项研究显示，ECMO 治疗开始时的肺外器官功能状态是影响病人预后的重要因素。这些都决定了 ECMO 开始的时机，目前一项随机对照临床研究（EOLIA）正在进行，有可能提供新的临床证据。

（宗　媛　许红阳）

第四节　ECMO 的转流模式选择

目前应用的 ECMO 有两种转流模式，即静脉-动脉体外氧合（VA-ECMO）和静脉-静脉体外氧合（VV-ECMO）模式。VV-ECMO 适用于仅需要呼吸支持的病人，VA-ECMO 可同时进行呼吸和循环支持。对于呼吸衰竭，VV 方式比 VA 方式的并发症和病死率都低，是最为常用的方式。在有效改善氧合及通气的同时，通过降低吸氧浓度、气道压、潮气量和呼吸频率，使肺脏得以充分休息，从而最大限度地降低呼吸机相关性肺损伤的发生风险。

一、VV-ECMO

ECMO 引血端（多为股静脉）及回血端（多为颈内静脉）均位于腔静脉内，相当于人工膜肺与病人肺串联，从而使病人动脉血氧含量得以改善。改善程度与以下因素有关：①ECMO 血流量；②静脉回心血量；③再循环血流量，即引血端及回血端之间距离过近造成的部分血流再循环至 ECMO 引血端，这种再循环血流会减少经膜肺充分氧合的血液进入肺循环，从而影响氧合；④混合静脉血氧饱和度；⑤病人残存肺功能。尽管 VV-ECMO 不能提供循环支持，但由于其运行中所需正压通气支持压力的降低及冠状动脉氧供的增加，病人的心功能往往也能在一定程度上得以改善。

二、VA-ECMO

VA-ECMO 通过腔静脉（股静脉或颈内静脉）置管，人工泵将体循环血流引至体外，经膜肺氧合后再经颈动脉或股动脉导管回到体内，相当于膜肺与病人肺并联，这种方式与传统的体外循环相同。VA-ECMO 主要用于循环衰竭、心搏骤停及心脏外科手术后的辅助支持，同时也可用于呼吸衰竭病人。有时在采用股动静脉 VA 模式时，上腔静脉血流经过肺循环后灌注冠脉、右手和头部，与股动脉灌注血流在主动脉弓水平或者降主动脉水平混合。如果病人存有严重的呼吸衰竭，则上半身的循环氧合不佳，而下半身的氧合很好，产生所谓"双循环综合征"。解决方法是通过右颈内静脉进行右房灌注，从而使得动脉血直接灌注股动脉和右心房。这种方法称为 VA-V 模式。该模式可以很好地同时支持心脏和肺，一旦病人自身肺功能逐渐恢复，右房插管可以用作附加静脉引流。

一般来说，如果病人心功能满意，可选择进行 VV-ECMO。多采用下腔静脉通过股静脉进行静脉引流，而氧合后的"动脉"血通过右颈内静脉回到右心房。如果病人同时伴有严重的心功能不全（如心肌炎、心外科术后和复苏后病人）或严重肺动脉高压无法吸入 NO 或前列环素，需要进行 VA-ECMO。一旦需要进行 VA-ECMO，右颈内静脉是很好的静脉引流部位，而动脉血流回路可选择颈总动脉、腋动脉或股动脉。在治疗过程中，病人出现严重的心功能不全，对小剂量正性肌力药物反应不佳，应及时转为 VA 模式，通常直接切开颈总动脉插管。如果由于转运或开始时血流动力学不稳定建立的是 VA 模式，则一旦心肌功能恢复良好应及时转成 VV 模式。近年来，一种通过动脉-静脉压差驱动的 AV-ECMO 也逐渐在临床得到应用，但其提供的血流量较低（一般不超过 1L/min），对氧合有轻度改善作用，主要用于 CO_2 的清除。

（宗　媛　许红阳）

第五节　ECMO 在 ARDS 治疗中的评价

1972 年，Hill 等人首次成功应用 ECMO 进行长时间生命支持后，ECMO 被当做了与 ARDS 作斗争的"魔术子弹"。研究者们迅速组织实施了多中心随机对照研究。在这项研究中，所有需要正压通气，吸入氧浓度 >50% 的病人均纳入统计。有 90 例严重呼吸衰竭病人符合接受 ECMO 标准（快速实施标准：吸入纯氧时 PaO_2 < 50mmHg 和 PEEP > $5cmH_2O$；延缓实施标准：吸入氧浓度 >60%，PEEP >$5cmH_2O$ 并且肺内分流率 >30% 时，PaO_2 <50mmHg 时间超过 12 小时），上述病人被随机分为 ECMO 组和传统治疗组。因为两组的死亡率非常高，该研究被提前终止。然而，在当时条件下，该研究无论是病例选择还是 ECMO 支持的方式都存在许多重要的差异，使得与现在的治疗方法相比，其研究结果不准确。首先所有病人均通过股动脉进行 VA-ECMO，而目前已经基本采用 VV-ECMO。其次，目前所采用的"肺休息"策略在当时并不为人所知。因此，病人在 ECMO 支持全过程中采用的是纯氧高压通气模式（大部分采用容量控制模式）。最后，ECMO 病例组有明显的出血并发症，在支持第 1 天平均出血量为 3.8L。该现象很大可能与各中心临床相关常规尚未经实践检验有关。该报道发表后，应用 ECMO 治疗成人急性严重呼吸衰竭的研究一度中断，直至 2009 年 *Lancet* 杂志发表 CESAR（常规通气支持与 ECMO 治疗成人重型呼吸衰竭）研究报告，通过对 2001 年 7 月—2006 年 8 月期间的 180 例 ARDS 病人的研究发现，在传统治疗的基础上，ECMO 组生存率明显高于对照组。

ARDS 病人一般都同时存在多种可致肺损伤的危险因素。这些因素的存在会降低机体对肺损伤的修复能力。因此，在 ARDS 实施机械通气时，不仅要保证基本的氧合，还应尽量避免肺损伤的发生，这就要求使用肺保护性通气策略，即维持一定呼吸末肺容积水平减少肺不张，其实质就是对呼气末正压的调节；另外，在 PEEP 确定后，为了避免吸气末肺容积过高，就必须限制潮气量以减少容积伤和气压伤。虽然肺保护通气策略能够改善 ARDS 病人的低氧血症，但不能解决通气/血流比例失调及长期高浓度吸氧所导致的氧中毒，故仍难以解决肺换气这一根本问题。

由于上述问题的存在，ECMO 治疗 ARDS 越来越引起人们的重视，其技术及管理方式也在不断改进，并在呼吸衰竭的治疗中取得了可喜的效果，尤其在甲型 H1N1 流感在全球肆虐时，ECMO 被应用于其导致的重症 ARDS 病人，取得了明显的效果。此后，ECMO 对呼吸衰竭的疗效已得到普遍的肯定，成为经机械通气和药物治疗无效的新生儿及成人

ARDS 的标准化治疗，存活率也较前大有提高。成人呼吸衰竭使用 ECMO 支持报道的存活率达 53%，新生儿 ECMO 的总体生存率为 75%～95%。ECMO 的成功率受基础疾病、应用时机等因素影响。有研究发现，接受 ECMO 治疗的 ARDS 病人，由病毒感染致病者其存活率高达 70% 左右，而细菌致病者为 50%，多发伤者为 46%。表明不同原因导致的 ARDS 使用 ECMO 治疗效果不同，其原因可能是 ECMO 作为一种体外呼吸支持技术，在治疗重症 ARDS 时能减轻病人的肺损伤及改善氧合，为治疗原发病创造有利条件。而 ARDS 病人的治疗主要是针对原发病的治疗，目前已有针对甲型 H1N1 感染病原体的病因学治疗，提示可有效治疗 ARDS 原发病，或原发病本身具有一定自限性，则 ECMO 治疗效果较好。

临床研究还发现，在接受 ECMO 治疗前行机械通气超过 10 天以上者，病死率高达 70% 左右。其可能的原因为：①机械通气时间越长，对病人肺损伤的程度就越大；②长时间机械通气导致呼吸机相关性肺炎的发生率上升，也是造成病人病死率增高的原因之一。提示重症 ARDS 病人符合 ECMO 治疗指征时，尽早使用 ECMO 者效果较好。

年龄也是影响 ECMO 治疗效果的重要因素。多项研究表明新生儿及儿童的治疗效果好，而年龄大于 70 岁的病人病死率可高达 80%。其原因可能跟高龄病人脏器功能储备差、多器官功能损害引起高病死率有关。

ECMO 治疗时间与预后也有明显相关性，时间越长，预后往往越差。其原因可能是：①ECMO 治疗过程中机械通气时间越长，呼吸机致肺损伤加重概率越大；②长时间机械通气可导致呼吸机相关性肺炎的发生率增加；③长期 ECMO 治疗能引起相关的并发症，如使用抗凝药物后引起出血，管路栓塞及感染等。

从上述影响 ECMO 预后的因素来看，对病人基础疾病及病情进行临床评估，选择合适的适应证及禁忌证以及良好的管理，对 ECMO 治疗效果都非常重要。

目前 ECMO 在 ARDS 病人中的应用由争议到逐渐认可，合理的适应证，熟练的操作技术，精细化的管理，优秀的团队都是 ECMO 成功的关键。而在 ECMO 治疗中，还有很多细节问题，包括呼吸机管理、病人体位、液体管理、营养支持、出血及抗凝等，仍需要医护人员更加努力，以使该项技术能更好地应用于临床，提高危重病病人的抢救成功率。

（宗 媛 许红阳）

参考文献

1. Paden ML, Conrad SA, Rycus PT, et al. Extracorporeal life support organization registry report 2012 [J]. ASAIO J, 2013, 59 (3): 202-210.

2. Pappalardo F, Pieri M, Greco T, et al. Predicting mortality risk in patients undergoing venovenous ECMO for ARDS due to influenza A (H1N1) pneumonia: The ECMOnet score [J]. Intensive Care Med, 2013, 39 (2): 275-281.

3. Peek GJ, Mugford M, Tiruvoipati R, et al. Efficacy and economic assessment of conventional ventilatory support versus extracorporeal membrane oxygenation for severe adult respiratory failure (CESAR): A multicentre randomised controlled trial [J]. Lancet, 2009, 374 (9698): 1351-1363.

4. 龙村. ECMO-体外膜肺氧合 [M]. 北京：人民卫生出版社，2010.

5. Cordell-Smith JA, Roberts N, Peek GJ, et al. Traumatic lung injury treated by extracorporeal membrane oxygenation (ECMO) [J]. Injury, 2006, 37 (1): 29-32.

6. Mikkelsen ME, Woo YJ, Sager JS, et al. Outcomes using extracorporeal life support for adult respiratory fail-

ure due to status asthmaticus [J]. ASAIO J, 2009, 55 (1): 47-52.

7. Haneya A, Philipp A, Mueller T, et al. Extracorporeal circulatory systems as a bridge to lung transplantation at remote transplant centers [J]. Ann Thorac Surg, 2011, 91 (1): 250-255.

8. Chevalier JY, Durandy Y, Batisse A, et al. Preliminary report: Extracorporeal lung support for neonatal a- cute respiratory failure [J]. Lancet, 1990, 335 (8702): 1364-1366.

9. Chevalier JY, Couprie C, Larroquet M, et al. Venovenous single lumen cannula extracorporeal lung support in neonates. A five year experience [J]. ASAIO J, 1993, 39 (3): M654-658.

10. Strieper MJ, Sharma S, Dooley KJ, et al. Effects of venovenous extracorporeal membrane oxygenation on cardiac performance as determined by echocardiographic measurements [J]. J Pediatr, 1993, 122 (6): 950-955.

11. Martin GR, Chauvin L, Short BL. Effects of hydralazine on cardiac performance in infants receiving extracor- poreal membrane oxygenation [J]. J Pediatr, 1991, 118 (6): 944-948.

12. Martin GR, Short BL, Abbott C, et al. Cardiac stun in infants undergoing extracorporeal membrane oxygen- ation [J]. J Thorac Cardiovasc Surg, 1991, 101 (4): 607-611.

13. Ingyinn M, Rais-Bahrami K, Evangelista R, et al. Comparison of the effect of venovenous versus venoarteri- al extracorporeal membrane oxygenation on renal blood flow in newborn lambs [J]. Perfusion, 2004, 19 (3): 163-170.

14. Short BL, Walker LK, Gleason CA, et al. Effect of extracorporeal membrane oxygenation on cerebral blood flow and cerebral oxygen metabolism in newborn sheep [J]. Pediatr Res, 1990, 28 (1): 50-53.

15. Fukuda S, Aoyama M, Yamada Y, et al. Comparison of venoarterial versus venovenous access in the cere- bral circulation of newborns undergoing extracorporeal membrane oxygenation [J]. Pediatr Surg Int, 1999, 15 (2): 78-84.

16. Hunter CJ, Blood AB, Bishai JM, et al. Cerebral blood flow and oxygenation during venoarterial and veno- venous extracorporeal membrane oxygenation in the newborn lamb [J]. Pediatr Crit Care Med, 2004, 5 (5): 475-481.

17. Hill JD, O'brien TG, Murray JJ, et al. Prolonged extracorporeal oxygenation for acute post-traumatic respir- atory failure (shock-lung syndrome). Use of the Bramson membrane lung [J]. N Engl J Med, 1972, 286 (12): 629-634.

18. 李彤, 赵成秀, 段大为, 等. 体外膜肺氧合在重症甲型 H1N1 流感患者治疗中的作用 [J]. 中国急救 医学, 2010, 30 (5): 468-469.

19. 吴茜, 孙昕. 体外膜肺氧合在甲型 H1N1 流感合并 ARDS 治疗中的应用 [J]. 中国急救医学, 2010, 30 (5): 455-458.

20. Australia, New Zealand Extracorporeal Membrane Oxygenation Influenza I, Davies A, et al. Extracorporeal membrane oxygenation for 2009 influenza A (H1N1) acute respiratory distress syndrome [J]. JAMA, 2009, 302 (17): 1888-1895.

21. Conrad SA, Rycus PT, Dalton H. Extracorporeal life support registry report 2004 [J]. ASAIO J, 2005, 51 (1): 4-10.

22. Taylor RW, Zimmerman JL, Dellinger RP, et al. Low-dose inhaled nitric oxide in patients with acute lung injury: A randomized controlled trial [J]. JAMA, 2004, 291 (13): 1603-1609.

23. Lum ME, Mcmillan AJ, Brook CW, et al. Impact of pandemic (H1N1) 2009 influenza on critical care ca- pacity in victoria [J]. Med J Aust, 2009, 191 (9): 502-506.

24. Eash HJ, Jones HM, Hattler BG, et al. Evaluation of plasma resistant hollow fiber membranes for artificial lungs [J]. ASAIO J, 2004, 50: 491-497

25. Peek GJ, Killer HM, Reeves R, et al. Early experience with a polymethyl pentene oxygenator for adult

extracorporeal life support [J]. ASAIO J, 2002, 48：480-482.

26. Valeri CR, Macgregor H, Ragno G, et al. Effects of centrifugal and roller pumps on survival of autologous red cells in cardiopulmonary bypass surgery [J]. Perfusion, 2006, 21：291-296.

27. 刘双，孙凌波，米玉红，等. 不同病因导致急性呼吸窘迫综合征应用体外膜肺氧合治疗体会 [J]. 心肺血管病杂志，2001, 30（1）：8-12.

28. Totapally BR, Sussmane JB, Torbati D, et al. Cardiovascular stability during arteriovenous extracorporeal therapy：a randomized controlled study in lambs with acute lung injury [J]. Crit Care , 2004 , 8（6）：495 -503.

29. 张炳东，陈燕桦，梁东科，等. 体外膜肺氧合对内毒素诱导大鼠急性肺损伤的早期干预效果 [J]. 山东医药，2011, 51（8）：46-48.

30. Cianchi G, Bonizzoli M, Pasquini A, et al. Ventilatory and ECMO treatment of H1N1-induced severe respiratory failure：results of an Italian referral ECMO center [J]. BMC Pulm Med, 2011（11）：2-3.

31. 谢钢，蒋崇慧，李斌飞，等. 体外膜肺氧合在严重肺挫伤中的应用 [J]. 中国综合临床，2005, 21（9）：817-819.

32. 李佳春，王加利，骆苾，等. 应用体外膜肺氧合技术抢救百草枯中毒患者的反思 [J]. 中国体外循环杂志，2010, 8（1）：31-33.

33. 张伟，管向东，周倩，等. 体外膜肺氧合技术治疗中毒性疾病进展 [J]. 毒理学杂志，2011, 25（4）：298-300.

34. Shanley CJ, Barlett RH. The management of acute respiratory failure [J]. Curt Opin Gen Surg, 1994：7-16.

35. Gattinoni L, Carlesso E, Langer T. Clinical review：extracorporeal membrane oxygenation [J]. Crit Care, 2011, 15：243.

36. Sidebotham D, McGeorge A, McGuinness S, et al. Extracorporeal membrane oxygenation for treating severe cardiac and respiratory disease in adults：Part 1 overview of extracorporeal membrane oxygenation [J]. J Cardiothomc Vasc Anesth, 2009, 23：886-892.

37. Brogan TV, Thiagarajan RR, Rycus PT, et al. Extracorporeal membrane oxygenation in adults with severe respiratory failure：a multi-center database [J]. Intensive Care Med, 2009, 35：2105-2114.

38. Terragni P, Maiolo G, Ranieri VM. Role and potentials of low-flow CO_2 removal system in mechanical ventilation [J]. Curr Opin Crit Care, 2012, 18：93-98.

39. Zimmermann M, Bein T, Arlt M, et al. Pumpless extracorporeal interventional lung assist in patients with acute respiratory distress syndrome：a prospective pilot study [J]. Crit Care, 2009, 13：R10.

40. Florchinger B, Philipp A, Klose A, et al. Pumpless extracorporeal lung assist：a 10-year institutional experience [J]. Ann Thorac Surg, 2008, 86：410-417.

·第二十八章·

案例分析——提高 ARDS 疗效

一、病 史 资 料

女，48 岁，工人，已婚，64kg，162cm。

主诉：发热伴咳嗽咳痰 5 天。

现病史：5 天前，因受凉后出现发热，自测体温 39.5℃，并伴咳嗽咳痰，为少许白色黏痰，不伴有畏寒、寒战、咽痛、胸痛、咯血、盗汗、恶心、呕吐、腹痛、腹泻、皮疹、关节肿痛等症，于社区卫生院就诊按"上呼吸道感染"予"哌拉西林"抗感染及止咳化痰治疗后，病情无明显改善；2 天前，开始出现胸闷、气喘并逐渐加重，心电图检查示"窦性心动过速"，胸片检查结果示"两侧肺炎"。为进一步诊治，收住入院。病程中病人食欲欠佳，睡眠差，大小便正常，近期体重无明显下降。

既往史、个人史、家族史无特殊。

体格检查：T 38.5℃，P 112 次/分，R 30 次/分，BP 103/72mmHg，神志清，呼吸急促；气管居中，颈静脉无怒张；两肺语颤增强，听诊两肺呼吸音粗，两肺底可闻及湿啰音；心率 112 次/分，律齐，未及病理性杂音；腹平软，肝脾肋下未及；双下肢不肿，神经系统未见阳性体征。

辅助检查：血常规：WBC $17.5 \times 10^9/L$，中性粒细胞百分比 92.9%，嗜酸性粒细胞百分比 0.45%；动脉血气分析：pH 7.486，SaO_2 80.9%，PaO_2 56mmHg（FiO_2 41%），$PaCO_2$ 29.9mmHg；甲型流感病毒抗原快速检测：阴性；C-反应蛋白 66.31mg/L；PCT 2.3ng/ml。肝肾功能、血糖、血脂、电解质、心肌酶谱、肌钙蛋白、脑利钠肽无明显异常；D-二聚体：3.16mg/L；胸片：两肺透光度下降，两肺片状高密度阴影，边缘模糊，密度不均（图 5-28-1）。

入院诊断：重症肺炎、ARDS

入院后诊疗：

入院后予心电监护、无创面罩呼吸机辅助

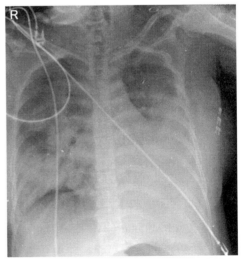

图 5-28-1　入院 X 线胸片

通气（S/T 模式，FiO_2 60%，IPAP 15cmH_2O，EPAP 8cmH_2O），持续气道湿化。亚胺培南 1.0g 每 8 小时一次；氨茶碱 0.25g 每 12 小时一次；同时给予化痰，维持水电解质平衡，经鼻胃管实施肠内营养等治疗。入科后 APACHE Ⅱ 评分为 17 分。经治疗，病人指脉氧饱和度维持在 90% ~ 93%，复查血气分析：pH 7.456，SaO_2 91.2%，PaO_2 64.3mmHg，$PaCO_2$ 33.4mmHg。

入院第 3 天，仍发热，体温 38℃，病人呼吸频率加快，烦躁不安，心率加快，指脉氧饱和度降至 80% 左右，无创机械通气中（FiO_2 80%，PEEP 12cmH_2O），血气分析：pH 7.48，PaO_2 51mmHg，$PaCO_2$ 30mmHg。考虑病情进展，予以气管插管呼吸机辅助通气，肺保护性通气策略（PC-SIMV，f 15 次/分，FiO_2 80%，PEEP 12cmH_2O，PS 15cmH_2O），监测气道平台压与气道峰压，实施肺复张治疗，同时予以瑞芬太尼镇痛基础上加艾贝宁镇静以降低氧耗及呼吸功。当天复查床旁胸片：两肺多发片状高密度阴影，边缘模糊，密度不均，与前相比有加重（图 5-28-2）；复查血常规：WBC 18.3 × 10^9/L，中性粒细胞百分比 91%；G 试验正常；痰涂片找到革兰氏阳性菌，肝、肾功能和电解质无明显异常，

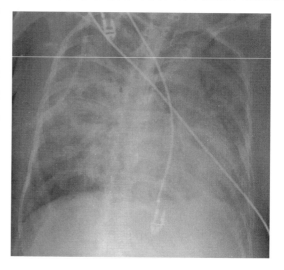

图 5-28-2　入院第 3 天 X 线胸片

白蛋白水平 29g/L。血沉：63mm/h；TORCH 全套阴性，C-反应蛋白：98.5mg/L，PCT 2.7ng/ml；考虑合并阳性菌感染，加用利奈唑胺 600mg 每 12 小时一次加强抗感染治疗。治疗调整后，氧合情况改善，指脉氧饱和度维持在 92% ~95%。

入院第 5 天，体温降至正常，镇痛镇静中，指脉氧饱和度 97% 左右，逐渐下调呼吸机参数（PC-SIMV，f 15 次/分，FiO_2 60%，PEEP 12cmH_2O，PS 15cmH_2O），氧合指数 210mmHg。

入院第 6 天，未再发热，复查床旁胸片较前无明显变化。呼吸机参数不变，氧合指数 200mmHg。

入院第 10 天，病人再次出现发热，气道内痰液黏稠增多，体温最高 38.5℃，呼吸机参数（PC-SIMV，f 15 次/分，FiO_2 60%，PEEP 12cmH_2O，PS 15cmH_2O），指脉氧饱和度 95%。氧合指数 150mmHg。复查 WBC 14.7 × 10^9/L，中性粒细胞百分比 87%；PCT 1.05ng/ml；G 试验：322pg/ml；痰培养：肺炎克雷伯杆菌（＋＋＋），亚胺培南敏感，痰涂片找到孢子和菌丝，行 CT 检查显示两肺斑片状阴影（图 5-28-3），结合以上情况，考虑并发真菌感染，加伏立康唑抗真菌治疗。再送检痰培养、痰涂片、血培养、G 试验。

第 11 ~15 天，体温逐渐下降，病人自觉症状有好转，呼吸机参数下调，Spont 模式（FiO_2 50%，PEEP 5cmH_2O，PS 15cmH_2O）。复查血常规血象降至正常，PCT 0.43ng/ml；G 试验：130pg/ml；痰培养：肺炎克雷伯杆菌（＋）、血培养阴性。床旁胸片检查提示两肺炎症明显消散吸收（图 5-28-4）。每日评估病人病情，第 15 天行 SBT 试验通过，自主咳痰能力可，成功脱机拔管。

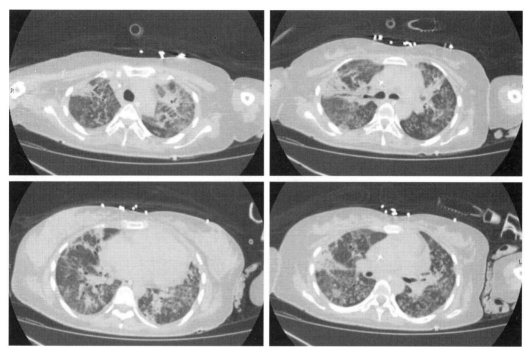

图 5-28-3　入院第 10 天胸部 CT

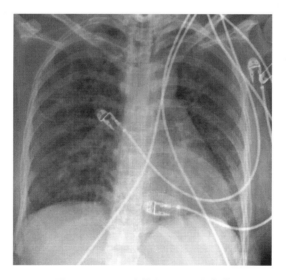

图 5-28-4　入院第 12 天 X 线胸片

第 20 天，复查血常规：WBC $9.5 \times 10^9/L$，中性粒细胞百分比 72.0%；动脉血气分析：pH 7.38，SaO_2 98.9%，PaO_2 96mmHg（FiO_2 37%），$PaCO_2$ 39.1mmHg；C-反应蛋白 16.9mg/L；PCT 0.15ng/ml。肝肾功能、血糖、血脂、电解质、脑利钠肽正常；痰培养阴性，胸部 CT 复查显示两肺炎症消散吸收（图 5-28-5）。

第 24 天，病人无不适主诉，生命体征平稳，出院。

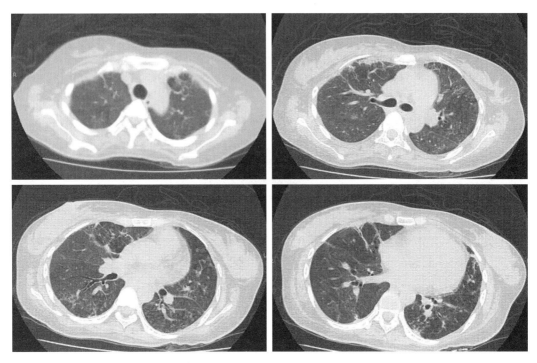

图 5-28-5　入院第 20 天胸部 CT

二、病 案 点 评

（一）该病人是否能够确诊为 ARDS？

根据柏林标准，该病人符合 ARDS 诊断。①存在感染的诱因：受凉后出现肺部感染；②发病时间和临床表现符合：在 1 周内出现呼吸急促伴严重低氧血症；③符合 ARDS 的胸部影像学表现：两肺透光度下降，两肺多发片状高密度阴影，不能完全用肺炎解释；④无法用心力衰竭或液体超负荷解释呼吸衰竭：该病人既往无心功能不全病史，且心肌酶谱、肌钙蛋白、BNP 均正常）；⑤中度低氧血症：入院时查血气分析示 SaO_2 91.2%，PaO_2 64.3mmHg，FiO_2 60%，氧合指数 107mmHg；综上所述，此病例符合柏林标准的中度 ARDS 标准。

对于本例病人，诊断 ARDS 需与心源性肺水肿相鉴别。该病人既往无心脏疾病史，查体无心功能不全体征，实验室检查 BNP 不高等，可初步排除心源性肺水肿；可进一步行 PiCCO、心脏超声、肺脏超声等床旁检查，一方面进一步排除心源性肺水肿，另一方面可继续监测 ARDS 的病情演变及评价治疗效果。值得一提的是，该病例还需要与肺栓塞相鉴别，肺动脉 CTA 可确诊。

（二）该病人的可能致病原因是什么？

ARDS 的病因通常分为肺内因素（直接）和肺外因素（间接）两大类。其中肺内因素包括：肺部感染、胃内容物误吸、肺挫伤、淹溺和有毒物质吸入；肺外因素包括：脓毒症、严重多发伤（多发骨折、连枷胸、严重脑外伤和烧伤）、休克、高危手术（心脏手术、大动脉手术等）、频繁大量输血、药物中毒、胰腺炎和心肺转流术后等。其中，肺部感染是 ARDS 的首位危险因素。

根据本病例病人的病史特点：中年女性，既往无基础疾病，近期无外伤、手术、中毒、有毒物质吸入等病史，无疫区驻留史，无禽类接触史等；急性起病，短期内迅速进展的呼吸困难；血炎症指标升高；影像学表现为两肺多发片状密度阴影。因病人起病初即有明显脓毒血症症状，血象及降钙素原升高，故考虑为肺部感染引起的 ARDS（细菌感染）。而在后面的诊治中，痰培养结果以及应用亚胺培南、利奈唑胺等抗生素治疗有效，也进一步支持细菌感染这一推断。

（三）如何对该例病人进行病情评估与预后评价？

ARDS 危重程度评价依赖于可以获得的病人临床表型。这些临床表型所提供的生物信息，也各自反映其不同的评测价值。ARDS 常用的危重程度评价方法包括：非器官特异性危重程度评测方法及器官特异性危重程度评测方法，临床上，前者多采用 APACHE Ⅱ 评分，后者多采用 LIS 评分。其他评测指标，如 SOFA 评分、LODS 评分、MODS 评分、ARDS 严重程度评分等，均将氧合指数纳入评估指标之一。同样，柏林定义也将氧合指数作为 ARDS 轻、中、重度的评测指标。

结合本例病人病情，入院时 APACHE Ⅱ 评分为 17 分，提示病情相对危重，计算个体死亡风险为 26.21%；Ln（1/R-R）= −3.517 +（APACHE Ⅱ 总分 ×0.146）+ 病种风险系数 +0.603（仅用于急诊手术者），其中 Ln 为自然对数。利用 Ln（1/R-R）结果计算 R 值即为个体死亡风险。遗憾的是，未能获得该例病人的呼吸系统静态顺应性指标，因此无法利用 LIS 来进行危重程度评测，这也是当前国内 ARDS 诊治过程中普遍存在的情况。在柏林标准中，轻、中、重度 ARDS 病死率呈现出逐渐增加的趋势［轻度 27%（95% *CI*：24% ~30%）、中度 32%（95% *CI*：29% ~34%）、重度 45%（95% *CI*：42% ~48%）］，依照该例病人入院时氧合指数计，可确定为中度 ARDS；值得注意的是，依照 APACHE Ⅱ 计算的个体死亡风险，处于柏林标准轻度 ARDS 的死亡风险范围，这个结果与按照氧合指数作出的危重程度评判结果存在一定差异；目前，以 APACHE Ⅱ 评定的个体死亡风险适用于 ARDS 不宜推荐，柏林标准评定 ARDS 危重程度也仍值得进一步讨论。

（四）该病人无创通气的指征、时机、模式与参数设置是否合理？

依据入院病情评估，该例病人入院第 1 天即可确定为中度 ARDS。此时，采用无创通气需密切观察相关指标，应在使用 1 小时内完成血气复查，评估呼吸频率、气促情况、血流动力学、氧合指数、低氧血症、心率等指标的变化，若无改善应尽早改为有创通气。此外，对于轻度 ARDS 可采用无创通气，而重度 ARDS 则可在进行危重程度评估后，尽早采用有创机械通气。

ARDS 中无创辅助通气模式应用的相关研究提示，PPV/CPAP/PSV + PEEP 模式均可，都可降低病人呼吸肌负荷，改善呼吸困难等情况，但 CPAP 模式对降低吸气努力无益。此病人所用的机械通气模式及压力选择是可行的，但病人在应用无创通气时已是中度 ARDS 阶段，最好在通气后 1 小时内即评估相关指标，情况无改善应立刻考虑有创通气。

（五）该病人有创通气的指征、时机、模式与参数设置是否合理？

根据病史资料，病人存在明显的气促、呼吸困难、严重低氧血症，早期给予无创机械通气支持后呼吸衰竭一度得到缓解，第 3 天病人氧合状况恶化，氧合指数低于 100mmHg，结合胸部影像学检查结果，提示病情加重，病人具备改为有创通气的指征。

一般来讲，对于轻至中度 ARDS 病人且预计病情可短期内改善时，可采用无创通气 1

小时，并根据疗效选择是否有创通气；而对于重度 ARDS 病人，则建议尽早有创通气。此例病人早期机械通气的主要目的为纠正低氧血症以及降低呼吸功、减少氧耗，因此 A/C 或强制通气频率较高的 SIMV 模式均适用。设置高水平的 PEEP 和 FiO_2 符合病人病情需要，但支持水平（PC 和 PS）是否恰当，应根据潮气量及呼吸衰竭是否得以纠正进行判断。

（六）该例病人肺保护策略实施情况的评价

肺保护通气策略应贯穿机械通气的整个过程。肺泡过度扩张、陷闭区域肺泡的反复打开和关闭是正压通气过程中肺损伤的主要原因。特别是对于 ARDS 病人，由于肺内病变的不均一性，易导致机械通气时健康肺泡的过度膨胀，而萎陷肺泡尚未张开，交界部位的吸气相开放和呼气相塌陷的剪切伤是 VALI 最关键的因素。

该病例治疗过程中，提出了肺保护通气治疗策略，但未明确体现出该策略的实施过程。建议如下。

1. 小潮气量通气　一定功能残气量基础上的小潮气量通气是肺保护通气的核心。尽早实施并且维持小潮气量通气对降低病死率非常重要。按照肺保护通气的要求，目标潮气量应以 6ml/kg（IBW）为宜；潮气量调节：如果 $P_{plat} \leqslant 30cmH_2O$；每 4 小时评估 P_{plat}；当 $P_{plat} > 30cmH_2O$，降低潮气量 1ml/kg，逐步降至 5ml/kg，甚至 4ml/kg；如果 $P_{plat} < 25cmH_2O$，潮气量 < 6ml/kg，增加潮气量每次 1ml/kg，直至 $P_{plat} > 25cmH_2O$ 或潮气量 6ml/kg。

2. PEEP 的设置　PEEP 的合理设置可以维持复张的肺泡开放状态，增加功能残气量，减少萎陷伤及剪切伤，PEEP 的初始设置可参考 ARDS 协作组推荐的 FiO_2/PEEP 表格设置，此病人初始 PEEP 水平可以设在 14 ~ 18cmH_2O；或者根据静态 P-V 曲线低位拐点压力 +2cmH_2O，来设定 PEEP 水平。

3. 肺复张　肺复张能有效促进塌陷肺泡复张，改善氧合，降低肺内分流。目前临床上常用的肺复张手法包括控制性肺膨胀、PEEP 递增法及压力控制法（PCV 法）。根据血气或血氧饱和度和肺顺应性的改善，综合评价肺复张的疗效或肺泡的可复张性。

（七）该例病人是否适合俯卧位通气？

俯卧位通气可以改善重力依赖区肺泡扩张，从而增加功能残气量，改善 $\dot{V}/\dot{Q}$ 和肺内分流，同时可以促进分泌物的排出。研究显示对于重度 ARDS 病人，俯卧位通气至少需要 16 小时，早期延长俯卧位通气可显著性降低病人 28 天和 90 天病死率。对于本例病人，CT 所示两肺广泛渗出实变，伴有严重低氧血症（PEEP 12cmH_2O，P/F < 100），建议早期实施俯卧位通气。

俯卧位通气由于操作的问题出现一些并发症，比如气管插管移位、气管导管阻塞或扭曲，动静脉置管扭曲打折或脱落。此外，面部压疮也是常发生的问题。俯卧位过程中需要适当镇静，以避免病人不舒适或躁动引发的意外；同时注意检查置管深度及通畅情况；定时调整面部压迫区域，避免压疮产生。

俯卧位通气降低胸壁和腹部活动度，可能引起胸廓顺应性和阻力的增加。如果病人在充分镇静和肌松后行容量控制型通气，可有吸气压轻度增高，但每分钟通气量并不受体位影响，$PaCO_2$ 无明显变化。而采用压力控制型通气的病人，在俯卧位通气后 $PaCO_2$ 可能轻度升高，则可能因胸廓受压及呼吸阻力增大，每分钟通气量减少所致。因此，俯卧位通气后需要关注血气变化，并跟进调整呼吸机参数。

（八）该例病人非机械通气治疗是否还有更多的手段？

ARDS 的病理生理过程为失控的肺组织炎症反应，肺微血管内皮-肺泡上皮屏障严重破坏及通透性肺水肿。因此，针对其机制，并根据循证医学证据，提高本例病人预后的非机械通气手段还包括以下几种。

1. 保证重要器官灌注的基础上行限制性液体管理，能够改善肺功能，缩短 ICU 住院时间。在 ARDS 急性期应严格限制晶体量，对低蛋白血症的 ARDS 病人有必要输入白蛋白，提高胶体渗透压。

2. 虽然理论上糖皮质激素具有潜在的抗炎、抗肺纤维化作用，但目前尚缺少充分证据显示糖皮质激素能够降低 ARDS 病死率。然而，在 ARDS 常规治疗无效时，采取小剂量［甲泼尼龙 1~2mg/（kg·d）］、长疗程（2~4 周）的糖皮质激素治疗方法可能有积极作用。

3. 重度 ARDS 早期 48 小时使用肌松剂，可减少跨肺压，减少机械通气肺损伤，提高氧合指数，降低病死率。

4. ARDS 早期血液净化治疗可清除炎症介质及血管外肺水，有效改善氧合指数和肺功能。

5. ECMO 可有效改善低氧血症，并排出二氧化碳。避免长期高浓度吸氧导致的氧中毒，以及机械通气所致的肺损伤。但应注意 ECMO 呼吸支持治疗的入选标准及禁忌证。

6. 其他药物治疗包括抗氧化剂，肺泡表面活性物质，免疫营养治疗，抗凝剂，β 受体激动剂，他汀类药物，酶抑制剂等临床研究尚存争议，对 ARDS 预后的改善尚不明确。

（九）该例病人机械通气期间的镇静镇痛治疗是否合理？

该例病人镇痛镇静治疗时，以下几点值得关注。

1. 病人诊疗过程中，对气管插管及其他 ICU 常规诊疗所致病人疼痛不适未提供疼痛评估结果。

2. 针对病人 ICU 住院以及有创通气过程缺乏镇静评估及镇静策略的选择。该例病人病程中逐步进展为重度 ARDS，严重缺氧本身所致代偿性呼吸频率及幅度增加，在重度 ARDS 肺顺应性显著降低的情况下，则会招致跨肺压骤然升高，加重肺组织损伤。因此，重度 ARDS 早期应进行合理的镇静评估与治疗，以减少过度自主呼吸代偿。2013 年美国 PAD 指南推荐对于机械通气危重病人的镇静，优先选用非苯二氮䓬类药物，因其机械通气时间及 ICU 住院时间更短；滴定使用镇静药物以维持浅镇静水平，深度镇静可能伴随不良临床结局。

（十）该例病人的营养风险评估以及营养干预的评价？

该病人入院后缺乏营养风险评估，缺少营养相关指标以及免疫指标的评价，比如白蛋白、前白蛋白、转铁蛋白、BMI 等指标，热量计算、营养支持后的监测以及评估未做。

建议如下：①目前临床上常规使用 NRS2002 进行营养风险筛查，从营养不良状况、疾病严重程度、年龄三方面来评估，该病人评分 >3 分，存在营养风险，应进行营养干预。也可采用 NUTRIC 评分进行评估。②ARDS 病人在早期的血流动力学不稳定、内稳态紊乱等得到有效控制后，就应当及早进行营养支持。根据 ESPEN 指南推荐，只要胃肠解剖与功能允许，肠道能够利用尽早利用，24~48 小时内开始肠内营养。③病人无创通气或气管插管机械通气的情况下，口服饮食存在障碍，可经鼻胃管或鼻空肠管进行肠内营养。

④营养处方的确定：重症病人早期一周内"允许性低热量"，20~25kcal/（kg·d），蛋白质 1.2~1.5g/（kg·d），随着应激状态的改善，逐渐增加至 30~35kcal/（kg·d）。结合 ARDS 病人限制性液体管理的策略，可选择能量密度较高以及优质蛋白含量高的营养制剂，比如能全力、瑞高等，其中如蛋白含量不能满足需要，可在营养制剂中添加蛋白粉。同时考虑 ARDS 代谢特点，为减少 CO_2 的生成量，降低呼吸功，需适当降低葡萄糖与脂肪的比例。⑤肠内营养支持后需进行耐受性评估，是否存在反流、误吸、胃肠不耐受、管路引起的机械性并发症及代谢并发症，以及监测胃残余量、营养指标、电解质水平等，同时可做相应优化措施，比如抬高床头，持续管饲输注，加用胃肠动力药物，调整营养液的温度、速度及浓度等。⑥结合 ARDS 特点，在标准营养配方的基础上可添加某些特殊营养物质，以达到治疗和调节机体代谢与免疫功能的目的，比如谷氨酰胺、鱼油脂肪乳、精氨酸以及益生菌。

（十一）该例病人的撤机是否为计划性撤机？如何改进？

该例病人为有计划撤机，并且实际撤机成功，病人在住院第 11 天时病情逐步好转，呼吸机参数逐渐下调，并开始每日评估病人病情，后 SBT 试验通过，并对气道保护能力进行评价后顺利脱机拔管，但具体细节未详细说明。

当需要呼吸机支持的病因被祛除，病人恢复自主呼吸能力时，及时撤机对于病人恢复及减少并发症十分重要。病因好转或祛除后应开始进行撤机前筛查试验，包括主观临床评估及客观测量结果，如筛查通过，可行 SBT 试验，可采用 T 形管、CPAP、PSV 三种方法进行，期间观察浅快指数、呼吸频率、潮气量、心率、动脉血氧饱和度，如能耐受，再对气道通畅程度及气道保护能力进行评价。病人通过以上评价后，在给予积极气道管理的基础上可脱机拔管。如 SBT 失败，应予充分的通气支持以缓解呼吸肌疲劳，并进一步查找原因。

（宋元林 章仲恒 葛慧青 尚游 蒋进军 段开亮 柯路 许红阳 纪晓霞
陈琳 邓旺 方萍 刘凯雄 王苒）

第六篇

ARDS 并发症防治

第二十九章

呼吸机相关性肺炎

呼吸机相关性肺炎（VAP）是指气管插管或气管切开病人在接受机械通气 48 小时后发生的肺炎。撤机、拔管 48 小时内出现的肺炎，仍属 VAP。VAP 是机械通气的 ARDS 病人常见且严重的并发症。VAP 可使机械通气病人住院时间和 ICU 住院时间延长，抗菌药物使用增加，并导致病死率增加，严重影响预后（表 6-29-1）。

表 6-29-1　ARDS 病人 VAP 的发病率及病死率

研究者	病人 （n）	多中心	VAP 发生率 （%）	ICU 病死率 （%）
Sutherland 等	105	否	15	44
Delclau 等	30	否	60	93
Chastre 等	56	否	55	61
Maduri 等	94	否	43	—
Markowicz 等	134	是	23	58
Forel 等	339	是	29	54

第一节　VAP 的危险因素与发病机制

一、VAP 的危险因素

VAP 危险因素的早期识别与干预对降低发病率和病死率极为重要。目前多项回顾性和前瞻性研究表明，VAP 的危险因素很复杂，往往几个因素同时存在。由于研究所在医疗中心、研究对象、时间、诊断方法、危险因素暴露时间不同，微生物定植的类型不同，危险因素有较大差异。VAP 的危险因素主要包括宿主自身、医疗措施、呼吸通气相关设备因素（表 6-29-2）。

表 6-29-2　VAP 的危险因素

宿主因素	医疗措施相关	呼吸通气设备
高龄	长时间机械通气	呼吸管路污染
意识障碍	长时间使用抗生素	气管生物被膜
营养不良	再插管	声门下分泌物未及时引流
多脏器功能衰竭	鼻胃管	频繁更换呼吸机管路
COPD	气管切开	气管导管
ARDS	PEEP	雾化设备污染
烧伤	颅内压监测	
上气道细菌定植	使用抑酸剂	
	红细胞输注	

二、VAP 的发病机制

(一) 口咽部或胃肠道定植菌的吸入

重症病人口咽部菌群与正常人明显不同,一般以肠源性的革兰阴性杆菌、金黄色葡萄球菌为主。同样气道的菌群定植也发生改变,机械通气早期,上呼吸道定植菌以肺炎链球菌、金黄色葡萄球菌和流感嗜血杆菌为主,之后革兰阴性肠杆菌属和假单胞菌属细菌迅速增加。口咽部细菌的定植是气管支气管细菌定植的独立危险因素,通过脉冲场凝胶电泳的方法证实,同一病人口腔、气管和肺内的细菌来源一致,提示机械通气病人肺内病原体是经口侵入下气道的。气管插管直接跨越和破坏了呼吸道的防御结构和机制(如咳嗽和黏液清除功能),为各种致病菌直接进入下呼吸道创造了条件。污染的分泌物较易沉积在声门下和插管气囊上方而不易被清除。机械通气时气道黏膜完整性受到破坏、IgA 减少、气道 pH 增高和气道表面致病微生物结合受体增加,早期(<8 小时)即可导致气管导管内细菌生物被膜的形成,从而促使细菌更容易侵入肺内而引起 VAP,气管导管内细菌生物被膜形成与插管时间密切相关。气管插管数日后声门功能障碍或意识障碍,再插管时潜在致病菌进入下呼吸道机会增加,VAP 的发生与重复气管插管成正比。

胃肠道 pH 的升高会导致细菌定植,正常人胃内 pH <2,基本处于无菌状态,当接受肠内营养、应用质子泵抑制剂或 H_2 受体拮抗剂等药物、胃酸缺乏时,胃内 pH 常 >4,容易引起细菌大量生长和定植,且留置胃管常加重胃肠道反流误吸,可能引起 VAP,而危重病人通常存在胃动力降低,可增加胃潴留及误吸风险,从而增加 VAP 风险。

(二) 外源性致病微生物

机械通气的病人可通过吸入含有致病微生物的雾化空气、接触受污染的医疗器械(呼吸机管路冷凝水、湿化器、气管湿化溶液、被污染的吸痰管)和医护人员的接触传播和交叉感染引起病原微生物侵入人体,导致 VAP 的发生。

(三) 其他原因

近年来发现,在动物模型中,细菌可从胃肠道经由上皮黏膜进入肠系膜淋巴结,最终至肺(细菌移位)。细菌移位存在于免疫抑制、肿瘤和烧伤病人,然而尚缺乏人体中细菌移位的研究。远处感染病灶的血行传播在少见情况下也可引起 VAP。

总之，VAP 的发生是多种危险因素和多种机制共同作用的结果（图 6-29-1）。因此，我们可以在 VAP 的各个发病环节采取"狙击"，尽可能减少 VAP 的发生。

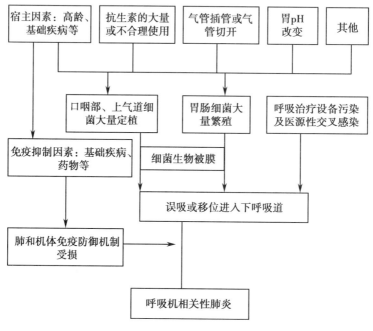

图 6-29-1 VAP 的发病机制

（刘凯雄　郭利涛）

第二节　VAP 的常见致病菌

VAP 的致病菌可分为内源性和外源性，内源性致病菌主要来自口咽部或胃肠道的定植菌；外源性致病菌可通过医务人员、医疗器械或环境传播。表 6-29-3 显示 VAP 常见的致病菌，不同医疗中心的 VAP 感染病原体不尽相同；发病时间不同，VAP 的致病菌也有很大差异，早发 VAP（机械通气时间 <5 天）最常见的致病菌为金黄色葡萄球菌、肺炎链球菌和流感嗜血杆菌；而晚发 VAP（机械通气时间 >5 天）致病菌主要为多重耐药的铜绿假单胞菌、不动杆菌、肠杆菌等革兰阴性菌和耐甲氧西林的金黄色葡萄球菌（methicillin-resistant *Staphylococcus aureus*，MRSA）。但也有研究显示，早发和晚发 VAP 感染病原体差别不大。ARDS 病人发生 VAP 多为 MRSA、多重耐药的铜绿假单胞菌、多重耐药不动杆菌及多耐药肠杆菌属。目前，中国暂无多中心的 VAP 感染病原体的流行病学资料。

表 6-29-3　VAP 常见感染病原体

病原体（%）	Markowicz	Forel	Chastre J	Delclaux	Meduri	Vidaur
铜绿假单胞菌	31	34	10	20	43.1	33.3
鲍曼不动杆菌	10	—	8	20	6.2	5.6
肠杆菌	13.5	10	4	—	17.0	5.6
流感嗜血杆菌	3	3	0	—	4.6	16.6

续表

病原体（%）	Markowicz	Forel	Chastre J	Delclaux	Meduri	Vidaur
嗜麦芽窄食单胞菌	6	5	3	—	1.5	—
肺炎链球菌	1	—	12	—	1.5	5.6
金黄色葡萄球菌	21	21	28	16.7	15.4	33.3
MRSA	18	12	23		12	0

（刘凯雄　郭利涛）

第三节　VAP 的诊断

迄今为止，尚无 VAP 诊断的"金标准"。有人认为肺的组织病理和培养可以作为金标准，但是该理由源于尸检结果，并且 VAP 感染多为多灶、多肺叶，病变部位也因不同进展阶段和病变严重程度中致病菌生长情况不同而多样；并且无病变部位也可有细菌定植，这样可造成假阳性。根据现有的临床研究证据，VAP 的诊断主要依据临床表现、影像学改变和病原学诊断作出综合判断。

一、临床诊断

VAP 的临床诊断如下。

1. 胸部影像（包括 CT）可见新发生的或进展性的浸润阴影。

2. 如同时满足下述至少 2 项可考虑诊断 VAP：

（1）体温 >38℃ 或 <36℃；

（2）外周血白细胞计数 >10×10^9/L 或 <4×10^9/L；

（3）气管支气管内出现脓性分泌物。

需除外肺水肿、ARDS、肺结核、肺栓塞等疾病。临床上我们会发现 VAP 常出现发热、心动过速、低氧血症。病人对于氧浓度的需求不断上升可能是 VAP 的最早线索。随之胸部影像上可出现斑片状、弥漫性毛玻璃影。但由于 ARDS 与 VAP 影像学都可表现为上述影像学改变，鉴别困难。影像学阴性预测值的意义更大，但在粒细胞缺乏病人发生肺炎影像学上可以仅有轻微或无改变。脓性痰并不只是反映肺实质炎症，可能与气管支气管炎也相关。

二、微生物学诊断

由于 VAP 的临床表现缺乏特异性，早期获得病原学检查结果对 VAP 的诊断和治疗具有重要意义。微生物的诊断不单单作为诊断的依据之一，而且可指导 VAP 抗感染治疗，以减少过度、不合理的初始抗菌治疗。

疑诊 VAP 病人经验性使用抗菌药物前，应留取标本行病原学检查。获取病原学标本的方法分为非侵入性和侵入性，非侵入性方法一般指经气管导管内吸引（endotracheal aspiration，ETA）分泌物；侵入性方法常包括经气管镜保护性毛刷（protected specimen brush，PSB）和经 BAL 获取样本。2016 年 IDSA/ATS 指南建议使用非侵入性呼吸道标本半定量培养诊断 VAP。

下呼吸道细菌浓度与肺炎炎症进展程度、BAL 定量培养相关性好。但是如何确定这个阈值，不同的诊断措施显然不同。ETA 留取标本的优点是取样快、操作简单且费用低，在临床上较易实施；缺点是容易被上气道定植菌污染。ETA 常以定量培养分离细菌菌落计数 $\geqslant 10^5 CFU/ml$ 为阳性阈值，敏感性为 38%～100%，特异性为 14%～100%。ETA 随细菌负荷量高低、机械通气时间长短和有无先期抗生素治疗等而变化，在长期机械通气病人中，其气道防御机制受损，定植菌显著增加，ETA 培养结果特异性进一步降低。有研究认为 ETA 阳性结果不能证明 VAP 诊断，亦不能指导抗生素治疗选择；相反，阴性结果有助于作出停用抗生素的决策。PSB 以定量培养分离细菌菌落计数 $\geqslant 10^3 CFU/ml$ 为阳性阈值，其敏感性为 50%（38%～62%），特异性为 90%（79%～97%）；BAL 以定量培养分离细菌菌落计数 $\geqslant 10^4 CFU/ml$ 为阳性阈值，其敏感性为 65%（54%～74%），特异性为 82%（71%～91%）。Fagon 等人研究显示，有创检查手段较支气管内吸引物培养降低 14 天病死率、器官功能不全的发生率，以及可疑 VAP 病人的抗生素使用率，其可能获益的原因在于有创检查改变了超过 50% 病人的抗生素使用。

气道分泌物定量培养耗时较长，不利于 VAP 的早期诊断与指导初始抗菌药物的选择。分泌物涂片检查（革兰氏染色法）则是一种快速的检测方法，可在接诊的第一时间初步区分革兰阳性菌、革兰阴性菌和真菌。与分泌物培养相比，分泌物涂片对 VAP 诊断的敏感性和特异性分别为 79% 和 74%，其中阳性预测值为 40%，阴性预测值超过 90%。因此对疑诊 VAP 病人，分泌物涂片阳性对 VAP 微生物学诊断的参考价值有限，不应作为初始经验性抗菌药物选择的唯一依据；而分泌物涂片阴性，特别是革兰阳性菌的涂片结果为阴性时，对除外 VAP 更有意义。痰分泌物革兰氏染色阳性只与细菌组织培养存在中度相关性。

三、临床肺部感染评分

临床肺部感染评分（clinical pulmonary infection score，CPIS）包括体温、血白细胞计数、痰液性状、X 线胸片、氧合指数和半定量培养，总分 12 分，一般以 CPIS >6 分作为诊断标准；与"金标准"相比，其敏感性为 77%，特异性为 42%。免疫抑制、慢性肾衰竭病人全身炎症反应症状可能缺如。

Luna 等人做了简化的临床肺部感染评分，总分为 10 分，CPIS ≥5 分提示存在 VAP（机械通气情况下）。相关研究显示，CPIS 与 BAL 细菌指数二者相关系数为 0.8，CPIS 诊断 VAP 的敏感性为 65%（95% *CI* 61%～69%），特异性为 64%（95% *CI* 60%～67%）。该评分系统简单易行，可用于评估感染的严重程度，指导抗菌药物的调整时机，及时停用抗菌药物，减少不必要的暴露。

Peris 等人制定了一种改良的 VAP 诊断评分系统（CEPPIS）。该评分与传统的 CPIS 评分主要不同之处为，胸部超声取代原本的胸片检查，血浆降钙素原取代原本的白细胞计数，能够明显提升诊断 VAP 的特异性和敏感性。CEPPIS 评分 >5 分确诊 VAP 的 *OR* = 23.78，敏感性和特异性分别为 80.5% 和 85.2%。

因此，优化 CPIS 评分系统有助于 VAP 的诊断，但需注意，CPIS 作为一个临床综合评价指标，痰量判断及胸片阅片上存在主观差异，且痰培养结果的滞后性将导致诊断的滞后。

四、感染生物标志物

多种生物标志物在 VAP 的诊断中显示了良好的应用前景，尤其是在症状、体征、影像学表现不典型时。常用的生物标志物有 C-反应蛋白（C-reactive protein，CRP）、降钙素原（procalcitonin，PCT）和人可溶性髓系细胞触发受体（soluble triggering receptor expressed on myeloid cells-1，sTREM-1）。由于不同研究设计纳入人群不同，所取生物标志物的界限值不同，必然影响到其诊断的敏感性、特异性，且多系单中心回顾性研究，对于各种生物标志物在 VAP 诊断价值的优劣性方面尚缺乏对照研究。对于不同生物标志物在肺部感染中的诊断应用价值，尚需更多前瞻性、多中心的设计良好的试验研究来证实。

面对 VAP 诊断中的困难，临床医生应审慎、全面、动态地分析有关的临床征象和辅助检查结果，诊断过程中扎实做好临床资料的综合分析和病原学检查，为治疗方案的确定、调整及治疗后的疗效评价奠定较好基础。既要避免犹豫不决导致延误诊断，错失救治时机，又要避免简单依据发热、肺部阴影就草率决定导致"过度"诊断，造成不必要的、不合理的抗生素使用，增加医疗费用，并导致多重耐药菌（multidrug resistant，MDR）的产生。

（刘凯雄 郭利涛）

第四节 常见多耐药致病菌的抗生素选择

一、VAP 的经验性治疗与目标性治疗

VAP 病人应尽早进行抗菌药物的经验性治疗。如临床诊断超过 24 小时或获得微生物学检查结果后开始给药（延迟给药），可使 VAP 病死率升高，医疗费用增加，机械通气时间和住院天数延长。影响 VAP 预后的主要因素是最初经验性抗菌治疗是否及时、充分合理，病原学诊断前的初始抗菌治疗必然是经验性的。

经验性治疗需考虑以下因素：VAP 发生时间（早发/晚发）、评估考虑不同病原菌感染的危险因素、病人是否存在 MDR 感染高危因素（如 90 天内曾使用抗菌药物，正在接受免疫抑制治疗或存在免疫功能障碍，住院时间 5 天以上，居住在耐药菌高发社区或特殊医疗机构等）及本地区（甚至本病区）细菌流行病学监测资料（如病原菌谱及耐药谱等）。早发 VAP 和 MDR 病原菌感染低危病人，抗菌药物初始经验性治疗时无需选择广谱抗菌药物；晚发 VAP 可能由 MDR 病原菌引起，应选择广谱抗菌药物，以确保疗效，并减少诱发耐药菌产生的机会。在 VAP 经验性抗感染治疗的基础上，一旦获得病原学证据应及时转为目标性治疗。

目标性治疗是在充分评估病人的临床特征并获取病原学培养及药敏结果的前提下，按照致病菌药敏结果给予相应的抗菌药物进行针对性治疗的一种策略。在 48～72 小时后获得病原学诊断和药敏测试结果，并经临床评估后，选择针对性敏感抗生素治疗即所谓目标治疗。以上二者是整个疾病治疗的两个阶段，是统一的和相互联系的。因此，强调和重视在病原学诊断指导下针对性抗微生物治疗。表 6-29-4 示 VAP 常见致病菌与经验性治疗抗菌药物选择。

表 6-29-4 VAP 常见可能致病菌与初始经验性抗感染治疗抗菌药物选择

可能病原体		可选择药物
早发 VAP,不存在或存在低 MDR 感染高危因素	肺炎链球菌、流感嗜血杆菌、抗菌药物敏感的革兰阴性杆菌、MSSA	广谱青霉素/β-内酰胺酶抑制剂(阿莫西林-克拉维酸钾、氨苄西林-舒巴坦)或第二、三代头孢(头孢呋辛、头孢噻肟)或喹诺酮(左氧氟沙星、莫西沙星、环丙沙星)或窄谱碳青霉烯类(厄他培南)
晚发 VAP、存在高 MDR 感染高危因素	上述病原体及铜绿假单胞菌、产 ESBL 的肠杆菌属、不动杆菌属、MRSA	头孢菌素(头孢哌酮、头孢吡肟)或碳青霉烯类(亚胺培南、美罗培南、比阿培南)或β-内酰胺/β-内酰胺酶抑制剂复合制剂(头孢哌酮-舒巴坦、哌拉西林-他唑巴坦) 考虑革兰阴性菌可联合喹诺酮(左氧氟沙星、环丙沙星)或氨基糖苷类(阿米卡星、异帕米星);考虑革兰阳性球菌可联合万古霉素、利奈唑胺、替考拉宁

二、VAP 常见 MDR 的抗生素选择

目前的研究资料表明,VAP 的致病菌,尤其是晚发 VAP 的致病菌多为 MDR,甚至泛耐药(extensively drug-resistant,XDR)或全耐药(pandrug-resistant,PDR)细菌,包括铜绿假单胞菌(Pseudomonas aeruginosa,PA)、鲍曼不动杆菌(Acinetobacter baumannii,Ab)、MRSA 及产超广谱β-内酰胺酶(extended-spectrum beta-lactamases,ESBLs)的大肠埃希菌或肺炎克雷伯菌等。

(一)铜绿假单胞菌(PA)

具有抗假单胞菌活性的药物包括抗假单胞菌青霉素及其与β-内酰胺/β-内酰胺酶抑制剂复合制剂(替卡西林、羧苄西林、哌拉西林、美洛西林、阿洛西林、哌拉西林-他唑巴坦、替卡西林-克拉维酸)、抗假单胞菌头孢菌素及其与β-内酰胺酶抑制剂复合制剂(头孢他啶、头孢哌酮、头孢吡肟、头孢哌酮-舒巴坦)、抗假单胞菌碳青霉烯类、氨曲南、抗假单胞菌喹诺酮(环丙沙星、左氧氟沙星)、氨基糖苷类、磷霉素及多黏菌素等。

由 PA 感染所致的 VAP,在接受单药治疗时有 30% ~50% 可产生耐药菌,但亦无证据表明联合用药可减少或避免耐药菌的产生。2016 年 IDSA/ATS 指南推荐在抗菌药物药敏结果已知的情况下,仍处于脓毒症休克或死亡高风险时,建议联合用药。β-内酰胺类抗生素与喹诺酮或氨基糖苷类联合应用均可提高对 PA 的抗菌活性,氨基糖苷类对β-内酰胺类的增效作用略强。鉴于联合用药可降低不充分治疗及无效治疗的发生率,故对 MDR-PA 感染或重症病人常需要以敏感的β-内酰胺类抗生素为基础的联合治疗,并尽可能避免近期使用过的抗生素。对碳青霉烯类耐药,尤其是 PDR-PA 肺部感染,上述联合的基础上联合多黏菌素治疗。如果分离的 PA 为 MDR 或 PDR 菌株,或者为重症病人,则推荐 10 ~14 天疗程,特殊情况下可以适当延长。

(二)鲍曼不动杆菌(Ab)

对于 MDR-Ab 感染,根据药敏结果选用头孢哌酮-舒巴坦、氨苄西林-舒巴坦或碳青霉

烯类等敏感抗生素，可联合氨基糖苷类或喹诺酮类等抗菌药物。因舒巴坦对不动杆菌属细菌具有抗菌作用，故含舒巴坦的复合制剂对不动杆菌具有良好的抗菌活性，强调应用足剂量的舒巴坦，我国推荐每天4g，国外推荐对MDR-Ab可加量至每天6g甚至更高剂量。近年来碳青霉烯类抗生素对ICU内发生医院获得性肺炎中的Ab敏感性逐渐下降，根据亚洲和我国医院获得性肺炎临床调查显示，Ab对碳青霉烯类的不敏感率高达67.3%和78.87%。但是PK/PD研究显示，对于敏感性下降的菌株可以通过增加给药次数、加大给药剂量、延长给药时间，使T＞MIC时间延长。尽管耐碳青霉烯类Ab的增多使得临床治疗面临越来越多的困难，但目前流行病学资料显示，Ab对氨基糖苷类、四环素类以及多黏菌素等抗菌药物仍有较高的敏感性。临床治疗时应尽可能根据药敏结果选用抗菌药物。而针对MDR-Ab感染引起VAP的治疗，目前仅有非对照小样本临床病例观察或个案报道，尚无高质量证据，但在治疗PDR-Ab、XDR-Ab感染引起的VAP时，仍主张选择两类或三类抗菌药物进行适当的联合治疗。两药联合用药方案常包括：以舒巴坦或含舒巴坦的复合制剂为基础的联合、以替加环素为基础的联合以及以多黏菌素为基础的联合；三类药物之间常互相组合或分别选择药敏结果证实MIC值较低的其他药物进行联合。目前没有足够的临床数据支持使用任何特定组合的联合治疗Ab感染。因多黏菌素肾毒性及神经系统不良反应发生率高，并且存在明显的异质性耐药，常需联合应用其他抗菌药。替加环素对于Ab的MIC_{90}为1~2mg/L，但耐药菌株呈增加趋势。我国医院获得性肺炎（hospital acquired pneumonia，HAP）流行病学调查显示其敏感性仅为38.03%，由于组织分布广泛，血药浓度低，常需联合应用。

（三）肠杆菌属

肠杆菌属是最常见的产ESBLs的革兰阴性杆菌。碳青霉烯类药物为疗效最可靠的药物，主要用于危重病人。可根据药物敏感试验选用β-内酰胺酶抑制剂复合制剂、头霉素（头孢美唑、头孢西丁）、氟喹诺酮、氨基糖苷类，但产ESBL菌株往往同时对后两类抗生素耐药。当细菌产生大量β-内酰胺酶或同时伴有外膜蛋白丢失时，β-内酰胺类/β-内酰胺酶抑制剂复方的抗菌活性也会降低。应避免单独使用第三代头孢菌素类药物。当哌拉西林-他唑巴坦体外敏感时能够取得良好的临床疗效，可应用哌拉西林-他唑巴坦，国内细菌耐药性监测表明头孢哌酮-舒巴坦对肠杆菌科体外抗菌活性与哌拉西林-他唑巴坦相近。肠杆菌和肺炎克雷伯杆菌对碳青霉烯类药物的耐药增加，而替加环素仍有较高的敏感性，可作为一种治疗选择。肠杆菌属中阴沟肠杆菌、产气肠杆菌等对各类抗生素耐药性高，其耐药机制主要为产生Bush-1组Amp C β-内酰胺酶，可选用头孢吡肟或碳青霉烯类药物。

（四）MRSA

目前尚无足够证据证实万古霉素、替考拉宁、利奈唑胺中哪一类药物是治疗MRSA引起VAP的最佳选择。2011年，美国IDSA发表的MRSA感染临床实践指南推荐万古霉素、利奈唑胺。当肾功能下降、对万古霉素敏感性下降（MIC＞1mg/L）或呈异质性耐药的MRSA（hVISA）菌株感染、近期使用过万古霉素也可选用利奈唑胺。利奈唑胺对肺组织穿透能力强，支气管肺泡上皮衬液明显高于血液浓度。替考拉宁在VAP的临床试验研究较少，但其肾毒性较万古霉素低。替加环素抗MRSA的作用是万古霉素的4倍、利奈唑胺的8倍，但有研究显示在肺炎动物模型中替加环素并不优于万古霉素。特拉万星是半合成糖肽类抗生素，其作用强度是万古霉素的10倍以上。ATTAIN研究显示，在治疗革兰阳性菌引起的 VAP 时，特拉万星临床疗效和微生物清除率高于万古霉素，但肾毒性发生率高于万古霉素，且可导致 Q-T 间期延长。

（五）嗜麦芽窄食单胞菌

常用治疗药物有复方新诺明（SMZ-TMP）、β-内酰胺酶抑制剂合剂（头孢哌酮/舒巴坦、替卡西林/克拉维酸）、氟喹诺酮类（环丙沙星、左氧氟沙星、莫西沙星）、四环素类（米诺环素、多西环素）、替加环素和多黏菌素。头孢菌素耐药率高，且应用过程中易诱导耐药；碳青霉烯类抗生素天然耐药；氨基糖苷类耐药率高，单药不推荐。临床应用的联合治疗方案通常以 SMZ-TMP 为基础，联合其他抗菌药物如 β-内酰胺酶抑制剂合剂（国内多用头孢哌酮-舒巴坦，国外多用替卡西林-克拉维酸）、氟喹诺酮、氨曲南。亦可选用喹诺酮类联合 β-内酰胺酶抑制剂合剂。无法应用或不能耐受 SMZ-TMP 的病人，最常用的联合用药包括氟喹诺酮类、β-内酰胺酶抑制剂复合制剂。抗感染治疗的疗程目前没有统一的推荐意见，作为耐药非发酵菌之一，嗜麦芽窄食单胞菌肺部感染通常不建议短疗程，停药应重点参考临床病情的改善、而非细菌学的清除。

三、VAP 的抗菌疗程

目前大多数 VAP 的抗生素疗效体现在最初 6 天，而新的细菌定植一般出现在第 2 周，常成为 VAP 复发前奏，因此如何在第 1 周获得较好疗效从而避免随后的复发成为一个研究热点。欧洲多中心研究认为，8 天与 15 天疗程的 VAP 疗效非常相似，前者使用抗生素天数较少且随后的革兰阴性杆菌出现频率明显减少，故认为，短程治疗与长程 15 天常规疗程相比疗效一致，28 天病死率、复发感染率方面无差别，但明显减少耐药性。VAP 病人经抗感染后临床症状改善，提示感染控制（低 CPIS），如体温 ≤38.3℃、WBC $< 10 \times 10^9$/L 或降低 25% 以上、胸片好转、无脓痰、$PaO_2/FiO_2 > 250mmHg$，BALF 培养阴性，即可在 72 小时内停用抗菌药物，病死率无明显差异。

Dimopoulos 等人的一项 meta 分析显示，VAP 病人 7~8 天抗菌疗程与 10~15 天疗程比较，28 天期间不用抗菌药物的天数相差 4.02 天，MDR 所致 VAP 的复发率降低（*OR* 值为 0.44）。但短疗程组非发酵革兰阴性杆菌所致 VAP 的复发率高于长程组（*OR* 值为 2.18，两项研究共 176 例），其他指标并无显著差异。需注意在部分 VAP 人群中，如免疫缺陷病人、发酵革兰阴性杆菌、起始抗菌药物治疗无效者、MDR 感染者、复发风险高病人等，不宜使用短疗程抗感染治疗或过早停药。延长抗生素治疗周期不能防止 VAP 的复发。因此，VAP 抗感染疗程需结合病人感染的严重程度、潜在的致病菌、临床疗效、生物标志物（PCT）等因素作出决定。短疗程适用于初始经验性抗感染治疗恰当、单一致病菌感染、无肺脓肿、脓胸及免疫功能正常者。

（刘凯雄　郭利涛）

第五节　VAP 的非药物防治手段

目前已证实多种非药物预防措施可降低 VAP 的发病率，缩短病人通气时间和住院时间，降低病死率，故采用适当的措施以预防 VAP 对临床非常重要。

1. 按照规范进行呼吸机清洁与消毒　呼吸机的消毒主要是指对呼吸机整个气路系统，应遵照卫生行政管理部门对医疗机构的消毒管理规定和呼吸机的说明书规范进行，所有一次性部件使用后应按照相关规定丢弃。

2. 呼吸管路污染是导致 VAP 的外源性因素 当呼吸机管路破损或被污染时应及时更换；无需定期更换呼吸管路，频繁更换可使空气中或医护人员手部携带的细菌带入气管回路；在吸气和呼气管路中不需常规放置细菌过滤器以预防 VAP 的发生。

3. 缩短机械通气时间 当病人病情稳定符合拔管条件时，应尽快停机拔管或尽早使用鼻面罩机械通气治疗以缩短机械通气时间，减少感染机会。

4. 尽可能避免重新气管插管，制订合理的撤机计划，防止意外拔管，以及无创机械通气在撤机拔管、序贯机械通气的合理应用。

5. 声门下分泌物的引流 声门下分泌物引流以清除气管导管球囊上方、声门下区域的分泌物，避免造成局部细菌大量繁殖、误吸导致 VAP。meta 分析显示，持续吸引和间断声门下吸引均可明显降低 VAP 的发病率。并且气管内导管套囊应保持适当压力以防止气道漏气、口咽部分泌物和胃内容物的误吸。

6. 体位管理 ①抬高床头可减少胃内容物反流导致的误吸、降低 VAP 的发病率。②俯卧位通气在降低 VAP 的发病率及病死率方面存在争议：近期 Mounier 等人研究显示，俯卧位通气较仰卧位不能降低 VAP 的发病率及病死率。③meta 分析显示动力床治疗可以预防 VAP 的发生。

7. 应采用含加热导丝的加热湿化器或定时更换热湿交换器。Kola 等人的 meta 分析显示应用湿热交换器可显著减少 VAP 的发生，尤其是机械通气时间较长的病人。

8. 口腔护理 MV 病人口腔有大量细菌滋生，人工气道在一定程度上破坏了口鼻腔对细菌的天然屏障，因此应给予机械通气病人有效的口腔护理。氯己定（洗必泰）联合口腔护理可有效降低心脏手术病人 VAP 的发病率。

9. 经鼻肠内营养 机械通气病人应尽早开始肠内营养，常规监测管饲的速度、量和胃潴留量，避免胃胀气，减少误吸，减少 VAP 的发生。经鼻肠内营养与经鼻胃内营养相比，前者可降低 VAP 的发病率。

10. 加强医护人员手卫生 通过对医护人员进行手卫生宣教、提高手卫生依从性可降低 VAP 发病率。同时，加强环境卫生及保护性隔离均在一定程度上切断外源性感染途径，降低 VAP 发病率。

11. 集束化方案 预防 VAP 的集束化方案最早由美国健康促进研究所提出，主要包括抬高床头、每日唤醒和评估能否脱机拔管、预防应激性溃疡和预防深静脉血栓。近年来，许多新的措施被加入到集束化方案中，包括口腔护理、清除呼吸机管路的冷凝水、手卫生、戴手套、翻身等。目前研究表明，对机械通气病人实施集束化方案可有效降低 VAP 的发病率。临床具体实施时，应在遵循循证医学原则的基础上，根据本单位具体情况和条件，制订适合自己的、有效、安全并易于实施的集束化方案。

（刘凯雄 郭利涛）

参考文献

1. Torres A, Ewig S, Lode H, et al. Defining, treating and preventing hospital acquired pneumonia: European perspective [J]. Intensive Care Med, 2009, 35 (1): 9-29.

2. Sutherland KR, Steinberg KP, Maunder RJ, et al. Pulmonary infection during the acute respiratory distress

syndrome [J]. Am J Respir Crit Care Med, 1995, 152 (2): 550-556.

3. Delclaux C, Roupie E, Blot F, et al. Lower respiratory tract colonization and infection during severe acute respiratory distress syndrome: incidence and diagnosis [J]. Am J Respir Crit Care Med, 1997, 156 (4 Pt 1): 1092-1098.

4. Chastre J, Trouillet JL, Vuagnat A, et al. Nosocomial pneumonia in patients with acute respiratory distress syndrome [J]. Am J Respir Crit Care Med, 1998, 157 (4 Pt 1): 1165-1172.

5. Meduri GU, Reddy RC, Stanley T, et al. Pneumonia in acute respiratory distress syndrome. A prospective evaluation of bilateral bronchoscopic sampling [J]. Am J Respir Crit Care Med, 1998, 158 (3): 870-875.

6. Vidaur L, Gualis B, Rodriguez A, et al. Clinical resolution in patients with suspicion of ventilator-associated pneumonia: a cohort study comparing patients with and without acute respiratory distress syndrome [J]. Crit Care Med, 2005, 33 (6): 1248-1253.

7. Markowicz P, Wolff M, Djedaïni K, et al. Multicenter prospective study of ventilator-associated pneumonia during acute respiratory distress syndrome. Incidence, prognosis, and risk factors. ARDS Study Group [J]. Am J Respir Crit Care Med, 2000, 161 (6): 1942-1948.

8. Forel JM, Voillet F, Pulina D, et al. Ventilator-associated pneumonia and ICU mortality in severe ARDS patients ventilated according to a lung-protective strategy [J]. Crit Care, 2012, 16 (2): R65.

9. Johanson WG, Pierce AK, Sanford JP. Changing pharyngeal bacterial flora of hospitalized patients. Emergence of gram-negative bacilli [J]. N Engl J Med, 1969, 281 (21): 1137-1140.

10. Bahrani-Mougeot FK, Paster BJ, Coleman S, et al. Molecular analysis of oral and respiratory bacterial species associated with ventilator-associated pneumonia [J]. J Clin Microbiol, 2007, 45 (5): 1588-1593.

11. Pneumatikos IA, Dragoumanis CK, Bouros DE. Ventilator-associated pneumonia or endotracheal tube-associated pneumonia? An approach to the pathogenesis and preventive strategies emphasizing the importance of endotracheal tube [J]. Anesthesiology, 2009, 110 (3): 673-680.

12. Bonten MJ, Kollef MH, Hall JB. Risk factors for ventilator-associated pneumonia: From epidemiology to patient management [J]. Clin Infect Dis, 2004, 38 (8): 1141-1149.

13. Torres A, Gatell JM, Aznar E, et al. Re-intubation increases the risk of nosocomial pneumonia in patients needing mechanical ventilation [J]. Am J Respir Crit Care Med, 1995, 152 (1): 137-141.

14. Feldman C, Kassel M, Cantrell J, et al. The presence and sequence of endotracheal tube colonization in patients undergoing mechanical ventilation [J]. Eur Respir J, 1999, 13 (3): 546-551.

15. Beaulieu M, Williamson D, Sirois C, et al. Do proton-pump inhibitors increase the risk for nosocomial pneumonia in a medical intensive care unit? [J]. J Crit Care, 2008, 23 (4): 513-518.

16. Mentec H, Dupont H, Bocchetti M, et al. Upper digestive intolerance during enteral nutrition in critically ill patients: Frequency, risk factors, and complications [J]. Crit Care Med, 2001, 29 (10): 1955-1961.

17. Flournoy DJ, Plumlee CJ, Steffee RL. Volume ventilator as a vehicle of airborne bacterial contamination from patients [J]. Respir Care, 1980, 25 (8): 742-744.

18. Reinarz JA, Pierce AK, Mays BB, et al. The potential role of inhalation therapy equipment in nosocomial pulmonary infection [J]. J Clin Invest, 1965, 44: 831-839.

19. Ibrahim EH, Ward S, Sherman G, et al. A comparative analysis of patients with early-onset vs late-onset nosocomial pneumonia in the ICU setting [J]. Chest, 2000, 117 (5): 1434-1442.

20. Jones RN. Microbial etiologies of hospital-acquired bacterial pneumonia and ventilator-associated bacterial pneumonia [J]. Clin Infect Dis, 2010, 51 (Suppl 1): S81-87.

21. Sandiumenge A, Lisboa T, Gomez F, et al. Effect of antibiotic diversity on ventilator-associated pneumonia caused by ESKAPE organisms [J]. Chest, 2011, 140 (3): 643-651.

22. Lisboa T, Rello J. Diagnosis of ventilator-associated pneumonia: Is there a gold standard and a simple ap-

proach？［J］. Curr Opin Infect Dis, 2008, 21（2）：174-178.

23. Chastre J, Trouillet JL, Combes A, et al. Diagnostic techniques and procedures for establishing the microbial etiology of ventilator-associated pneumonia for clinical trials：The pros for quantitative cultures［J］. Clin Infect Dis, 2010, 51（Suppl 1）：S88-92.

24. Rea-Neto A, Youssef NC, Tuche F, et al. Diagnosis of ventilator-associated pneumonia：A systematic review of the literature［J］. Crit Care, 2008, 12（2）：R56.

25. Fagon JY, Chastre J, Wolff M, et al. Invasive and noninvasive strategies for management of suspected ventilator-associated pneumonia. A randomized trial［J］. Ann Intern Med, 2000, 132（8）：621-630.

26. O'horo JC, Thompson D, Safdar N. Is the gram stain useful in the microbiologic diagnosis of VAP? A meta-analysis［J］. Clin Infect Dis, 2012, 55（4）：551-561.

27. Luna CM, Blanzaco D, Niederman MS, et al. Resolution of ventilator-associated pneumonia：prospective evaluation of the clinical pulmonary infection score as an early clinical predictor of outcome［J］. Crit Care Med, 2003, 31（3）：676-682.

28. Shan J, Chen HL, Zhu JH. Diagnostic accuracy of clinical pulmonary infection score for ventilator-associated pneumonia：A meta-analysis［J］. Respir Care, 2011, 56（8）：1087-1194.

29. American Thoracic Society；Infectious Diseases Society of America. Guidelines for the management of adults with hospital-acquired, ventilator-associated, and healthcare-associated pneumonia［J］. Am J Respir Crit Care Med, 2005, 171（4）：388-416.

30. Valles J, Pobo A, Garcia-Esquirol O, et al. Excess ICU mortality attributable to ventilator-associated pneumonia：The role of early vs late onset［J］. Intensive Care Med, 2007, 33（8）：1363-1368.

31. Garnacho-Montero J, Ortiz-Leyba C, Fernandez-Hinojosa E, et al. Acinetobacter baumannii ventilator-associated pneumonia：Epidemiological and clinical findings［J］. Intensive Care Med, 2005, 31（5）：649-655.

32. Aloush V, Navon-Venezia S, Seigman-Igra Y, et al. Multidrug-resistant pseudomonas aeruginosa：Risk factors and clinical impact［J］. Antimicrob Agents Chemother, 2006, 50（1）：43-48.

33. Bhat S, Fujitani S, Potoski BA, et al. Pseudomonas aeruginosa infections in the intensive care unit：Can the adequacy of empirical beta-lactam antibiotic therapy be improved? ［J］. Int J Antimicrob Agents, 2007, 30（5）：458-462.

34. 中华医学会呼吸病学分会感染学组. 铜绿假单胞菌下呼吸道感染诊治专家共识［J］. 中华结核和呼吸杂志, 2014, 37：9-15.

35. Karageorgopoulos DE, Falagas ME. Current control and treatment of multidrug-resistant acinetobacter baumannii infections［J］. Lancet Infect Dis, 2008, 8（12）：751-762.

36. Fishbain J, Peleg AY. Treatment of acinetobacter infections［J］. Clin Infect Dis, 2010, 51（1）：79-84.

37. Betrosian AP, Frantzeskaki F, Xanthaki A, et al. High-dose ampicillin-sulbactam as an alternative treatment of late-onset VAP from multidrug-resistant acinetobacter baumannii［J］. Scand J Infect Dis, 2007, 39（1）：38-43.

38. Chung DR, Song JH, Kim SH, et al. High prevalence of multidrug-resistant nonfermenters in hospital-acquired pneumonia in Asia［J］. Am J Respir Crit Care Med, 2011, 184（12）：1409-1417.

39. 刘又宁, 曹彬, 王辉, 等. 中国九城市成人医院获得性肺炎微生物学与临床特点调查［J］. 中华结核和呼吸杂志, 2012, 35（10）：739-746.

40. Bassetti M, Repetto E, Righi E, et al. Colistin and rifampicin in the treatment of multidrug-resistant acinetobacter baumannii infections［J］. J Antimicrob Chemother, 2008, 61（2）：417-420.

41. Schafer JJ, Goff DA, Stevenson KB, et al. Early experience with tigecycline for ventilator-associated pneumonia and bacteremia caused by multidrug-resistant acinetobacter baumannii［J］. Pharmacotherapy, 2007,

27 (7)：980-987.

42. 陈佰义，何礼贤，胡必杰，等. 中国鲍曼不动杆菌感染诊治与防控专家共识 [J]. 中华医学杂志，2012，92：76-85.

43. 周华，李光辉，陈佰义，等. 中国产超广谱 β-内酰胺酶肠杆菌科细菌感染应对策略中国专家共识 [J]. 中华医学杂志，2014，94：1847-1856.

44. Liu C, Bayer A, Cosgrove SE, et al. Clinical practice guidelines by the infectious diseases society of America for the treatment of methicillin-resistant staphylococcus aureus infections in adults and children [J]. Clin Infect Dis, 2011, 52 (3)：e18-55.

45. Koomanachai P, Crandon JL, Banevicius MA, et al. Pharmacodynamic profile of tigecycline against methicillin-resistant staphylococcus aureus in an experimental pneumonia model [J]. Antimicrob Agents Chemother, 2009, 53 (12)：5060-5063.

46. Rubinstein E, Lalani T, Corey GR, et al. Telavancin versus vancomycin for hospital-acquired pneumonia due to gram-positive pathogens [J]. Clin Infect Dis, 2011, 52 (1)：31-40.

47. 周华，李光辉，卓超，等. 中国嗜麦芽窄食单胞菌感染诊治和防控专家共识 [J]. 中华医学杂志，2013，93：1203-1213.

48. Brooke JS. Stenotrophomonas maltophilia：An emerging global opportunistic pathogen [J]. Clin Microbiol Rev, 2012, 25 (1)：2-41.

49. Chastre J, Wolff M, Fagon JY, et al. Comparison of 8 vs 15 days of antibiotic therapy for ventilator-associated pneumonia in adults：A randomized trial [J]. JAMA, 2003, 290 (19)：2588-2598.

50. Dimopoulos G, Poulakou G, Pneumatikos IA, et al. Short- vs long-duration antibiotic regimens for ventilator-associated pneumonia：A systematic review and meta-analysis [J]. Chest, 2013, 144 (6)：1759-1767.

51. 中华医学会重症医学分会. 呼吸机相关性肺炎预防、诊断和治疗指南 (2013) [J]. 中华内科学杂志，2013，52：524-543.

52. Lorente L, Blot S, Rello J. Evidence on measures for the prevention of ventilator-associated pneumonia [J]. Eur Respir J, 2007, 30 (6)：1193-1207.

53. Blot SI, Poelaert J, Kollef M. How to avoid microaspiration? A key element for the prevention of ventilator-associated pneumonia in intubated ICU patients [J]. BMC Infect Dis, 2014, 14：119.

54. Muscedere J, Rewa O, Mckechnie K, et al. Subglottic secretion drainage for the prevention of ventilator-associated pneumonia：A systematic review and meta-analysis [J]. Crit Care Med, 2011, 39 (8)：1985-1991.

55. Mounier R, Adrie C, Francais A, et al. Study of prone positioning to reduce ventilator-associated pneumonia in hypoxaemic patients [J]. Eur Respir J, 2010, 35 (4)：795-804.

56. Goldhill DR, Imhoff M, Mclean B, et al. Rotational bed therapy to prevent and treat respiratory complications：A review and meta-analysis [J]. Am J Crit Care, 2007, 16 (1)：50-61；quiz 62.

57. Kola A, Eckmanns T, Gastmeier P. Efficacy of heat and moisture exchangers in preventing ventilator-associated pneumonia：Meta-analysis of randomized controlled trials [J]. Intensive Care Med, 2005, 31 (1)：5-11.

58. Klompas M, Speck K, Howell MD, et al. Reappraisal of routine oral care with chlorhexidine gluconate for patients receiving mechanical ventilation：Systematic review and meta-analysis [J]. JAMA Intern Med, 2014, 174 (5)：751-761.

59. Koff MD, Corwin HL, Beach ML, et al. Reduction in ventilator associated pneumonia in a mixed intensive care unit after initiation of a novel hand hygiene program [J]. J Crit Care, 2011, 26 (5)：489-495.

·第三十章·

深静脉血栓形成

深静脉血栓（DVT）是指血液在深静脉内异常凝集形成血栓，最常发生在下肢深静脉，最大的危险在于脱落进入肺动脉，导致肺栓塞。目前没有明确的证据表明，ARDS 是增加 DVT 发生的独立危险因素，但是造成 ADRS 的原发诱因往往是增加 DVT 发生的因素，且 ARDS 病人往往会伴随着长期卧床、留置静脉导管等而导致 DVT 发生率增高。

第一节　深静脉血栓形成的危险因素

DVT 是一种受先天遗传和后天获得性多基因、多因素影响的疾病。1856 年，Virchow 提出血栓形成的基础是血管内膜损伤、血流减缓或涡流、血液高凝状态。80% 以上的 DVT 病人至少有一项危险因素，而且往往有不止一项危险因素。危险因素可分为遗传性危险因素和获得性危险因素两类。

一、遗传性危险因素

最常见的遗传性危险因素是 V 因子基因 Leiden 突变和凝血酶原基因突变，这两者占全部遗传性危险因素总发生率的 50% ~60%，剩余的 40% ~50% 包括蛋白 C 缺陷、蛋白 S 缺陷、抗凝血酶缺陷等，血纤维蛋白原异常非常罕见。上述遗传性危险因素能明显增加 DVT 的发生率，在明确发生 DVT 病人中，具有遗传性危险因素者占 8.3%，在未发生 DVT 病人中，带有遗传性危险因素者仅 2.2%。家族有深静脉血栓病史是发生深静脉血栓强烈的独立危险因素。遗传性危险因素还能明显增加有获得性危险因素病人发生 DVT 的概率。此外，A 型、B 型、AB 型血人群较 O 型血人群，DVT 的发生率升高约 80%。

二、获得性危险因素

获得性危险因素包括既往有深静脉血栓史、近期大手术史、中心静脉植入、创伤、卧床、恶性肿瘤、妊娠、使用口服避孕药、骨髓异常增生、抗磷脂综合征等。2006 年，Spencer 等人研究发现，深静脉血栓病人最常见的 6 个临床特征是：①45% 的病人最近 1 个月内有超过 48 小时的卧床史；②39% 的病人 3 个月内曾经住院；③34% 的病人 3 个月内有过外科手术；④34% 的病人 3 个月内患有恶性肿瘤；⑤34% 的病人 3 个月内有过感染；⑥26% 的病人正在住院。仅有 11% 的病人缺少上述 6 个临床特征。

（一）肿瘤

肿瘤会使机体处于高凝状态。有研究表明，18%～20% 的深静脉血栓病人合并有恶性肿瘤，这些病人中最常见的依次是肺癌（约 18%）、胰腺癌（10%）、结肠或直肠癌（8%）、肾癌（8%）、前列腺癌（7%）。

（二）外科手术

外科手术会大幅增加 DVT 发生的概率，尤其是骨科、大血管、神经外科和肿瘤手术。如果手术病人合并有高龄、既往深静脉血栓病史、手术时间长等情况，DVT 发生的概率会更高。美国胸科医师协会对手术引起的 DVT 给予了高度重视，在 2004 年、2012 年抗栓治疗与血栓预防临床实践指南中均建议对术后病人按风险分级，给予相应的预防血栓措施。

此外，各种类型的创伤均会增加 DVT 发生的概率，约 54% 的严重颅脑损伤、61% 的骨盆骨折、77% 的胫骨骨折、80% 的股骨骨折病人会发生 DVT。治疗时间长、需手术治疗、高龄、需行静脉血管手术操作等都会增加 DVT 发生的概率。轻度的损伤也会将 DVT 发生的概率提高 3～5 倍，如果合并有 V 因子 Leiden 突变基因，则 DVT 发生的概率会提高 50 倍。目前创伤导致 DVT 的机制尚不完全明确，可能与血管受损、血流减少、纤维蛋白溶解减少、卧床制动、组织暴露导致凝血系统激活、内源性抗凝物质如抗凝血酶减少有关。另外愈合过程中，静脉血管畸形愈合也是导致形成血栓的原因之一。

（三）妊娠

妊娠是导致 DVT 的一个危险因素，会将 DVT 的发生率提高 5～20 倍，特别是合并有遗传性危险因素的病人，妊娠和产褥期 DVT 的发生率会更高，为 10～50 倍。妊娠会导致子宫增大而压迫静脉，阻碍静脉回流，同时会导致机体处于高凝状态，还伴有激素水平的升高，这三点被认为是导致 DVT 发生率增加的原因。

（四）药物

药物也是导致 DVT 形成的一个危险因素。口服和经皮避孕药的使用，成为年轻女性发生 DVT 的最重要原因。在开始使用口服或经皮避孕药之后的 4 个月内，DVT 的发生率就有明显的增加，且和使用疗程长短无关；停药 3 个月后，DVT 的发生率会降到正常水平。为了减轻更年期综合征或其他原因而使用上述药物，也同样会导致 DVT 发生率增加。睾酮类药物上市后的药物安全性报告显示，DVT 的发生率较前增加，故美国食品药品管理局要求所有的含睾酮药物均需在说明中给予标示。他莫昔芬有明显的促凝作用，在化疗方案中添加他莫昔芬会导致 DVT 的发生率明显上升。使用贝伐珠单抗也同样有增加 DVT 发生率的风险。糖皮质激素也会增加 DVT 的发生率，尤其是初次使用的病人更加明显，并且与糖皮质激素的使用剂量相关，在使用 3 个月后，DVT 的发生率会下降，但仍高于正常人群。

（五）长期卧床或制动

因为各种原因如心力衰竭、心肌梗死、呼吸衰竭、脑卒中、外伤等，导致长期卧床或制动也是 DVT 发生的一个危险因素。有研究表明，下肢外伤后导致长期卧床和制动的病人其 DVT 发生概率约为 19%，而使用低分子量肝素进行预防性治疗后，DVT 发生率下降到 9%。其他原因导致的长期卧床和制动也有类似的结论，并且认为未使用低分子量肝素预防的病人更易发生肺栓塞。ARDS 病人因治疗的需要，常需要长期卧床，被认为是导致 DVT 发生率较正常人增高的原因之一。值得关注的是，长期的坐位也会导致 DVT 的发生率升高，例如长期长时间伏案工作、下肢瘫痪导致长期坐轮椅，甚至是频繁长途坐飞机、汽车旅行等。

（六）慢性疾病

一些慢性疾病也是导致 DVT 的危险因素。抗磷脂综合征的病人有 4.1% 合并 DVT。慢性肾衰竭会增加 DVT 的发生率，有研究显示在住院病人中，慢性肾衰竭、慢性肾病、肾功能正常的病人，DVT 发生率依次为 527/10 万、204/10 万、66/10 万。其他资料也显示，慢性肾病晚期病人较一般慢性肾病病人更易患 DVT。慢性肾病导致 DVT 发生率增加的原因尚不明确，但是很可能与Ⅷ因子和 vWF 因子水平升高有关。如果慢性肾病的病人接受了肾移植治疗，那么 DVT 的发病率还会进一步上升。曾经有观点认为，慢性肝功能不全的病人因为合并有 INR 延长，产生了自动抗凝效应，故这类病人不太容易发生 DVT。然而最新的研究却发现，对于慢性肝、肾功能不全病人，仍有 6.3% 病人发生了 DVT，这个比率并不低于整体水平。心、脑血管疾病的很多危险因素也是导致 DVT 的危险因素，例如肥胖、高龄、男性、黑色人种、糖尿病是增加 DVT 发病率的危险因素，而高血压、高脂血症、吸烟对 DVT 的影响尚有争议，缺乏锻炼、酗酒不会明显增加 DVT 的发生率。3 个月内发生急性心肌梗死和脑梗死，会使 DVT 的发生率分别提高 4.22 倍和 4.41 倍，3 个月之后发生率与普通人群无明显差异。单纯的动脉粥样硬化也会将 DVT 发生率提高 80%。右心衰竭合并外周水肿也会导致 DVT 发生率明显增加，左心衰竭却没有明显影响。另外，肝素相关性血小板减少（heparin-induced thrombocytopenia，HIT）、血液高黏滞综合征、阵发性睡眠性血红蛋白尿、炎症性肠病包括克罗恩病和溃疡性结肠炎、多囊卵巢综合征等，也均会造成 DVT 发生率不同程度的升高。

（七）环境因素

环境因素也有可能影响 DVT 的发生率。目前学界对于交通运输或工业生产带来的空气污染是否会导致 DVT 尚存在较大争议，近年来有较多相关研究，但结论却不太一致。季节的变换对 DVT 有较明显的影响，冬季 DVT 的发生率最高，夏季 DVT 的发生率最低，这可能与冬季活动少、感染发生率高、寒冷气温导致凝血系统功能增强有关。

（八）静脉导管及解剖异常

特别值得指出的是，留置中心静脉导管也会导致 DVT 的发生率明显升高，而且与留置时间长短有明显的相关性，但是外周静脉和动脉导管留置是否也会带来同样的问题仍缺乏权威研究。

某些静脉解剖结构异常，同样也是 DVT 的危险因素，例如下腔静脉异常、先天性髂静脉受压综合征等，但是这类情况在临床中较为少见，这类疾病引起的 DVT 一般原发于静脉结构异常部位，可能脱落后进入肺动脉。

（尚游　邓旺）

第二节　深静脉血栓形成的防治进展

深静脉血栓往往起病隐匿，且发生率较高，据统计，在 2003 年美国全年住院病人中，51% 的内科病人和 56% 的外科病人有中度以上发生深静脉血栓或肺动脉栓塞的风险。尽管学界已经对 DVT 有了高度的重视，并且有相关的指南，但是仍然有大量病人并没有接受正规的 DVT 预防。有大样本的国际调查显示，只有 58.5% 有 DVT 危险的病人接受了预防，且不同国家之间差异巨大，从最低的 0.2% 到最高的 92%。DVT 预防的原则包括：危险分级、预防的方法、安全性评估。

一、危 险 分 级

对于病人采取 DVT 危险分级，采取不同级别的预防策略，是预防 DVT 的关键。美国胸科协会建议，对于外科病人，应根据手术类型和危险因素等给予评分，按照 Caprini 评分来区分危险等级（表 6-30-1）。

表 6-30-1　Caprini 评分

1 分	2 分	3 分	5 分
年龄 41~60 岁	年龄 61~74 岁	年龄 ≥75 岁	脑卒中（1 个月内）
小手术后	关节镜手术	有静脉血栓栓塞病史	关节置换术后
BMI > 25kg/m²	开放式手术 > 45 分钟	V 因子 Leiden 突变	髋骨、盆骨或下肢骨折
下肢肿胀	腔镜手术 > 45 分钟	凝血酶基因 20210A 突变	急性脊髓损伤（1 个月内）
静脉曲张	恶性肿瘤	狼疮抗凝血因子阳性	—
妊娠或产后	卧床 > 72 小时	抗心磷脂抗体阳性	—
原因不明或复发性自然流产史	石膏外固定	血清同型半胱氨酸水平升高	—
口服避孕药或激素替代治疗	留置中心静脉导管	肝素诱导性血小板减少症（HIT）	—
脓毒症（1 个月内）	—	其他先天性或获得性血栓形成倾向	—
严重肺疾病包括肺部感染（1 个月内）	—	—	—
肺功能异常	—	—	—
急性心肌梗死	—	—	—
充血性心力衰竭（1 个月内）	—	—	—
炎症性肠病病史	—	—	—
卧床病人	—	—	—

极度低危病人指行腹部或盆腔手术 Caprini 评分 0 分，和整形或重建外科手术 Caprini 评分 0~2 分的病人。这类病人如果不行血栓预防措施，发生 DVT 的概率约为 0.5%。

低危病人指行腹部或盆腔手术 Caprini 评分 1~2 分，和整形或重建外科手术 Caprini 评分 3~4 分的病人。这类病人如果不行血栓预防措施，发生 DVT 的概率约为 1.5%。

中危病人指行腹部或盆腔手术 Caprini 评分 3~4 分，和整形或重建外科手术 Caprini 评分 5~6 分的病人。这类病人如果不行血栓预防措施，发生 DVT 的概率约为 3%。

高危病人指行腹部或盆腔手术 Caprini 评分大于 5 分，和整形或重建外科手术 Caprini

评分 7~8 分的病人。这类病人如果不行血栓预防措施，发生 DVT 的概率约为 6%。

内科病人的高危因素详见本章第一节。

二、预防的方法

DVT 预防的方法分为一级预防和二级预防。一级预防指使用物理或药物的方法防治 DVT 的形成；二级预防指通过各种影像学检查尽早发现和治疗无症状的 DVT。

一级预防的方法包括：物理预防措施和药物预防措施。物理预防措施主要是通过增加静脉血流速、减少下肢静脉瘀血、促使血管内皮纤维蛋白溶解来防止血栓形成。常用的方法包括：下床活动、穿加压弹力袜、间歇充气压力泵、静脉足泵等。药物预防是指使用抗凝药物来预防 DVT，常用的药物包括普通肝素、低分子量肝素、华法林、凝血酶或 X a 因子抑制剂等，一般而言最常用的药物是低分子量肝素。对于极低和低风险病人，无需给予药物预防；对于中危病人，一般给予低于 3400U 的低分子量肝素皮下注射，每日 1 次；对于高危病人，一般给予大于 3400U 的低分子量肝素皮下注射，每日 1 次。如果病人不愿意使用低分子量肝素，也可选用口服的凝血酶或 X a 因子抑制剂。华法林不能用作初期的抗凝预防，应在使用一段时间低分子量肝素，直到 INR 稳定在目标值后才能单独使用华法林。目前已经不常规推荐使用重组水蛭素和低分子右旋糖酐预防 DVT。

三、安全性评估

目前有关预防 DVT 导致出血的研究尚不多，也没有建立起被广泛接受的风险评估模型。大样本的研究表明，使用药物预防 DVT 的 14 天内出血事件发生概率为 3.2%，最强的危险因素为 3 个月内有消化道出血的活动性胃十二指肠溃疡、血小板小于 $50 \times 10^9/L$；此外，导致出血的因素包括高龄、肝肾衰竭、入住 ICU、留置中心静脉导管、风湿性疾病、恶性肿瘤以及男性。将每种危险因素权重后，可建立 IMPROVE 模型来评估出血的风险。但需要注意的是，该模型预测出血的能力尚未被广泛认同。

四、深静脉血栓的治疗

抗凝是治疗 DVT 最主要的方法。抗凝的指征包括所有下肢近端和部分远端发生的 DVT。是否抗凝需要权衡抗凝的收益和出血的风险。抗凝治疗首要目的是预防血栓进一步扩大，同时避免血栓造成早期或迟发并发症。早期并发症主要包括急性肺动脉栓塞（PE）、大出血。迟发并发症包括血栓复发、血栓后综合征、慢性阻塞性肺动脉高压。抗凝的指征必须建立在明确的 DVT 诊断上，通常使用加压静脉超声（compressive ultrasound, CUS）来明确诊断。如果是其他影像学检查如 CT 等偶然发现的无症状 DVT，在抗凝开始前需行超声检查来进一步明确诊断。

下肢近端深静脉包括腘静脉、股静脉和髂静脉，所有下肢近端深静脉如果没有禁忌，都应该行抗凝治疗。下肢远端深静脉包括膝盖以下除了腘静脉以外的其他深静脉，大多数的血栓位于胫后、腓静脉，很少位于胫前和肌间静脉。有症状的下肢远端 DVT 都有抗凝治疗的指征。合并以下 9 种情况之一的无症状下肢远端 DVT 也有抗凝指征：①DVT 进行性进展；②不明原因的 DVT；③D 二聚体 >500mg/ml；④长度超过 5cm，直径超过 7mm 的血栓；⑤血栓位置靠近近端静脉；⑥有不可祛除的高危因素，如活动期的恶性肿瘤；⑦既往有反复 DVT 或肺栓塞病史；⑧长期卧床或制动；⑨正在住院治疗。

所有的病人在抗凝治疗开始前，都应该评估抗凝导致出血的风险。有一些量表能辅助评估出血的风险，如HAS-BLED量表等，然而没有一种量表被大样本研究确认能有效评估出血的风险。

早期抗凝治疗是指诊断DVT后5~10天内的抗凝治疗。一般来说，一旦明确为有抗凝指征、无明显禁忌证的DVT，就应该立即开始抗凝治疗，延迟治疗会增加肺栓塞等严重静脉栓塞事件的发生。对于大多数病人，尤其是有活动性恶性肿瘤的病人和孕妇，首选低分子量肝素进行抗凝治疗，而不是普通肝素、直接凝血酶抑制剂和凝血因子Ⅹa抑制剂，如果合并有严重肾衰竭或者希望能迅速逆转抗凝效果的病人，可以考虑首选静脉使用普通肝素。如果病人没有肾衰竭，主观不愿意或不能坚持注射肝素类药物，倾向于使用口服药物，且愿意承担出血及不能迅速逆转抗凝效果的风险，可以考虑使用口服直接凝血酶抑制剂和凝血因子Ⅹa抑制剂。华法林不能单独作为早期DVT治疗的药物，至少要和肝素类药物联用5天，直到INR至少连续2天位于2~3，才能停用肝素类药物，单独使用华法林。

早期的抗凝治疗后，还需要至少3~6个月，甚至长达12个月的长期抗凝治疗。应该保证这一期间内抗凝治疗的连贯性，不应中断治疗或随意调整剂量，尤其是在最初的3个月内，因为最初的3个月最易复发DVT。基于长期大量的临床经验和研究，目前仍然首选大多数病人使用华法林作为长期抗凝治疗的药物，如果是合并恶性肿瘤的病人或者孕妇，首选低分子量肝素。如果病人主观无法坚持定期监测INR，愿意承担出血及不能迅速逆转抗凝效果的风险，可以考虑使用口服直接凝血酶抑制剂和凝血因子Ⅹa抑制剂。

目前对于哪些病人应该接受终生抗凝治疗尚无形成统一观点，普遍认为在结合病情的同时，还应当考虑病人的主观意愿。如果病人存在反复发作的不明原因DVT，特别是血栓位于近端深静脉者，可以推荐接受终生抗凝治疗。

疼痛性股青肿是指当髂、股静脉血栓形成，广泛累及肌肉内静脉丛时，导致髂股静脉及其侧支全部被血栓阻塞，静脉回流严重障碍，临床表现为疼痛剧烈，患肢皮肤呈紫绀色。一旦出现疼痛性股青肿，针对血栓的治疗应当更加积极，通常采取溶栓或手术取栓治疗。

临床医生往往担心肢体的活动可能导致栓子脱落而发生肺栓塞。但是大量的研究表明，早期下床步行等轻度活动对于急性DVT病人来说是安全的，并不增加肺栓塞的发生率和病死率，如果其他条件允许，应当尽早鼓励病人下床活动，疼痛可能导致病人无法耐受下床步行，使用加压弹力袜能缓解此类疼痛。激烈的运动是否安全尚缺乏研究。

如果病人存在抗凝禁忌，可以考虑放置下腔静脉滤网，但需要注意的是，下腔静脉滤网不能防止心腔、肾静脉、上肢静脉来源血栓导致的肺栓塞。放置下腔静脉滤网能减少此类病人肺栓塞发生率，但是可能会导致下肢DVT进一步加重。

（尚游 邓旺）

参考文献

1. Bagot CN，Arya R. Virchow and his triad：A question of attribution ［J］. Br J Haematol，2008，143（2）：180-190.

2. Dahlback B. Advances in understanding pathogenic mechanisms of thrombophilic disorders ［J］. Blood，2008，112（1）：19-27.

3. Heijboer H, Brandjes DP, Buller HR, et al. Deficiencies of coagulation-inhibiting and fibrinolytic proteins in outpatients with deep-vein thrombosis [J]. N Engl J Med, 1990, 323 (22): 1512-1516.

4. Bezemer ID, Van Der Meer FJ, Eikenboom JC, et al. The value of family history as a risk indicator for venous thrombosis [J]. Arch Intern Med, 2009, 169 (6): 610-615.

5. Van Vlijmen EF, Brouwer JL, Veeger NJ, et al. Oral contraceptives and the absolute risk of venous thromboembolism in women with single or multiple thrombophilic defects: Results from a retrospective family cohort study [J]. Arch Intern Med, 2007, 167 (3): 282-289.

6. Wu O, Bayoumi N, Vickers MA, et al. ABO (H) blood groups and vascular disease: A systematic review and meta-analysis [J]. J Thromb Haemost, 2008, 6 (1): 62-69.

7. Gandara E, Kovacs MJ, Kahn SR, et al. Non-OO blood type influences the risk of recurrent venous thromboembolism. A cohort study [J]. Thromb Haemost, 2013, 110 (6): 1172-1179.

8. Goldhaber SZ. Risk factors for venous thromboembolism [J]. J Am Coll Cardiol, 2010, 56: 1-8.

9. Huerta C, Johansson S, Wallander MA, et al. Risk factors and short-term mortality of venous thromboembolism diagnosed in the primary care setting in the united kingdom [J]. Arch Intern Med, 2007, 167 (9): 935-943.

10. Ocak G, Vossen CY, Verduijn M, et al. Risk of venous thrombosis in patients with major illnesses: Results from the mega study [J]. J Thromb Haemost, 2013, 11 (1): 116-123.

11. Spencer FA, Emery C, Lessard D, et al. The worcester venous thromboembolism study: A population-based study of the clinical epidemiology of venous thromboembolism [J]. J Gen Intern Med, 2006, 21 (7): 722-727.

12. Heit JA, O'fallon WM, Petterson TM, et al. Relative impact of risk factors for deep vein thrombosis and pulmonary embolism: A population-based study [J]. Arch Intern Med, 2002, 162 (11): 1245-1248.

13. Bauer KA. Venous thromboembolism in malignancy [J]. J Clin Oncol, 2000, 18 (17): 3065-3067.

14. Sorensen HT, Mellemkjaer L, Olsen JH, et al. Prognosis of cancers associated with venous thromboembolism [J]. N Engl J Med, 2000, 343 (25): 1846-1850.

15. Beyer J, Wessela S, Hakenberg OW, et al. Incidence, risk profile and morphological pattern of venous thromboembolism after prostate cancer surgery [J]. J Thromb Haemost, 2009, 7 (4): 597-604.

16. White RH, Zhou H, Romano PS. Incidence of symptomatic venous thromboembolism after different elective or urgent surgical procedures [J]. Thromb Haemost, 2003, 90 (3): 446-455.

17. Lee AY, Gent M, Julian JA, et al. Bilateral vs. Ipsilateral venography as the primary efficacy outcome measure in thromboprophylaxis clinical trials: A systematic review [J]. J Thromb Haemost, 2004, 2 (10): 1752-1759.

18. Maxwell GL, Synan I, Dodge R, et al. Pneumatic compression versus low molecular weight heparin in gynecologic oncology surgery: A randomized trial [J]. Obstet Gynecol, 2001, 98 (6): 989-995.

19. Agnelli G, Bolis G, Capussotti L, et al. A clinical outcome-based prospective study on venous thromboembolism after cancer surgery: The @RISTOS project [J]. Ann Surg, 2006, 243 (1): 89-95.

20. Rogers SO, Jr., Kilaru RK, Hosokawa P, et al. Multivariable predictors of postoperative venous thromboembolic events after general and vascular surgery: Results from the patient safety in surgery study [J]. J Am Coll Surg, 2007, 204 (6): 1211-1221.

21. Geerts WH, Code KI, Jay RM, et al. A prospective study of venous thromboembolism after major trauma [J]. N Engl J Med, 1994, 331 (24): 1601-1606.

22. Rogers FB, Hammaker SJ, Miller JA, et al. Does prehospital prolonged extrication (entrapment) place trauma patients at higher risk for venous thromboembolism? [J] Am J Surg, 2011, 202 (4): 382-386.

23. Thorson CM, Ryan ML, Van Haren RM, et al. Venous thromboembolism after trauma: a never event?

［J］. Crit Care Med, 2012, 40 (11): 2967-2973.

24. van Stralen KJ, Rosendaal FR, Doggen CJ. Minor injuries as a risk factor for venous thrombosis ［J］. Arch Intern Med , 2008, 168 (1): 21-26.

25. Gerhardt A, Scharf RE, Zotz RB. Effect of hemostatic risk factors on the individual probability of thrombosis during pregnancy and the puerperium ［J］. Thromb Haemost, 2003, 90 (1): 77-85.

26. Peragallo Urrutia R, Coeytaux RR, Mcbroom AJ, et al. Risk of acute thromboembolic events with oral contraceptive use: A systematic review and meta-analysis ［J］. Obstet Gynecol, 2013, 122 (2 Pt 1): 380-389.

27. Stegeman BH, De Bastos M, Rosendaal FR, et al. Different combined oral contraceptives and the risk of venous thrombosis: Systematic review and network meta-analysis ［J］. BMJ, 2013, 347: f5298.

28. Roach RE, Lijfering WM, Helmerhorst FM, et al. The risk of venous thrombosis in women over 50 years old using oral contraception or postmenopausal hormone therapy ［J］. J Thromb Haemost, 2013, 11 (1): 124-131.

29. Fogarty PF, Rick ME, Swain SM. Tamoxifen and thrombosis: Current clinical observations and guidelines ［J］. Principles and Practice of Oncology Updates, 2002, 16: 1-15.

30. Johannesdottir SA, Horváth-Puhó E, Dekkers OM, et al. Use of glucocorticoids and risk of venous thromboembolism: a nationwide population-based case-control study ［J］. JAMA Intern Med, 2013, 173 (9): 743-752.

31. Lassen MR, Borris LC, Nakov RL. Use of the low-molecular-weight heparin reviparin to prevent deep-vein thrombosis after leg injury requiring immobilization ［J］. N Engl J Med, 2002, 347 (10): 726-730.

32. Bagot CN, Arya R. Virchow and his triad: A question of attribution ［J］. Br J Haematol, 2008, 143 (2): 180-190.

33. Sales CM, Haq F, Bustami R, et al. Management of isolated soleal and gastrocnemius vein thrombosis ［J］. J Vasc Surg, 2010, 52 (5): 1251-1254.

34. Palareti G, Cosmi B, Lessiani G, et al. Evolution of untreated calf deep-vein thrombosis in high risk symptomatic outpatients: The blind, prospective calthro study ［J］. Thromb Haemost, 2010, 104 (5): 1063-1070.

35. De Martino RR, Wallaert JB, Rossi AP, et al. A meta-analysis of anticoagulation for calf deep venous thrombosis ［J］. J Vasc Surg, 2012, 56 (1): 228-237 e1; discussion 236-237.

36. Den Exter PL, Van Es J, Erkens PM, et al. Impact of delay in clinical presentation on the diagnostic management and prognosis of patients with suspected pulmonary embolism ［J］. Am J Respir Crit Care Med, 2013, 187 (12): 1369-1373.

37. Smith SB, Geske JB, Maguire JM, et al. Early anticoagulation is associated with reduced mortality for acute pulmonary embolism ［J］. Chest, 2010, 137 (6): 1382-1390.

38. Castellucci LA, Cameron C, Le Gal G, et al. Clinical and safety outcomes associated with treatment of acute venous thromboembolism: A systematic review and meta-analysis ［J］. JAMA, 2014, 312 (11): 1122-1135.

39. Van Der Hulle T, Kooiman J, Den Exter PL, et al. Effectiveness and safety of novel oral anticoagulants as compared with vitamin k antagonists in the treatment of acute symptomatic venous thromboembolism: A systematic review and meta-analysis ［J］. J Thromb Haemost, 2014, 12 (3): 320-328.

40. Garcia D, Alexander JH, Wallentin L, et al. Management and clinical outcomes in patients treated with apixaban vs warfarin undergoing procedures ［J］. Blood, 2014, 124 (25): 3692-3698.

41. Ageno W, Gallus AS, Wittkowsky A, et al. Oral anticoagulant therapy: Antithrombotic therapy and prevention of thrombosis, 9th ed: American college of chest physicians evidence-based clinical practice guidelines

［J］．Chest，2012，141（2 Suppl）：e44S-88S.

42. Nicolaides AN, Fareed J, Kakkar AK, et al. Prevention and treatment of venous thromboembolism- - international consensus statement ［J］. Int Angiol, 2013, 32（2）：111-260.

43. Fox BD, Kahn SR, Langleben D, et al. Efficacy and safety of novel oral anticoagulants for treatment of acute venous thromboembolism：Direct and adjusted indirect meta-analysis of randomised controlled trials ［J］. BMJ, 2012, 345：e7498.

44. Wells PS, Forgie MA, Rodger MA. Treatment of venous thromboembolism ［J］. JAMA, 2014, 311（7）：717-728.

45. Kearon C, Akl EA. Duration of anticoagulant therapy for deep vein thrombosis and pulmonary embolism ［J］. Blood, 2014, 123（12）：1794-1801.

46. Sarwar S, Narra S, Munir A. Phlegmasia cerulea dolens ［J］. Tex Heart Inst J, 2009, 36（1）：76-77.

47. Koopman MM, Prandoni P, Piovella F, et al. Treatment of venous thrombosis with intravenous unfractionated heparin administered in the hospital as compared with subcutaneous low-molecular-weight heparin administered at home. The Tasman Study Group ［J］. N Engl J Med, 1996, 334（11）：682-687.

48. Levine M, Gent M, Hirsh J, et al. A comparison of low-molecular-weight heparin administered primarily at home with unfractionated heparin administered in the hospital for proximal deep-vein thrombosis ［J］. N Engl J Med, 1996, 334（11）：677-681.

49. Kearon C, Kahn SR, Agnelli G, et al. Antithrombotic therapy for venous thromboembolic disease：American college of chest physicians evidence-based clinical practice guidelines（8th edition）［J］. Chest, 2008, 133（6 Suppl）：454S-545S.

50. Schellong SM, Schwarz T, Kropp J, et al. Bed rest in deep vein thrombosis and the incidence of scintigraphic pulmonary embolism ［J］. Thromb Haemost, 1999, 82 Suppl 1：127-129.

51. Aschwanden M, Labs KH, Engel H, et al. Acute deep vein thrombosis：Early mobilization does not increase the frequency of pulmonary embolism ［J］. Thromb Haemost, 2001, 85（1）：42-46.

52. Partsch H. Therapy of deep vein thrombosis with low molecular weight heparin, leg compression and immediate ambulation ［J］. Vasa, 2001, 30（3）：195-204.

53. Aldrich D, Hunt DP. When can the patient with deep venous thrombosis begin to ambulate? ［J］. Phys Ther, 2004, 84（3）：268-273.

54. Anderson CM, Overend TJ, Godwin J, et al. Ambulation after deep vein thrombosis：A systematic review ［J］. Physiother Can, 2009, 61（3）：133-140.

55. Aissaoui N, Martins E, Mouly S, et al. A meta-analysis of bed rest versus early ambulation in the management of pulmonary embolism, deep vein thrombosis, or both ［J］. Int J Cardiol, 2009, 137（1）：37-41.

56. Kahn SR, Shrier I, Kearon C. Physical activity in patients with deep venous thrombosis：A systematic review ［J］. Thromb Res, 2008, 122（6）：763-773.

57. Streiff MB. Vena caval filters：A comprehensive review ［J］. Blood, 2000, 95（12）：3669-3677.

58. Muriel A, Jimenez D, Aujesky D, et al. Survival effects of inferior vena cava filter in patients with acute symptomatic venous thromboembolism and a significant bleeding risk ［J］. J Am Coll Cardiol, 2014, 63（16）：1675-1683.

59. Stein PD, Matta F. Vena cava filters in unstable elderly patients with acute pulmonary embolism ［J］. Am J Med, 2014, 127（3）：222-225.

60. Nokes TJ, Keenan J. Thromboprophylaxis in patients with lower limb immobilisation - review of current status ［J］. Br J Haematol, 2009, 146（4）：361-368.

61. Aldington S, Pritchard A, Perrin K, et al. Prolonged seated immobility at work is a common risk factor for venous thromboembolism leading to hospital admission ［J］. Intern Med J, 2008, 38（2）：133-135.

62. Patel T, Cohen D. Work ergonomics and e-thrombosis: A grievous yet preventable combination [J]. Am J Med, 2011, 124 (10): e3-4.

63. Mateo J, Oliver A, Borrell M, et al. Laboratory evaluation and clinical characteristics of 2, 132 consecutive unselected patients with venous thromboembolism--results of the spanish multicentric study on thrombophilia (EMET-study) [J]. Thromb Haemost, 1997, 77 (3): 444-451.

64. Kumar G, Sakhuja A, Taneja A, et al. Pulmonary embolism in patients with CKD and ESRD [J]. Clin J Am Soc Nephrol, 2012, 7 (10): 1584-1590.

65. Wattanakit K, Cushman M, Stehman-Breen C, et al. Chronic kidney disease increases risk for venous thromboembolism [J]. J Am Soc Nephrol, 2008, 19 (1): 135-140.

66. Mahmoodi BK, Gansevoort RT, Naess IA, et al. Association of mild to moderate chronic kidney disease with venous thromboembolism: Pooled analysis of five prospective general population cohorts [J]. Circulation, 2012, 126 (16): 1964-1971.

67. Ocak G, Vossen CY, Lijfering WM, et al. Role of hemostatic factors on the risk of venous thrombosis in people with impaired kidney function [J]. Circulation, 2014, 129 (6): 683-691.

68. Poli D, Zanazzi M, Antonucci E, et al. High rate of recurrence in renal transplant recipients after a first episode of venous thromboembolism [J]. Transplantation, 2005, 80 (6): 789-793.

69. Dabbagh O, Oza A, Prakash S, et al. Coagulopathy does not protect against venous thromboembolism in hospitalized patients with chronic liver disease [J]. Chest, 2010, 137 (5): 1145-1149.

70. Folsom AR, Lutsey PL, Nambi V, et al. Troponin T, NT-proBNP, and venous thromboembolism: The longitudinal investigation of thromboembolism etiology (LITE) [J]. Vasc Med, 2014, 19 (1): 33-41.

71. Chamberlain AM, Folsom AR, Heckbert SR, et al. High-density lipoprotein cholesterol and venous thromboembolism in the longitudinal investigation of thromboembolism etiology (LITE) [J]. Blood, 2008, 112 (7): 2675-2680.

72. Lindqvist PG, Epstein E, Olsson H. The relationship between lifestyle factors and venous thromboembolism among women: A report from the miss study [J]. Br J Haematol, 2009, 144 (2): 234-240.

73. Lind C, Flinterman LE, Enga KF, et al. Impact of incident venous thromboembolism on risk of arterial thrombotic diseases [J]. Circulation, 2014, 129 (8): 855-863.

74. Sorensen HT, Horvath-Puho E, Sogaard KK, et al. Arterial cardiovascular events, statins, low-dose aspirin and subsequent risk of venous thromboembolism: A population-based case-control study [J]. J Thromb Haemost, 2009, 7 (4): 521-528.

75. Prandoni P, Bilora F, Marchiori A, et al. An association between atherosclerosis and venous thrombosis [J]. N Engl J Med, 2003, 348 (15): 1435-1441.

76. Ocak G, Vossen CY, Verduijn M, et al. Risk of venous thrombosis in patients with major illnesses: Results from the mega study [J]. J Thromb Haemost, 2013, 11 (1): 116-123.

77. Spencer FA, Emery C, Lessard D, et al. The worcester venous thromboembolism study: A population-based study of the clinical epidemiology of venous thromboembolism [J]. J Gen Intern Med, 2006, 21 (7): 722-727.

78. Heit JA, O'fallon WM, Petterson TM, et al. Relative impact of risk factors for deep vein thrombosis and pulmonary embolism: A population-based study [J]. Arch Intern Med, 2002, 162 (11): 1245-1248.

79. Bauer KA. Venous thromboembolism in malignancy [J]. J Clin Oncol, 2000, 18 (17): 3065-3067.

80. Sorensen HT, Mellemkjaer L, Olsen JH, et al. Prognosis of cancers associated with venous thromboembolism [J]. N Engl J Med, 2000, 343 (25): 1846-1850.

81. Beyer J, Wessela S, Hakenberg OW, et al. Incidence, risk profile and morphological pattern of venous thromboembolism after prostate cancer surgery [J]. J Thromb Haemost, 2009, 7 (4): 597-604.

82. White RH, Zhou H, Romano PS. Incidence of symptomatic venous thromboembolism after different elective or urgent surgical procedures [J]. Thromb Haemost, 2003, 90 (3): 446-455.

83. Lee AY, Gent M, Julian JA, et al. Bilateral vs. Ipsilateral venography as the primary efficacy outcome measure in thromboprophylaxis clinical trials: A systematic review [J]. J Thromb Haemost, 2004, 2 (10): 1752-1759.

84. Maxwell GL, Synan I, Dodge R, et al. Pneumatic compression versus low molecular weight heparin in gynecologic oncology surgery: A randomized trial [J]. Obstet Gynecol, 2001, 98 (6): 989-995.

85. Rogers SO, Jr., Kilaru RK, Hosokawa P, et al. Multivariable predictors of postoperative venous thromboembolic events after general and vascular surgery: Results from the patient safety in surgery study [J]. J Am Coll Surg, 2007, 204 (6): 1211-1221.

86. Geerts WH, Code KI, Jay RM, et al. A prospective study of venous thromboembolism after major trauma [J]. N Engl J Med, 1994, 331 (24): 1601-1606.

87. Dahlback B. Advances in understanding pathogenic mechanisms of thrombophilic disorders [J]. Blood, 2008, 112 (1): 19-27.

88. Heijboer H, Brandjes DP, Buller HR, et al. Deficiencies of coagulation-inhibiting and fibrinolytic proteins in outpatients with deep-vein thrombosis [J]. N Engl J Med, 1990, 323 (22): 1512-1516.

89. Bezemer ID, Van Der Meer FJ, Eikenboom JC, et al. The value of family history as a risk indicator for venous thrombosis [J]. Arch Intern Med, 2009, 169 (6): 610-615.

90. Van Vlijmen EF, Brouwer JL, Veeger NJ, et al. Oral contraceptives and the absolute risk of venous thromboembolism in women with single or multiple thrombophilic defects: Results from a retrospective family cohort study [J]. Arch Intern Med, 2007, 167 (3): 282-289.

91. Wu O, Bayoumi N, Vickers MA, et al. Abo (h) blood groups and vascular disease: A systematic review and meta-analysis [J]. J Thromb Haemost, 2008, 6 (1): 62-69.

92. Gandara E, Kovacs MJ, Kahn SR, et al. Non-oo blood type influences the risk of recurrent venous thromboembolism. A cohort study [J]. Thromb Haemost, 2013, 110 (6): 1172-1179.

93. Gould MK, Garcia DA, Wren SM, et al. Prevention of VTE in nonorthopedic surgical patients: Antithrombotic Therapy and Prevention of Thrombosis, 9th ed: American College of Chest Physicians Evidence-Based Clinical Practice Guidelines [J]. Chest, 2012, 141: e227S.

·第三十一章·

呼吸机诱导的膈肌功能障碍

第一节　呼吸机诱导的膈肌功能障碍的定义

机械通气是 ARDS 重要的生命支持及治疗手段，也是一柄双刃剑。在维持肺泡通气、增加肺容积、改善氧合、减少呼吸功的同时，长期使用呼吸机或呼吸机使用不当，将可能导致一系列呼吸系统及相关并发症产生：VAP、VILI 及呼吸机诱导的膈肌功能障碍（ventilator-induced diaphragmatic dysfunction，VIDD）。上述并发症导致 15%～40% 的机械通气病人产生脱机困难（difficult weaning）。

VIDD 是指机械通气过程中出现膈肌纤维萎缩和（或）膈肌收缩能力下降。这一概念最早由 Vassilakopoulos 等人在 2004 年正式提出。VIDD 贯穿于机械通气的始终，在机械通气最初的 18～24 小时即可发生 VIDD，随时间延长其临床表现逐渐加重，呈时间依赖性。

早在 1992 年，Hirano 等人发现，机械通气病人应用肌松剂和大剂量糖皮质激素后，对其肌肉组织活检显示：肌纤维萎缩、坏死和结构破坏，甚至形成肌纤维中空泡，呈现类似肌病的病理改变。当时 Hirano 等人推断，肌松剂或激素的应用使得肌肉组织发生了急性退行性病变，但却未能关注到机械通气本身对肌肉组织，尤其是对膈肌为主的呼吸肌群功能的影响。因此，上述实验结论仅止步于：机械通气病人应尽量避免使用肌松剂和糖皮质激素，以免诱发或加重膈肌功能不全。这是有关机械通气对呼吸肌功能影响的相对较早又较有价值的一份研究报告。

2002 年，Gayan-Ramirez 等人研究证实，不同的机械通气模式，即使是相对保留自主呼吸的辅助通气模式，均会对膈肌功能产生影响，膈肌肌电图呈现不同程度的肌肉活动减少，此肌力下降具有时间依赖性。可惜的是，Gayan-Ramirez 及其同事并未对这种膈肌损害给出明确定义，仅笼统地称之为"与呼吸机相关的肌群功能障碍"或"吸气肌功能障碍"。

Vassilakopoulos 等人在此基础上开展机械通气与呼吸肌功能的系列研究，直到 2004 年，VIDD 概念及相关研究结果的发表，人们才对机械通气状态下膈肌器质性及功能性变化有了全新的认识。Vassilakopoulos 等人通过肌电图监测、呼吸力学指标测定、肌肉活检等方式，着重对膈肌收缩能力及肌纤维自身变化开展研究。他们发现，机械通气策略确实会对以膈肌为代表的呼吸肌群功能产生影响，此种病理变化表现为膈肌结构破坏、肌耐力下降、肌收缩能力降低和肌纤维的萎缩，其中膈肌收缩能力下降和膈肌纤维萎缩尤为突出。自此，机械通气病人的监测与治疗更为全面、多样化，也为临床尽早、尽快撤机提供新的思路。

需要强调的是，动物模型上能进行多种膈肌有创检查，故 VIDD 诊断不难得出，但临床研究中 VIDD 还只是一个排他性诊断。究其原因，动物实验条件可以达成相对单一变量因素的实验假设，制造出相对简化的动物模型，而人体或病人的实际情况则复杂得多，各种因素（如休克、全身性感染、营养不良、电解质紊乱、神经-肌肉疾病、药物等）均可导致膈肌功能障碍，缺乏机械通气对膈肌功能影响的直接证据，因此，临床诊断 VIDD 依然有相当的困难度。

VIDD 是近几年提出的概念，虽历时不久，但有关 VIDD 监测与防治措施的研究逐年增加，正在成为一个新的热点。

（鲍 洁 纪晓霞）

第二节 呼吸机诱导膈肌功能障碍的研究进展

有关 VIDD 的发病机制尚未完全阐明，目前关注较多的主要有膈肌肌肉萎缩、氧化应激、膈肌损伤与肌纤维重塑、药物作用等 4 种机制。这 4 者既相互影响，又协同作用。

一、膈肌肌肉萎缩

Vassilakopoulos 等人的系列研究显示，机械通气诱导 VIDD 的病理学变化中，很重要的一环就是膈肌肌肉萎缩，而膈肌肌肉萎缩主要与溶酶体、肽水解酶、半胱天冬酶-3 和泛素-蛋白水解酶通路（ubiquitin-proteasome pathway，UPP）激活有关。这些酶的活化，不仅使膈肌的蛋白质表达下调，蛋白质的合成减少，还使膈肌细胞发生自体吞噬，直接表现为膈肌纤维数量减少，共同导致膈肌萎缩和膈肌收缩功能障碍。VIDD 分子水平的变化则为膈肌的肌红细胞核 DNA 片段（3-折叠）增多，半胱天冬酶-9 和 Bcl-2 的选择活性增强，Fos/FoxO1/Stat3-Bim 信号通路被逐次激活，最终诱发膈肌细胞的凋亡。

Mrozek 的研究也提及，健康大鼠在接受机械通气极短时间内即可能产生 VIDD，与非机械通气组相比，实验组大鼠的膈肌最大肌力下降比例甚至达 40%，原因同样与肽水解酶、半胱天冬酶-3 等蛋白酶的活化有关。

VIDD 的临床研究相对较少，其中 Powers 等人在 2008 年发现，机械通气可导致病人膈肌无力，表现为肌耐力的下降和肌肉的萎缩，同样证实了 VIDD 的存在。

条件所限，许多有创操作，例如膈肌肌肉穿刺活检，在临床试验中无法大样本采集，但通过最简单的无创检查方式——超声同样证实，机械通气 48 小时内，膈肌出现不同程度的肌层变薄，与膈肌萎缩、肌力下降乃至肺功能衰退均具有相关性。

另有实验指出，钙蛋白酶抑制剂能有效减少 VIDD 产生；国内发现的新型抗肿瘤药物硼替佐米（bortezomib），能够抑制半胱天冬酶-3 的活性，也能部分遏制实验兔的 VIDD 发生发展；亮抑蛋白酶肽能有效降低膈肌溶酶体的活性，减缓膈肌萎缩。上述 3 个动物实验从反向证实了溶酶体、半胱天冬酶等蛋白酶体活化在 VIDD 中扮演的重要作用。

有学者则持不同论点：部分动物实验中，机械通气的最初 12 小时内，肽水解酶、半胱天冬酶-3 和 UPP 等蛋白酶体的激活，并不是发生 VIDD 的必备因素，但此结论有待更多临床证据支持。尽管如此，这个新的观点无疑是对多年来蛋白酶体激活、吞噬理论发起挑战，拓宽更多研究者的视野。

二、氧化应激学说

机械通气诱导的膈肌氧化应激学说得到了多数学者的支持，并对此进行深入探讨，其中线粒体功能障碍、脂质体集聚被认为是氧化应激的关键环节。

ARDS 时，机体全身各组织细胞内产生广泛的氧化应激反应。线粒体作为细胞有氧代谢的主要场所，具备电子传递链（呼吸链）复合物 I-Ⅳ、ATP 合成酶等多种酶系，能产生活性氧，介导多个细胞周期及信号转导途径，但本身亦极易受到氧化应激的攻击。氧化应激作用下，线粒体体积膨大、膜的通透性增加、基质内渗透压升高，呼吸链发生解偶联，能量产生中断，导致 mtDNA 的损伤甚至突变，BAX 凋亡基因活化，caspases 等凋亡蛋白激活，释放出包括细胞色素 C 在内的多种活性蛋白，产生过多的活性氧和氧自由基，从而使得 mtDNA 及 ATP 合成减少、钙稳态失调，最终导致线粒体功能障碍，影响靶细胞——膈肌细胞的收缩以及其他运动。

多条不同的信号传导通路在 VIDD 线粒体功能障碍中共同发挥了作用，包括 MAPK 通路、JNK 通路、P38 通路、JAK-STAT 通路等。某些特定的酶类如黄嘌呤氧化酶则加速了膈肌的氧化应激反应，从而加重膈肌的收缩功能障碍。

此外，ARDS 导致的过度氧化应激反应，使 ROS 和氧自由基急剧增加，ROS 与生物膜上的磷脂、酶和膜受体相关的多不饱和脂肪酸侧链及核酸等大分子物质，发生脂质过氧化反应，形成脂质过氧化产物，如丙二醛（MDA）和 4-羟基壬烯酸（4-HNE）。这些脂质体的集聚，改变细胞膜的流动性和通透性，导致多种细胞因子（IL-1β、IL-6、α-TNF）的分泌，产生低度的炎症反应，在多种细胞中激活自噬活动，共同参与细胞凋亡，最终导致靶细胞结构和功能的改变。

氧化应激学说在 VIDD 中的研究地位受到广泛重视，已取得一些有价值的结论。比如，接受机械通气的 ARDS 病人，其膈肌与肱二头肌的肌肉细胞内，线粒体 DNA 的完整性、线粒体酶的功能均有不同程度的改变和破坏，脂质含量明显增多，基因代谢和蛋白表达也受到抑制。

Lecuona 等人通过膈肌超声及组织结构分析得出类似的结论：线粒体脂质过载，或者说线粒体能量供给过多，会加速膈肌细胞的自噬、凋亡和分解代谢，最终导致 VIDD 的发生。

三、膈肌损伤与肌纤维重塑

上述两种机制，既有宏观的膈肌肌群萎缩，又有微观的细胞分子代谢异常，共同作用形成膈肌损伤及功能障碍，但因机体的损伤修复性，膈肌同时在不断作着自我重塑。如此，损伤与重塑在 VIDD 中反复交替进行。重塑后的膈肌纤维无法与正常的肌纤维相提并论，也就无法完全发挥呼吸肌群的正常效用。

具体来讲，机械通气造成膈肌的结构改变和损伤，主要包括肌原纤维断裂、脂质空泡数量增多、线粒体的异常缩小和断裂。

Gayan-Ramirez 等人研究发现，仅仅接受 3 天的短期机械通气治疗，膈肌的肌原纤维已出现相应损害，表现为膈肌胰岛素样生长因子-1（insulin-like growth factor-1，IGF-1）、肌形成蛋白（MyoD/myogenin）的 mRNA 表达下调和膈肌蛋白水解酶的活性增强。

也有研究者对相关模型猪膈肌进行解剖测定和组织学分析，发现部分膈肌纤维的单根肌纤维最大肌力有所降低，横断面积缩小，而膈肌肌球蛋白重链亚型比例、整体肌纤维横截面积以及收缩蛋白含量则无明显变化。机械通气对膈肌的损伤不言而喻。

而膈肌纤维的重塑，更多地发生控制通气模式下。除机体的损伤自我修复机制，还因控制通气状态下，膈肌纤维的活动被动降至最低，肌肉收缩大幅减少，肌肉组织长期处于近似静息状态，肌肉无法伸展，发生失用性退变，导致肌纤维成分的改变，最终发生膈肌纤维重塑。重塑后的膈肌纤维，收缩功能大幅下降，已无法完全担负主要呼吸肌的功能，从而增加呼吸机依赖，加速 VIDD 进程，促使更多的膈肌纤维发生损伤、退变、重塑，形成恶性循环。

四、药物影响

部分药物对膈肌功能具有负性效应，可能协同导致或加重 VIDD，糖皮质激素、镇静肌松药（或者说神经肌肉阻滞药物）是比较常见的种类。在"呼吸机诱导的膈肌功能障碍"这一名称尚未完全确立前，相关的药物研究已开展很多。比如 Bruells 等人系统归纳了 ARDS 有关治疗药物（如抗生素、糖皮质激素、抗氧化剂、β 受体激动剂等）与膈肌功能的相互关系，Ochala 等人则探讨全身激素、肌松药物的应用对膈肌电生理活动的影响，二者得出的结论相似：激素（尤其全身激素应用）和镇静肌松药物能促使或诱发 VIDD 的产生。其中，糖皮质激素对 VIDD 的作用影响呈浓度依赖性。

除上述 4 种机制学说外，也有学者另辟蹊径，研究了机械通气对膈肌氧代谢的影响，结论是，机械通气会减少模型兔膈肌的血流供应，减少氧输送及氧摄取，造成组织缺氧，与 VIDD 的最终发生密切相关。

VIDD 的发病机制还有很大的空白留待以后的科研工作者们来填补。目前多数实验数据来自细胞培养和动物实验，临床研究和试验进行较少，监测及检验手段尚不够全面，这些将是未来努力的方向。

（鲍　洁　纪晓霞）

第三节　呼吸机诱导膈肌功能障碍的防治

通过 VIDD 致病机制的初步探讨，我们知道，机械通气病人有很大概率发生 VIDD，且发作呈时间依赖性。因此，临床的主要目标是尽可能地早期预防 VIDD，并进行综合性治疗。VIDD 诊治原则包括减少膈肌肌肉萎缩，减轻氧化应激反应，抑制膈肌纤维重塑，尽量避免应用诱发或加重 VIDD 的药物，增加营养支持及免疫调节等。

一、合适的机械通气治疗

几乎所有文献均指出，辅助通气模式较控制通气模式能更有效地预防和控制 VIDD 的发生、发展。辅助通气模式能抑制肌肉萎缩因子 MAF-box 的过表达，提高膈肌收缩蛋白和 MHC-2x 亚型的浓度，对膈肌的部分力学指标，如最大收缩速率、最大肌力、强直性张力，也有较好的促进作用。辅助通气模式还能抑制膈肌蛋白水解，减少氧化应激损伤，增加蛋白合成。因此，ARDS 病人的机械通气，首选保留膈肌自主收缩功能的辅助通气模式。

更值得推荐的是 NAVA 模式。NAVA 模式能根据呼吸中枢的反馈调节，通过电极片监测得到触发膈肌电活动（electrical activity of the diaphragm，EADi）的最低水平，启动并进行一次完整的呼吸运动。它能减轻膈肌工作的不同时性，避免膈肌过度做功，减少呼吸肌疲劳及人机对抗，维持正常肌力及肌耐力，逐渐得到更多的临床应用。

PEEP 不会诱发或加重 VIDD 的发生。对合并 VIDD 的 ARDS 病人，同样可以选择适当的 PEEP 进行保护性通气策略；而可控的、允许范围内的高碳酸血症也能有效减少 VIDD 的发生。这些均与 ARDS 的总体治疗原则一致。

二、药物治疗

（一）抗氧化剂

抗氧化剂能减轻 ARDS 氧化应激反应对膈肌细胞的损伤，抑制脂质体聚集，减少蛋白酶体的激活，防止线粒体功能障碍的发生，是 VIDD 的重要治疗药物。目前比较常用的抗氧化剂，从最普通的维生素 C、维生素 E，到 SOD、CAT 等，均不同程度地发挥上述抗氧化作用。最新研究的线粒体靶向抗氧化剂——SS-31，对线粒体内膜上的相应受体具有高度选择性，能针对性发挥抗氧化应激作用，防治 VIDD 的效果更佳。

（二）钙离子增敏剂

VIDD 的发生与膈肌神经-肌肉接头钙离子的敏感性降低有关，即所谓的"钙失敏"现象。钙离子增敏剂的作用机制就是增加膈肌细胞对钙离子的灵敏度，从而增加膈肌细胞的收缩能力。已报道的这类药物包括左西孟旦、EMD 57033 等，后者目前仅用于动物实验研究。

（三）其他药物

激素、镇静肌松药物，ARDS 病人均有相应使用指征，但长期或大剂量使用会诱发 VIDD 的发生。因此，此类药物需根据病人的发病危重程度、病程分期以及全身并发症的情况，合理制订个体化的治疗方案，没有严格统一的标准。

三、膈肌功能锻炼

针对 VIDD 病人的膈肌功能锻炼需尽早进行，包括肌耐力和肌力锻炼两部分，可分为接受机械通气之前和机械通气过程中两种不同锻炼方式。

接受机械通气之前，进行有效的膈肌力及肌耐力锻炼能提高机体 HSP-72 等抗氧化剂的储备，减少机体氧化磷酸化、解偶联等一系列氧化性损伤反应。比如，冠状动脉旁路移植、大血管手术或胸腹部手术等 ARDS 的高危病人，常规测定其基础肺功能，术前 2 周、每天 20 分钟，从最大吸气压的 30% 开始给予呼吸功能锻炼，逐日递增吸气压及时长。

而在机械通气过程中，可通过在病人呼吸道末端或气管插管末端放置吸气阻力装置，进行膈肌的肌力锻炼，起始可以从每日 2 次、每次 10 ~ 15 分钟开始，同样逐日递增；每日 2 次、每次 20 分钟起，给予随意频率及相对高压的机械通气，则能锻炼膈肌肌耐力。

四、营养支持及免疫调节

ARDS 病人机体往往处于高代谢状态，能量消耗急剧增加，膈肌还发生自噬与衰减，因此应给予膈肌充足的营养支持。如无禁忌证，常规给予高脂低碳水化合物营养，以减少 CO_2 产生。因机体大量氧化磷酸化的氧化应激反应会不断消耗磷和镁，故还需积极补磷、补镁。已有研究证实，营养不良的 SD 大鼠会出现膈肌重量降低、肌肉萎缩，其中膈肌最大颤搐收缩力（twitch pressure，Pt）与磷、镁二者水平均呈显著正相关，最大强直性收缩力（tonic pressure，Po）则与镁水平呈显著正相关。

同时应尽量早期启动肠内营养。对 12 个随机对照试验的 meta 分析显示，给予肠内营养优于肠外营养，胃部的蠕动可间接影响膈肌的活动，有效防止膈肌萎缩，从而改善VIDD 预后。谷氨酸和精氨酸可能是有效的饮食添加剂。

免疫治疗的目的则是调节炎症，减少膈肌细胞炎症介质的产生，避免氧化应激的过度激发。白介素（IL-3、IL-10）等免疫调节因子可诱导调节性 T 细胞增殖，明显抑制蛋白水解酶活性，减少细胞的衰亡。

（鲍　洁　纪晓霞）

参考文献

1. Vassilakopoulos T，Petrof BJ．Ventilator-induced Diaphragmatic Dysfunction［J］．Am J Respir Crit Care Med，2004，169：336-341．

2. Hermans G，Agten A，Testelmans D，et al．Increased duration of mechanical ventilation is associated with decreased diaphragmatic force：a prospective observational study［J］．Crit Care，2010，14（4）：R127．

3. Kabitz HJ，Windisch W，Sch？nhofer B．Understanding ventilator-induced diaphragmatic dysfunction（VIDD）：progress and advances［J］．Pneumologie，2013．67（8）：435-441．

4. Powers SK，Wiggs MP，Sollanek KJ，et al．Ventilator-induced diaphragm dysfunction：cause and effect［J］．Am J Physiol Regul Integr Comp Physiol，2013，305（5）：R464-477．

5. Hirano M，Ott BR，Raps EC，et al．Acute quadriplegic myopathy：a complication of treatment with steroids，nondepolarizing blocking agents，or both［J］．Neurology，1992，42：2082-2087．

6. Gayan-Ramirez G，Decramer M．Effects of mechanical ventilation on diaphragm function and biology［J］．Eur Respir J，2002，20：1579-1586．

7. Vassilakopoulos T．Ventilator-induced diaphragm dysfunction：the clinical relevance of animal models［J］．Intensive Care Med，2008，34（1）：7-16．

8. Tang H，Lee M，Budak MT，et al．Intrinsic apoptosis in mechanically ventilated human diaphragm：linkage to a novel Fos/FoxO1/Stat3-Bim axis［J］．FASEB J，2011，25（9）：2921-2936．

9. Mrozek S，Jung B，Petrof BJ，et al．Rapid onset of specific diaphragm weakness in a healthy murine model of ventilator-induced diaphragmatic dysfunction［J］．Anesthesiology，2012，117（3）：560-567．

10. Powers SK，DeCramer M，Gayan-Ramirez G，et al．Pressure support ventilation attenuates ventilator-induced protein modifications in the diaphragm［J］．Crit Care，2008，12（6）：191．

11. Grosu HB，Lee YI，Lee J，Eden E，et al．Diaphragm muscle thinning in patients who are mechanically ventilated［J］．Chest，2012，142（6）：1455-1460．

12. Shi L，Guo H，Huang J，et al．The effect of calpeptin on injury and atrophy of diaphragm under mechanical ventilation in rats［J］．Zhonghua Wei Zhong Bing Ji Jiu Yi Xue，2014，26（8）：549-553．

13. Maes K，Testelmans D，Powers S，et al．Leupeptin inhibits ventilator-induced diaphragm dysfunction in rats［J］．Am J Respir Crit Care Med，2007，175（11）：1134-1138．

14. Smuder AJ，Nelson WB，Hudson MB，et al．Inhibition of the ubiquitin-proteasome pathway does not protect against ventilator-induced accelerated proteolysis or atrophy in the diaphragm［J］．Anesthesiology，2014，121（1）：115-126．

15. Peraza MA，Cromey DW，Carolus B，et al．Morphological and functional alterations in human proximal tubular cell line induced by low level inorganic arsenic：evidence for targeting of mitochondria and initiated ap-

optosis [J]. J Appl Toxicol, 2006, 26 (4): 356-367.

16. Tang H, Smith IJ, Hussain SN, at al. The JAK-STAT Pathway is Critical in Ventilator-induced Diaphragm Dysfunction [J]. Mol Med, 2014, 30: 10.

17. Whidden MA, McClung JM, Falk DJ, et al. Xanthine oxidase contributes to mechanical ventilation-induced diaphragmatic oxidative stress and contractile dysfunction [J]. J Appl Physiol (1985), 2009, 106 (2): 385-394.

18. Dirk Lebrechtl, Bernhard Setzerl, Rolf Rohrbach, et al. Mitochondrial DNA and its respiratory chain products are defective in doxorubicin nephrosis [J]. Nephrol Dial Transplant, 2004, 19: 329-336.

19. Picard M, Jung B, Liang F, et al. Mitochondrial dysfunction and lipid accumulation in the human diaphragm during mechanical ventilation [J]. Am J Respir Crit Care Med, 2012, 186 (11): 1140-1149.

20. Emilia Lecuona, Catherine S. Sassoon, Esther Barreiro, et al. Lipid Overload: Trigger or Consequence of Mitochondrial Oxidative Stress in Ventilator-induced Diaphragmatic Dysfunction? [J]. Am J Respir Crit Care Med, 2012, 186 (11): 1074-1076.

21. Smuder AJ, Min K, Hudson MB, et al. Endurance exercise attenuates ventilator-induced diaphragm dysfunction [J]. J Appl Physiol, 2012, 112 (3): 501-510.

22. Bruells CS, Marx G, Rossaint R. Ventilator-induced diaphragm dysfunction : clinically relevant problem [J]. Anaesthesist, 2014, 63 (1): 47-53.

23. Ochala J, Renaud G, Llano Diez M, et al. Diaphragm muscle weakness in an experimental porcine intensive care unit model [J]. PLoS One, 2011, 6 (6): e20558.

24. Maes K, Agten A, Smuder A, et al. Corticosteroid effects on ventilator-induced diaphragm dysfunction in anesthetized rats depend on the dose administered [J]. Respir Res, 2010, 14; 11: 178.

25. Rd DR, Bruells CS, Stabley JN, et al. Mechanical ventilation reduces rat diaphragm blood flow and impairs oxygen delivery and uptake [J]. Crit Care Med, 2012, 40 (10): 2858-2866.

26. Bruells CS, Bergs I, Rossaint R. Recovery of diaphragm function following mechanical ventilation in a rodent model [J]. PLoS One, 2014, 9 (1): e87460.

27. Sassoon CS, Zhu E, Caiozzo VJ. Assist-control mechanical ventilation attenuates ventilator-induced diaphragmatic dysfunction [J]. Am J Respir Crit Care Med, 2004, 170 (6): 626-632.

28. Schild K, Neusch C, Sch? nhofer B. Ventilator-induced diaphragmatic dysfunction (VIDD) [J]. Pneumologie, 2008, 62 (1): 33-39.

29. Futier E, Constantin JM, Combaret L, et al. Pressure support ventilation attenuates ventilator-induced protein modifications in the diaphragm [J]. Crit Care, 2008, 12 (5): R116.

30. Terzi N, Pelieu I, Guittet L, et al. Neurally adjusted ventilatory assist in patients recovering spontaneous breathing after acute respiratory distress syndrome: physiological evaluation [J]. Crit Care Med, 2010, 38 (9): 1830-1837.

31. Sassoon C, Zhu E, Fang L, Sieck GC, et al. Positive end-expiratory airway pressure does not aggravate ventilator-induced diaphragmatic dysfunction in rabbits [J]. Crit Care, 2014, 18 (5): 494.

32. Jung B, Sebbane M, Le Goff C, et al. Moderate and prolonged hypercapnic acidosis may protect against ventilator-induced diaphragmatic dysfunction in healthy piglet: an in vivo study [J]. Crit Care, 2013, 17 (1): R15.

33. Akca O, Bautista A. Hypercapnia and ventilator-induced diaphragmatic dysfunction [J]. Crit Care, 2013, 17 (2): 129.

34. Jaber S, Jung B, Matecki S, et al. Clinical review: ventilator-induced diaphragmatic dysfunction--human studies confirm animal model findings! [J]. Crit Care, 2011, 15 (2): 20, 6.

35. Powers SK, Hudson MB, Nelson WB, et al. Mitochondria-targeted antioxidants protect against mechanical

ventilation-induced diaphragm weakness ［J］. Crit Care Med, 2011, 39 (7)：1749-1759.

36. Ochala J, Radell PJ, Eriksson LI, et al. EMD 57033 partially reverses ventilator-induced diaphragm muscle fibre calcium desensitisation ［J］. Pflugers Arch, 2010, 459 (3)：475-483.

37. Daniel Martin A, Smith BK, Gabrielli A. Mechanical ventilation, diaphragm weakness and weaning：a rehabilitation perspective ［J］. Respir Physiol Neurobiol, 2013, 189 (2)：377-383.

38. Kilarski W, Sjostrom M. Systematic distribution of muscle fibre types in the rat and rabbit diaphragm：a morphometric and ultrastructural analysis ［J］. J Anat , 2006, 168：13-30.

39. Conrad S A, Bidani A. Management of the acute respiratory distress syndrome ［J］. Chest Surg Clin N Am, 2002, 12 (2)：325-354.

·第三十二章·

ARDS 后肺间质纤维化的治疗

第一节　糖皮质激素的应用

尽管 ARDS 病人的病死率较早年已有下降，部分病人经过积极救治后得以存活，但他们中的很大一部分却承受着肺功能严重损害所带来的生活质量明显下降的痛苦，这一过程可持续数月甚至数年。相关研究表明，ARDS 后肺间质纤维化是造成肺功能下降的主要原因。因此，ARDS 后肺间质纤维化的治疗也成为该领域学者目前关注的重要问题之一。

肺泡毛细血管损伤后液体的渗出和肺泡损伤后液体清除能力的下降导致肺泡水肿，凝血系统、前炎症介质及细胞因子的激活使得大量的中性粒细胞、单核-巨噬细胞和淋巴细胞趋化至损伤部位，释放大量的活性氧、活性氮和蛋白水解酶（包括弹性蛋白酶和基质金属蛋白酶等），破坏肺泡上皮和毛细血管内皮以及肺组织的骨架结构。然而，此时损伤后的修复机制尚不健全。大量纤维细胞、成纤维细胞以及肌成纤维细胞聚集在肺泡，致使大量纤维蛋白、Ⅰ型和Ⅲ型胶原以及细胞外基质沉积在局部肺泡。同时，促纤维化因子（TGF-α、TGF-β、IL-1β、PDGF 和溶血磷脂酸）和抗纤维化因子（PGE$_2$、KGF 和 HGF）的失衡促进了肺间质纤维化进程。而肺组织的成纤维细胞来源更是多样，可能来源于肺部原有的成纤维细胞、间充质细胞以及骨髓干细胞。

ARDS 后肺间质纤维化过程在肺组织损伤早期即出现。但截至目前，尚无防治 ARDS 后肺间质纤维化的特效药物。因此，基于糖皮质激素天然的抗炎、抗免疫活性，它们对于 ARDS 后肺间质纤维化的疗效仍是研究的热点。糖皮质激素受体调控着许多下游信号分子的转录效率，包括 NF-κB 并激活蛋白激酶 PKC，进一步调控促炎因子如 TNF-α、IL-1α、IL-1β、γ-干扰素、IL-2、IL-3、IL-5、IL-6、IL-8、IL-12、GM-CSF 的产生。糖皮质激素还能调节部分抗炎细胞因子的产生，包括 IL-4、IL-10、IL-13 等，增加了 IL-1ra 的转录，并且在某些剂量下发挥促炎作用，使得磷脂酶 A$_2$、环加氧酶的合成及其诱导的 NO 的合成也受到抑制。糖皮质激素还能够抑制成纤维细胞增殖和胶原沉着，刺激 T 细胞、嗜酸性粒细胞和单核细胞凋亡，并抑制中性粒细胞激活。上述作用机制与 ARDS 急性期炎症反应过程中糖皮质激素抵抗理论一起，共同构成了糖皮质激素主要抑制 ARDS 后期肺组织纤维增殖过程的理论基础。

有关糖皮质激素对 ARDS 后肺间质纤维化的疗效评价，目前研究结果存在较大争议。

20 世纪 90 年代，有关领域的研究者开展了一些关于非进展期 ARDS 病人使用糖皮质激素的临床随机试验。在病人发病后 1 周开始应用激素，以期达到抑制炎症反应和调节增殖过程的短期疗效，但这些研究均未观察到糖皮质激素在降低病死率方面的优势。而之后的研究结果表明，发病 14 天后应用糖皮质激素的病人或肺泡灌洗液中Ⅲ型前胶原肽水平较低的病人使用激素后病死率略有升高。但多数人更倾向于晚期使用激素并不能够像理论预期的那样，能有效改善肺组织氧合水平。在关于 ARDS 的临床试验网络数据库统计结果显示，晚期应用激素并不能有效改善肺纤维化程度，反而会增加病死率以及神经肌肉无力的发生率。但由于对照组病人病死率非常低，有学者质疑对照组病人的筛选上可能存在问题，因此该研究结论的可信度有待日后考证。总体看来，糖皮质激素对于 ARDS 后肺间质纤维化的疗效并不满意。

此外，近来有研究显示早期应用低剂量甲泼尼龙能够抑制肺组织的纤维化，从而使病人获益，并且激素对细胞外基质沉着的影响能够持续到发病 30 天之后。过量使用糖皮质激素并不会带来更多收益，反而会增加副作用。而另外一些学者则主张糖皮质激素疗程可按需要相应延长。Leite 等人提出了"激素在不同发病机制的 ARDS 中发挥不同作用"的理论，他们认为甲泼尼龙对肺纤维化过程具有独立的抑制作用，而减轻炎症反应和肺组织力学变化的作用则因病因而异。

（方　萍　徐志伟）

第二节　其他治疗

目前有关 ARDS 后肺间质纤维化的治疗主要是改善通气和组织供氧，从多环节减轻肺组织和全身损伤。除糖皮质激素外，氧自由基清除剂和抗氧化剂、血管扩张剂、肺表面活性物质替代疗法等，均成为除激素外有望防治 ARDS 后肺间质纤维化的治疗手段。

一、抗凝治疗

研究显示组织因子（tissue factor，TF）依赖的外源性凝血途径紊乱是 ARDS 后肺纤维化的主要发病机制之一，同时纤维蛋白沉积也促进了 ARDS 后肺纤维化进程。已有研究表明，作为高亲和力凝血酶信号受体的细胞蛋白酶激活受体（protease activated receptors，PARs）的激活，在 ARDS 炎症和纤维化过程中发挥重要作用。三者之间的平衡一旦被打破，将会出现强烈的肺纤维化改变，因此调节凝血系统的活性，有望成为防治 ARDS 后肺纤维化的新策略。组织因子阻断剂（tissue factor inhibitor，TFI）有望成为新的治疗手段，直接阻断 PAR1 也将会使 ARDS 后肺纤维化病人获益。

此外，虽然以往研究表明活化蛋白 C 具有抗炎、抗凝作用，但近年来有关临床试验却并未得出一致的结论。PROWESS 临床试验认为 rhAPC 对于严重脓毒血症诱发的 ARDS，能够改善肺泡毛细血管的通透性以及凝血功能异常导致的肺组织损伤。但 PROWESS-SHOCK 研究却并未得出上述结论。结论的差异可能是由于 PROWESS-SHOCK 研究对象采用了肺保护性通气策略，该治疗措施的实施可能掩盖了 rhAPC 的治疗作用。因此，有关 APC 在 ARDS 中的作用仍需进一步评价。

二、血管紧张素转化酶抑制剂

血管紧张素Ⅱ由激活的 RAAS 系统产生，在组织修复和重塑中通过 TGF-β 介导的通路发挥重要作用。此外，血管紧张素Ⅱ还是人肺组织成纤维细胞的促有丝分裂原，AT1 受体信号通路介导了该作用。因此，ACEI 可被用在 ARDS 形成过程中发挥抑制内皮细胞激活和胶原沉积的作用。AT1 受体拮抗剂也降低肺部的胶原沉积，增加血管紧张素Ⅱ的水平。

2012 年，Rey-Parra 等人研究发现肾素-血管紧张素系统激活后通过血管紧张素转化酶产生 ACE-Ⅱ，后者参与了急性肺损伤过程。近来研究发现的血管紧张素转化酶类似物（ACE$_2$）能够负向调节博来霉素诱发的急性肺损伤，而 ACE$_2$ 基因敲除鼠在博来霉素诱导的急性肺损伤模型中也表现出更为严重的肺部炎症，相伴随的 α-平滑肌肌动蛋白和 TGF-β$_1$ 也明显升高。而 ACE 基因敲除鼠在急性肺损伤模型中显示出较轻的肺部炎症、肺功能损害、肺组织结构破坏和胶原沉积。此外，腹腔注射重组 ACE$_2$（2mg/kg，第 1～21 天）明显改善了博来霉素诱导的急性肺损伤小鼠的生存率、活动耐力、肺功能等指标，同时改善了肺部炎症和纤维化程度。因此，ACE$_2$ 基因缺失可能导致更为严重的肺损伤反应，重组 ACE$_2$ 对于急性肺损伤具有潜在的治疗作用。

总之，血管紧张素Ⅱ可能通过激活成纤维细胞促进 ARDS 发病过程中的胶原沉积。然而 ACEI 的作用机制可能不仅限于血管紧张素Ⅱ，ACEI 对于 ARDS 的疗效仍需进一步探讨。

三、干细胞治疗

干细胞治疗是目前最有前景的潜在治疗手段，它能够促进肺组织修复，减轻肺部炎症反应。许多实验研究表明 ARDS 病人的Ⅰ型和Ⅱ型肺泡上皮细胞、肺血管内皮细胞、成纤维细胞、间质的单核细胞中均发现了移行来的干细胞。2004 年，Yamada 等人的研究表明，被趋化到炎症部位的骨髓间充质干细胞继续分化为上皮细胞和内皮细胞。而其他的实验研究则显示，应用多能干细胞移植并未通过抑制前炎症因子、释放炎症抑制因子来降低 LPS 诱导的急性肺损伤模型的病死率和全身炎症反应。2009 年，Araujo 等人报道骨髓源的单核细胞能够抑制肺纤维化，但在减轻炎症反应方面则因 ARDS 发病原因而异。

总之，内源性和外源性的干细胞抑制了肺损伤和继发性的肺纤维化、减轻了全身和局部的炎症反应，然而这些作用的机制尚未阐明，限制了其临床应用。目前关于何种间充质干细胞不断成熟、分化参与肺纤维化过程仍需进一步的实验证实。但无论怎样，干细胞移植仍是目前最有希望治疗 ARDS 后肺间质纤维化的有效防治手段之一。

四、一氧化氮吸入

肺纤维化是由肺间质成分，主要是胶原纤维过量积聚而导致的一种结构重塑。已知肺巨噬细胞和成纤维细胞是肺纤维化形成的关键细胞。肺成纤维细胞是合成和分泌胶原的主要细胞；肺巨噬细胞异常释放的因子具有促肺成纤维细胞增殖和分泌胶原的作用，NO 是其中重要的释放因子。肺纤维化形成过程中，肺内 NO 异常增多，且有促纤维化作用。目前 NO 促纤维化的机制尚不完全清楚，一般认为肺纤维化的形成要经过肺亚急性或慢性炎症、肺损伤和肺间质胶原堆积等过程，无论 NO 参与上述哪个环节，其促纤维化过程都是

NO 与其他细胞因子相互作用的结果。可以认为，肺内 NO 的大量生成可能是诱发肺纤维化形成的因素之一。目前，预防和治疗肺纤维化的主要机制是抑制 NF-κB 的激活，阻断下游基因的生物学效应，从而达到治疗肺纤维化的目的，NO 在这一通路中发挥着重要作用。研究发现，外源性 NO 和内源性 NO 均能通过调节肺成纤维细胞增殖和凋亡而影响肺成纤维细胞的数量和功能；通过抑制 NO 可抑制肺成纤维细胞增殖和促进凋亡环节，有望阻止肺纤维化的发展，研究和开发调节 NO 生成的药物，将是治疗肺纤维化的新途径之一。

五、中性粒细胞弹性蛋白酶阻断剂

中性粒细胞弹性蛋白酶是急性肺损伤和 ARDS 发病中的主要致病因子。2012 年，Fujino 等人研究表明中性粒细胞弹性蛋白酶阻断剂能够抑制 LPS 诱导的肺纤维化程度，明显降低肺实质的胶原沉着、改善肺顺应性，此外，它还能减少肺泡灌洗液中中性粒细胞浸润、TGF-β_1 水平以及磷酸化 SMAD2/3 水平。

六、N- 乙酰半胱氨酸

已有研究表明，还原型谷胱甘肽（GSH）缺失是 ARDS 产生的原因之一，GSH 对脓毒症导致的肺损伤具有保护作用。成纤维细胞的激活、分化、增殖、凋亡也与氧化/抗氧化失衡有关。维持细胞内一定浓度的 GSH 可给细胞提供一个还原环境，使细胞免受氧化应激的损害。N- 乙酰半胱氨酸（NAC）作为抗氧化剂可清除多种氧自由基，升高细胞内 GSH 的含量。谷胱甘肽-S 转移酶还能够直接作用于活性氧自由基。此外，NAC 还可减少前炎症细胞因子的生成，如 IL-8 和 TNF-α 等，从而改善氧合、缩短机械通气时间、改善肺水肿等。

七、PPARγ 激动剂

Jain 等人研究发现，瘦素可能通过抑制 PPARγ 活性参与 ARDS 的发病过程，因此理论上抑制瘦素的产生和生物活性有可能对 ARDS 导致的肺纤维化具有治疗作用。

（方 萍 徐志伟）

参考文献

1. Herridge MS, Tansey CM, Matte A, et al. Functional disability 5 years after acute respiratory distress syndrome [J]. N Engl J Med, 2011, 364 (14): 1293-1304.

2. Masclans JR, Roca O, Munoz X, et al. Quality of life, pulmonary function, and tomographic scan abnormalities after ARDS [J]. Chest, 2011, 139 (6): 1340-1346.

3. Matthay MA, Ware LB, Zimmerman GA. The acute respiratory distress syndrome [J]. J Clin Invest, 2012, 122: 2731-2740.

4. Zemans RL, Colgan SP, Downey GP. Transepithelial migration of neutrophils: mechanisms and implications for acute lung injury [J]. Am J Respir Cell Mol Biol, 2009, 40: 519-535.

5. Davey A, McAuley DF, O'Kane CM. Matrix metalloproteinases in acute lung injury: mediators of injury and drivers of repair [J]. Eur Respir J, 2011, 38: 959-970.

6. González-López A, Astudillo A, García-Prieto E, et al. Inflammation and matrix remodeling during repair of

ventilator- induced lung injury [J]. Am J Physiol Lung Cell Mol Physiol, 2011, 301: L500- L509.

7. Madtes DK, Rubenfeld G, Klima LD, et al. Elevated transforming growth factor- α levels in bronchoalveolar lavage fluid of patients with acute respiratory distress syndrome [J]. Am J Respir Crit Care Med, 1998, 158: 424-430.

8. Fahy RJ, Lichtenberger F, McKeegan CB, et al. The acute respiratory distress syndrome: a role for transforming growth factor- beta 1 [J]. American Journal of Respiratory Cell & Molecular Biology, 2003, 28 (4): 499-503.

9. White KE, Ding Q, Moore BB, et al. Prostaglandin E_2 mediates IL-1β- related fibroblast mitogenic effects in acute lung injury through differential utilization of prostanoid receptors [J]. J Immunol, 2008, 180: 637-646.

10. Chandel N S, Budinger G R, Mutlu G M, et al. Keratinocyte growth factor expression is suppressed in early acute lung injury/acute respiratory distress syndrome by smad and c- Abl pathways. [J]. Critical Care Medicine, 2009, 37 (5): 1678-1684.

11. Verghese GM, McCormick- Shannon K, Mason RJ, et al. Hepatocyte growth factor and keratinocyte growth factor in the pulmonary edema fluid of patients with acute lung injury. Biologic and clinical significance [J]. Am J Respir Crit Care Med, 1998, 158: 386-394.

12. Chapman HA. Epithelial- mesenchymal interactions in pulmonary fibrosis [J]. Annu Rev Physiol, 2011, 73: 413-435.

13. Phillips RJ, Burdick MD, Hong K, et al. Circulating fibrocytes traffic to the lungs in response to CXCL12 and mediate fibrosis [J]. J Clin Invest, 2004, 114: 438-446.

14. Thompson BT. Corticosteroids for ARDS [J]. Minerva anestesiologica, 2010, 76 (6): 441-447.

15. Chirousos GP. Seminars in medicine of the Beth Israel Hospital, Boston: The hypothalamic- pituitary- adrenal axis and immune- mediated inflammation [J]. N Engl J Med, 1995, 332: 1351-1362.

16. Arafah BM. Hypothalamic pituitary adrenal function during critical illness: limitations of current assessment methods [J]. J Clin Endo Metab, 2006, 91: 3725-3745.

17. MacLaren R, Jung R. Stress- dose corticosteroid therapy for sepsis and acute lung injury or acute respiratory distress syndrome in critically ill patients [J]. Pharmacotherapy, 2002, 22: 1140-1156.

18. Meduri GU, Kantangat S. Glucocorticoid treatment of sepsis and acute respiratory distress syndrome: Time for a critical reappraisal [J]. Crit Care Med, 1998, 26: 630-633.

19. Scheinman RI, Cogswell PC, Lofquist AK, et al. Role of transcriptional activation of IκBα in mediation of immunosuppression by glucocorticoids [J]. Science, 1995, 270: 283-286.

20. Weigers JG, Reul JHMH. Induction of cytokine receptors by glucocorticoids: functional and pathological significance [J]. Trends Pharm Sci, 1998, 19: 317-321.

21. Meduri GU. Duration of glucocorticoid treatment and out come in sepsis [J]. Chest, 1998, 114: 355-356.

22. Annane D, Sebille V, Bellissant E. Effect of low doses of corticosteroids in septic shock patients with or without early acute respiratory distress syndrome [J]. Crit Care Med, 2006, 34: 22-30.

23. Steinberg KP, Hudson LD, Goodman RB, et al. Efficacy and safety of corticosteroids for persistent acute respiratory distress syndrome [J]. N Engl J Med, 2006, 354 (16): 1671-1684.

24. Peter JV, John P, Graham PL, et al. Corticosteroids in the prevention and treatment of acute respiratory distress syndrome (ARDS) in adults: Meta- analysis [J]. BMJ, 2008, 336 (7651): 1006-1009.

25. Rocco PR, Souza AB, Faffe DS, et al. Effect of corticosteroid on lung parenchyma remodeling at an early phase of acute lung injury [J]. Am J Respir Crit Care Med, 2003, 168 (6): 677-684.

26. Silva PL, Garcia CS, Maronas PA, et al. Early short- term versus prolonged low- dose methylprednisolone therapy in acute lung injury [J]. Eur Respir J, 2009, 33 (3): 634-645.

27. Leite-Junior JH, Garcia CS, Souza-Fernandes AB, et al. Methylprednisolone improves lung mechanics and reduces the inflammatory response in pulmonary but not in extrapulmonary mild acute lung injury in mice [J]. Crit Care Med, 2008, 36 (9)：2621-2628.

28. Beyer C, Distler JH. Tyrosine kinase signaling in fibrotic disorders：Translation of basic research to human disease [J]. Biochim Biophys Acta, 2013, 1832 (7)：897-904.

29. Yamaguchi Y, Takihara T, Chambers RA, et al. A peptide derived from endostatin ameliorates organ fibrosis [J]. Sci Transl Med, 2012, 4 (136)：311-321.

30. Massague J. TGFbeta signalling in context [J]. Nat Rev Mol Cell Biol, 2012, 13 (10)：616-630.

31. Biernacka A, Dobaczewski M, Frangogiannis NG. TGF-beta signaling in fibrosis [J]. Growth Factors, 2011, 29 (5)：196-202.

32. Wrighton KH, Lin X, Feng XH. Phospho-control of TGF-beta superfamily signaling [J]. Cell Res, 2009, 19 (1)：8-20.

33. Chambers RC. Procoagulant signalling mechanisms in lung inflammation and fibrosis：Novel opportunities for pharmacological intervention? [J]. Br J Pharmacol, 2008, 153 Suppl 1：S367-78.

34. Hilgendorff A, Aslan E, Schaible T, et al. Surfactant replacement and open lung concept--comparison of two treatment strategies in an experimental model of neonatal ARDS [J]. BMC Pulm Med, 2008, 8 (1)：1-13.

35. 唐浩文，李一飞，穆曦燕，等. 活化蛋白 C 治疗急性肺损伤的作用机制研究现状 [J]. 重庆医学, 2012, 41 (21)：2216-2218.

36. Rey-Parra GJ, Vadivel A, Coltan L, et al. Angiotensin converting enzyme 2 abrogates bleomycin-induced lung injury [J]. J Mol Med (Berl), 2012, 90 (6)：637-647.

37. Parikh SM. Dysregulation of the angiopoietin-tie-2 axis in sepsis and ARDS [J]. Virulence, 2013, 4 (6)：517-524.

38. Yamada M, Kubo H, Kobayashi S, et al. Bone marrow-derived progenitor cells are important for lung repair after lipopolysaccharide-induced lung injury [J]. J Immunol, 2004, 172 (2)：1266-1272.

39. Araujo I, Abreu S, Cruz F, et al. Bone marrow mononuclear cell therapy led to a better morpho-functional response in extrapulmonary compared to pulmonary acute lung injury [J]. Am J Respir Crit Care Med, 2009, 179：A2501.

40. Xian W, Mckeon F. Adult stem cells underlying lung regeneration [J]. Cell Cycle, 2012, 11 (5)：887-894.

41. Tzouvelekis A, Antoniadis A, Bouros D. Stem cell therapy in pulmonary fibrosis [J]. Curr Opin Pulm Med, 2011, 17 (5)：368-373.

42. Hardie WD, Hagood JS, Dave V, et al. Signaling pathways in the epithelial origins of pulmonary fibrosis [J]. Cell Cycle, 2010, 9 (14)：2769-2776.

43. 王坤，王瑞. 一氧化氮在呼吸系统疾病中作用的研究进展 [J]. 中国职业医学, 2008, 35 (5)：424-426.

44. Carnesecchi S, Pache JC, Barazzone-Argiroffo C. NOX enzymes：Potential target for the treatment of acute lung injury [J]. Cell Mol Life Sci, 2012, 69 (14)：2373-2385.

45. Fujino N, Kubo H, Suzuki T, et al. Administration of a specific inhibitor of neutrophil elastase attenuates pulmonary fibrosis after acute lung injury in mice [J]. Exp Lung Res, 2012, 38 (1)：28-36.

46. Zawrotniak M, Rapala-Kozik M. Neutrophil extracellular traps (NETs)-formation and implications [J]. Acta Biochim Pol, 2013, 60 (3)：277-284.

47. Gillissen A, Nowak D. Characterization of N-acetylcysteine and ambroxol in anti-oxidant therapy [J]. Respir Med, 1998, 92 (4)：609-623.

48. Moradi M，Mojtahedzadeh M，Mandegari A，et al. The role of glutathione-S-transferase polymorphisms on clinical outcome of ALI/ARDS patient treated with N-acetylcysteine［J］. Respir Med，2009，103（3）：434-441.

49. Jain M，Budinger GR，Lo A，et al. Leptin promotes fibroproliferative acute respiratory distress syndrome by inhibiting peroxisome proliferator-activated receptor-gamma［J］. Am J Respir Crit Care Med，2011，183（11）：1490-1498.

第七篇

ARDS 临床研究的国际协作与未来挑战

第三十三章

ARDS 临床研究的国际协作

第一节　ARDS 临床研究的国际组织

一、美国国立心肺血液研究所 ARDS 协作组

为了提高 ARDS 诊疗水平，美国国立心肺血液研究所及国立卫生研究院发起建立了 ARDS 临床多中心试验协作组。NHLBI ARDS 协作组（The National Heart Lung and Blood Institute of American ARDS Network，NHLBI ARDS Network）是美国一个重要合同项目，成立于 1994 年，2005 年进行扩大重建，其临床协调中心设立在马萨诸塞州总医院，由 David 博士负责。

NHLBI ARDS 协作组的目标是有效地测试有前景的药物、设备和管理策略来提高 ARDS 病人的治疗护理水平。

NHLBI ARDS 协作组网址：http：//www. ardsnet. org/，网站向公众提供 ARDS 和 NHLBI ARDS 协作组的相关信息。NHLBI ARDS 协作组成员包括：

Swedish Medical Center

Baystate Clinical Center

California Clinical Center

Chesapeake Clinical Center

Cleveland Clinical Center

Denver Clinical Center

Duke Clinical Center

Louisiana Clinical Center

Mayo Clinic Clinical Center

Seattle Clinical Center

Utah Clinical Center

Vanderbilt Clinical Center

Wake forest Clinical Center

二、德国 ARDS 协作组

德国 ARDS 协作组（the German ARDS Network）由治疗 ARDS 的多个高级医学中心组

成，每个医疗中心具备独立开展包括 ECMO 在内的各种 ARDS 治疗措施，并根据当前的指南规范诊治 ARDS 病人，此外还有其他次一级医学中心共同参与，但这些次级中心可能尚不具备齐全的 ARDS 治疗设施。

德国 ARDS 协作组的目标是通过在欧洲建立 ARDS 协作组来合作研究该疾病。

德国 ARDS 协作组成员包括：

Klinik für Anästhesiologie und Klinik für Operative Intensivmedizin Erwachsene

Universitätsklinikum Aachen

Universitätsklinik für An sthesiologie mit Schwerpunkt operative Intensivmedizin

Charité- Universitätsmedizin Berlin，Campus Virchow Klinikum

Universiätsklinik für Anästhesiologie mit Schwerpunkt operative Intensivmedizin

Charité- Universitätsmedizin Berlin，Campus Benjamin Franklin

Medizinische Klinik m. S. Infektiologie und Pneumologie

Charité Universitätsmedizin Berlin，Campus Charité Mitte

Klinik für Intensivmedizin

Helios- Klinikum Berlin- Buch

Klinik und Poliklinik für Chirurgie

Klinikum Bergmannsheil

Bürkle- de- la- Camp Platz 1，44797 BochumUniversitätsklinikum KKH Bochum

Klinik für Anästhesiologie，Notfallmedizin und operative Intensivmedizin

Augusta- Kranken- Anstalt Bochum

Akademisches Lehrkrankenhaus

Klinik und Poliklinik für Anästhesie und operative Intensivmedizin

Universitätsklinikum Bonn

Klinik für Intensivmedizin und Notfallmedizin

Klinikum Bremen Mitte

Klinik für Herz- und Gefäβchirurgie

Klinikum Dortmund

Klinik für Anästhesiologie und Intensivmedizin

HELIOS Klinikum Duisburg

Universitätsklinik für Anästhesiologie und Intensivmedizin

Klinik und Poliklinik für Anästhesiologie und Intensivtherapie

Universitätsklinikum Carl Gustav Carus Dresden

Zentrum Chirurgische Kliniken des Universitätsklinikum Carl Gustav Carus

An der Technischen Universität Dresden AöR des Freistaates Sachsen

Chirurgische ITS（ZCH- ITS）

Abteilung für Anästhesiologie und Intensivmedizin

Klinikum Emden

Klinik für Anästhesiologie und Intensivmedizin

Universitätsklinikum Essen

Klinik für Anästhesiologie，Intensivmedizin und Schmerztherapie

Elisabeth-Krankenhaus Essen

Anästhesiologische Klinik

Universitätsklinikum Erlangen

Klinik für Anästhesiologie, Intensivmedizin und Schmerztherapie

Klinikum der Johann Wolfgang Goethe-Universität Frankfurt/Main

Medizinische Klinik I

Universitätsklinik Frankfurt/Main

Klinik für Unfall-, Hand-und Wiederherstellungschirurgie

Zentrum der Chirurgie

Klinikum der Johann Wolfgang Goethe-Universität Ffm

Anästhesiologische Universitätsklinik Freiburg

Medizinische Klinik und Poliklinik

Universitätsklinikum Gießen

Klinik für Anästhesie, Operative Intensivmedizin, Notfallmedizin und Schmerztherapie

Klinik am Eichert

Zentrum für Anästhesiologie-, Rettungs-und Intensivmedizin

Universitätsmedizin Göttingen, Georg-August-Universität

Klinik für Innere Medizin B

Universtitätsmedizin Greifswald

Herzzentrum Halle (Saale)

Universitätsklinik für Anästhesiologie und Operative Intensivmedizin

Universitätsklinikum Halle (Saale)

Klinik für Intensivmedizin

Universitätsklinikum Hamburg-Eppendorf

Klinik für Anästhesiologie und Intensivmedizin

Medizinische Hochschule Hannover

Klinik für Innere Medizin, Pneumologie

Medizinische Hochschule Hannover

Klinik für Anästhesiologie und operative Intensivmedizin

KRH Klinikum Siloah und KRH Klinikum Oststadt-Heidehaus

Klinik für Pneumologie, Internistische Intensiv-und Schlafmedizin

KRH Klinikum Oststadt-Heidehaus

Klinik für Anästhesiologie, operative Intensivmedizin,

Rettungsmedizin, Schmerztherapie

Klinikum Herford (AÖR)

Klinik für Anästhesiologie und Intensivmedizin

Krankenhaus Herzberg

Elbe-Elster-Klinikum GmbH

Universitätsklinikum des Saarlandes

Klinik für Innere Medizin V-Pneumologie, Allergologie

Beatmungs- und Umweltmedizin

Klinik für Anästhesiologie, Intensivmedizin und Schmerztherapie

Universitätsklinikum des Saarlandes

Kirrberger Straße, 66894 Homburg

Klinik für Thoraxchirurgie und Lungenunterstützung

Klinikum Ibbenbüren

Kooperation aus Abteilung für, Anästhesie und Intensivmedizin und Abteilung

Pneumologie, Thoraxonkologie, Schlaf- und Beatmungsmedizin

Klinikverbund Kempten- Oberallgäu gGmbH, Standort Immenstadt

Klinik für Anästhesiologie und Operative Intensivmedizin

Universitätsklinikum Schleswig- Holstein, Campus Kiel

ECMO- Zentrum der Uniklinik Köln

Lungenklink- Abt. Pneumologie

Kliniken der Stadt Köln

Klinik für Anästhesie & Perioperative Medizin

Asklepios Kliniken Langen- Seligenstadt GmbH

Klinik und Poliklinik für Anästhesiologie und Intensivtherapie

Universitätsklinikum Leipzig

Klinik für Anästhesiologie, Intensivmedizin und Schmerztherapie

Klinikum Ludwigsburg- Bietigheim gGmbH

Klinik für Anästhesiologie

Universitätsmedizin der Johannes Gutenberg- Universitätsmedizin Mainz

Institut für Anästhesiologie und Operative Intensivmedizin

Universitätsklinikum Mannheim

Klinik für Anästhesie und Intensivtherapie

Phillips- Universität Marburg

Universitätsklinikum Giessen und Marburg, Standort Marburg

Klinik für Unfall-, Hand- und wiederherstellungschirurgie

Universitätsklinik Marburg

Innere Intensivmedizin

Kliniken Maria Hilf

Klinik für Anästhesiologie

Ludwig- Maximilians- Universität München

Klinik für Intensivmedizin und Langzeitbeatmung

Asklepios Fachkliniken München- Gauting

Klinik und Poliklinik für Anästhesiologie und operative Intensivmedizin

Universitätsklinikum Münster

Internistische Intensivmedizin

Department für Kardiologie und Angiologie

Universitätsklinikum Münster

Klinik für Anästhesiologie und operative Intensivmedizin

Marienhospital Osnabrück

Oberschwabenklinik

St. Elisabethen-Krankenhaus

Med. Intensivstation/Kardiolog. Abteilung

Klinikum der Universität Regensburg，Klinik für Anästhesiologie

Internistische Intensivmedizin und Pneumologie

Klinik und Poliklinik für Innere Medizin II

Universitätsklinikum Regensburg

Klinik und Poliklinik für Anästhesiologie und Intensivtherapie

Universitätsmedizin Rostock

Abteilung für Anästhesie

Robert-Bosch-Krankenhaus

Allgemeininternistische und Kardiologische Intensivmedizin

Innere Medizin 3

Krankenhaus der Barmherzigen Brüder Trier

Klinik für Anästhesiologie

Universitätsklinikum Ulm

HerzZentrum Saar

Klinik für Herz und Thoraxchirurgie

Sektion operative Intensivmedizin

Dr. Horst-Schmidt-Kliniken GmbH

Klinik für Anästhesiologie，Intensivmedizin und Schmerztherapie

Dr. Horst-Schmidt-Kliniken GmbH

Klinik für Kardiologie，konservative Intensivmedizin，Angiologie

Klinik für Intensivmedizin

HELIOS Klinikum Wuppertal Barmen

Klinik und Poliklinik für Anästhesiologie

Universitätsklinikum Würzburg，Zentrum Operative Medizin

三、西班牙 ARDS 协作组

西班牙 ARDS 协作组（Spanish Initiative for Epidemiology，Stratification，and Therapies for ARDS Network，SIESTA Network）一直致力于急性肺损伤/急性呼吸窘迫综合征诊断及严重程度分层与临床预后的研究。

西班牙 ARDS 协作组成员包括：

Hospital Universitario Dr. Negrín，Las Palmas de Gran Canaria

Hospital General de León，León

Hospital Clínico de Valencia，Valencia

Hospital Universitario Rio Hortega，Valladolid

Hospital Virgen de la Luz，Cuenca

Hospital Santiago Apóstol，Vitoria

Hospital Jiménez Díaz，Madrid

Hospital Universitario La Paz，Madrid

Hospital Universitario N. S. de Candelaria，Tenerife

Hospital Universitario 12 de Octubre，Madrid

Hospital Universitario Puerta de Hierro，Madrid

Hospitales Universitarios de Santiago，Santiago de Compostela，La Coruña

Hospital Clinic，Barcelona

Hospital Severo Ochoa，Madrid

Hospital General de La Palma，La Palma，Canary Islands

Hospital Morales Meseguer，Murcia

Hospital General de Segovia，Segovia

Hospital Clínico Universitario de Valladolid，Valladolid

Hospital Río Carrión，Palencia

Hospital Virgen de la Concha，Zamora

Hospital Clínico de Salamanca，Salamanca

Hospital General de Soria，Soria

Hospital General Yagüe，Burgos

Complejo Hospitalario Universitario de La Coruña，La Coruña

Complejo Hospitalario de Orense，Orense

Hospital General de Ciudad Real，Ciudad Real

Hospital Santa Bárbara，Puertollano，Ciudad Real

Complejo Hospitalario Universitario de Albacete，Albacete

Hospital de Hellín，Albacete

Hospital La Mancha Centro，Alcázar de San Juan，Ciudad Real

Corporació Sanitaria Parc Taulí，Sabadell，Barcelona

Massachussets General Hospital，Boston，Massachussets，USA

四、中国危重病临床试验组

中国危重病医学临床试验组（China Critical Care Clinical Trial Group，CCCCTG）成立于 2009 年 2 月。旨在通过多中心临床研究，增进与国际医学界的学术交流。协作组目标为通过高质量的研究解决临床相关科研问题，促进危重病医学的进步，改善病人预后，推动研究方法及分析方法的教育，促进危重病医学临床研究在中国的发展。

CCCCTG 共有中国 21 个省市 24 个成人 ICU 参与，协作组成员单位如下：

哈尔滨医科大学附属第一医院

中国医科大学附属第一医院

吉林大学第二医院

中南大学湘雅医院

华中科技大学同济医学院附属同济医院

郑州大学第一附属医院

河北医科大学第四医院

首都医科大学附属复兴医院

北京大学人民医院

首都医科大学附属北京同仁医院

北京协和医院

内蒙古医科大学附属医院

山东大学齐鲁医院

上海交通大学医学院附属瑞金医院

浙江省人民医院

福建医科大学附属第一医院

广东省人民医院

海南省人民医院

新疆医科大学第一附属医院

第四军医大学第一附属医院（西京医院）

宁夏医科大学总医院

重庆医科大学附属第一医院

四川大学华西医院

昆明医科大学第一附属医院

五、中国小儿 ARDS 协作组

2000 年，复旦大学附属儿科医院组织全国 25 家省市级儿童医院及综合医院儿科重症监护病房，成立了全国小儿 ARDS 协作组。其目的是进行小儿 ARDS 多中心前瞻性临床流行病学研究。

小儿 ARDS 协作组成员单位如下：

复旦大学附属儿科医院小儿呼吸与危重病实验室

首都医科大学附属北京儿童医院儿科重症监护病房

江西省儿童医院儿科重症监护病房

郑州市儿童医院儿科重症监护病房

哈尔滨市儿童医院儿科重症监护病房

上海交通大学附属儿童医院儿科重症监护病房

长春市儿童医院儿科重症监护病房

上海交通大学医学院附属新华医院儿科重症监护病房

南京医科大学附属儿童医院儿科重症监护室

（倪红英　章仲恒　罗　亮）

第二节　ARDS 临床研究国际协作取得的成果

在过去的 20 年，美国、中国等 ARDS 临床研究国际协作组完成了一些 ARDS 随机对照试验和观察性研究，各个协作组重要研究成果如下。

一、NHLBI 重要研究成果

NHLBI ARDS 协作组纳入 11 个随机对照试验和 1 个观察性研究共 5527 名病人，所发表的文章在重症领域被广泛应用。协作组研究人员报道了标准通气设置下的氧合指数应作为 ARDS 诊断标准，肺保护性通气策略提高了 ARDS 生存率，限制性液体管理缩短了机械通气时间。一些其他的试验推荐临床医生最佳做法：不建议常规使用糖皮质激素、β 受体激动剂、肺动脉导管或早期全热量肠内营养支持等。NHLBI ARDS 协作组还定义了新的临床终点指标（不使用呼吸机天数），并促进新的、有效的技术开发（析因设计和协同注册），推进了新的治疗 ARDS 方法的发现。NHLBI ARDS 协作组成立于 1994 年，网络合同结束时间是 2014 年 6 月 30 日。基于协作组许多研究者的高瞻远瞩，NHLBI ARDS 协作组获得一些额外的资源，如生物标本的收集和分析，根据这些数据可以进行大量补充性研究，这将提高医生对 ARDS 发病机制和自然病程的理解。全部 ARDS 协作组临床试验数据和生物样本通过 BioLINCC（https：//biolincc. nhlbi. nih. gov）网站向公众提供。NHLBI 基金资助的预防和治疗急性肺损伤（prevention and treatment of acute lung injury，PETAL）协作组将开始进行 ARDS 的预防和早期治疗工作。关于这个新协作组的网站目前正在筹建中。NHLBI ARDS 协作组重要的临床试验如下。

（一）酮康唑比较安慰剂试验

在 1996 年 3 月至 1998 年 2 月间，NHLBI ARDS 协作组完成了第一个随机对照临床试验。该试验采用双盲方法比较酮康唑组与安慰剂组对 ALI/ARDS 的影响，纳入了 10 个协作中心 24 家医院共 234 例 ALI/ARDS 病人，结果表明：尽管酮康唑是一种生物体可利用的安全药物，但不能降低 ALI/ARDS 机械通气时间与病死率，也不能改善肺功能，不支持在 ALI/ARDS 早期使用酮康唑治疗。

（二）小潮气量与常规潮气量试验

在 1996 年 3 月至 1999 年 7 月间，NHLBI ARDS 协作组通过多中心随机对照临床研究比较小潮气量与常规潮气量机械通气对 ALI/ARDS 的影响。该试验纳入了 21 家医院 861 例 ALI/ARDS 病人，研究证实：与常规潮气量（12ml/kg）相比，小潮气量通气（6ml/kg）能缩短 ALI/ARDS 病人机械通气时间，并显著降低住院病死率。

（三）利索茶碱-安慰剂对照试验

2002 年，NHLBI ARDS 协作组进行了 ALI/ARDS 病人早期使用利索茶碱的前瞻性、随机、双盲、安慰剂对照的多中心研究。该试验由 ARDS 临床试验协作组的 10 个协作中心 21 家 ICU 参与，共有 235 例符合入选标准的病人被纳入研究。研究发现：两组病人 28 天病死率、器官衰竭个数、不使用呼吸机天数、感染相关的死亡例数比较无显著性差异。两组病人非肺部器官（心血管、中枢神经系统、肝、肾和凝血）无功能衰竭天数比较无显著性差异。尚无证据表明利索茶碱在 ALI/ARDS 早期使用是有益的。

（四）EDEN-Omega 研究

在 2006 年 11 月至 2011 年 3 月间，NHLBI ARDS 协作组完成了 EDEN-Omega 研究。EDEN-Omega研究是一项前瞻性、随机对照试验，初始较少肠内营养的序贯全热量肠内营养与早期全热量肠内营养同时补充 ω-3 脂肪酸、γ-亚麻酸、抗氧化剂进行了对照研究。EDEN-Omega研究纳入 NHLBI ARDS 临床试验协作组成员中的 44 个 ICU 共 1000 例 ALI 病人参与研究。研究表明：在 ICU 住院日前 6 天，给予 ALI 病人较低热量肠内营养策略比较初始全热量联合抗氧化治疗，并没有改善脱呼吸机天数、60 天病死率和感染并发症，但能降低胃肠道不耐受症状。

（五）H1N1 研究

2009 年，在世界范围甲型流感大流行的背景下，NHLBI ARDS 协作组与美国疾病控制中心开始合作研究重症 H1N1 流感病例。该研究采用回顾与前瞻性队列研究方法，旨在判断合并细菌感染是否增加 2009 甲型流感的发病率和病死率。在 2009 年 11 月至 2010 年 6 月期间，纳入 35 个成人 ICU 确诊或疑似重症 2009 甲型流感病人 683 例。结果表明：入住 ICU 的 2009 甲型流感病人中，入院 72 小时合并细菌感染，尤其是金黄色葡萄球菌感染，与病死率显著相关。

（六）瑞舒伐他汀比较安慰剂的研究

在观察性研究建议他汀类药物能改善脓毒症病人预后的背景下，2004 年至 2014 年 6 月期间，NHLBI ARDS 协作组进行了瑞舒伐他汀治疗是否改善脓毒症相关 ARDS 病人预后的研究。该研究为一项多中心临床试验，脓毒症相关 ARDS 病人采用双盲方法随机分配到瑞舒伐他汀组和安慰剂组。主要终点为 60 天死亡（包括住院死亡），次要终点包括 28 天不使用呼吸机天数（病人活着并且自主呼吸的天数）和 14 天无肺外器官衰竭天数。该研究在纳入 1000 例病人后终止，结果发现：瑞舒伐他汀不能改善脓毒症相关 ARDS 病人的临床预后，而且对阻止肝、肾衰竭无明显保护作用。

（七）躯体损伤研究

2014 年，ARDS 协作组采用随机对照临床试验方法，对 ALI 存活者出院第 1 年通常经历的 3 种躯体损伤高危因素进行了评估。该研究共纳入了 12 家医院 203 例 ALI 存活病人，进行一个为期 6~12 个月的以躯体运动功能作为终点（肌肉力量、6 分钟步行时间和简式-36 躯体功能评分表）的前瞻性、纵向研究。结果表明：减少糖皮质激素的剂量和执行现有的循证依据，减少 ICU 住院时间及肢体约束，是提高 ALI 存活者躯体功能的重要措施。

二、SIESTA ARDS 协作组重要研究成果

SIESTA ARDS 协作组对 ARDS 诊断标准的研究尤其引人关注。2008 年 9 月至 2013 年 1 月期间，SIESTA ARDS 协作组完成了采用标准通气设置下 PaO_2/FiO_2 比值来定义 ARDS 的研究。该研究为一项前瞻性、多中心临床验证试验，纳入 SIESTA ARDS 协作组 17 个 ICU 共 228 例 ARDS 病人参与研究。研究认为，PaO_2/FiO_2 受 FiO_2、PEEP、潮气量、吸气压力、呼吸频率等呼吸机参数和体外循环支持技术等影响，因此以实际氧合指数作为柏林定义存在一些缺憾。协作组成员 Villar 等人研究表明，在诊断 ARDS 24 小时内应用 $PEEP = 10cmH_2O$，$FiO_2 \geq 50\%$ 计算得到的 PaO_2/FiO_2，才能作为 ARDS 诊断标准，并显著提高 ARDS 危险分层效能。同时，尽管该研究纳入的病人都符合 AECC ARDS 诊断标准，但肺损害的严重程度却差异迥然，ARDS 病人对初始呼吸机治疗的反应性与肺损害的严重性相关，并与预后密切相关。

三、CCCCTG 重要研究成果

CCCCTG 在 2012 年共收治 50 327 名危重病病人，发表了 7 篇论著/综述/述评及 1 本专业书籍。

CCCCTG 协作组调查了中国 ICU 医护人员对 2009 年 H1N1 流感大流行的知识与态度。

马晓春等人在中国 17 个省市 21 个 ICU 进行一项有关 H1N1 调查。结果 733 份问卷调查完成了 695 份。356 例（51.2%）受访者报告他们治疗 H1N1 病人的经验。调查表明，尽管大多数重症医学科医生完成相关知识的培训计划，但临床医生对 H1N1 流感知识仍然贫乏，实行适当的教育计划可能会提高感染控制措施的依从性，并提高在 H_1N_1 大范围流行时工作的积极性。

宋元林等人的研究表明，近年来中国正掀起一股研究 ARDS 的热潮。刘玲等人研究表明，单核细胞 HLA-DR≤30% 可提示 ARDS 病人预后不良，HLA-DR 表达动态下降对预后判断也具有一定价值。罗亮等人研究表明，二十碳五烯酸（EPA）+γ-亚麻酸（GLA）EN 治疗 ALI/ARDS，有助于早期改善病人氧合情况和缩短机械通气时间，同时改善呼吸力学情况、缩短 ICU 住院时间、减少新发器官功能衰竭以及改善生存等。但 EPA + GLA EN 治疗 ALI/ARDS 的临床随机对照试验结果仍存在异质性和局限性，需要进一步大型随机对照临床试验验证。医生对全身麻醉病人使用小潮气量通气策略越来越有兴趣。然而，它潜在的益处一直备受争议，并且一些试验结果存在矛盾冲突。CCCCTG 章仲恒等人对大手术全身麻醉病人实施肺保护性通气有益影响的一个系统回顾和 meta 分析正在进行中。

四、中国小儿 ARDS 协作组重要成果

中国小儿 ARDS 协作组进行了小儿 ARDS 多中心、前瞻性、临床流行病学研究。2004 年 1 月至 2007 年 12 月，喻文亮等人调查我国儿科重症监护病房中小儿急性呼吸窘迫综合征的病死率及死亡危险因素。研究共纳入直辖市及省级儿童医院 18 家、省辖市儿童医院 3 家、省级综合医院儿科 4 家，共 25 家医院的儿科重症监护病房患儿 12 018 例。应用小儿危重病例评分和美国儿科重症监护病房入出院指南，对 25 家儿科重症监护病房中 29 天 ~14 周岁患儿进行危重病例筛选；该研究说明小儿 ARDS 是我国儿科重症监护病房中具有高病死率的危重症，起病时的胸片浸润影、小儿危重病例评分、$PaCO_2$ 是其主要死亡危险因素。

（倪红英　章仲恒　罗　亮）

第三节　ARDS 临床研究国际协作的前景

ARDS 是危重病病人死亡的主要原因之一。近年来国际协作方面的研究进展使 ARDS 病死率有一定改善。本节将回顾分析目前国际协作治疗 ARDS 的策略，并讨论这一重要全球性疾病国际协作的前景。

一、ARDS 的定义

ARDS 特征性表现为肺泡结构破坏、严重低氧血症和广泛渗出。在过去 20 年中，AECC ARDS 诊断标准是多数标志性试验和观察性研究的基础。然而，其准确性和可靠性并不理想。造成试验结果不理想的原因有很多：首先 ARDS 是一种综合征，在干预性研究中，研究群体往往是异质的，具有不同的病因和严重程度；第二，我们对 ARDS 的关键发病机制还没有充分理解。

在 2011 年，ARDS 工作组以可行性、可靠性和准确性作为制定标准，更新了 ARDS 定义，使其更能反映 ARDS 的治疗效果和预后。根据柏林定义，ARDS 是一种急性弥漫性肺

部炎症反应，可导致肺血管通透性升高，肺重量增加，参与通气的肺组织减少。其临床特征为低氧血症，双肺透光度降低，肺内分流和生理无效腔增加，肺顺应性降低。ARDS 急性期的病理学特征包括弥漫性肺泡损伤（即水肿，炎症反应，透明膜或出血）。新"柏林"标准与旧的标准没有本质上的差别，但更加明确。柏林标准能够克服旧标准的局限性，但仍需要更多的临床研究予以证实，尤其在预测死亡方面。

二、呼吸机支持

（一）严重 ARDS 俯卧位通气

meta 分析建议俯卧位通气对严重的急性呼吸窘迫综合征（严重急性呼吸窘迫综合征定义为 $PaO_2/FiO_2 \leqslant 100mmHg$）可能有一个有利的影响。鉴于这些研究结果，研究者对俯卧位通气试验仅在重症 ARDS 病人实施。

PROSEVA 是一项随机对照临床试验，设计该试验的目的是为了确定早期应用俯卧位通气是否可改善重度 ARDS 病人的预后。在 PROSEVA 研究中，466 名严重 ARDS 病人（严重 ARDS 定义为 $PaO_2/FiO_2 \leqslant 150mmHg$，$FiO_2 \geqslant 60\%$，$PEEP \geqslant 5cmH_2O$）在给予 12~24 小时最初的传统机械通气治疗后，给予俯卧位通气，每次俯卧时间至少连续 16 小时或者左侧卧位。研究表明：比较俯卧位组，仰卧组病情逐渐加重，需要升压药物维持，但少有病人需接受神经肌肉阻断药物。基线资料的不同可能影响预后；未经矫正的 28 天病死率在俯卧组为 16%，仰卧位组为 32.8%，有显著性差异（$P < 0.001$）。然而，在对疾病严重程度、使用血管活性药物情况、以及使用神经肌肉阻断药物情况进行校正后，俯卧位死亡危险比仍为 0.39（95%CI 为 0.25~0.63）。俯卧位通气的并发症发生率不高，拔除气管插管的成功率高。

早期较长时间的俯卧位通气显著降低重度 ARDS 病人的 28 天和 90 天病死率。这项试验推动俯卧位通气成为重度 ARDS 早期标准治疗措施之一。为了降低压疮、输液管路和气管导管脱出等并发症，照顾这些病人的护理人员必须遵循治疗方案并接受具体的培训。这些结果也被 Beitler 等人的 meta 分析证实，Beitler 等人发现在以往的一些研究中，如果将肺保护性通气策略与大潮气量通气策略分层研究，肺保护性通气策略联合俯卧位通气可以显著降低病死率。

然而，从第一次描述俯卧位通气至今已经有 30 年了。在临床实践中，俯卧位通气实施依从性欠佳，并没有常规应用。一些试验还报告了俯卧位通气并发症较高。因此，我们还需要进一步国际协作研究来详细说明和认证具体实施方法及评价安全性。

（二）高频振荡通气（high frequency oscillatory ventilation，HFOV）

研究表明，对 ARDS 病人实施 HFOV 优于常规机械通气。然而，过时笨重的设备、缺乏规范的程序以及缺乏高质量的证据支持导致 HFOV 应用受限，HFOV 目前仅作为 ARDS 挽救性治疗手段。在过去几年，HFOV 逐渐被接受，尤其是早期应用于 ARDS 病人。初步临床试验表明 HFOV 有应用前景，两项试验分别在加拿大和英国开展，目的是比较 HFOV 和常规机械通气对 ARDS 病人的作用。

OSCAR 研究是一个主要针对 HFOV 作为 ARDS 的一个主要通气策略的研究，试验中只有很少的排除标准。入选了 795 名 ARDS 病人，随机分为常规通气组（$n = 397$）和 HFOV 组（$n = 398$），主要的研究终点是 30 天生存率，次要终点是 ICU 和医院全因病死率、机械通气时间和使用抗菌药、镇静剂、血管活性药物和神经肌肉阻断药物情况。研究结果显示，两组病人基线资料无显著差异。两组病人 ICU 病死率、医院病死率和 30 天病死率无显著差异。甚至对研究中心和疾病严重程度等混杂因素进行校正后，两组病人病死率无显著差异。两组病人机械通气时间无显著差异。两组病人在血管活性药物和抗生素使用方面无显著差异。然而，与常规通气组相比，HFOV 组病人需接受更高剂量的镇静剂和神经肌肉阻滞剂。

这个重实效的设计方法使得它不可能得到一个明确的结论，但是该研究至少能举例反对 ARDS 病人常规使用 HFOV。

ARDS 的 OSCILLATE 研究评价了 HFOV 作为早期治疗中至重度 ARDS 病人的安全性和有效性。OSCILLATE 研究的纳入标准要求肺部症状小于 2 周，同时在标准机械通气设置后进行 ARDS 评估，其余与 OSCAR 研究纳入标准相似。548 名 ARDS 病人随机分为常规治疗组（$n=273$）和 HFOV 组（$n=275$）。两组病人基线资料无显著差异。主要研究结果是院内病死率。OSCILLATE 研究表明，HFOV 比常规通气可能增加 ARDS 院内病死率。HFOV 组院内病死率为 47%，显著高于对照组院内病死率 35%（HFOV 组相对死亡风险 RR 1.33，95% CI 1.09 ~ 1.64，$P=005$）。与常规治疗组比较，两组 FiO_2 接近，但 HFOV 组平均气道压高，使用血管活性药物比例大且使用时间相对较长；另外，HFOV 组接受镇静剂和神经肌肉阻滞剂也更多，体液正平衡较多。在常规治疗组，难治性低氧血症（定义为当设置 FiO_2 为 1 并且使用神经肌肉阻滞剂条件下，动脉血氧分压 < 60mmHg 并且持续 1 小时）更频繁出现，但难治性低氧血症亚组分析表明，两组病人病死率无统计学差异。这个多中心随机对照研究表明，HFOV 作为常规手段治疗 ARDS 是有害的。这个试验结果提供了 HFOV 的安全性评估的最好证据。

这两个关于 HFOV 的研究由同一批研究人员完成，OSCAR 和 OSCILLATE 研究结果都不推荐早期、常规使用 HFOV 治疗 ARDS。如果 HFOV 仍然是 ARDS 可行的挽救性治疗措施，则需要进一步国际协作研究来详细说明和认证。

（三）体外膜肺氧合：严重 ARDS 的一种有效选择？

ECMO 使用心肺转流技术提供气体交换。ECMO 能保证严重低氧血症病人有足够的氧气，同时提供优化的肺保护性通气。但 ECMO 治疗成人 ARDS 病人没有治疗儿童和新生儿 ARDS 病人效果显著。

最初关于 ECMO 治疗 ARDS 的两个研究表明，与常规通气组比较，ECMO 组 ARDS 病人存活率更低，总病死率更高。然而，这些研究都是在实施肺保护性通气策略之前进行的，并且在当时 ECMO 技术相对简单。

随着新技术如静脉-静脉回路和较细的插管技术，ECMO 获得了更多医护人员的接受。它被用在重症或难治性低氧血症的 H1N1 流感 ARDS 病人中。

常规通气比较体外膜肺氧合技术用于治疗严重成人呼吸衰竭的 CRESA 研究评估了 ECMO 治疗严重 ARDS 的安全性、临床疗效和成本效益比。这个试验研究从 2001 年开始到 2006 年结束。重症 ARDS 病人的定义为 Murry 评分 3.0 以上或出现失代偿性高碳酸血症。试验的排除标准十分少（基本上是颅内出血或禁忌肝素化）。180 例 ARDS 病人随机分配到 ECMO 组或传统治疗组。主要研究结果是病死率或治疗 6 个月后是否有严重残疾及成本-效益比。次要研究结果是医院资源利用（如：救援技术、住院时间、ECMO 持续时间）和 6 个月后的健康状态。

研究表明 ECMO 组存活病人比传统治疗组多，但差异无统计学意义（RR 0.73，95%

$CI\ 0.52 \sim 1.03$，$P = 0.07$）。ECMO 组最常见的死亡原因是多器官功能衰竭（42%），而在传统治疗组最常见的死亡原因是呼吸衰竭（60%）。次要结果如住院时间、ICU 住院时间和住院费用，ECMO 组是传统治疗组的两倍。两组病人中 6 个月的存活者，生活质量指标无统计学差异。研究表明，ECMO 的治疗可以提高 ARDS 病人的生存率；然而，ECMO 组所在医疗中心有相应治疗方案的深切护理。因此，在解释本实验的结果时，我们必须考虑到有 ECMO 治疗经验的医疗中心可能改变 ARDS 病人的病死率。

无论怎样，这个试验表明 ECMO 是可行的，并且治疗效果比预期好。这个发现是令人鼓舞的，并引发在 2009 H1N1 大流行期间严重 ARDS 病人大范围使用 ECMO。一些研究报道了 ECMO 的应用使严重 ARDS 病人生存获益。

最近的 meta 分析也报道了 ECMO 降低了 ARDS 病人的病死率；然而，在甲型 H1N1 流感大流行期间，ARDS 病人通常年轻并仅伴有呼吸衰竭。

ECMO 是成功治疗 ARDS 病人的一种新技术。伴随着国际协作技术和经验的提高，ECMO 作为严重 ARDS 的治疗技术可能会获得更多的认可。

（四）气道压力释放通气

目前使用气道压力释放通气和其他通气模式治疗 ARDS 并没有证据支持，但是今后的临床试验结果可能影响我们的临床实践。

三、ARDS 的药物治疗

ARDS 药物治疗有很多潜在的研究方向。已经研究的多种药物包括类固醇，抗炎症介质，免疫调节药物，肺血管扩张剂，抗氧化剂，表面活性剂等，但是治疗 ARDS 的有效药物仍然非常有限。

（一）早期严重 ARDS 病人的神经肌肉阻滞剂治疗

机械通气可导致肺实质的拉伸，加重肺损害，包括肺泡的过度膨胀（容积伤）、剪切伤和生物伤。呼吸机与 ARDS 病人呼吸不同步会加剧呼吸机相关性肺损伤。

理论上，神经肌肉阻滞剂能最小化病人与呼吸机的不同步性，并能较好地控制 ARDS 病人的潮气量和气道压力。这样能减少非同步呼吸导致的容积伤和肺不张。此外，顺阿曲库铵（赛肌宁）作为一种神经肌肉阻滞药物，对减少 ARDS 病人肺部炎症介质有直接作用。

ACURASYS 研究是一项随机对照试验，主要内容是评价神经肌肉阻滞剂对 340 名需要机械通气的严重 ARDS 病人最初 48 小时的影响。主要研究结果是 90 天病死率；次要研究结果包括 28 天的病死率、ICU 获得性麻痹、没有使用呼吸机天数。同时要求病人持续机械通气不少于 48 小时，PaO_2/FiO_2 比值 <150mmHg，以满足严重 ARDS 的 AECC 标准。试验组连续 48 小时输注阿曲库铵，而对照组病人接受安慰剂处理。同时通过临床肌肉群强度评分表评估肌肉强度。研究实验组和对照组基线资料无统计学差异。阿曲库铵组 90 天病死率比对照组低（31.6% vs 40.7%，$P = 0.08$）。根据低氧血症和平台压调整疾病严重程度和 ARDS 严重程度，回归分析表明神经肌肉阻断剂能提高改良的 90 天存活率（90 天死亡危险比 0.68，$95\% CI\ 0.48 \sim 0.98$，$P = 0.04$）。两组病人发生轻度瘫痪的比率无统计学差异。研究表明，早期给予神经肌肉阻滞剂能提高严重 ARDS 病人存活率、增加脱机时间，同时不会增加肌肉无力。顺式阿曲库铵是中至重度 ARDS 病人一种很有前途的治疗方法。

另外两项研究也在线发表了一些数据，并得出类似结果。一个包括 432 名病人的 meta 分析表明，在严重 ARDS 早期使用神经肌肉阻滞剂在降低早期病死率方面有统计学差异（$RR\ 0.66$，$95\%\ CI\ 0.50 \sim 0.87$）。这些试验的汇总分析表明，在危重病多发性神经病方面不显示任何统计学上的差异。

上述研究结果需要谨慎解释，因为我们没有足够的数据明确神经肌肉阻滞剂是否在不同的重症监护病房普遍适用，评价和分类的危重病性多发性神经病仍有待确定，这些都需要进一步的国际协作才能推进深入研究。

（二）其他药物治疗

针对 ARDS 病人进行了许多其他药物方面的研究，包括吸入和静脉注射 β 受体激动剂，使用他汀类药物和营养物质的补充等。

但是，类似的以往有关 ARDS 药物治疗的研究，如糖皮质激素，乙酰半胱氨酸和表面活性剂，均表现出对 ARDS 病人预后没有影响。事实上，最近关于静脉注射沙丁胺醇治疗 ARDS 试验中途停止，主要原因是由于试验中段分析结果表明使用该药物伴有较高的心律失常和乳酸性酸中毒的发生率。

这些试验结果提醒我们药物治疗 ARDS 需仔细考虑，在推出药物治疗重症病人之前，需仔细评估药物相关的潜在危害。

综上所述，随着对 ARDS 病理生理学认识的不断进步，ARDS 的诊断和治疗也在不断改变。在过去的 20 年，小潮气量通气、呼气末正压（PEEP）和限制液体是 ARDS 的标准治疗，随着多中心国际协作的开展，包括镇静剂的使用、早期活动、规范化撤呼吸机流程，均给 ARDS 病人的管理带来了实质性变化。因此，进一步深入 ARDS 临床研究的国际协作会发现一些对治疗 ARDS 有潜在帮助的干预措施，在不久的将来也许能出现更好的治疗方法。

（倪红英　章仲恒　罗　亮）

参考文献

1. The ARDS Network. Ketoconazole for early treatment of acute lung injury and acute respiratory distress syndrome: A randomized controlled trial. [J]. JAMA, 2000, 283 (15): 1995-2002.

2. The acute respiratory distress syndrome network. Ventilation with lower tidal volumes as compared with traditional tidal volumes for acute lung injury and the acute respiratory distress syndrome [J]. N Engl J Med, 2000, 342 (18): 1301-1308.

3. Randomized, placebo-controlled trial of lisofylline for early treatment of acute lung injury and acute respiratory distress syndrome [J]. Crit Care Med, 2002, 30 (1): 1-6.

4. National Heart L, Blood Institute Acute Respiratory Distress Syndrome Clinical Trials N, Rice TW, et al. Initial trophic vs full enteral feeding in patients with acute lung injury: The eden randomized trial [J]. JAMA, 2012, 307 (8): 795-803.

5. Rice TW, Rubinson L, Uyeki TM, et al. Critical illness from 2009 pandemic influenza A virus and bacterial coinfection in the united states [J]. Crit Care Med, 2012, 40 (5): 1487-1498.

6. National Heart L, Blood Institute ACTN, Truwit JD, et al. Rosuvastatin for sepsis-associated acute respiratory distress syndrome [J]. N Engl J Med, 2014, 370 (23): 2191-2200.

7. Needham DM, Wozniak AW, Hough CL, et al. Risk factors for physical impairment after acute lung injury in

a national，multicenter study ［J］. Am J Respir Crit Care Med，2014，189（10）：1214-1224.

8. Villar J，Perez-Mendez L，Blanco J，et al. A universal definition of ARDS：The PaO_2/FiO_2 ratio under a standard ventilatory setting--a prospective，multicenter validation study ［J］. Intensive Care Med，2013，39（4）：583-592.

9. Ma X，He Z，Wang Y，et al. Knowledge and attitudes of healthcare workers in Chinese intensive care units regarding 2009 H1N1 influenza pandemic ［J］. BMC Infect Dis，2011，11：24.

10. Song Y，Xu F，Seeley EJ，et al. Acute respiratory distress syndrome：Emerging research in china ［J］. Am J Respir Crit Care Med，2014，190（10）：1090-1093.

11. 刘玲，邱海波，杨毅，等. 急性呼吸窘迫综合征患者单核细胞人类白细胞抗原 DR 表达及其与预后的关系 ［J］. 中华老年多器官疾病杂志，2009，8（2）：127-132.

12. 罗亮，宋勇. 多不饱和脂肪酸肠内营养治疗急性肺损伤/急性呼吸窘迫综合征 ［J］. 肠外与肠内营养，2011，3：179-181.

13. Zhang Z，Hu X，Zhang X，et al. Lung protective ventilation in patients undergoing major surgery：A systematic review protocol ［J］. BMJ Open，2014，4（3）：e004542.

14. 喻文亮，钱素云，朱友荣，等. 小儿急性呼吸窘迫综合征病死相关因素前瞻性多中心分析 ［J］. 中华医学杂志，2007，46：3295-3297.

15. Bernard GR，Artigas A，Brigham KL，et al. The American-European consensus conference on ARDS. Definitions，mechanisms，relevant outcomes，and clinical trial coordination ［J］. Am J Respir Crit Care Med，1994，149（3 Pt 1）：818-824.

16. Ferguson ND，Fan E，Camporota L，et al. The Berlin definition of ARDS：An expanded rationale，justification，and supplementary material ［J］. Intensive Care Med，2012，38（10）：1573-1582.

17. Force ADT，Ranieri VM，Rubenfeld GD，et al. Acute respiratory distress syndrome：The Berlin definition ［J］. JAMA，2012，307（23）：2526-2533.

18. Sud S，Friedrich JO，Taccone P，et al. Prone ventilation reduces mortality in patients with acute respiratory failure and severe hypoxemia：Systematic review and meta-analysis ［J］. Intensive Care Med，2010，36（4）：585-599.

19. Guerin C，Reignier J，Richard JC，et al. Prone positioning in severe acute respiratory distress syndrome ［J］. N Engl J Med，2013，368（23）：2159-2168.

20. Beitler JR，Shaefi S，Montesi SB，et al. Prone positioning reduces mortality from acute respiratory distress syndrome in the low tidal volume era：A meta-analysis ［J］. Intensive Care Med，2014，40（3）：332-341.

21. Taccone P，Pesenti A，Latini R，et al. Prone positioning in patients with moderate and severe acute respiratory distress syndrome：A randomized controlled trial ［J］. JAMA，2009，302（18）：1977-1984.

22. Mancebo J，Fernandez R，Blanch L，et al. A multicenter trial of prolonged prone ventilation in severe acute respiratory distress syndrome ［J］. Am J Respir Crit Care Med，2006，173（11）：1233-1239.

23. Chan KP，Stewart TE，Mehta S. High-frequency oscillatory ventilation for adult patients with ARDS ［J］. Chest，2007，131（6）：1907-1916.

24. Fessler HE，Hager DN，Brower RG. Feasibility of very high-frequency ventilation in adults with acute respiratory distress syndrome ［J］. Crit Care Med，2008，36（4）：1043-1048.

25. Mehta S，Granton J，Macdonald RJ，et al. High-frequency oscillatory ventilation in adults：The Toronto experience ［J·］. Chest，2004，126（2）：518-527.

26. Ferguson ND，Chiche JD，Kacmarek RM，et al. Combining high-frequency oscillatory ventilation and recruitment maneuvers in adults with early acute respiratory distress syndrome：The treatment with oscillation and an open lung strategy（tools）trial pilot study ［J］. Crit Care Med，2005，33（3）：479-486.

27. Young D, Lamb SE, Shah S, et al. High-frequency oscillation for acute respiratory distress syndrome [J]. N Engl J Med, 2013, 368 (9): 806-813.

28. Thorpe KE, Zwarenstein M, Oxman AD, et al. A pragmatic-explanatory continuum indicator summary (precis): A tool to help trial designers [J]. J Clin Epidemiol, 2009, 62 (5): 464-475.

29. Ferguson ND, Cook DJ, Guyatt GH, et al. High-frequency oscillation in early acute respiratory distress syndrome [J]. N Engl J Med, 2013, 368 (9): 795-805.

30. Meade MO, Cook DJ, Guyatt GH, et al. Ventilation strategy using low tidal volumes, recruitment maneuvers, and high positive end-expiratory pressure for acute lung injury and acute respiratory distress syndrome: a randomized controlled trial [J]. JAMA, 2008, 299 (6): 637-645.

31. Zapol WM, Snider MT, Hill JD, et al. Extracorporeal membrane oxygenation in severe acute respiratory failure. A randomized prospective study [J]. JAMA, 1979, 242 (20): 2193-2196.

32. Australia, New Zealand Extracorporeal Membrane Oxygenation Influenza I, Davies A, et al. Extracorporeal membrane oxygenation for 2009 influenza A (H1N1) acute respiratory distress syndrome [J]. JAMA, 2009, 302 (17): 1888-1895.

33. Pham T, Combes A, Roze H, et al. Extracorporeal membrane oxygenation for pandemic influenza A (H1N1) -induced acute respiratory distress syndrome: A cohort study and propensity-matched analysis [J]. Am J Respir Crit Care Med, 2013, 187 (3): 276-285.

34. Peek GJ, Mugford M, Tiruvoipati R, et al. Efficacy and economic assessment of conventional ventilatory support versus extracorporeal membrane oxygenation for severe adult respiratory failure (CESAR): A multicentre randomised controlled trial [J]. Lancet, 2009, 374 (9698): 1351-1363.

35. Raghavendran K, Pryhuber GS, Chess PR, et al. Pharmacotherapy of acute lung injury and acute respiratory distress syndrome [J]. Curr Med Chem, 2008, 15 (19): 1911-1924.

36. Adhikari N, Burns KE, Meade MO. Pharmacologic treatments for acute respiratory distress syndrome and acute lung injury: Systematic review and meta-analysis [J]. Treat Respir Med, 2004, 3 (5): 307-328.

37. Terragni PP, Rosboch GL, Lisi A, et al. How respiratory system mechanics may help in minimising ventilator-induced lung injury in ARDS patients [J]. Eur Respir J Suppl, 2003, 42: 15s-21s.

38. Forel JM, Roch A, Papazian L. Paralytics in critical care: Not always the bad guy [J]. Curr Opin Crit Care, 2009, 15 (1): 59-66.

39. Papazian L, Forel JM, Gacouin A, et al. Neuromuscular blockers in early acute respiratory distress syndrome [J]. N Engl J Med, 2010, 363 (12): 1107-1116.

40. Gainnier M, Roch A, Forel JM, et al. Effect of neuromuscular blocking agents on gas exchange in patients presenting with acute respiratory distress syndrome [J]. Crit Care Med, 2004, 32 (1): 113-119.

41. Forel JM, Roch A, Marin V, et al. Neuromuscular blocking agents decrease inflammatory response in patients presenting with acute respiratory distress syndrome [J]. Crit Care Med, 2006, 34 (11): 2749-2757.

42. Alhazzani W, Alshahrani M, Jaeschke R, et al. Neuromuscular blocking agents in acute respiratory distress syndrome: A systematic review and meta-analysis of randomized controlled trials [J]. Crit Care, 2013, 17 (2): R43.

43. National Heart L, Blood Institute Acute Respiratory Distress Syndrome Clinical Trials N, Matthay MA, et al. Randomized, placebo-controlled clinical trial of an aerosolized beta (2) -agonist for treatment of acute lung injury [J]. Am J Respir Crit Care Med, 2011, 184 (5): 561-568.

44. Gao SF, Perkins GD, Gates S, et al. Effect of intravenous beta-2 agonist treatment on clinical outcomes in acute respiratory distress syndrome (balti-2): A multicentre randomised controlled trial [J]. Lancet, 2012, 379 (9812): 229-235.

45. Craig TR, Duffy MJ, Shyamsundar M, et al. A randomized clinical trial of hydroxymethylglutaryl-coenzyme a reductase inhibition for acute lung injury (the HARP study) [J]. Am J Respir Crit Care Med, 2011, 183 (5): 620-626.

46. Adhikari N, Burns KE, Meade MO. Pharmacologic therapies for adults with acute lung injury and acute respiratory distress syndrome [J]. Cochrane Database Syst Rev, 2004, 4): CD004477.

47. National Heart L, Blood Institute Acute Respiratory Distress Syndrome Clinical Trials N, Wiedemann HP, et al. Comparison of two fluid-management strategies in acute lung injury [J]. N Engl J Med, 2006, 354 (24): 2564-2575.

48. Girard TD, Kress JP, Fuchs BD, et al. Efficacy and safety of a paired sedation and ventilator weaning protocol for mechanically ventilated patients in intensive care (awakening and breathing controlled trial): A randomised controlled trial [J]. Lancet, 2008, 371 (9607): 126-134.

49. Schweickert WD, Pohlman MC, Pohlman AS, et al. Early physical and occupational therapy in mechanically ventilated, critically ill patients: A randomised controlled trial [J]. Lancet, 2009, 373 (9678): 1874-1882.

·第三十四章·

ARDS 临床研究的未来挑战

ARDS 临床研究致力于改善 ARDS 临床预后。尽管如此，ARDS 的诊疗手段仍非常有限，除了小潮气量通气和近期俯卧位通气研究对 ARDS 病死率有所改善外，其余治疗手段均未能在改善病死率方面获得一致性结论。因此，在展望 ARDS 临床诊治未来的工作时，我们已经能够预计到未来的临床研究将面临巨大的挑战。

形成当前 ARDS 治疗现状的主要原因包括：①临床前研究缺乏理想的动物模型，用于临床研究的干预手段缺乏充分的基础研究证据；②按照目前 ARDS 定义所确定的临床研究人群，仍然极富异质性，从而导致同一干预方法不能够获得相似的治疗反应；③目前尚缺乏可靠的临床表型，能够用于临床研究分层分析，以提高对治疗反应的预测效能；④研究设计可能隐藏了混杂因素，使得研究结论可靠性变差；譬如对液体管理进行控制等。

未来 ARDS 的临床研究还存在许多挑战，这些挑战从靶点和新技术创新，到合理的实验室研究，理想的动物实验验证，以及良好的药动学特征、较好的药效学，科学合理的试验设计等，缺一不可。

一、临床前研究与临床研究

临床前研究包括一系列细胞与动物实验，药物或技术的疗效及毒副反应评价。目前制约 ARDS 临床研究的是对 ARDS 病理生理变化确切机制的远未明晰，也缺乏好的干预措施。有些好的研究发现，在经历细胞、动物实验后也不再显现出明确的治疗反应，而且也缺乏理想的 ARDS 动物模型来进行临床前期药物或新技术评价，尤其是药物评价。纵观 ARDS 的多项多中心临床研究，有许多药物或技术在动物实验上出现很好的效果，但用到临床上后大打折扣，这与动物模型有密切的关系。

目前临床前期所用的动物模型，如机械通气肺损伤模型，LPS 诱导的肺损伤模型，油酸诱导的肺损伤模型，细菌感染，博来霉素，百草枯，溺水，腹腔感染等，其实与临床 ARDS 相比都有很大差距。首先这些疾病模型严格意义上不是 ARDS，是属于肺炎或轻度损伤范畴，如 LPS 的模型本身是一过性的肺部炎症反应，与临床上的炎症爆发失控有较大差别；而且这些模型的持续时间较短，与临床 ARDS 病人在 ICU 内观察至少 1～2 周有显著差别。动物模型大多数对激素治疗有效，但临床病例对激素的反应较差。因此，没有与临床密切相关的动物模型做反复验证，经过上述动物模型验证后直接到临床验证，往往治疗效果非常有限。目前还缺乏理想的 ARDS 动物模型，灵长类动物的研究由于费用高、伦理审批严格等因素，目前只有在少数研究中心开展，也主要局限在流感病毒的研究上。即使是大动物研究，目前的 ALI/ARDS 模型与人类的 ARDS 临床病程也有差距。

二、新靶点的选取

目前从事 ARDS 基础研究的研究人员占呼吸领域的 15%~20%（按照课题经费匹配估算），研究方向极其丰富，涵盖了分子生物学、呼吸力学、药理学、生理学、病理学、生物化学等。研究内容包括内皮与上皮损伤、凝血和纤溶稳态、免疫、间质重建、离子和液体转运、干细胞等。

目前已经认识到内皮和上皮的通透性，肺来源的干细胞增殖等是肺损伤修复的关键，减轻过度失控的炎症反应，修复肺脏组织结构，恢复肺脏正常功能在 ARDS 治疗中有积极的意义。任何研究在一定程度上可能有助于对 ARDS 发病机制的理解，以及提供可部分缓解肺损伤的靶点，但真正扭转 ARDS 的病理生理过程，往往不是单一信号传导通路和单一靶点能够做到的。未来的 ARDS 治疗可能是多靶点、多环节的。从上游寻找调控炎症因子爆发的关键节点，配合有效修复肺泡上皮和血管内皮的措施，促进肺内干细胞增殖的措施都有可能成为治疗 ARDS 的潜在药物或技术。结合既往的研究成果和现有的大数据分析，寻找出影响 ARDS 进展的关键靶点，在大动物接近 ARDS 的模型上进行验证，最后筛选出进入临床前期的药物或技术，是未来 ARDS 转化研究的重要内容。

需要注意的是，对一些老药进行合理开发新用途，是寻找治疗 ARDS 的捷径之一。比较熟知的例子包括红霉素的抗炎、免疫调节作用；他汀类药物的抗炎作用等。尽管目前还没有一种药物能很好地改善 ARDS 的病理生理，由于老药上市多年，没有明显的毒副作用，一旦开发成功，进入临床周期则明显缩短。

三、临床设计与研究人群

（一）入选标准的探讨

ARDS 存在基因多态性，包括 PAI-1、APC、TNF-α 受体等，说明 ARDS 病人人群存在异质性。不同诱因导致的 ARDS 预后不同，治疗反应也各异。ARDS 本身发病机制牵涉到多种信号传导途径，多种细胞参与，这使得其对单一治疗出现的反应有程度上的差别。由于 ARDS 临床研究的人数不像慢阻肺那样在短时间内能募集到较大数量的入选人群，建议选择较为一致的病人入组，如研究凝血纤溶类药物时，感染与非感染类疾病对抗凝和纤溶类药物的使用原则是不一样的，如果不能明确最佳用药时间，建议分组治疗。在性别、年龄、诱发因素、危重程度、并发症和合并症等因素上进行合理匹配，尽量取消混杂因素，是检验 ARDS 治疗效果的重要条件。

（二）试验设计

按照证据等级，随机双盲对照得到的结论证据等级较高，仅次于基于随机对照试验的系统分析。因此在 ARDS 的临床研究中，尽量做到随机双盲对照可提高研究的质量和证据等级。确定试验思路后，要兼顾影响结果的混杂因素，如小潮气量机械通气研究试验设计中，对 PEEP 的设置没有统一规定，是在维持一定平台压的基础上对 PEEP 进行调节。所以，严格意义上，小潮气量通气的较好预后（提高生存率）不仅仅是潮气量在 6ml/kg，且与吸氧浓度、平台压都有关。客观地说，小潮气量通气研究不是一个非常完美的试验设计。近年来，ARDS 的临床研究牵涉到 PEEP 设置时往往采用滴定的方法，这是一个综合 PEEP 和 FiO_2 的折中方法，在分析研究结论的时候，需要注意到 PEEP 的设置。另外，研究样本需要事先进行计算，以防样本不足或纳入不必要的过多病人。

再好的试验设计，所得到的研究结论不一定能外推到临床所有的 ARDS 病人，对每一项临床研究结论的判读，都需要结合当时的研究条件。

（三）确保临床研究的质量

国外多个临床中心，如梅奥诊所，UCSF，MGH，斯坦福医学中心等，常年进行 ARDS 的临床试验，对 ARDS 的诊治有丰富经验，而且也组织了一批 ARDS 临床研究的团队，相互之间协调合作。这个团队往往包括呼吸治疗师，临床医师，统计师，护士等。良好的团队是保证 ARDS 临床试验质量控制的前提。ARDS 的诊治牵涉到 ICU 内的许多诊疗措施，包括用药、监护、插管、机械通气、护理等。所有这些影响 ARDS 预后的因素都要进行标准化和质量控制，以防影响观察指标。

（四）国际多中心的合作

我们在美国呼吸与危重病杂志上呼吁国内外临床医学研究中心联手合作，进行多中心的临床试验。由于与欧美国家在临床验证上的差距，需要一段时间的交流与磨合。国内病人多，临床资源丰富，但不足之处是治疗不规范，质量控制受到一定程度的质疑。还有一个制约因素是我国目前大多数 ICU 不具有临床药理基地的资质，一些临床研究需要挂靠呼吸科，这个需要在学科发展的层面给予关注和解决。充分利用国内外资源，积极开展临床研究，努力提高我国在 ARDS 临床研究方面的水平，是我国 ARDS 研究在国际上获得重要突破性成果的途径之一。

概括地说，ARDS 的临床研究是一项系统工程，需要多学科合作，转化医学，团队合作，合理、领先的试验设计，良好的质量控制等联合在一起，才能有效推动 ARDS 的临床进展。

（宋元林　吴学玲　罗　亮）

参考文献

1. Ware LB, Matthay MA. The acute respiratory distress syndrome ［J］. N Engl J Med, 2000, 342 （18）: 1334-1349.

2. Zambon M, Vincent JL. Mortality rates for patients with acute lung injury/ARDS have decreased over time ［J］. Chest, 2008, 133 （5）: 1120-1127.

3. Matthay MA, Ware LB, Zimmerman GA. The acute respiratory distress syndrome ［J］. J Clin Invest, 2012, 122 （8）: 2731-2740.

4. Matute-Bello G, Frevert CW, Martin TR. Animal models of acute lung injury ［J］. Am J Physiol Lung Cell Mol Physiol, 2008, 295 （3）: L379-399.

5. Calfee CS, Delucchi K, Parsons PE, et al. Subphenotypes in acute respiratory distress syndrome: Latent class analysis of data from two randomised controlled trials ［J］. Lancet Respir Med, 2014, 2 （8）: 611-620.

6. Ventilation with lower tidal volumes as compared with traditional tidal volumes for acute lung injury and the acute respiratory distress syndrome. The acute respiratory distress syndrome network ［J］. N Engl J Med, 2000, 342 （18）: 1301-1308.

7. Curley GF, Mcauley DF. Clinical trial design in prevention and treatment of acute respiratory distress syndrome

[J]．Clin Chest Med，2014，35（4）：713-727.

8. Song Y，Xu F，Seeley EJ，et al. Acute respiratory distress syndrome：Emerging research in china［J］．Am J Respir Crit Care Med，2014，190（10）：1090-1093.

9. Bihari S，Laffey JG，Bersten AD. The ten studies that should be done in ARDS［J］．Intensive Care Med，2016，42（5）：783-786.

10. Goligher EC，Kavanagh BP，Rubenfeld GD，et al. Physiologic Responsiveness Should Guide Entry into Randomized Controlled Trials［J］．Am J Respir Crit Care Med，2015，192（12）：1416-1419.

中英文名词对照索引

Y

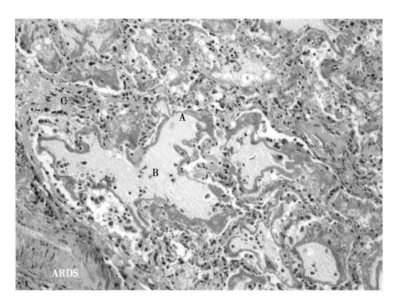

图 2-5-1　ARDS 渗出期典型病理改变

A. 肺泡壁表面覆盖一薄层嗜伊红样物质,提示透明膜形成;B. 肺泡腔内充填大量的蛋白样物质、多形性及嗜伊红样物质,提示肺水肿;C. 间质肿胀,可见出血及炎症细胞浸润

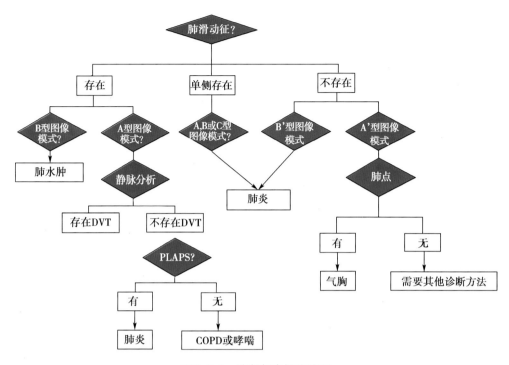

图 3-8-6　胸部超声操作流程

急诊床旁肺超声方案(bedside lung ultrasound in emergency,BLUE)对图像模式的定义:A 型图像模式定义为正常的肺超声图像,可见 A 线和胸滑动征。A' 型为仅可见 A 线,未见胸膜滑动征。B 型图像模式定义为可见较多 B 线形成的火箭征和胸膜滑动征,类似的 B' 型为仅见火箭征,未见胸膜滑动征。C 型图像模式定义为可见碎片征,有时还可见支气管气影,即肺实变的征象。对于急性呼吸衰竭的病人,当双侧均存在胸膜滑动征时,若见 B 型图像模式,则强烈提示肺水肿。若见 A 型图像模式,则应检查深静脉血栓,若伴有深静脉血栓形成(deep vein thrombosis,DVT),则提示肺栓塞(pulmonary embolism,PE)。当缺乏 DVT 征象,同时伴有后侧面的肺泡和(或)者胸膜综合征(称之为 PLAPS),高度建议诊断为肺炎。如果病人既没有 DVT,也没有 PLAPS,这种切面图像称为裸图像模式,该图像与严重哮喘或慢性阻塞性肺病相关。当病人单侧存在胸膜滑动征,则不论为 A、B 或 C 型图像,则均考虑为肺炎。而双侧均无胸膜滑动征,且为 B' 型图像时,也考虑为肺炎。双侧均无胸膜滑动征,且为 A' 型图像时,则需注意观察有无肺点,如存在肺点,则可诊断为气胸,如无肺点,则不能明确诊断,需行进一步的检查

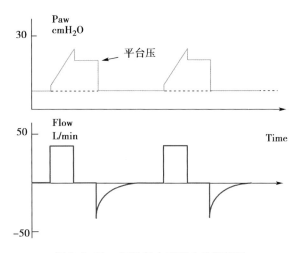

图 3-8-10　气道阻力及顺应性的测量
在选择容量控制模式并使用方形流量波通气的情况下,通过设置足够长的平台时间或使用吸气末暂停功能用于确保流速最终降为0,此时的气道内压力即为平台压。气道峰压与平台压的差值反映了克服气道阻力的压力大小,而平台压与呼气末正压的差值反映的是克服弹性阻力的压力大小

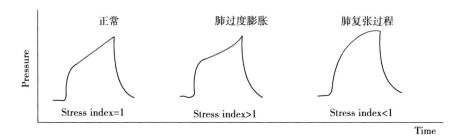

图 3-8-20　应力指数
通过恒定流速下评估压力-时间曲线吸气支,评估肺泡膨胀情况。
正常应力指数(SI)=1,过度膨胀时 SI>1,肺复张过程时 SI<1

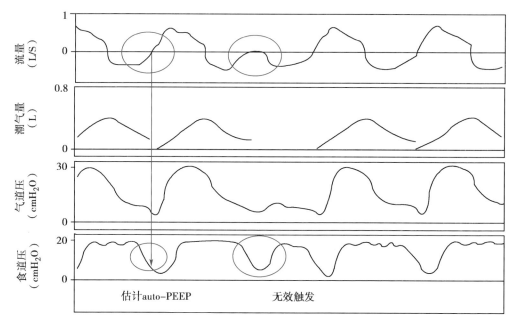

图 3-8-26　病人存在 auto-PEEP 时气道压、流速、容量和食管内压波形

注意：P_{es}触发呼吸机需要克服存在的 auto-PEEP。

而流速在呼气末无法回到零，吸气努力没有触发呼吸机

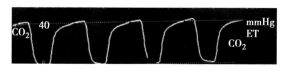

图 3-8-29　正常时间二氧化碳波形图

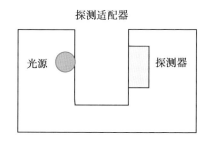

图 3-8-31　主流测量结构及气室

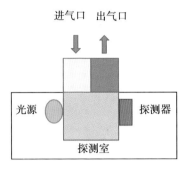

图 3-8-32 旁流测量结构及气室

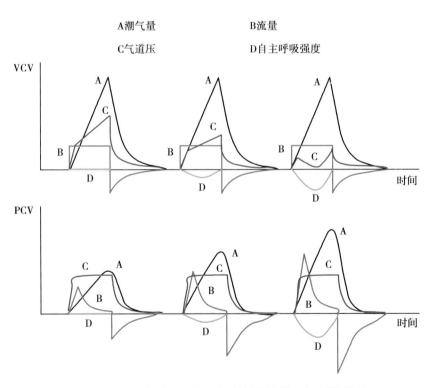

图 4-10-2 自主呼吸强度改变时的 VCV 模式和 PCV 模式

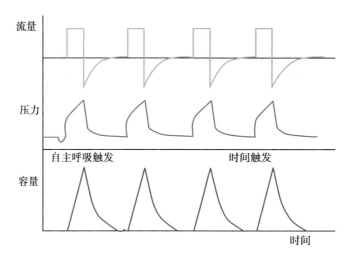

图 4-10-3　VC-A/C 模式下压力、流量和容量图形

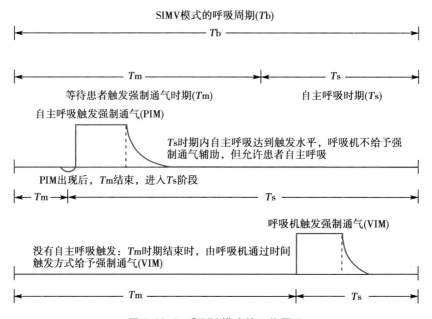

图 4-10-4　SIMV 模式的工作原理

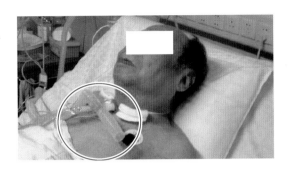

图 4-14-1　T 形管试验

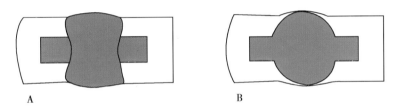

图 4-15-3　低压力高容量气囊与高压力低容量气囊充气状态示意图
A. 低压力高容量气囊；B. 高压力低容量气囊

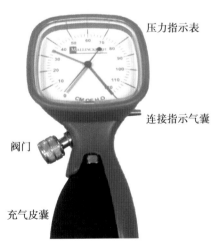

压力指示表

连接指示气囊

阀门

充气皮囊

图 4-15-4　气囊压力测量器

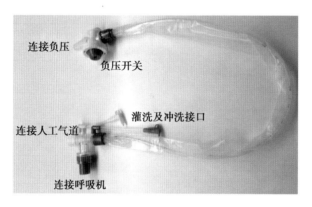

图 4-15-17　密闭式吸痰管